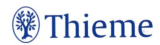

Prävention und Versorgung

Wilhelm Kirch
Thomas Hoffmann
Holger Pfaff

Unter Mitarbeit von Christiane Hillger

Mit Beiträgen von

E. Ackermann
D. Ahrens
B. Babitsch
J. Barth
C. Benz
U. Berger
C. E. Besimo
I. Böckelmann
T. Brand
G. Brauckhoff
P. Bremer
G. Brüggen
G. Bruhn
B. Buchberger
P. Cichon
H. Cramer
G. Cuniberti
I. Daniels-Haardt
S. Darius
H. J. Diesfeld
C. Dörfer
J. Drewes
A. Eichhorn
P. Eickholz
A. Eikelenboom-Boskamp
G. Faller
S. Fleßa
J. Frank
M. Franz

T. Freund
A. W. Friedrich
J. Frommer
C. Ganß
G. Glaeske
J. Goldgruber
A. Göring
S. Gräser
S. Gruber
S. Grundke
S. Grychtol
B. Gusy
M. Habermann
C. Hadler
J. Häfeli
C. Haffner
B. Hagen
C. Hannig
M. Hasseler
M. Hautzinger
E. Hellwig
V. Henze
R. Heymann
T. Hoffmann
I. Holterdorf
B. Holtfreter
H. J. Hutt
R. Jahn
S. John

T. Jungmann
P. Kiencke
M. Kiesel
K. Klindtworth
D. Klingenberger
J. Knollmeyer
T. Kocher
S. Kohler
T. Kopetsch
I. Köster
C. Krauth
K. P. Kühn
J. Kunze
V. Kurtz
T. Laslo
I. Libuda
S. Liersch
S. Lischer
A. Lohaus
K. Lorenz
S. Ludt
G. Lux
O. Macheleidt
M. Maier
S. Marbaise
D. Matusiewicz
W. Micheels
D. Möllenbeck

E. A. Müller
M. M. Müller
F. Müller-Riemenschneider
L. Netuschil
I. Nitschke
B. Noack
M. Nocon
E. Nöhammer
D. Ose
D. Oesterreich
H. Ostermann
D. A. Ostwald
M. A. Patak
A. Pieter
A. Prenzler
F. Pump
M. Rädel
M. Raich
R. Rau
S. R. Rehm
T. Reinhold
D. R. Reißmann
H. Ringhofer
M. Röbl
R. P. T. Rychlik
N. Schlüter
A. K. Schmitz

N. Schneider
I. Schubert
J. Schulze
C. Schusterschitz
U. Schütte
Ch. Seik
A. Siegel
U. Stößel
H. Stummer
T. Suermann
S.V.A.R. Teixeira
B. Thielmann
M. Vierhaus
A. Voss
M. S. Wahl
M. H. Walter
U. Walter
J. Wasem
A. Weber
B. Weihrauch
H.-J. Wenz
R. Wilke
S. N. Willich
E. Winkler
M. Wolf
A. Wübker
A. Zeyer
S. Ziller
L. Zühlke

111 Abbildungen

Georg Thieme Verlag
Stuttgart · New York

Impressum

Bibliografische Information
der Deutschen Nationalbibliothek

Die Deutsche Nationalbibliothek verzeichnet diese Publikation in der Deutschen Nationalbibliografie; detaillierte bibliografische Daten sind im Internet über http://dnb.d-nb.de abrufbar.

Wichtiger Hinweis: Wie jede Wissenschaft ist die Medizin ständigen Entwicklungen unterworfen. Forschung und klinische Erfahrung erweitern unsere Erkenntnisse, insbesondere was Behandlung und medikamentöse Therapie anbelangt. Soweit in diesem Werk eine Dosierung oder eine Applikation erwähnt wird, darf der Leser zwar darauf vertrauen, dass Autoren, Herausgeber und Verlag große Sorgfalt darauf verwandt haben, dass diese Angabe dem Wissensstand bei Fertigstellung des Werkes entspricht.
Für Angaben über Dosierungsanweisungen und Applikationsformen kann vom Verlag jedoch keine Gewähr übernommen werden. Jeder Benutzer ist angehalten, durch sorgfältige Prüfung der Beipackzettel der verwendeten Präparate und gegebenenfalls nach Konsultation eines Spezialisten festzustellen, ob die dort gegebene Empfehlung für Dosierungen oder die Beachtung von Kontraindikationen gegenüber der Angabe in diesem Buch abweicht. Eine solche Prüfung ist besonders wichtig bei selten verwendeten Präparaten oder solchen, die neu auf den Markt gebracht worden sind. Jede Dosierung oder Applikation erfolgt auf eigene Gefahr des Benutzers. Autoren und Verlag appellieren an jeden Benutzer, ihm etwa auffallende Ungenauigkeiten dem Verlag mitzuteilen.

© 2012 Georg Thieme Verlag KG
Rüdigerstraße 14
70469 Stuttgart
Deutschland
Telefon: +49/(0)711/89 31-0
Unsere Homepage: www.thieme.de

Printed in Germany

Umschlaggestaltung: Karin Baum,
Paphos, Zypern
Umschlaggestaltung: Thieme Verlagsgruppe
Umschlagfotos: fotolia.com
Westend 61, PhotoAlto
Redaktion: Ilona Kutschki, Mönchengladbach
Satz: Druckhaus Götz GmbH, Ludwigsburg
gesetzt in 3B2, Version 9.1, Unicode
Druck: Stürtz GmbH, Würzburg

ISBN 978-3-13-169451-5   1 2 3 4 5 6

Auch erhältlich als E-Book:
eISBN (PDF) 978-3-13-169461-4

Geschützte Warennamen (Warenzeichen) werden **nicht** besonders kenntlich gemacht. Aus dem Fehlen eines solchen Hinweises kann also nicht geschlossen werden, dass es sich um einen freien Warennamen handelt.
Das Werk, einschließlich aller seiner Teile, ist urheberrechtlich geschützt. Jede Verwertung außerhalb der engen Grenzen des Urheberrechtsgesetzes ist ohne Zustimmung des Verlages unzulässig und strafbar. Das gilt insbesondere für Vervielfältigungen, Übersetzungen, Mikroverfilmungen und die Einspeicherung und Verarbeitung in elektronischen Systemen.

Vorwort

Quand on se fait entendre, on parle toujours bien.

J.B.P. Molière

Nach drei erfolgreichen und eindrücklichen Kongressen in den Jahren 2005, 2007 und 2009 freuen wir uns, mit der vorliegenden Publikation ausgewählte und relevante Themen der Prävention, Gesundheitsförderung und Versorgungsforschung anlässlich des
4. Nationalen Präventionskongresses und 11. Deutschen Kongresses für Versorgungsforschung vorstellen zu können.
Auch der diesjährige Kongress findet im Deutschen Hygiene-Museum Dresden statt und wird vom **27. bis 29. September 2012** von der Deutschen Gesellschaft für Zahn-, Mund- und Kieferheilkunde (DGZMK) gemeinsam mit dem Deutschen Verband für Gesundheitswissenschaften und Public Health (DVGPH) und dem Deutschen Netzwerk Versorgungsforschung (DNVF) veranstaltet.

Entsprechend dem Leitgedanken des Kongresses *„Prävention und Versorgung 2012 für die Gesundheit 2030"* spiegeln die vorliegenden Buch- und Kongressbeiträge die aktuellen und relevanten Schwerpunkte der Public-Health-Forschung zum Thema Prävention wider. Autoren unterschiedlicher Fachrichtungen beleuchten und reflektieren auf wissenschaftlicher Ebene und schlagen Brücken zu klinischen Aspekten. Das Ergebnis von insgesamt 69 eingereichten Beiträgen ist in die Abschnitte *(1) Konzeptorientierte Aspekte der Prävention und Versorgungsforschung, (2) Prävention, Versorgungsforschung und Lebenswelten, (3) Arbeitswelt und betriebliche Prävention, (4) Medizinische Versorgung und Prävention* sowie *(5) Prävention und Versorgungsforschung in der Zahn-, Mund- und Kieferheilkunde* aufgeteilt.

Bemerkenswert ist in diesem Jahr der Anteil an Beiträgen aus dem Bereich der Zahnmedizin, was den besonderen Stellenwert und die zunehmende Integration der Zahnmedizin in den Versorgungskontext rücken lässt.

Ziel des 4. Nationalen Präventionskongresses und 11. Deutschen Kongresses für Versorgungsforschung ist erneut die Verstärkung und Intensivierung des wissenschaftlichen und praktischen Austausches zwischen Experten – Medizinern, Zahnmedizinern, Gesundheitswissenschaftlern und anderen involvierten Fachgruppen. Neben eingeladenen Vorträgen, freien Beiträgen, Posterpräsentationen oder Symposien zum Kongress war es nicht Anliegen, mit der vorliegenden Buchpublikation ein vollständiges Lehrbuch zu veröffentlichen. Die zahlreichen aktuellen und fundierten Beiträge engagierter Wissenschaftler und Praktiker stellen vielmehr eine Auswahl der Themen dar, denen in Prävention, Gesundheitsförderung und Versorgungsforschung seit Jahren ein bedeutender Stellenwert eingeräumt wird.

An dieser Stelle möchten wir uns ganz herzlich bei allen Autoren für die beispiellose, konstruktive und gute Zusammenarbeit bedanken. Sie alle haben wesentlich zur Entstehung der Buchpublikation beigetragen.

Für die vielfältigen Hilfen bei der Herausgabe dieses Buches sind wir Frau Dr. Christiane Hillger und Frau Beatrix Hörger vom Forschungsverbund Public Health Sachsen & Sachsen-Anhalt e. V. dankbar.

Dresden und Köln im September 2012

Prof. Dr. Dr. Wilhelm Kirch,
Prof. Dr. Thomas Hoffmann,
Prof. Dr. Holger Pfaff

Anschriften

Herausgeber

Kirch, Wilhelm, Prof. Dr. Dr.
Technische Universität Dresden
Medizinische Fakultät
Carl Gustav Carus
Institut für Klinische Pharmakologie
Fiedlerstr. 27
01307 Dresden

Hoffmann, Thomas, Prof. Dr.
Universitätsklinikum Carl Gustav
Carus der Technischen Universität
Dresden
UniversitätsZahnMedizin
Poliklinik für Parodontologie
Fetscherstr. 74
01307 Dresden

Pfaff, Holger, Prof. Dr.
Universität zu Köln
Institut für Medizinsoziologie,
Versorgungsforschung und
Rehabilitationswissenschaft (IMVR)
Eupener Str. 129
50933 Köln

Mitarbeiter

Ackermann, Evelyn, Dr. phil.
Psychotherapeutische Studentenberatung
Studentenwerk Magdeburg
J.-G.-Nathusius-Ring 5
39106 Magdeburg

Ahrens, Dieter, Prof. Dr. MPH
Hochschule Aalen
Studiengang Gesundheitsmanagement
Beethovenstr. 1
73430 Aalen

Babitsch, Birgit, Prof. Dr. MPH
Universität Osnabrück
Gesundheitswissenschaften
Albrechtstr. 28
49076 Osnabrück

Barth, Jürgen
Klinik Nordfriesland
Fachklinik für onkologische
Rehabilitation
Wohldweg 9
25826 Sankt Peter-Ording

Benz, Christoph, Prof. Dr.
Präsident der Bayerischen
Landeszahnärztekammer
Fallstr. 34
81369 München

Berger, Uwe, PD Dr. phil. med. habil.
Universitätsklinikum Jena
Institut für Psychosoziale
Medizin und Psychotherapie
Stoystr. 3
07740 Jena

Anschriften

Besimo, Christian E.,
Prof. Dr. med. dent.
Aeskulap-Klinik
Abteilung für Orale Medizin
Gersauerstr. 8
6440 Brunnen
SCHWEIZ

Böckelmann, Irina, Prof. Dr. med. habil.
Otto-von-Guericke-Universität
Magdeburg
Bereich Arbeitsmedizin /
Medizinische Fakultät
Leipziger Str. 44
39120 Magdeburg

Brand, Tilman
BIPS – Institut für Epidemiologie
und Präventionsforschung GmbH
Abt. Prävention und Evaluation
Fachgruppe Sozialepidemiologie
Achterstr. 30
28359 Bremen

Brauckhoff, Grischa, Dr. med. dent.
Zahnärztliche Gemeinschaftspraxis
Dr. Brauckhoff und Dr. Hoch
Geblerstr. 11
01139 Dresden

Bremer, Patrick
Universität Witten/Herdecke
Lehrstuhl für Institutionenökonomik
und Gesundheitssystemmanagement
Alfred-Herrhausen-Str. 50
58455 Witten

Brüggen, Georg, Rechtsanwalt
Brüggen Rechtsanwälte
An der Frauenkirche 12
01067 Dresden

Bruhn, Gerlinde, Dr. med.
Universitätsklinikum Carl Gustav
Carus der Technischen Universität
Dresden
UniversitätsZahnMedizin
Poliklinik für Parodontologie
Fetscherstr. 74
01307 Dresden

Buchberger, Barbara,
Dr. rer. medic. MPH
Universität Duisburg-Essen
Alfried Krupp von Bohlen und
Halbach
Stiftungslehrstuhl für Medizin-
management
Schützenbahn 70
45127 Essen

Cichon, Peter, Prof. Dr. med.
Universität Witten/Herdecke
Fakultät für Zahn-, Mund-
und Kieferheilkunde
Sektion Special Care
Alfred-Herrhausen-Str. 45
58455 Witten

Cramer, Henning
Universität Bielefeld
Institut für Pflegewissenschaft
Universitätsstr. 25
33615 Bielefeld

Cuniberti, Gianaurelio, Prof. Dr.
Technische Universität Dresden
Institut für Werkstoffwissenschaft
Hallwachsstr. 3
01069 Dresden

Anschriften

Daniels-Haardt, Inka, Dr. med.
Landeszentrum Gesundheit
Nordrhein-Westfalen
Von-Stauffenberg-Str. 36
48151 Münster

Darius, Sabine, Dr. med.
Otto-von-Guericke-Universität
Magdeburg
Medizinische Fakultät
Bereich Arbeitsmedizin
Leipziger Str. 44
39120 Magdeburg

Diesfeld, Hans Jochen, Prof. Dr. med.
Leopoldstr. 6
82319 Starnberg

Dörfer, Christof, Prof. Dr.
Universitätsklinikum
Schleswig-Holstein
Klinik für Zahnerhaltungskunde und
Parodontologie
Arnold-Heller-Str. 16
24105 Kiel

Drewes, Jochen
Freie Universität Berlin
Public Health – Prävention und
psychosoziale Gesundheitsforschung
Habelschwerdter Allee 45
14195 Berlin

Eichhorn, Andreas, Dr. med.
Klinik Nordfriesland
Fachklinik für onkologische
Rehabilitation und
Anschlussrehabilitation (AHB)
Wohldweg 9
25826 Sankt Peter-Ording

Eickholz, Peter, Prof. Dr.
Johann Wolfgang Goethe-Universität
Zentrum der Zahn-, Mund- und
Kieferheilkunde (Carolinum)
Poliklinik für Parodontologie
Theodor-Stern-Kai 7
60596 Frankfurt

Eikelenboom-Boskamp, Andrea
Canisius-Wilhelmina Krankenhaus
Weg door Jonkerbos
6532 SZ Nimwegen
NIEDERLANDE

Faller, Gudrun, Prof. Dr.
Hochschule Magdeburg-Stendal
Fachbereich Sozial- und
Gesundheitswesen
Breitscheidstr. 2
39114 Magdeburg

Fleßa, Steffen, Prof. Dr.
Ernst-Moritz-Arndt-Universität
Rechts- und Staatswissenschaftliche
Fakultät
Lehrstuhl für Allgemeine Betriebs-
wirtschaftslehre
und Gesundheitsmanagement
Friedrich-Loeffler-Str. 70
17489 Greifswald

Frank, Janina
Charité Universitätsmedizin Berlin
Berlin School of Public Health
Fachgebiet Versorgungsforschung
Seestr. 73
13347 Berlin

Anschriften

Franz, Matthias, Prof. Dr. med.
Heinrich-Heine-Univ. Düsseldorf
Klinisches Institut für Psychosomatische Medizin und Psychotherapie
Moorenstr. 5
40225 Düsseldorf

Freund, Tobias, Dr. med.
Universitätsklinikum Heidelberg
Abt. Allgemeinmedizin und
Versorgungsforschung
Voßstr. 2
69115 Heidelberg

Friedrich, Alexander W., Prof. Dr. med.
Universitair Medisch
Centrum Groningen
mailcode EB80
Hanzeplein 1
9700 RB Groningen
NIEDERLANDE

Frommer, Jörg, Prof. Dr. med. M.A.
Universitätsklinikum Magdeburg
Psychosomatische Medizin und
Psychotherapie
Leipziger Str. 44
39120 Magdeburg

Ganß, Carolina, Prof. Dr.
Justus-Liebig-Universität Gießen
Poliklinik für Zahnerhaltungskunde
und Präventive Zahnheilkunde
Schlangenzahl 14
35392 Gießen

Glaeske, Gerd, Prof. Dr. med.
Universität Bremen
Zentrum für Sozialpolitik
Mary-Somerville-Str. 5
28359 Bremen

Goldgruber, Judith
Fachhochschulstudiengänge Burgenland
Kernkompetenzbereich Gesundheit
Steinamanger Str. 21
7423 Pinkafeld
ÖSTERREICH

Göring, Arne, Dr.
Hochschulsport Göttingen
Institut für Sportwissenschaften
Universität Göttingen
Sprangerweg 2
37075 Göttingen

Gräser, Silke, Dr.
Universität Bremen
Institut für Public Health und
Pflegeforschung
Grazer Str. 4
28359 Bremen

Gruber, Stefan
Institut für Arbeitsmarkt und
Berufsforschung
Regensburger Str. 104
90478 Nürnberg

Grundke, Susanne, Prof. Dr. phil.
Hochschule für Technik und Wirtschaft
Department Pflege und Gesundheit
Goebenstr. 40
66117 Saarbrücken

Grychtol, Susann
Technische Universität Dresden
Medizinische Fakultät
Carl Gustav Carus
UniversitätsZahnMedizin
Poliklinik für Zahnerhaltung
Bereich Kinderzahnheilkunde
Fetscherstr. 74
01307 Dresden

Anschriften

Gusy, Burkhard, Dr. Dr.
Freie Universität Berlin/Public Health
Prävention und psychosoziale
Gesundheitsforschung
Habelschwerdter Allee 45
14195 Berlin

Habermann, Monika, Prof. Dr. phil.
Hochschule Bremen
Zentrum für Pflegeforschung und
Beratung
Neustadtswall 30
28199 Bremen

Hadler, Christina, M.A.
Ostfalia Hochschule für angewandte
Wissenschaft
Betr. Gesundheitsmanagement
Salzdahlumer Str. 46/48
38302 Wolfenbüttel

Häfeli, Jörg, Prof.
Hochschule Luzern
Soziale Arbeit
Institut für Sozialmanagement
und Sozialpolitik
Werftestr. 1
6002 Luzern
SCHWEIZ

Haffner, Cornelius, Dr.
Universität München
Univ.-Klinik für Zahnerhaltung
und Parodontologie
Goethestr. 70
80336 München

Hagen, Bernd, Dr.
Zentralinstitut für die kassen-
ärztliche Versorgung in Deutschland
Projektbüro Disease-Management-
Programme
Sedanstr. 10–16
50668 Köln

Hannig, Christian, Prof. Dr.
Universitätsklinikum Dresden
Poliklinik für Zahnerhaltung
Fetscherstr. 74
01307 Dresden

Hasseler, Martina, Prof. Dr.
KPG Expert Partnergesellschaft
Schwalbenplatz 15a
22307 Hamburg

Hautzinger, Martin, Prof. Dr. phil.
Universität Tübingen
Klinische Psychologie und
Psychotherapie
Schleichstr. 4
72076 Tübingen

Hellwig, Elmar, Prof. Dr. med. dent.
Universitätsklinik für ZMK-
Heilkunde der Albert-Ludwigs-
Universität Freiburg
Abt. für Zahnerhaltungskunde
und Parodontologie
Hugstetter Str. 55
79106 Freiburg

Henze, Vicky, Dr. disc. pol.
ASC 1846 e.V.
Danziger Str. 21
37083 Göttingen

Anschriften

Heymann, Romy, Dr. rer. pol.
Universität Duisburg-Essen
Alfried Krupp von Bohlen und Halbach
Stiftungslehrstuhl für Medizinmanagement
Schützenbahn 70
45127 Essen

Holterdorf, Ilona
yobee-active
Böckhstr. 46
10967 Berlin

Holtfreter, Birte, Dr.
Zentrum für Zahn-, Mund- und Kieferheilkunde
Abt. für Parodontologie
Rotgerberstr. 8
17489 Greifswald

Hutt, Hans Joachim, Dr.
Leo Pharma GmbH
Governmental Affairs
Frankfurter Str. 233, A3
63263 Neu-Isenburg

Jahn, Rebecca, Dr.
Universität Duisburg-Essen,
Alfried Krupp von Bohlen und Halbach
Stiftungslehrstuhl
Fachbereich Wirtschaftswissenschaften
Schützenbahn 70
45127 Essen

John, Sebastian
Kassenärztliche Bundesvereinigung
Herbert-Lewin-Platz 2
10623 Berlin

Jungmann, Tanja, Prof. Dr.
Universität Rostock
Institut für Sonderpädagogische Entwicklungsförderung
und Rehabilitation (ISER)
August-Bebel-Str. 28
18051 Rostock

Kiencke, Peter, Dr.
Institut für Empirische Gesundheitsökonomie
Market Access und Biometrie
Am Ziegelfeld 28
51399 Burscheid

Kiesel, Markus
Universität Bremen – BIGSSS
Celsiusstr. 1 (FVG)
28334 Bremen

Klement, Andreas, Prof. Dr. med.
Martin-Luther-Universität
Halle-Wittenberg
Medizinische Fakultät
Sektion für Allgemeinmedizin
Magdeburger Str. 8
06112 Halle

Klingenberger, David, Dr. rer. pol.
Institut der Deutschen
Zahnärzte (IDZ)
Universitätsstr. 73
50931 Köln

Klindtworth, Katharina
Medizinische Hochschule Hannover
Institut für Epidemiologie,
Sozialmedizin und
Gesundheitssystemforschung
Carl-Neuberg-Str. 1
30625 Hannover

Anschriften

Knollmeyer, Johannes, Dr. med.
Sanofi-Aventis Deutschland GmbH
Medical & Health Policy
Industriepark Hoechst Bdlg K703
65926 Frankfurt

Kocher, Thomas, Prof. Dr. med.
Uniklinik Greifswald
Zentrum ZMK
Abteilung Parodontologie
Rotgerberstr. 8
17489 Greifswald

Kohler, Stefan, Diplom-Volkswirt, Ph. D.
Institut für Sozialmedizin,
Epidemiologie und
Gesundheitsökonomie
Charité – Universitätsmedizin Berlin
Luisenstr. 57
10098 Berlin

Kopetsch, Thomas, Dr.
Kassenärztliche
Bundesvereinigung
Herbert-Lewin-Platz 2
10623 Berlin

Köster, Ingrid
Universität zu Köln
PMV forschungsgruppe
Herderstr. 52–54
50931 Köln

Krauth, Christian, PD Dr.
Medizinische Hochschule Hannover
Institut für Epidemiologie,
Sozialmedizin und Gesundheits-
systemforschung
Carl-Neuberg-Str. 1
30625 Hannover

Kühn, Klaus P.
Technische Universität Dresden
Max-Bergmann-Zentrum für
Biomaterialien
Hallwachsstr. 3
01062 Dresden

Kunze, Julia, med. dent.
Universität Zürich
Zentrum für Zahnmedizin
Klinik für Alters- und Behinderten-
zahnmedizin
Plattenstr. 11
8032 Zürich
SCHWEIZ

Kurtz, Vivien
Kriminologisches Forschungsinstitut
Niedersachsen (KFN) e.V.
Lützerodestr. 9
30161 Hannover

Laslo, Timm
Ernst-Moritz-Arndt-Universität
Rechts- u. Staatswissenschaftliche
Fakultät
Lehrstuhl für Allgemeine
Betriebswirtschaftslehre und
Gesundheitsmanagement
Friedrich-Loeffler-Str. 70
17489 Greifswald

Libuda, Isabell
Otto-von-Guericke-Universität
Magdeburg
Medizinische Fakultät
Bereich Arbeitsmedizin
Leipziger Str. 44
39120 Magdeburg

Anschriften

Liersch, Sebastian, Dipl.-Kfm., MPH
Medizinische Hochschule Hannover
Institut für Epidemiologie,
Sozialmedizin und Gesundheits-
systemforschung
Carl-Neuberg-Str. 1
30625 Hannover

Lischer, Suzanne, lic. rer. soc.
Hochschule Luzern
Institut für Sozialmanagement und
Sozialpolitik
Werftestr. 1
6002 Luzern
SCHWEIZ

Lohaus, Arnold, Prof. Dr.
Universität Bielefeld
Fakultät für Psychologie und
Sportwissenschaft
Universitätsstr. 25
33615 Bielefeld

Lorenz, Katrin, Dr.
Universitätsklinikum Carl Gustav
Carus der Technischen Universität
Dresden
UniversitätsZahnMedizin
Poliklinik für Parodontologie
Fetscherstr. 74
01307 Dresden

Ludt, Sabine, Dr.
Universitätsklinikum Heidelberg
Abt. Allgemeinmedizin und
Versorgungsforschung
Voßstr. 2
69115 Heidelberg

Lux, Gerald
Universität Duisburg-Essen,
Campus Essen
Stiftungslehrstuhl für Medizin-
management
Fakultät für Wirtschaftswissen-
schaften
Schützenbahn 70
45127 Essen

Macheleidt, Oliver
LEO Pharma GmbH
Frankfurter Str. 233, A 3
63263 Neu-Isenburg

Maier, Marcel
Stadt Zürich
Pflegezentrum Mattenhof, Irchelpark
Qualitäts- und Gesundheits-
management
Helen-Keller-Str. 12
8051 Zürich
SCHWEIZ

Marbaise, Sonja, Dr.
UMIT – Health & Life Sciences
University
Private Universität für Gesundheits-
wissenschaften
Medizinische Informatik und Technik
Opernring 5/2
1010 Wien
ÖSTERREICH

Matusiewicz, David, Dr.
Universität Duisburg-Essen,
Campus Essen
Lehrstuhl für Medizinmanagement
Fakultät für Wirtschaftswissen-
schaften
Schützenbahn 70
45127 Essen

Anschriften

Micheelis, Wolfgang, Dr.
Institut der Deutschen
Zahnärzte
Universitätsstr. 73
50931 Köln

Möllenbeck, Daniel, Dr.
Kochstr. 17a
30451 Hannover

Müller, Edgar A., PD Dr.
Medizinische Fakultät der
TU Dresden
Institut für Klinische Pharmakologie
Fiedlerstr. 27
01307 Dresden

Müller, Michael M., Dr.
Sozialversicherungsanstalt der
gewerblichen Wirtschaft
Stabsstelle Gesundheitsmanagement
Wiedner Hauptstr. 84–86
1051 Wien
ÖSTERREICH

Müller-Riemenschneider, Falk,
PD Dr. med.
Charité – Universitätsmedizin Berlin
Institut für Sozialmedizin,
Epidemiologie und
Gesundheitsökonomie
Luisenstr. 57
10117 Berlin

Netuschil, Lutz, Dr. rer. nat.
Universitätsklinikum Gießen
und Marburg
Abt. Parodontologie
Georg-Voigt-Str. 3
35033 Marburg

Nitschke, Ina, Prof. Dr.
Universitätsklinikum Leipzig
Department für Kopf-
und Zahnmedizin
Poliklinik für Zahnärztliche Prothetik
und Werkstoffkunde
Nürnberger Str. 57
04103 Leipzig

Noack, Barbara, PD Dr.
Universitätsklinikum
Carl Gustav Carus der
Technischen Universität Dresden
UniversitätsZahnMedizin
Poliklinik für Parodontologie
Fetscherstr. 74
01307 Dresden

Nocon, Marc, Dr.
Charité – Universitätsmedizin Berlin
Institut für Sozialmedizin, Epidemiologie und Gesundheitsökonomie
Luisenstr. 57
10117 Berlin

Nöhammer, Elisabeth, Dr.
UMIT – Private Universität für
Gesundheitswissenschaften,
Medizinische Informatik und Technik
Opernring 5
1010 Wien
ÖSTERREICH

Oesterreich, Dietmar, Prof. Dr.
Bundeszahnärztekammer
Arbeitsgemeinschaft der Deutschen
Zahnärztekammern e. V.
Chausseestr. 13
10115 Berlin

Anschriften

Ose, Dominik, Dr.
Universitätsklinikum Heidelberg
Abt. Allgemeinmedizin und
Versorgungsforschung
Voßstr. 2
69115 Heidelberg

Ostermann, Herwig, a.o. Prof. Dr.
UMIT – Private Universität für
Gesundheitswissenschaften,
Medizinische Informatik und Technik
Department für Public Health und
Health Technology Assessment
EWZ 1
6060 Hall in Tirol
ÖSTERREICH

Ostwald, Dennis A., Dr.
WifOR
Elisabethenstr. 35
64283 Darmstadt

Patak, Margarete A., Dipl.-Psych.
Universität Tübingen
Fachbereich Psychologie
Arbeitsbereich Klinische Psychologie
und Psychotherapie
Gartenstr. 29
72072 Tübingen

Pieter, Andrea, Prof. Dr.
Deutsche Hochschule für Prävention
und Gesundheitsmanagement GmbH
Hermann Neuberger Sportschule
66123 Saarbrücken

Prenzler, Anne, Dr.
Leibniz Universität Hannover
Center for Health
Economics Research
Hannover (CHERH)
Königsworther Platz 1
30167 Hannover

Pump, Florian
Technische Universität Dresden
Max-Bergmann-Zentrum für
Biomaterialien
Hallwachsstr. 3
01062 Dresden

Rädel, Michael, Dr. med. dent.
Universitätsklinikum
Carl Gustav Carus der Technischen
Universität Dresden
Poliklinik für Zahnärztliche
Prothetik
Fetscherstr. 74
01307 Dresden

Raich, Margit, Prof. Dr.
UMIT – Private Universität für
Gesundheitswissenschaften,
Medizinische Informatik und Technik
Institut für Management und
Ökonomie im Gesundheitswesen
Eduard-Wallhöfer-Zentrum 1
6060 Hall in Tirol
ÖSTERREICH

Rau, Rüdiger, Dr.
Kreis Wesel/Der Landrat
Fachdienst Gesundheitswesen 53
Mühlenstr. 9–11
47441 Moers

Anschriften

Rehm, Susanne R., Dr.
Universitätsklinikum
Carl Gustav Carus der
Technischen Universität Dresden
UniversitätsZahnMedizin
Poliklinik für Kieferorthopädie
Fetscherstr. 74
01307 Dresden

Reinhold, Thomas, Dr. rer. medic.
Charité – Universitätsmedizin Berlin
Institut für Sozialmedizin,
Epidemiologie und Gesundheits-
ökonomie
Luisenstr. 57
10117 Berlin

Reißmann, Daniel R., Dr.
Universitätsklinikum
Hamburg-Eppendorf
Zentrum für Zahn-, Mund-
u. Kieferheilkunde
Poliklinik für Zahnärztliche Prothetik
Martinistr. 52
20251 Hamburg

Ringhofer, Harald
Sozialversicherungsanstalt der
gewerblichen Wirtschaft
Stabsstelle Gesundheitsmanagement
Wiedner Hauptstr. 84–86
1051 Wien
ÖSTERREICH

Röbl, Markus, Dr. med.
Universitätsklinikum Göttingen
Klinik für Kinder- und
Jugendmedizin
Robert-Koch-Str. 40
37099 Göttingen

Rychlik, Reinhard P. T., Prof.
Dr. Dr. med.
Institut für Empirische Gesundheits-
ökonomie
Am Ziegelfeld 28
51399 Burscheid

Schlüter, Nadine, Dr.
Justus-Liebig-Universität Gießen
Medizinisches Zentrum für
Zahn-. Mund- und Kieferheilkunde
Poliklinik für Zahnerhaltungskunde
und Präventive Zahnheilkunde
Schlangenzahl 14
35392 Gießen

Schmitz, Anne Katharina
Universität Bielefeld
Fakultät für Psychologie und
Sportwissenschaft
Universitätsstr. 25
33615 Bielefeld

Schneider, Nils, Prof. Dr. MPH
Medizinische Hochschule Hannover
Institut für Epidemiologie,
Sozialmedizin und
Gesundheitssystemforschung
Carl-Neuberg-Str. 1
30625 Hannover

Schubert, Ingrid, Dr.
PMV forschungsgruppe
Universität zu Köln
Herderstr. 52
50931 Köln

Schulze, Jana
Universität Bremen
Zentrum für Sozialpolitik (ZeS)
Mary-Somerville-Str. 5
28359 Bremen

Anschriften

Schusterschitz, Claudia, Prof. Dr.
UMIT – Universität für
Gesundheitswissenschaften,
Medizinische Informatik und Technik
Eduard-Wallhöfer-Zentrum 1
6060 Hall in Tirol
ÖSTERREICH

Schütte, Ursula, Dr.
Technische Universität Dresden,
Medizinische Fakultät
Carl Gustav Carus
Poliklinik für Zahnärztliche Prothetik
Fetscherstr. 74
01307 Dresden

Seik, Christiane
Otto-von-Guericke-Universität
Magdeburg
Medizinische Fakultät
Bereich Arbeitsmedizin
Leipziger Str. 44
39120 Magdeburg

Siegel, Achim, Dr., MPH
Albert-Ludwigs-Universität
Freiburg
Institut für Psychologie
Medizinische Psychologie und
Medizinische Soziologie
Engelbergerstr. 41
79085 Freiburg

Stößel, Ulrich, Dr.
Albert-Ludwigs-Universität
Freiburg
Institut für Psychologie
Medizinische Psychologie und
Medizinische Soziologie
Engelbergerstr. 41
79085 Freiburg

Stummer, Harald, Prof. Dr.
UMIT – University für
Health Sciences
Medical Informatics & Technology
Div. for Organizational Behavior
Research and Workplace Health
Promotion
Opernring 5/2
1010 Wien
ÖSTERREICH

Suermann, Thomas, Dr. med.
Kassenärztliche Vereinigung
Niedersachsen
Stumpfe Eiche 25
37077 Göttingen

Teixeira, Sara Vanessa Afonso Reis
Technische Universität Dresden
Max-Bergmann-Zentrum für
Biomaterialien
Hallwachsstr. 3
01062 Dresden

Thielmann, Beatrice
Otto-von-Guericke-Universität
Magdeburg
Medizinische Fakultät
Bereich Arbeitsmedizin
Leipziger Str. 44
39120 Magdeburg

Vierhaus, Marc, Dr. rer. nat.
Universität Bielefeld
Fakultät für Psychologie und
Sportwissenschaft
Universitätsstr. 25
33615 Bielefeld

Anschriften

Voss, Andreas,
Prof. Dr. med., Dr. med. univ.
Canisius-Wilhelmina Krankenhaus
Weg door Jonkerbos 100
6532 SZ Nimwegen
NIEDERLANDE

Wahl, Melanie, S., Dr., Dipl.-Psych.
Universität Tübingen
Klinische Psychologie und
Psychotherapie
Christophstr. 2
72076 Tübingen

Walter, Michael H., Prof. Dr.
Universitätsklinikum der TU Dresden
Klinik u. Polikl. f. Zahnärztl. Prothetik
Fetscherstr. 74
01307 Dresden

Walter, Ulla, Prof. Dr.
Medizinische Hochschule Hannover
Institut für Epidemiologie,
Sozialmedizin und Gesundheits-
systemforschung
Carl-Neuberg-Str. 1
30625 Hannover

Wasem, Jürgen, Prof. Dr.
Universität Duisburg-Essen
Camp. Essen
Lehrstuhl für Medizinmanagement
Schützenbahn 70
45127 Essen

Weber, Anke, Dr.
Deutsche Gesellschaft für
Zahn-, Mund- und Kieferheilkunde
Medizinische Fakultät
Carl Gustav Carus
Technische Universität
Dresden
Fetscherstr. 74
01307 Dresden

Weihrauch, Birgit, Dr.
Deutscher Hospiz- und
PalliativVerband e. V.
Aachener Str. 5
10713 Berlin

Wenz, Hans-Jürgen, Prof. Dr.
Universitätsklinikum
Schleswig-Holstein
Klinik für Zahnärztliche Prothetik,
Propädeutik und Werkstoffkunde
Arnold-Heller-Str. 16
24105 Kiel

Wilke, Rolfdieter
Novalisstr. 6
31224 Peine

Willich, Stefan N.,
Prof. Dr. med. MPH, MBA
Charité – Universitätsmedizin Berlin
Institut für Sozialmedizin,
Epidemiologie und
Gesundheitsökonomie
Luisenstr. 57
10117 Berlin

Winkler, Eva, Dr. med. Dr. phil.
Nationales Centrum für
Tumorerkrankungen Heidelberg
Im Neuenheimer Feld 460
69120 Heidelberg

Anschriften

Wolf, Meike, Dr. phil. M.A.
Goethe-Universität
Frankfurt am Main
Institut für Kulturanthropologie/
Europäische Ethnologie
Grüneburgplatz 1
60323 Frankfurt am Main

Wübker, Ansgar, Dr.
Lehrstuhl für Institutionsökonomik
und Gesundheitssystemmanagement
Universität Witten/Herdecke
Alfred-Herrhausen-Str. 50
58455 Witten

Zeyer, Albert, Dr.
Universität Zürich
Institut für Erziehungswissenschaft
Beckenhofstr. 31
8006 Zürich
SCHWEIZ

Ziller, Sebastian, Dr. MPH
Bundeszahnärztekammer
Abt. Prävention und Gesundheits-
förderung
Arge der Dt. Zahnärztekammern e. V.
Chausseestr. 13
10115 Berlin

Zühlke, Leonie
Louisenstr. 66
01099 Dresden

Inhaltsverzeichnis

A	**Konzeptorientierte Aspekte der Prävention und Versorgungsforschung**	29
1	Zur Bedeutung der Bildungstheorie in zukunftsorientierten Konzepten der Gesundheitsbildung .... *Andrea Pieter*	30
2	Gesundheitskompetenz – ein Rahmenmodell aus didaktischer Perspektive .... *Albert Zeyer*	43
3	Prävention von Essstörungen: global denken, lokal handeln ..... *Uwe Berger*	56
4	Mögliche Beiträge von Ernährung und Bewegung zur Primärprävention von Krebserkrankungen und zur Verbesserung der Lebensqualität bei Patienten mit Krebs .... *Andreas Eichhorn, Jürgen Barth*	71
5	Der pflegerische Beitrag in Gesundheitsförderung und Prävention bei Menschen mit Behinderungen .... *Martina Hasseler*	89
6	Public-Health-Strategien zur Verhinderung von aktinischen Keratosen und Hautkrebs – Appell für eine „UV-Allianz" .... *Oliver Macheleidt, Hans Joachim Hutt*	101
7	Zwischen Gesundheit und Sozialem – Vernetzung im Kontext früher Hilfen .... *Tilman Brand, Vivien Kurtz und Tanja Jungmann*	113
8	MRSA-Prävention im Gesundheitswesen und Rolle des öffentlichen Gesundheitsdienstes im Kreis Wesel, NRW .... *Rüdiger Rau, Andreas Voss, Andrea Eikelenboom-Boskamp, Inka Daniels-Haardt, Alexander W. Friedrich*	125

Inhaltsverzeichnis

9 Der Präventionsatlas Berlin-Brandenburg: strukturierte Informationen zu Prävention und Gesundheitsförderung 138
Stefan Kohler, Marc Nocon, Falk Müller-Riemenschneider, Thomas Reinhold, Stefan N. Willich

10 Integrierte Versorgung Gesundes Kinzigtal: Ein Modell für regionale Prävention und Schnittstellenoptimierung 148
Achim Siegel, Ingrid Köster, Ingrid Schubert, Ulrich Stößel

11 Spielerschutzmaßnahmen im Rahmen einer kohärenten Glücksspielpolitik 165
Suzanne Lischer, Jörg Häfeli

12 Einschätzung der klassischen Herz-Kreislauf-Risikofaktoren im Kontext mit individuellem Stressverhalten 175
Irina Böckelmann, Christiane Seik, Sabine Darius

13 Humanbiomaterialbanken im Spannungsverhältnis zwischen Forschungsfreiheit und Selbstbestimmung 193
Georg Brüggen

14 Gesundheitswissenschaftliche Präventionstheorie als Methode zur Strukturierung der Maßnahmen gegen den Menschenhandel 204
Leonie Zühlke

15 Prävention als Praxis. Kulturanthropologische Überlegungen zum vorbeugenden Handeln 213
Meike Wolf

B Prävention, Versorgungsforschung und Lebenswelten 225

16 Soziale Ungleichheit und Inanspruchnahme medizinischer und präventiver Leistungen 226
Patrick Bremer, Ansgar Wübker

17 Transgenerational wirksame Risikoverkettungen und Möglichkeiten der Prävention am Beispiel alleinerziehender Mütter und ihrer Kinder 250
Matthias Franz

18	**YoBEKA (Yoga, Bewegung, Entspannung, Konzentration, Achtsamkeit): Ein kleines 1x1 der Gesundheitsförderung und -vorsorge in Bildungseinrichtungen** .... *Ilona Holterdorf*	267
19	**Täglicher Schulsport: Ergebnisse zur Nachhaltigkeit** .... *Sebastian Liersch, Vicky Henze, Markus Röbl, Thomas Suermann, Christian Krauth, Ulla Walter*	281
20	**Depressionsprävention im Jugendalter – eine Zukunftsperspektive?** *Melanie S. Wahl, Margarete A. Patak, Martin Hautzinger*	297
21	**Verbesserung der Stressbewältigung bei Studierenden – Effekte von Kursangeboten im Rahmen der psychotherapeutischen Studentenberatung** .... *Evelin Ackermann, Isabell Libuda, Beatrice Thielmann, Jörg Frommer, Irina Böckelmann*	307
22	**Gesundheitskompetenz im Kontext des Bologna Prozesses. Chancen und Herausforderungen für eine nachhaltige Gesundheitsförderung und Prävention an Hochschulen** .... *Arne Göring, Daniel Möllenbeck*	324
23	**Psychische Belastungen und Ansätze zur Prävention in der stationären Altenpflege** .... *Marcel Maier*	338

C   Arbeitswelt und betriebliche Prävention 351

24	**Die Rolle des betrieblichen Gesundheitsmanagements für die Gesundheitsförderung in Deutschland – Potenziale und Herausforderungen** .... *Anne Prenzler*	352
25	**Die betriebliche Gesundheitsförderung der Zukunft: Chancen, Herausforderungen und Potenziale unter neuen Bedingungen** .... *Gudrun Faller*	362
26	**Prävention und Gesundheitsförderung aus betrieblicher Sicht** .... *Timm Laslo, Rolfdieter Wilke, Steffen Fleßa*	373

27	**Gesundheit, die keiner will?** 385
	Elisabeth Nöhammer, Harald Stummer

28	**Betriebliches Gesundheitsmanagement – ein systematischer Weg zur Entwicklung notwendiger Gesundheitskompetenzen im Setting gesundheitsfördernder Hochschulen** 392
	Christina Hadler

29	**Arbeitsmedizinisches Methodeninventar zur Herz-Kreislauf-Detektion: praktisches Vorgehen in der Großstadtverwaltung** 409
	Beatrice Thielmann, Irina Böckelmann

30	**Ziele betrieblicher Gesundheitsförderung** 433
	Harald Stummer, Elisabeth Nöhammer, Claudia Schusterschitz, Margit Raich

31	**Betriebliche Gesundheitsförderung – Organisationstheoretische Überlegungen zu ihrer stagnierenden Verbreitung** 440
	Dieter Ahrens, Judith Goldgruber

D Medizinische Versorgung und Prävention 463

32	**Patientenorientierte Versorgungsforschung – Grundlagen, Methoden und Perspektiven** 464
	Dominik Ose, Tobias Freund, Eva Winkler, Sabine Ludt

33	**Neukonzeption der Bedarfsplanung auf der Basis des Versorgungsstrukturgesetzes** 478
	Thomas Kopetsch, Sebastian John

34	**Vertrauen in der Arzt-Patient-Beziehung** 496
	Burkhard Gusy, Jochen Drewes

35	**Herausforderungen für die hausärztliche Versorgung und Lösungsansätze zum Umgang mit drohender medizinischer Unterversorgung** 506
	Romy Heymann, Barbara Buchberger, Jürgen Wasem

Inhaltsverzeichnis

36 **Versorgungsmanagement in der Hausarztpraxis im Spannungsfeld zwischen Individualisierung und Standardisierung** 526
Tobias Freund, Sabine Ludt, Dominik Ose

37 **Nicht ärztliche Gesundheitsberufe in der Hausarztpraxis von morgen: Ein Diskussionsbeitrag zu Chancen und Lösungswegen aus hausärztlicher und professionssoziologischer Sicht** 536
Susanne Grundke, Andreas Klement

38 **Versorgungsbedarf und -strukturen von Kindern und Jugendlichen in Deutschland 2050 – Hochrechnung am Beispiel von Asthma bronchiale** 547
Birgit Babitsch, Janina Frank

39 **Einflussfaktoren bei der Angabe von physischen und psychischen Symptomatiken im Kindes- und Jugendalter** 565
Arnold Lohaus, Marc Vierhaus, Anne Katharina Schmitz

40 **Eintrag von Antibiotika in die Umwelt und deren Abbau** 576
Klaus P. Kühn, Sara Vanessa Afonso Reis Teixeira, Florian Pump, Gianaurelio Cuniberti

41 **Das Recht auf Gesundheit und Zugang zu essenziellen Medikamenten – Eine globale Perspektive** 590
Hans Jochen Diesfeld

42 **Psychische Gesundheit: Perspektiven für Gesundheitsförderung und Prävention** 608
Silke Gräser

43 **Migration von Health Professionals und Patientensicherheit** 622
Monika Habermann, Henning Cramer

44 **Regionale Unterschiede in der Versorgungsqualität von Typ-2-Diabetikern – Befunde aus dem Disease-Management-Programm Diabetes mellitus Typ 2 in Nordrhein** 634
Bernd Hagen

Inhaltsverzeichnis

45 Möglichkeiten der Nutzung von Ergebnissen der Versorgungsforschung für Allokationsentscheidungen der medikamentösen Diabetestherapie 656
Johannes Knollmeyer

46 Krankheitskosten bei Alzheimer Demenz 668
Peter Kiencke, Reinhard P. T. Rychlik

47 Antidementiva und Neuroleptika für Patientinnen und Patienten mit Demenz – Ergebnisse der Versorgungsforschung mit Sekundärdaten 681
Gerd Glaeske, Jana Schulze

48 Sozioökonomische Determinanten der stationären Versorgung in Deutschland 696
Markus Kiesel, Stefan Gruber

49 Ermittlung von Wahrscheinlichkeiten von chronischen Erkrankungen – ein Prognosemodell mit Routinedaten der gesetzlichen Krankenversicherung 712
David Matusiewicz, Gerald Lux, Jürgen Wasem, Rebecca Jahn

50 Die Vorsorgeuntersuchung in Österreich – Darstellung ausgewählter Systemeffekte und Möglichkeiten der Weiterentwicklung 725
Michael M. Müller, Harald Ringhofer, Herwig Ostermann

51 Aktuelle Empfehlungen zur Malariaprophylaxe 740
Edgar A. Müller

52 Versorgung am Lebensende 752
Nils Schneider, Birgit Weihrauch, Katharina Klindtworth

53 Medikationsadhärenz – kritische Betrachtung und Anregungen für ein neues Verständnis 766
Sonja Marbaise

E Prävention und Versorgungsforschung in der Zahn-, Mund- und Kieferheilkunde ... 783

54 Mundgesundheit in Deutschland – aktuelle Trends und Entwicklungen ... 784
Grischa Brauckhoff, Birte Holtfreter, Thomas Kocher

55 Heute ausbilden für morgen: der demografische Wandel – Anforderungen an die zahnmedizinische Lehre ... 792
Ina Nitschke, Julia Kunze, Hans-Jürgen Wenz

56 Prävention in der Zahnheilkunde – eine Erfolgsgeschichte? ... 806
Christof Dörfer, Ursula Schütte, Anke Weber, Thomas Hoffmann

57 Herausforderungen und neue Strategien in der Kariesprävention ... 815
Susann Grychtol, Christian Hannig

58 Evidenzbasierte Kariesprävention mit Fluoriden ... 833
Elmar Hellwig

59 Zahnmedizinische Prävention in der Pflege ... 843
Christoph Benz, Cornelius Haffner

60 Risikoerkennung in der Alterszahnheilkunde ... 857
Christian E. Besimo

61 Die zahnärztliche Intensivbetreuung von pflegebedürftigen Menschen und Patienten mit Behinderungen ... 878
Peter Cichon

62 Parodontale Nachsorge: Ein „Chronikerprogramm" für parodontal geschädigte Zähne ... 906
Peter Eickholz

63 Dentale Erosionen – Bedeutung für die Mundgesundheit und Perspektiven für Prävention und Versorgungsforschung ... 922
Nadine Schlüter, Carolina Ganß

64	**Die Mundgesundheitswirtschaft als „Beschäftigungstreiber" der deutschen Wirtschaft – Ergebnisse einer gesundheitsökonomischen Trendanalyse** 940
	David Klingenberger, Dennis A. Ostwald

65	**Bedeutung der Matrix-Metalloproteinase-8 in der Parodontologie und bei Allgemeinerkrankungen** 955
	Lutz Netuschil, Gerlinde Bruhn, Katrin Lorenz, Thomas Hoffmann

66	**Die wechselseitige Beeinflussung von Parodontitis und systemischen Erkrankungen und Konditionen** 968
	Barbara Noack, Thomas Hoffmann

67	**Aktuelle zahnmedizinische Aspekte in der Versorgungsforschung** . 978
	Michael Rädel, Ursula Schütte, Susanne R. Rehm, Michael H. Walter

68	**Entscheidungsfindung in der Zahnmedizin: Muss es immer gemeinsam sein?** 987
	Daniel R. Reißmann

69	**Mundgesundheitsziele für Deutschland 2020 – Zwischenbilanz und Ausblick** 1008
	Sebastian Ziller, Dietmar Oesterreich, Wolfgang Micheelis

Sachverzeichnis 1024

Konzeptorientierte Aspekte der Prävention und Versorgungsforschung

1 Zur Bedeutung der Bildungstheorie in zukunftsorientierten Konzepten der Gesundheitsbildung

Andrea Pieter

Die Bereitschaft der Bevölkerung, sich durch Gesundheitsbildungsmaßnahmen ansprechen zu lassen, scheint ungebrochen hoch zu sein. Jedoch muss immer wieder resümiert werden, dass eine Vielzahl dieser Maßnahmen nicht die gewünschten Erfolge erzielen und es den Individuen oftmals nicht in Gänze gelingt, ihr Gesundheitsverhalten dauerhaft eigenverantwortlich zu modifizieren. Die Gründe hierfür können mannigfaltig sein. Im Rahmen des Beitrags soll diese Problematik aus bildungswissenschaftlicher bzw. bildungstheoretischer Perspektive beleuchtet werden. Es soll herausgearbeitet werden, welche Möglichkeiten aktuelle Befunde der Bildungsforschung in diesem Kontext bieten und für eine künftige Weiterentwicklung der Gesundheitsbildung implizieren können. Im Weiteren werden aktuelle Annahmen und Vorgehensweisen der Gesundheitsbildung vor bildungswissenschaftlichem Hintergrund kritisch diskutiert sowie didaktisch-methodische Vorschläge erarbeitet, deren Erprobung in zukünftigen Gesundheitsbildungsmaßnahmen einer Überprüfung unterzogen werden sollten.

1.1 Gesundheitsbildung – ein terminologischer Klärungsversuch

Aus bildungswissenschaftlicher Sicht besteht eine Schwierigkeit im Rahmen von gesundheitsfördernden Interventionen bereits auf der terminologisch-definitorischen Ebene: Während beispielsweise der Begriff **Health Education** seit 1919 im amerikanischen Raum offiziell eingeführt und inzwischen als Standardbegriff im Bereich gesundheitsbezogener Interventionen fest etabliert ist, wird auf Seiten der deutschen Gesundheitswissenschaften mit einer analogen einheitlichen Begrifflichkeit immer noch nicht zu rechnen sein. Dies hat zur Folge, dass im deutschen Sprachraum eine in Teilen unübersichtliche und wissenschaftlich unbefriedigende Begriffsvielfalt vorherrscht, die sich in Gesundheitspädagogik, Gesundheitsbildung, Gesundheitserziehung etc. widerspiegelt. Nicht immer sind diese Begrifflichkeiten jedoch trennscharf voneinander zu unterscheiden und kategorial zu trennen bzw. teilweise werden sie von unterschiedlichen Autoren auch synonym verwendet. Eine adäquate und theoriegeleitete Konzeption von Gesundheitsmaßnahmen wird hierdurch jedoch erschwert, da nicht klar definiert ist, ob – vereinfacht dargestellt – nun „erzogen" oder „gebildet" werden soll, was aus bildungswissenschaftlicher Sicht durchaus zwei unterschiedliche Prozesse sind. Wissenschaftliches Denken, und dies sollte immer Grundlage pädagogischer Reflexionen und Handlungen sein, benötigt neben der Abstraktion auch trennscharfe Begrifflichkeiten, denn „Chamäleonbegriffe" der verschiedensten Art, die mit wechselnden Bedeutungen aufgeladen werden, erschweren wissenschaftliche Diskussionen ungemein" [5]. Auch wenn eine klare definitorische Abgrenzung dadurch beschnitten wird, dass die Begrifflichkeiten ein Ziel verfolgen, das sich nur schwerlich eindeutig bestimmen lässt und die Unschärfe des Gesundheitsbegriffs auch auf damit verbundene Begrifflichkeiten wirkt, ist jedoch auch zu konstatieren, dass diese Begrifflichkeiten oftmals wohl ohne das entsprechende pädagogische Hintergrundwissen und ohne adäquate pädagogische Überlegungen verwendet werden. So impliziert der Begriff Erziehung im vor allem historischen, pädagogischen Kontext eher eine angeleitete Führung von Individuen. Dagegen ist Bildung als Prozess der Selbstgestaltung und Selbstermächtigung nicht gleichzusetzen mit Wissenserwerb. Vielmehr beinhaltet Bildung immer auch einen Wertehorizont, der die ganze Person des Lernenden umfasst [9]. Legt man die Forderungen der Weltgesundheitsorganisation (WHO) zugrunde, die mit der gezielten Förderung von Entscheidungs- und Handlungskompetenzen verbunden sind, wäre im Kontext gesundheitsfördernder Interventionen dem Begriff der Gesundheitsbildung mit seinen originären bildungswissenschaftlichen Implikationen der Vorzug zu geben. Bezug nehmend darauf wird im Folgenden versucht, sich dem Begriff der Gesundheitsbildung einerseits zu nähern, ihn basierend auf aktuellen gesundheitswissenschaftlichen Definitionen von anderen Begrifflichkeiten abzugrenzen und andererseits erweiternde Überlegungen aus der Bildungswissenschaft integrativ zu verknüpfen:

Gesundheitspädagogik ist nach Wulfhorst [24] als ein übergeordneter Dachbegriff zu verstehen, unter dem sämtliche, auf die Beeinflussung gesundheitsrelevanten Verhaltens, die Vermittlung gesundheitsrelevanter Inhalte, die Förderung gesundheitsrelevanter Verhältnisse – sofern sie unmittelbar und in erster Linie zu fokussierendes Verhalten bedingen – bezogene Theorien, Modelle, Konzeptionen, Maßnahmen und Methoden zusammengefasst werden können. Dagegen wird **Gesundheitserziehung** nach Nöcker [10] häufig mit gesundheitlicher Aufklärung synonym verwendet. Im Zentrum von Maßnahmen der Gesundheitserziehung stehen das Individuum und die Steigerung psychosozialer Kompetenzen und lebenspraktischer Fertigkeiten (Lifeskills) mit dem Ziel eines verbesserten individuellen Gesundheitshandelns. **Gesundheitsbildung** umfasst nach Blättner [3] – in einer schon recht komplexen Definition – organisierte Lern- und Entwicklungsprozesse, die es Menschen ermöglichen, gezielt Einfluss auf die Faktoren zu nehmen, die ihre Gesundheit bestimmen, d. h. auf bestimmte Lebensbedingungen und auf das individuelle Gesundheitshandeln. Blättner definiert weiter, Gesundheitsbildung will Einfluss auf die Gesundheitsvorstellungen nehmen und auf die Art der Kommunikation über Gesundheit im sozialen Kontext, auf Gesundheitshandeln und Bewältigungsstrategien sowie auf Strategien der Einflussnahme auf Lebensbedingungen. Gesundheitsbildung unterscheide sich somit von der Gesundheitserziehung dadurch, dass sie die Selbstbestimmung fokussiere und auf soziales Handeln abziele. Darauf aufbauend sollte nach Pott [15] das Ziel von Gesundheitsbildung darin bestehen, Menschen zu befähigen, ein eigenverantwortliches Gesundheitsverhalten zu entwickeln (Empowerment). Gestützt wird diese Idee der Gesundheitsbildung durch eine Vielzahl von Interventionen, die im Rahmen der präventiven Politik der Weltgesundheitsorganisation entwickelt wurden. Hierbei zielt die WHO, wie bereits erwähnt, auf die Förderung von Entscheidungs- und Handlungskompetenzen ab. Durch Bildungsmaßnahmen sollen Gruppen und Individuen in ihren Gesundheitskompetenzen bestärkt werden und explizit erlernen, sich aktiv für ihre Gesundheit einzusetzen. Um ein solches eigenverantwortliches, gesundheitsorientiertes Verhalten in der Bevölkerung zu etablieren und zu stabilisieren sei es u. a. erforderlich, Wissen zu vermitteln, Verhaltensnormen einzuüben sowie Kommunikations- und Kooperationsfähigkeit zu erlangen.

Orientiert man sich an theoretischen Überlegungen aus der Bildungsforschung, so sind o. g. Ausführungen jedoch insgesamt noch zu kurz gegriffen. Auch wenn im pädagogischen Bereich der Bildungsbegriff lange Zeit als verpönt galt und den Begrifflichkeiten Lehren und Lernen der Vorzug gegeben wurde, so hat der Begriff der Bildung durchaus seine Vorzüge: Beleuchtet er doch nicht nur Lehr- und Lernprozesse, sondern auch die Normen und Zwecke, die diesen zugrunde liegen und letztlich somit wichtige Aspekte von Bildung darstellen. Weiterhin inkludiert der Begriff die Organisation von Lehren und Lernen in informellen Kontexten sowie in den Medien und die Suche nach einer wissenschaftstheoretischen Basis, die pädagogische, psychologische und sozialwissenschaftliche Aspekte berücksichtigen. Angelehnt an Reinmann [16] und Terhart [22] sollte in diesem Zusammenhang aus Sicht der Autorin der Begriff der Gesundheitsbildung zukünftig als ein Begriff verstanden werden, der sich mit Lehren und Lernen in allen Altersstufen und Kontexten, den dazu erforderlichen Voraussetzungen und Folgen in Form von Wissen oder Kompetenzen sowie mit Interventionen in Form von Methoden, Medien und Umgebungen und deren Zielen beschäftigt. Das Hauptaugenmerk liegt demnach nicht in der reinen Wissens- und Kompetenzvermittlung, sondern zu fördern sind vielmehr Selbstbestimmung, Spontanität, Produktivität, Kreativität, Initiative und Innovationsfähigkeit [17].

Um diese definitorischen Grundannahmen aus der Bildungsforschung angemessen umsetzen zu können, bedarf es jedoch bei den Theoretikern und den Praktikern, welche die Interventionen der Gesundheitsbildung konzipieren und letztendlich umsetzen, eines entsprechenden bildungstheoretischen Hintergrundwissens darüber, auf welchen Prinzipien Lehr- und Lernprozesse basieren, welche didaktischen Modelle in diesem Kontext zur Anwendung geeignet sind und wie diese praktisch umgesetzt werden können. Dies soll im Folgenden, der Kürze des Beitrages Rechnung tragend, überblicksartig und verkürzt dargestellt werden.

1.2 Bildungstheoretische Grundlagen einer zukunftsorientierten Gesundheitsbildung

Da erfolgreiche (Gesundheits-) Bildungsprozesse immer Veränderungen mit sich bringen, sind sie eng mit Lernprozessen verknüpft [17]. Allein durch Wissensvermittlung, Verhaltenseinübung sowie Kommunikations- und Kooperationsfähigkeit wird noch kein Empowerment erreicht, wie dies die Ausführungen von Pott [15] vermuten lassen. Leider vernachlässigen aktuelle Gesundheitsbildungsmaßnahmen den Umstand, dass Lernprozesse eine Aneignung darstellen, die man anstoßen und auch anleiten, jedoch nicht erzwingen oder direkt (an-)steuern kann. Dies bedeutet, Gesundheitsbildung wirkt, aber man kann sie nicht bewirken. Vielmehr „geschieht" Bildung immer dann, wenn Individuen an Kommunikations- und Handlungszusammenhängen teilnehmen, die Veränderungen im Individuum auslösen. Dies hat zur Folge, dass Lehrende sich vom reinen Vermittlungslernen verabschieden müssen. Insofern tangiert eine zukunftsorientierte Sichtweise auch die Aus- und Fortbildung von Gesundheitsbildnern, die lernen müssen, geeignete Prozesse bei anderen sowie bei sich selbst zu initiieren. Knörzer [8] entwickelte diesbezüglich bereits 1994 Leitgedanken, denen ganzheitliche Gesundheitsbildung entsprechen sollte und die einige bildungstheoretische Aspekte bereits berücksichtigen. So sollte nicht mehr das Vermitteln von Inhalten im Vordergrund stehen, sondern die Unterstützung beim Entwickeln der Selbstkompetenz. Inhaltsvermittlung sei zwar notwendig, es sollte jedoch immer der Modellcharakter der Inhalte herausgestellt werden und nach Möglichkeit Hilfen gegeben werden, wie diese

Modelle individuell und situativ verändert werden können. Weiterhin solle der Entwicklung der Kommunikationsfähigkeit und der Fähigkeit zur sensiblen Körpererfahrung eine zentrale Bedeutung zukommen. Gesundheitsbildung sollte auch Möglichkeiten eröffnen, die eigenen „Rahmungen" im Sinne von Prämissen des eigenen Modells der Welt, immer wieder zu hinterfragen und gegebenenfalls zu modifizieren.

Bis dato wurden diese Leitgedanken jedoch kaum angewendet und weiterhin nicht klar herausgearbeitet, wie diese Transformation von den Praktikern umgesetzt werden könnte. Dies mag auch darin begründet sein, dass Gesundheitsbildung interdisziplinär im Kreis relevanter Teildisziplinen (z. B. Bildungsforschung, Erziehungswissenschaft, Pädagogische Psychologie etc.) bisher stiefmütterlich behandelt worden ist und es sich somit bei den aktuellen Überlegungen aus der Gesundheitswissenschaft zumeist um theoretische Vorüberlegungen und fragmentarische Theorieansätze handelt – die oftmals leider auch ideologisch konnotiert sind – und denen konkrete methodisch-didaktische Handlungsanweisungen fehlen, die auf geeigneten bildungswissenschaftlichen Theorien basieren. Gesundheitsbildung wird nach wie vor zumeist im Rahmen von Maßnahmen eingebettet, welche die Wissensvermittlung (z. B. Wissen bzgl. Risikofaktoren, Erkrankungen, Behandlungen etc.), die Kompetenzvermittlung im Kontext Gesundheits- und Krankheitsmanagement sowie die Einstellungsveränderung (i. S. einer Erhöhung der Compliance) verfolgen.

Dass Gesundheit eine Konstruktion des einzelnen Individuums darstellt und aktiv vom Individuum hergestellt wird, fand bereits im Salutogenese-Modell Berücksichtigung. Man sollte somit in einem ersten Schritt bei der Konzeption von Gesundheitsbildungsmaßnahmen wissen, was die Individuen unter Gesundheit verstehen und welche Konzepte ihrem Gesundheitsverständnis zugrunde liegen. Die subjektive Konstruktion von Gesundheit, d. h. was Laien meinen unter Gesundheit zu verstehen und was sie glauben, was sie gesund erhält bzw. krank macht, wird bereits seit den 1970er Jahren in den Gesundheitswissenschaften untersucht. So existieren eine Vielzahl empirischer Befunde, die zeigen, dass Menschen über ein komplexes Alltagswissen hinsichtlich ihrer Gesundheit verfügen, das darüber hinaus ihr gesundheitsbezogenes Handeln auch in einem erheblichen Ausmaß zu beeinflussen scheint [6]. Aktuelle Gesundheitsbildungsmaßnahmen nehmen auf diese Erkenntnisse bezüglich der subjektiven Konstruktionen oftmals keinen Bezug und basieren, wie oben dargestellt, auf der Vermittlung von Wissen (das bei den teilnehmenden Personen zumeist bereits vorhanden ist), der Vermittlung von Kompetenzen und der Beeinflussung von Einstellungen. Wissen, Kompetenzen und Einstellungen alleine sind jedoch nicht ausreichend um eine adäquate Verhaltensänderung zu initiieren [14]. Aus bildungstheoretischer Sicht ist es vielmehr zielführend, bei den vorhandenen Konstruktionen von Gesundheit anzusetzen. Solche Konstruktionen bilden einen Prozess ab, in dem das Individuum Erfahrungen wahrnimmt, reflektiert und organisiert, um somit seine Umwelt strukturieren und sich an seine Umwelt anpassen zu können. Aufbauend auf diesen komplexen Vorstellungen und mentalen Modellen, die vom Einzelnen individuell konstruiert werden und im jeweiligen sozialen Kontext zu sehen sind, sollte versucht werden, diese Konstruktionen hinsichtlich eines adäquaten Gesundheitsverhaltens zu erweitern. Es sollte somit nicht reines Wissen über Risikofaktoren, Erkrankungen oder Behandlungen vermittelt werden, sondern vielmehr sollten bereits vorhandene Wissensstrukturen erweitert und verändert werden, wie dies im bildungswissenschaftlichen Kontext im Rahmen der Conceptual Change-Forschung thematisiert wird. Bezug nehmend auf Befunde aus diesem Forschungszweig kann konstatiert werden, dass Konzepte von Individuen in umfassende theoretische Strukturen eingebettet sind. Findet eine konzeptuelle Veränderung statt, so hat dies weitreichende Konsequenzen, da aus den Überzeugungen Muster von Annahmen resultieren, aus denen wiederum spezifische Theorien gebildet werden [20]. Diese Annahmen erweisen sich als recht resistent gegenüber Modifikationen, was wiederum unmittelbar im Rahmen einer geeigneten didaktischen Konzeption von Gesundheitsbildungsmaßnahmen berücksichtigt werden muss.

Auch in der Gesundheitswissenschaft steht der Begriff der Kompetenz in einem engen Zusammenhang mit Bildungszielen und deren Realisierung. Auch hierzu existieren bereits Studien und Befunde. Beispielhaft sei hier auf das Schwerpunktprogramm „Kompetenzmodelle zur Erfassung individueller Lernergebnisse und zur Bilanzierung von Bildungsprozessen" der Deutschen Forschungsgemeinschaft rekurriert, das sich mit der wissenschaftlichen Modellentwicklung und Validierung des Begriffs Gesundheitskompetenz beschäftigt. Die Forschungsgruppe versteht unter Kompetenz eine kontextspezifische kognitive Leistungsdisposition, die sich funktional auf bestimmte Klassen von Situationen und Anforderungen beziehen lässt [18]. Gesundheitskompetenz wird in diesem Rahmen als eine wissensbasierte Kompetenz angesehen, die primär durch Kultur, Bildung und Erziehung vermittelt wird [18]. Es wird daher angenommen, Kompetenzen könnten durch Wissensvermittlung und Training erworben werden. Sensu Weinert [23] versteht man unter Kompetenzen „die bei Individuen verfügbaren oder durch sie erlernbaren kognitiven Fähigkeiten und Fertigkeiten, um bestimmte Probleme zu lösen, sowie die damit verbundenen volitionalen und sozialen Bereitschaften und Fähigkeiten, um die Problemlösungen in variablen Situationen erfolgreich und verantwortungsvoll nutzen zu können". Kompetenzerwerb ist demnach nicht gleichzusetzen mit Wissenserwerb und vermittelbar durch Training, sondern es handelt sich vielmehr um einen Prozess der Selbstgestaltung der immer auch einen Wertehorizont beinhaltet. Bildung und Kompetenzen sind nicht transportierbar. Sie entstehen nicht normativ, sondern entspringen vielmehr dem freien Bewusstsein des eigenen Geistes eines Individuums und haben immer etwas mit Freiheit und Selbstbestimmung zu tun. Will man zukünftig Gesundheitsbildung betreiben, die auch tatsächlich bildet, so sollten die derzeit zugrunde liegenden didaktisch-methodischen Aspekte überdacht und erweitert werden. Aus bildungswissenschaftlicher Perspektive sollten aufbauend auf den bisherigen Ausführungen konstruktivistischen Lernumgebungen zukünftig der Vorzug gegeben werden. Die daraus resultierenden Konsequenzen für die Methodik und Didaktik von Maßnahmen der Gesundheitsbildung werden im Folgenden anhand geeigneter bildungstheoretischer Annahmen und Modelle exemplarisch dargestellt.

1.3 Methodisch-didaktische Konsequenzen für zukunftsorientierte Gesundheitsbildung

Das Ziel konstruktivistischer Lernumgebungen ist es, Individuen vielseitig zu bilden und nicht einseitig mit Wissen zu „versorgen". Das zentrale Element des konstruktivistischen Bildungsprozesses stellt die Möglichkeit dar, aus freiem Willen Erfahrungen zu sammeln [17]. Dies bedeutet, dass der Lernprozess vom Individuum in weiten Teilen selbst bestimmt werden muss. „Erwachsene sind lernfähig, aber unbelehrbar – dies ist die provokativ zugespitzte Quintessenz des Konstruktivismus. Und doch resultiert daraus keineswegs die Schlussfolgerung, dass Lehre überflüssig oder wirkungslos sei. Lehre regt an zum Selbstlernen, auch zum Widerspruch, zum Querdenken, zum Probedenken […] Lehre ist nicht Belehrung, sondern Lernanregung, Lernhilfe […]" [2]. Unter selbstbestimmten Lernen wird somit ein aktiver, konstruktiver Prozess verstanden, bei dem der Lernende sich Ziele für sein Lernen selbst setzt und zudem seine Kognitionen, seine Motivation und sein Verhalten in Abhängigkeit von diesen Zielen und den gegebenen äußeren Umständen beobachtet, reguliert und kontrolliert [13]. Vor diesem Hintergrund sind Prämissen einer konstruktivistischen Didaktik beispielsweise [12]:

- Lernen ist nicht machbar, Lernen ist lediglich anregbar (pertubierbar).
- Lernen kann nur jeder für sich selbst. Der Lernprozess kann zwar von außen angestoßen werden, wird aber vom Individuum selbst vorgenommen.
- Äußere Reize lösen bei den Lernenden Prozesse aus, durch die subjektives Wissen gestaltet wird und eine eigene Wirklichkeit entsteht.

1 Zur Bedeutung der Bildungstheorie in zukunftsorientierten Konzepten ...

- Die Hauptaufgabe der Didaktik besteht aus konstruktivistischer Perspektive darin, Modelle für Lehren und Lernen zu entwickeln, die den o. g. Anforderungen genügen.

Arnold [1] konstruiert in diesem Zusammenhang ein Modell systemisch-konstruktivistischer Bildung, das auf Wertschätzung, Verknüpfungshilfen (Verknüpfung von Altem mit Neuem) sowie Wirkungsoffenheit rekurriert. Er präferiert eine sogenannte „Ermöglichungsdidaktik", die über die reine „Erzeugungsdidaktik" hinausgeht (▶ Tab. 1.1):

Um aufbauend auf diesen Prämissen geeignete Lernumgebungen in der Gesundheitsbildung zu schaffen, sind grundlegende didaktische Prinzipien bei der Konzeption ebenso unerlässlich wie in anderen Bereichen auch. Oser und Patry verwenden im Zusammenhang mit der Auswahl geeigneter didaktischer Modelle eine Analogie zur Choreographie [11]: So wie ein Choreograph den ihm zur Verfügung stehenden Bühnenraum grundsätzlich frei gestalten kann, so gibt es auch bei der Auswahl des didaktischen Designs viele Freiheitsgrade bei der Gestaltung der Lernumgebung (z.B. hinsichtlich der Sozialform, des Einsatzes von Medien etc.). Aber auch so wie die Choreographie an den Rhythmus der Musik gebunden ist, so ist das didaktische Design an psychologische Gesetzmäßigkeiten gebunden, die dem Lernprozess zugrunde liegen. In diesem Zusammenhang sind aus Sicht der Autorin insbesondere die folgenden Variablen in Anlehnung an Strittmatter und Niegemann zu berücksichtigen [21]:

- **Definition und Spezifikation des Zieles der Gesundheitsbildungsmaßnahme:** Es ist darauf zu achten, dass nicht ausschließlich kognitive Ziele verfolgt,

Tab. 1.1 Faktoren einer Ermöglichungsdidaktik. Quelle: [1].

Faktoren	Ermöglichungsdidaktik
Ziele	Anbahnung von Kompetenz zum selbst gesteuerten Lernen, zur Kooperation und zur Problemlösung
Inhalte	nicht per se relevant, sondern im Zusammenhang mit der Frage, welche Kompetenzen in der Auseinandersetzung mit ihnen entwickelt werden konnten
Medien	offen gestaltbare Medien (z. B. Metaplan)
Methoden	lebendige Methoden bzw. Selbsterschließungsmethoden
wissenschaftstheoretische bzw. forschungsmethodische Position und Einflüsse	pädagogischer Konstruktivismus, Kompetenztheorie (Entwicklung domänenspezifischen Wissens sowie dessen Vermittlung mit Vorwissen, implizitem Wissen und Emotionswissen)

sondern auch sozial-emotionale Zielkategorien in einem ausreichenden Ausmaß berücksichtigt werden. Weiterhin ist zu beachten, dass diese Ziele unabhängig von einer bestimmten Lehrmethode anzusehen sind.

- **Wissensanalyse und Wissensstrukturierung:** Unterschiedliche Funktionen und Verwendungszusammenhänge des zu vermittelnden Wissens können unterschiedliche didaktische Designs erfordern. Aus diesem Grund ist es eminent wichtig, die zu vermittelnden Wissensarten genauestens zu analysieren. Ziel dieser Analyse ist die Erarbeitung geeigneter Vorgehensweisen hinsichtlich der zu vermittelnden Wissensart (Orientierungswissen, Handlungswissen, Normwissen etc.), möglicher zweckmäßiger Vermittlungssysteme (via Text, Bild, Film etc.) sowie die Strukturierung des Wissens bei der Vermittlung. Es müssen für unterschiedliche Lernvoraussetzungen und unterschiedliche Zielvorstellungen der Teilnehmer von Gesundheitsbildungsmaßnahmen die jeweils optimale Sequenz des Lehrstoffes angeboten werden. Als geeignetes Hilfsmittel haben sich sogenannte Concept-Mapping-Verfahren erwiesen [7].
- **Adressatenanalyse:** Eine Analyse der Persönlichkeitsmerkmale der Teilnehmer einer Bildungsmaßnahme stellt die Grundlage für eine optimale Anpassung einer Lernumgebung hinsichtlich der verfolgten Ziele und der Vermeidung unerwünschter Effekte dar. Als Kriterien können in diesem Kontext z. B. die Lernvoraussetzungen der Teilnehmer (Vorwissen, Interessen und Einstellungen, Motivationslage, Problemdruck etc.) dienen. Weiterhin sind mögliche Wechselwirkungen mit bestimmten Instruktionsbedingungen (Mediator- und Moderatorvariablen) zu berücksichtigen. Neben diesen rein kognitiven Teilnehmervariablen sind insbesondere auch motivationale und affektive Persönlichkeitsmerkmale in die Überlegungen mit einzubeziehen, deren Wirksamkeit im Rahmen der Bildungsforschung vielfach belegt sind (z. B. Selbstkonzept, Selbstwert, Kontrollüberzeugungen, Identitätsentwicklung etc.).
- **Soziale Lernumwelt:** Auch die Anwesenheit der Lehrenden, anderer Teilnehmer oder unbeteiligter Dritter kann eine Auswirkung auf die Lernwirksamkeit von Gesundheitsbildungsmaßnahmen haben. Positive Wirkungen lassen sich in diesem Zusammenhang im Rahmen des kooperativen Lernens zeigen. Hierfür müssen die Lehrenden und Lernenden über entsprechende Kompetenzen verfügen und die Lernsituation muss genauestens geplant werden.
- **Evaluierung:** Die Maßnahmen sind hinsichtlich ihrer Effektivität und Effizienz zu evaluieren. Entsprechende Instrumente müssen bereits vor der Gesundheitsbildungsmaßnahme entwickelt werden bzw. vorliegen.

Die Konzeption und Entwicklung von gesundheitsfördernden Lernumgebungen bedürfen daher einer systematischen Planung und Gestaltung und sollten

1 Zur Bedeutung der Bildungstheorie in zukunftsorientierten Konzepten ...

darüber hinaus auch Freiraum für didaktisch sinnvolle Spontanität lassen, d. h. sie verlangen den Lehrenden auch eine gewisse Kunstfertigkeit ab. Insbesondere Lernumgebungen, die als Grundlage weitestgehend selbstständiger Lernprozesse dienen sollen, erfordern eine genaue und akribische Vorplanung. Im Rahmen der Bildungsforschung existiert bereits eine Vielzahl von erprobten didaktischen Modellen, auf die man zurückgreifen kann und die konkrete Empfehlungen zum Planungs- und Entwicklungsprozess enthalten. Einige im Rahmen konstruktivistischer Lernumgebungen geeignete didaktische Modelle werden im Folgenden kursorisch dargestellt. Bezüglich einer ausführlichen Darstellung mit konkreten Unterrichtsbeispielen aus der Gesundheitsförderung sei auf Pieter, Emrich und Stark [14] verwiesen. Spezifisch für die hier vorgestellten Ansätze sind die Unterscheidung verschiedener Lehrziel- und Lernzielkategorien, denen eine explizite Folge von Lehrschritten zugeordnet werden kann:

- **Flexibilitätstheorie:** Die von der Arbeitsgruppe um Spiro [19] konzipierte Theorie fokussiert explizit auf den Wissenserwerb in wenig strukturierten Gebieten, wie zum Beispiel in der Medizin, der Gesundheitswissenschaft oder der Literaturwissenschaft. Die Arbeitsgruppe geht von der Prämisse aus, dass Vorwissen nicht per se in einer geschlossenen und strukturierten Form vorliegt, sondern von Individuen aus verschiedenen Konzeptrepräsentationen zusammengefügt wird und dass Lernkontexte aus multiplen Perspektiven geschaffen werden. Dies bedeutet, dass ein und dasselbe Konzept zu verschiedenen Zeitpunkten unter differierenden Zielstellungen dargestellt wird, um einen höheren Abstrahierungsgrad zu erreichen und Wissen flexibler und kontextunabhängiger anwendbar wird. Weiterhin soll das Individuum übergeordnete Zusammenhänge und Strukturen der Konzepte erkennen. Zumeist bauen diese Lernumgebungen auf Fallaufgaben und Fallstudien auf, die von den Lernenden weitgehend selbstständig durchlaufen und bearbeitet werden. Diese Vorgehensweise kann beispielsweise den Conceptual Change-Prozess bei den Lernenden positiv unterstützen.
- **Cognitive Apprenticeship-Ansatz:** Angelehnt an die klassische Handwerkslehre, in deren Sinne das Individuum anfänglich durch einen Lehrer beim Wissenserwerb stark angeleitet wird und im Laufe des Lernprozess zunehmend selbstbestimmter Wissen erwirbt, entwickelten Collins und Kollegen [4] eine Lerntheorie, die sich aus insgesamt sechs Lernstufen zusammensetzt. Die ersten drei Stufen umfassen Modeling, Coaching und Scaffolding. In diesem Kontext führt der Experte eine geeignete Problemlösung vor, die Lernenden führen die gezeigte Lösung selbst durch und übernehmen zunehmend Eigenverantwortung für den Lernprozess. Die folgenden Stufen Articulation und Reflection fokussieren den selbstbestimmten Umgang der Indi-

viduen mit dem neu erworbenen Wissen. In der letzten Stufe, der Exploration, lösen die Individuen Probleme selbstständig.
- **Anchored-Instruction-Ansatz:** Im Zentrum dieses Ansatzes steht die Bestrebung, die Aufmerksamkeit und die Motivation der Individuen zu fördern und aufrechtzuerhalten. Der Ansatz basiert auf den Annahmen, dass beispielsweise ein audiovisueller Ankerreiz die Motivation der Individuen fördern und die Problemstruktur narrativ dargestellt werden kann. Am Ende der narrativen Einheit soll die eigenständige Problemlösung des Individuums stehen. Alle Angaben zur Lösung des Problems sollen in der Lernumgebung im Sinne von lebensnahen (situierten) Teilaufgaben enthalten sein. Auch hier werden, ähnlich wie in der Flexibilitätstheorie, verschiedene Perspektiven des gleichen Lerngegenstandes beleuchtet.

Zu beachten ist in diesem Kontext jedoch, dass die Konzeption von Lernumgebungen nicht bedeutet, dass man sich für ein didaktisches Modell entscheidet und dieses Modell allein der Unterrichtsplanung zugrunde legen muss. Ziel sollte es vielmehr sein, Lernumgebungen so zu gestalten, dass möglichst viele Teilnehmer von der Lernumgebung profitieren. Dafür kann es kein einzig gültiges, rezeptartiges Vorgehen geben. Vielmehr müssen je nach Zielgruppe, Lernziel und Lerngegenstand unterschiedliche Aspekte unterschiedlicher Modelle sinnvoll miteinander verwoben und durch geeignete Lernmedien ergänzt werden. Will man Bildung betreiben und versteht man demzufolge Lernen als einen aktiven Konstruktionsprozess des Individuums, so müssen die bildungstheoretischen Bedingungen von Lehr- und Lernprozessen bei der Konzeption von Lernumgebungen mit berücksichtigt werden. Somit muss die äußere Struktur von Gesundheitsbildungsmaßnahmen immer auf der inneren (Wissens-) Struktur der daran teilnehmenden Menschen beruhen.

1.4 Ausblick

Abschließend kann festgehalten werden, dass im Rahmen gesundheitsfördernder Interventionen zukünftig eine grundlegende bildungstheoretische Reflexion hinsichtlich der methodisch-didaktischen Struktur und der zugrunde liegenden Bildungskonzepte erfolgen sollte. Angelehnt an den Ansatz einer lernenden, entwicklungsorientierten Bildungsforschung [17] sind zukunftsorientierte Bildungskonzeptionen zu generieren und hinsichtlich ihrer Konsequenzen für die didaktische Entwicklungs- und Forschungsarbeit zu überprüfen.

In einem ersten Schritt wurde im Rahmen dieses Beitrags versucht, die Problematik zu identifizieren und erste Lösungswege zu entwerfen. Im Folgenden wären diese (und weitere) Lösungswege sowie deren praktische Erprobung systematisch zu beobachten, empirisch zu überprüfen und auszuwerten.

Es sollte zukünftig vermehrt darauf geachtet werden, dass die Praxis der Gesundheitsbildung verändert werden muss und nicht nur die Veränderung des individuellen Verhaltens der Individuen im Interesse von Gesundheitsbildnern stehen sollte, d. h. das Ziel muss es sein, gesundheitsbildnerische Zukunftsarbeit als Veränderung der bestehenden Praxis zu verstehen. Oftmals besteht im Kontext der Gesundheitsbildung die Vorstellung, das Potenzial der Gesundheitsbildung lasse sich ausschließlich über eine entsprechende Qualifizierung der Bevölkerung nutzen. Vielmehr sollte jedoch die Aufmerksamkeit auf die Frage gelenkt werden, welche neuen Handlungsspielräume sich hinsichtlich der Potenziale der Adressaten von Gesundheitsbildungsmaßnahmen ergeben und wie Gesundheitsbildner diese nutzen können. Auch sollten die neuen Perspektiven, die sich für die Gesundheitsbildungspraxis ergeben und die neuen Ideen, die sich für die Bildungsforschung ableiten lassen, in den Fokus der beteiligten Disziplinen rücken und ein sinnvoller interdisziplinärer Transfer geschaffen werden. Will man Gesundheitsbildung erfolgreich betreiben, so sollten zukünftige Maßnahmen zunehmend den pädagogischen Leitkriterien Bildung, Selbstbestimmung und Mündigkeit genügen und sich geeigneter didaktischer Modelle bei der Umsetzung dieser Leitkriterien bedienen.

1.5 Literatur

[1] Arnold R. Ich lerne, also bin ich. Eine systemisch-konstruktivistische Didaktik. Heidelberg: Carl-Auer; 2007

[2] Arnold R, Krämer-Stürzl A, Siebert H. Dozentenleitfaden. Planung und Unterrichtsvorbereitung in Fortbildung und Erwachsenenbildung Berlin: Cornelsen; 2005

[3] Blättner B. Gesundheitsbildung: Verfügbar unter: http://www.leitbegriffe.bzga.de

[4] Collins A, Brown JS, Newman SE. Cognitive Apprenticeship: teaching the crafts of reading, writing and mathematics. In: Resnick LB, Hrsg. Knowing, learning and instruction. Hillsdale: Erlbaum; 1989: 453–494

[5] Emrich E. Sportwissenschaft zwischen Autonomie und außerwirtschaftlichen Impulsen. Sportwissenschaft 2006; 36: 151–170

[6] Faltermaier T. Gesundheitspsychologie. Stuttgart: Kohlhammer; 2005

[7] Jüngst KL, Strittmatter P. Wissensstrukturdarstellung: Theoretische Ansätze und praktische Relevanz. Unterrichtswissenschaft 1995; 23: 94–207

[8] Knörzer W. Zur Selbstkompetenz von Lehrenden unter besonderer Berücksichtigung der Körperwahrnehmung und Körpererfahrung im Rahmen eines Modells ganzheitlicher Gesundheitsbildung. Heidelberg: Pädagogische Hochschule Heidelberg, Fachrichtung Erziehungswissenschaft; 1994

[9] Krautz J. Bildung als Anpassung? Das Kompetenz-Konzept im Kontext einer ökonomisierten Bildung. Fromm Forum. 2009; (13): Verfügbar unter: http://www.erich-fromm.de/biophil/en/images/stories/pdf-Dateien/Krautz-J-2009.pdf

[10] Nöcker G. Gesundheitliche Aufklärung und Gesundheitserziehung: Verfügbar unter: http://www.leitbegriffe.bzga.de

[11] Oser F, Patry J-L. Sichtstruktur und Basismodelle des Unterrichts: Über den Zusammenhang von Lehren und Lernen unter dem Gesichtspunkt psychologischer Lernverläufe. In: Olechowski R, Rollett B, Hrsg. Theorie und Praxis Aspekte empirisch-pädagogischer Forschung – quantiative und qualitative Methoden Frankfurt am Main: Peter Lang; 1994: 138-146

[12] Peterßen WH. Lehrbuch allgemeine Didaktik. München: Ehrenwirth; 2001

[13] Pieter A. Selbstbestimmtes Lernen. Erfassung der subjektiven Kompetenz zum selbstbestimmten Lernen. Frankfurt am Main: Peter Lang; 2004

[14] Pieter A, Emrich E, Stark R. Situierte Gesundheitsförderung – Überlegungen zur Umsetzung von situierten Lernansätzen im Rahmen von Interventionsmaßnahmen der Gesundheitsförderung. Prävention und Gesundheitsförderung 2010; 5: 95-102

[15] Pott E. Gesundheitsbildung in Bundeszuständigkeiten. In: Knoll JH, Joachim H, Hrsg. Internationales Jahrbuch der Erwachsenenbildung Band 25: Gesundheitsbildung. Köln u. a.: Böhlau; 1997: 51-56

[16] Reinmann G. Mögliche Wege der Erkenntnis in den Bildungswissenschaften. In: Jüttemann G, Mack W, Hrsg. Konkrete Psychologie – die Gestaltungsanalyse der Handlungswelt. Lengerich: Pabst; 2010: 237-252

[17] Reinmann G, Sesink W. Entwicklungsorientierte Bildungsforschung. In: Reinmann G, Sesink W, Hrsg. Herbsttagung 2011 der Sektion Medienpädagogik Universität Leipzig 2011

[18] Soellner R, Huber S, Lenartz N et al. Facetten der Gesundheitskompetenz – eine Expertenbefragung. In: Klieme E, Leutner D, Kenck M, Hrsg. Kompetenzmodellierung Zwischenbilanz des DFG-Schwerpunktprogramms und Perspektiven des Forschungsansatzes. Weinheim, Basel: Beltz; 2010

[19] Spiro RJ, Feltovich PJ, Jacobson MJ et al. Cognitive Flexibility, constructivism, and hypertext. Random access instruction for advanced knowledge aquisition in ill-structured domains. Educational Technology 1992; 31: 24-33

[20] Stark R. Conceptual Change: kognitiv oder situiert? Zeitschrift für Pädagogische Psychologie 2003; 17: 133-144

[21] Strittmatter P, Niegemann H. Lehren und Lernen mit Medien. Darmstadt: Wissenschaftliche Buchgesellschaft; 2000

[22] Terhart E. Bildungsphilosophie und empirische Bildungsforschung – (k)ein Missverhältnis? In: Pongartz L, Wimmer M, Nieke W, Hrsg. Bildungsphilosophie und Bildungsforschung. Bremen: Janus; 2006: 9-36

[23] Weinert FE. vergleichende Leistungsmessung in Schulen - eine umstrittene Selbstverständlichkeit. In: Weinert FE, Hrsg. Leistungsmessungen in Schulen Weinheim, Basel: Beltz; 2001:

[24] Wulfhorst B. Theorie der Gesundheitspädagogik. Legitimation, Aufgabe und Funktion von Gesundheitserziehung. Weinheim, München: Juventa; 2002

2 Gesundheitskompetenz – ein Rahmenmodell aus didaktischer Perspektive

Albert Zeyer

2.1 Didaktik in Medizin und Gesundheitsförderung

Gesundheit ist ein Megatrend unserer Gesellschaft und Gesundheitskompetenz das Zauberwort, das man mit den Herausforderungen verbindet, die sich im „Jahrhundert des Patienten" stellen. Entsprechend viel wird darüber nachgedacht, diskutiert und geschrieben. Dabei geht es meist um die Definition von Gesundheitskompetenz, um deren Messung und um das Zusammenspiel von systemischer und individueller Kompetenz. Sucht man indessen nach Arbeiten, die sich mit dem individuellen Aufbau von Gesundheitskompetenz beschäftigen, mit der Frage, wie jeder einzelne Mensch in seinem persönlichen Bildungsprozess Gesundheitskompetenz akkumuliert, so wird man wenig fündig. Der vorliegende Artikel setzt sich zum Ziel, Theoriebildung und empirische Erkenntnisse aus der Naturwissenschafts- und Umweltdidaktik nutzbar zu machen und im Bereich der Gesundheitskompetenz weiterzudenken.

Das mag für Mediziner und Gesundheitsförderer zunächst überraschend und ungewöhnlich klingen und dies aus zwei Gründen. Zum ersten haben diese Professionen oft kein explizites didaktisches Selbstverständnis. Sie sehen sich zunächst einmal als Experten, vielleicht auch als Dienstleister, aber weniger als Hermeneuten, als Vermittler, Botschafter und Brückenbauer zwischen der medizinischen Expertenwelt und der Lebenswelt der Menschen. Daher fehlt auch in der Regel eine didaktische Professionalisierung. Mediziner und Gesundheitsförderer verstehen sich nicht als Lehrpersonen mit einem beruflichen Bildungsauftrag, sondern als Wissenschaftler – wenn es gut geht mit didaktischem Naturtalent.

Zum zweiten, und das ist vielleicht der wichtigere Grund, wird die Rolle von naturwissenschaftlichem Wissen für den Aufbau von Gesundheitskompetenz meist unterschätzt. Zwar wird Gesundheitskompetenz oft als „wissensbasierte Kompetenz für eine gesundheitsförderliche Lebensführung" definiert (siehe ▶ 2.2). Trotzdem spielt Wissen – und speziell biomedizinisches Wissen – in den gängigen Konzepten von Gesundheitskompetenz eine merkwürdig untergeordnete Rolle.

In der Naturwissenschafts- und Umweltdidaktik ist das ganz anders. „Scientific Literacy" in den Naturwissenschaften ist das Analogon zu „Health Literacy" in den Gesundheitswissenschaften. Im Diskurs um Scientific Literacy geht es aber zentral um naturwissenschaftliches Wissen und seine gesellschaftliche Bedeutung. Auch in der Umweltbildung, die doch näher mit der Gesundheitsbildung verwandt ist, gilt das. Es gibt historische Gründe dafür. Die Umweltwissenschaften entwickelten sich aus den Naturwissenschaften und die Umweltbildung suchte traditionell immer die Nähe zur Naturwissenschaftsbildung und umgekehrt. Die Gesundheitsbildung hingegen leidet wohl noch heute an einer ungerechtfertigten Dichotomisierung zwischen Gesundheit und Krankheit, die oft salutogenetische Ansätze in einem rein psychosozialen Kontext versteht und dazu neigt, die gemeinsame biomedizinische Wurzel von Gesundheit und Krankheit zu vergessen oder sogar abzulehnen [1].

Es ist also gar nicht so abwegig, Anregungen für eine taugliche Gesundheits- und Medizindidaktik in der Naturwissenschafts- und Umweltdidaktik zu suchen und diese dann im Bereich von Gesundheit und Krankheit weiter zu denken. Ein erster Schritt dazu wird im nächsten Abschnitt gemacht, wo ein didaktisches Rahmenmodell der Gesundheitskompetenz vorgeschlagen wird, das sich an ein bestehendes Modell der Umweltkompetenz anlehnt. Aus der Besprechung dieses Modells wird sich bereits eine Reihe von didaktischen Konsequenzen ergeben, die in verschiedenen Settings von Gesundheit und Krankheit eine nützliche Perspektive eröffnen.

2.2 Gesundheitskompetenz – ein Rahmenmodell

2.2.1 Gesundheitskompetenz

Es scheint sinnvoll, sich in diesem Abschnitt zunächst einige Fakten über das Konzept der Gesundheitskompetenz in Erinnerung zu rufen. Gesundheitskompetenz kann als die „wissensbasierte (soziale und kulturelle) Kompetenz für eine gesundheitsförderliche Lebensführung" definiert werden [2]. Wie umfassend diese Kompetenz gedacht ist, zeigt die folgende Umschreibung: *„Eine Person mit einem angemessenen Grad von Health Literacy hat das Wissen, die Kompetenzen, die Erfahrungen und die Einstellungen, mit ihrer Gesundheit Tag für Tag in einem fördernden Rahmen umzugehen. Diese Gesundheitskompetenz umfasst unter anderem das Wissen, wann ein Kontakt mit dem Gesundheits-*

system nötig ist und wie man sich im Gesundheitssystem bewegt um einen möglichst großen Nutzen zu erzielen."

Die Reichweite dieses Anspruchs darf nicht unterschätzt werden, weil „nur" von Gesundheit die Rede ist. Unter „Gesundheitssystem" ist auch immer das medizinische System angesprochen, sodass der Begriff der Gesundheitskompetenz nicht nur die Institutionen der Gesundheitsförderung und Prävention meint, sondern jene der Medizin mit einschließt. In der Tat spielt Gesundheitskompetenz in jeder Lebenssituation eine Rolle, in Gesundheitsförderung und Prävention im eigentlichen Sinne, aber auch in der akuten oder chronischen Krankheit, im therapeutischen und im palliativen Setting. In jedem Fall ist der gesundheitskompetente Mensch gefragt, der sich im Gesundheitssystem souverän zu bewegen versteht.

2.2.2 Das Rahmenmodell

Das Konzept der Gesundheitskompetenz lässt sich also gewissermaßen als Scharnier zwischen Gesundheit und Krankheit einsetzen, als Brückenbegriff, der Gesundheitsförderung, Prävention und Medizin gleichermaßen überspannt und verbindet. Es ist aber auch eine Verbindung zwischen psychosozialen und biomedizinischen Ansätzen in der Gesundheitsbildung, indem es Wissen (auch biomedizinisches Wissen) mit Werturteilen in Beziehung bringt. In der Tat wurde das hier vorgestellte Rahmenmodell der Gesundheitskompetenz ursprünglich entwickelt, um den Kontext von Gesundheit und Krankheit für den naturwissenschaftlichen Unterricht fruchtbar zu machen. In einem ersten Schritt zur didaktischen Operationalisierung wurde ein „Rahmenmodell für Umweltkompetenz", wie es von Gräsel [3] vorgeschlagen wurde, auf den Bereich von Gesundheit und Krankheit übertragen und erweitert [4]. Erst später zeigt sich, dass die didaktische Ausrichtung dieses Ansatzes auch im gesundheitsförderlichen und biomedizinischen Setting nützlich war. Auf Grund von Erfahrungen und mit Bezug auf [5] und [6] wurde das Modell später nochmals substanziell überarbeitet (für eine genauere Darstellung siehe [7]). Die bis jetzt letzte Fassung ist in ▶ Abb. 2.1 abgebildet.

Die grundlegende, von Gräsel (2000) übernommene Struktur des Modells ist dreiteilig. Auf der linken Seite sind Wissenskategorien. In der Mitte findet sich die situationale Konstruktion und rechter Hand sind Bewertungskategorien. Diese drei Teile werden durch eine Basis getragen, die mit „persönliche Reflexion und kulturelle Einbettung" umschrieben ist. Diese Struktur verkörpert eine Idee, die in der Naturwissenschaftsdidaktik sehr präsent ist, und die in der Regel als gemäßigter Konstruktivismus bezeichnet wird. Unter dem Einfluss der Debatte um den radikalen Konstruktivismus und den sozialen Konstruktivismus der 90er Jahre setzte sich in der Naturwissenschaftsdidaktik die

Erkenntnis durch, dass Wissen nicht transmissiv in Köpfe „abgefüllt" werden kann, sondern dass Lernen im Wesentlichen ein konstruktiver Vorgang ist, bei dem sich Lernende unter ständiger Selbstreflexion eigene situationale Konstruktionen der Welt bauen und dabei bestehende Vorvorstellungen mit neuen Elementen verknüpfen und erweitern. Dieser Grundsatz wurde in der Didaktikforschung mittlerweile empirisch vielfach belegt und hat rein transmissive Wissensvermittlung, die den Menschen Wissensbestände sozusagen unvermittelt an den Kopf wirft, längst obsolet gemacht. Im vorliegenden Modell wird diese Erkenntnis materialisiert, indem zwischen der „Wissensseite" (links in ▶ Abb. 2.1 und der „Bewertungsseite" (rechts in ▶ Abb. 2.2) die „situationale Konstruktion" eingeschoben ist, die die beiden Pole obligatorisch vermittelt.

Dabei kann es von derselben Situation durchaus auch unterschiedliche und widersprüchliche situationale Konstruktionen geben, die dann je bewertet werden. Gemäßigt heißt diese Variation von Konstruktivismus, weil in ihr die Vorstellung von „objektiven" Wissensbeständen durchaus Platz hat, indem die situationale Konstruktion zwischen einer epistemologisch „objektiven" (linken) Seite und einer epistemologisch „subjektiven" rechten Seite vermittelt.

Als kognitive Unterstützung dieses dreiteiligen Konzepts schlug Gräsel die Selbstreflexion vor, die dazu dient, „Alltagsroutinen aufzubrechen und die eigene Handlungsplanung zu betrachten und zu analysieren" ([3] S. 105). Wir denken, dass zusätzlich der kulturellen Einbettung eine wichtige Rolle zukommt. Die wichtige Idee, die dabei aus der Naturwissenschaftsdidaktik in das vorgeschlagene Rahmenmodell eingeflossen ist, ist jene des „Cultural Border Crossings" [8]. Nur, wenn Lehrpersonen kulturelle Unterschiede berücksichtigen, können sie erfolgreich sein. Dabei geht es nicht nur um geopolitische

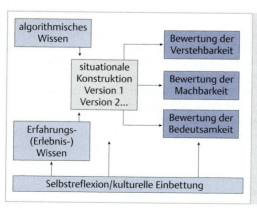

Abb. 2.1 Rahmenmodell der Gesundheitskompetenz. Quelle: [7].

und gesellschaftliche Kulturen, sondern auch um Wissenskulturen, die hintergründig den Reflexionsprozess immer beeinflussen. Wie das Schema zeigt, bezieht sich deren Einfluss nicht nur auf die situationale Konstruktion und die Bewertungsseite, sondern auch auf die Wissensseite. Wissen, auch naturwissenschaftliches und biomedizinisches Wissen, braucht einen kulturellen Konsens, um als solches zu gelten.

2.2.3 Ein konkretes Beispiel

An dieser Stelle scheint es sinnvoll, ein konkretes Beispiel einzuführen, um die praktische Bedeutung der angesprochenen Aspekte ins Licht zu rücken. Die Wissens- und Bewertungskategorien des Modells, deren Besprechung noch ausstehend ist, werden dann im nachfolgenden Abschnitt behandelt.

In einer 2009 publizierten Studie [9] ließen wir rund hundert zukünftige Lehrpersonen der Kindergarten-, Primar- und Sekundarstufe I einen Artikel aus einer weitverbreiteten Gratiszeitung lesen, in dem zwei Ärzte, ein Impfgegner und ein Impfbefürworter, ein Streitgespräch zum Thema Impfen führten. Danach baten wir die Studierenden, je sieben ausgewählte Aussagen der beiden Gesprächsteilnehmer zu bewerten. Anschließend präsentierten wir ihnen schulmedizinische Informationen zum Thema Impfen und ließen sie danach die je sieben Aussagen nochmals bewerten.

Es soll hier weder um das Design dieser Studie noch um die Resultate (siehe jedoch letzter Abschnitt) gehen, sondern nur darum, anhand dieses Settings das vorgestellte Modell zu illustrieren. „Impfen oder nicht Impfen" ist ein kontroverses Thema. Es gibt unterschiedliches Wissen dazu. Was als Wissen gilt und wahrgenommen wird, ist durch kulturelle Einflüsse stark geprägt. Menschen, die durch die moderne Wissenschaftskultur geprägt sind, orientieren sich eher an schulmedizinischem Wissen. Hingegen wird dieses von Menschen eher abgelehnt, die sich an der Erfahrungsmedizin und holistischen Wissensansätzen orientieren. Die beiden Teilnehmer des Streitgesprächs repräsentierten in diesem Sinne unterschiedliche kulturelle Einbettungen. Entsprechend sind ihre Varianten der situationalen Konstruktion („Impfen oder nicht Impfen") unterschiedlich, was sich in ihren kontroversen Aussagen äußert. Die Studierenden waren nun aufgefordert, diese Aussagen zu bewerten und sich damit für eine der beiden Konstruktionen zu entscheiden. Sie mussten sich also überlegen, mit welcher der beiden zur Disposition stehenden Varianten ihre eigene situationale Konstruktion besser übereinstimmt. Dabei spielte ihre eigene kulturelle Einbettung eine wichtige Rolle, aber auch ihre Wissensbestände zum Thema Impfen. Bei der ersten Befragung waren es die eigenen Wissensbestände, die sie bereits mitbrachten. Bei der zweiten Befragung untersuchten wir, ob neue, schulmedizinische Wissensbestände in der Form, wie wir sie präsentierten, von den Studierenden aufgenommen und in ihre eigene situationale Konstruktion eingebaut würden und wie sich das auf ihre Bewertung auswirken würde.

Angesichts des Kontexts – Lehrpersonenausbildung an einer pädagogischen Hochschule – ist der didaktische Blickwinkel der Studie und die didaktische Ausrichtung des Modells offensichtlich. Das Interessante ist aber, dass die Fragestellung zu dieser Studie ursprünglich gar nicht durch die Ausbildungssituation motiviert war, sondern durch eine Initiative der Schweizerischen Gesellschaft für Pädiatrie. Die Schweizer Kinderärzte hatten kleine Filme zu den wichtigsten Impfthemen (Tetanus, Masern etc.) angefertigt und stellten sie für die Elternaufklärung in der Kinderarztpraxis zur Verfügung. Pädiater sollten Eltern einerseits über Hintergründe informieren und ihnen andererseits diese Filme zur Verfügung stellen, damit sie sich selber ein Bild machen können. Unser primäres Interesse war es gewesen, den Nutzen einer solchen Intervention bei einer Population von jungen Erwachsenen zu testen, die nur sekundär auch als zukünftige Lehrpersonen interessant waren. Damit wird klar: Auch die Situation in der Kinderarztpraxis hat einen eminent didaktischen Impetus – und genauso ist sie es in der Hausarztpraxis und letztlich in jedem medizinischen oder gesundheitsförderlichen Setting, obwohl das selten bewusst wahrgenommen wird.

2.2.4 Wissens- und Bewertungskategorien

Doch zurück zum vorgeschlagenen Rahmenmodell der Gesundheitskompetenz. Während die Grundstruktur nun besprochen und illustriert ist, bleiben noch die Wissens- und Bewertungskategorien offen. Was die Wissenskategorien anbelangt, so schlug Gräsel in ihrem Model eine Einteilung in situationales, konzeptionelles und Handlungswissen vor. In der Didaktik steht diese Einteilung in einer langen Tradition von Konzepten, die sich alle ähneln, nie ganz untereinander kongruent sind und doch immer gute Gründe für sich in Anspruch nehmen können. Ursprünglich übernahmen wir die Gräselsche Einteilung. In der täglichen Arbeit mit Studierenden zeigten sich jedoch Schwächen. Es war schwierig für sie, die einzelnen Kategorien voneinander zu trennen oder bestimmten Wissensbeständen eindeutig zuzuordnen. Außerdem hatte diese Einteilung für sie eine wenig fassbare praktische Bedeutung.

In Anlehnung an Marglin [5] wurde daher eine andere Einteilung vorgezogen, nämlich jene in algorithmisches Wissen und Erfahrungswissen (Erlebniswissen). Marglin, ein Harvard-Ökonom, spricht in diesem Zusammenhang von zwei Wissenssystemen. Jedes der beiden Systeme hat seine Epistemologie, Vermittlung, Innovation und politische Einbettung.

Algorithmisches („wissenschaftliches") Wissen ist theoretisch begründetes und empirisch abgestütztes Regelwissen. Es ist analytisch, wird durch Argumentation kommuniziert und gelehrt und ist im Prinzip jedem Menschen gleichberechtigt zugänglich, der sich dafür interessiert. Erfahrungswissen wird im direkten Kontakt mit relevanten Situationen erworben. Es ist praktisch, intuitiv, wird durch „Scaffolding" und Konventionen kommuniziert und vermittelt und beinhaltet eine autoritative Beziehung zwischen Schüler und Lehrer.

In der Regel spielen beide Wissenssysteme zusammen. Gerade im medizinischen Bereich ist ihre gemeinsame Bedeutung sehr einleuchtend. Paradigmatisch für das algorithmische Wissenssystem ist die Evidence based Medicine, während umgekehrt die Erfahrungsmedizin, ihrem Namen entsprechend, weitgehend auf Erfahrungswissen baut. In der Regel erwarten Patienten von einem „guten" Arzt, dass er über beide Wissensquellen verfügt, genauso wie Ärzte das tun, wenn sie anerkennend von einem „guten Kliniker" sprechen. Auch für Studierende ist diese Unterteilung viel greifbarer, weil sie auf selbstverständliche Art und Weise reflektiert, wie die unterschiedlichen Wissensbestände erworben werden. So ist es etwa gut verständlich, dass die Ernährungspyramide zum algorithmischen Wissen gehört, während Wissen darüber, wie man in der Schule gute und gesunde Pausenverpflegung mit wenig Aufwand herstellt, ebenso eindeutig zum Erfahrungswissen gehört. Aber auch die erwähnte Intervention zur Thematik des Impfens (in der Kinderarztpraxis) orientiert sich implizit an dieser Einteilung. Wenn der Arzt „Informationen" zum Impfen an die Eltern abgibt, so handelt es sich um algorithmisches Wissen, während der Film über die Folgen von Tetanus Erfahrungswissen zu vermitteln versucht, das in unserer Gesellschaft im Laufe der Zeit verschüttet wurde, weil die entsprechenden Erkrankungen weitgehend verschwunden sind.

Genauso wie die von Gräsel vorgeschlagenen Wissenskategorien wurden auch ihre Bewertungskategorien von uns ersetzt. Das hängt damit zusammen, dass in der Umweltbildung unökologische Nebenwirkungen des Verhaltens ein großes Thema sind, weil sie oft zugunsten des erwünschten Haupteffekts in Kauf genommen werden. In der Gesundheitsbildung hingegen dreht sich vieles um einen Komplex von Themen, die Antonovsky mit seinem Kohärenzgefühl (Sense of Coherence, SOC) umschrieb [6]. Es war daher naheliegend, die Bewertungskategorien den drei Aspekten des SOC nachzubilden: Verstehbarkeit, Machbarkeit und Bedeutsamkeit.

Die drei Kategorien lassen sich wiederum einleuchtend am Beispiel des Impfens erklären. An die Verstehbarkeit des Impfvorgangs appelliert meist die Schulmedizin. Der Impfbefürworter im erwähnten Streitgespräch etwa versucht darauf hinzuweisen, dass Impfen natürliche Mechanismen des Immunsystems ausnützt etc. Studierende, die diese Aussagen als zutreffend bewerteten, votierten für die Verstehbarkeit des Impfvorgangs. Die Erfahrungsmedizin auf der andern Seite bezweifelt oft die Machbarkeit des Impfens, weil es mit zu vielen Nebenwirkungen verbunden sei. Der Impfgegner im Streitgespräch führte etwa ins Feld, dass Impfungen Epilepsien auslösen könnten etc. Entsprechend zogen Studierende, wenn sie diese Aussagen als zutreffend bewerteten, die Machbarkeit des Impfens in Zweifel. Schließlich unterschieden sich die beiden Kontrahenten auch in der Bedeutung, die sie verschiedenen Aspekten ihrer situationalen Konstruktion beimaßen. Der Impfbefürworter sah die Bedeutsamkeit in der korrekten Risikoabschätzung, in Solidaritätsargumenten etc. Der Impfgegner hingegen legte Wert auf eine natürliche Entwicklung, auf die körpereigene Abwehr etc. Mit ihren Urteilen zeigten die Studierenden, welchen Wert sie diesen Bedeutungen selber zumaßen.

2.3 Zweites Beispiel: Das Rahmenmodell in der Lehrerbildung

Die Nagelprobe jedes didaktischen Konzepts bleibt seine Erprobung und Bewährung in Lehr-Lernsituationen. Das vorgestellte Rahmenmodell der Gesundheitskompetenz wurde in der Tat schon intensiv und mehrfach erprobt, nämlich in jährlich wiederkehrenden Lernveranstaltungen der pädagogischen Hochschule Zentralschweiz, die den Titel „Gesundheit und Krankheit in der Schule" tragen. Die Veranstaltungen finden in verschiedener Form, als sogenannte Impulswoche oder als Semestermodule statt und werden obligatorisch von allen Studierenden des dritten Jahreskurses besucht. Das sind mehr als 200 zukünftige Lehrpersonen der Kindergarten-, Primar- und Sekundarstufe I, wobei die Zahl von Jahr zu Jahr steigt.

Bei der Konzeption der Module entschieden wir uns bewusst dafür, „Gesundheit und Krankheit" im Sinne von Antonovsky [6] als zwei Pole eines Kontinuums zu betrachten. Die zukünftigen Lehrpersonen beschäftigen sich auf der einen Seite mit Gesundheitsförderung und Prävention und auf der anderen Seite aber auch mit ihrer Rolle im Umgang mit Krankheit in der Schule. Das schließt Themen wie „Das chronisch kranke Kind in der Schule", „Schule und Spital" ein, aber auch „Alltagsmedizin in der Schule", worin der korrekte Aufbau einer Schulapotheke, der Umgang mit Wunden und Verbrennungen oder etwa das leichte Schädel-Hirn-Trauma und ähnliches thematisiert wird.

Das Rahmenmodell der Gesundheitskompetenz bewährt sich als konzeptuelle Basis für den weit gesteckten inhaltlichen Rahmen und strukturiert die Veranstaltung als Ganzes. Am Thema Sexualität, einem wichtigen Thema der Impulswoche, lässt sich schön illustrieren, wie das Rahmenmodell praktisch umgesetzt wird. Algorithmisches Wissen wird schwerpunktmäßig in zwei Vorlesungen vermittelt: „Psychosoziale Aspekte der Sexualität" und „Biomedizinische Aspekte der Sexualität". Erfahrungswissen ist der Schwerpunkt eines Workshops zu „Sexualunterricht in der Schule". In allen drei Veranstaltungen wird aber darauf geachtet, dass der Fokus nicht auf der reinen Wissensvermittlung, sondern auf der situationalen Konstruktion von schulbezogenen Themen liegt. Die Bewertungsseite des Rahmenmodells schließlich wird durch didaktische Elemente des Dialogs zwischen Studierenden und Dozierenden gefördert, etwa durch die Workshops, die Fragestunden und die großzügig bemessenen Pausen zwischen den Veranstaltungen, die Raum für Gespräche bieten und ausgiebig genutzt werden.

In einer Einführungsvorlesung wird den Studierenden dieses Konzept vorgestellt und das Rahmenmodell der Gesundheitskompetenz als gemeinsames Element eingeführt, das sowohl in den Vorlesungen als auch in den Workshops benutzt wird. Das Modell wird sogleich an zwei „heißen Eisen" der Kinderheilkunde exemplifiziert: dem Impfen (bei einem solchen Anlass wurde auch die erwähnte Studie durchgeführt) und der Ritalin-Verschreibung bei ADHS. Beide Themen eignen sich, um die vier wichtigen Aspekte des Modells – Wissen, situationale Konstruktion, Urteilsbildung und persönliche Reflexion/kulturelle Einbettung – zu illustrieren und voneinander abzugrenzen. Insbesondere wird dabei betont, dass es im biomedizinischen Anteil dieses Moduls nicht darum geht, den schulmedizinischen Standpunkt gewaltsam durchzusetzen. Vielmehr wird biomedizinisches Wissen als eine wichtige Grundlage für eine adäquate situationale Konstruktion begriffen, die dann unter Einbezug von persönlichen und kulturellen Einflüssen das persönliche Urteil jedes Einzelnen ermöglicht.

Es hat sich gezeigt, dass diese Einführung sehr zur Offenheit und Entspannung während des ganzen Moduls führt. Zuvor war es oftmals nicht ganz einfach, über Themen wie Impfen oder Ritalin aus schulmedizinischer Sicht zu sprechen, ohne dass viele Studierende sogleich fürchteten, schulmedizinisch indoktriniert zu werden und auch gleich eine skeptische Abwehrhaltung einnahmen. Anhand des Rahmenmodells wurde es möglich zu erklären, dass das Wissen, das im biomedizinischen Anteil dieser Impulswoche vermittelt wird, in der Tat ein dezidiert und deklariert schulmedizinisches ist, dass aber die situationale Konstruktion ein individueller Prozess ist, den jeder einzelne Studierende für sich selber leistet und der zu individuellen und subjektiven Urteilen in der jeweiligen Situation führt.

So wird es dann beim Thema Impfen plötzlich interessanter, aus erster Hand etwas über das Immunsystem zu erfahren (oder über Krankheiten wie Tetanus und Masern oder über die schulmedizinische Darstellung von Impfnebenwirkungen), statt sich sogleich über die Frage „Impfen oder nicht Impfen" die Köpfe einzuschlagen. Die pharmakologische Wirkung von Ritalin wird für sich selber ein spannendes Thema, genauso wie biomedizinische Erklärungen dafür, dass die Verschreibung von Ritalin in Kinderarztpraxen jährlich zunimmt. Fragen und Bemerkungen aus dem Publikum geben Gelegenheit, individuelle situationale Konstruktionen zu prüfen und zu hinterfragen, woraus sich oft spannende Plenumsdiskussionen ergeben. Dabei wird erwartet, dass sich jede der zukünftigen Lehrpersonen mit dem biomedizinischen Wissen zu diesen Themen ernsthaft auseinandersetzt, dass sie schulmedizinische Konzepte wirklich nachzuvollziehen versucht, und aus ihrer persönlichen Warte ihre jeweilige Verstehbarkeit, Machbarkeit und Bedeutsamkeit bewertet.

2.4 Didaktische Miniatur in der Hausarztmedizin

Die guten Erfahrungen mit diesem Modell führten zur Idee, dieses Modell auch bei Fortbildungsveranstaltungen von Hausärzten einzuführen. Hintergrund ist die Überlegung, dass durch die Auseinandersetzung mit dem Modell auch Hausärzte sich der eminent didaktischen Komponente in der Arzt-Patienten-Beziehung bewusst werden. Ohne überkomplex zu sein, weist das Modell doch auf den didaktisch anspruchsvollen Prozess hin, der sich in jeder Praxissitzung abspielt, wenn die Hausärztin die Patientin bei ihrer jeweiligen situationalen Konstruktion und der damit verbundenen Urteilsfindung unterstützt.

Das ärztliche Gespräch wird dann zu einer didaktischen Miniatur [10], zu einer kleinen Unterrichtssituation, die den jeweiligen Inhalt bewusst nicht einfach „herunterbricht", sondern gezielt den Prozess der situationalen Konstruktion fördert. So etwas kann man lernen. Ein Instrument dazu ist die sogenannte didaktische Rekonstruktion [11], die zum Abschluss dieses Artikels, wieder am Beispiel des Impfens, erläutert werden soll.

Das Triplett der didaktischen Rekonstruktion (▶ Abb. 2.2) schließt drei, sich interaktiv wiederholende und wechselseitig beeinflussende Schritte ein. Der erste Schritt ist die Analyse. Dabei geht es darum, die zentrale Botschaft der Miniatur herauszukristallisieren. Wie Albert Einstein einmal gesagt haben soll, sind die meisten Grundideen der Wissenschaft an sich einfach und lassen sich in der Regel in einer für jedermann verständlichen Sprache wiedergeben. Das kommt dem Ziel der didaktischen Analyse ziemlich nahe. Ihr Ergebnis ist eine Elementarisierung des Sachverhalts, die ihn vereinfacht, ohne ihn zu banalisieren. Im konkreten Beispiel der Impfung zeigt sich sofort, wie anspruchsvoll eine solche Analyse ist. Was gehört zu den unverzichtbaren Elementen der Analyse, damit die Eltern das schulmedizinische Konzept der Impfung verstehen und einordnen können? In welcher Sprache redet man darüber? Welche Fachbegriffe benutzt man, welche ersetzt man – und wodurch? etc. Das ärzt-

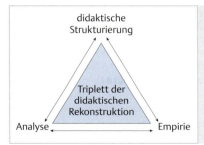

Abb. 2.2 Das Triplett der didaktischen Rekonstruktion. Quelle: [11].

liche Gespräch basiert selten auf einer bewussten didaktischen Analyse. Meist werden biomedizinischen Wissensinhalte aus dem Stegreif entwickelt und nicht selten wird „Elementarisierung" mit „Infantilisierung" verwechselt, bei der mit kindlichen Bildern, etwa von bösen Eindringlingen und guten Abwehrzellen beim Immunsystem etc., gearbeitet wird.

Der zweite (mit dem ersten eng verbundene) Schritt der didaktischen Rekonstruktion ist die Empirie. Ohne empirisches Wissen über das didaktische Gegenüber ist keine fruchtbare Lehr-Lernsituation möglich. Wer ist also auf der anderen Seite? Welches Vorwissen hat dieser Mensch? Welche Erfahrungen sind da? Welche Fragen? Welches ist die Selbstreflexion, wie sieht der kulturelle Hintergrund aus? etc. Unsere Studierenden etwa hatten auf das Streitgespräch zwischen dem Impfgegner und dem Impfbefürworter durchaus sehr gemischt reagiert. Die Argumente des Impfbefürworters erfuhren im Durchschnitt nur eine knappe Zustimmung. Die Resultate der Studie zeigten aber auch, dass sich die Stellungnahme durch die Intervention signifikant veränderte. Die Zustimmung war danach deutlich größer. Die Zahl der grundsätzlichen Impfgegner reduzierte sich von 17 auf acht.

Solche Daten sind bei der dritten Aufgabe der didaktischen Rekonstruktion, der didaktischen Strukturierung, sehr wichtig. In unserem Beispiel etwa bestätigen sie, dass eine gute Erklärung der Hintergründe des Impfens, verbunden mit einer Filmsequenz über einen Fall von Tetanus in einem Schweizer Kinderspital, tatsächlich eine gewisse Wirkung zeigen kann (aber auch, dass diese Wirkung durchaus limitiert ist). In der Praxis müsste man sich nun etwa überlegen, ob überhaupt Zeit und Raum für eine so aufwendige Intervention vorhanden ist und wie der Aufwand gegebenenfalls reduziert werden könnte, ohne dadurch die Wirkung zu beeinträchtigen. Das sind typische Fragen, die zur didaktischen Strukturierung gehören und untrennbar mit den beiden anderen Aufgaben, der didaktischen Analyse und der didaktischen Empirie, wechselwirken.

Grundsätzlich muss festgehalten werden, dass die situationale Konstruktion und die daraus folgenden Bewertungen immer epistemisch subjektiv sind. Dies im Unterschied zum Wissen, das Per Definitionem einen epistemisch objektiven Anspruch hat. Zu meinen, dass korrekt vermitteltes Wissen unvermeidlich zu einer beabsichtigten situationalen Konstruktion beim Empfänger führt, dass also Wissen bei korrekter „Verabreichung" letztlich nur eine bestimmte „wahre" Art von Werturteilen zulässt, ist ein Irrtum. Er wird in der Ethik traditionellerweise als positivistischer Fehlschluss bezeichnet und wird gerade in der Impfdiskussion von beiden Seiten oft gemacht.

Wenn es etwa um die Frage geht, warum der Erfolg unserer eigen Intervention zwar messbar, aber durchaus relativ bescheiden war, dann greift die Erklärung, dass die Studierenden einfach immer noch zu wenig über das Impfen wüssten, zu kurz. Vielmehr ergab die Auswertung der offenen Fragen im zweiten Fragebogen („Post-Test"), dass es Aspekte der kulturellen Einbettung waren, die den Effekt unserer Miniatur beschränkten. Viele unserer Studierenden waren kritisch gegen die Schulmedizin eingestellt und empfanden die Intervention als indirekten Druckversuch. Wir reagierten darauf wie oben beschrieben, indem wir durch die explizite Einführung des Rahmenmodells unsere Position transparent machten.

Ob das allgemein ein gangbarer Weg wäre? Wir wissen noch zu wenig, um das einfach so empfehlen zu können. Dazu braucht es weitere Forschung. Insbesondere muss hier auch der individuelle Forschungsprozess jedes einzelnen Arztes, im je eigenen Kontext und bei seinen eignen Patienten, einsetzen. Die Ergebnisse fließen dann in den iterativen Prozess der jeweils eigenen didaktischen Rekonstruktion ein und führen wiederum zu einer neuen didaktischen Analyse und einer veränderten didaktischen Strukturierung. So ist die didaktische Rekonstruktion ein iterativ fortschreitender Prozess, der den Hermeneuten während seiner Tätigkeit kontinuierlich begleitet und herausfordert. Das Resultat ist eine fortwährende Transformation und Evolution der didaktischen Miniatur – ein Prozess, der grundsätzlich nie ein Ende findet. Die Miniatur passt sich dadurch den immer neuen Randbedingungen ständig an und bleibt so lebendig, geschmeidig und didaktisch effektiv.

Das Konzept der didaktischen Rekonstruktion ist in der Naturwissenschaftsdidaktik recht verbreitet und hat sich sehr bewährt. Es stellt aber, so die Erfahrung, an die zukünftigen Lehrpersonen hohe Anforderungen. Die Einstein'sche Kunst der Verdichtung auf wenige elementare Aussagen muss immer wieder geübt und hinterfragt werden. Die Kunst der Empirie und die Entwicklung von transkultureller Sensibilität verlangt nach Erfahrung, Selbstreflexion und empathischem Gespür, das geschult werden muss. Die didaktische Strukturierung entwickelt sich nur durch ständiges, auch kritisches Feedback. Die drei Aspekte schließlich zueinander in Beziehung zu bringen, und als sich ständiges drehendes Rad der Iteration in Bewegung zu halten, ist die hohe Kunst des Unterrichtens.

Dazu reicht es nicht, ein Experte seines Faches zu sein. Das Ziel dieses Artikels war es, dafür ein gewisses Verständnis zu erwecken und zu zeigen, dass eigentlich dasselbe auch im Kontext von Gesundheitsförderung und Medizin gilt. Nicht zuletzt ging es schließlich darum, Lust auf eine didaktische Professionalisierung der Gesundheitsförderung und der Medizin zu wecken. Das vorgeschlagene Rahmenmodell der Gesundheitskompetenz und das Konzept der didaktischen Miniatur sind mögliche Instrumente dafür.

2.5 Literatur

[1] Hafen M. Mythologie der Gesundheit. Zur Integration von Salutogenese und Pathogenese. Heidelberg: Carl Auer Verlag; 2007
[2] Health Care Communication Laboratory, Denkanstösse für ein Rahmenkonzept zu Health Literacy. Lugano: Università della Svizzera italiana; 2005
[3] Gräsel C. Ökologische Kompetenz: Analyse und Förderung. München: Ludwig-Maximilians-Universität München; 2000
[4] Zeyer A, Odermatt F. Gesundheitskompetenz (Health Literacy) – Bindeglied zwischen Gesundheitsbildung und naturwissenschaftlichem Unterricht. Zeitschrift für Didaktik der Naturwissenschaften 2009; 15: 265–285.
[5] Marglin SA. <<The>> dismal science how thinking like an economist undermines community. Cambridge, Massachusetts: Harvard University Press 359; 2008
[6] Antonovsky, A., Salutogenese. Zur Entmystifizierung der Gesundheit, ed. A. Franke. Tübingen: dgvt Verlag; 1997
[7] Zeyer A. A win-win situation for health and science education: Seeing through the lens of a new framework model of health literacy, in Science|Environment|Health. Towards a renewed pedagogy for science education. Zeyer A, Kyburz-Graber R, Editors. Dordrecht: Springer; 2012
[8] Aikenhead GS. Renegotiating the culture of school science. The contribution of research, in Improving Science Education. Millar R, Leach J, Osborne J, Editors. Philadelphia: Open University Press; 2000: 245–264
[9] Zeyer A, Knierim B. Die Einstellung von zukünftigen Lehrpersonen zum Impfen vor und nach einer Informationsveranstaltung. Prävention und Gesundheitsförderung. 2009: 4
[10] Zeyer A, Welzel M. Lernen, um das Gelernte zu kommunizieren. Didaktische Miniaturen als methodische Alternative im integrierten naturwissenschaftlichen Unterricht. Physik und Didaktik in Schule und Hochschule 2000; 1(5): 54–61
[11] Kattmann U et al. Das Modell der Didaktischen Rekonstruktion. Ein Rahmen für naturwissenschaftsdidaktische Forschung und Entwicklung. Zeitschrift für Didaktik der Naturwissenschaften. Biologie, Chemie, Physik 1997; 3: 3–18

3 Prävention von Essstörungen: global denken, lokal handeln

Uwe Berger

3.1 Dick, dünn, krank?

Es ist Montag, 7:10 Uhr morgens. Auf dem Weg ins Büro nehmen Sie wie immer Ihre 13-jährige Tochter Marie mit, um sie in der Schule abzusetzen. Doch während Marie sonst kaum ein gequältes „Hi Dad…" zur Begrüßung herausbringt und sich die Fahrt über stumm von den Charts im Radio berieseln lässt, sprudelt es heute geradezu aus ihr heraus: „Hast du schon das Plakat in der ‚City Galerie' gesehen? Ich habe beschlossen, bei der Wahl zur ‚Miss Galeria' mitzumachen! Und sag' jetzt nichts – ja, ich bin zu pummelig dafür, aber ab heute werde ich nur noch Wasser trinken und Obst essen und dann werd' ich's allen zeigen – sind ja noch 4 Wochen bis zum Casting". ‚Lass diesen Kelch an mir vorüber gehen', denken Sie und Bilder von bis auf die Knochen abgemagerten Mädchen schießen Ihnen durch den Kopf. „Wenn du meinst…", murmeln Sie etwas gequält.

Essstörungen wie Magersucht (Anorexia nervosa, AN) und Ess-Brech-Sucht (Bulimia nervosa, BN) zählen zu den schwersten psychischen Erkrankungen im Jugendalter. Sie beginnen oft unbemerkt, können jahrelang verheimlicht werden und dies nicht zuletzt, weil Risikofaktoren wie ständige Gewichtssorgen oder starke Nahrungseinschränkung („Diät") im Wechsel mit Heißhungerattacken als „normales" Essverhalten insbesondere jugendlicher Mädchen interpretiert werden. Doch wie verbreitet sind Essstörungen tatsächlich? Welche gibt es? Welche Symptome können beobachtet werden, bevor eine klinisch manifeste Essstörung auftritt? Ist auch starkes Übergewicht (Adipositas) eine Essstörung? Diese Fragen werden im ersten Teil des Kapitels beantwortet. Im zweiten Teil werden Möglichkeiten zur Vorbeugung (Prävention) gestörten Essverhaltens am Beispiel des Bundeslands Thüringen vorgestellt und bewertet. Im abschließenden Ausblick wird die Prävention bei Essstörungen und Adipositas in den Kontext einer integrierten Versorgung gestellt.

Die Lebenszeit-Prävalenz für Mädchen und Frauen beträgt für AN 0,9%, BN 1,5% und Binge-Eating-Disorder (BED) 3,5%. Hinzu kommt ungefähr die doppelte Anzahl Patientinnen mit der Diagnose „Essstörung vom nicht näher bezeichneten Typ". Zunehmend sind auch Jungen und Männer von Essstörungen betroffen (AN 0,3%, BN 0,5%, BED 2% [14]). Während bei der Magersucht der krankhafte Wunsch dünner zu werden oder zu bleiben meist durch Hungern und zwanghafte Essrituale erreicht wird, ist die Bulimie durch den Verzehr von großen Nahrungsmengen in kurzer Zeit mit anschließender „Säuberung" gekennzeichnet. Die „Säuberung" (eine Übersetzung des englischen Begriffs „Purging"), als Sammelbegriff für alle Maßnahmen, die dem schnellen Loswerden des eben Gegessenen dienen – wie Erbrechen, Einnahme von Entwässerungs- oder Abführmittel, exzessiver Sport –, entfällt bei der „neuesten" Essstörung, der BED (engl. „Binge Eating" = „Fress-Gelage"). Gemeinsam ist BN und BED das Erleben eines vollständigen Kontrollverlusts während der Heißhungeranfälle. Daher werden diese Anfälle von den Betroffenen häufig als „Fress-Attacken" bezeichnet. Ist der Anfall vorüber, stellen sich starke Schuld- und Schamgefühle ein, die sich in vielen Fällen mit dem Gefühl von Einsamkeit und sozialer Isolation wechselseitig verstärken.

Diese Beschreibung lässt bereits erahnen, dass sich hinter den nüchternen Zahlen der Prävalenzen eine für Eltern, Lehrer und Betroffene selbst erschreckende und schwer zu begreifende Erkenntnis verbirgt: Aus dem Wunsch dünner zu sein bzw. der Angst, nicht dick zu werden, kann – anfänglich oft unbemerkt oder unterschätzt – eine nur schwer behandelbare oder sogar tödlich verlaufende Krankheit werden. Dies gilt insbesondere für die Magersucht, denn nur knapp die Hälfte der Patientinnen können nach einer ambulanten oder stationären psychotherapeutischen Behandlung als „geheilt" angesehen werden. Die Letalität der Magersucht, d. h. die Rate der Patientinnen, die an der Krankheit oder ihren Folgen sterben, wird je nach Katamnese-Zeitraum mit 5 – 15 % beziffert [7]. Die Bedrohlichkeit der Magersucht hat mit dazu beigetragen, dass Essstörungen immer wieder im Zentrum von Medien und Öffentlichkeit stehen. Dabei werden die bislang skizzierten epidemiologischen Fakten dem Ausmaß des Problems noch nicht gerecht. Viele, vor allem jugendliche Mädchen, erfüllen zwar nicht das Vollbild einer klinisch relevanten Essstörung, leiden aber bereits unter einzelnen Symptomen (wie ständigen Gewichtssorgen mit regelmäßigen Reduktionsdiäten). Im repräsentativen Kinder-und-Jugend-Gesundheitssurvey des Robert Koch-Instituts, der sog. KiGGS-Studie [8] beantworteten 23,5 % der Mädchen im Alter zwischen 11 und 13 Jahren mindestens zwei der fünf Fragen des sogenannten SCOFF-Tests zu Ess- und Figurproblemen zustimmend. International berichten 7,1 % der Jungen und 14,3 % der Mädchen zwischen 9 und 14 Jahren problematisches Essverhalten mit Erbrechen oder Einnahme von Medikamenten, wie Diätpillen, Entwässerungs- oder Abführmittel [14].

> ### Scoff-Test
>
> Der Kurzfragebogen enthält fünf Ja-Nein-Fragen:
> 1. Übergibst du dich, wenn du dich unangenehm voll fühlst?
> 2. Machst du dir Sorgen, weil du manchmal nicht mit dem Essen aufhören kannst?
> 3. Hast du in der letzten Zeit mehr als 6 kg in drei Monaten abgenommen?
> 4. Findest du dich zu dick, während andere dich zu dünn finden?
> 5. Würdest du sagen, dass Essen dein Leben sehr beeinflusst?
>
> Die Bezeichnung „Scoff" ist ein Akronym aus den ersten Buchstaben jedes Items der englischsprachen Originalversion. „Scoff" heißt übersetzt aber auch „verschlingen oder verdrücken von Essen" und hat damit eine ähnliche Bedeutung wie „Binge" (= Gelage) bei „Binge Eating". Werden zwei oder mehr Fragen mit „Ja" beantwortet, verweist dies auf ein erhöhtes Risiko für eine Essstörung [11]

Klinisch relevante Essstörungen und gestörtes Essverhalten in der geschilderten Form sind jedoch nur eine Seite der Medaille bei der Fokussierung gesundheitsrelevanter Aspekte im Zusammenhang mit Ernährung und Bewegung. Deutlich häufiger und mit einer ungefähr gleichen Geschlechterverteilung findet sich auch bei Kindern und Jugendlichen starkes Übergewicht (Adipositas). Die KiGGS-Daten zeigen eine Verdoppelung der Adipositasprävalenz seit den 1980er Jahren: „Danach sind in Deutschland insgesamt 14,8 % der Kinder und Jugendlichen im Alter von 2 bis 17 Jahren übergewichtig, davon leiden 6,1 % unter Adipositas" ([9] S. 647). Über die Entwicklungsspanne steigt die Adipositasrate kontinuierlich von 2,8 % bei den 2- bis 6-Jährigen auf 8,6 % bei den 14- bis 17-Jährigen. Nach derzeitiger Expertenmeinung (siehe z. B. [15]) ist Adipositas keine Essstörung, da mit dem starken Übergewicht nicht regelhaft psychische Probleme (wie Gewichtsphobie, zwanghaftes Essverhalten oder Körperbildstörung, vgl. auch ▶ Tab. 3.1) einhergehen. Neben diesem fachlich-inhaltlichen Argument enthält die Sicht, Adipositas nicht als Essstörung zu betrachten, aber auch einen pragmatischen, gesundheitspolitischen Aspekt: Wäre Adipositas eine Essstörung, wäre sie damit eine psychosomatische Erkrankung mit der Konsequenz, dass augenblicklich ca. 13 Mio. Erwachsene (≈ 20 %) und 2 Mio. Kinder und Jugendliche (≈ 6 %) in Deutschland als behandlungsbedürftig gelten würden. Dies hätte eine drastische Verschärfung der ohnehin bereits vorhandenen Versorgungsengpässe und einen weiteren Kostenanstieg im Gesundheitswesen zur Folge ([4] S. 3). Beide Argumente sind eine Erklärung dafür, warum es sowohl auf Seiten der Forschung als auch der

Tab. 3.1 Gemeinsame Kennzeichen und Unterschiede von Essstörungen und Adipositas.

Gemeinsamkeiten	Unterschiede
dauerhaft oder regelmäßig gezügeltes Essen ("Diät-Karriere")	zwanghafte Essrituale und Perfektionismus (E)
ständige Figur- und Gewichtssorgen	Epidemiologie • E: Prävalenzgipfel Jugendalter, Mädchen häufiger betroffen • A: progredienter Verlauf über gesamte Lebensspanne
geringer Körperselbstwert*	Angst vor Gewichtszunahme • E: bis hin zu ausgeprägter Gewichtsphobie
Schuld- und Schamgefühle	Körperbildstörung • E: "eingebildete Fettpolster" • A: "Ausblenden" des Körpers
negative soziale Erfahrungen (Hänseln, abwertende Bemerkungen, Ausgrenzung)	sozialer Gradient • A: sozial Schwächere und Migranten stärker betroffen**
Depression und Suchtverhalten als psychische Komorbidität	Suizidgedanken und suizidales Verhalten • E: signifikant erhöht • A: unklar***
Essen als Mittel der Problembewältigung (psychologische Funktionalisierung von Essen)	sozialer Rückzug • A: aufgrund Stigmatisierung, Diskriminierung • E: aufgrund von Überlegenheitsgefühl bei Magersucht, Scham und Angst vor Entdeckung bei Bulimie und Binge-Eating-Störung

Anmerkungen: E = Essstörungsspezifisch, A = Adipositasspezifisch, * korrelativer Zusammenhang mit BMI bei unseren eigenen Studien: r = -0,42 (n = 996 Jungen) bzw. r = -0,31 (n = 1006 Mädchen), jeweils zwischen 11 und 14 Jahren, siehe [1],** siehe [9], *** siehe [7].

Versorgung eine klare Trennung zwischen Essstörungen und Adipositas gibt. In der Forschung zeigt sich dies in getrennten Fachgesellschaften (z. B. Deutsche Gesellschaft für Essstörungen, DGEss vs. Arbeitsgemeinschaft Adipositas, AGA) und separaten Fachzeitschriften. Die Versorgung geschieht für Essstörungen überwiegend in psychosomatischen (soweit vorhanden) und deutlich häufiger in psychiatrischen Kliniken. Bei Adipositas steht die somatische Behandlung und Rehabilitation (tertiäre Prävention) im Mittelpunkt. Kennzeichnend für die Behandlung sind die stetig steigende Zahl adipositaschirurgischer Eingriffe sowie die Behandlung von Begleiterkrankungen, wie dem sog. metabolischen Syndrom. Aus Sicht der Sekundär- und noch mehr der Primärprävention und Gesundheitsförderung stellt sich jedoch die Frage, ob eine getrennte Betrachtung und Herangehensweise für beide Formen gestörten Ess- und Bewegungsverhaltens sinnvoll ist.

Um dies zu klären, wurde in ▶ Tab. 3.1 der Versuch unternommen, einerseits Unterschiede zwischen Essstörungen und Adipositas herauszuarbeiten und diese andererseits möglichen Gemeinsamkeiten gegenüberzustellen. Eine Gemeinsamkeit aller Formen von Essstörungen (AN, BN und BED) ist die Angst davor, zu dick zu sein oder zu werden. Diese Angst manifestiert sich unter anderem in der regelmäßigen Umsetzung von Phasen restriktiven Essverhaltens (umgangssprachlich als „Diäten" bezeichnet). So berichten die meisten Patientinnen mit Essstörungen rückblickend von einer „Diätkarriere" [6]. Zudem liegt die Komorbidität von BED und Adipositas bei ca. 30 % [7]. Das bedeutet, eine dauerhafte Unzufriedenheit mit der eigenen Figur, chronische Gewichtssorgen und regelmäßige Abnehmversuche können sowohl in einer Essstörung als auch in – meist progredientem – Übergewicht münden. In beiden Fällen lässt sich ein Teufelskreis der Dynamik von Verhalten und Erleben erkennen, der zu einer steten Verschlimmerung der Erkrankung führt. Bei AN sowie BN und BED sind es das fortschreitende Untergewicht bzw. die zunehmende Häufigkeit von Fress-Attacken, die lebensbedrohlich bzw. unerträglich werden; bei Adipositas stellen sich mit zunehmendem Gewicht körperliche Erkrankungen (wie Diabetes Mellitus, Bluthochdruck, Rücken- und Gelenkbeschwerden) ein. Auf psychischer Seite führen sowohl Essstörungen als auch Adipositas zu sozialem Rückzug mit erhöhten Prävalenzen für Depressionen, Ängste sowie Zwangs- und Suchtverhalten. Gründe für den sozialen Rückzug sind neben den bereits erwähnten starken Schuld- und Schamgefühlen und der Angst vor Entdeckung, insbesondere bei Adipositas Stigmatisierung und Diskriminierung [7].

Aufgrund der Parallelen und Verflechtungen sowohl bei den Risikofaktoren [6] als auch bei der Ätiologie beider Erkrankungen (▶ Tab. 3.1) liegt die Frage nahe, ob es nicht möglich wäre, beiden Störungsformen bereits in der Entstehung entgegenzuwirken.

3.2 Prävention bei Essstörungen und Adipositas – (wie) geht das?

Bei Essstörungen gibt es systematische Präventionsansätze in Deutschland seit Ende der 1990er Jahre. In einer Metaanalyse [12] über 81 internationale Präventionsprogramme zeigen sich systematische Unterschiede der Effektivität in Abhängigkeit von der Art der Implementierung. Demnach waren Programme wirksamer, die folgende Kriterien erfüllten:
- interaktiv (gegenüber didaktisch im Sinne „frontaler" Wissensvermittlung)
- selektiv (gegenüber universell)
- basierend auf mehreren Lektionen (gegenüber Einzellektion)
- mädchenspezifische Anteile (gegenüber gemischt geschlechtlich = koedukativ)
- dargeboten für Teilnehmer(-innen) ab 15 Jahren (gegenüber jüngeren)
- durchgeführt von externen Fachkräften (gegenüber schuleigenen Lehrkräften)

Das zielgruppenspezifische Vorgehen vor dem Hintergrund der epidemiologischen Fakten entspricht einer sog. indizierten Prävention unter Berücksichtigung des Setting-Ansatzes der Weltgesundheitsorganisation (WHO). In Bezug auf eine mögliche Vorbeugung bei Magersucht ist jedoch ein Beginn der Prävention ab 15 Jahren kritisch zu bewerten, da in diesem Alter bereits der Prävalenzgipfel der Magersucht erreicht ist. Die Programme zielen damit eher auf Früherkennung und sind demzufolge der sekundären Prävention zuzuordnen.

Die Mehrzahl der bislang entwickelten und erprobten Maßnahmen ist auf das Setting „Schule" ausgerichtet. Nur hier ist a priori ein sozial gerechter und niederschwelliger Zugang gewährleistet. Da „Schule" ein besonders geschützter Lebensraum unter staatlicher Aufsicht ist, erfordert die Implementierung von Präventionsmaßnahmen dort jedoch andere Strategien als z. B. in Kommunen oder Sportvereinen. Ein wichtiger Grund hierfür ist die föderalistische Struktur des Bildungssystems in Deutschland. Um nachhaltig und systematisch mit Schulen zu arbeiten, ist eine Koordination und Kooperation mit dem jeweiligen Kultusministerium bzw. Kultursenat eines Bundeslands unabdingbar. Im Folgenden wird die Implementierung eines Programmpakets zur Gesundheitsförderung des Ess- und Bewegungsverhaltens an Thüringer Schulen eingehender beschrieben.

In Thüringen signalisierte 2004 das Kultusministerium (jetzt Thüringer Ministeriums für Bildung, Wissenschaft und Kultur, TMBWK) einen Bedarf für ein kostengünstiges und nachhaltiges Angebot zur Prävention von Magersucht

(AN). Die damals verfügbaren Programme entsprachen nicht den Erwartungen des Ministeriums, da in der Regel externe Fachkräfte zur Durchführung der Präventionsmaßnahmen an den Schulen eingesetzt wurden. Dies ist zwar aus wissenschaftlicher Sicht wünschenswert, weil sich so die Effektivität der Maßnahmen erhöhen lässt, allerdings entstehen dadurch automatisch hohe laufende Kosten. Die Programme werden damit ineffizient und gehen an den Bedürfnissen der Adressaten (Ministerien, Schulen, Eltern, Lehrer) vorbei, da deren Kompetenz im Umgang mit Essstörungen kaum gestärkt wird. In einer Kooperation zwischen dem Universitätsklinikum Jena und dem TMBWK sollte daher ein neues Programm zur Primärprävention von Magersucht bei Mädchen ab 12 Jahren (kurz: **PriMa** [1]) entwickelt und erproben werden. Das Ministerium stellte für die methodisch-didaktische Beratung und die Lehrerfortbildungen zwei Lehrerinnen für die Dauer von sieben Jahren teilweise von ihren Lehrverpflichtungen frei und übernahm zudem die Finanzierung des Projektmaterials (Poster, Lehrmanuals, Arbeitshefte). Aufgabe unseres Instituts war die Entwicklung der Materialien (gemeinsam mit den beiden Lehrerinnen Jutta Beinersdorf und Margrit Lüdecke) und die umfassende Evaluation des Programms, u. a. in Form einer Kontrollgruppenstudie mit Prä-Post-Messungen. Hierbei bestand das Ministerium auf den Verzicht einer randomisierten Gruppenzuweisung, um interessierte Schulen nicht zu demotivieren.

3.2.1 Mit Barbie gegen Magersucht: PriMa für Mädchen

Das Präventionsprogramm PriMa wird von den schulinternen Lehrkräften nach einer eintägigen Fortbildung selbstständig mit Unterstützung eines ca. 100-seitigen Lehrmanuals durchgeführt und besteht aus neun Unterrichtseinheiten á 45 Minuten (bzw. 90 Minuten inkl. Übungen und Rollenspielen). Jede Unterrichtseinheit beginnt mit der Präsentation eines Posters, auf dem Szenen aus dem Leben einer Barbie-Puppe und ihrer „Familie" dargestellt sind, in Kombination mit einem Zitat eines magersüchtigen Mädchens. Die Projektteilnehmerinnen werden vom Projektlehrer bzw. der Projektlehrerin aufgefordert, zu beschreiben und zu diskutieren, was sie auf dem Poster sehen. So ist auf dem ersten Poster eine Barbie-Puppe inmitten von Models zu sehen, die Barbie applaudieren. Themen dieser Unterrichtseinheit sind Schönheitsideale, Schlanksein, Traumberuf. Die Mädchen sollen sich zunächst mit Barbie identifizieren und nachempfinden, warum Barbie auf dem Poster so beneidenswert erscheint. Im Verlauf der Einheit lesen sie dann auch das Zitat auf dem Poster:

„Dünne Mädchen stehen in unserer Klasse immer im Mittelpunkt. Wenn ich merke, dass mein Bauch gegen den Gürtel der Jeans drückt, hasse ich mich. Dann

ziehe ich zwei Wochen nur weite Pullis an und esse Diät, bis ich mich wieder sehen lassen kann. ..." (Jasmina, 12 Jahre).

Der Widerspruch zwischen strahlend lächelnder Barbie und Jasminas Sorgen erzeugt eine sog. „kognitive Dissonanz" und soll die Mädchen anregen, ihre Einstellungen zum Ideal „je schlanker desto besser/beliebter" zu überdenken. Diese Anwendung der Methode der Dissonanzinduktion (genauer siehe [1]) setzt voraus, dass die Lehrkräfte keine Lösungen vorgeben, sondern die Mädchen selbstständig und eigenverantwortlich zu einer Einstellungsänderung gelangen. Schrittweise lernen die Mädchen im PriMa-Projektunterricht, die besondere Dynamik der Magersucht zu erkennen, und eignen sich Kompetenzen an, um den Gefahren und Verlockungen des „Hineinrutschens" in die Essstörung begegnen zu können. PriMa ist in Form einer Verlaufsmatrix aufgebaut, d. h. jede Unterrichtseinheit führt von „unauffällig" über „subklinisch auffällig" bis „klinisch auffällig" tiefer in die Besonderheiten der Magersucht ein [1]. Die letzte Unterrichtseinheit wendet sich ausdrücklich gegen die im Internet vielfach zu findenden sog. Pro-Ana-Foren, in denen extreme Schlankheit als besondere Lebenseinstellung glorifiziert wird. Den Mädchen soll einerseits die selbstzerstörerische Macht der Magersucht deutlich werden, andererseits vollziehen sie, u. a. durch Rollenspiele, selbst im Verlauf des Programms eine innere Wandlung vom hilflosen Opfer bzw. der hilflosen Zuschauerin zu einer handlungsfähigen Expertin in Sachen Magersucht.

3.2.2 Wie wirksam ist PriMa?

Bei der Beurteilung der Wirksamkeit und des Gelingens der Implementierung des neuen Programms PriMa war es unser Anliegen, auch ohne randomisierte Gruppenzuweisung internationale Standards anzulegen. So folgten wir den Empfehlungen der „Society for Prevention Research" (SPR) für eine umfassende Evaluation mit den drei Schritten „Erprobung", „Bewährung im Feld" und „flächendeckende Verbreitung" [5]. Ziel war eine kostenneutrale, flächendeckende und nachhaltige Verbreitung des Programms im Bundesland Thüringen. Die Durchführbarkeit (Machbarkeit, „Feasibility"), Bewertung der Informationsveranstaltungen für Eltern und der Lehrer-Fortbildungen erfolgte als Prozessevaluation an 16 Thüringer Schulen [1]. Zur Evaluation der Wirksamkeit von PriMa wurde eine Prä-Post-Kontrollgruppenstudie über drei Messzeitpunkte an 42 Schulen (n = 1006 Mädchen zwischen 11 und 14 Jahren) durchgeführt. Erfasst wurden hierbei die Variablen „Körperselbstwert", „Figurzufriedenheit", „Essverhalten" und „magersuchtspezifisches Wissen" (primäre Outcomes) mit größtenteils standardisierten Instrumenten. Es konnten signifikante Verbesserungen durch das Präventionsprogramm bei der Gruppe der

Mädchen mit erhöhtem Risiko (= 10 oder mehr Punkte im „Eating Attitudes Test", EAT-26 D, bei der Baseline-Messung) für Essverhalten, Wissen und Körperselbstwert gegenüber der Kontrollgruppe nachgewiesen werden. Abgeschlossen wurde die Evaluation von PriMa mit der „Bewährung im Feld" anhand einer weiteren Prä-Post-Kontrollgruppenstudie mit Post-hoc-Parallelisierung (n = 1553 Mädchen zwischen 11 und 14 Jahren an 92 Thüringer Schulen [16], siehe auch Bericht BMBF-Projekt Nr. 01EL0602, Download unter: http://edok01.tib.uni-hannover.de/edoks/e01fb10/6 259 53 053.pdf). Über die Gesamtgruppe konnte ein signifikanter Wissenszuwachs und verbesserter Körperselbstwert nachgewiesen werden. Die Nutzen-Analyse ergab, dass 24 Mädchen an PriMa teilnehmen müssen, damit eines im Sinne einer signifikanten Verbesserung des Essverhaltens (gemessen mit dem EAT-26 D) profitiert. Negative Programmwirkungen konnten anhand eines Vergleichs der Veränderungen auf den primären Zielvariablen in Interventions- und Kontrollgruppe ausgeschlossen werden [16].

Insgesamt zeigte die dreischrittige Evaluation, dass Effekte in der Pilotphase stärker ausgeprägt sind. Dies spricht für die Annahme einer Abhängigkeit des Präventionserfolgs von der Motivation der teilnehmenden Schulen. Da die Schulen sich je nach Bedarf für die Teilnahme anmelden sollten und lediglich über die Möglichkeit einer Teilnahme informiert wurden, ist anzunehmen, dass in der Pilotphase mehr besonders engagierte Schulen mit dringendem Handlungsbedarf teilnahmen. Als größtes Problem bei der Implementierung von PriMa erwies sich die Integration in den regulären Unterricht und das Fehlen eines äquivalenten Programms für die Jungen. Auf Anregung der Projektlehrer sollte daher PriMa durch ein geeignetes Programm für Jungen der 6. Klasse ergänzt werden. Zudem legten internationale Erfahrungen zur nachhaltigen Wirkung von Präventionsprogrammen bei Essstörungen nahe, ein Aufbauprogramm mit Auffrischungssitzungen (sog. Booster-Sessions) zu konzipieren [10]. Dieses Anliegen wurde mit dem Programm **TOPP** (Teenager ohne pfundige Probleme bzw. Teenage Obesity Prevention Program) für Jungen der 6. Klasse sowie dem koedukativen Programm **Torera** für Mädchen und Jungen der 7. Klasse (siehe [1]) und einer Auffrischungssitzung **STARK** für die 8. Klasse umgesetzt (▶ Tab. 3.2).

3.2.3 Wie wirksam ist Prävention bei Adipositas?

Übersichtsarbeiten zum internationalen Stand der Adipositasprävention kommen zu dem Schluss, dass die Schule das ideale Setting für Erfolg versprechende Programme ist (siehe [3, 12]). Es konnten mehrere kritische Phasen für eine mögliche Beeinflussung der Gewichtsentwicklung identifiziert werden. Neben

3 Prävention von Essstörungen: global denken, lokal handeln

Tab. 3.2 Gesamtkonzept zur Prävention von Essstörungen und Adipositas in Thüringen.

Angebot	6. Klasse	7. Klasse	8. Klasse	ab 9. Klasse
Bausteine für Projektunterricht	PriMa[1], TOPP[2]	Torera[3]	STARK[4]	Peer-to-Peer[5]
Begleitforschung	Prozessevaluation und Wirkungsevaluation mit kontrollierten Studien mit Prä-Post-Messungen			Langzeitforschung
Unterstützung	Info-Telefon der Thüringer Essstörungsinitiative, ThEssi e. V. (03 641/937 747) Buch mit Hintergründen zu den Präventionsprogrammen [1]			
Fortbildung Lehrkräfte	bundesweit: Heidelberger Präventionszentrum, HPZ (www.h-p-z.de)			
Material	siehe: www.thessi.de			

Anmerkungen: [1] Primärprävention Magersucht für Mädchen, [2] Teenager ohne pfundige Probleme – Prävention Übergewicht und Bewegungsmangel für Jungen, [3] Primärprävention Bulimie, Fress-Attacken und Adipositas für Mädchen und Jungen, [4] Stationsarbeit: kompetent in Ernährung und Bewegung, [5] Ältere Jugendliche schulen Jüngere (in Vorbereitung).

der Fetalzeit und dem ersten Lebensjahr sind dies die Grundschulzeit und die Pubertät. Die körperlichen und psychischen Veränderungen im Verlauf der Adoleszenz gehen mit unterschiedlichen Gesundheitsrisiken für Jungen und Mädchen einer, u. a. in Bezug auf das Ess- und Bewegungsverhalten. Während Mädchen nach einem schlanken Körperideal streben und besonders anfällig für die Entwicklung von Essstörungen sind, versuchen Jungen eher Muskeln aufzubauen, um sich in der Gruppe der Gleichaltrigen behaupten zu können. Brandt und Kollegen resümieren mehrere Erfolgsfaktoren für wirksame Präventionsprogramme [3]:

- langfristige Intervention (mindestens ein Schuljahr, optimal die gesamte Schulzeit)
- Bearbeitung des Themas „zuckerhaltige Getränke" und Einschränkung des Angebots am schulinternen Kiosk
- Aufnahme des Themas „TV-Konsum" in den Schulunterricht
- Aufstellen von frei zugänglichen Wasserspendern im Schulgebäude
- gezielte Förderung der körperlichen Aktivität im Schulalltag z. B. durch bewegte Pausen
- Modifizierung des bestehenden Sportunterrichts
- Einbeziehung der Eltern in die Intervention (Elternabende, Familienhausaufgaben)

Auffällig ist hierbei, dass alle Erfolgsfaktoren neben Verhaltensprävention auch eine weitreichende Verhältnisprävention, d. h. in den Worten der Deutschen Adipositas Gesellschaft (DAG) eine „Änderung adipogener Lebensbedingungen" ([4] S. 10) erfordern. Grundsätzlich muss eine vorbeugende oder eindämmende Intervention bei Übergewicht und Adipositas parallel an zwei Stellen ansetzen, um Aussicht auf Erfolg zu haben: Dem Hinwirken auf eine langfristig gesündere Ernährung und einer deutlichen Steigerung des Bewegungspensums mit dem Resultat einer negativen Energiebilanz (siehe ebd.).

3.2.4 TOPP für Jungen

In Thüringen entschieden wir uns 2006 gemeinsam mit dem TMBWK auch für die Adipositasprävention ein eigenes Programm zu entwickeln, da zu diesem Zeitpunkt keine evaluierte deutschsprachige Intervention für Jugendliche vorlag. Das Programm sollte vielfältige verhaltenspräventive Anteile enthalten (wie z. B. die Analyse und Veränderung individueller Ess- und Bewegungsgewohnheiten), da diese schneller und einfacher umzusetzen sind. Darüber hinaus sollten unter Berücksichtigung der skizzierten internationalen Erfahrungen verhältnispräventive Aspekte berücksichtigt werden, um eine nachhaltige Programmwirkung sicherzustellen (z. B. von den Schülern erarbeitete Vorschläge an die Schulleitung zur Umgestaltung des Schulgeländes im Hinblick auf mehr Bewegungsmöglichkeiten oder die Veränderung des Essensangebots an der Schule).

Das Programm TOPP wurde, analog zum Programm PriMa, im Schuljahr 2007/2008 einer Wirkungsevaluation in Form einer Prä-Post-Kontrollgruppenstudie unterzogen (n = 996 11- bis 14-jährige Jungen). Aufgrund der geringen Prävalenz von Essstörungen bei Jungen liegt bei TOPP der Fokus auf der Vorbeugung von Adipositas mit dem Schwerpunkt einer Steigerung des Selbstbewusstseins im Umgang mit dem eigenen Körper. Im Programm werden hierbei besonders Ausgrenzungs-, Hänsel- und Diskriminierungserfahrungen in Form von Rollenspielen adressiert.

Im Gegensatz zur Prävention bei Essstörungen zeigt eine Meta-Analyse über 22 internationale Studien zu schulischen Adipositaspräventionsprogrammen bei Kindern und Jugendlichen [13] weniger Erfolge. So konnte zwar der TV-Konsum reduziert, die körperliche Aktivität (jeweils Selbstbericht) gesteigert und das ernährungsbezogene Wissen verbessert werden, es fand sich jedoch bei einem Großteil der Programme kein bedeutsamer Einfluss auf den Gewichtsstatus (Body Mass Index, BMI) der Kinder. Diese eher ernüchternden Aussichten decken sich mit den Ergebnissen unserer Evaluation zu TOPP: Weder auf den Variablen „Essverhalten", „Figurzufriedenheit", „Hänselerfahrungen" noch „Körperselbstwert" konnten Verbesserungen gegenüber der Kontrollgruppe erzielt werden. Lediglich das ernährungs- und bewegungsbezogene Wissen verbesserte sich bei der Gruppe der übergewichtigen Jungen signifikant [2]. Trotzdem wurde TOPP von den insgesamt 29 Lehrkräften und Schulklassen, die das Programm bis zum Zeitpunkt der Evaluation 2008 durchführten, sehr positiv aufgenommen, da es viele Möglichkeiten bietet, auch spielerisch mit dem Thema Ernährung, Bewegung, Figur und Gewicht umzugehen. Unsere Erfahrungen mit dem TOPP-Programm bestätigen, dass Präventionserfolge ohne die bei Brandt et al. herausgestellten strukturellen Veränderungen (Verhältnisprävention) nicht erzielt werden können. Zwar sind in TOPP viele Vorschläge für Hausaufgaben, Mitarbeit der Eltern, Veränderungen in der Schule usw. enthalten, diese wurden jedoch kaum von den beteiligten Schulen umgesetzt. Häufig wurde das Programm als reiner Baustein zur Gestaltung eines themenbezogenen Projektunterrichts verwendet.

3.3 Ausblick

Sowohl Essstörungen als auch Adipositas sind Erkrankungen, von denen Kinder und Jugendliche in zunehmendem Maß betroffen sind. Angesichts der großen Überschneidungen bei den Kennzeichen beider Erkrankungen (▶ Tab. 3.1) sollte erwartet werden, dass die gesundheitliche Versorgung ebenfalls große Schnittmengen zeigt. Bislang erfolgt jedoch sowohl die Therapie als auch die Forschung bei beiden Erkrankungen weitgehend getrennt: Adipositas wird in erster Linie als körperliche Erkrankung definiert und daher aus medizinischer Sicht betrachtet und behandelt; Essstörungen werden in erster Linie als psychische Erkrankungen gesehen und damit fallen sie in die Zuständigkeit von Psychologen und Psychotherapeuten (bzw. Ärzten mit entsprechender Spezialisierung und/oder Zusatzausbildung).

Unsere Erfahrungen mit der Implementierung primärpräventiver Interventionen bei Essstörungen und Adipositas in Thüringen haben gezeigt, dass eine strikt getrennte Herangehensweise an beide Problembereiche weder mit der Realität des Auftretens der beiden Erkrankungen bei Kindern und Jugendlichen, noch mit den Erwartungen der Adressaten an Präventionsprogramme vereinbar ist. Wir haben uns dafür entschieden, unter der Überschrift „Bausteine für ein gesundes Ess- und Bewegungsverhalten" ein Gesamtkonzept entsprechend ▶ Tab. 3.2 für die Klassenstufen 6 bis 9 in Thüringen zu etablieren. Welche Bausteine hierbei wie gut wirken und von den Adressaten angenommen werden, konnten wir in der skizzierten umfassenden Evaluation darlegen. Um die Nachhaltigkeit der Implementierung in Thüringen und die

Überführung in ein Routineangebot zu erreichen, sollen alle notwendigen Materialien den Lehrkräften kostenlos zur Verfügung stehen. Wir gehen davon aus, dass die Programmimplementierung, wie sie hier für Thüringen beschrieben wurde, grundsätzlich auch auf andere Bundesländer übertragbar ist, insbesondere wenn sie in Kooperation zwischen Präventionsanbietern und Kultusministerium/-senat geschieht. Als Motor hierfür sehen wir die „Kooperation für nachhaltige Präventionsforschung" (KNP, siehe www.knp-forschung.de) sowie die Zusammenarbeit mit dem bundesweit aktiven „Heidelberger Präventionszentrum (HPZ, siehe www.h-p-z.de). Über das HPZ sind Fortbildungen bundesweit buchbar, die wir allen Lehrkräften, die die Programme durchführen möchten, empfehlen. Viele Projektmaterialien (Manuale, Poster, Arbeitshefte) stehen zudem seit Anfang 2012 als PDF-Dateien kostenlos zum Download unter www.thessi.de zur Verfügung.

Bereits seit 2005 wird das beschriebene primärpräventive Angebot durch eine Telefon-Hotline zu wohnortnahen Behandlungsmöglichkeiten bei Essstörungen in Thüringen ergänzt. Die Betreuung des Informationstelefons geschieht ehrenamtlich (Näheres hierzu siehe Homepage der Thüringer Essstörungsinitiative ThEssi e. V. unter www.thessi.de).

Vor dem Hintergrund der in dieser Arbeit vorgestellten Fakten zur Prävention bei Essstörungen und Adipositas plädieren wir bei der gesundheitlichen Versorgung grundsätzlich für eine deutlich stärkere Berücksichtigung präventiver Aspekte. Dies betrifft sowohl die Vorbeugung (primäre Prävention) als auch die Früherkennung (sekundäre Prävention) und Nachbetreuung (tertiäre Prävention). Abschließend stellen wir daher in ▶ Tab. 3.3 ein Idealkonzept der Versorgungsstruktur für beide Erkrankungen vor, das an die aktuellen „Empfehlungen zur integrierten Versorgung bei Essstörungen in Deutschland" der Bundeszentrale für gesundheitliche Aufklärung (BZgA) angelehnt ist (Download unter: www.bzga.de/infomaterialien/fachpublikationen/konzepte/band-4/).

Tab. 3.3 Ideale Versorgungsstruktur für Essstörungen und Adipositas.

t	Fokus	Institution	Angebot/Inhalt	Finanzierung
1	**Primärprävention:** Risikominderung	Schule	Evaluierte Programme inkl. Gesamtkonzept	Ministerien (Kultus, Gesundheit)
2	**Sekundärprävention:** Früherkennung	Informations- und Beratungsstellen	Risikotest, Optimierung Behandlungspfad	Kommunen, Vereine, Krankenversicherung
3	**Behandlung**	Ärzte und Psychotherapeuten Kliniken	Diagnose und ambulante Behandlung Stationäre Behandlung	Krankenversicherung
4	**Tertiärprävention:** Rückfallprophylaxe	Stiftungen Dachorganisation SHG	Betreute Wohngruppen Selbsthilfegruppen (SHG)	Rentenversicherung

Anmerkungen: t = Zeitpunkt: Bei Essstörungen ab 6. Klasse (12 Jahre), bei Adipositas auch früher sinnvoll.

3.4 Literatur

[1] Berger U. Essstörungen wirkungsvoll vorbeugen – Die Programme „PriMa", „TOPP" und „Torera" zur Prävention von Magersucht, Bulimie, Fressanfällen und Adipositas. Stuttgart: Kohlhammer; 2008

[2] Berger U, Wick K, Brix C, Bormann B, Sowa M, Schwartze D, Strauß B. Primary prevention of eating related problems in the real world. Journal of Public Health 2011; 19: 357–365

[3] Brandt S, Moß A, Berg S, Wabitsch M. Schulbasierte Prävention der Adipositas: Wie sollte sie aussehen? Bundesgesundheitsblatt-Gesundheitsforschung-Gesundheitsschutz 2010; 53: 207–220

[4] Deutsche Adipositas-Gesellschaft, Hrsg. Evidenzbasierte Leitlinie zur Prävention der Therapie der Adipositas, 2007. Im Internet: www.adipositasgesellschaft.de/daten/Adipositas-Leitlinie-2007.pdf

[5] Flay BR, Biglan A, Boruch RF, Castro FG, Gottfredson D, Kellam S, Moscick EK, Schinke S, Valentine JC, Ji P. Standards of Evidence: Criteria for Efficacy, Effectiveness and Dissemination. Prevention Science 2005; 6: 151–175

[6] Haines J, Neumark-Sztainer D. Prevention of obesity and eating disorders: a consideration of shared risk factors. Health Education Research 2006; 21: 770–782

[7] Herpertz S, de Zwaan M, Zipfel S. Handbuch Essstörungen und Adipositas. Berlin: Springer; 2008

[8] Hölling H, Schlack R. Essstörungen im Kindes und Jugendalter. Bundesgesundheitsblatt-Gesundheitsforschung-Gesundheitsschutz 2007; 50: 794–799

[9] Kurth BM, Schaffrath Rosario A. Übergewicht und Adipositas bei Kindern und Jugendlichen in Deutschland. Bundesgesundheitsblatt-Gesundheitsforschung-Gesundheitsschutz 2010; 53, 643–652

[10] Levine MP, Smolak L. The prevention of eating problems and eating disorders: Theory, research, and practice. Mahwah, NJ: Erlbaum, 2006
[11] Morgan JF, Reid F, Lacey JH. The SCOFF questionnaire: assessment of a new screening tool for eating disorders. BMJ 1999; 319: 1467-1468
[12] Stice E, Shaw H, Marti CN. A Meta-Analytic Review of Eating Disorder Prevention Programs: Encouraging Findings. Annual Review of Clinical Psychology 2007; 3: 207-231
[13] Summerbell CD, Waters E, Edmunds L, Kelly SAM, Brown T, Campbell KJ. Interventions for preventing obesity in children. Cochrane Database Systematic Review 2005, 1-70
[14] Treasure J, Claudino AM, Zucker N. Eating Disorders. Lancet 2010; 375: 583-593
[15] Wardle J. Is obesity an eating disorder? The European Health Psychologist 2009; 11: 52-55
[16] Wick K, Brix C, Bormann B, Sowa M, Strauß B, Berger U. Real-world effectiveness of a German school-based intervention for primary prevention of anorexia nervosa in preadolescent girls. Preventive Medicine 2011; 52: 152-158

4 Mögliche Beiträge von Ernährung und Bewegung zur Primärprävention von Krebserkrankungen und zur Verbesserung der Lebensqualität bei Patienten mit Krebs

Andreas Eichhorn, Jürgen Barth

4.1 Vorwort

Lebensumstände machen kumulativ bis zu 75 % der Krankheitsrisikofaktoren für Krebs aus [1]. Nach Angaben der Weltgesundheitsorganisation WHO [6] dürften in den westlichen Ländern rund 30 % aller Krebsfälle auf das Rauchen und weitere 30 % auf ungünstiges Ernährungsverhalten, Übergewicht und körperliche Inaktivität zurückzuführen sein. Dabei gibt es bezogen auf die Entstehung von Krebserkrankungen komplexe Interaktionen zwischen Lebensumständen und genetischen Faktoren.

Umweltfaktoren können genetische Mutationen auslösen, Gene können wiederum Einflüsse auf Stoffwechsel und Lebensweise haben. Durch äußere Einflüsse (insb. Rauchen, Umweltgifte, endokrine Disruptoren, Bewegung und Einflüsse in der Schwangerschaft) kann es zu einer Änderung epigenetischer Faktoren kommen, die neben weiteren Determinanten den Funktionszustand von Genen steuern [1].

Dies impliziert, dass Verhaltensänderungen mit günstiger Beeinflussung von Lebensumständen ein sehr signifikantes Primärpräventionspotenzial im Hinblick auf die Entstehung von Krebserkrankungen haben können. Das betrifft insbesondere auch die Bereiche „Ernährung" und „Bewegung", um die es hier gehen soll.

Darüber hinaus ist in der letzten Zeit zunehmend deutlich geworden, dass Ernährung und Bewegung – richtig eingesetzt – bei Patienten mit Krebserkrankungen wesentlich zur Lebensqualität beitragen können, soweit sie nicht ohnehin schon essenzieller Bestandteil eines supportiven Therapiesettings sind. Auch über dieses Themenfeld soll hier zusammenfassend berichtet werden.

4.2 Ernährung

4.2.1 Ernährung in der Prävention von Krebserkrankungen

Protektive und Risiko erhöhende Lebensmittel – Wirkmechanismen

Einer Schätzung zufolge essen in Deutschland 47% der Frauen und 55% der Männer zu wenig Obst und Gemüse. 44% der Frauen und 75% der Männer essen zu viel Fleisch. 80% der Frauen und 64% der Männer nehmen zu wenige Ballaststoffe zu sich. 53% der Frauen und 67% der Männer haben einen zu hohen Body Mass Index (BMI) [15].

Dies ist von Bedeutung, weil bestimmte Nahrungsbestandteile Einfluss auf die Entgiftung und die DNA-Reparatur haben. Beispielsweise können Brokkoli, Blumenkohl und andere Gemüse Leberenzyme positiv beeinflussen, die bei der Ausscheidung karzinogener Substanzen eine Rolle spielen. Manche Stoffe aus der Nahrung beeinflussen den Insulinsignalweg, den Steroidhormonhaushalt oder Wachstumsfaktoren. V. a. Übergewicht und das metabolische Syndrom beeinflussen Hormonkaskaden [22].

Ein erhöhter Konsum von rotem oder verarbeitetem Fleisch (rotes Fleisch = alle Fleischsorten außer Geflügel), wie er in den westlichen Industrienationen verbreitet ist, scheint das Risiko für die Entwicklung eines kolorektalen Karzinoms (KRK) zu erhöhen. Es zeigte sich ein relatives KRK-Risiko von 1,9 für Personen mit der höchsten Verzehrmenge an Fleisch im Vergleich zu der Gruppe mit der niedrigsten konsumierten Menge [23]. Bei Fleisch und Fleischwaren steigt das Risiko insbesondere auch mit der Verarbeitung (z. B. zu Wurst) [15].

Die pathophysiologischen Mechanismen sind weitgehend unklar. Diskutiert wird ein Zusammenhang mit potenziell karzinogenen Inhaltsstoffen wie polyzyklischen aromatischen Wasserstoffverbindungen, entstanden durch den Gärungsprozess zubereiteter Fleischprodukte, und mit Nitriten und Nitraten sowie einer hohen Hämkonzentration im Stuhl [23].

Ergebnisse epidemiologischer Studien

Bezogen auf das kolorektale Karzinom gibt es besonders viele Daten zum Thema „Ernährung und Krebs". Die epidemiologischen Angaben sind hierzu aber teilweise widersprüchlich.

Eine Metaanalyse kommt zu dem Ergebnis, dass – nach Korrektur bezüglich anderer Einflussfaktoren – faserreiche Kost nicht mit einer signifikanten Reduktion des Risikos für kolorektale Karzinome assoziiert ist. Eine aktuelle Metaanalyse zeigt einen signifikanten, wenn auch geringen, protektiven Effekt einer Ernährung mit Obst und Gemüse [23]. Hingegen wird an anderer Stelle angegeben, dass eine Verdoppelung der Ballaststoffzufuhr bei zuvor geringer Aufnahme das Dickdarmkrebsrisiko um ca. 40 % vermindert [15].

Die vermehrte Aufnahme von Fisch und Geflügel scheint bezogen auf das kolorektale Karzinom einen protektiven Effekt zu besitzen [23].

Es konnte kein präventiver Effekt von Multivitaminpräparaten auf die Entwicklung von Magen- und kolorektalen Karzinomen gezeigt werden.

Eine aktuelle Metaanalyse bestätigt die Assoziation zwischen Alkoholkonsum von mehr als einem alkoholischen Getränk pro Tag und dem Risiko für ein kolorektales Karzinom.

Trotz zahlreicher positiver In-vitro-Daten lässt sich noch keine definitive protektive Wirkung von Grünem Tee hinsichtlich der KRK-Inzidenz ableiten [23]. Kaffee und Limonaden erhöhen das Darmkrebsrisiko nicht, selbst wenn sie täglich in großen Mengen zu sich genommen werden, fraglich jedoch in moderatem Ausmaße (schwarzer) Tee [27].

Evidenzen werden zur qualitativen Beurteilung zuweilen in vier Kategorien eingeteilt:
- überzeugende Evidenz
- wahrscheinliche Evidenz
- mögliche Evidenz
- unzureichende Evidenz

Nur die Kategorien „überzeugend" und „wahrscheinlich" gelten im engeren Sinne als primärprophylaktisch relevant [22].

Übergewicht erhöht überzeugend das Risiko für Krebserkrankungen des Ösophagus, des Dickdarms, der Brust postmenopausal, des Endometriums und der Nieren. Das Gleiche gilt bezogen auf Alkohol für Tumorerkrankungen im Mund, Pharynx, Larynx, Ösophagus, in der Leber und der Brust. Aflatoxine gelten als überzeugend Risiko erhöhend für Lebertumoren. Als wahrscheinlich protektiv werden Obst und Gemüse bezogen auf Krebserkrankungen im Mund, Ösophagus, Magen und in geringerer Ausprägung im Dickdarm angesehen. Konserviertes Fleisch erhöht wahrscheinlich das Risiko für Dickdarmtumoren, salzkonservierte Lebensmittel steigern wahrscheinlich das für Magenkarzinome und sehr heiße Getränke oder Speisen erhöhen wahrscheinlich das Risiko für Krebserkrankungen im Mund, Pharynx und Ösophagus. Eine mögliche, aber unzureichende protektive Evidenz bezogen auf die Entstehung von Krebserkrankungen besteht für Ballaststoffe, Soja und Fisch, Omega-3-Fettsäuren sowie diverse Vitamine und Spurenelemente und sekundäre Pflanzeninhaltsstoffe. Als möglicherweise krebserregend – dies aber mit unzureichender Evidenz – gelten tierische Fette [15].

Zählt man die Studien aus Reviews, in denen eine krebsprotektive Wirkung von Obst und Gemüse gefunden wurde und teilt diese Zahlen durch die jeweilige Gesamtanzahl der betrachteten Studien, so sind die Ergebnisse überzeugend für Krebserkrankungen der Lunge, des Larynx, des Oropharynx, des Magens, des Kolorektums, der Harnblase und des Pankreas. Niedriger ist dieser Anteil bezogen auf Mammakarzinome und noch geringer für Prostatakarzinome [20].

Eine entsprechende Rechnung kann man für Gemüse und Obst allgemein und aufgeschlüsselt nach verschiedenen Sorten bezogen auf eine inverse Assoziation mit dem Gesamtkrebsrisiko durchführen. Der Anteil der betrachteten Studien, in denen ein krebsprotektiver Effekt gefunden wurde, betrug für Gemüse allgemein 81%, für rohes und frisches Gemüse 85%, für rohes und frisches Obst allgemein 63%, für Zitrusfrüchte 65%. Besonders „wirksame" Gemüse (>70% der Studien) sind dabei (in absteigender Reihenfolge): Blattsalat, Zwiebelgemüse, Karotten, grünblättriges Gemüse, Tomaten und Brokkoli. Nur in 63% der Studien fand sich eine protektive Wirkung von Kohl und die „Verlierer" unter den Gemüsen waren Kartoffeln mit 42% und Hülsenfrüchte (Leguminosen) mit 39% der Studien [20].

Obst und Gemüse senken wahrscheinlich das Risiko für Tumoren in Ösophagus, Magen, Kolon (Rektum nur möglicherweise), Mund, Rachen, Kehlkopf und Lunge, möglicherweise auch das für Nierentumoren. Obst senkt eventuell das Risiko für Pankreas-, Prostata- und Blasentumoren.

Tomatenprodukte senken wahrscheinlich das Prostatakarzinomrisiko. Nichtstärkehaltige Gemüsesorten senken wahrscheinlich das Risiko für Ösophagus-Magen, Mund-, Rachen- und Kehlkopfkrebs. Das Magenkrebsrisiko und das Risiko für Kolonkarzinome ohne Rektum werden wahrscheinlich durch Knoblauch und Zwiebelgemüse gesenkt. Ballaststoffe in Form von Getreideprodukten senken wahrscheinlich das Risiko für Kolonkarzinome (ohne Rektum) und möglicherweise das Risiko für Magentumoren. Ballaststoffe insgesamt senken nur möglicherweise das Ösophaguskarzinom- und das Kolonkarzinomrisiko (ohne Rektum). Das Kolonkarzinomrisiko (ohne Rektum) wird wahrscheinlich auch durch Milchprodukte gesenkt [22]. Die regelmäßige Zufuhr größerer Mengen von Milch und Milchprodukten ist wiederum möglicherweise mit einem erhöhten Risiko für das Auftreten eines Prostatakarzinoms verbunden [11].

Die Evidenz eines krebspräventiven Potenzials von Vitaminen oder Spurenelementen aus Interventionsstudien ist schwach. Es gibt keine Hinweise dafür, dass eine Zufuhr von ihnen über das physiologische Niveau hinaus eine krebspräventive Wirkung hat [18]. Eine Supplementierung von Mikronährstoffen soll zum Einsatz kommen bei nachgewiesenem Mangel. Als Supportivum werden sie außerhalb von klinischen Studien nicht empfohlen [13].

Die Risiko senkenden Effekte von Vitaminen oder Spurenelementen, die in Beobachtungsstudien gesehen wurden, sind hauptsächlich auf die Risiko senkende Wirkung eines höheren Gemüse- und Obstverzehrs zurückzuführen [18].

Ein hohes Maß an mediterraner Ausrichtung der Ernährung war invers mit dem Auftreten von Magenkarzinomen assoziiert. Charakteristische Komponenten der mediterranen Diät waren in dieser Studie: Obst (einschließlich Nüssen/Samen), Gemüse (einschl. Kartoffeln), Hülsenfrüchte, Fisch (frisch oder gefroren, außer Fischprodukten/konserviertem Fisch) und Getreide. Auch der Olivenölkonsum wurde einbezogen. Für Nahrungsmittel, die nicht zur mediterranen Küche passten (Fleisch, Milchprodukte), invertierte man in dieser Studie die Punkteskala [7].

Eine tägliche Alkoholaufnahme von 25 g führte gegenüber einer Abstinenz mit Ausnahme der oberen digestiven Organe (Mund/Pharynx, Larynx, Ösophagus), der Brust und der Leber nicht zu einer Zunahme des Risikos für maligne Tumoren. Das Erkrankungsrisiko für Krebs in den oberen digestiven Organen war dagegen um bis zu 75 %, das Brustkrebsrisiko um 38 % und das Leberkrebsrisiko um 28 % bei Männern und sogar 97 % bei Frauen erhöht. Tägliche Alkoholmengen von 50 g ergaben ein 2- bis 3,5-fach höheres Krebserkrankungsrisiko für die genannten Tumorlokalisationen. Bei einer exzessiven täglichen Zufuhr von 100 g Alkohol ist das Risiko sogar 4- bis 9-fach erhöht. Ein solch hoher Alkoholkonsum ist auch mit einem ca. 35 % höheren Risiko für Magen- und Dickdarmkrebs sowie mit einem 50 % höheren Risiko für ein Eierstockkrebs bzw. 19 % höheren Risiko für maligne Prostatatumoren assoziiert [15].

Experten empfehlen, grundsätzlich wenig und nicht täglich Alkohol zu trinken. Männer sollten höchstens 20 g und Frauen höchstens 10 g Alkohol täglich zu sich nehmen (10 g Alkohol sind enthalten in 125 ml Wein oder 250 ml Bier) [11].

Insgesamt sind 5 % aller in Deutschland auftretenden Krebsfälle bei Männern und 6,8 % der Krebserkrankungen bei Frauen auf ein zu hohes Körpergewicht zurückzuführen.

Beim Risikofaktor Übergewicht variieren die Risikoanstiege je BMI-Einheit zwischen 2 % für postmenopausalen Brustkrebs, 3 % für Kolonkrebs, 6 % für Nierenzellenkrebs bis zu 10 % für maligne Tumoren des Endometriums. Entsprechend ergibt sich für Übergewichtige ($25 \leq BMI < 30 \, kg/m^2$) ein 12 % höheres Brustkrebsrisiko, ein 15 % höheres Kolonkrebsrisiko, ein ca. 35 % höheres Nierenzellenkrebsrisiko sowie ein 59 % höheres Risiko für Krebs des Endometrium. Bei Adipösen (BMI ≥ 30 kg/m²) belaufen sich die Risikoanstiege für die genannten Krebslokalisationen analog auf 25 %, 33 %, ca. 80 % bzw. 152 % [15].

Besonders bei Übergewicht in Kombination mit Diabetes mellitus besteht in Zusammenhang mit einer Insulinresistenz eine positive Beziehung zur Krebsinzidenz [16, 21].

4.2.2 Ernährung bei Tumorpatienten

„Jeder kann sich ausgewogen ernähren".

Stark verallgemeinert mag dies sogar zutreffen. Die Aussage übersieht jedoch, dass es eine ganze Reihe von Menschen gibt, die trotz guten Willens diese Empfehlung nicht ausreichend einhalten können. Dazu gehören in erster Linie alte Menschen und Menschen mit Krebserkrankungen. Besonders bei Krebspatienten gilt es zu berücksichtigen, dass Mangelernährung nicht erst als Folge der Therapie eintritt, sondern häufig bereits zum Zeitpunkt der Diagnose besteht.

Im Gegensatz zur Primärprävention von Tumoren, bei der eine Reduktion der Energiezufuhr zur Erreichung eines normalen Gewichts ein wichtiges Prinzip ist, sollte beim mangelernährten Tumorpatienten eine ausgewogene, aber eher hyperkalorische Kost angeregt werden. Die Grundsätze einer „gesunden" Ernährung können hierbei vorübergehend in den Hintergrund treten [5].

Mangelernährung bei Patienten mit Tumorerkrankungen führt zu erhöhter Morbidität, vermehrten Nebenwirkungen und verminderter Effektivität der Tumortherapie, erhöhter Mortalität, verminderter physischer Aktivität und beeinträchtigter Lebensqualität [28].

Das bedeutet, dass das vordringliche Ziel der Ernährungstherapie im Rahmen der Tumortherapie das Vermeiden einer Mangelernährung sein kann und nicht das Erlernen bzw. Einhalten einer gesunden Ernährung, zumal Patienten nach einer Operation sowie im Verlauf einer Chemo- und Strahlentherapie aufgrund der Funktionseinschränkungen sowie Therapienebenwirkungen oft nicht zufriedenstellend gesund ernährt werden können. Außerdem belegen Untersuchungen, dass Tumorpatienten mit eingeschränktem Ernährungszustand mit einem Fettanteil in der Ernährung von über 35 % ernährt werden sollen und nicht mit einer fettarmen Kost, da sie Fett besser als Kohlenhydrate verstoffwechseln können. Damit kann auch Muskelmasse erhalten bzw. wieder aufgebaut werden. Zumindest mangelernährte Tumorpatienten sollen demnach mit einer auf ihre individuellen Ernährungsbedürfnisse und -möglichkeiten abgestimmten „Wunschkost" ernährt werden, die ausreichend Energie- und Nährstoffe enthält. Ein im primärprophylaktischen Sinne gesunder Lebensstil, der auch eine ausgewogene Ernährung beinhaltet, ist daher teilweise erst in Anschluss an eine Tumortherapie indiziert, während einer Tumortherapie jedoch meist kontraindiziert und nicht einzuhalten [28].

Je nach Analyse nehmen bis zu 70 % der befragten Tumorpatienten einzelne oder mehrere Mikronährstoffe (oft Folsäure, Vitamin C, Vitamin E) als Nahrungsergänzung [4].

Nahrungsergänzung mit Mikronährstoffen kann sinnvoll sein, wenn über die normale Ernährung nicht genug Nährstoffe oder Energie aufgenommen werden, ist jedoch bei ausreichender und abwechslungsreicher Ernährung überflüssig. Bestimmte, insbesondere hoch dosierte, Nahrungsergänzungen können sogar gesundheitsschädlich sein [10].

Es gibt viele sogenannte „Krebsdiäten", die ihrer Bezeichnung nicht gerecht werden und bei kritischer Bewertung das ganze Spektrum von „gesunder Kost" bis zu „bedenklich, weil potenziell schädlich" durchlaufen [28].

Ziele der Ernährungstherapie bei Patienten mit Krebserkrankungen können sein:
- Allgemeinbefinden verbessern
- Lebensqualität verbessern
- Mangelernährung vorzubeugen oder begrenzen
- Zufuhr von Nährstoffen sicherstellen
- körpereigene Abwehrkräfte aufrechterhalten oder verbessern
- starke Gewichtsverluste verzögern oder vermeiden
- Ernährung an durch die Therapie hervorgerufene Veränderungen des Organismus anpassen
- durch die Therapie ausgelöste Nebenwirkungen lindern
- Freude und Genuss am Essen erhalten
- sinnvolle und hilfreiche Informationen über Ernährung bei Krebs liefern
- den Patienten Möglichkeiten bieten, aktiv zur Besserung ihres Gesundheitszustand beizutragen [10]

In Ratgebern für Patienten finden sich spezielle Tipps für die Ernährung bei
- Appetitlosigkeit und Geschmacksstörungen,
- unerwünschtem Gewichtsverlust,
- Geschmacksstörungen,
- Kau- und Schluckbeschwerden,
- trockenem Mund,
- Entzündungen im Mundbereich,
- Sodbrennen,
- Durchfall,
- Verstopfung [10] (siehe auch [29]).

Man findet hier auch Ernährungsempfehlungen für besondere Situationen:
- nach Entfernung des Magens
- nach Entfernung (Teilentfernung) der Bauchspeicheldrüse
- nach Operation am Dünndarm
- nach Operation am Dickdarm
- bei künstlichem Darmausgang
- Ernährung nach Knochenmarktransplantation [10]

Es gibt Hinweise zu Nahrungsmitteln (und Speisen), die
- unangenehme Gerüche fördern bzw. ihnen vorbeugen können.
- häufig zu Magen-Darm-Problemen führen [10].

Grundsätzlich wird bei Tumorerkrankungen, die mit Ernährungsproblemen einhergehen, empfohlen:
- Tagesbedarf auf mindestens fünf Mahlzeiten verteilen
- langsam essen und gut kauen
- sich Zeit zum Essen nehmen
- nicht zu heiß und nicht zu kalt essen und trinken
- Nahrungsmittel vermeiden, die man wissentlich nicht verträgt
- auf abwechslungsreiche Kost achten, um genug Nährstoffe zu sich zu nehmen [10]

Es werden Vor- und Nachteile von Trinknahrung diskutiert [10].

Details zu allen diesen Punkten können hier aus Platzgründen nicht aufgelistet werden. Klar ist jedoch, dass in Abhängigkeit von der individuellen Ausprägung und Komplexität eines Ernährungsproblems bei einem Tumorpatienten die Ernährungstherapie von enormer Bedeutung ist. Sie kann unspezifisch zur Lebensqualität des Patienten erheblich beitragen (ohne dass an dieser Stelle „Lebensqualität" bei Krebspatienten näher definiert werden müsste – siehe aber hierzu z. B. [17]). Sie kann aber darüber hinaus auch ein essenzieller Bestandteil der supportiven Therapie sein, ohne den „Lebensqualität" in mancher Hinsicht überhaupt nicht erreichbar wäre.

4.3 Bewegung

4.3.1 Bewegung in der Primärprävention von Krebserkrankungen

Studien über Krebs und Sport beziehen sich auf drei Themenbereiche:
- die Assoziation zwischen körperlicher Aktivität und Krebsrisiko
- die Effekte einer Bewegungstherapie als unterstützende Maßnahme während und unmittelbar nach der Krebsbehandlung
- die Entwicklung und Anwendung von Sportprogrammen für die Rehabilitation von Patienten [1]

Es wurde ein inverser Zusammenhang zwischen sportlicher Aktivität und allgemeiner Krebsinzidenz nachgewiesen [1]. Dieser bleibt auch nach Adjustierung für Alter, Rauchen, BMI, Alkoholkonsum und soziale Schichtzugehörigkeit erhalten [12].

Bei körperlicher Aktivität ist die Gewichtsabnahme nicht der wichtigste Erfolg, denn die kardiorespiratorische Fitness ist der eigentliche Haupteffektor auf die Mortalität. Übergewichtige Personen mit guter Fitness haben ein signifikant niedrigeres Mortalitätsrisiko als Normalgewichtige mit schlechter Fitness [25].

Der protektive Effekt von Bewegung im Hinblick auf das Auftreten von Krebserkrankungen ist in diversen Fällen von höherer Evidenz als der von Ernährungsfaktoren. Dies wurde gezeigt bei Brustkrebs, kolorektalem Karzinom und auf geringerem Gesamtniveau bei Prostatakrebs [11].

Physiologische Wirkmechanismen

Regelmäßige Bewegung senkt das Krebsrisiko über direkte, u. a. wahrscheinlich hormonelle, Mechanismen und indirekt über die Vermeidung von Übergewicht [15].

Als mögliche physiologische Wirkmechanismen eines potenziell günstigen Einflusses körperlicher Aktivität auf das Karzinomrisiko werden eine Steigerung der Insulinsensitivität, eine Reduktion bioverfügbarer Sexualhormone, eine Verbesserung der Immunfunktion, eine Regulierung antioxidativer Stoffwechselvorgänge, eine Steigerung der DNA-Reparaturkapazität sowie eine Abnahme chronischer Inflammation diskutiert. Die Komplexität der Einflüsse körperlicher Aktivität auf die Karzinogenese ist derzeit jedoch unzureichend untersucht [16].

Es konnte gezeigt werden, dass körperliche Betätigung direkt die Apoptoserate von Karzinomen erhöht. Auf epigenetischer Ebene führt Sport zu einer Hypermethylierung von Tumorsuppressorgenen, wobei die Effekte mit der Dauer der Jahre ansteigen, während derer das Sportprogramm durchgeführt wird [1].

Neben der Reduktion des insulinähnlichen Wachstumsfaktor-IGF-1-Spiegels und der Erhöhung des Spiegels vom IGF-Bindungsprotein zählt auch ein verbesserter Vitamin-D-Stoffwechsel zu den Wirkmechanismen der Karzinogenesebeeinflussung durch körperliche Aktivität [24].

Bei bereits bestehender Krebserkrankung führt ein stufenweises körperliches Muskeltraining zu einer Verstärkung der Muskelmasse und -stärke, Verminderung der proinflammatorischen Zytokine und Verstärkung der Phosphorylierung von intramuskulären Signalmolekülen. Hierdurch kann es zu einer Verminderung des durch das Karzinom ausgelösten Muskelabbaus kommen [12].

In der Literatur werden ferner positive Auswirkungen der bewegungstherapeutischen Maßnahmen auf ausgewählte Laborparameter bei Krebspatienten beschrieben. Die Steigerung der Hämoglobinkonzentration sowie die Aktivierung der Immunparameter, v. a. der natürlichen Killerzellen, konnten durch Studien nachgewiesen werden [24].

Ergebnisse aus der epidemiologischen Forschung

Ein hohes Maß an körperlicher Aktivität ist im Vergleich zu einem bewegungsarmen Lebensstil mit einem im Mittel um 30–40% verminderten Brustkrebsrisiko assoziiert [15].

Der Einfluss körperlicher Aktivität auf Mammakarzinome hängt auch von deren Hormonrezeptorstatus ab. Ein signifikant positiver Effekt von körperlicher Aktivität findet sich für hormonrezeptorpositive, weniger jedoch bezogen auf hormonrezeptornegative Mammakarzinome. In prospektiven Studien mit postmenopausalen Frauen verminderte eine höhere körperliche Aktivität das Mammakarzinomrisiko deutlich. Im prämenopausalen Fall ergab sich hingegen überwiegend keine Signifikanz [1]. Es wurde ermittelt, dass sich etwa 30% aller Fälle von Brustkrebs nach den Wechseljahren durch sportliche Aktivität und den Verzicht auf Hormontherapie vermeiden ließen [30].

Bei Frauen mit familiärer Vorbelastung war bezogen auf das Mammakarzinom hingegen nahezu keine signifikante Risikoreduktion erkennbar [16].

Zahlreiche Daten zeigen, dass durch regelmäßige körperliche Aktivität von 30–60 min/d (bzw. ca. sieben Stunden zügiges Spazierengehen pro Woche) eine mittlere relative Risikoreduktion hinsichtlich der Entwicklung kolorektaler Adenome und Karzinome von 40–50% erzielbar ist. Umgekehrt erhöht körperliche Inaktivität das Risiko für kolorektale Karzinome (KRK) [14, 23]. Auch nach Diagnosestellung verringert – laut Assoziationsstudien – Bewegung in Form von beispielsweise vier Stunden zügigem Spazierengehen pro Woche die Gesamtletalität von Patienten mit kolorektalem Karzinom im UICC-Stadium II und III [14].

Dabei führte in der Mehrzahl der Untersuchungen körperliche Aktivität zu einer Risikoreduktion für Kolonkarzinome, weniger eindeutig hingegen für Rektumkarzinome [14, 23].

Es konnte eine Korrelation zwischen Adipositas/erhöhtem BMI bzw. bei Frauen mit einer erhöhten Taillen-zu-Hüft-Relation (Waist to Hip Ratio), dem metabolischen Syndrom und der Entwicklung eines KRK gezeigt werden. In diesem Zusammenhang spielt wahrscheinlich v. a. die fehlende körperliche Aktivität bei zunehmendem Körpergewicht eine Rolle. Übergewichtige, die regelmäßig körperlich aktiv sind, hatten in einer Studie kein deutlich erhöhtes KRK-Risiko [23].

Nahezu alle Studien zum Bronchialkarzinom zeigten eine signifikante Risikoreduktion durch Sport, auch nach Adjustierung für das Rauchen [1].

Beim Prostatakarzinom sind die bisher publizierten Daten nicht eindeutig, die Mehrzahl der Studien zeigte jedoch eine Risikoreduktion durch Bewegung (um 0 – 30 % [15]). Männer, die während ihrer Arbeitszeit überwiegend körperlich tätig sind, entwickeln seltener ein Prostatakarzinom [2].

Für das Pankreaskarzinom und für Kopf-Hals-Tumoren ergab sich keine Korrelation des Krebsrisikos zur körperlichen Aktivität oder zum BMI [1].

Die gegenwärtigen Empfehlungen zur körperlichen Aktivität stützen sich auf epidemiologische Studien und legen nahe, mindestens 30 Minuten an den meisten Tagen der Woche moderat körperlich aktiv zu sein [16].

4.3.2 Körperliche Aktivität bei Tumorpatienten

Sportliche Aktivitäten wirken sich nicht nur auf die Krebsinzidenz, sondern auch auf Mortalität und Überleben aus. Ihr Einfluss nach einer Krebsdiagnose wurde in mehreren Beobachtungsstudien, meist an Brustkrebspatientinnen, untersucht. Dabei lag die Häufigkeit von Todesfällen bei Frauen, die nach der Diagnose moderate körperliche Aktivität zeigten, 24 – 67 % unter der von Frauen ohne körperliche Betätigung. Bei diesen Studien handelte es sich jedoch nicht um Interventionsstudien, sodass nicht ausgeschlossen werden kann, dass andere Einflussfaktoren vorlagen [1].

Beobachtungen zeigen, dass inaktive Darmkrebspatienten ein höheres Rezidivrisiko haben als körperlich aktive. Es wurde auch herausgefunden, dass Sportler mit kolorektalem Karzinom ohne Metastasierung länger leben. Andere Erkrankungen sind bzgl. einer prognostischen Verbesserung durch körperliche Aktivität noch nicht genügend untersucht. Sicher ist aber der positive Einfluss der Bewegung auf die Lebensqualität bei allen Krankheitsbildern, unabhängig von Stadium und Prognose [19].

Bewegungs- und sporttherapeutische Therapieansätze stellen hochwirksame begleitende Therapiemaßnahmen im onkologischen Setting dar. Neben der zum Teil wissenschaftlich gut belegten Wirksamkeit auf physiologischer Ebene können auch positive Effekte im Hinblick auf psychosoziale Endpunkte wie Depressivität, Ängstlichkeit und Distress in zahlreichen jüngeren Studien aufgezeigt werden. Besonders die häufig und stark beeinträchtigende Komplikation der psychophysischen Erschöpfung (Fatigue) kann wirksam mithilfe von strukturiertem körperlichem Training bekämpft werden. Darüber hinaus stellen sporttherapeutische Interventionsansätze für onkologische Patienten eine Möglichkeit dar, sich aktiv am Behandlungsprozess zu beteiligen. Auf diese Weise wird dem Patienten die Option eröffnet, die Rolle des passiv erlebenden „Objekts" zu verlassen und sich als aktiver und eigenverantwortlich Beteiligter der medizinisch-onkologischen Behandlung zu sehen. Die sich aus einer solchen Situation potenziell ergebenden Erfahrungen mit Blick auf Kontrollwahrnehmung, Selbstwirksamkeitserwartung und andere psychosoziale Ebenen sind vermutlich die bislang am stärksten unterschätzten Wirkungen eines körperlichen Trainings onkologischer Patienten [26].

Von den veröffentlichten Untersuchungen mit standardisierten Messinstrumenten berichteten etwa 90% von positiven Effekten von Sport auf Krebserkrankungen. Aufgrund der durch körperliche Anstrengung erreichten Ökonomisierung der Funktion kann die gleiche körperliche Arbeit mit viel geringerer Anstrengung absolviert werden. Körperliche Aktivität kann zu einer Erhaltung und häufig zu einer Steigerung der Belastbarkeit und Ausdauer auch erkrankter Personen führen. Regelmäßige körperliche Aktivität während der Therapie bewirkt eine Reduktion der behandlungsbedingten Beschwerden. Die Hypothese, körperliche Aktivität könnte durch eine verbesserte Immunfunktion einen therapeutischen Beitrag bei Tumorerkrankungen leisten, wurde hingegen nicht bestätigt [1].

Neuere Untersuchungen bestätigen, dass es sinnvoll ist, Krebskranke schon im Akutkrankenhaus zu aktivieren. Damit sind Vermutungen, dass frühzeitige Bewegung für die Betroffenen gefährlich sein könnte, widerlegt. Im Gegenteil, sie wird sogar empfohlen [9].

Sport und Bewegung sind wesentliche Therapieformen in der onkologischen Rehabilitation. Ihre Bedeutung liegt in der Überwindung von Schwäche und Abgeschlagenheit, der Wiedererlangung körperlichen und seelischen Wohlbefindens sowie der Bewältigung von Folgestörungen [24].

Bei Brustkrebspatientinnen führt nicht selten die Angst vor einem erhöhten Risiko für eine Lymphödementwicklung zu dem ärztlichen Rat, körperliche Aktivitäten speziell des Oberkörpers und der oberen Extremitäten einzuschränken. Alle neueren Studien zu dieser Fragestellung weisen jedoch darauf hin, dass diese pauschale Annahme nicht länger haltbar ist [24].

In einem Pilotprojekt wurden im Rahmen einer Fragebogenanalyse Patienten unter laufender palliativer Chemotherapie hinsichtlich Lebensqualität, körperlicher Aktivität und Akzeptanz einer Bewegungstherapie während der Therapie untersucht. Hierbei zeigte sich ein positiver Zusammenhang zwischen körperlicher Aktivität und Lebensqualität. Viele der Patienten führten eigenständig sportliche Aktivitäten unter der Palliativtherapie fort und bekundeten großes Interesse an individuell angepassten Trainingsprogrammen.

Ein spezielles Krafttraining in Verbindung mit einem individuellen Ernährungsprogramm kann die Entwicklung einer Tumorkachexie aufhalten, in manchen Fällen sogar umkehren. Durch die positive Wirkung der Bewegung auf die Psyche entstehen Rückkoppelungsmechanismen auf das Immunsystem, die Blutbildung und die allgemeine Befindlichkeit. Neue Resultate einer großen amerikanischen Sport- und Ernährungsstudie weisen auf eine positive Beeinflussung von DNA-Reparaturmechanismen hin [19].

Sehr gute Erläuterungen zum Nutzen von Sport bzw. körperlicher Aktivität finden sich auch in der Ratgeberliteratur:
- Nutzen von Bewegung und Sport auf körperlicher Ebene:
  - Herz-Kreislaufsystem verbessern
  - allgemeine Fitness verbessern
  - Beweglichkeit fördern und verbessern
  - Alltagsbewegungen und die Fähigkeit, sich fortzubewegen, fördern
  - Beweglichkeit und Gewandtheit verfeinern
  - Merk- und Gedächtnisfähigkeit verbessern
- Nutzen von Bewegung und Sport auf psychischer Ebene:
  - den eigenen Körper neu oder wieder kennenlernen
  - den eigenen (veränderten) Körper annehmen
  - Situationen mit niedergeschlagener Stimmung verringern
  - Angst abbauen
  - Selbstvertrauen in sich und den eigenen Körper aufbauen
  - Mut machen, wieder unter Menschen zu gehen
  - einen eigenen Beitrag zur Genesung leisten
- Nutzen von Bewegung und Sport auf sozialer Ebene:
  - Kontakt zu anderen fördern
  - die „Lust etwas zu tun" (Motivation) verbessern
  - Erfahrungen und Informationen mit anderen austauschen
  - soziale Abgeschiedenheit abbauen

- Spaß und Freude erleben
- Gruppenzusammengehörigkeit erleben

Es lassen sich hier auch Angaben über Wirkungen der einzelnen Trainings-Kategorien Ausdauertraining, Krafttraining, Koordinationstraining und Flexibilitätstraining sowie jeweils Empfehlungen hierzu entnehmen. Auch Hinweise zu Bewegung und Sport bei verschiedenen Krebsarten wie Brustkrebs, Prostatakrebs, Magen- und Darmkrebs, Lungenkrebs, Kehlkopfkrebs, Leukämie- und Lymphomerkrankungen sind dort zu finden [9]. Weiterführende praktische Hinweise lassen sich einem von Sportwissenschaftlern für Fachkreise herausgegebenen Buch [3] entnehmen.

Absolute Kontraindikationen für Sport bei Tumorpatienten sind akute Erkrankungen, akute Schübe bzw. Dekompensation bei chronischen Erkrankungen, Fieber, neu aufgetretene Schmerzen und unzureichend eingestellter Blutdruck bei Hypertonie. Relative Kontraindikationen sind Thrombopenie und Gerinnungsstörungen, Angina pectoris unter Belastung, pAVK (pAVK = periphere arterielle Verschlusskrankheit) mit Schmerzen unter Belastung, Gabe von Zytostatika am Tag des Sports, mediastinale/kardiale Bestrahlung, grippeähnliche Beschwerden bei Immuntherapien und instabile Epilepsie [24].

Insgesamt gilt für körperliche Aktivität bei Tumorpatienten, dass sie wesentlich zur Lebensqualität beitragen kann (zur Definition von „Lebensqualität" bei onkologischen Patienten siehe z. B. [17]). Darüber hinaus wird sie aber auch zunehmend als unabdingbar für das supportive Setting bei Patienten mit Krebserkrankungen anerkannt.

4.4 Praktische Hinweise zur Primärprävention von Tumorerkrankungen durch Ernährung und Bewegung

Die Empfehlungen der Deutschen Gesellschaft für Ernährung (DGE) zu Ernährung und körperlicher Aktivität in der Krebsprävention lauten:
- Gemüse und Obst: „Nimm 5 am Tag"
- Getreideprodukte mehrmals am Tag – am besten aus Vollkorn (Richtwert für die Ballaststoffzufuhr: 30 g/d)
- Fleisch und Wurstwaren in Maßen (nicht mehr als 500 g gekochtes rotes Fleisch/Woche [22])
- Alkoholkonsum nur gelegentlich und in kleinen Mengen (Männer 20 g/d, Frauen 10 g/d)

- Achten Sie auf Ihr Wunschgewicht!
- Bleiben Sie in Bewegung [15]!

Praktische Details zum Thema „Primärprävention von Tumorerkrankungen durch Ernährung" finden sich in einem 2011 neu aufgelegten Präventionsratgeber der Deutschen Krebshilfe [11].

Bezogen auf Sport bzw. körperliche Aktivität können viele einzelne Empfehlungen aus dem blauen Ratgeber „Bewegung und Sport bei Krebs" [9] (ebenfalls Stand 2011) auch für Gesunde hilfreich sein, die sich für Primärprävention durch Sport interessieren. Ähnlich zu beurteilen, ist ein weiterer Ratgeber, der von der Deutschen und Hessischen Krebsgesellschaft herausgegeben wurde [8]. Hier finden sich u. a. einige praktisch wichtige Statements zum Ausdauertraining:

Positive Auswirkungen von Ausdauertraining können sein:
- Verbesserung der allgemeinen körperlichen Leistungsfähigkeit und insbesondere der Leistungsfähigkeit des Herz-Kreislauf-Systems
- Verminderung des Ruhepulses und des Pulses bei gleich intensiver körperlicher Belastung (Das Herz arbeitet mit weniger Schlägen ökonomischer.)
- Abnahme des Blutdrucks
- Senkung des Körpergewichts bei Übergewicht
- Senkung erhöhter Blutfettwerte
- positive Effekte auf einen erhöhten Blutzucker
- Verbesserung des Muskelstoffwechsels, insbesondere der Fettverbrennung in den Muskelzellen
- Zunahme der Sauerstofftransportfähigkeit des Blutes

Um Trainingswirkungen zu erzielen, sind zu Beginn mindestens drei Trainingseinheiten pro Woche erforderlich. Optimal wäre es, vier- bis fünfmal pro Woche zu trainieren. Allerdings sollte man als Sporteinsteiger zu Beginn zwischen zwei Trainingseinheiten mindestens einen Tag Pause lassen, da sonst Muskeln, Sehnen und Gelenke überfordert werden.

Die Dauer von Ausdauerbelastungen bei mittlerer Intensität liegt bei mindestens 20 – 30 Minuten, besser 45 – 60 Minuten. Eine Belastung muss lange genug durchgehalten werden. Alle Belastungen unter 5 – 10 Minuten Dauer sind nicht wirksam, da sie Kreislauf und Stoffwechsel nicht lange genug aktivieren [8].

Weitere hilfreiche konkrete Hinweise können einer eigentlich für Diabetiker konzipierten Arbeit entnommen werden [25]: Die Verbesserung der Insulinsensitivität durch körperliche Aktivität hält nur bis maximal zwei Tage nach der Aktivität an (Anmerkung hierzu: Dies mag auch allgemein für metabolische Effekte von sportlicher Aktivität gelten.). Hinzu kommt, dass positive langfristige Trainingseffekte auf die Glukosehomöostase bereits nach 6–14 Tagen komplett verloren gehen.

Leitlinien für Diabetiker empfehlen Ausdauertraining daher dreimal pro Woche über jeweils 30–60 Minuten mit höchstens zwei Tagen Pause zwischen den Trainingseinheiten. Dies entspricht jedoch nur der von der American Diabetes Association empfohlenen minimalen therapeutischen Dosis und nicht der optimalen Therapie.

Bei Ausdaueraktivitäten sollte im aeroben Bereich trainiert werden, was einer Herzfrequenz von höchstens 70–80% der maximalen Herzfrequenz entspricht. Als Neueinsteiger bzw. als Untrainierter, Älterer oder Adipöser und um überhaupt einen Trainingseffekt zu erzielen, sollte man sich in einem Pulsbereich von 60–70% der maximalen Herzfrequenz bewegen. Die maximale Herzfrequenz kann näherungsweise mit der einfachen Formel 220 minus Lebensalter errechnet werden. Individuelle Abweichungen davon können z.B. vom Trainingszustand, Gewicht u.a. abhängen und müssen ggf. gesondert berücksichtigt werden.

Schwierig wird dieses Vorgehen jedoch bei Patienten, die mit bradykardisierenden Medikamenten wie Betablockern behandelt werden. Hier und auch generell gilt der Leitspruch, dass man nie völlig außer Atem kommen sollte, eine Unterhaltung sollte während der Aktivität möglich sein.

Bei körperlicher Aktivität ist die Gewichtsabnahme nicht der wichtigste Erfolg, denn die kardiorespiratorische Fitness ist der eigentliche Haupteffektor auf die Mortalität. Übergewichtige Personen mit guter Fitness haben ein signifikant niedrigeres Mortalitätsrisiko als Normalgewichtige mit schlechter Fitness [25].

Eine kardiologische Untersuchung (Ruhe- und Belastungs-EKG [EKG = Elektrokardiogramm]) ist für die Bestimmung der körperlichen Leistungsfähigkeit und die Trainingsgestaltung erforderlich. Bei älteren Patienten, Patienten mit Risikofaktoren für eine koronare Herzkrankheit sowie nach einer Hochdosis-Chemotherapie oder Behandlung mit kardiotoxischen Zytostatika (z.B. Anthrazykline, hoch dosiertes Cyclophosphamid) sind diese Untersuchungen unentbehrlich. Bei speziellen Situationen (belastungsbedingte Dyspnoe, Zustand nach Lungenteilresektionen, Verdacht auf Klappenfehler oder pulmonale Hypertonie) sollten die links- und rechtsventrikuläre Funktion mittels Echokardiografie evaluiert werden [1].

4.5 Schlusswort

Bei allen durchaus eindrucksvollen epidemiologischen Daten, die das Primärpräventionspotenzial von Ernährung und Bewegung bezogen auf Tumorerkrankungen im Einzelfall belegen, gibt es auch wiederum Gesamteinschätzungen, die teilweise ernüchternd sind: So wird bezogen auf das kolorektale Karzinom (KRK) festgestellt, dass bei optimistischer Einschätzung des Erfolgs sämtlicher möglicher Maßnahmen ein realisierbares Primärpräventionspotenzial bei einer Reduktion der KRK-Inzidenz um 18 – 31% in den nächsten 20 Jahren liegt. Eine weitergehende Reduktion der Morbidität lässt sich nur durch sekundärpräventive Maßnahmen (hier insb. Koloskopie-Screening) erreichen [23].

Es muss aber zugleich bemerkt werden, dass laut Umfragen nur etwa ein Fünftel der Bevölkerung über Möglichkeiten einer Primarprävention von kolorektalen Karzinomen informiert ist [23]. Ähnliches dürfte auch für das allgemeine Krebspräventionspotenzial von Ernährung und Bewegung gelten.

Ein wesentliches Ziel ist daher die umfassende Information über die verschiedenen Möglichkeiten, Krebserkrankungen durch Ernährung und Bewegung wirksam vorzubeugen. Insbesondere die Motivation zur Verhaltensänderung ist entscheidend.

4.6 Literatur

[1] Adamietz IA. Sport bei Krebspatienten. Onkologe 2010; 16: 189–204
[2] Alfort L. What men should know about the impact of physical activity on their health. Int J Clin Pract 2010; 64: 1731–1744
[3] Baumann FT, Schüle K, Hrsg. Bewegungstherapie und Sport bei Krebs. Leitfaden für die Praxis. Köln: Deutscher Ärzteverlag; 2008
[4] Biesalski HK. Mikronährstoffsupplemente bei onkologischen Patienten. Rationale für die Empfehlung. Onkologe 2008; 14: 45–57
[5] Biesalski HK, Zürcher G, Höffken K. Jeder kann sich gesund und ausgewogen ernähren. Onkologe 2008; 14: 7–8
[6] Boyle P, Lewin B, Hrsg. WORLD CANCER REPORT 2008 (World Health Organization). IARC Publications, Lyon, France, 2008. Im Internet: http://www.iarc.fr/en/publications/pdfs-online/wcr/2008/index.php
[7] Buckland G et al. Adherence to a mediterranean diet and risk of gastric adenocarcinoma within the european prospective investigation into cancer and nutrition (EPIC) cohort study. Am J Clin Nutr 2010; 91: 381–390
[8] Deutsche Krebsgesellschaft e.V., Hessische Krebsgesellschaft e.V. (Hg.). Sport und Krebs. Durch Wissen zum Leben. Broschüre, 3. Auflage, 3/2006. Im Internet: http://www.krebsgesellschaft.de/download/broschueren-sport_und_krebs.pdf

[9] Deutsche Krebshilfe e. V. (Hrsg.). Bewegung und Sport bei Krebs. Antworten. Hilfen. Perspektiven. Die blauen Ratgeber Nr. 48 (Stand 6/2011). Im Internet: http://www.krebshilfe.de/fileadmin/Inhalte/Downloads/PDFs/Blaue_Ratgeber/048_bewegung_sport.pdf

[10] Deutsche Krebshilfe e. V. (Hrsg.). Ernährung bei Krebs. Antworten. Hilfen. Perspektiven. Die blauen Ratgeber Nr. 46 (Stand 3/2011). Im Internet: http://www.krebshilfe.de/fileadmin/Inhalte/Downloads/PDFs/Blaue_Ratgeber/046_ernaehrung_krebs.pdf

[11] Deutsche Krebshilfe e. V. (Hrsg.). Präventionsratgeber Gesunden Appetit! Vielseitig essen – gesund leben. Stand 5/2011. Im Internet: http://www.krebshilfe.de/fileadmin/Inhalte/Downloads/PDFs/Praeventionsratgeber/402_appetit.pdf

[12] Fasching PA, Hübner J, Kleeberg UR. Körperliche Bewegung und Sport zur Prävention und Behandlung von Krebskrankheiten. Onkologe 2009; 15: 696–701

[13] Gröber U, Hübner J, Holzhauer P, Kleeberg UR. Antioxidanzien und andere Mikronährstoffe in der komplementären Onkologie. Onkologe 2010; 16: 73–79

[14] Halle M, Schoenberg MH. Körperliche Aktivität in der Prävention und Therapie des kolorektalen Karzinoms. Dtsch Ärztebl 2009; 106: 722–727

[15] Kluge S, Boeing H. Beitrag der Ernährung zur Primärprävention in der Onkologie. Onkologe 2004; 10: 139–147

[16] Kohler S, Leitzmann M. Körperliche Aktivität in der Tumorprävention. FORUM 2011; 26: 25–30

[17] Küchler T, Berend M. Lebensqualität in der Onkologie – Grundlagen und Anwendungsbereiche. Onkologe 2011; 17: 1155–1160

[18] Nöthlings U, Walter D, Bergmann M et al. Die Rolle von Vitaminen und Spurenelementen bei der Entstehung von Krebserkrankungen. Onkologe 2002; 8: 234–240

[19] Otto S. Sport und Krebs. Wie sieht die alltägliche Umsetzung aus? FORUM 2011; 26: 23–24

[20] Rechkemmer G. Fünf am Tag – Obst und Gemüse. Die Gesundheitskampagne mit Biss! Onkologe 2002; 8: 241–248

[21] Ristow M. Glukosestoffwechsel und Tumorwachstum. Onkologe 2008; 14: 22–30

[22] Schenk M. Krebsentstehung: Welchen Einfluss hat die Ernährung? Dtsch Med Wochenschr 2011; 136(S 03): S 80–S 84

[23] Ettrich T, Seufferlein T. Primäre und sekundäre Prävention sporadischer Kolorektaler Karzinome. Im Focus Onkologie; 14(11): 45–57

[24] Seifart U, Lotze C, Dauelsberg T. Sport und Bewegung in der onkologischen Rehabilitation Onkologe 2011; 17: 898–905

[25] Siegmund T. Körperliche Aktivität bei Typ-2-Diabetes. Effekt auf Risikoprofil und Wohlbefinden ist unschlagbar. InFo Diabetologie 2009; 3: 48–52

[26] Wiskemann J, Ulrich C, Steindorf K. Effekte körperlichen Trainings auf die Psyche von Krebspatienten. FORUM 2011; 26: 42–48

[27] Zhang X et al. Risk of colon cancer and coffee, tea, and sugar-sweetened soft drink intake: Pooled analysis of prospective cohort studies. J Natl Cancer Inst 2010; 102: 771–783

[28] Zürcher G. Krebsdiäten. FORUM 2006; 21: 49–51

[29] Zürcher G. Wann und wie sollen Tumorpatienten ernährt werden? Onkologe 2008; 14: 15–21

[30] Zylka-Menhorn V. Mammakarzinom. Bewegung und Hormonverzicht senken das Erkrankungsrisiko. Dtsch Ärztebl 2011; 108: A161

5 Der pflegerische Beitrag in Gesundheitsförderung und Prävention bei Menschen mit Behinderungen

Martina Hasseler

5.1 Hintergrund

In den letzten Jahren gerieten Fragen der gesundheitlichen und pflegerischen Versorgung von Menschen mit Behinderungen zunehmend in das Blickfeld gesundheitswissenschaftlicher, medizinischer und pflegewissenschaftlicher Diskussionen [4]. In einigen Veröffentlichungen werden Menschen mit Behinderungen als eine vulnerable Gruppe im Gesundheitswesen betrachtet, weil zum einen eine Reihe von Faktoren wie chronische Erkrankungen, sekundäre Erkrankungen, Versorgungs- und Betreuungssituation, ökonomischer Status u. ä. die medizinische und gesundheitliche Versorgung sowie den Gesundheitszustand beeinflussen [4]. Zum anderen erscheint der Zugang zu Gesundheitsversorgung von Menschen mit Behinderungen erschwert [18]. Internationalen Erkenntnissen zu Folge haben weltweit etwa 15,3 % der Bevölkerung eine moderate oder schwerere Behinderung. Es wird geschätzt, dass weitere 2,9 % eine schwere Behinderung haben [18]. Gleichwohl weisen die Autoren des WHO-Disability-Reports [18] daraufhin, dass die Datenlage nicht robust ist. Im internationalen Raum messen die Länder Behinderung mit unterschiedlichen Mitteln und legen unterschiedliche Definitionen von Behinderung zugrunde. Für Deutschland kann konstatiert werden, dass die Datenlage zur gesundheitlichen Situation von Menschen mit Behinderungen systematisch nicht umfassend ermittelt ist [4]. Daten des statistischen Bundesamtes zufolge sind etwa 6,9 Millionen Menschen in Deutschland als Schwerbehinderte mit einem Ausweis anerkannt [11]. Davon sind etwa 83,3 % durch Krankheiten und 2,2 % durch Berufskrankheit oder Unfall verursacht. Schätzungsweise 4,4 % der Behinderungen sind seit der Geburt vorhanden. Der größte Anteil mit 64,3 % fällt auf die körperlichen Schwerbehinderungen. Geistige und körperliche Behinderungen nehmen einen Anteil von 9,9 % ein [11].

Die Zunahme der Bedeutsamkeit von Menschen mit Behinderung in der Gesundheits- und Pflegeversorgung ist auch darauf zurückzuführen, dass die

Zahl schwerbehinderter Menschen in den letzten Jahren in Deutschland gestiegen ist. Von 1997 bis 2007 ist ein Anstieg von 4,5% zu verzeichnen [11]. Die höchste Behindertenquote wird für die über 80-Jährigen angegeben, die mit 34% angeführt wird [11]. Des Weiteren erreichen immer mehr Menschen mit geistiger Behinderung ein höheres Lebensalter [2]. Insgesamt gleicht sich die durchschnittliche Lebenserwartung von Menschen mit Behinderung der Lebenserwartung der Gesamtbevölkerung an [9]. Diese Entwicklung ist vor allem auf die sogenannte Schließung der „Generationenlücke" zurückzuführen, die sich aufgrund der Ermordung geistig behinderter Menschen in der NS-Diktatur entwickelt hatte [2]. Schätzungen zur Folge wird die Zahl von Senioren mit geistiger Behinderung bis zum Jahr 2030 zunehmen, die nicht mehr in Werkstätten für behinderte Menschen arbeiten können.

Fraglich ist, wie sie ihre erlernten Fähigkeiten und Kompetenzen weiterhin nutzen und erhalten können und welche Hilfen, Maßnahmen und Interventionen dafür notwendig sind [2]. Im Unterschied zur Gesamtbevölkerung entwickelt sich die Altersstruktur bei Menschen mit Behinderungen differenzierter, da sie in einem höheren Maße von genetisch-organologischen Ursachen, von der Art der Behinderung sowie der Entwicklung anregender Umwelten und vom Kompetenzerwerb behinderter Menschen abhängig ist [9]. So gibt die Datenlage Hinweise darauf, dass die Lebenserwartung von Menschen mit Behinderung umso geringer ist, je schwerer die geistige Behinderung ausgeprägt ist. Menschen mit einem Down-Syndrom haben demgemäß vielfach eine kürzere Lebenserwartung als Menschen mit anderen geistigen Behinderungen. Darüber hinaus treten demenzielle Erkrankungen bei Menschen mit einem Down-Syndrom zu einem früheren Zeitpunkt im Vergleich zur Gesamtbevölkerung auf und können sich schon bei der Altersgruppe 40- bis 50-Jährigen zeigen [14].

Zusammenfassend zeigt sich, dass die Gruppe der Menschen mit Behinderungen keine heterogene Gruppe ist und die Bedarfe in der Gesundheitsversorgung von unterschiedlichen Faktoren abhängig sind, wie Formen und Ursachen der Behinderungen. Menschen mit Behinderungen sind in der Gesundheitsversorgung als vulnerabel einzuordnen, da der Zugang zur Gesundheitsversorgung oftmals erschwert ist und unterschiedliche Faktoren die Gesundheitssituation der Betroffenen beeinflussen [4].

Nachfolgend wird zunächst die gesundheitliche Lage von Menschen mit Behinderungen erläutert, um die besonderen Bedarfe in der Versorgung herauszuarbeiten. In einem nächsten Schritt wird die Frage der Gesundheitsförderung und Prävention bei Menschen mit Behinderungen skizziert, um in einem abschließenden Kapitel den möglichen Beitrag der Pflege in Gesundheitsförderung und Prävention bei Menschen mit Behinderungen zu entfalten.

5.2 Gesundheitliche Lage und Versorgung von Menschen mit Behinderungen

Weltweit erleben Menschen mit Behinderungen Barrieren in der Gesundheitsversorgung im Vergleich mit der Gesamtbevölkerung, die in eine vergleichsweise schlechtere Gesundheitsversorgung mündet [3, 18]. Erschwerend kommt hinzu, dass die gesundheitliche Lage von Menschen mit Behinderungen differenzierter und komplexer zu beurteilen ist. So wirkt sich der Alterungsprozess auf einige Gruppen von Menschen mit Behinderungen stärker aus. Menschen mit einem Down-Syndrom zeigen u. a. eine höhere Alzheimer-Inzidenz in jüngeren Jahren als die Gesamtbevölkerung [14, 18]. Die Alzheimer-Prävalenz bei Menschen mit einem Down-Syndrom in der Altersgruppe 65 Jahre wird mit 50-75 % angegeben [14]. In einer anderen Studie wurde bei 40-jährigen Menschen mit einem Down-Syndrom eine Alzheimer-Prävalenz von 16,8 % belegt [14]. Auch wird die Mortalitätsrate von Menschen mit moderaten und schweren geistigen Behinderungen als dreimal so hoch im Vergleich zur Gesamtbevölkerung bewertet [17]. Die Lebenserwartung ist Sutherland et al. [12] zur Folge umso höher, je geringer der Unterstützungsbedarf ist.

Die zuvor erwähnte höhere Komplexität der gesundheitlichen Situation von Menschen mit Behinderungen ist unter anderem in einer Kombination von geistigen, körperlichen und psychischen Beeinträchtigungen begründet. Sekundärerkrankungen wie orale Probleme, Diabetes mellitus, hoher Blutdruck, Depression, Epilepsien, Herzerkrankungen, Krebs, Hör- und Sehprobleme, Frakturen, Probleme mit der Mobilität, Osteoporose oder Angstzustände sind bei Menschen mit Behinderungen häufiger als in der allgemeinen Bevölkerung zu finden [3]. Dieser Befund lässt sich auch in Befragungen zur Selbsteinschätzung der gesundheitlichen Situation feststellen. Demnach schätzen Menschen mit Behinderungen ihren eigenen Gesundheitszustand in der Mehrheit als schlecht oder sehr schlecht ein [3]. Gleichzeitig ist der Anteil an Übergewicht, physischer Inaktivität und anderen weniger gesundheitsförderlichen Lebensstilen bei Menschen mit Behinderungen höher [3]. Insbesondere bei Menschen mit Down-Syndrom ist die Übergewichts- und Adipositasprävalenz hoch. Lebensbedingungen wie Lebensstil, Wohnsituationen, geringere Bewegung, weibliches Geschlecht, Ausprägung der geistigen Behinderungen, Medikamente (Einnahme von psychotropen Medikationen, Antipsychotika, Antidepressiva, Antiepileptika) und sozioökonomischer Status scheinen das Risiko von Übergewicht und Adipositas zu beeinflussen. Als mögliche Gründe und Risikofaktoren für die höheren Gesundheitsprobleme bei Menschen mit Behinderungen werden folgende Punkte diskutiert: niedriger IQ, reduzierte motorische Fähigkeiten, Unfähigkeit, sich selbstständig zu ernähren, reduzierte kommunikative Kompetenzen und Selbstpflegefähigkeiten [12].

Die Barrieren in der Gesundheitsversorgung für Menschen mit Behinderungen sind vielfältig. Sie erhalten bspw. weniger häufig und regelmäßig Vorsorgeuntersuchungen wie Brustkrebsscreeninguntersuchungen, Mammografien, regelmäßige Gesundheits-Check-ups und Gesundheitsversorgung durch Allgemeinmediziner [3]. Tuffrey-Wijne et al. [16] identifizieren für Menschen mit geistigen Behinderungen ein Defizit in der Krebsvorsorge. Es ist weder bekannt, welche Informationsbedarfe Menschen mit Behinderungen zum Thema Krebs und Früherkennung haben, noch gibt es angemessene Informationsmaterialien für diese Zielgruppe, um ihnen eine informierte Entscheidung über die Maßnahmen und Interventionen zu geben. Des Weiteren behindert bereits die Gestaltung der Umwelten in den Einrichtungen der Gesundheitsversorgung, dass Menschen mit Behinderungen diese aufsuchen können [4]. Dazu zählen bspw. Treppen, Eingänge, Transportmöglichkeiten, Zugang zu persönlichen Assistenten o. ä. [4]. Einschränkend kommt hinzu, dass Untersuchungen zufolge Gesundheitsprofessionen ein geringes Wissen haben über Behinderungen und wie sie mit Individuen mit unterschiedlichen Behinderungen umgehen bzw. angemessen kommunizieren sollen [3]. Diese Problematik drückt sich u. a. darin aus, dass bspw. in Krankenhäusern eine wenig individuenorientierte Versorgung angeboten wird und Menschen mit Behinderungen in ihren Fähigkeiten und Kompetenzen nicht berücksichtigt und vielfach in eine von Gesundheitsprofessionen abhängige Position gedrängt werden [4]. Die defizitäre Gesundheitsversorgung von Menschen mit Behinderungen wird auch auf die mangelnde Qualifizierung von Gesundheitsberufen in Aus-, Fort- und Weiterbildung zurückgeführt. Das Thema Menschen mit Behinderungen wird in Qualifikationsangeboten kaum thematisiert, sodass ein umfassendes Wissen über Anforderungen und Ressourcen in der Gesundheitsversorgung behinderter Menschen bei den Gesundheitsprofessionen nur spärlich vorhanden ist [4].

5.3 Gesundheitsförderung und Prävention bei Menschen mit Behinderungen

Obwohl die Datenlage zur gesundheitlichen Lage von Menschen mit Behinderungen daraufhin weist, dass viele Gesundheitsbedarfe nicht erfüllt werden und hohe Optimierungspotenziale in der Gesundheitsversorgung vorhanden sind, ist das Thema Gesundheitsförderung und Prävention bei Menschen mit

Behinderungen kaum entwickelt. Die Autoren des WHO-Diability-Reports stellen fest:

„*Misconceptions about the health of people with disabilities have led to assumptions that people with disabilities do not require access to health promotion und and disease prevention.*" (WHO-Report 2011: 60).

Gesundheitsförderliche und präventive Maßnahmen und Aktivitäten sind selten auf Menschen mit Behinderungen fokussiert. Darüber hinaus behindern zahlreiche Barrieren Zugang zu entsprechenden Angeboten [18]. Beispielsweise sind nur wenige sportliche Aktivitäten oder Fitnessstudios für Menschen mit Behinderungen zugänglich. In Befragungen zeigt sich, dass Menschen mit Behinderungen kaum sportlich aktiv sind. Problematisch ist, dass der bewegungsarme Lebensstil sekundäre Erkrankungen wie Herz-Kreislauf-Erkrankungen, hoher Blutdruck, Diabetes Mellitus Typ II etc. befördern kann. Begriffe aus der Gesundheitsförderung wie bspw. Salutogenese oder Empowerment werden im Zusammenhang mit behinderten Menschen in der Heilpädagogik diskutiert. Dabei geht es jedoch überwiegend um die Selbstbestimmung, Selbstverwirklichung und um die kollaborative Partizipation sowie die Berücksichtigung von individuellen Ressourcen in alltäglichen Aktivitäten und Lebenszusammenhängen [4].

Die Literaturlage legt nahe, dass das Thema Gesundheitsförderung und Prävention noch nicht die Gesundheitsversorgung von Menschen mit Behinderungen erreicht hat. Nur wenige Veröffentlichungen setzen sich dezidiert damit auseinander. Auf die Problematik, dass Menschen mit Behinderungen weniger präventive Maßnahmen wie Vorsorgeuntersuchungen erhalten, wurde bereits im obigen Abschnitt hinweisen. Aus dem WHO-Disability-Report [18] kann der Befund entnommen werden, dass nicht nur Frauen mit Behinderungen weniger häufig Brustkrebs-Screening-Untersuchungen als Frauen in der Gesamtbevölkerung erhalten, sondern Männern mit Behinderungen werden auch weniger häufig Prostata-Screening-Untersuchungen zuteil [18]. Für Großbritannien benennt eine Veröffentlichung das Problem, dass behinderte Menschen mit einer Diabetes-Erkrankung seltener in den Genuss kommen, dass das Gewicht überprüft wird. Dieselbe Veröffentlichung stellt fest, dass bei behinderten Menschen mit koronaren Herzerkrankungen weniger häufig bspw. der Cholesterolwert untersucht wird [18]. Die orale Situation bei vielen Menschen mit Behinderungen geht mit dem Befund einher, dass zahnärztliche Vorsorgeuntersuchungen für diese vulnerable Gruppe in der Gesundheitsversorgung nicht so häufig wie erforderlich durchgeführt wird [18].

5.4 Rolle der Pflege in der Entwicklung von Gesundheitsförderung und Prävention für Menschen mit Behinderungen

Die längere Lebenserwartung von Menschen mit Behinderungen sowie die skizzierten komplexen Gesundheitssituationen legen nahe, dass sie in den unterschiedlichen Settings der Gesundheits- und Pflegeversorgung von pflegerischen Berufsgruppen betreut und versorgt werden. Professionelle Pflegekräfte haben in den meisten Sektoren und Situationen der Gesundheits- und Pflegeversorgung in aller Regel die längsten Kontaktzeiten mit Patienten, Klienten, Bewohnern, sodass die Frage des Beitrages der Pflege in Gesundheitsförderung und Prävention für Menschen mit Behinderungen als naheliegend erscheint. Studien weisen darauf hin, dass professionelle Pflegekräfte gegenüber Menschen mit Behinderungen eine eher komplexe Haltung einnehmen. Demzufolge scheinen Pflegekräfte gegenüber Menschen mit geistigen Behinderungen negativer als gegenüber Menschen mit physischen Behinderungen eingestellt zu sein. Vielfach betrachten Pflegekräfte das Thema Behinderung als nicht überaus relevant und ihnen scheinen die besonderen Bedarfe und Bedürfnisse von Menschen mit Behinderungen in der Gesundheitsversorgung nicht bewusst zu sein [4].

Gleichwohl weisen verschiedene Autoren Pflegekräften die Rolle zu, als Ansprechpartner für Gesundheitsförderung in der Behindertenhilfe zur Verfügung zu stehen sowie Menschen mit Behinderungen einen Zugang zur Gesundheitsversorgung zu ermöglichen [4]. Eine Wahrnehmung dieser Aufgaben kann in eine Förderung einer besseren Gesundheit resultieren und ist vor diesem Hintergrund ein wesentlicher Baustein in der Frage der Entwicklung von Gesundheitsförderung und Prävention für Menschen mit Behinderungen. Ganz allgemein wird empfohlen, dass Pflegekräfte durch einen personenzentrierte Versorgung und den Einbezug des sozialen Netzwerks die Gesundheitsbedarfe und -bedürfnisse von Menschen mit Behinderungen in der Gesundheits- und Pflegeversorgung ermöglichen [15]. Truesdale-Kennedy et al. [15] untersuchen in einer Studie das Wissen von Frauen mit einer geistigen Behinderung über Brustkrebs sowie ihre Erfahrungen mit Mammografien. Als ein Ergebnis zeigt sich, dass die Betroffenen in der Mehrheit eine positive Einstellung gegenüber Mammografie haben, aber die Prozedur durchaus negative Gefühle wie Ängste, Stress und ähnliches verursachen kann. Nach Ansicht der Autoren sind eine auf die Bedürfnisse der Zielgruppe angepasste Information sowie eine emotionale Unterstützung erforderlich. Es erscheint aus der Perspektive der Zielgruppe von großer Notwendigkeit zu sein, dass im Vorfeld Gespräche geführt werden und ihnen das Verfahren erklärt wird, damit sie es verstehen können. Die Autoren leiten daraus die Empfehlung ab, bereits vor dem Screening Informationsbesuche durchzuführen, in denen auch die Bedarfe der Betroffenen eingeschätzt werden können. Eine Aufgabe und Verantwortlichkeit für Pflegende liegt den Autoren zur Folge darin, für verstehbare und zugängliche Informationen zu sorgen. Mit anderen Worten, professionell Pflegende können die Aufgabe von Beratern und Koordinatoren für Menschen mit Behinderungen in der Wahrnehmung von Gesundheitsdienstleistungen übernehmen. Blomquist [1] identifiziert folgende stichwortartig genannten Aufgaben und Verantwortlichkeiten für Pflegende:

- Pflegende können die Zielgruppe darüber informieren, wie sie frühzeitig Symptome entdecken und wie sie ihre behandelnden Ärzte kontaktieren und mit ihnen kommunizieren können.
- Sie können Screenings in Bezug auf körperliche Entwicklung, Größe, Gewicht, Depression u. ä. durchführen und die Zielgruppen hinsichtlich Suchtmittelmissbrauch, Gewalt, Sexualität, Verhütungen, Depression, Selbstpflege und anderen Themen beraten und sie zur weiteren Diagnostik und Behandlung weiterleiten.
- Pflegende können über Medikamente beraten (Einnahme, Nebenwirkungen etc.)
- Pflegende können die Zielgruppe über Aktivitäten und Angebote in der Umgebung beraten.
- Pflegende können Familien darin unterstützen, Stressoren zu entdecken und über Wege nachzudenken, wie man diese vermeiden kann.

In wohnortnaher Versorgung haben Pflegende das Potenzial, als Brücke zwischen Menschen mit Behinderungen und ihren behandelnden Ärzten zu fungieren. Sie können bspw. Assessments durchführen, bei ärztlichen Terminen dabei sein und entsprechende Informationen weitergeben und weitere Arzttermine vereinbaren [5]. Dabei scheint es einem Projekt von Hunt et al. [5] zufolge von Bedeutung zu sein, dass Menschen mit Behinderungen vor Arztterminen auf die Untersuchungen und anderen Maßnahmen vorbereitet werden. Die Aufklärung über verordnete Medikamente wird als eine weitere wichtige Maßnahme betrachtet, um Therapieadhärenz zu erzeugen. Die Autoren führen aus, dass Menschen mit Behinderungen und Angstsymptomen oder auffälligen Verhaltensweisen, die bei diagnostischen Maßnahmen von Pflegekräften begleitet werden, weniger häufig Behandlungen oder andere therapeutische Maßnahmen ablehnen. Informationen über gesundheitsförderliche oder präventive Maßnahmen können von Pflegenden für Menschen mit geistigen Behinderungen angemessen aufbereitet und präsentiert werden. Eine weitere mögliche Maßnahme sind individuelle oder Gruppensitzungen zu Themen wie Brustkrebs, Sexualität, gesunde Nahrung, Bewegung aufklären und Informationen, die speziell für Menschen mit geistigen oder Lernbehinderungen aufbereitet werden [5].

Taua et al. [13] arbeiten heraus, dass die Gesundheitsversorgung von Menschen mit geistiger Behinderung erfordert, dass Gesundheitsprofessionen in der Lage sei müssen, auf die unterschiedlichen gesundheitlichen Bedarfe, mögliche Komorbiditäten sowie kommunikativen Anforderungen einzugehen. Als Ergebnis ihrer Literaturübersicht über Rolle und Funktionen von professionellen Pflegekräften in der Gesundheitsversorgung von Menschen mit geistigen Behinderungen und entsprechenden Komorbiditäten konstatieren sie:

„The advocacy and health promotion role of the nurse is central to effective health care, particularly in relation to the morbidity and mortality disparities faced by people with DD." (Taua et al. 2011:6).

Als Aufgaben und Verantwortlichkeiten identifizieren sie:
- Gesundheitsversorgung planen und koordinieren
- Vulnerabilität und Bedarfe in der Gesundheitsversorgung einschätzen, um die protektiven Faktoren der Menschen zu unterstützen
- Advocacy für die Menschen mit geistigen Behinderungen und dem näheren sozialen Umfeld übernehmen
- Verbindungen mit der Familie herstellen
- Informationen über Gesundheitsversorgungsinstitutionen weiterleiten
- Personenzentrierte und inklusive Gesundheits- und Pflegeversorgung durchführen

Jinks et al. [6] fokussieren sich auf das Thema Übergewicht bei Menschen mit geistiger Behinderung und welche Rollen, Aufgaben und Funktionen Pflegekräfte übernehmen können. Als ein Ergebnis ihrer integrativen Literaturübersicht extrahieren sie Studien, in denen unterschiedliche Maßnahmen durchgeführt wurden, um bei Menschen mit geistiger Behinderung eine Reduktion des Körpergewichts zu erreichen. Dazu zählen Maßnahmen wie Änderungen der Ernährung, körperliche Bewegung, Verhaltensänderung, Erlernen von Selbstkontrolle etc. Auf der Grundlage dieses Reviews schlussfolgern die Autoren, dass Pflegende eine Schlüsselrolle einnehmen, Menschen mit Behinderungen und ihre Familienangehörigen darin zu unterstützen, mehr gesundheitsförderliche Lebensstile zu übernehmen. Gleichwohl schränken die Autoren ein, dass es kaum eine Evidenz darüber gibt, welche Maßnahmen und Interventionen wirksam sind.

Gesundheitsförderliche und präventive Maßnahmen und Interventionen erfordern eine Änderung des Paradigmas in der gesundheitlichen und pflegerischen Versorgung von Menschen mit Behinderungen durch professionelle Pflegekräfte. Es ist erforderlich, dass es sich von einem eher medizinischen Modell von Menschen mit Behinderungen, die diese als Patienten klassifiziert und damit in krank und therapie- und pflegebedürftig und somit in passiven Empfängern von Gesundheits- und Pflegeversorgung einordnet, hin zu einem sozialen Modell von Behinderungen [8, 10] entwickelt. Das soziale Modell von Behinderung betrachtet die soziale Umwelt als elementar für die Auswirkungen der Behinderung. Dieses Modell basiert auf der Annahme, dass die Behinderung nicht ein Problem des Betroffenen darstellt, sondern durch die soziale Umwelt, deren Annahmen und soziale Umweltgestaltungen bedingt ist und die Barrieren vor allem durch die soziale Umwelt aufgebaut werden. Der Zugang zur Gesundheitsversorgung von Menschen mit Behinderungen wird in diesem Modell durch negative Annahmen, bestehende Praktiken und gesundheitspolitische Grundlagen verursacht. Im Gegenzug zum sozialen Modell der Behinderung ist das medizinische Modell für Menschen mit Behinderungen disempowernd [10]. Das soziale Modell erfordert, dass die Perspektiven der Betroffenen in die Gesundheitsversorgung einbezogen werden. Sie werden von Empfängern der Gesundheitsversorgung zu aktiven Partnern, die als Experten in ihren Gesundheitsproblemen betrachtet werden. Es betont die Kompetenz in der Entscheidungsfindung und Selbstpflegemanagement der Menschen, die mit einer Behinderung leben. Diese inklusive Perspektive verändert die Rolle der professionellen Pflegekraft von einer Durchführenden und Übernehmenden hin zu einem Partner in der Gesundheitsversorgung [8]. Für professionell Pflegende kann die Zugrundelegung des ICF (International Classification of Functioning, Disability and Health) in Theorie, Praxis und Qualifikation diese Perspektivenänderung ermöglichen. Es hat das Potenzial, dass pflegerische Berufsgruppen ein soziales Verständnis von Behinderung entwickeln, sodass sie kooperativ mit Menschen mit Behinderungen in der Gesundheitsversorgung zusammenarbeiten [7]. In der Praxis kann ICF darauf abzielen,

- Integrität und Funktion von körperlichen Funktionen zu erhalten und wiederherzustellen,
- Verschlechterungen des Gesundheitszustandes zu verhindern,
- Aktivitäten und Partizipation zu ermöglichen,
- Einschränkungen von Aktivitäten und Partizipation zu reduzieren oder zu minimieren [7].

Vor diesem Hintergrund kann das Programm ICF insbesondere für Gesundheitsförderung und Prävention mit den unterschiedlichen Konzepten wie Salutogenese, Empowerment u. a. eine gute theoretische Grundlage bieten, um eine zielgruppenorientierte Gesundheits- und Pflegeversorgung für Menschen mit Behinderungen zu offerieren, die den Bedarfen und Bedürfnissen entspricht.

5.5 Zusammenfassung und Ausblick

Das Thema Gesundheitsförderung und Prävention für Menschen mit Behinderungen befindet sich derzeit in der Entwicklungsphase. Für Menschen mit Behinderungen hat die eher defizitäre Gesundheitsversorgung zur Konsequenz, dass sich die gesundheitlichen Ungleichheiten mit Behinderungen im Vergleich zur Gesamtbevölkerung weiter auswirken. Es fehlt eine angemessene Versorgungsforschung, die über die Bedarfe inklusive angemessener und effektiver Angebote in Gesundheitsförderung und Prävention für Menschen mit Behinderungen berichten. In der Entwicklung von Angeboten in Gesundheitsförderung und Prävention für Menschen mit Behinderungen gilt es die komplexe Beziehung zwischen individuellen Risikofaktoren und Konstellationen sowie Determinanten der Umwelt auf Gesundheit und Lebensqualität zu berücksichtigen. Populationsbasierte Angebote und Maßnahmen wie Reduktion von Übergewicht, körperliche Bewegung, Krebsvorsorgemaßnahmen etc. sollten auf die Bedarfe von Menschen mit Behinderungen zugeschnitten sein.

Der pflegerische Beitrag zu Gesundheitsförderung und Prävention von Menschen mit Behinderungen wird zwar in der Literatur beschrieben, jedoch auf einer sehr allgemeinen Ebene. Es sind überwiegend Aufgaben in der Beratung, Anleitung, Koordination und Information, deren Effekte noch nicht belegt sind. Zusammenfassend bleibt zu konstatieren, dass pflegerische Gesundheitsförderung und Prävention für Menschen mit Behinderungen ein relevantes Thema ist. Pflegerische Berufsgruppen kommen sowohl in der Akut- wie Langzeitversorgung und Rehabilitation zunehmend mit Menschen mit Behinderungen in unterschiedlichen Settings der Gesundheitsversorgung wie Krankenhaus, wohnortnaher Bereich, Alten- und Pflegeheime etc. in Kontakt. Zukünftig zu entwickelnde Programme der Gesundheitsförderung und Prävention für diese Zielgruppe sollten nachfolgende Anforderungen erfüllen und wissenschaftlich in ihrer Wirksamkeit evaluiert werden:

- Heterogenität der gesellschaftlichen Gruppe Menschen mit Behinderungen berücksichtigen,
- auf einer theoretischen und konzeptionellen Grundlage beruhen,
- theorie- und evidenzbasiert sein,
- Menschen mit Behinderungen in der Entwicklung von Programmen und Maßnahmen einbeziehen,
- auf einem sozialen Modell der Gesundheitsversorgung beruhen,
- das Ziel verfolgen, Partizipation und Autonomie sowie erworbene Fähigkeiten und Kompetenzen zu erhalten.

Dafür ist auch erforderlich, dass zentrale Konzepte der Gesundheitsförderung wie Empowerment, Salutogenese u. ä. für Menschen mit Behinderungen in der Gesundheitsversorgung entwickelt und anwendbar gemacht werden, und Barrieren, Bedarfe und Bedürfnisse in Gesundheitsförderung und Prävention identifiziert werden, um zielgruppenorientierte Maßnahmen und Interventionen anbieten und zugänglich machen zu können.

5.6 Literatur

[1] Blomquist KB. Health and Independence of Young Adults With Disabilities. Orthopaedic nursing 2007; 26 (5): 296–309

[2] Dieckmann F. et al. Vorausschätzung der Altersentwicklung von Erwachsenen mit geistiger Behinderung in Westfalen-Lippe. Erster Zwischenbericht zum Forschungsprojekt „Lebensqualität inklusiv (e): Innovative Konzepte unterstützen Wohnen älter werdender Menschen mit Behinderung (LEQUI). Katholische Hochschule NRW, Abteilung Münster in Kooperation mit der LWL-Behindertenhilfe Westfalen gefördert durch das Bundesministerium für Bildung und Forschung; 2010

[3] Drum CE: Guidelines and Criteria for the Implementation of Community-Based Health Promotion Programs for Individuals with Disabilities. Am J Health Promotion 2009; 24.2.93–101

[4] Hasseler M. Gesundheitsförderung und Prävention in der Pflege – ein konzeptioneller Ansatz. Weinheim, München: Juventa, Beltz, 2011

[5] Hunt C et al. Community Nurse Learning Disabilities: A Case Study of the Use of an Evidence-Based Screening Tool to Identify and Meet the Health Needs of People with Learning Disabilities. J Intellect Disabil 2001

[6] Jinks A. et al. Obesity interventions for people with a learning disability: an integrative literature review. J Advanced Nursing 2010; 67 (4): 460–471

[7] Kearney PM, Pryor J. The International Classification of Functioning, Disability and Health (ICF) and nursing. J Advanced Nursing 2004; 46 (2): 162–170

[8] Mc Millan Boyles C et al. Representations of disability in nursing and healthcare literature: an integrative review. J Advanced Nursing 2008; 62 (4): 428–437

[9] Schulz-Nieswandt F. Alter(n) und Behinderung – Lebenserwartung und Altersstruktur behinderter Menschen. Kuratorium Dt. Altershilfe, Hrsg. Die demographische Entwicklung und ihre Auswirkungen auf ältere Menschen mit Behinderung. Fachtagung Behinderung und Alter. 2005: 42–53

[10] Scullion PA. Models of disability: their influence in nursing and potenzial role in challenging discrimination. J Advanced Nursing 2010; 66 (3): 697–707

[11] Statistisches Bundesamt. Statistisch der schwerbehinderten Menschen. Qualitätsbericht. Wiesbaden; 2009

[12] Sutherland G. et al. Health issues for adults with developmental disability. Research in Delopmental Disabilities 2002; 23: 422–445

[13] Taua C et al. Nurses`role in caring for people with a comorbity of mental illness and intellectual disability: A literature review. International Journal of Mental Health Nursing 2011; doi: 10 1111/j.1447-0349 2011 0079.x

[14] Torr J, Davis R. Ageing and mental health problems in people with intellectual disability. Current opinion in psychiatry 2007; 20: 467–471

[15] Truesdale-Kennedy M. et al. Breast cancer knowledge among women with intellectual disabilities and their experience of receiving breast mammography. J Advanced Nursing 2011; 67 (6): 1294–1304

[16] Tuffrey-Wijne I. et al. People with intellectual disabilities and their need for cancer information. European Journal of Oncology Nursing 2006; 10: 106–110
[17] Tyrer F. et al. Mortality in adults with moderate to profound intellectual disability: a population-based study. Journal of Intellectual Disability Research 2007; 51 (7): 520–527
[18] World Health Organization (WHO). World Report On Disability. Geneva, Switzerland; 2011

6 Public-Health-Strategien zur Verhinderung von aktinischen Keratosen und Hautkrebs – Appell für eine „UV-Allianz"

Oliver Macheleidt, Hans Joachim Hutt

Gemeinhin mag die Meinung vorherrschen, dass Public-Health-Strategien zur Prävention von sogenannten Zivilisationserkrankungen in unserer Gesellschaft von vornherein zum Scheitern verurteilt sind, bedeuten sie doch eine konsequente Verhaltensänderung, die oft nur schwer zu erreichen ist. So verfehlten z. B. bislang alle Ansätze ihr Ziel, eine übergewichtige Gesellschaft zu vermeiden. Im Gegenteil, offensichtlich sind wir trotz aller Bemühungen gar auf dem Weg von einer übergewichtigen zu einer adipösen Gesellschaft, mit all ihren kostenintensiven Folgeerscheinungen [3]. Es ließen sich weitere Beispiele finden, die ebenfalls fehlgeschlagen sind. Aktuell rückt ein neues, ebenfalls soziokulturell geprägtes Gesundheitsproblem in den Blickpunkt des gesundheitspolitischen Interesses: Die Belastung unserer Haut durch UV-Strahlung [5].

Diese neue Herausforderung unseres Gesundheitssystems ist geprägt durch das Schlagwort „Hautkrebs". Das Problem ließe sich analog dem Adipositas-Beispiel mit der provokanten Frage umschreiben: Sind wir durch ein verändertes Schönheitsideal und Freizeitverhalten sowie durch eine steigende Lebenserwartung nur scheinbar auf dem Weg zu einer hautgesunden „gebräunten" Gesellschaft, die in Wirklichkeit die UV-bedingten Folgeerkrankungen wie aktinische Keratosen, hellen Hautkrebs und maligne Melanome gar nicht mehr abwenden kann?

Die zunehmende Krankheitsbedeutung und -entwicklung durch UV-Schäden steht in der öffentlichen Wahrnehmung dabei scheinbar eher am Anfang. Tatsächlich ist sie, sozusagen „subkutan", bereits weit vorangeschritten. Aktuell detektiert das Gesundheitssystem lediglich die ersten klinischen Auswirkungen von Schädigungen, die aber individuell initial schon lange zurückliegen. Lässt sich diese Entwicklung durch Public-Health-Strategien im Sinne greifender Aufklärung und populationsbezogener Verhaltensänderung noch korrigieren?

In diesem Zusammenhang soll als Basis für zukünftige Diskussionen die aktuelle Datenlage vor allem um den Bereich der aktinischen Keratosen erweitert werden [13]. Dadurch soll eine Ganzheitlichkeit und Vollständigkeit erreicht werden, mit der diesem „Public Health Concern" aus Sicht der Autoren besser begegnet werden kann. Einige erfolgversprechende gesundheitspolitische Ansätze zur Lösung des Problems der zunehmenden Hautkrebsinzidenz, wie das seit 2008 etablierte gesetzliche Hautkrebs-Screening, existieren bereits. Das Ziel muss es aber sein, die Aktivitäten auf privater, wirtschaftlicher, gesellschaftlicher und institutioneller Ebene stärker im Rahmen einer gemeinsamen Public-Health-Strategie noch besser zu vernetzen.

Die Aufmerksamkeit der verantwortlichen Stakeholder soll daher auf einen in der Fachwelt bereits formulierten Ansatz gelenkt werden: Der Appell für eine „**UV-Allianz**".

Gewünscht ist ein runder Tisch, an dem alle relevanten Ansätze und Modelle zur Gesundheitsförderung Platz finden: die Gesundheitserziehung, die primäre Prävention, das flächendeckende Screening und die frühkurative Therapie. Oder auf institutioneller Ebene gedacht: eine Allianz zwischen den Kindergärten und Schulen, der wissenschaftlichen und medizinischen Fachwelt, der kosmetischen und pharmazeutischen Industrie, den Krankenkassen, den Medien und der Gesundheitspolitik.

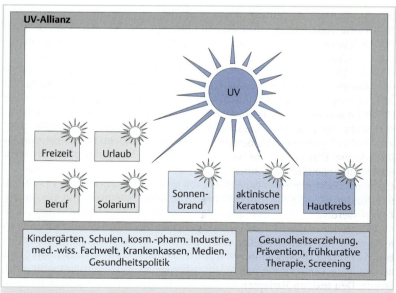

Abb. 6.1 Die UV-Allianz: Eine vernetzte Basis für Stakeholder und Bereiche gemeinsamer Aktivitäten.

Das interessante und vielversprechende an dieser Forderung, die so umfassend und unrealistisch klingen mag, ist die Ausgangslage, vor der wir stehen. Es müsste nämlich kaum eine Initiative neu gestartet werden. Betrachtet man die Interessen und existierenden Aktivitäten genauer, verfolgt jeder Stakeholder praktisch bereits das gleiche Ziel. Daher wird es eher entscheidend sein, alle Aktivitäten im Rahmen einer **UV-Allianz** zu vernetzen und zu koordinieren. Zur effektiven Verhinderung einer Überbelastung des Gesundheitssystems durch UV-Belastung, Sonnenbrände, aktinische Keratosen und die verschiedenen Formen des Hautkrebses bedarf es dann lediglich einiger übergeordneter Maßnahmen. Ein Umdenken als Voraussetzung ist womöglich gar nicht nötig. So wird eine aufkommende Versorgungsproblematik beschrieben, die aber gute Voraussetzungen für Lösungsansätze vorfindet und auf die sich das Gesundheitssystem bei effizienter Koordination gut einstellen kann.

6.1 UV-Schutz und lichtbedingte Hautschäden – aufbaufähiger Konsens

Um Handlungsstrategien der Gesundheitsförderung erfolgreich vorantreiben zu können, bedarf es neben dem gesellschaftspolitischen Konsens, selbstverständlich auch einer breiten medizinisch-naturwissenschaftlichen und versorgungsforschend-epidemiologischen Basis für effiziente Lösungsansätze. Im Bereich der UV-bedingten Lichtschäden der Haut scheint trotz fehlender endgültiger Beweise zumindest für einige Bereiche eine phänomenologische Datenbasis zu existieren, die als Grundlage für die Strategieentwicklung ausreichend ist, da sie von den meisten Interessenvertretern inhaltlich getragen wird.

So steht zunächst der Sonnenschutz als private Maßnahme zur Vorbeugung von UV-bedingten Hautschäden prinzipiell nicht in der fachlichen oder gesellschaftlichen Diskussion. Die verschiedenen Formen des textilen, physikalischen und chemischen Sonnenschutzes sind allgegenwärtig. Es soll aber andererseits nicht unerwähnt bleiben, dass die verschiedenen Maßnahmen untereinander und auch das Ausmaß ihres Einsatzes durchaus kontrovers diskutiert werden.

Die Entwicklung in diesem Segment schreitet stetig voran. So werben längst nicht mehr nur Textilhersteller von Outdoor-Bekleidung mit konkret angegebenen Lichtschutzfaktoren ihrer Produkte. Propagiert wird darüber hinaus die konsequente Verwendung von Kopfbedeckungen und Sonnenbrillen mit UV-Schutz. Den textilen Varianten folgt die kaum überschaubare Anzahl kosmetischer Angebote mit ihren verschiedenen physikalischen und chemischen Lichtschutzfiltern. Hier rankt sich der Diskurs um den prinzipiellen Einsatz von

Sonnenschutzprodukten bei Kindern, wie gefährlich penetrierende, sensibilisierende chemische Lichtschutzfilter sein können, welcher Lichtschutzfaktor ausreichend ist und wie man den UV-A-Lichtschutzfaktor bestimmen kann. Ist der stetig wachsende Markt an Sonnenschutzprodukten ein Zeichen des steigenden Bewusstseins oder handelt es sich lediglich um Vermarktungserfolge der Konsumgüterindustrie? Eine unterschätzte Gefahr der Lichtschutzprodukte für die Bevölkerung könnte darin liegen, dass diese Produkte einen nahezu vollständigen Schutz vor UV-Strahlung und deren Folgeerscheinungen auch bei längerer Aufenthaltsdauer in der Sonne suggerieren, der in Wirklichkeit so aber nicht gegeben ist [6].

Im Bereich des „privaten" UV-Schutzes ergeben sich also bei genauer Betrachtung eine Vielzahl ungeklärter Fragen, dennoch scheint in der breiten Öffentlichkeit zumindest grundsätzlicher Konsens über Sonnenschutzmaßnahmen zu herrschen. Es ist auch wichtig, dass die beteiligten Interessensvertreter zumindest einen Grundkonsens leben, um einen Schritt in der Konzertierung aller Maßnahmen voran zu kommen und nicht in Detaildiskussionen stecken zu bleiben. Für die hier angesprochene **UV-Allianz** scheint somit auf dieser Ebene die Konsensbildung möglich zu sein.

Im Rahmen des individuellen Sonnenschutzes wäre zunächst eine verstärkte schulische und familiäre Verhaltensschulung im Umgang mit UV-Licht wünschenswert. Es geht bei dieser Gesundheitsschulung nicht nur um die Vermeidung von sichtbaren Sonnenbränden, insbesondere in früher Jugend, sondern auch um die Aufklärung über die nicht sichtbaren Hautschäden, die sich durch übermäßige UV-Belastung entwickeln können. Ein über die Jahre letztlich entstehendes übervolles UV-Konto birgt ein hohes Gesundheitsrisiko für die Zukunft des Individuums.

Gesundheitserziehung, als Teil einer Public-Health-Strategie, die deutlich in das gewohnte Freizeitverhalten eingreift, ist allerdings erfahrungsgemäß schwer umzusetzen. Hier kollidiert der konkrete Wunsch, seine Freizeit unter freiem Himmel zu verbringen und in sonnige Länder zu reisen, mit dem abstrakten Risiko, später an verschiedenen Formen des Hautkrebses zu erkranken. Aufklärung soll aber auch helfen, übertriebene restriktive Maßnahmen zu unterbinden. So gibt es Überlegungen, dass es durch strikte Vermeidung von UV-Strahlen zu gesundheitlichen Schäden kommen könnte, wenn dieses Verhalten zu einer Unterversorgung mit Vitamin-D führt [8]. Die Medien haben dieses Thema bereits unter der Überschrift „Gute Sonne-Schlechte Sonne" aufgegriffen.

Abschließend seien noch zwei weitere wichtige Aspekte erwähnt: Das sich ändernde Schönheitsideal und die demografische Entwicklung.

Die Attraktivität von gebräunter Haut scheint ungebrochen. Nach wie vor symbolisiert sie Freizeit, Jugend, Aktivität und Gesundheit. Diese Assoziation wird vor allem durch die Werbung aufrechterhalten. Wer seinem braunen Teint nachhelfen will, kann dies im Solarium tun. Ob sich die Anzahl der Solarienbesuche zukünftig reduziert (nach der Einführung des Solariengesetzes dürfen Jugendliche unter 18 Jahren nicht mehr in kommerziell betriebenen Solarien sonnen) oder sich die Gesundheitsrisiken durch die kürzlich in Kraft getretene Solarienverordnung (Bundesgesetzblatt Nr. 37, 2011) messbar ändern wird, bleibt abzuwarten.

Die UV-bedingten Erkrankungen gehören, abschließend betrachtet, zu der Gruppe von Gesundheitsschäden, bei denen wir eine deutliche Zunahme sehen, auch weil die Lebenserwartung in der Bevölkerung gestiegen ist. Für das Gesundheitssystem und die Krankenkassen wird dieses Problem neben der steigenden Patientenzahl, durch den wachsenden Anteil älterer Versicherter noch verschärft. Diese demografische Entwicklung ist Fakt und die UV-bedingten Lichtschäden reihen sich in dieser Konsequenz zunächst in die Liste der nicht vermeidbaren Kernherausforderungen unseres Gesundheitssystems ein. Bei genauerer Betrachtung wird man aber hier feststellen, dass durch Vernetzung der heute schon durchgeführten Maßnahmen dieses Gesundheitsproblem wahrscheinlich kontrolliert werden kann.

6.2 Die aktinischen Keratosen und ihre strategische Bedeutung innerhalb der UV-Allianz

Haben die Schlagworte Sonnenbrand und Hautkrebs in der Gesellschaft noch einen hohen Bewusstseinsgrad, ist der Begriff **aktinische Keratosen** aber kaum bekannt. Die Bedeutung der aktinischen Keratosen für die Krankheitslast des UV-Problems kann momentan nur abgeschätzt werden, da sie noch nicht ausreichend untersucht ist. Es deutet vieles darauf hin, dass dieser Erkrankung eine wichtige strategische Rolle in der UV-Allianz zukommt. Zunächst sollen in diesem Beitrag aber die medizinischen Grundlagen der aktinischen bzw. solaren Keratosen näher beleuchtet werden.

Die aktinischen Keratosen (AK) sind eine Schädigung der Haut, die vornehmlich durch übermäßige (chronische) Exposition gegenüber UV-Strahlung hervorgerufen wird. Klinisch beobachtet man raue, schuppende Hautbereiche (Durchmesser ca. 2 mm bis 2 cm) die z. T. leicht erhöht und pigmentiert sind. Charakteristischerweise treten die Läsionen vor allem bei Menschen mit hellerer Haut ab mittlerem oder höherem Lebensalter an den Stellen auf, die besonders häufig dem Sonnenlicht ungeschützt ausgesetzt waren, so z. B. auf der Kopfhaut, im Gesicht oder am Handrücken [13].

Zur übermäßigen UV-Exposition kann es aufgrund einer beruflichen Außentätigkeit kommen; sie ergibt sich allerdings heutzutage oft auch, wie bereits beschrieben, aus dem Freizeitverhalten (beginnend mit Sonnenbränden in früherer Jugend). Zudem kann bei Immunsuppression das Risiko an AK zu erkranken, erhöht sein. Die Inzidenz chronischer Lichtschäden ist weltweit steigend [9]. Die Schätzungen über die Prävalenz von AK variieren dabei regional zum Teil erheblich [13].

Diese Veränderungen sind zu Beginn oftmals unauffällig oder subklinischer Natur. Aktinische Keratosen können als einzelne Läsionen auftreten, meist aber werden multiple Läsionen beobachtet, die sich in einem gemeinsamen Hautareal befinden („Feldkanzerisierung") [12]. Diagnostisch und therapeutisch sind AK heutzutage gut zu kontrollieren. Es werden topische Therapien, aber auch chirurgische und thermische Interventionen eingesetzt [13].

Man geht davon aus, dass es sich bei der AK zunächst um eine auf die Epidermis beschränkte Hautschädigung handelt, eine intraepidermale Proliferation atypischer Keratinozyten, die nur langsam fortschreitet, dann aber nach Jahren in eine Form des Hautkrebses (Plattenepithelkarzinom bzw. Spinaliom, engl. Squamous Cell Carcinoma; SCC) übergehen kann. Die überwiegende Zahl der Experten aus Dermatologie und Dermatopathologie schätzt die AK als Präkanzerose ein [10, 13]. Die Entwicklung eines – invasiven – Plattenepithelkarzinoms auf der Basis einer aktinischen Keratose ist seit langem bekannt. Exakte Zahlen liegen hierzu aber nur in begrenztem Umfang vor. Es wird berichtet, dass bis zu 60 % der SCC aus einer AK stammen [7]. AK als mögliche Vorläufer eines SCC zeigen ein mittleres Entartungsrisiko von 10 %; die Zeit für diese Progression wird auf ca. zwei Jahre geschätzt [11]. Unter Immunsuppression kann dieses Risiko ansteigen. Aus diesen Erkenntnissen ergibt sich die klare Indikation für eine Behandlung von aktinischen Keratosen. Leitlinien empfehlen daher durchgehend eine unverzügliche Intervention [13].

Die Prävalenz und vor allem die Inzidenz der AK müssen epidemiologisch wesentlich genauer bestimmt werden, um die Dimension dieser Erkrankung für Deutschland besser zu bestimmen. Es werden belastbare Daten benötigt, um abschätzen zu können, ob wir momentan nur die Spitze des Eisbergs sehen oder ob die aktuelle Inzidenz bereits das Ausmaß erahnen lässt [1]. Auf jeden Fall sind die aktinischen Keratosen wesentlich häufiger als die Formen des hellen Hautkrebses (Plattenepithelkarzinom und Basalzellkarzinom) oder gar des schwarzen Hautkrebses (malignes Melanom). Schätzungen gehen davon aus, dass nur der geringere Teil, der von AK betroffenen Patienten in ärztlicher Behandlung sind. Von daher muss das Krankheitsbild der aktinischen Keratosen eindeutig als unterversorgt bewertet werden, wobei das Ausmaß nicht klar ist. Ist die Läsion allerdings erst einmal erkannt, wird offenbar meistens auch therapeutisch eingeschritten. Die richtige Einschätzung der AK ist von hoher Bedeutung, da sie als wichtigster Risikofaktor für eine nachfolgende SCC-Erkrankung gilt.

Die AK ist überdies eine für das Gesundheitssystem strukturell interessante, zentrale Schnittstelle in der hier diskutierten Public-Health-Strategie. Auf der Ebene der AK vollzieht sich nämlich nicht nur medizinisch-histologisch ein Übergang in Richtung des hellen Hautkrebses (SCC), sondern hier tritt man auch vom privaten UV-Schutz kommend in den relevanten Behandlungsbereich der gesetzlichen Krankenkassen ein. Bei der AK handelt es sich um die erste medizinisch behandlungsbedürftige Auswirkung einer dauerhaft übermäßigen UV-Bestrahlung. Ein starker Sonnenbrand könnte auch behandlungsbedürftig sein, stellt aber in diesem Zusammenhang als singuläres Ereignis lediglich eine Akuterkrankung dar, von der man die weiteren Folgen nicht kennt.

Die AK ist ganz grundsätzlich auch deshalb wichtig, da sie sich nicht im Verborgenen vollzieht, sondern für den Arzt erkennbar und auch effektiv therapierbar ist. Es liegen verschiedene gut beschriebene Therapien vor [13]. Zudem werden stetig neue Therapieformen eingeführt, die das Spektrum nochmals erweitern. Kommt der Patient allerdings erst im Stadium des Hautkrebses in die Therapie, liegen weit weniger erfolgversprechende Behandlungsmaßnahmen vor.

Im Rahmen der UV-Allianz erscheint es besonders wichtig, die UV-Schäden spätestens auf der Ebene der aktinischen Keratosen zu behandeln, da es sich dabei quasi um eine frühkurative Behandlung des Spinalioms handelt. Man kann davon ausgehen, dass diese Behandlung dem Gesundheitssystem viele Kosten ersparen kann. Dies müsste aber noch in entsprechenden Untersuchungen gezeigt werden. Generell gilt aber, dass der effektiven frühkurativen Therapie der aktinischen Keratosen als Präventivmaßnahme eine besondere Bedeutung zukommt.

Die AK wäre überdies ein Brückenbauer im **UV-Allianz**-Netzwerk. Die Erkrankung stellt eine klassische Schnittstelle zwischen Patienten, niedergelassenen Ärzten und Industrie dar. Die Teilgruppen in den thematisch äußeren Randbereichen der hier diskutierten UV-Allianz wären wegen der komplexen Strukturen deutlich schwerer zusammenzubringen: Gesundheitserziehung und Allgemeinbevölkerung einerseits und medizinische Fachgesellschaften, Universitäten und Gesundheitspolitik andererseits.

Eventuell stellt die AK auch die Ebene dar, auf der weitere wichtige Mitspieler aus den verschiedenen Gesundheitsbereichen ins Team geholt werden können, so z. B. Krankenkassen, Pflegeheime und Apotheker.

Insbesondere wäre eine bessere Einbindung des Apothekers in die Primärprävention, Vorsorge und Aufklärung wünschenswert. Hier liegt großes Potenzial brach, da die Apotheker gut ausgebildet sind und es durch die zahlreichen Apotheken viele Anlaufstellen für Gesundheitsratsuchende gibt. Die hervorragende Reputation gegenüber der Allgemeinbevölkerung würde einen wichtigen Brückenschlag ermöglichen. Im Kontext der vielen bereits bestehenden Ansätze müssten hier allerdings Anreize geschaffen werden, wie es erfolgreich beim Arzt (s. nachfolgende Beschreibung des gesetzlichen Hautkrebs-Screenings) schon gelungen ist.

Erlangt die AK diese Ebene in der UV-Allianz nicht, muss befürchtet werden, dass bei derartiger ambulanter Unterversorgung im Kontext der UV-bedingten Hautschäden unkalkulierbare Kosten für das Gesundheitssystem entstehen.

6.3 Gesetzliches Hautkrebs-Screening

Im Juli 2008 wurde in Deutschland ein Hautkrebs-Screening zu Lasten der gesetzlichen Krankenkassen eingeführt. Es ermöglicht den Versicherten über 35 Jahre, alle zwei Jahre eine Screening-Maßnahme für die verschiedenen Formen des Hautkrebses in Anspruch zu nehmen. Gefahndet wird hierbei nach dem malignen Melanom (schwarzer Hautkrebs) und den beiden Formen des hellen Hautkrebses, dem Plattenepithelkarzinom (SCC) und dem Basalzellkarzinom (BCC). Das Screening wird von Dermatologen oder speziell ausgebildeten und zertifizierten Allgemeinmedizinern durchgeführt, wobei im Verdachtsfall auf Hautkrebs die Überweisung an den Facharzt erfolgt.

Diese Form des gesetzlichen Hautkrebs-Screenings ist einzigartig in Europa. Allein die Durchführbarkeit eines solch breiten flächendeckenden Screening-Programms warf anfänglich Fragen auf, auch wenn die Ergebnisse des großen schleswig-holsteinischen Pilotversuchs sehr vielversprechend waren. Nach den ersten positiven praktischen Erfahrungen des bundesweiten Screenings konnte unlängst bestätigt werden, dass die Praktikabilität gegeben ist [4]. Über die weiteren Ergebnisse wie z. B. den Zeitpunkt der Detektion von verschiedenen Hautkrebsfällen oder Einsparungen bezüglich der Behandlungskosten und schließlich die mögliche Reduktion der Mortalität werden zukünftige Analysen und die Evaluation des Hautkrebs-Screening Auskunft geben.

Offenbar sind aber die Rahmenbedingungen günstig. Einige davon sollen hier genannt werden.

Es handelt sich um ein Screening, das durch den Patienten gut angenommen wird. Man geht heute davon aus, dass über 30 % der Berechtigten davon bislang Gebrauch gemacht haben [2]. Ein Wert der besser ist als bei anderen Vorsorgemaßnahmen, aber andererseits sicherlich noch verbesserungsbedürftig. Weiterer Nachholbedarf ergibt sich aus einer Umfrage aus dem Jahre 2010, in der über die Hälfte aller Berechtigten gar nicht über dieses Screening informiert waren. Weiterhin ist es günstig, dass die Grundform des Screenings von den Krankenkassen komplett übernommen wird, wobei es Unterschiede in den Leistungen der Krankenkassen gibt. So bieten einige die Leistung z. B. schon ab dem 16. Lebensjahr an [2].

Ein Vorteil dieser Screening-Maßnahme ist auch, dass die Erstuntersuchung nicht invasiv ist und keine weiteren Risiken in sich trägt. 95 % der teilnehmenden Patienten empfanden das Screening als völlig problemlos. Der Nutzen des Screenings wurde als wesentlich größer als die damit verbundenen Umstände bewertet. Dies ist ein klarer Vorteil gegenüber anderen Maßnahmen aus dem Bereich Darmkrebsvorsorge oder Brustkrebs-Screening, die ja auf verschiedenen Expertenebenen heftig diskutiert werden.

Die flächendeckende Verfügbarkeit ist beim Hautkrebs-Screening gegeben, da neben den Fachärzten auch Allgemeinmediziner an der Durchführung beteiligt sind. Durch ein qualitativ hochwertiges Schulungsprogramm ist es dem Allgemeinmediziner möglich, das diagnostisch Notwendige zu erlernen und die Screening-Maßnahmen durchzuführen. Aufgrund der zu erwartenden Patientenzahlen wurde angenommen, dass die niedergelassenen Dermatologen aus Kapazitätsgründen möglicherweise nicht in der Lage gewesen wären, dieses Screening-Programm zu schultern. Allerdings werden aktuell ca. 80 % aller Screenings von Dermatologen durchgeführt. Zusätzlich zur Flächendeckung ist erwähnenswert, dass nicht nur Hochrisikogruppen gescreent werden, sondern praktisch alle.

An der Beteiligung auf Arztseite erkannt man, dass dieses Programm offensichtlich auch für den Arzt attraktiv ist, ein wesentliches Merkmal um den Erfolg des Programms zu sichern. Einer Umfrage zufolge kalkuliert man aktuell 340 Screenings pro dermatologischer Praxis pro Quartal, der Erstattungsbetrag der Grunduntersuchung beträgt zwischen 21,20 € und 25,00 € je nach Krankenkasse [2].

Das Screening-Programm hat sich durch verschiedene Maßnahmen der Leistungserbringer und Krankenkassen offensichtlich schon recht gut in das Gesundheitsbewusstsein der Bevölkerung eingebettet.

6.4 Weitere Rahmenbedingungen für die UV-Allianz

Wer kümmert sich eigentlich um Hauterkrankungen? Unstrittig ist, dass der Dermatologe Diagnose und Therapie wesentlich besser gestalten kann als ein Nichtdermatologe. Dies ist auch nicht anders zu erwarten. Allerdings macht es die große Prävalenz und Inzidenz der Hauterkrankungen unmöglich, dass die Dermatologen allein alle Präventionsaufgaben leisten können. So müssen vor allem Allgemeinmediziner und Pädiater auch bei präventivmedizinischen dermatologischen Fragestellungen mit ins Boot geholt werden, wobei immer der Dermatologe einbezogen werden sollte, wenn sich konkrete Verdachtsfälle ergeben.

Auch wenn die Zahl der Dermatologen in Deutschland im Vergleich zu anderen europäischen Ländern wesentlich höher ist, sollte man für eine erfolgreiche Public-Health-Strategie nicht auf die anderen für die Gesundheitsversorgung und Aufklärung relevanten Gruppen verzichten und sie im Rahmen des medizinisch Sinnvollen an der Umsetzung der Präventionsstrategie beteiligen.

Als Binsenweisheit gilt, dass Prävention in einem möglichst frühen Stadium stattfinden sollte. Bei Hautkrankheiten ist dies tatsächlich oftmals früher und leichter möglich als bei anderen Organen, da das Organ gut von außen zugänglich ist und Veränderungen frühzeitig beobachtet werden können. Überdies kann z. B. das Hautkrebs-Screening durch die Selbstbeobachtung unterstützt werden, da die meisten malignen Melanome nach einfachen Regeln relativ gut erkannt werden können. Prävention und Kuration haben deshalb gute Chancen.

Im Fall von UV-bedingten Hautschäden sollte das Hautkrebs-Screening aber nur die zeitlich letzte Maßnahme darstellen. Zunächst stellt die Vermeidung von übermäßiger UV-Bestrahlung und Sonnenbränden die beste Prävention vor aktinischen Keratosen und Hautkrebs dar. Der Kausalzusammenhang mit chronischen Lichtschäden ist belegt und kann zunehmend besser kommuniziert werden. Um besser abzuschätzen wie erfolgreich diese Vernetzung aller an der Prävention von Hautkrebs Beteiligten sein könnte, müsste sie versorgungswissenschaftlich begleitet werden.

Hier ist für die Zukunft zu erwarten, dass die Gesundheitspolitik z. B. mit dem Arzneimittelmarktneuordnungsgesetz (AMNOG) die Versorgungsforschung generell stimulieren wird, da neue therapeutische Lösungen ihren Zusatznutzen im Versorgungsalltag belegen müssen.

Die Versorgungsforschung muss also zeigen, ob neben dem Hautkrebs-Screening die frühkurative Therapie der aktinischen Keratosen das zweite wichtige Standbein sein kann, mit dem eine sich abzeichnende Lawine der UV-bedingten Hautschäden kontrolliert werden kann, die sonst auf der Ebene des Hautkrebses endet. Zusätzlich müssen weitere Modelle und Projekte entwickelt werden, damit die verschiedenen existierenden Systeme noch besser ineinander greifen können, um weitere Fortschritte in der dermatologischen Gesundheitsförderung zu erzielen.

Viele wichtige Bereiche der UV-Vorsorge sind in diesem Artikel z. B. das Berufsleben und die arbeitsmedizinischen Möglichkeiten in der Prävention von AK und Hautkrebs aus Platzgründen nicht eingehend beschrieben worden. Dies gilt auch für das Setting des Kindergartens.

Abschließend darf in der UV-Allianz die viel beschworene Patientenzentrierung nicht nur auf dem Papier stehen, sondern der Patient oder besser das gesunde Individuum wird beim UV-Schutz von Anfang an in die Pflicht genommen. Der größte und wichtigste Teil der Prävention liegt in seiner Hand. Die Elemente der Therapie der aktinischen Keratosen und das gesetzliche Hautkrebs-Screening sind nur nachgeschaltete Elemente.

Die hier diskutierte „UV-Allianz" stellt zusammenfassend ein ganzheitliches Versorgungsmanagement dar, das auch anderen strukturellen Problemen standhalten könnte. Die Vernetzung kann z. B. einem drohenden Ärztemangel fachlicher oder vor allem regionaler Art vorbeugen und helfen die Maßnahme dauerhaft effizient durchführen zu können.

Die Autoren begrüßen es sehr, dass mit Hilfe des Bundesamts für Strahlenschutz an dem weiteren Aufbau der „UV-Allianz" gearbeitet wird und dass die verschiedenen medizinischen Fachgesellschaften und Arbeitsgruppen das Thema UV-Hautschutz sehr engagiert bearbeiten.

Aus Public-Health-Sicht kann dieser Arbeit wie dargelegt viel Erfolg prophezeit werden, sofern es gelingt, entsprechende nachhaltige Bewusstseins- und Verhaltensänderungen in allen Settings (vom Kindergarten bis zum Altersheim) zu erzielen und die Aktivitäten zu vernetzen. Unter Einbeziehung aller Kommunikationsmöglichkeiten und weiterer Partner z. B. aus der Industrie könnte das Netzwerk erweitert und der präventionsmedizinische Outcome beschleunigt werden.

6.5 Literatur

[1] Augustin M. Expertengutachten: Krankheitswert-Analyse Aktinische Keratosen. Krankheitslast, Risikobewertung und Versorgungsbedarf aktinischer Keratosen in Deutschland. Evidenzbasierte versorgungswissenschaftliche Expertise. 2010. Auftraggeber: Deutsche Dermatologische Gesellschaft (DDG), Berufsverband der Deutschen Dermatologen (BVDD) http://www.uptoderm.de/uptoderm/doclink/4219/Studie_Versorgungsbedarf_aktinischer_Keratosen.pdf
[2] Augustin M, Stadtler R, Reusch M et al. Skin cancer screening in Germany-perception by the public. J Dtsch Dermatol Ges 2011; 9: 1–8
[3] AWMF Leitlinie (S 3) 050-001: „Adipositas – Prävention und Therapie", 2007 (in Überarbeitung). Im Internet: http://www.awmf.org/leitlinien
[4] Breitbart EW, Waldmann A, Nolte S et al. Systematic skin cancer screening in Northern Germany. J Am Acad Dermatol 2012; 66 (2): 201–211. Epub 2011 Nov 8
[5] Bundesamt für Strahlenschutz. Themenbereich Optische Strahlung Informationskampagne: Sonne – aber sicher!, 2009-2012. Im Internet: http://www.bfs.de/de/uv/sonne_aber_sicher
[6] Bundesinstitut für Risikobewertung. Stellungnahme: UV-Filtersubstanzen in Sonnenschutzmitteln. 2003. Im Internet: http://www.bfr.bund.de/cm/343/uv_filter_in_sonnenschutzmitteln.pdf
[7] Cockerell CJ. Pathology and pathobiology of the actinic (solar) keratosis. Br J Dermatol 2003; 149 Suppl 66: 34–36
[8] Deutsche Gesellschaft für Ernährung e. V. (DGE) . Stellungnahme: Vitamin D und Prävention ausgewählter chronischer Krankheiten. 2011. Im Internet: http://www.dge.de/pdf/ws/DGE-Stellungnahme-VitD-111 220.pdf
[9] Diepgen TL. Epidemiology of chronic UV-damage. J Dtsch Dermatol Ges 2005; 3 (Suppl. 2): S 26–31
[10] Feldman SR, Fleischer AB Jr. Progression of actinic keratosis to squamous cell carcinoma revisited: clinical and treatment implications. Cutis 2011; 87(4): 201–207
[11] Fuchs A, Marmur E. The kinetics of skin cancer: progression of actinic keratosis to squamous cell carcinoma. Dermatol Surg 2007; 33(9): 1099–1101
[12] Guenther ST et al. Cutaneous squamous cell carcinomas consistently show histologic evidence of in situ changes: a clinicopathologic correlation. J Am Acad Dermatol 1999; 41(3): 443–448
[13] Stockfleth E et al. Guideline for the management of actinic keratosis – Update 2011. Subcommittee of the European Dermatology Forum. Im Internet: http://www.euroderm.org/edf

7 Zwischen Gesundheit und Sozialem – Vernetzung im Kontext früher Hilfen

Tilman Brand, Vivien Kurtz und Tanja Jungmann

7.1 Hintergrund

Trotz einer großen Zahl an Versorgungsangeboten in den deutschen Gesundheits- und Sozialsystemen und der erheblichen öffentlichen Mittel, mit denen sie finanziert werden, sind die Leistungen der Systeme in mancher Hinsicht nicht zufriedenstellend. Leistungen oder Maßnahmen doppeln sich, greifen nicht sinnvoll ineinander oder Klienten bzw. Patienten gehen im Versorgungsprozess verloren, weil sie nicht effektiv weiter vermittelt werden. Eine systematische Vernetzung der Angebote und Leistungen bietet Chancen zur Effizienzsteigerung der Versorgungssysteme, da beispielsweise Doppelungen vermieden werden, sowie eines passgenaueren Zuschnitts der Hilfe für die Nutzer. Vernetzung ist seit den 1990er Jahren zu einem häufig verwendeten Schlagwort für neue Steuerungsformen jenseits von Markt und Staat geworden [1]. Initiativen der Gesundheitsförderung haben sich auf europäischer Ebene bereits erfolgreich dieser Steuerungsform bedient [2].

Durch die Versäulung gemäß den Sozialgesetzbüchern haben sich in Deutschland unterschiedliche Hilfesysteme ausdifferenziert, die eine deutliche Trennung zwischen gesundheitlichem und sozialem Sektor markieren. Dramatische Fälle von Kindesmisshandlungen und -vernachlässigungen mit Todesfolge haben Informationslücken, Handlungsunsicherheiten und ungeregelte Zuständigen an der Schnittstelle zwischen dem gesundheitlich-medizinischen und dem sozialen Bereich in den Fokus gerückt. Als Reaktion auf diese Vorfälle hat die Bundesregierung das Aktionsprogramm „Frühe Hilfen und soziale Frühwarnsysteme" aufgelegt [3]. Frühe Hilfen richten sich an sozioökonomisch oder gesundheitlich belastete Eltern mit Kindern zwischen null und drei Jahren. Sie zielen auf die Prävention und Früherkennung von Kindesmisshandlung und -vernachlässigung und die Stärkung elterlicher Erziehungskompetenzen ab. Neben dem Ausbau und der Evaluation einzelner Angebote „früher Hilfen" war die systematische Verzahnung zwischen gesundheitsbezogenen und Jugendhilfeleistungen zur Stärkung des Kinderschutzes ein explizites Ziel des Aktionsprogramms [4]. Niedergelassene Gynäkologen, Hebammen, Kinderärzte sowie Geburts- und Kinderkliniken repräsentieren Beispiele für Angebote des Gesundheitswesens, die frühzeitig Kontakt zu jungen, belasteten Eltern haben. Auf der anderen Seite stellen psychosoziale Beratungsangebote wie Schwangerenkonflikt- oder Erziehungsberatung, Angebote der Familienbildung, Hilfen zur Erziehung wie die sozialpädagogische Familienhilfe, aber auch die Arbeitsagenturen Beispiele für Angebote des sozialen Bereichs dar, die Unterstützung für belastete Eltern leisten können [5].

Wie sind die bestehenden gesundheitsbezogenen und sozialen Angebote im Kontext „früher Hilfen" aber mit einander vernetzt? Welches sind ihre zentralen Akteure und wer steht eher am Rand des Netzwerks? Welche Akteure fungieren als Verbindungsglieder zwischen den beiden Sektoren? Zur Beantwortung dieser Fragen werden im folgenden Kapitel Ergebnisse einer empirischen Netzwerkanalyse präsentiert.

7.2 Methoden

7.2.1 Stichprobe

Zur Erfassung der Vernetzung zwischen den einzelnen Akteuren im Kontext früher Hilfen wurde eine postalische Fragebogenbefragung durchgeführt. Zielgruppe der Befragung waren gesundheitliche und soziale Versorgungs- und Unterstützungsangebote mit Kontakt zu sozial benachteiligten (werdenden) Eltern. Dazu zählten niedergelassene Frauen-, Haus- und Kinderärzte ebenso, wie freiberuflich tätige Hebammen. Als Institutionen im gesundheitlichen Bereich wurden die Geburts- und Kinderkliniken sowie der kommunale öffentliche Gesundheitsdienst, vertreten durch die Gesundheitsämter, einbezogen. Im sozialen Bereich wurden der Allgemeine Soziale Dienst der Jugendämter sowie Angebote der freien Träger der Jugendhilfe, z. B. Schwangerenkonfliktberatung, Erziehungsberatung, Angebote der Familienbildung sowie stationäre Hilfen (Frauenhäuser, Mutter-Kind-Häuser) angeschrieben. Spezifische Angebote früher Hilfen, wie z. B. Familienhebammen, wurden als gesonderte Kategorie betrachtet. Allgemein- und berufsbildende Schulen, insbesondere deren Schulsozialarbeiter und -psychologen, sowie einzelne Angebote zur beruflichen Integration und Reintegration junger Erwachsener wurden ebenfalls berücksichtigt. Aufgrund ihres regelmäßigen Kontakts zu sozial benachteiligten, jungen Familien wurden auch die Arbeitsagenturen in die Befragung einbezogen.

7.2.2 Vorgehen

Die Netzwerkbefragung erfolgte im Rahmen des Modellprojekts „Pro Kind" [6, 7], einem der Modellprojekte des Bundesaktionsprogramms „Frühe Hilfen und soziale Frühwarnsysteme". Ende April 2008 wurden insgesamt n = 1715 Personen aus den oben genannten Berufsgruppen oder Institutionen in neun niedersächsischen und Bremer Kommunen angeschrieben und gebeten, einen beiliegenden Fragebogen auszufüllen und in einem frankierten Briefumschlag zurückzusenden. Bis Ende Juni 2008 kamen n = 414 Fragebögen zurück. Dies entspricht einer Rücklaufquote von 24 %. Weitere 53 Fragebögen wurden von der folgenden Analyse ausgeschlossen, da die Befragten aufgrund ihrer Position oder Tätigkeit keine relevanten Einschätzungen zur Vernetzung vornehmen konnten, sodass insgesamt n = 361 Fragebögen zur Verfügung standen (21 %).

Neben Fragen zur Vernetzung wurden auch spezifische Fragen zum Empfehlungsverhalten in Bezug auf das Modellprojekt „Pro Kind" gestellt, die bereits an anderer Stelle berichtet wurden [8].

7.2.3 Fragen zur Vernetzung

In Bezug auf die konkrete Art der Beziehung ist Vernetzung ein unbestimmter Begriff. In dieser Befragung wurde Vernetzung in drei Beziehungsarten untergliedert:
- **Kontakt** zu anderen Angeboten aus dem gesundheitlichen oder sozialen Sektor
- **Weiterempfehlung** von Klienten oder Patienten an diese Angebote
- **Qualität** der Zusammenarbeit mit diesen Angeboten (falls Kontakt bestand)

Die Einschätzung der Befragten erfolgte getrennt zu jeder der drei Beziehungsarten anhand einer vorgegeben Liste gesundheitlicher oder sozialer Angebote oder Institutionen (Fixed Choice) [9], um die Befragung so kurz wie möglich zu gestalten. ▶ Abb. 7.1 zeigt einen Ausschnitt aus dem Fragebogen. Die Einschätzungen erfolgten auf einer vierstufigen Skala. Die Abstufungen für die Kontakthäufigkeit und das Weiterempfehlen waren: 1=gar nicht, 2=selten, 3=häufig, 4=sehr häufig. Für die Qualität der Zusammenarbeit („Wie hilfreich finden Sie die Zusammenarbeit mit folgenden Berufsgruppen oder Institutionen?") wurde folgende Abstufung verwendet: 0=kein Kontakt (von der Analyse ausgeschlossen), 1=gar nicht hilfreich, 2=wenig hilfreich, 3=hilfreich, 4=sehr hilfreich.

In der Netzwerkanalyse unterscheidet man zwischen ungerichteten bzw. symmetrischen und gerichteten bzw. asymmetrischen Beziehungen. Bei unge-

> **5.1: Kontakthäufigkeit**
> Wie häufig haben Sie mit den folgenden Berufsgruppen oder Institutionen im Rahmen Ihrer eigenen Arbeit **Kontakt**? Die Kontakte können persönlich, telefonisch, postalisch oder per E-Mail erfolgen.
>
> | | gar nicht | selten | häufig | sehr häufig |
> |---|---|---|---|---|
> | GynäkologInnen | ☐ | ☐ | ☐ | ☐ |
> | AllgemeinmedizinerInnen | ☐ | ☐ | ☐ | ☐ |
> | Kinderärzte/Innen | ☐ | ☐ | ☐ | ☐ |
> | Krankenhäuser | ☐ | ☐ | ☐ | ☐ |
> | Hebammen | ☐ | ☐ | ☐ | ☐ |
> | Gesundheitsamt | ☐ | ☐ | ☐ | ☐ |
> | Jugendamt/allgemeiner sozialer Dienst | ☐ | ☐ | ☐ | ☐ |
> | freie Träger der Jugendhilfe/Beratungsstellen | ☐ | ☐ | ☐ | ☐ |
> | Agentur für Arbeit | ☐ | ☐ | ☐ | ☐ |
>
> **Abb. 7.1** Auszug aus dem Fragebogen (Kontakthäufigkeit) Brand, T., Jungmann, T. (2008) Fragebogen für Multiplikatoren. Hannover: KFN

richteten Beziehungen sind beide Akteure gleichzeitig Sender und Empfänger, bei gerichteten Beziehungen sind Sender und Empfänger zu unterscheiden. In dieser Untersuchung ist die Kontakthäufigkeit eine ungerichtete Beziehung und die Weiterempfehlungen und Einschätzungen der Qualität der Zusammenarbeit sind gerichtete Beziehungen.

7.2.4 Auswertungsmethoden

Die Einschätzungen der Befragten wurden nach Zugehörigkeit zu den einzelnen Berufsgruppen und Institutionen aggregiert und das arithmetische Mittel gebildet. Die gemittelten Bewertungen der Kontakthäufigkeit, der Empfehlungshäufigkeit und der Qualität der Zusammenarbeit wurden in eine Actor-by-Actor-Matrix überführt, sodass wechselseitige Einschätzungen der befragten Berufsgruppen zu diesen drei Aspekten simultan ausgewertet werden konnten [9].

Zur netzwerkanalytischen Auswertung wurde UCInet 6 benutzt [10]. Für die Bestimmung der Zentralität einzelner Akteure wurden als netzwerkanalytische Maßzahlen der Degree und die Betweenness gewählt [9, 11].

- Der **Degree** ist ein einfaches Maß für den Grad der Zentralität eines Akteurs. Er ergibt sich aus der Summe der Beziehungen bzw. der Beziehungsintensität zu den anderen Akteuren. In dieser Untersuchung ist der Degree die Summe der mittleren Ratings eines Akteurs zu den anderen Akteuren im Netzwerk. Ein hoher Degree gibt eine hohe Zentralität an. Bei gerichteten Beziehungen unterscheidet man zwischen dem **Indegree**, z. B. die bei einem Akteur eingehenden Vermittlungen, und dem **Outdegree**, z. B. die von einem Akteur ausgehenden Vermittlungen.

- Die **Betweenness** basiert auf der Wahrscheinlichkeit, mit der ein Akteur als Mittler oder Brücke für den Kontakt zwischen zwei anderen Akteuren im Netzwerk agiert. Eine hohe Betweenness eines Akteurs gibt also an, dass dieser ein wichtiges Verbindungsglied zwischen den anderen Beteiligten darstellt. Für die Berechnung der Betweenness wurden die mittleren Ratings für die Kontakthäufigkeit und Empfehlungsintensität am Skalenmittelpunkt (2,5) dichotomisiert. Aus inhaltlichen Gründen wurde die Betweenness für die Qualitätsbewertungen nicht berechnet.

Da es um eine übergreifende Darstellung der Vernetzung zwischen Gesundheit und Sozialem im Kontext früher Hilfen geht, wurde auf eine Auswertung getrennt nach kommunaler Zugehörigkeit an dieser Stelle verzichtet.

7.3 Ergebnisse

7.3.1 Kontakthäufigkeit

Gemessen am Degree sind die Geburts- und Kinderklinken und das Jugendamt die zentralen Akteure im Kontaktnetzwerk (▶ Tab. 7.1). Relativ gering integriert in den gesundheitlichen und sozialen Sektor erscheinen die Arbeitsagenturen, aber auch die Hebammen und die Gynäkologen.

Die Visualisierung des Kontaktnetzwerks und die Betweenness-Werte verdeutlichen zum einen die Trennung zwischen den gesundheitlichen und den sozialen Akteuren des Netzwerks (z. B. weniger starke Verbindungen zwischen Kliniken und Jugendamt oder schwache Verbindungen zwischen Gynäkologen und Jugendamt) und zum anderen die wichtige Brückenfunktion, die die Jugendämter zwischen Akteuren des Gesundheits- und anderen Akteuren, wie z. B. Beratungsstellen, aus dem Sozialsystem einnehmen (▶ Tab. 7.2 und ▶ Abb. 7.2).

Tab. 7.1 Degree der Netzwerkakteure.

Berufsgruppe/Institutionen	Kontakt	Empfehlungen		Qualität	
	Degree	Outdegree	Indegree	Outdegree	Indegree
Gynäkologen	19,5	22,3	22,2	27,5	27,1
Hausärzte	20,6	21,1	22,7	28,9	28,4
Kinderärzte	22,6	21,3	26,4	26,6	31,8
Kliniken	24,6	21,2	23,3	29,9	30,9
Hebammen	19,3	20,9	21,8	28,6	31,2
Gesundheitsamt	21,7	22,2	20,5	31,9	28,6
einzelne frühe Hilfen	20,8	25,1	19,5	30,9	30,1
Jugendamt	24,1	24,7	26,2	30,4	31,2
Beratungsstellen/freie Träger	20,8	23,8	24,7	30,3	31,1
Arbeitsagenturen	18,3	21,9	18,7	27,5	23,7
Schulen/Berufsbildung	19,9	22,9	21,4	30,4	28,8

Tab. 7.2 Betweenness der Netzwerkakteure.

Berufsgruppe/Institutionen	Kontakt	Empfehlungen
Gynäkologen	0,5	13,2
Hausärzte	0,0	0,5
Kinderärzte	3,3	33,2
Kliniken	17,3	3,5
Hebammen	0,5	3,0
Gesundheitsamt	0,0	0,0
einzelne frühe Hilfen	0,0	13,7
Jugendamt	21,3	40,3
Beratungsstellen/freie Träger	4,0	13,7
Arbeitsagenturen	0,0	0,0
Schulen/Berufsbildung	4,0	3,0

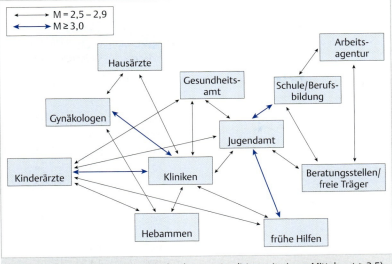

Abb. 7.2 Kontaktnetzwerk (nur Verbindungen visualisiert mit einem Mittelwert ≥ 2,5).

7.3.2 Weiterempfehlungen

Auch im Empfehlungsnetzwerk wird die zentrale Position des Jugendamts deutlich. Zusammen mit den frühen Hilfen sind die Jugendämter die aktivsten Vermittler in diesem Netzwerk (Empfehlungen Outdegree, ▶ Tab. 7.1) und zusammen mit den Kinderärzten sind sie die häufigsten Empfänger von Weitervermittlungen (Empfehlungen Indegree). Die Hebammen sind durch eine vergleichsweise geringe Vermittlungsaktivität gekennzeichnet, ebenso wie die Hausärzte und die Kliniken. Am seltensten sind die Arbeitsagenturen Ziel von Vermittlungen. Die Betweenness-Werte sowie die Visualisierung des Netzwerks zeigen wiederum die vermittelnde Position des Jugendamtes zwischen den beiden Sektoren (▶ Tab. 7.2 und ▶ Abb. 7.3). Trotz der gerichteten Beziehungsform wird in der Netzwerkvisualisierung die hohe Reziprozität anhand der parallelen Verbindungslinien zwischen den Akteuren deutlich, d. h., dass die Weiterempfehlung von Patienten oder Klienten in vielen Fällen wechselseitig erfolgt.

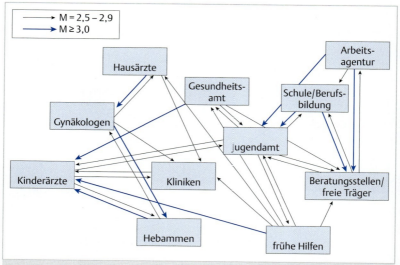

Abb. 7.3 Empfehlungsnetzwerk (nur Verbindungen visualisiert mit einem Mittelwert >2,5).

7.3.3 Qualität der Zusammenarbeit

Wenn Kontakt bestand, wurde die Zusammenarbeit zwischen gesundheitsbezogenen und sozialen Akteuren in der Regel positiv bewertet (▶ Abb. 7.4). Am deutlichsten zeigt sich dies für die Zusammenarbeit mit den Kinderärzten (s. Qualität Indegree, ▶ Tab. 7.1). Dagegen schätzten die Kinderärzte selbst die Qualitäten der Zusammenarbeit mit den anderen Akteuren vergleichsweise wenig positiv ein (s. Qualität Outdegree). Die Arbeitsagenturen waren mit Abstand das häufigste Ziel negativer Bewertungen der Zusammenarbeit (▶ Abb. 7.5).

7.4 Diskussion

Die präsentierten Ergebnisse geben einen Überblick zum Stand der Vernetzungen gesundheitsbezogener und sozialer Versorgungs- und Unterstützungsangebote im Kontext von frühen Hilfen und Kinderschutz. Die Netzwerkana-

7 Zwischen Gesundheit und Sozialem – Vernetzung im Kontext früher Hilfen

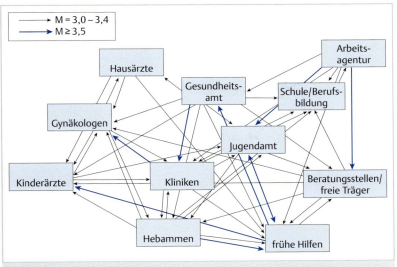

Abb. 7.4 Qualitätsnetzwerk (positive Bewertungen, nur Verbindungen mit einem Mittelwert ≥ 3,0 visualisiert).

lyse bildet anhand der Kontakthäufigkeit und des Empfehlungsverhalten die relativ klare Trennung der beiden Sektoren ab. Zugleich werden die Zentralität und die Brückenfunktion des Jugendamtes in diesem Kontext deutlich. Zu einem ähnlichen Ergebnis kommt auch eine bundesweite Befragung der Gesundheits- und Jugendämter [12].

Eine eher geringe Integration in das Netzwerk lässt sich für die Arbeitsagenturen feststellen. Arbeitsvermittlung und Arbeitslosenunterstützung befinden sich sicherlich nicht im Zentrum der frühen Hilfen und des Kinderschutzes. Dennoch besitzen die Arbeitsagenturen ein hohes Potenzial im Zugang zu sozial benachteiligten Familien, wie die Erfahrungen des Modellprojekts „Pro Kind" belegen [13]. Ihre aktivere Einbeziehung in das Netzwerk früher Hilfen erscheint deshalb erstrebenswert.

Eine eher geringe Integration weisen auch die niedergelassene Gynäkologen und Hebammen auf, insbesondere wenn es um die Vernetzung mit Angeboten aus dem sozialen Bereich geht. Der frühe Zugang dieser Berufsgruppen zu belasteten werdenden Eltern könnte noch effektiver genutzt werden. Für die Berufsgruppe der Hebammen, die in der Erweiterung als Familienhebammen

A Konzeptorientierte Aspekte der Prävention und Versorgungsforschung

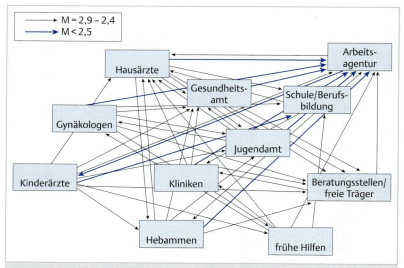

Abb. 7.5 Qualitätsnetzwerk (negative Bewertungen, nur Verbindungen mit einem Mittelwert < 3,0 visualisiert).

eine besondere Bedeutung im neuen Kinderschutzgesetz erhalten, wird die intensivere Vernetzung mit diesen Angeboten eine wichtige Aufgabe werden.

Die niedergelassen Kinderärzte sind ebenfalls durch eine besondere Position im Netzwerk gekennzeichnet. Sie sind häufig Empfänger von Weitervermittlungen und die Zusammenarbeit mit ihnen wird in der Summe am positivsten eingeschätzt. Gleichzeitig schätzen sie selbst die Kooperation mit den anderen Versorgungsangeboten vergleichsweise weniger hilfreich ein. Über die Gründe für diese Asymmetrie lässt sich an dieser Stelle nur spekulieren. Möglicherweise fühlen sich die Kinderärzte von den anderen Netzwerkpartnern eher belagert und aus ihrer Sicht überhöhten Ansprüchen, z. B. bezüglich des Stellenwerts der U-Untersuchungen als (Früh-)Erkennungsinstrument im Kinderschutz, ausgesetzt.

Eine Einschränkung dieser Untersuchung ist die vorgegebene Netzwerkabgrenzung, von der der Grad der Integration und Zentralität der einzelnen Akteure abhängt. Akteure, die in diesem Netzwerk gering integriert sind, können in anderen Netzwerken zentral sein. Auch werden in dieser Untersuchung Unterschiede innerhalb der Berufsgruppen und Institutionen oder zwischen den Kommunen nicht beachtet. Eine individualisierte Form der Netzwerkerhebung könnte zu differenzierteren Ergebnissen in der Analyse gelangen.

Erste Erkenntnisse, wie die Vernetzung im Kontext früher Hilfen und Kinderschutz verbessert werden kann, sind bereits in einzelnen Modellprojekten gewonnen worden [14, 15]. Ein überzeugender empirischer Nachweis, dass dies zu einer größeren Effektivität und Effizienz der Hilfesysteme führt, steht allerdings noch aus. Eine Aufgabe zukünftiger Forschung in diesem Feld wird daher sein, die Wirksamkeit von Vernetzungsmaßnahmen zu untersuchen. Vernetzung und Kooperation sind, wenn sie systematisch betrieben werden, eine zeit- und ressourcenintensive Aufgabe. Eine Nebenwirkung von Vernetzung könnte deshalb darin bestehen, dass zwar das Gesamtnetzwerk gestärkt, aber die Qualität der einzelnen Versorgungsangebote geschwächt wird. Langfristig ist zu beobachten, ob und wie sich eine verstärke Konkurrenz unter den einzelnen Versorgungsangeboten, z. B. durch die Einführung von Quasimärkten, auf die Vernetzung auswirkt. Im Gegensatz zur Koordination durch den Staat (Hierarchie) oder den Markt (Konkurrenz) wird Vernetzung in der Regel als partizipative, herrschaftsfreie Koordinationsform wahrgenommen. Eine stärkere Konkurrenz zwischen den Angeboten könnte zur Bildung strategischer Allianzen führen, deren Ziel in der Sicherung der eigenen Marktanteile besteht. Dadurch würde zum einen die relative Offenheit als Kennzeichen der Netzwerke verloren gehen. Auch könnten bei diesen strategischen Entscheidungen die Nutzerinteressen in den Hintergrund treten.

7.5 Literatur

[1] Castells M. The Rise of the Network Society. Cambridge, MA: Wiley-Blackwell, 1996
[2] Broesskamp-Stone U. Assessing Networks for Health Promotion. Münster: Lit, 2004
[3] BMFSFJ. Aktionsprogramm – Frühe Hilfen für Eltern und Kinder und soziale Frühwarnsysteme. Berlin: Bundesministerium für Familie, Senioren, Frauen und Jugend, 2006
[4] Paul M, Backes J. Kinderschutz durch Frühe Hilfen. In: Geene R, Gold C, Hrsg. Kinderarmut und Kindergesundheit. Bern: Huber, 2009: 137–150
[5] Thyen U. Kinderschutz und Frühe Hilfen aus Sicht der Kinder- und Jugendmedizin. Bundesgesundheitsbl 2010; 53: 992–1001
[6] Jungmann T, Kurtz V, Brand T. Das Modellprojekt "Pro Kind" und seine Verortung in der Landschaft früher Hilfen in Deutschland. Frühförderung interdisziplinär 2008; 27: 67–78
[7] Jungmann T, Kurtz V, Brand T et al. Präventionsziel Kindergesundheit im Rahmen des Modellprojektes „Pro Kind": Vorläufige Befunde einer längsschnittlichen, randomisierten Kontrollgruppenstudie. Bundesgesundheitsbl 2010; 53: 1180–1187
[8] Brand T, Jungmann T. Zugang zu sozial benachteiligten Familien. Ergebnisse einer Multiplikatorenbefragung im Rahmen des Modellprojekts „Pro Kind" Präv Gesundheitsf 2010; 5: 109–114
[9] Jansen D. Einführung in die Netzwerkanalyse. Grundlagen, Methoden, Anwendungen. Opladen: Leske + Budrich, 1999

[10] Borgatti SP, Everett MG, Freeman LC. Ucinet for Windows: Software for Social Network Analysis. Harvard, MA: Analytic Technologies, 2002

[11] Freeman LC. Centrality in social networks. Conceptual clarification. Social Networks 1979; 1: 215–239

[12] Sann A, Landua D. Systeme Früher Hilfen: Gemeinsam geht's besser! Ergebnisse der ersten Bundesweiten Bestandsaufnahme bei Jugend- und Gesundheitsämtern. Bundesgesundheitsbl 2010; 53: 1018–1028

[13] Adamaszek K, Schneider R, Refle M et al. Zugang zu sozial benachteiligten Familien. In: Brand T, Jungmann T, Hrsg. Kinder schützen, Familien stärken – Erfahrungen und Empfehlungen für die Ausgestaltung Früher Hilfen aus der „Pro Kind"-Praxis und -Forschung. Weinheim: Juventa, im Erscheinen

[14] Ziegenhain U, Schöllhorn A, Künster A et al. Werkbuch Vernetzung. Chancen und Stolpersteine interdisziplinärer Kooperation und Vernetzung im Bereich Früher Hilfen und im Kinderschutz. Köln: Nationales Zentrum Frühe Hilfen, 2010

[15] Silies K, Seibt AC, Deneke C. Wer passt auf die Kinder auf? – Kindesvernachlässigung und Kooperation: zwei Evaluationsstudien in Hamburg. In: Geene R, Gold C, Hrsg. Kinderarmut und Kindergesundheit. Bern: Huber, 2009: 126–134

8 MRSA-Prävention im Gesundheitswesen und Rolle des öffentlichen Gesundheitsdienstes im Kreis Wesel, NRW

Regionale Netzwerkbildung: von der Kommunalen Gesundheitskonferenz (KGK) zum Euregio-Projekt „EurSafety Health-net" 2008 – 2011

Rüdiger Rau, Andreas Voss, Andrea Eikelenboom-Boskamp, Inka Daniels-Haardt, Alexander W. Friedrich

8.1 Einleitung und Hintergrund

Im vorliegenden Artikel wird die Rolle und Vorgehensweise des öffentlichen Gesundheitsdiensts (ÖGD) beim Aufbau eines „MRSA-Netzwerks" im Kreis Wesel in der Euregio Rhein-Waal 2008-2011 beschrieben.

Der Kreis Wesel liegt am unteren Niederrhein am Westrand des Ruhrgebiets und umfasst 13 kreisangehörige Städte und Gemeinden. Die drei größten Städte sind Dinslaken, Moers und Wesel. Mit Stand vom 30.06.2010 wurden im Kreis Wesel 471 276 Einwohner gezählt. Der Kreis Wesel liegt in der Euregio Rhein-Waal.

Das Auftreten multiresistenter bzw. Methizillin-resistenter Staphylococcus-aureus-Keime (MRSA) in Krankenhäusern stellt in Deutschland ein immer ernster werdendes Problem der öffentlichen Gesundheitspflege dar. Ursache hierfür sind Ausmaß und Dynamik der Entwicklung sowie die hohen Kosten für das Gesundheitswesen. Hieraus ergibt sich die dringende Erfordernis einer koordinierten und standardisierten Präventionsstrategie im Sinne eines MRSA-Managements. Auf der Grundlage des Infektionsschutzgesetztes (IfSG) – §§ 23 und 36 – sowie des Gesetzes über den öffentlichen Gesundheitsdienst (ÖGDG) kommt dem Fachdienst Gesundheit (FD 53) im Kreis Wesel eine zentrale Rolle als Koordinationsstelle zu. Ziel muss ein gut kommunizierendes Netzwerk aller Akteure – insbesondere Kliniken, Hausärzte, Pflegeheime und -dienst, Krankentransport- und Rettungsdienst – sein, um die „vier Bausteine der MRSA-Prävention" (Screening, Antibiotika, Hygienemanagement, Sanierung) dauerhaft und erfolgreich umsetzen zu können.

8.1.1 Epidemiologie

In Deutschland wird die Zahl der MRSA-Fälle in Krankenhäusern auf rund 130 000 Besiedelungen und Infektionen pro Jahr geschätzt, wobei die Mehrzahl der Patienten vermutlich bereits vor der Klinikaufnahme mit MRSA besiedelt waren [2].

Der Anteil von MRSA an Isolaten aus Blutkulturen in Deutschland ist in den 90er Jahren deutlich angestiegen und hat sich über mehrere Jahre auf einem Niveau von 16–20% etabliert. Beachtenswert ist, dass in skandinavischen Ländern und in den benachbarten Niederlanden dieser Wert unter 1% liegt.

8.2 Methoden und Maßnahmen

Der Fachdienst Gesundheitswesen hat seit 1998 im Rahmen der Krankenhausbegehungen gemäß § 36 Infektionsschutzgesetz (IfSG) verschiedene Maßnahmen zur Vorbeugung und Eindämmung von „multiresistenten Staphylococcus-aureus-Bakterien (MRSA)" mit den Krankenhäusern ergriffen.

Da die MRSA-Problematik einen intersektoralen, ganzheitlichen Ansatz erforderlich macht, wurde im Jahr 2008 entschieden, dass zukünftig unter Federführung einer Ärztin des Fachdiensts Gesundheitswesen eine umfassende Präventionsstrategie in enger Abstimmung mit der kommunalen Gesundheitskonferenz (KGK) entwickelt und umgesetzt werden soll.

8.2.1 Kommunale Gesundheitskonferenz (KGK) im Kreis Wesel

Das Gesetz über den öffentlichen Gesundheitsdienst (ÖGDG) in Nordrhein-Westfalen von 1998 überträgt der kommunalen Selbstverwaltung die Aufgabe, sogenannte „kommunale Gesundheitskonferenzen" zu gemeinsam interessierenden Themen der gesundheitlichen (und sozialen) Versorgung auf örtlicher Ebene mit dem Ziel der Koordination durchzuführen [4, 5].

Die kommunale Gesundheitskonferenz (KGK) wurde vom Kreistag einberufen; in der KGK sind alle wichtigen Institutionen und Organisationen der Gesundheitsförderung und der Gesundheitsversorgung vertreten. Hierzu zählen beispielsweise Ärzteverbände, Krankenkassen und Pflegeberufe ebenso wie Wohlfahrtsverbände, Selbsthilfegruppen und Vertreter, der in den Kreistag gewählten Parteien. Die KGK hat die Aufgabe, die medizinische und soziale Versorgung vor Ort zu optimieren. Hierzu einigt sie sich auf jährlich maximal zwei

Schwerpunktthemen und beruft Experten aus der Kommune in eine themenspezifische Arbeitsgruppe. Diese hat den Auftrag, eine Ist-Analyse der Versorgungssituation zu erstellen. Hierzu gehört eine Ermittlung von Bedarf, Angebot(en) und Inanspruchnahme medizinischer und sozialer Leistungen. Durch Vergleich dieser drei Felder können mögliche Defizite erkannt und Verbesserungsvorschläge (sogenannte Handlungsempfehlungen) formuliert werden.

Das Thema MRSA wurde in der 15. Sitzung der KGK im Kreis Wesel am 12.11.2008 ausführlich dargelegt und folgende vordringliche Handlungsfelder wurden zur Diskussion gestellt:

- Verbesserung der Kommunikation und Fortbildung aller beteiligten Partner der Patientenversorgung. Geplant für 2009: eine MRSA-Arbeitsgruppe für Fachkräfte aller Krankenhäuser im Kreis Wesel,
- Vereinheitlichung der Screening-Empfehlungen, ggf. in Erweiterung der Empfehlungen des Robert Koch-Instituts (z. B. in Anlehnung an das Verfahren der EUREGIO Twente-Münsterland),
- Gewährleistung der stationär begonnenen Dekolonisierungsmaßnahmen durch die behandelnden Hausärzte mit Dokumentation der erfolgreichen Dekolonisierung,
- Abrechnung von Screening-Leistungen der Hausärzte,
- differenzierte Präventionsmaßnahmen, je nach individuellem Befall und nach Aufenthaltsort des MRSA-Trägers,
- Zusammenführung und Zusammenarbeit aller beteiligten Vertragspartner auf stadt- bzw. kreisübergreifender Ebene (z. B. KV-Bezirk Nordrhein, EUREGIO Rhein-Waal).

Vor diesem Hintergrund empfahl die KGK einstimmig, ein dauerhaftes MRSA-Management im Kreis Wesel mit dem Aufbau eines MRSA-Netzwerks entsprechend des Modellprojekts „MRSA-Net" in der Euregio Münster-Twente zu etablieren [1].

Hierzu sollte eine Facharbeitsgruppe im Auftrag der KGK eingerichtet werden, in der u. a. Ziele, Verantwortlichkeiten, Ressourceneinsatz, Evaluation und Öffentlichkeitsarbeit festgelegt werden.

Themenspezifischen Arbeitsgruppe „MRSA im Kreis Wesel": Zusammensetzung, Auftrag, Ziel und Arbeitsweise

Im ersten Quartal 2009 wurde die Fach-AG „MRSA im Kreis Wesel" im Auftrag der kommunalen Gesundheitskonferenz (KGK) einberufen. Hier sind Vertreter in erster Linie Hygieneärzte bzw. -fachkräfte aller acht Krankenhäuser im Kreis Wesel aktiv beteiligt (beteiligte Krankenhäuser: Evangelisches Krankenhaus, Dinslaken, St. Vinzenz-Hospital, Dinslaken, St. Bernhard-Hospital, Kamp-Lintfort, St. Josef-Krankenhaus, Moers, Bethanien Krankenhaus, Moers, Evangelisches Krankenhaus, Wesel, Marien-Hospital Wesel, St. Josef-Hospital, Xanten). Darüber hinaus sind in der Fach-AG die kassenärztliche Vereinigung sowie die gesetzlichen Krankenkassen vertreten. Auftrag der Arbeitsgruppe ist die Optimierung der gesundheitlichen und sozialen Versorgung, insbesondere der Vorbeugung von MRSA-Infektionen und der Behandlung von MRSA-Patienten.

Im ersten Schritt wurde eine Ist-Analyse zur Problemlage und Lösungsansätzen durchgeführt. Darauf aufbauend konnten – für alle Beteiligten transparent – Planungen zielgerichtet erfolgen und ein gemeinsames Projekt initiiert und umgesetzt werden. Dabei sollte die Nachhaltigkeit der Maßnahmen angestrebt werden. Die Geschäftsstelle der KGK ist für die Organisation der AG-Treffen (Sitzungsdienst, Materialien und Daten) zuständig.

Erstes Treffen der Fach-AG

Das erste Treffen der Facharbeitsgruppe „Multiresistente Staphylococcus-aureus-Keime (MRSA) im Kreis Wesel" fand am 04.03.2009 in Moers statt.

Es wurde einvernehmlich festgestellt, dass ein einheitliches Erhebungs- und Meldesystem zur MRSA-Häufigkeit (Infektion, Behandlung,...) in den acht Krankenhäusern erforderlich ist. Auf der Basis eines Monitoring- bzw. Surveillance-Systems kann eine Bewertung und ggf. zielgerichtete Planung von Maßnahmen erfolgen.

Des Weiteren sollen einheitliche Screening-Standards angestrebt werden. Die Facharbeitsgruppe empfiehlt, im Kreis Wesel langfristig eine Netzwerk- und Kooperationsstruktur ähnlich wie in der Euregio Münster-Twente aufzubauen (vgl. www.mrsa-net.org) [1].

8.2.2 „EurSafety Health-net": Verbindung der kommunalen Arbeit mit dem Euregio-Projekt

Im Sommer 2009 fanden erste Gespräche statt zwischen Professor Andreas Voss, medizinischer Mikrobiologe am Canisius-Wilhemina-Krankenhaus in Nimwegen, und Dr. Rau, dem Leiter der KGK-Geschäftsstelle. Professor Voss ist als Leiter des Teilprojekts 2.3. beauftragt, ein „Qualitätsnetzwerk EurQ-Health" in der Euregio Rhein-Waal aufzubauen und dabei von der niederländischen Strategie der MRSA-Vorbeugung – ähnlich wie in der Euregio Münsterland-Twente pilothaft geschehen – im deutschen Gesundheitswesen zu lernen. Da das Thema MRSA-Prävention in der Gesundheitskonferenz des Kreises Wesel aktuell bearbeitet wurde und die entsprechende Fach-AG bereits in ihrem ersten Treffen einvernehmlich empfahl, eine Netzwerkbildung wie im Raum Münster anzustreben, erwies sich der Kreis Wesel als geeigneter deutscher Kooperationspartner bzw. „Twin-Partner" im Rahmen des Teilprojekts 2.3. innerhalb der Euregio Rhein-Waal.

Zum zweiten Treffen der o. g. Facharbeitsgruppe am 08. 10. 2009 wurde Professor Andreas Voss als Referent und Leiter des Teilprojekts eingeladen. Er berichtete über das MRSA-Projekt in der Euregio Münster-Twente und diskutierte mit den Fachleuten aus dem Kreis Wesel, welche Projektbausteine hier übernommen werden können.

Zwischenzeitlich wurde eine Kooperationsvereinbarung zwischen dem EurSafety-Teilprojektleiter, Professor Voss und dem Landrat des Kreises Wesel, Dr. Müller, geschlossen.

Am 19. 11. 2009 startete das Projekt EurSafety Health-net offiziell mit einer Auftaktveranstaltung in Enschede. Dieses euregionale Netzwerk für Patientensicherheit und Infektionsschutz umfasst alle Euroregionen entlang der niederländisch-deutschen Grenze und ist somit ein „majeures" Euroregio-Projekt (▶ Abb. 8.1). Den Titel „majeur" erhalten grenzüberschreitende Projekte, die sich in ihren Aktivitäten und Resultaten nicht nur auf eine Region beschränken, sondern Auswirkungen auf das gesamte Programmgebiet zwischen Nordseeküste und Niederrhein haben. In die Kategorie „majeur" fallen vor allem Projekte, in denen die Entwicklung von nachhaltigen Technologien und Innovationen auf der Basis von angewandter Forschung im Mittelpunkt steht.

Das Projekt wird *„[...] über eine Laufzeit von fünf Jahren im Rahmen des INTERREG IV A-Programms ‚Deutschland-Nederland' mit 8,1 Millionen € gefördert und umfasst folgende Aktivitäten: Schaffung einer grenzweiten Projektstruktur, Schaffung von grenzübergreifenden Qualitätsnetzwerken, Aufbau eines grenzweiten Qualitätsverbunds (EurQHealth), Etablierung von euregionalen Kompetenzzentren, Fort- und Weiterbildung des Personals im Gesundheitswesen, aktive Aufklärungsarbeit in der Öffentlichkeit, Schaffung einer Telematikplattform zur euregionalen Erfassung und Austausch von Daten (z. B. Strukturdaten, Antibiotikaverbrauch, Labordaten, Frühwarnsystem für gefährliche Erreger etc.). Projektleiter ist das Institut für Hygiene der Universität Münster, auf niederländischer Seite das Institut für Verhaltensforschung der Universität Twente [eursafety.eu]".*

Im Zeitraum 2009 bis 2011 fanden sechs Treffen der AG MRSA im Kreis Wesel statt, abgesehen vom ersten Treffen, unter Beteiligung von Professor Voss. Im Rahmen des Workpackages 3.2. (Wp = Teilprojekt) konnten im Kreis Wesel zwei wichtige gemeinsame Projektbausteine umgesetzt werden:

- Erhebung der MRSA-Tagesprävalenz im Januar 2010
- Erlangung des EurSafety Qualitätssiegels (EQS)

A Konzeptorientierte Aspekte der Prävention und Versorgungsforschung

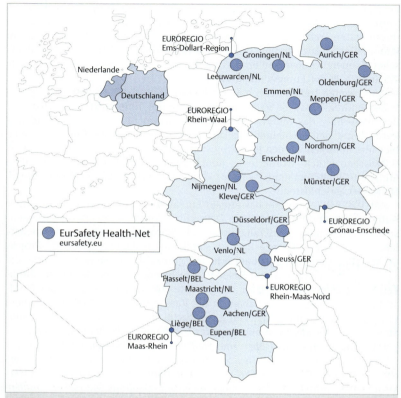

Abb. 8.1 Gebiet des Euregio-Projektes „EurSafety Health-Net". Quelle: Mit freundlicher Genehmigung der EurSafety Health-Net.

Zu dem EQS-Vorhaben waren zehn Qualitätsziele mit jeweils verschiedenen Bewertungspunkten definiert und es galt, eine Mindestpunktzahl je Ziel sowie eine bestimmte Gesamtpunktzahl zu erreichen.

Übersicht der 10 Qualitätsziele (EQS) im Rahmen des „MRSA-Qualitätssiegels"

EQS 1. Teilnahme an den Euregio MRSA-net Qualitätsverbundveranstaltungen
EQS 2. Erfassung epidemiologischer Daten
EQS 3. Fortbildung/"MRSA-Tisch" mit Gesundheitsamt
EQS 4. Prävalenz- und Eingangs-Screening (Zusage, Durchführung, Analyse)
EQS 5. Festlegen der Anzahl und Art der hausspezifischen Risikogruppen (RG) und Screening
EQS 6. Typisierung von ausgewählten MRSA (z. B. Ausbruchsstämme)
EQS 7. Umsetzung der RKI-Richtlinie (Hygienemaßnahmen, Isolierung, Sanierung)
EQS 8. Umsetzung § 23 Infektionsschutzgesetz/ gesetzliche Vorgaben (mittels EPI-MRSA Software)
EQS 9. Übergabe von Informationen bei Entlassung
EQS 10. Screening von Risikopatienten

8.3 Ergebnisse und Meilensteine der Projektarbeit

8.3.1 Erhebung der MRSA-Prävalenz in Krankenhäusern

Die im Auftrag der kommunalen Gesundheitskonferenz (KGK) des Kreises Wesel eingerichtete „AG MRSA" hatte bei ihrem dritten Treffen am 10. 12. 2009 vereinbart, eine Eintagesprävalenzerhebung in allen acht Krankenhäusern im Kreis durchzuführen. Dabei sollten die Patienten der Fachabteilungen Chirurgie, Urologie, Intensivstationen, Innere Medizin, Geriatrie und Neurologie mit einer Bettenzahl von 2122 einbezogen werden.

Die Erhebung wurde am 20.01.2010 in den vier linksrheinisch gelegenen Krankenhäusern und am 27.01.2010 in den vier rechtsrheinischen Häusern durch die jeweiligen Hygienefachkräfte bzw.-beauftragte eigenständig durchgeführt. Die Finanzierung der Materialkosten und der Auswertung erfolgte über das EurSafety-Projekt, Wp 3.2.

Die MRSA-Tagesprävalenz-Studie in den acht Krankenhäusern im Kreis Wesel umfasste ein Kollektiv von 1353 Patienten (▶ Tab. 8.1). Der Durchschnittswert der MRSA-Prävalenz lag bei rund 2% mit einer Spannweite von 1,5–3%, wobei die Unterschiede statistisch nicht signifikant waren

Tab. 8.1 Anzahl Krankenhäuser und Patienten.

Jahr	Anzahl Krankenhäuser	Anzahl Patienten
2010	8	1353

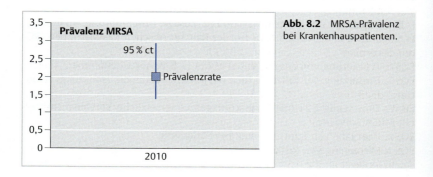

Abb. 8.2 MRSA-Prävalenz bei Krankenhauspatienten.

(▶ Abb. 8.2). Ein wichtiges Ergebnis der Studie war, dass rund 50% der MRSA-positiven Befunde auf inneren Abteilungen gefunden wurden.

8.3.2 „MRSA-Gütesiegel" für Krankenhäuser im Kreis Wesel

Einverständniserklärung der Krankenhausdirektoren

In der AG MRSA wurde vereinbart, für die gemeinsame Arbeit zur Erlangung des „MRSA-Gütesiegels" nicht nur die Genehmigung durch die Krankenhausdirektionen, sondern auch deren Unterstützung einzuholen und dies öffentlich zu machen. Hierzu wurde eine Veranstaltung am 10. Juni 2010 im Kreishaus Wesel durchgeführt, die einen Startschuss für das Teilprojekt im Rahmen des Euregio-Projektes "EurSafety Health-Net" darstellte. Dabei erklärten sich die Krankenhausdirektoren bereit, an dem deutsch-niederländischen Qualitätsverbund teilzunehmen und das Qualitätssiegel zu erlangen. In dieser feierlichen Stunde unterzeichneten Vertreter der Krankenhausdirektionen eine offizielle Bereitschaftserklärung.

Siegelverleihung im Kreishaus Wesel am 08. 06. 2011

Gleichzeitig vereinbarte die AG, innerhalb eines Jahres nach diesem Startschuss die zehn Qualitätsziele soweit in den jeweiligen Krankenhäusern umzusetzen, dass ein entsprechendes Audit-Verfahren erfolgreich durchgeführt werden kann.

Dazu stellte der ÖGD den AG-Mitgliedern jeweils einen Aktenordner zur Verfügung, in welchem die Unterlagen und Dokumente für das Audit-Verfahren gesammelt werden konnten. Die Auditierung fand im Mai 2011 durch den ÖGD, Fachdienst Gesundheitswesen des Kreises Wesel, in den acht Krankenhäusern statt. Anschließend wurden die Audit-Ordner am Landesinstitut für Gesundheit und Arbeit (LIGA NRW) in Münster geprüft und das Prüfergebnis an die Projektleitung nach Groningen übermittelt. Die abschließende Bewertung durch den Projektleiter, Professor Alex W. Friedrich, bestätigte, dass alle Teilnehmer die Kriterien für eine Siegelübergabe erfüllten.

Am Mittwoch, dem 08. Juni 2011 konnten im Kreishaus Wesel somit die Qualitätssiegel an die acht Krankenhäuser im Kreis Wesel offiziell durch den Kreisdirektor und den Teilprojektleiter verliehen werden.

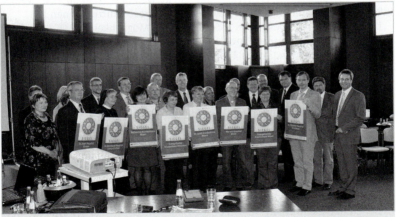

Abb. 8.3 MRSA-Siegelverleihung am 08. 06. 2011 im Kreis Wesel. Quelle: Kreis Wesel.

8.4 Diskussion

Mit der hier vorgestellten Verfahrensweise konnte innerhalb eines Zeitraums von etwa drei Jahren ein MRSA-Netzwerk aufgebaut, evaluiert und öffentlich gemacht werden. Damit ist es aus Sicht der Autoren gelungen, eine neue Form der Zusammenarbeit im Gesundheitswesen und eine neue Kultur der Kommunikation zu etablieren.

Entscheidend für diese Entwicklung ist zunächst die Zusammenarbeit innerhalb des ÖGD zwischen Infektionshygiene (klassische, eher indivualmedizinische Aufgabe des ÖGD/„Old Public Health" und der Koordination im Gesundheitswesen in Form der Kommunalen Gesundheitskonferenz (bevölkerungsmedizinischer Ansatz/„New Public Health"). Auf der Grundlage der Vorarbeiten des ÖGD im Bereich der Hygiene (z. B. im Rahmen von Krankenhausbegehungen) einerseits und der Bestrebungen der Hygienefachkräfte in den Krankenhäusern andererseits, konnten in der 2009 erstmals einberufenen Facharbeitsgruppe sehr rasch einheitliche Herausforderungen, Ziele und Lösungswege formuliert werden. Das Modell der KGK und ihrer Fach-AGs, welches im Kreis Wesel seit 1999 aufgebaut wird, erwies sich als geeignetes Instrument, um ein breit angelegtes, intersektorales und kreisweites Projekt im Bereich der Infektionsprävention planen und zielorientiert umsetzen zu können [5].

Die sich im Verlauf des Jahres 2009 ergebende Möglichkeit des ÖGD im Kreis Wesel, an dem „majeuren" Euregio-Projekt „EurSafety Health-net" als „Twin-Partner" des niederländischen Teilprojektleiters Professor Voss teilnehmen zu können, hat die Arbeit vor Ort maßgeblich befördert und unterstützt. Dies liegt zum einen in der Expertise und Person des Teilprojektleiters begründet und zum anderen in den finanziellen Ressourcen und konzeptionellen sowie praktischen Arbeitshilfen, die durch das Euregio-Projekt zur Verfügung gestellt werden.

Aufgrund des hier vorgestellten breitgefächerten und innovativen Projekts erscheint es gerechtfertigt, von einem Prozess des **Veränderungsmanagements** (englisch: *Change Management*) innerhalb des Gesundheitswesens auf Kreisebene zu sprechen. Hierunter zählen Aufgaben und Maßnahmen, die eine umfassende und inhaltlich weitgehende Veränderung auf Struktur- und Prozesseben bewirken sollen.

Nach John P. Kotter, einem renommierten US-amerikanischen Professor für Führungsmanagement, sind acht Schritte erforderlich, um Veränderungen im oben genannten Sinne erfolgreich herbeizuführen. Veränderungsprojekte, so Kotter, *„[…] können auf jeder Stufe des Prozesses scheitern. Während die Schritte eins bis vier dazu dienen, den Status Quo fundamental in Frage zu stellen, sind* *die Schritte fünf bis sieben die Implementierungsschritte und Schritt acht dient der dauerhaften Verankerung des Wandels im Unternehmen* [3]".

Das Projekt führte zunächst zu einem „Change-Management" innerhalb des Unternehmens Krankenhaus. Im weiteren Sinne wird damit das „Unternehmen" Gesundheitswesen angesprochen, also der gesamte Verbund medizinischer, sozialer-pflegerischer Hilfs- und Versorgungsangebote in der Kommune.

Erste Ansätze hierzu erfolgten im Kreis Wesel bereits, indem Fachkräfte im Rettungsdienst geschult und einheitliche Hygienestandards in diesem Bereich erstellt und kommuniziert wurden.

Change-Management: Übersicht der acht Erfolgskriterien nach J. P. Kotter [3]:

1. Gefühl der Dringlichkeit erzeugen
   - Marktuntersuchungen, Wettbewerbsrealitäten erkennen
   - Identifizieren und Diskutieren der potenziellen Krisen und Möglichkeiten
2. Führungskoalition aufbauen
   - Koalition muss teamfähig sein.
   - Koalition muss Machtbefugnisse haben.
3. Vision und Strategien entwickeln
   - Dem Wandel mit einer Vision die richtige Richtung geben.
   - Eine Strategie entwickeln, um die Vision umzusetzen.
4. Vision des Wandels kommunizieren
   - konstante Kommunikation über verschiedenste Kanäle
   - Vorbildfunktion der Führungskoalition sicher stellen
5. Empowerment auf breiter Basis
   - Systeme und Strukturen beseitigen, die die Vision konterkarieren
   - demonstratives Verstärken unorthodoxer und neuer Ideen
6. kurzfristige Ziele ins Auge fassen bzw. Short Term Wins generieren
   - sichtbare Erfolge planen und herstellen
   - sichtbare Anerkennung und Belohnung der Short Term Wins
7. Erfolge konsolidieren und weitere Veränderungen ableiten
   - Neueinstellungen, Beförderungen oder Freisetzung von Mitarbeitern im Sinnes des Wandels
   - Neubeleben des Prozesses durch weitere Projekte und Themen („nicht locker lassen"), gewonnene Glaubwürdigkeit nutzen
8. neue Ansätze in der Kultur verankern
   - Artikulieren des Zusammenhangs zwischen unternehmerischem Erfolg und „neuen" Verhaltensweisen
   - weitere Investitionen in effektiveres Management, verbessertes Führungsverhalten, um das Leistungsniveau hoch zu halten

Bezogen auf das MRSA-Vorhaben im Kreis Wesel und somit auf einen Public Health-Bezugsrahmen könnten rückblickend folgende Schritte analog den Kotter-Kriterien beschrieben werden:

zu 1. Gefühl der Dringlichkeit erzeugen:
Hierzu wurden Studien, nationale und internationale Gutachten (z. B. Deutsche Antibiotika Resistenzstrategie DART) aufbereitet und in schriftlicher wie mündlicher Form verwaltungsintern und in politischen Gremien kommuniziert.

zu 2. Eine Führungskoalition aufbauen:
Die interne Zusammenarbeit sowie die Teamarbeit in der Fach-AG und schließlich die niederländisch-deutsche Kooperation könnten als eine solche „Koalition" gesehen werden; die entsprechenden „Machtbefugnisse" wären in den Personalressourcen, dem politischen Auftrag und schließlich den budgetären Möglichkeiten identifizierbar.

zu 3. Vision und Strategien entwickeln:
Beide Punkte ergeben sich aus dem „Modell Guter Praxis", also dem niederländischen Vorgehen („Search & Destroy"), das den Orientierungsrahmen liefert. Diese Vision und Strategie auf deutsche Verhältnisse zu übertragen, wurde mit dem Pilotprojekt „MRSA-net Twente-Münsterland" erprobt und das Konzept zur weiteren Entwicklung bzw. Ausweitung im Rahmen von EurSafety Health-net für andere Regionen bereitgestellt.

zu 4. Die Vision des Wandels kommunizieren:
Wie bereits oben geschildert ist eine kontinuierliche Kommunikation auf verschiedenen Ebenen, wie z. B. Verwaltungen, KGK, politische Gremien, Pressearbeit, ein zentraler Bestandteil der Projektumsetzung.

zu 5. Empowerment auf breiter Basis:
Dauerhafte Fortbildungen und öffentlichkeitswirksame Aktionen – sowohl krankenhausintern als auch in anderen Bereichen – sollen Wissen, Einstellung und schließlich Verhaltensmuster aller Beteiligten mit Blick auf eine stärkere MRSA-Prävention optimieren helfen.

zu 6. kurzfristige Ziele ins Auge fassen/Short Term Wins generieren:
Ein strukturiertes Projektmanagement mit Zielen, wie hier zur „MRSA-Siegelerreichung", entspricht den von Kotter empfohlenen kurzfristigen Schritten und damit der Möglichkeit von „Erfolgserlebnissen" der Projektbeteiligten.

zu 7. Erfolge konsolidieren und weitere Veränderungen ableiten:
Ein „Neubeleben" des Prozesses durch weitere Projekte und Themen, somit ein „Nicht-locker-lassen" ist ebenfalls fester Bestandteil des EurSafety-Projektes. So sind beispielsweise für die Krankenhäuser verschiedene Qualitätsstufen mit insgesamt fünf Gütesiegeln vorgesehen, die inhaltlich aufeinander aufbauen.

zu 8. Neue Ansätze in der Kultur verankern:
Als ein Beispiel für einen neuen Ansatz könnte ein sogenannter ÖGD-Report gesehen werden; dabei soll ein neues Monitoring- bzw. Surveillance-System auf Kreisebene aufgebaut werden, sodass Veränderungen im Infektionsgeschehen und mögliche Verbesserungen kontinuierlich vor Ort evaluiert und dokumentiert werden können.

8.5 Ausblick

Der öffentliche Gesundheitsdienst kann eine zentrale Rolle als Initiator und Koordinator im Gesundheitswesen übernehmen und dabei Veränderungsprozesse zielorientiert gestalten. Ein sektorenübergreifendes (d. h. Fächer, Institutionen…) und auch interkommunales Vorgehen ist dabei von integraler Bedeutung.

Um eine dauerhafte und ganzheitliche Vorgehensweise sicherzustellen, die der komplexen Aufgabe der MRSA-Prävention am ehesten Rechnung tragen dürfte, sollten die Bereiche „Hygieneüberwachung" und „Koordination" im ÖGD intern zusammenarbeiten und in der Außenwirkung mit den Einrichtungen im Gesundheitswesen ein zielorientiertes, konzertiertes Vorgehen anstreben.

8.6 Literatur

[1] Friedrich AW. EUREGIO MRSA-net Twente/Münsterland: „search & follow" by Euregional network building. Gesundheitswesen 2009 71 (11): 766–770
[2] Köck R, Mellmann A, Schaumburg F et al. Methizillin-resistenter Staphylococcus aureus in Deutschland – The epidemiology of methicillin-resistant Staphylococcus aureus (MRSA) in Germany. Dtsch Ärztebl Int 2011; 108 (45): 761–7. DOI: 10 3238/aetrebl.2011 0761
[3] Kotter John P. Leading Change: Why Transformation Efforts Fail, in: Harvard Business Review No. 2, 1995
[4] Landesregierung Nordrhein-Westfalen. Gesetz über den öffentlichen Gesundheitsdienst (ÖGDG) vom 25. November 1997. Gesetz- und Verordnungsblatt für das Land Nordrhein-Westfalen, Nr. 58 vom 17. 12. 1997, § 24
[5] Murza G, Werse W, Brand H. Ortsnahe Koordinierung der gesundheitlichen Versorgung in Nordrhein-Westfalen. Bundesgesundheitsbl-Gesundheitsforsch-Gesundheitsschutz 2005, 48: 1162–1169

9 Der Präventionsatlas Berlin-Brandenburg: strukturierte Informationen zu Prävention und Gesundheitsförderung

Stefan Kohler, Marc Nocon, Falk Müller-Riemenschneider, Thomas Reinhold, Stefan N. Willich

9.1 Hintergrund

Zwei von drei Männern und jede zweite Frau sind übergewichtig oder adipös und fast 40 % aller Erwachsenen verzichten auf jedwede sportliche Betätigung [6, 8, 12]. Die Raucherquote in Deutschland liegt trotz jahrelanger Aufklärungskampagnen immer noch bei etwa 25 – 30 %. Bei Tabakkontrolle bzw. im Nichtraucherschutz ist Deutschland ein Schlusslicht im europäischen Vergleich [1]. Auch andere Abhängigkeiten wie von Alkohol, Internet, Glücksspiel oder Drogen sind in der Gesellschaft weit verbreitet. Mehr als 80 % der Deutschen klagen zudem über Stress. Etwa jeder Dritte empfindet dauerhafte Anspannung. Als Ursache benennen die Menschen in erster Linie Belastungen am Arbeitsplatz, in der Schule und im Studium [3].

Dem gegenüber steht eine Vielzahl von Akteuren, die sich bemühen über die Bestandteile und die Vorteile eines gesunden Lebensstils zu informieren, Gesundheitskurse oder -projekte mit niedriger Zugangsschwelle anzubieten und Best-Practice-Projekte auszuweiten. In diesem Bereich der Gesundheitsvorsorge engagieren sich niedergelassene Ärzte, Kliniken, Psycho- und Physiotherapeuten, Ernährungsberater, Sportvereine, Volkshochschulen, Fitnessstudios und viele andere. Mit dem Ziel, ernährungsbedingte Erkrankungen zu reduzieren, hat beispielsweise die Bundesregierung den Aktionsplan „In Form" auf den Weg gebracht, der bis zum Jahre 2020 insbesondere das Ernährungs- und Bewegungsverhalten der Bevölkerung sichtbar verbessern soll [5]. Die gesetzlichen Krankenkassen (GKV) sind nach § 20 Sozialgesetzbuch V ohnehin zu Leistungen im Bereich der primären Prävention verpflichtet. Neben Gesundheitskursen führen die Krankenkassen gesundheitsfördernde Maßnahmen nach dem sogenannten Setting-Ansatz durch.

Die aktive Förderung der Gesundheit im alltäglichen Lebensraum basiert auf Kernaussagen der Ottawa-Charta von 1986, in der es heißt: *„Gesundheit wird* *von Menschen in ihrer alltäglichen Umwelt geschaffen und gelebt: dort wo sie spielen, lernen, arbeiten und lieben. Gesundheit entsteht dadurch, dass man sich um sich selbst und für andere sorgt, dass man in die Lage versetzt ist, selber Entscheidungen zu fällen und eine Kontrolle über die eigenen Lebensumstände auszuüben sowie dadurch, dass die Gesellschaft, in der man lebt, Bedingungen herstellt, die all ihren Bürgern Gesundheit ermöglichen."* [14] Da Präventionsangebote demnach nicht länger nur Individuen und ihr Verhalten selbst, sondern auch die sozialen Systeme und die Gesellschaft einbeziehen sollen, gewinnen beispielsweise die betriebliche Gesundheitsförderung und andere Setting-Ansätze zunehmend an Bedeutung.

Warum steht den verfügbaren Angeboten und Informationen zur Gesundheitsvorsorge jedoch kein Rückgang an vermeidbaren Erkrankungen gegenüber? Eine mögliche Erklärung ist der hohe Aufwand, den es für den Einzelnen vor einer Änderung des Lebensstils erfordert, bei der Vielzahl von Angeboten und Informationen einen Überblick zu erhalten. Die Überlegung, welche Gesundheitsangebote zur eigenen Lebenssituation passen, nützlich und im persönlichen Umfeld verfügbar sind, beginnt oftmals mit der Suche nach Antworten auf folgende Fragen:

- Was genau kann ich für meine Gesundheit tun?
- Wer bietet einen kostenlosen oder -günstigen Gesundheitskurs in meiner Nähe an?
- Wie kann ich mein tägliches Umfeld gesünder gestalten?

Wer sich diese Fragen in Berlin oder Brandenburg stellt, der kann seit einiger Zeit themen- und anbieterübergreifende Antworten sowie Ansprechpartner an zentraler Stelle im sogenannten Präventionsatlas Berlin-Brandenburg finden. Dieser schnelle Zugang zu aktuellen, zielführenden Informationen soll Menschen helfen ihre Gesundheit aktiv und selbstbestimmt mitzugestalten.

9.2 Der Präventionsatlas Berlin-Brandenburg

Der Präventionsatlas Berlin-Brandenburg ist eine kostenfrei erhältliche Veröffentlichung und eine frei zugängliche Website (▶ Abb. 9.1). Mit beiden Medien werden gesundheitliche Ratschläge in kurzer Form verbunden mit Beispielen für die vielfältigen Möglichkeiten und Angebote der persönlichen Gesundheitsvorsorge in Berlin und Brandenburg vorgestellt. Der Fokus der dargestellten Gesundheitsangebote liegt auf der Primärprävention. Im gedruckten Präventionsatlas sowie auf der zugehörigen Website Praeventionsatlas.de fin-

A Konzeptorientierte Aspekte der Prävention und Versorgungsforschung

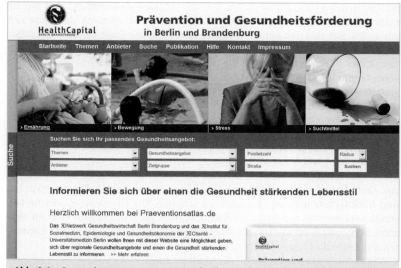

Abb. 9.1 Screenshot www.praeventionsatlas.de. Mit freundlicher Genehmigung von HealthCapital Berlin Brandenburg.

den Interessenten, wie in einem (interaktiven) Atlas, einen Überblick über die Wege zur Nutzung regionaler Angebote der Prävention und Gesundheitsförderung. Die dargestellten Kurse und Projekte drehen sich rund um die vier großen Themenbereiche der Prävention: Ernährung, Bewegung, Stress und Sucht. Abgesehen von Kursen vor Ort werden auch flexibel nutzbare, internetbasierte Kurse und lokale Ansprechpartner vorgestellt. Zusätzlich zu Gesundheitskursen werden Projekte nach dem Setting-Ansatz zur Gesundheitsvorsorge in bestimmten Lebensbereichen wie Kindertagesstätte, Schule, Kommune oder Arbeitsplatz beschrieben.

Der Präventionsatlas Berlin-Brandenburg beinhaltet:
- gesundheitliche Ratschläge zu Ernährung, Bewegung, Stress und Suchtmitteln in kurzer Form
- kostengünstige oder kostenfreie Gesundheitskurse und -projekte
  - über 100 Beispiele für Gesundheitskurse von Krankenkassen und weiteren Anbietern
  - Gesundheitssportkurse von 200 Sportvereinen in Brandenburg und Berlin
  - exemplarische Kurse der 53 VHS Standorte in Brandenburg und Berlin
  - über 50 Gesundheitsprojekte in Kindertagesstätten, Schulen, Kommunen oder Betrieben

- zahlreiche Verweise zu weiterführenden Informationsquellen
- Adressen von über 300 zumeist gemeinnützigen und öffentlichen Anbietern

Initiiert wurde der Präventionsatlas Berlin-Brandenburg im Jahr 2007 durch die Länder Berlin und Brandenburg im Rahmen eines gemeinsamen Masterplans Gesundheitsregion Berlin-Brandenburg. Ein Ziel des Masterplans ist es, eine Bestandsaufnahme von Strukturen, Akteuren und Projekten der Prävention und Gesundheitsförderung zu erarbeiten und einen Gesamtüberblick zu schaffen. Diese Vision beider Länder wird seit fünf Jahren in Zusammenarbeit mit dem Institut für Sozialmedizin, Epidemiologie und Gesundheitsökonomie der Charité – Universitätsmedizin Berlin umgesetzt [7, 13].

Im Jahr 2011 wurde die Website Praeventionsatlas.de um eine nach Themen, Anbieter, Gesundheitsangebot, Zielgruppe und geografischen Kriterien recherchierbare Datenbank erweitert. Seitdem kann die Website beispielsweise gezielt nach Gesundheitsangeboten für Kinder und Jugendliche, Frauen, Männer, Eltern und werdende Eltern, Senioren, sozial Benachteiligte sowie pflegende Angehörige durchsucht werden, da sich einige Kurse und Projekte an konkrete Zielgruppen, andere an alle Interessenten richten. Der gedruckte Präventionsatlas beschränkt sich auf das Verdeutlichen, dass es Angebote für verschiedenste Personenkreise gibt, und verweist auf deren themenspezifische Einordnung in der Zusammenstellung. Im Gegensatz zum gedruckten Präventionsatlas erlaubt die datenbankgestützte Verwaltung derselben Informationen auf Praeventionsatlas.de somit deren an die Bedürfnisse des Benutzers angepasste Darstellung. Des Weiteren können auf der Website die Anbieter ausgewählter Suchergebnisse auf einer Landkarte Berlin-Brandenburgs ausgegeben und im Umkreis eines eigenen Standorts angesehen werden.

Die duale Erscheinungsform als kostenfrei erhältliche Publikation und interaktive Website ist, zusammen mit der Aufbereitung von Informationen im Hinblick auf die Bedürfnisse der Menschen einer bestimmten Region, eine Besonderheit des Präventionsatlas.

9.2.1 Nach welchen Auswahlkriterien werden Angebote im Präventionsatlas berücksichtigt?

Die Auswahl der einzelnen vorgestellten Kurse und Projekte erfolgt unter inhaltlichen, qualitativen und finanziellen Gesichtspunkten (z. B. im Hinblick auf eine potenzielle Erstattungsfähigkeit fälliger Kursentgelte durch die gesetzlichen Krankenkassen) sowie mit einem Schwerpunkt bei gemeinnützigen und öffentlichen Anbietern.

Der Zugang zu Angeboten der Gesundheitsförderung sollte nicht an den Kosten scheitern. Gesundheitsrisiken sind ohnehin ungleich verteilt: Menschen aus unteren sozialen Schichten haben eine geringere Lebenserwartung, höhere Morbidität und mehr Risikofaktoren. Das Sozialgesetzbuch V berücksichtigt diese Ungleichverteilung, indem es der Gesundheitsförderung von Menschen aus prekären Lebensverhältnissen besondere Aufmerksamkeit schenkt. Für den Präventionsatlas werden daher Angebote ausgewählt, die mit geringstmöglichem oder keinem finanziellen Aufwand verbunden sind.

Leider existieren keine einheitlichen Qualitätsmaßstäbe für Angebote der Prävention und Gesundheitsförderung. Das Auswahlkriterium des Präventionsatlas im Hinblick auf die Qualität ist deshalb eine Zertifizierung von Kursen und Kursanbietern wie sie etwa von den Krankenkassen gefordert wird. Ähnliche Anforderungen stellen die Volkshochschulen, zumindest für Kurse die von Krankenkassen bezuschusst oder erstattet werden können. Aus dem umfangreichen Angebot der Sportvereine werden Kurse mit dem Qualitätssiegel Sport Pro Gesundheit ausgewählt. Das Siegel wurde vom Deutschen Sportbund in Kooperation mit der Bundesärztekammer eingeführt. Viele Krankenkassen erstatten oder bezuschussen die Kosten für Kursangebote mit dieser Zertifizierung.

9.2.2 Woher kommen die Informationen zu Angeboten im Präventionsatlas?

Im Rahmen der Erstellung des Präventionsatlas werden systematisch die kommunalen Verwaltungen, Krankenkassen und Dachverbände, insbesondere der Sportvereine und Volkshochschulen, Verbraucherschutzzentralen, überregionale und lokale öffentlich-rechtliche Medien sowie die größten Betriebe in Berlin und Brandenburg kontaktiert (▶ Tab. 9.1). Da Krankenkassen sowie Dachverbände oftmals selbst Kurslisten oder -datenbanken von Gesundheitsangeboten, deren Kosten bezuschusst werden können, bereithalten, wird auf diese verwiesen um keine redundanten Informationen vorzuhalten.

9.2.3 Welche Gesundheitskurse und Projekte lassen sich im Präventionsatlas finden?

Unter Berücksichtigung der beschriebenen Auswahlkriterien werden Gesundheitskurse und -projekte verschiedener Anbieter, zentrale Anlaufstellen sowie weiterführende Informationen für Menschen in der Region Berlin-Brandenburg für den Präventionsatlas ausgewählt. Die Kurse werden in Form von

9 Der Präventionsatlas Berlin-Brandenburg

Tab. 9.1 Informationsquellen für die systematische Recherche zur Erstellung des Präventionsatlas im Jahr 2011.

Quelle	mögliche Institutionen
Öffentliche Verwaltung	Brandburger Ministerien: • Ministerium für Bildung, Jugend und Sport • Ministerium für Arbeit, Soziales, Frauen und Familie • Ministerium für Umwelt, Gesundheit und Verbraucherschutz
	Brandenburger Landkreise
	Berliner Senate: • Senatsverwaltung für Integration, Arbeit und Soziales • Senatsverwaltung für Bildung, Wissenschaft und Forschung • Senatsverwaltung für Inneres und Sport • Senatsverwaltung für Gesundheit, Umwelt und Verbraucherschutz
	Berliner Bezirksämter
	Sonstige Verwaltung: • Bundesministerium für Gesundheit • Bundeszentrale für gesundheitliche Aufklärung • Berliner Initiative Gesunde Arbeit
Bildungseinrichtungen	Volkshochschulen: • Servicestelle der Berliner Volkshochschulen • Brandenburgischer Volkshochschulverband e. V.
	Universitäre Einrichtungen mit Arbeitsbereich Prävention/Gesundheitsförderung in Berlin und Brandenburg
Sporteinrichtungen	Landessportbund und Sportjugend in Berlin und Brandenburg
	Sport Pro Gesundheit, Pluspunkt Gesundheit
	Gesundheitssport Berlin e. V.
Krankenversicherung	Gesetzliche Krankenkassen in Berlin und Brandenburg
Medien	ARD, ZDF, Rundfunk Berlin-Brandenburg
Sonstige	Verbraucherschutzzentralen in Berlin und Brandenburg
	Gesundheit Berlin-Brandenburg e. V.
	HausMed: eine Initiative des deutschen Hausärzteverbands
	größte Unternehmen in Berlin und Brandenburg laut IHK Berlin, Cottbus, Ostbrandenburg, Potsdam
	zusätzliche offene Recherche und Schlagwortsuche zu Gesundheitsangeboten in Berlin und Brandenburg im Internet

Einzel- oder Gruppensitzungen durchgeführt, teils auch als Internetkurse, bei denen die Betreuung der Teilnehmenden online erfolgt. Viele Kurse werden speziell für bestimmte Alters- oder andere Zielgruppen angeboten.

Der Fokus der angebotenen Ernährungskurse liegt zum einen auf allgemeiner Ernährungsberatung über gesundes Essen, zum anderen auf Maßnahmen zum Erreichen und Halten eines Normalgewichts für Über- und Untergewichtige. Zugrunde liegende Ernährungspläne basieren zum Beispiel auf den Empfehlungen der Deutschen Gesellschaft für Ernährung. Bei den Bewegungsangeboten finden sich die Klassiker wie die präventive Rückenschule, Herz-Kreislauf-Training oder verschiedene Formen von Gymnastik, aber auch moderne Angebote wie Nordic Walking oder Aqua Fitness. Die Angebote richten sich oftmals an Einsteiger. Zur Stressbewältigung werden Kurse zum Umgang mit Stress angeboten, bekannte Entspannungsverfahren, wie autogenes Training und die progressive Muskelrelaxation, sowie Kombinationen aus Bewegung und Entspannung, wie Yoga oder Tai Chi. Die Rauchentwöhnung basiert meist auf dem sechswöchigen Programm der Bundeszentrale für gesundheitliche Aufklärung und des Instituts für Therapieforschung. Manche Krankenkassen bieten auch das sechsstündige Entwöhnungsprogramm nach Allen Carr an. Zur Vorbeugung bzw. Entwöhnung von Alkohol- oder Cannabiskonsum, Computer- und Onlinesucht werden sowohl Kurse für individuelle Interessenten als auch Projekte in Kitas, Schulen und Betrieben durchgeführt.

Neben verhaltensorientierten Gesundheitskursen werden für alle der vier großen Präventionsthemen Projekte vorgestellt die dem bereits erwähnten Setting-Ansatz folgen. Deren wesentlicher Vorteil ist es, dass die Ansätze zur Prävention und Gesundheitsförderung genau dort erfolgen, wo Menschen einen großen Teil ihrer Zeit verbringen: in der Kindertagesstätte oder Schule, im Wohnumfeld oder am Arbeitsplatz. Derartige Angebote können somit direkt auf besondere Umstände und Belastungen im persönlichen Umfeld eingehen und Menschen ansprechen, die reguläre Gesundheitskurse nicht erreichen. Allerdings sind solche Angebote nicht für alle Interessenten zugänglich, sondern eben nur für die Kinder teilnehmender Kitas und Schulen, die Bewohner eines bestimmten Stadtquartiers oder Mitarbeiter eines Betriebs. Durch das Aufzeigen ausgewählter Projektbeispiele im Präventionsatlas können Menschen Vergleichbares in ihren Lebensbereichen suchen, einfordern oder selbst ein neues Projekt anstoßen.

9.3 Verhalten von Besuchern auf „Praeventionsatlas.de"

Durch Beobachten der Zugriffe auf die Website Praeventionsatlas.de lassen sich wertvolle Erkenntnisse über das Interesse an den bereitgestellten Informationen und die Verbesserung dieses Informationsangebots gewinnen. In den ersten vier Monaten seit Neugestaltung des internetbasierten Präventionsatlas zum September 2011 verzeichnete die Website 3771 Besucher, 78 % davon neue Besucher, mit durchschnittlich 3,81 Seitenzugriffen. Die resultierenden 14 370 Aufrufe einzelner Seiten verteilen sich wie in ▶ Abb. 9.2 dargestellt.

Die Startseite als Einstieg in die Website stellt einen Vergleichsmaßstab dar. Auf sie entfallen 30 % aller Seitenbesuche. Die Suche nach Gesundheitsangeboten wird ebenso häufig genutzt. Die Angebotssuche wird dreimal so oft aufgerufen wie die themenbezogenen Ratschläge, bei denen die Webseite zu Bewegung am häufigsten nachgefragt wurde. Danach folgen Aufrufe der Webseiten mit Tipps zu Ernährung, Stress oder Sucht.

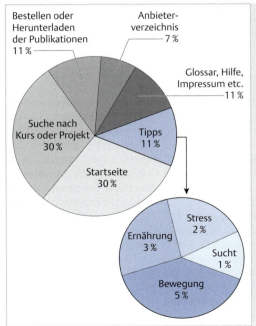

Abb. 9.2 Nutzerverhalten auf Praeventionsatlas.de Quelle: [4].

9.4 Schlussfolgerung und Ausblick

Das Beispiel des Präventionsatlas Berlin-Brandenburg zeigt, dass ein vielfältiges Angebot kostengünstiger Gesundheitsförderung in den Bereichen Ernährung, Bewegung, Stressbewältigung sowie Suchtmittelprävention und -entwöhnung existiert und dass es möglich ist die Vielfalt der angebotenen Kurse und Projekte in übersichtlicher, nutzerfreundlicher Weise zu organisieren.

Bisher nimmt nur eine kleine Minderheit aller Versicherten an den individuellen Gesundheitskursen der gesetzlichen Krankenkassen teil: 3% im Jahr 2009. Die Teilnehmer sind zudem zu 77% weiblich [9]. Junge Menschen und untere soziale Schichten sind unterrepräsentiert. Wünschenswert wäre eine deutliche Erhöhung der Teilnehmerzahlen, insbesondere in den gesundheitlich besonders gefährdeten Bevölkerungsgruppen. Ein Schritt hierzu ist die Zurverfügungstellung bedarfsgerecht strukturierter Informationen.

Der niedrige Anteil junger Menschen, Männer und Menschen aus unteren sozialen Schichten an den individuellen Gesundheitskursen könnte trotzdem vorrangig auf die Auswahl der Angebote zurückzuführen sein: Nordic Walking, Aqua Fitness und Qi Gong sprechen dem Anschein nach eher Frauen der Mittelschicht an. Volkshochschulen und Sportvereine bieten zwar eine Reihe anderer Kurse an, allerdings werden diese derzeit nicht von den gesetzlichen Krankenkassen bezuschusst: Ob Aqua Fitness fitter macht als Badminton, ob Qi Gong eher Stress reduziert als Karate ist keineswegs eindeutig. Warum also nicht zukünftig das Angebot an Gesundheitskursen deutlich ausweiten, um es mehr Menschen attraktiv zu machen?

Problematisch bleibt die Einschätzung der Qualität von Gesundheitsangeboten. Zertifizierungen wie Sport Pro Gesundheit sichern ein Minimum an Struktur- und Prozessqualität. Offen bleibt in der Regel der entscheidende Punkt der Ergebnisqualität: Erreichen Gesundheitskurse und -projekte tatsächlich ihre Ziele? Wie viele Teilnehmer bleiben dauerhaft körperlich aktiv, wie viele nehmen in relevantem Umfang an Gewicht ab, wie viele schaffen die Entwöhnung von einem Suchtmittel oder erlernen effektive Techniken des Stressmanagements? Erfahrungsgemäß sind die Erfolgsquoten verhaltenspräventiver Prävention und Gesundheitsförderung gering [10, 11]. Dennoch sind verhältnispräventive Maßnahmen, wie die Zugangsbeschränkungen und Verbote bei Tabak oder Alkohol, kaum auf Bereiche wie Ernährung und Bewegung übertragbar. Somit wird die Förderung eines gesunden Verhaltens weiterhin ein zentraler Baustein der Prävention bleiben. Um die effektiven Maßnahmen zu identifizieren, die gezielt empfohlen werden können, bedarf es jedenfalls systematischer und kontinuierlicher Evaluationen.

Der Präventionsatlas Berlin-Brandenburg informiert strukturiert über Prävention und Gesundheitsförderung aus regionaler Sicht, anbieter- und themenübergreifend. Künftig könnte diese Idee aktuelle evidenzbasierte Empfehlungen akzentuieren und andere wichtige Bereiche der Gesundheitsförderung wie Impfungen, Alkohol und illegale Drogen, Sexualverhalten, Sicherheit im Straßenverkehr oder Sekundärprävention einbeziehen. Eine weitere Perspektive wäre eine Ausweitung des Präventionsatlas auf Bundesebene, sodass deutschlandweit eine einheitliche Plattform zu Prävention und Gesundheitsförderung entsteht, denn: *„Ein entscheidender Baustein ist [...] die Information der Bürger zu Gesundheitsfragen. Erst auf einer guten Informationsgrundlage ist es möglich, beispielsweise medizinische Leistungen gezielt in Anspruch zu nehmen, aber auch im gesundheitspolitischen Bereich zu partizipieren."* [14]

9.5 Literatur

[1] Association of European Cancer Leagues. The Tobacco Control Scale 2010 in Europe. Brussels: 2011
[2] Böcken J, Braun B, Landmann J. Gesundheitsmonitor 2010: Bürgerorientierung im Gesundheitswesen. 1st ed. Gütersloh: Verlag Bertelsmann Stiftung; 2010
[3] F.A.Z.-Institut, Techniker Krankenkasse. Kundenkompass Stress – Aktuelle Bevölkerungsbefragung: Ausmaß, Ursachen und Auswirkungen von Stress in Deutschland. Frankfurt am Main, Hamburg: 2009
[4] Netzwerk Gesundheitswirtschaft HealthCapital Berlin Brandenburg 2012
[5] IN FORM – Deutschlands Initiative für gesunde Ernährung und mehr Bewegung. Ziele des Nationalen Aktionsplans [Internet]. Im Internet: http://www.in-form.de/profiportal/in-form-initiative/allgemeines/ziele.html, Stand: 13.01.2012
[6] International Association for the Study of Obesity. Adult overweight and obesity in the European Union (EU27). London: 2012
[7] Kohler S, Müller-Riemenschneider F, Willich SN. Prävention und Gesundheitsförderung in Berlin und Brandenburg. Berlin: Netzwerk Gesundheitswirtschaft HealthCapital Berlin Brandenburg; 2011
[8] Max Rubner-Institut. Nationale Verzehrstudie II: Die bundesweite Befragung zur Ernährung von Jugendlichen und Erwachsenen (Ergebnisbericht Teil 1). Karlsruhe: 2008
[9] Medizinischer Dienst des Spitzenverbandes Bund der Krankenkassen. Tabellenband zum Präventionsbericht 2010 – Leistungen der gesetzlichen Krankenversicherung: Primärprävention und betriebliche Gesundheitsförderung. Essen: 2010
[10] Müller-Riemenschneider F, Reinhold T, Nocon M, Willich SN. Long-term effectiveness of interventions promoting physical activity: a systematic review. Preventive medicine 2008; 47(4): 354–368
[11] Powell LH, Calvin JE. Effective obesity treatments. The American psychologist 2007; 62(3): 234–246
[12] Robert Koch-Institut. Gesundheitsberichterstattung des Bundes: Gesundheit in Deutschland. Berlin: 2006
[13] Willich SN, Nocon M, Müller-Nordhorn J. Gesundheitskurse in Berlin und Brandenburg: Atlas zur Prävention. Berlin: Netzwerk Gesundheitswirtschaft HealthCapital Berlin Brandenburg; 2008
[14] World Health Organization, Health and Welfare Canada, Canadian Public Health Association. Ottawa Charter for Health Promotion: An International Conference on Health Promotion – The Move Towards a New Public Health, Nov. 17–21, Ottawa. Geneva, Switzerland: World Health Organization; 1986

10 Integrierte Versorgung Gesundes Kinzigtal: Ein Modell für regionale Prävention und Schnittstellenoptimierung

Achim Siegel, Ingrid Köster, Ingrid Schubert, Ulrich Stößel

10.1 Regionale integrierte Vollversorgung als Antwort auf die Probleme einer sektoral fragmentierten Gesundheitsversorgung

Die sektorale Fragmentierung des Gesundheitswesens in Deutschland gilt als Quelle zahlreicher Mängel und ineffizienter Abläufe im Versorgungssystem [9, 10, 12]. Die vergleichsweise strikte Trennung von ambulanter und stationärer Versorgung ist der Grund für einige besonders markante Versorgungsmängel [2, 12]. Ein weiteres Problem der meisten gegenwärtigen Gesundheitssysteme ist das Fehlen wirksamer Anreize für Gesundheitsförderung und Prävention: Vergütet wird die Behandlung von Krankheiten, nicht aber deren Verhinderung.

Angesichts derartiger Probleme versuchte der Gesetzgeber in Deutschland ab 2000 – und verstärkt ab 2004 mit dem „GKV-Modernisierungsgesetz" – integrierte Versorgungsformen zu fördern [3, 12]. Hierfür wurde §140 a-d im Sozialgesetzbuch V neu verfasst. Im Gegensatz zu den Erwartungen vieler Gesundheitspolitiker konzentrierte sich der überwiegende Anteil der geförderten integrierten Versorgungsprojekte lediglich auf einige wenige Indikationen (wie z. B. Hüft- oder Kniechirurgie) und umfasste die Kooperation von zumeist nur zwei – gelegentlich auch drei – Sektoren (wie z. B. Krankenhaus- und Anschlussheilbehandlung in Rehabilitationskliniken, manchmal auch mit ambulanter Nachbehandlung). Lediglich eine kleine Minderheit von Projekten versuchte, eine populationsbezogene integrierte Versorgung zu realisieren, d. h. ein System, das die Gesundheitsversorgung einer definierten Wohnbevölkerung für alle oder fast alle Indikationen sektorenübergreifend koordiniert. Ein solches System wird häufig auch „integrierte Vollversorgung" genannt.

Eines der wenigen integrierten Vollversorgungssysteme entstand im südbadischen Kinzigtal unter dem Namen „Integrierte Versorgung Gesundes Kinzigtal" (im Folgenden: IVGK). In diesem Beitrag beschreiben wir die wichtigsten Merkmale und die Hauptziele der IVGK; dabei erläutern wir, welch hohen Stellenwert Prävention und die Optimierung intra- und intersektoraler Schnittstellen im Versorgungskonzept der IVGK haben. Als eines der wenigen integrierten Versorgungsprojekte überhaupt hat die IVGK eine umfassende externe Evaluation in Auftrag gegeben [14]. Anhand von Zwischenergebnissen eines dieser Evaluationsprojekte („ÜUF-Projekt") zeigen wir in Abschnitt 3 beispielhaft ein Zwischenergebnis der Evaluation: Wir prüfen anhand von GKV-Routinedaten, ob die Präventionsbemühungen der IVGK erfolgversprechend sind (siehe ▶ 10.3).

10.2 Integrierte Versorgung Gesundes Kinzigtal: Regionale integrierte Vollversorgung als Basis für Prävention und Schnittstellenoptimierung

10.2.1 Merkmale

Die Integrierte Versorgung Gesundes Kinzigtal (IVGK) wird von der Gesundes Kinzigtal GmbH koordiniert. Die Gesellschaft wurde im September 2005 von zwei Organisationen gemeinsam gegründet, nämlich vom regionalen Ärztenetzwerk MQNK („Medizinisches Qualitätsnetz – Ärzteinitiative Kinzigtal e. V.") und von der Optimedis AG, einer auf integrierte Versorgungslösungen spezialisierten Beratungsgesellschaft mit Sitz in Hamburg. Zwei Drittel der Anteile der Gesundes Kinzigtal GmbH gehören Mitgliedern des Ärztenetzwerks, ein Drittel der Optimedis AG. Damit ist gesichert, dass die Interessen der in der Region tätigen Ärzte überwiegen.

Die Gesundes Kinzigtal GmbH fungiert als IV-Managementgesellschaft nach § 140b: Die Managementgesellschaft hat mit zwei Krankenkassen, der AOK Baden-Württemberg (AOK BW) und der LKK-Baden-Württemberg (LKK BW), langfristige Versorgungsverträge abgeschlossen. Demnach steuert die Gesundes Kinzigtal GmbH in Zusammenarbeit mit den beiden Krankenkassen die sektorübergreifende Versorgung der im Kinzigtal wohnenden AOK- bzw. LKK-Versicherten. Die Versorgungsverträge haben eine Laufzeit von rund zehn (AOK BW) bzw. neun Jahren (LKK BW); in beiden Fällen besteht die Option einer Vertragsverlängerung.

Im Einzugsgebiet der IVGK wohnen insgesamt etwa 69 000 Menschen. Knapp die Hälfte dieser Personen (ca. 31 000) ist bei der AOK BW (ca. 29 300) oder der LKK BW (ca. 1700) krankenversichert. Für diese rund 31 000 Personen übernimmt die Gesundes Kinzigtal GmbH eine virtuelle Budgetmitverantwortung (genauer s. u.). Diese 31 000 Versicherten können sich als aktive Mitglieder in die IVGK einschreiben. Als Mitglieder können sie zahlreiche auf die lokalen Gegebenheiten zugeschnittene Präventions- und Gesundheitsprogramme nutzen; darüber hinaus wählen die Mitglieder den Patientenbeirat der IVGK, der auf institutioneller Ebene die Interessen der Patienten vertritt [16].

Am 13.01.2012 waren insgesamt 8062 AOK- und LKK-Versicherte als Vollmitglieder in die IVGK eingeschrieben, weitere 360 Versicherte waren sog. Basismitglieder. Vollmitglieder unterscheiden sich von Basismitgliedern dadurch, dass ihr hauptsächlich behandelnder Arzt – in der Regel der Hausarzt – akkreditierter Leistungspartner der Gesundes Kinzigtal GmbH ist; Basismitglieder werden also hauptsächlich von einem Arzt betreut, der selbst keinen Kooperationsvertrag mit der Managementgesellschaft hat.

Die Einschreibung von Versicherten in die IVGK ist freiwillig. Eingeschriebene Versicherte können zum Ende eines Quartals aus der IVGK austreten. Es gibt für Versicherte keine finanziellen Anreize für eine Einschreibung, etwa in Form reduzierter Krankenkassenbeiträge oder des Erlasses der vierteljährlichen Praxisgebühr. Das bedeutet, dass Versicherte in der Regel nur dann als Mitglieder gewonnen werden können, wenn sie überzeugt sind, dass die IVGK eine höhere Versorgungsqualität oder einen höheren Gesundheitsnutzen schafft. Für die eingeschriebenen Versicherten gibt es allerdings eine Reihe **materialer Vorteile** [3] – wie z. B. in Form der unentgeltlichen Nutzung der IVGK-spezifischen Präventions- und Gesundheitsprogramme. Eingeschriebene Versicherte können die Versorgungseinrichtungen, die sie neben ihrem Arzt des Vertrauens konsultieren, frei wählen [3].

Am 13.01.2012 waren 52 niedergelassene Ärzte in der Region als Leistungspartner der Gesundes Kinzigtal GmbH akkreditiert. Davon waren 23 Hausärzte (Allgemeinärzte und allgemeinärztlich tätige Internisten), 24 Fachärzte und 5 Kinderärzte. Diese 52 Ärzte stellen an allen niedergelassenen Ärzten im Einzugsgebiet der IVGK einen Anteil von knapp 60%. Das bedeutet, dass mehr als 40% der niedergelassenen Ärzte in der Region Kinzigtal formell nicht mit der IVGK kooperieren [13]. Neben den 52 niedergelassenen Ärzten gehörten am 13.01.2012 weitere 34 Leistungspartner der IVGK an. Darunter waren 5 niedergelassene Psychotherapeuten, 6 Kliniken, 6 niedergelassene Physiotherapeuten, 11 Pflegeheime, 4 ambulante Pflegedienste und 1 sozialtherapeutischer Dienst. Die Details der Kooperation zwischen Managementgesellschaft und Leistungspartnern sind in sogenannten Leistungspartner-Verträgen festgelegt. Darin verpflichten sich die Leistungspartner, sich an die in der IVGK konsentierten Leitlinien und andere Behandlungsgrundsätze zu halten sowie die sogenannte „Charta der Patientenrechte" anzuerkennen (genauer hierzu [16]). Zudem legt ein Leistungspartnervertrag fest, für welche zusätzlichen (extrabudgetären) Leistungen ein Leistungspartner außerbudgetäre Sondervergütungen von der Managementgesellschaft beanspruchen kann.

Weitere 48 Organisationen zählten am 13.01.2012 zu den sogenannten Kooperationspartnern der IVGK, d. h. sie waren mit der IVGK durch weniger umfassende Verträge verbunden als die sogenannten Leistungspartner. Zu den Kooperationspartnern gehörten 16 Apotheken, 25 Vereine (zumeist Sportvereine) und 6 Fitness-Studios.

10.2.2 Hauptziele: Steigerung der Versorgungseffizienz und des Gesundheitsnutzens der Versicherten durch Schnittstellenoptimierung und Prävention

Hauptziel des IV-Projekts „Gesundes Kinzigtal" ist, eine – im Vergleich zur herkömmlichen Versorgung – wirtschaftlichere Gesundheitsversorgung im Kinzigtal zu organisieren, und zwar ohne Abstriche bei der Versorgungsqualität.

Um dieses doppelte Ziel zu erreichen, verfolgen die Träger der IVGK im Wesentlichen zwei Strategien: Zum einen versucht die IVGK, die Kooperation der verschiedenen Leistungserbringer über Berufs- und Sektorengrenzen hinweg zu optimieren, um die üblichen Schnittstellenprobleme des herkömmlichen Versorgungssystems und die daraus resultierenden Ineffizienzen zu überwinden [1, 2, 3]. Zum anderen legen Betreiber und Initiatoren der IVGK großen Wert auf Prävention: Mit zielgenauen Präventionsprogrammen zu verschiedenen Indikationen soll die Entstehung insbesondere chronischer Krankheiten und ihrer Folgeerkrankungen aufgeschoben oder – wenn möglich – verhindert werden. Dies soll mittelfristig ebenfalls zu Effizienzgewinnen führen [1, 3]. Das Ziel einer höheren Wirtschaftlichkeit der IVGK wollen Betreiber und Vertragspartner der IVGK ausdrücklich nicht auf Kosten der Versorgungsqualität erreichen: Mit Blick auf die herkömmliche Versorgung soll eine mindestens gleich hohe, möglichst aber eine höhere Versorgungsqualität erzielt werden.

Mit einer verbesserten und verstärkten Prävention einerseits und einer optimierten Versorgung erkrankter Versicherter andererseits soll also der Nutzen der regionalen Gesundheitsversorgung gesteigert werden. Die so erzielte Steigerung des Gesundheitsnutzens der regionalen Versorgung bildet dann – so das Konzept der IVGK – die Grundlage dafür, dass der Deckungsbeitrag der Versicherten in der Region steigen kann, ohne dass die Versorgungsqualität darunter leidet. (Ein solches Verständnis liegt auch dem Konzept von Porter und Teisberg [7] zugrunde.) Der Deckungsbeitrag einer Gruppe von Versicherten errechnet sich aus den Normkosten dieser Versicherten abzüglich ihrer tatsächlichen Kosten (Ist-Kosten). Die Normkosten einer Gruppe von Versicherten entsprechen den Zuweisungen, welche die betreffende Krankenkasse aus dem Gesundheitsfonds für diese Versicherten erhält. Steigen also die Zuweisungen aus dem Gesundheitsfonds (Normkosten) für eine Gruppe von Versicherten stärker an als die Ausgaben der Krankenkasse für diese Versicherten, dann bedeutet das einen erhöhten Deckungsbeitrag dieser Versicherten – und eine Verbesserung des finanziellen Ergebnisses für die betreffende Krankenkasse.

Die Initiatoren der IVGK haben versucht, das in der herkömmlichen ambulanten Versorgung übliche Vergütungssystem – eine durch Budget-Obergrenzen „gedeckelte" Einzelleistungsvergütung – mit zusätzlichen und teilweise andersartigen Elementen zu kombinieren. Diese sollen dem IVGK-Management und den IVGK-Leistungspartnern auch ökonomische Anreize für eine wirksame Prävention und eine effiziente Lösung intra- und intersektoraler Schnittstellenprobleme bieten. Wir erläutern im Folgenden das Konzept der IVGK, den Gesundheitsnutzen einer definierten Wohnbevölkerung auf Basis eines Deckungsbeitrag-Contracting-Modells zu steigern.

Realisierung eines höheren Gesundheitsnutzens auf Basis eines Deckungsbeitrag-Contracting-Modells

Die Strategie der IVGK, auf Basis eines Deckungsbeitrag-Contracting-Modells einen höheren regionalen Gesundheitsnutzen zu erreichen, gründet auf zwei Prämissen:

(a) Die Steigerung der Selbstmanagement-Fähigkeiten von Patienten führt in Kombination mit zielgenauen Gesundheitsförderungs- und Präventionsprogrammen mittel- und langfristig zu einer geringeren Inzidenz chronischer Krankheiten und ihrer Folgeerkrankungen und damit zu einem höheren Gesundheitsnutzen der Bevölkerung. Dies führt mittel- und langfristig – und unter sonst gleichen Bedingungen – zu vergleichsweise geringeren Gesundheitsausgaben verglichen mit Gebieten, in denen herkömmliche Versorgungsformen dominieren [1, 3]. Kurzfristig wird die Implementierung von Gesundheitsförderungs- und Präventionsprogrammen jedoch beträchtliche Investitionen benötigen und kann mehr Kosten als Erträge verursachen [3].

(b) Es gibt im gegenwärtigen Gesundheitswesen ein zusätzliches Potenzial für Effizienzsteigerungen, die sogar kurzfristig wirken: So kann in einem Ärztenetz innerhalb kurzer Zeit eine wirtschaftlichere Pharmakotherapie als in der Regelversorgung implementiert werden, ohne dass die Versorgung an Qualität einbüßt – z. B. durch Vermeidung von „Me-too-Präparaten", durch Konzentration auf Generika oder durch Verringerung problematischer Arzneimittelverordnungen (wie z. B. längerfristiger Benzodiazepin-Verordnungen). Auch einige der in der herkömmlichen Versorgung verbreiteten Schnittstellenprobleme [2] können relativ kurzfristig und effizient gelöst werden. Die Lösungen laufen – kurz zusammengefasst – darauf hinaus, die ambulante Versorgung zu verbessern und ggf. auszubauen, damit kostspielige Klinikeinweisungen auf das notwendige Ausmaß begrenzt werden können [2, 3].

Entscheidend für die Verwirklichung dieser beiden Grundgedanken ist die Implementierung eines Anreizsystems, das Ärzte und andere Versorger motiviert, ihr Wissen um effizientere Handlungsmöglichkeiten in die Programm- und Systemgestaltung einzubringen und entsprechend zu handeln [3].

Wie oben erwähnt, hat der Versorgungsvertrag zwischen den beiden Krankenkassen und der IVGK eine Laufzeit von zehn (AOK BW) bzw. neun Jahren (LKK BW) – hinreichend lange also, damit zumindest mittelfristige Effekte von Gesundheitsförderungs- und Präventionsprojekten beobachtet werden können. Damit einsichtig wird, wie ein gesteigerter Gesundheitsnutzen der Bevölkerung auf Basis eines Deckungsbeitrag-Contractings erreicht werden soll, erläutern wir einige Details des Versorgungsvertrags zwischen Krankenkassen und Gesundes Kinzigtal GmbH [1, 3].

Die finanziellen Ergebnisse der IVGK werden im Rahmen einer Deckungsbeitragsanalyse der beteiligten Krankenkassen ermittelt. Dabei ist der Grundgedanke relativ einfach: Das finanzielle Ergebnis der IVGK eines Jahres ist demnach gleichbedeutend mit der Veränderung des Deckungsbeitrags (d. h. mit dem Deckungsbeitrags-Delta) der in der Region Kinzigtal wohnenden Versicherten im betreffenden Jahr, und zwar relativ zum Deckungsbeitrag der Region vor dem Start der IVGK (genauer hierzu [3]). Der Deckungsbeitrag einer Gruppe von Versicherten ergibt sich aus deren Normkosten abzüglich ihrer tatsächlichen Kosten (Ist-Kosten). Dabei werden die Normkosten auf Basis der Risikostrukturausgleichsrechnung des Bundesversicherungsamts bestimmt: Die Normkosten der Kinzigtal-Versicherten entsprechen also den risikoadjustierten Durchschnittskosten von Versicherten der Referenzregion (hier: Deutschland-West).

Für die finanziellen Ergebnisse der IVGK bedeutet dies: Steigen die Normkosten der Versicherten im Kinzigtal stärker als ihre tatsächlichen Kosten, dann steigt der Deckungsbeitrag der Versicherten im Kinzigtal an (positives Deckungsbeitrags-Delta). Steigen hingegen die tatsächlichen Kosten der Kinzigtal-Versicherten stärker als ihre Normkosten, so bedeutet das ein negatives Deckungsbeitrags-Delta im betreffenden Jahr. Ist das Deckungsbeitrags-Delta positiv, wird der entsprechende Geldbetrag (Erhöhungsbetrag) zwischen Krankenkasse und der Gesundes Kinzigtal GmbH nach zuvor vereinbarten Proportionen aufgeteilt. Ein positives Deckungsbeitrags-Delta generiert also Umsatz für die Gesundes Kinzigtal GmbH. Übersteigt dieser Umsatz die Aufwendungen der GmbH, entsteht für die GmbH ein Gewinn. Die Gesundes Kinzigtal GmbH, die ja zu zwei Dritteln den Mitgliedern des regionalen Ärztenetzes MQNK gehört, kann einen solchen Gewinn entweder an ihre Gesellschafter ausschütten oder reinvestieren – z. B. in die Erweiterung von Präventionsprogrammen und deren infrastrukturelle Voraussetzungen. Ein negatives Deckungsbeitrags-Delta signalisiert hingegen, dass die IVGK für die Projektbeteiligten wirtschaftlich nachteilig ist. Besonders drastisch sind die Nachteile für die Gesundes Kinzigtal GmbH selbst, denn ihren Aufwendungen steht kein Umsatz gegenüber. Bei einem negativen Deckungsbeitrags-Delta haftet die GmbH jedoch **nicht** auch noch für die Ergebnisverschlechterung, die der betreffenden Krankenkasse im Kinzigtal entsteht [3].

Die Aufteilung eines positiven Deckungsbeitrags-Delta zwischen Krankenkasse und Gesundes Kinzigtal GmbH schafft für das IVGK-Management und die IVGK-Leistungspartner neue Handlungsanreize, da bei einem genügend hohen Delta für die GmbH ein Gewinn entsteht. Akzeptiert man die oben genannten beiden Prämissen, dann belohnt ein solcher Gewinn wirksame Präventionsanstrengungen im Sinne von Prämisse (a) und eine wirksame Schnittstellenoptimierung im Sinne von Prämisse (b).

Die beteiligten Krankenkassen können den Versorgungsvertrag mit der Gesundes Kinzigtal GmbH unter verschiedenen Gegebenheiten vorzeitig kündigen. Dazu gehören z. B. dauerhaft negative Deckungsbeiträge für die Versicherten im Kinzigtal. Der Vertrag kann aber auch dann vorzeitig gekündigt werden, wenn sich zeigen sollte, dass positive Deckungsbeiträge auf Kosten einer verringerten Versorgungsqualität erzielt werden oder im Kinzigtal überdurchschnittlich viele Versicherte aus der Krankenkasse austreten [3].

Virtuelle Budgetmitverantwortung der Gesundes Kinzigtal GmbH

Mit dem oben beschriebenen Deckungsbeitrag-Contracting setzen die Vertragspartner also einen neuartigen Anreiz für die Gesundes Kinzigtal GmbH und die beteiligten Leistungspartner, sich aktiv für eine effektivere und effizientere **regionale Versorgung** einzusetzen. Dabei ist jedoch festzuhalten: Die üblichen Finanzströme zwischen den Krankenkassen AOK BW und LKK BW einerseits und den IVGK-Leistungspartnern andererseits bestehen fort, auch die vermittelnde Funktion der Kassenärztlichen Vereinigung bleibt erhalten. Das gilt ebenso für die in der ambulanten Regelversorgung üblichen Vergütungsmodi (Einzelleistungsvergütung mit Budgetobergrenzen). Die entsprechenden Vergütungen machen nach wie vor den größten Teil des Umsatzes der IVGK-Leistungspartner aus. Die Gesundes Kinzigtal GmbH vergütet eigenständig lediglich eine Reihe von Leistungen, deren Vergütung von den gesetzlichen Krankenkassen nicht übernommen wird, die aber von der Gesundes Kinzigtal GmbH als sinnvoll und notwendig angesehen werden, damit für die Versicherten ein höherer Gesundheitsnutzen entsteht. Zurzeit erhalten die Leistungspartner solche zusätzlichen außerbudgetären Vergütungen z. B. für jährliche Gesundheits-Check-Ups, für individuelle Therapiezielvereinbarungen mit Patienten, für die Teilnahme an Projektgruppensitzungen, für die Mitwirkung an der Entwicklung sowie der Implementierung neuer Präventionsprogramme und für spezifische Case-Management-Aktivitäten für Patienten mit chronischen Krankheiten. Darüber hinaus kommt die Managementgesellschaft auch für die zusätzlichen IT-Kosten auf, die den Leistungspartnern im Zuge ihrer elektronischen und informationellen Vernetzung entstehen. Die Summe der Vergütungen all dieser Aktivitäten beläuft sich auf ca. 10 – 15 % des Umsatzes eines niedergelassenen ärztlichen Leistungspartners [3].

Obwohl also die Gesundes Kinzigtal GmbH keineswegs selbst den Löwenanteil der Vergütungszahlungen tätigt, übernimmt sie gemäß des oben erläuterten Deckungsbeitrag-Contracting eine **virtuelle Budgetmitverantwortung** für sämtliche Gesundheitsleistungen, die für die AOK- und LKK-Versicherten im Einzugsgebiet der IVGK erstellt werden.

Bisherige finanzielle Ergebnisse der Integrierten Versorgung Gesundes Kinzigtal

Der Zeitraum vom 01. 01. 2006 bis zum 30. 06. 2006 gilt als Periode des Aufbaus der strukturellen Voraussetzungen der IVGK-Aktivitäten. Wir referieren im Folgenden die bisher ermittelten und von den Vertragspartnern bestätigten finanziellen Ergebnisse der IVGK nach erfolgtem Strukturaufbau.

Für den Zeitraum vom 01. 07. 2006 bis zum 30. 06. 2007 wurde für die im Kinzigtal wohnenden Versicherten der AOK BW ein Deckungsbeitrags-Delta von +2,08 % ermittelt. Das bedeutet also eine Erhöhung des Deckungsbeitrags der AOK-Versicherten im Kinzigtal um 2,08 % in Relation zu deren Deckungsbeitrag im Basiszeitraum, d. h. im Zeitraum vor Beginn der IVGK. Bereits im

Basiszeitraum (Referenzzeitraum für die Zeit vor Beginn der IVGK) erbrachte die Region Kinzigtal für die AOK BW einen positiven Deckungsbeitrag, d. h. die tatsächlichen Kosten der AOK-Versicherten im Kinzigtal lagen im Durchschnitt unter deren Normkosten [8]. Die Erhöhung um 2,08 % entspricht einem Betrag von 1,123 Millionen Euro [8]. Im darauf folgenden Halbjahreszeitraum (01.07.2007 bis 31.12.2007) konnte der Deckungsbeitrag weiter gesteigert werden, und zwar auf +3,38 % relativ zum Basiszeitraum [8]. Für das Jahr 2008 wurde ein erneuter Anstieg des Deckungsbeitrags ermittelt [5]. Für die Jahre 2009 und 2010 hat die AOK BW noch keine Ergebnisse ermitteln können (Stand: Dezember 2011). Der Deckungsbeitrag der LKK-Versicherten im Kinzigtal entwickelte sich in den Jahren 2006-10 ebenfalls sehr positiv [6].

Das erste der beiden Hauptziele der IVGK – eine höhere Wirtschaftlichkeit der Gesundheitsversorgung im Kinzigtal – scheint also bereits in Reichweite. Die positiven finanziellen Ergebnisse waren angesichts des erst Mitte 2006 vollzogenen Strukturaufbaus der IVGK zumindest in ihrer Höhe überraschend. Derart deutliche Deckungsbeitragserhöhungen waren erst später erwartet worden [3].

Angesichts der bislang positiven finanziellen Ergebnisse der IVGK gewinnt eine Frage umso mehr an Relevanz: Wie entwickelte sich der Gesundheitsnutzen der Versicherten und die Versorgungsqualität im Kinzigtal im Vergleich zur herkömmlichen Versorgung? Dies ist die Fragestellung der internen und externen Evaluation der IVGK.

10.3 Externe Evaluation am Beispiel des ÜUF-Projekts

Es gibt bislang vier externe Evaluationsprojekte, die Aspekte der Versorgungsqualität in der IVGK aus unterschiedlichen Perspektiven untersuchen [14, 15]. Eine zentrale Stellung nimmt die sog. ÜUF-Studie ein, die von der PMV-Forschungsgruppe an der Universität zu Köln durchgeführt wird. Aufgabe dieser Studie ist die vergleichende Analyse des Gesundheitszustands von Versicherten sowie von Über-, Unter- und Fehlversorgung in der Region Kinzigtal und einer Referenzregion. Untersucht werden soll in erster Linie, ob im Kinzigtal – der Interventionsregion der IVGK – Phänomene der Über-, Unter- und Fehlversorgung im Zeitverlauf stärker und nachhaltiger verringert werden können als in der Vergleichsregion.

10.3.1 Fragestellung, Material und Methoden der ÜUF-Studie

Die ÜUF-Studie folgt dem Design einer quasi-experimentellen kontrollierten Studie. Dabei wird die Gesamtheit der im Kinzigtal wohnenden volljährigen AOK- und LKK-Versicherten als primär interessierende Interventionsgruppe betrachtet und in Form einer Vollerhebung in die Studie einbezogen. Die Interventionspopulation wird verglichen mit einer für das übrige Baden-Württemberg repräsentativen Zufallsstichprobe aller volljährigen AOK- und LKK-Versicherten, die ca. 20 % der Grundgesamtheit – rund 500 000 Versicherte – umfasst. Als Basisjahr gilt das Jahr 2004, da es das letzte interventionsfreie Kalenderjahr darstellt; die Jahre 2005 bis 2011 spiegeln also eine sukzessiv steigende Interventionsintensität und -breite wider. Für die Studie stehen sektorenübergreifende pseudonymisierte GKV-Routinedaten der beteiligten Versicherten zur Verfügung [11, 17]. In beiden Populationen werden zunächst nur die pro Beobachtungsjahr durchgehend Versicherten (und je nach Fragestellung zusätzlich die unterjährig Verstorbenen) in die Analyse einbezogen; Kassenwechsler werden also im Jahr ihres Kassenwechsels vorerst nicht berücksichtigt.

Zur Beantwortung der Forschungsfrage, inwieweit die IVGK zur Verringerung von Über-, Unter- und Fehlversorgung im Kinzigtal beiträgt, sind spezifische Indikatoren der Versorgungsqualität erforderlich. Momentan (Januar 2012) gibt es in Deutschland noch kein extern validiertes Indikatorenset, das für ein Monitoring nutzbar wäre. In der ÜUF-Studie werden daher zum einen Indikatoren verwendet, die international gebräuchlich sind; zum anderen werden Indikatoren aus evidenzbasierten Leitlinien oder aus einschlägigen Publikationen (wie z. B. dem Gutachten des Sachverständigenrats 2001) abgeleitet.

Bei Populationsvergleichen (volljährige Versicherte aus dem Kinzigtal vs. volljährige Versicherte aus dem übrigen Baden-Württemberg) werden die Werte aller Kennziffern und Qualitätsindikatoren der baden-württembergischen Vergleichsgruppe alters- und geschlechtsstandardisiert wiedergegeben (nach Maßgabe der Alters- und Geschlechtsverteilung der Versicherten im Kinzigtal). Zur Darstellung von Über-, Unter- oder Fehlversorgung – mithin der Versorgungsqualität – werden in erster Linie indikationsbezogene Kennziffern und Qualitätsindikatoren herangezogen. Im Folgenden referieren wir beispielhaft die von der PMV forschungsgruppe ermittelte Prävalenz der Osteoporose sowie die von der Forschungsgruppe vorgeschlagenen Qualitätsindikatoren zur Versorgung von Patienten mit Osteoporose. Anhand dieser Ergebnisbeispiele wollen wir erläutern, wie man die Wirksamkeit von Präventionsbemühungen und die Versorgungsqualität der IVGK evaluieren kann.

10.3.2 Exemplarisches Zwischenergebnis: Kennziffern und Qualitätsindikatoren zur Versorgung von Patienten mit Osteoporose

Zusammen mit den in der Region tätigen Leistungspartnern hat das Management der IVGK zahlreiche Präventions- und Gesundheitsförderungsprogramme entwickelt: Zurzeit werden – neben den landesweit angebotenen DMPs – insgesamt 13 spezifische Programme angeboten [4]. Die Bandbreite des Angebots reicht von einem Rauchentwöhnungsprogramm („Rauchfreies Kinzigtal") über ein speziell auf Pflegeheimbewohner zugeschnittenes medizinisch-pflegerisches Versorgungsprogramm („Ärzte plus Pflege") bis hin zu einem Programm gegen Schwangerschaftsdiabetes und einem Sofortprogramm gegen akute psychische Krisen. Eines der am häufigsten nachgefragten Programme ist das Programm „Starke Muskeln – feste Knochen", das im Jahr 2008 zur Osteoporose-Prävention und zur optimierten Versorgung von Patienten mit Osteoporose implementiert wurde: Bislang haben 668 Patienten am Programm teilgenommen (Stand: 13.01.2012). An der Konzeptualisierung und Implementierung des Programms in den Jahren 2006–2008 waren mehrere Orthopäden, Allgemeinärzte und Physiotherapeuten unter den IVGK-Leistungspartnern aktiv beteiligt. Man darf daher erwarten, dass osteoporosebezogene Qualitätsindikatoren eine vergleichsweise verbesserte Versorgung im Kinzigtal erkennen lassen.

▶ Tab. 10.1 zeigt eine globale Kennziffer, nämlich die administrative Prävalenz der Osteoporose unter den AOK-Versicherten im Kinzigtal sowie in der Vergleichsgruppe aus dem übrigen Baden-Württemberg. Die Daten bilden den Zeitraum 2004–2008 ab; aktuellere Daten liegen bislang nicht vor (Stand: Januar 2012).

Bei der Ermittlung der Osteoporose-Prävalenz wurden Patienten mit entsprechenden Diagnose-Codes (ICD 10: M80, M81) nur dann gezählt, wenn sie nach einer internen Diagnosevalidierung als „epidemiologisch sichere Fälle" gelten konnten. Als „epidemiologisch sicher" galt ein Fall, wenn in den GKV-Routinedaten des betreffenden Versicherten mindestens eine der drei folgenden Bedingungen erfüllt war:

- stationärer Aufenthalt im betreffenden Jahr mit einer Osteoporose-Diagnose (M80 oder M81) als Hauptentlassungsdiagnose
- Osteoporose-Diagnose in mindestens einem Quartal des Jahres und zusätzlich mindestens eine Verordnung eines zur Osteoporose-Behandlung gebräuchlichen Arzneimittels (ATC Codes A11CC, A12AA, A12AX, G02CE, G03CA, G03CB, G03FA, G03FB, G03XC, M05BA oder M05BB), verordnet durch den die Diagnose stellenden Arzt im Quartal der Diagnosenennung
- Osteoporose-Diagnose in mindestens zwei Quartalen des Jahres

Die in ▶ Tab. 10.1 abgebildeten Prävalenzen lassen eine geringfügig höhere administrative Prävalenz der Osteoporose unter den volljährigen AOK-Versicherten im Kinzigtal erkennen (2008: 6,1 % vs. 5,5 %). Ein Blick auf die deutlich höhere, *dabei jedoch nicht alters- und geschlechtsstandardisierte (!)* Prävalenz in der Subpopulation der IV-Eingeschriebenen im Kinzigtal verdeutlicht, dass es der IVGK gelungen ist, vorrangig die schwerer erkrankten und älteren Versicherten einzuschreiben, um diese gezielter und effizienter versorgen zu können [13].

Ein wichtiges Erfolgskriterium der Sekundärprävention bzw. der Osteoporose-Behandlung besteht in der Vermeidung von Frakturen bzw. in der Verringerung der *Frakturprävalenz bei Patienten mit bekannter Osteoporose*. Versicherte galten in einem gegebenen Jahr als „Patienten mit bekannter Osteoporose", wenn bei ihnen im Vorjahr eine epidemiologisch sichere Osteoporose-Diagnose (siehe oben) identifiziert werden konnte. Eine Voraussetzung für einen validen Vergleich der Frakturprävalenzen in zwei zu vergleichenden Patientenpopulationen ist, dass die allgemeine Frakturhäufigkeit in den jeweiligen Gesamtpopulationen annähernd gleich ist. Dies ist in unserem Fall gegeben: Der Anteil der AOK-Versicherten mit Frakturdiagnose betrug im Jahr 2007 im Kinzigtal 5,6 %, in der alters- und geschlechtsstandardisierten Vergleichsgruppe 6,1 %. ▶ Tab. 10.2 zeigt den Anteil der Patienten mit Fraktur an den Patienten mit bekannter Osteoporose im Zeitraum 2005 bis 2008.

Tab. 10.1 Anteil der AOK-Versicherten mit Osteoporose.

Versicherte mit Osteoporose: epidemiologisch sichere Fälle									
Kinzigtal					Alter ≥ 18 Jahre				
	IV-Versicherte		Nicht-IV-Versicherte		Gesamt	Kinzigtal	stand. BW*	Veränderung (2004 = 100)	
Jahr	Anzahl	%	Anzahl	%	%	%	%	Kinzigtal	stand. BW*
2004	275	7,3	943	3,9	4,4	5,3	5,0	100	100
2005	310	8,1	970	4,0	4,5	5,5	5,0	104	100
2006	334	8,5	955	3,9	4,5	5,5	5,1	104	102
2007	378	9,5	947	4,0	4,7	5,7	5,2	108	104
2008	419	10,7	953	4,1	5,1	6,1	5,5	115	110

* „stand. BW": Ergebnis der Vergleichsgruppe aus dem übrigen Baden-Württemberg ist standardisiert auf die Alters- und Geschlechtsstruktur der Population „Kinzigtal" des jeweiligen Jahres. Die Ergebnisse für IV-Versicherte und Nicht-IV-Versicherte im Kinzigtal sind nicht alters- und geschlechtsstandardisiert.

Die in ▶ Tab. 10.2 dargestellten Ergebnisse lassen sich wie folgt zusammenfassen: In jedem betrachteten Jahr lag die Frakturprävalenz bei volljährigen Patienten mit bekannter Osteoporose im Kinzigtal deutlich unter der Frakturprävalenz der alters- und geschlechtsstandardisierten Vergleichsgruppe aus dem übrigen Baden-Württemberg. Vergleicht man den zeitlichen Verlauf der Frakturprävalenz in beiden Populationen, so wird offenkundig, dass die Frakturprävalenz im Kinzigtal zwischen 2005 und 2008 nahezu konstant blieb (Anstieg um 2%), während sie im übrigen Baden-Württemberg im selben Zeitraum um rund 11% stieg. Das Frakturrisiko von Patienten mit bekannter Osteoporose war damit im Kinzigtal im Jahr 2008 nur 0,68 Mal so hoch wie im übrigen Baden-Württemberg (Odds Ratio: 0,68; 95%-Konfidenzintervall: 0,59–0,78). Das Ergebnis deutet also darauf hin, dass die Prävention von Frakturen bei Osteoporose-Patienten im Kinzigtal insgesamt etwas effektiver war und sich im Zeitraum 2005 bis 2008 zudem etwas erfolgreicher entwickelt hat als im übrigen Baden-Württemberg. In Bezug auf die abgebildete Kennziffer ist also ein vergleichsweise höherer Gesundheitsnutzen für die Osteoporose-Patienten im Kinzigtal erkennbar. Zu beachten ist hierbei: Die Analyse umfasst alle in der Region Kinzigtal wohnenden Osteoporose-Patienten, d.h. nicht nur die Teilnehmer an spezifischen Programmen. Es darf daher vermutet werden, dass die präventiven Effekte unter den Programmteilnehmern noch ausgeprägter sind.

Tab. 10.2 Anteil der Patienten mit Fraktur (in %) unter den bekannten Osteoporose-Patienten.

Patienten mit Osteoporose (epidemiologisch sichere Fälle), davon mit Frakturdiagnose									
Kinzigtal						Alter ≥ 18 Jahre			
	IV-Versicherte		Nicht-IV-Versicherte		Gesamt	Kinzigtal	Kontr. BW*	Veränderung (2005 = 100)	
Jahr	Anzahl	%	Anzahl	%	%	%	%	Kinzigtal	stand. BW*
2005	45	17,7	191	23,3	22,0	22,0	27,1	100	100
2006	53	18,3	213	25,5	23,7	23,7	27,9	108	103
2007	66	20,2	196	23,6	22,7	22,7	28,9	103	107
2008	77	21,2	189	23,0	22,4	22,4	30,0	102	111

Population: AOK-Versicherte. * „stand. BW": Ergebnis der Vergleichsgruppe aus dem übrigen Baden-Württemberg ist standardisiert auf die Alters- und Geschlechtsstruktur der bekannten Osteoporose-Patienten des Kinzigtals des jeweiligen Jahres. Die Ergebnisse für IV-Versicherte und Nicht-IV-Versicherte im Kinzigtal sind nicht alters- und geschlechtsstandardisiert.

Abschließend soll auf einen Osteoporose-bezogenen Qualitätsindikator eingegangen werden, der eine mögliche Unterversorgung anzeigen soll. In Leitlinien wird bei manifester Osteoporose – seit 2006 auch abhängig von Alter und Geschlecht des Patienten – eine spezifische Therapie mit Bisphosphonaten, Strontiumranelat, SERM, Teripatid oder Parathyroidhormon empfohlen, sofern keine Kontraindikationen vorliegen. ▶ Tab. 10.3 weist demgemäß den Anteil der Osteoporose-Patienten mit Fraktur aus, die eine solche spezifische Therapie erhalten. Ein niedriger Anteil würde eine Unterversorgung anzeigen; genaue Referenzwerte existieren jedoch bislang nicht.

▶ Tab. 10.3 lässt erkennen, dass die Indikatorwerte (Anteilsziffern) im Zeitraum 2004 bis 2008 im Kinzigtal um 23 % und im übrigen Baden-Württemberg um 16 % gestiegen sind. Im Jahr 2008 lag der Anteil im Kinzigtal auf einem höheren Niveau als in der Vergleichsgruppe (Odds Ratio 2008: 1,24; 95 %-Konfidenzintervall: 0,99 – 1,56). Unterstellt man, dass ein Indikatorwert von etwa 40 % noch als Unterversorgung zu werten ist, dann lässt sich folgern: Zwischen 2004 bis 2008 konnte in beiden Populationen die vorhandene Unterversorgung verringert werden; das Kinzigtal war dabei tendenziell etwas erfolgreicher als das übrige Baden-Württemberg.

Tab. 10.3 Anteil der Osteoporose-Patienten mit Fraktur, die eine spezifische Therapie erhalten.

Patienten mit Osteoporose (epidemiologisch sichere Fälle) und mit Fraktur-Diagnose									
davon mit spezifischer Therapie									
Kinzigtal						Alter ≥ 18 Jahre			
	IV-Versicherte		Nicht-IV-Versicherte		Gesamt	Kinzigtal	Kontr. BW*	Veränderung (2004 = 100)	
Jahr	Anzahl	%	Anzahl	%	%	%	%	Kinzigtal	stand. BW*
2004	29	65,9	86	36,0	40,6	40,6	37,9	100	100
2005	40	70,2	110	44,5	49,3	49,3	41,0	121	108
2006	46	70,8	96	38,9	45,5	45,5	41,8	112	110
2007	41	54,7	96	41,7	44,9	44,9	43,6	111	115
2008	59	66,3	99	43,6	50,0	50,0	44,1	123	116

Population: AOK-Versicherte. * „stand. BW": Ergebnis der Vergleichsgruppe aus dem übrigen Baden-Württemberg ist standardisiert auf die Alters- und Geschlechtsstruktur der bekannten Osteoporose-Patienten des Kinzigtals des jeweiligen Jahres. Die Ergebnisse für IV-Versicherte und Nicht-IV-Versicherte im Kinzigtal sind nicht alters- und geschlechtsstandardisiert.

10.3.3 Weitere Kennziffern und Indikatoren der Versorgungsqualität

Im ÜUF-Projekt untersucht die PMV forschungsgruppe noch zahlreiche weitere Kennziffern und Qualitätsindikatoren. Diese beziehen sich auf folgende Erkrankungsgruppen:
- chronische koronare Herzkrankheit (chronische KHK)
- Herzinsuffizienz
- Diabetes mellitus
- affektive Störungen (einschließlich Depression)
- Demenz
- Rückenschmerzen

Für alle diese Indikationen ermittelt die PMV forschungsgruppe detaillierte Prävalenz-Kennziffern, die u. a. nach Altersgruppen und Geschlecht aufgeschlüsselt werden. Zur Beurteilung der Versorgungsqualität im Kinzigtal werden insgesamt mehr als 30 Kennziffern und Qualitätsindikatoren herangezogen (einschließlich der beiden oben gezeigten Indikatoren zur Versorgung von Osteoporose-Patienten, vgl. ▶ Tab. 10.2 und ▶ Tab. 10.3). Dieses breite Spektrum an Indikatoren ermöglicht ein relativ umfassendes Bild der Versorgungsqualität im Kinzigtal im Vergleich zum übrigen Baden-Württemberg. Da die Wiedergabe weiterer Ergebnisse des ÜUF-Projekts im Detail den Rahmen dieses Beitrags sprengen würde, können wir hier nur die allgemeine Tendenz der Ergebnisse referieren: Die Anzahl der Ergebnisse, die tendenziell eine höhere bzw. gesteigerte Versorgungsqualität für die Versicherten im Kinzigtal (im Vergleich zu den Versicherten der Vergleichsgruppe) anzeigen, überwiegt deutlich die Anzahl der Ergebnisse, bei denen eine vergleichsweise geringere bzw. verringerte Versorgungsqualität festzustellen ist.

10.4 Fazit

Die Integrierte Versorgung Gesundes Kinzigtal (IVGK) verfolgt ehrgeizige Ziele: Zum einen möchte sie den Gesundheitsnutzen für die AOK- und LKK-Versicherten im Kinzigtal steigern – und zwar auch im Vergleich zur herkömmlichen Versorgung –, zum anderen soll der Deckungsbeitrag dieser Versicherten erhöht werden. Um zu messen, inwieweit das ökonomische Ziel erreicht wird, vereinbaren die an der IVGK beteiligten Vertragspartner ein Deckungsbeitrag-Contracting: Gelingt es den Initiatoren der IVGK, den Deckungsbeitrag der Versicherten im Kinzigtal relativ zum Referenzzeitraum zu erhöhen, dann wird der resultierende Erhöhungsbetrag nach zuvor vereinbarten Anteilen zwischen der betreffenden Krankenkasse und der Gesundes Kinzigtal GmbH aufgeteilt. Damit entsteht für die GmbH und die an ihr beteiligten Leistungserbringer ein neuartiger ökonomischer Anreiz, die regionale Gesundheitsversorgung effektiver und effizienter zu gestalten. Die Initiatoren der IVGK wollen dabei aber nicht allein die Versorgung an den intra- und intersektoralen Schnittstellen effizienter organisieren; zielgenaue Präventionsprogramme sollen auch die Inzidenz chronischer Krankheiten und ihrer Folgeerkrankungen verringern.

Die Deckungsbeitragsanalyse der an der IVGK beteiligten Krankenkassen zeigt bislang stetig steigende Deckungsbeiträge der Versicherten im Kinzigtal – das ökonomische Ziel der IVGK ist also in Reichweite. Um von unabhängiger Seite Aufschluss über die Versorgungsqualität im Kinzigtal zu erhalten, haben die an der IVGK beteiligten Organisationen eine umfangreiche externe Evaluation beauftragt. Ein zentrales Evaluationsprojekt (ÜUF-Projekt) wird von der PMV forschungsgruppe durchgeführt. Die Forschungsgruppe untersucht anhand von Kennziffern und Qualitätsindikatoren auf der Basis von GKV-Routinedaten, wie sich die Versorgung im Kinzigtal relativ zum Basisjahr 2004 und im Vergleich zur herkömmlichen Versorgung im übrigen Baden-Württemberg entwickelt (bevölkerungsbezogene quasi-experimentelle Studie). Am Beispiel von Qualitätsindikatoren zur Versorgung von Patienten mit Osteoporose haben wir gezeigt, wie die PMV forschungsgruppe die Versorgung im Kinzigtal evaluiert. Die bisher vorliegenden Zwischenergebnisse des ÜUF-Projekts lassen erkennen, dass die IVGK nicht nur in ökonomischer Hinsicht, sondern auch im Hinblick auf die Versorgungsqualität ein vielsprechendes Projekt darstellt.

▶ **Danksagung:** Die Autoren danken der Gesundes Kinzigtal GmbH sowie der AOK und LKK Baden-Württemberg für gute Kooperation und die Bereitstellung von Informationen.

10.5 Literatur

[1] Hermann C, Hildebrandt H, Richter-Reichhelm M et al. Das Modell „Gesundes Kinzigtal". Managementgesellschaft organisiert Integrierte Versorgung einer definierten Population auf Basis eines Einsparcontractings. Gesundheits- und Sozialpolitik 2006; 5-6: 11–29

[2] Hildebrandt H, Richter-Reichhelm M, Trojan A et al. Die Hohe Kunst der Anreize: Neue Vergütungsstrukturen im deutschen Gesundheitswesen und der Bedarf für Systemlösungen. In: Sozialer Fortschritt 2009; 58 (7): 154–156

[3] Hildebrandt H, Hermann C, Knittel R et al. Gesundes Kinzigtal Integrated Care: Improving population health by a shared health gain approach and a shared savings contract. International Journal of Integrated Care 2010; 10: 1–15. Online-Publikation: http://www.ijic.org/index.php/ijic/article/view/539/1051, Stand: 30.01.2012

[4] Hildebrandt H, Schmitt G, Roth M, Stunder B. Integrierte regionale Versorgung in der Praxis: Ein Werkstattbericht aus dem „Gesunden Kinzigtal". Z Evid Fortbild Qual Gesundh 2011; 105: 585–589

[5] Optimedis AG. Gesundes Kinzigtal: Neue wirtschaftliche Daten belegen effiziente Gesundheitsversorgung. Pressemitteilung vom 24.01.2011. Online-Publikation: http://www.optimedis.de/images/docs/pressemitteilungen/pm_ergebnisdaten_gesundes_kinzigtal_2011 0124.pdf, Stand: 30.01.2012

[6] Optimedis AG. Gesundes Kinzigtal: Hochwertige medizinische Versorgung führt zu geringerem Ausgabenanstieg. Erstmals Auswertung der wirtschaftlichen Daten der LKK-Versicherten im Kinzigtal von 2005 bis 2010. Pressemitteilung vom 12.01.2012. Online-Publikation: HYPERLINK "http://www.optimedis.de/images/docs/pressemitteilungen/pressemitteilung_ergebnisse_20gesundes_20kinzigtal_lkk.pdf" http://www.optimedis.de/images/docs/pressemitteilungen/pressemitteilung_ergebnisse_20gesundes_20kinzigtal_lkk.pdf, Stand: 30.01.2012

[7] Porter ME, Teisberg EO. Redefining Health Care: Creating Value-Based Competition on Results. Boston: Harvard Business School; 2006

[8] Sabatta S. Integrierte Versorgung: Kooperation im Kinzigtal spart Kosten. Dtsch Ärztebl 2009; 106 (20): A966–A968

[9] Sachverständigenrat für die Konzertierte Aktion im Gesundheitswesen. Bedarfsgerechtigkeit und Wirtschaftlichkeit. Band III: Über-, Unter- und Fehlversorgung. Gutachten 2000/2001. Ausführliche Zusammenfassung Online-Publikation: http://www.svr-gesundheit.de/Gutachten/Gutacht01/Kurzf-de.pdf, Stand: 30.01.2012

[10] Sachverständigenrat zur Begutachtung der Entwicklung im Gesundheitswesen. Koordination und Integration. Gesundheitsversorgung in einer Gesellschaft des längeren Lebens. Sondergutachten 2009, Langfassung. Baden-Baden: Nomos; 2010

[11] Schubert I, Köster I, Küpper-Nybelen J, Ihle P. Versorgungsforschung mit GKV-Routinedaten. Nutzungsmöglichkeiten versichertenbezogener Krankenkassendaten für Fragestellungen der Versorgungsforschung. Gesundheitsblatt – Gesundheitsforschung – Gesundheitsschutz 2008; 51 (10): 1095–1105

[12] Schlette S, Lisac M, Blum, K. Integrated Primary Care in Germany: the road ahead. International J Integr Care 2009; 9: 1-11. Online-Publikation: http://www.ijic.org/cgi-bin/pw.cgi/articles/000 424/article_print.html, Stand: 30.01.2012

[13] Siegel A, Stößel U, Geßner D et al. Kooperation und Wettbewerb im integrierten Versorgungssystem „Gesundes Kinzigtal". In: Amelung VE, Sydow J & Windeler A (eds.): Vernetzung im Gesundheitswesen. Wettbewerb und Kooperation. Stuttgart: Kohlhammer; 2009: 223–235

[14] Siegel A, Stößel U, Schubert I, Erler A. Probleme der Evaluation einer regionalen integrierten Vollversorgung am Beispiel „Gesundes Kinzigtal". Z Evid Fortbild Qual Gesundh 2011; 105: 590–596

[15] Siegel A, Köster I, Schubert I, Stößel U. Evaluation der Integrierten Versorgung Gesundes Kinzigtal – Konzeption, Herausforderungen, Lösungsmöglichkeiten. In: Amelung VE, Eble S, Hildebrandt H (Hrsg.): Innovatives Versorgungsmanagement. Neue Versorgungsformen auf dem Prüfstand. Berlin: Medizinisch-Wissenschaftliche Verlagsgesellschaft; 2011: 145–155

[16] Siegel A, Zimmermann L, Stößel U. Dimensionen der Patientenorientierung in der Integrierten Versorgung Gesundes Kinzigtal. Public Health Forum 2011; 19 (70): 15–16

[17] Swart E & Ihle P, Hrsg. Routinedaten im Gesundheitswesen. Handbuch Sekundäranalyse: Grundlagen, Methoden und Perspektiven. Bern: Huber; 2009

11 Spielerschutzmaßnahmen im Rahmen einer kohärenten Glücksspielpolitik

Suzanne Lischer, Jörg Häfeli

11.1 Glücksspielpolitik in der Schweiz

11.1.1 Gesetzgebung

Die Kompetenzordnung für das Spiel um Geld, namentlich im Bereich Spielbanken, Lotterien und gewerbsmäßige Wetten, sind in der Schweiz seit 1874 auf Verfassungsstufe verankert. Die Gesetzgebung in den Bereichen Glücksspiel und Lotterien ist damit Sache des Bundes. Damit bestehen zwei unterschiedliche Regulierungsmodelle. Der Bereich Lotterien und Wetten wird im Lotteriegesetz von 1923 geregelt und das Glücksspiel im Spielbankengesetz. Letzteres ist im Jahr 2000 in Kraft getreten, nachdem 1993 in einer Volksabstimmung entschieden wurde, das Spielbankenverbot von 1928 aufzuheben.

In der Schweiz ist die Organisation und Durchführung von Glücksspielen um Geld, unter Vorbehalt der Gesetzgebung betreffend die Lotterien und die gewerblichen Wetten, außerhalb von Spielbanken untersagt [6]. Glücksspiele dürfen nur auf Basis einer staatlichen Konzession und unter strenger Aufsicht durchgeführt werden. Der Staat regelt die Anzahl und die geografische Verfügbarkeit, die Steuerabgaben, das Spielangebot sowie u. a. die Maßnahmen, welche die Casinos im Bereich des Spielerschutzes umsetzen müssen. Die Aufsicht über die Casinos liegt bei einer unabhängigen Kommission, der Eidgenössischen Spielbankenkommission (ESBK) [10]. Seit 2002 haben 19 Casinos ihre Tore geöffnet. Die Casinodichte ist damit – verglichen mit der Situation in den benachbarten Ländern und in Anbetracht der Bevölkerungszahl von 7,8 Millionen – sehr hoch [11]. Im Jahr 2010 erwirtschafteten die Schweizer Casinos einen Bruttospielertrag (BSE) von 670 Millionen Euro. Der BSE pro Eintritt der Schweizer Casinos betrug im Durchschnitt 130 Euro [8].

Im Lotterien- und Wettbereich haben die Kantone das Monopol über die Durchführung. Die beiden Gesellschaften „Swisslos" (Kantone der deutschsprachigen und der italienisch sprachigen Schweiz) und „Loterie Romand" (Kantone der französischsprachigen Schweiz) sind als Genossenschaften organisiert. Seit Inkrafttreten der Interkantonalen Vereinbarung im Jahr 2004 wurde die

Lotterie- und Wettkommission „Comlot" als interkantonale Behörde von den 26 Kantonen eingesetzt. Ihre Aufgabe ist die Überwachung des Lotterie- und Wettmarkts und die Sicherstellung eines transparenten und lauteren Spielangebots. Im Weiteren ist „Comlot" die Bewilligungsbehörde für die Zulassung neuer Lotterie- und Wettprodukte [9].

Die telekommunikationsgestützte Durchführung von Glücksspielen ist dagegen verboten [6]. Konkret bedeutet dies, dass die Schweiz keine Konzessionen für diese Glücksspiele erteilt, hingegen ist die Teilnahme an Glücksspielen, welche von ausländischen Betreibern über das Internet angeboten werden, erlaubt. Im Jahr 2009 hat die ESBK vorgeschlagen, eine Lockerung des Verbots anzustreben. Ein Vorschlag für die Revision des Spielbankengesetzes betreffend telekommunikationsgestützter Durchführung von Glücksspielen wird für das Jahr 2012 erwartet [10].

11.2 Spielerschutzmaßnahmen in den Schweizer Casinos

Die Teilnahme an Glücksspielen ist weit verbreitetet. Während eine Spielteilnahme für die meisten Spieler unproblematisch ist, können Glücksspiele auf individueller Ebene erhebliche negative Konsequenzen haben und zu psychischen und sozialen Belastungen bis hin zu Glücksspielsucht führen [7]. Dieses Risiko stellt die Frage nach Lenkungsmaßnahmen durch die Politik und der Sorgfaltspflicht der Anbieter [10]. Entsprechend kommt der Gestaltung von Rahmenbedingungen, welche ein sozialverträgliches Glücksspiel ermöglichen, eine große Bedeutung zu.

Das Spielbankenrecht ist darauf ausgelegt, sozialschädlichen Auswirkungen des Spielbetriebs vorzubeugen (Art. 2 Abs. 2 Bst. c SBG). Die Casinos sind verpflichtet, über ein Sozialkonzept zu verfügen (Art. 13 Abs. 2 Bst. b SBG), in welchem sie darlegen müssen, mit welchen Maßnahmen die Spielbank den sozialschädlichen Auswirkungen des Spiels vorbeugen oder diese beheben will (Art. 14 Abs. 2 SBG) [6]. Art. 37 Abs. 1 VSBG präzisiert dies und legt fest, dass die Spielbank Maßnahmen zu ergreifen hat betreffend Prävention, Früherkennung, Ausbildung und regelmäßige Weiterbildung des mit dem Vollzug des Sozialkonzepts betrauten Personals, Erhebung von Daten betreffend die Spielsucht sowie bezüglich Spielsperren. Nach Art. 39 VSBG müssen die Casinos Beobachtungskriterien (Checkliste) festlegen, anhand derer spielsuchtgefährdete Spieler erkannt werden können. Aufgrund dieser Früherkennungskriterien muss das Casino die notwendigen Maßnahmen ergreifen. Ihre Beobachtungen und die getroffenen Maßnahmen hat sie zu dokumentieren [11].

Gemäß Art. 37 Abs. 2 VSBG ist die Spielbank zudem verpflichtet, für die Umsetzung des Sozialkonzepts mit einer Suchtpräventionsstelle und einer Therapieeinrichtung zusammenzuarbeiten. Zudem sind Selbsterhebungsbögen und ein Maßnahmenkatalog zur Früherkennung von spielsuchtgefährdeten Spielern bereitzustellen [19].

Die Spielbank hat gemäß Art. 22 Abs. 1 SBG Personen vom Spielbetrieb auszusperren, von denen sie aufgrund eigener Wahrnehmungen in der Spielbank oder aufgrund von Meldungen Dritter weiß oder annehmen muss, dass sie a) überschuldet sind oder ihren finanziellen Verpflichtungen nicht nachkommen oder aber b) Spieleinsätze riskieren, die in keinem Verhältnis zu ihrem Einkommen und ihrem Vermögen stehen. Die Gäste haben ferner die Möglichkeit, selber eine Spielsperre zu beantragen (Art. 22 Abs. 4 SBG) [6].

Die Spielbank hat die Spielsperren in ein Register einzutragen und den anderen Spielbanken in der Schweiz die Identität der gesperrten Spieler mitzuteilen (Art. 22 Abs. 5 SBG) [7]. 2010 wurden in den Schweizer Casinos insgesamt 3446 Spielsperren erlassen. Im Verhältnis zu den insgesamt 5 130 845 Eintritten bedeutet dies, dass pro 1489 Eintritte eine Spielsperre ausgesprochen wird. Ende 2010 waren in der Schweiz insgesamt 28 884 Spieler gesperrt [8].

Die Spielsperre muss aufgehoben werden, sobald der Grund dafür nicht mehr besteht (Art. 22 Abs. 3 SBG), wobei die Daten im Register nach Aufhebung der Sperre unverzüglich zu löschen sind (Art. 22 Abs. 5 SBG) [6]. Vor Aufhebung der Spielsperre muss die Spielbank die gesperrte Person zu einem Gespräch einladen und von ihr die für die Beurteilung ihrer finanziellen Situation geeigneten Dokumente wie Betreibungsregisterauszug, Bankauszüge oder Lohnabrechnung einfordern (Art. 42 Abs. 2 Bst. b VSBG) [19].

Das Spielbankengesetz zielt also darauf ab zu verhindern, dass der Spieler selbst und damit auch sein soziales Umfeld in finanzielle Schwierigkeiten geraten, da die Folgen daraus letztlich auch von der Allgemeinheit zu tragen wären. Da ein pathologisches Spielverhalten in aller Regel früher oder später zu finanziellen Problemen führt, wird durch dieses System sichergestellt, dass der oder die Süchtige mittelfristig meist vom Spielbetrieb ferngehalten werden kann. Damit zielt das Präventionsziel des schweizerischen Spielbankengesetzes auf die Vermeidung von sozialschädlichen Auswirkungen und nicht auf die Vermeidung von Spielsucht.

11.3 Der Konsument von Glücksspielen, der Staat und die Glücksspielindustrie

In Anlehnung an das epidemiologische Dreiecksmodell [17] ergeben sich glücksspielbezogene Probleme durch eine Wechselwirkung zwischen spezifischen Eigenschaften eines Glücksspiels und Vulnerabilitäten des Spielers unter der Voraussetzung einer Umgebung, die keinen ausreichenden Schutz bietet. Probleme entstehen dann, wenn eine bestehende Verfügbarkeit von Glücksspielprodukten nicht mit ausreichenden Maßnahmen des Spielerschutzes begleitet wird [20]. Es ist daher notwendig, präventive Anstrengungen auf den Bereichen Glücksspielanbieter, Staat und Konsument aufzubauen [9] und unter Aufteilung der Verantwortung zwischen Spieler, Industrie und Regulierungsbehörde [2] eine effektive Prävention zu ermöglichen. Der im angelsächsischen Bereich unter dem Schlagwort „Responsible Gambling" bekannte Begriff umschreibt damit den reflektierten und verantwortungsbewussten Umgang mit Glücksspielen sowie die verschiedenen Facetten des Spielerschutzes [10].

Im Dreieck Glücksspielanbieter, Staat und Konsument wird deutlich, dass „Responsible Gambling" auf allen Ebenen ansetzt. Ebenso wird deutlich, dass hier komplexe Spannungsfelder existieren [10]. Diese werden im Folgenden besprochen.

11.3.1 Die Konsumenten von Glücksspielen

(Glücks-) Spiele gibt es seit Menschengedenken. Es liegt aber in der Verantwortung des Spielers, sein Spielverhalten so unter Kontrolle zu haben, dass weder die Gesellschaft noch Personen in seinem Umfeld direkt oder indirekt zu Schaden kommen [10]. In der breiten Bevölkerung und in der Politik besteht die Tendenz, dass problembehaftete Konsummuster und ihre Folgen – zum Beispiel das pathologische Glücksspiel – eher dem individuellen Fehlverhalten als einem von der Gesellschaft mitgeprägten Muster zugeschrieben werden. Zwar wird häufig auf die Verantwortung des familiären Umfelds hingewiesen – hingegen wird beispielsweise dem Einfluss von Marketing und Vertrieb legaler psychoaktiver Substanzen oder eben auch Glücksspielprodukten weniger Beachtung geschenkt [5].

11.3.2 Der Staat

Der Staat verfolgt gleichzeitig ordnungs- und fiskalpolitische Interessen. Er befindet sich im Spannungsfeld zwischen Einnahmen für den Staatshaushalt sowie gesundheitspolitischen Interessen und Verantwortung [10]. In der Tat ist das Motiv für die Aufhebung des Spielbankenverbots in der Sanierung des Staatshaushalts, namentlich der staatlichen Altersrentenversicherung zu finden [9].

Der einseitige Blick auf die Steuereinnahmen und die weiteren positiven wirtschaftlichen Effekte darf nicht dazu führen, dass die sozialen Kosten, welche im Zusammenhang mit der Risikoseite des Glücksspiels auftreten, vergessen werden [10]. Denn das Glücksspiel in der Schweiz verursacht jährliche Kosten von 54 Millionen Euro. Sie werden zu 57 % durch die Arbeitgeber getragen, die die Hauptlast der Produktivitätsverluste zu finanzieren haben. Ein Fünftel wird durch die Familie der Spielenden mit Glücksspielproblemen getragen. Die restlichen sozialen Kosten teilen sich die Spieler selbst (9 %), die öffentliche Hand (5 %), die Sozial- und Krankenversicherungen (4 %) sowie die Gesellschaft als Ganzes (3 %) [15].

Eine kohärente Glücksspielpolitik, welche diese vielfältigen Herausforderungen meistert, muss differenzierte Regelungsmechanismen vorschlagen. Diese Regelungen können von einer Gestaltung der Rahmenbedingungen eines legalen Marktes, abgesichert durch die Androhung von repressiven Maßnahmen, bis zu einer umfassenden Regelung von Produkten, Handel und Konsum reichen [5].

11.3.3 Die Glücksspielindustrie

Die Glücksspielindustrie richtet sich primär nach wirtschaftlichen Rentabilitätszielen aus. Gleichzeitig unterliegt sie gesetzlichen Auflagen im Bereich Prävention und Früherkennung, die sie zu erfüllen hat. Die Glücksspielanbieter sind gefordert, eine entsprechende Balance zwischen ökonomischem Gewinnstreben und sozialer Verantwortung zu finden, was aufgrund des harten wirtschaftlichen Wettbewerbs und der hohen staatlichen Regulierung erschwert ist [9, 10].

11.4 Prävention, Früherkennung und Behandlung

Die gravierenden individuellen und sozialen Folgen der Spielsucht, deren Behandlung nicht zuletzt auch volkswirtschaftliche Kosten verursacht, betonen die Notwendigkeit, geeignete präventive Konzepte zu implementieren. Sowohl in den Bedingungen des Glücksspiels als auch in den individuellen Faktoren und Variablen des sozialen Umfelds liegen Erfolg versprechende Ansatzpunkte präventiver Bemühungen. Die Minimierung der Gefahren einer Suchtentwicklung sollte handlungsbestimmend sein [9].

Die Prävention von Spielsucht lässt sich in Abhängigkeit vom Zeitpunkt des Eingriffs relativ zum Krankheitsverlauf in Prävention, Früherkennung und Behandlung unterteilen. Als Prävention werden die Maßnahmen bezeichnet, die zum Ziel haben, ein noch nicht manifestes Problem zu verhindern, während alle Maßnahmen, die ein manifestes Problem zum Anlass haben, der Behandlung zugerechnet werden. Als Früherkennung werden Maßnahmen bezeichnet, welche zum Ziel haben, die Beobachtung von Problemen in einem frühen Stadium oder von Anzeichen für diese Probleme zu systematisieren, den Austausch dieser Beobachtungen zu regeln und entsprechende behandelnde Maßnahmen einzuleiten [13].

11.4.1 Prävention

Prävention richtet sich an alle Spieler, also auch an jene, die ein sehr moderates Spielverhalten zeigen. Dabei streben Public-Health-Maßnahmen stets eine Verbindung zwischen strukturellen Maßnahmen (Verhältnisprävention) und individuellen Maßnahmen (Verhaltensprävention) an. Die zentralen Handlungsbereiche umfassen ein unterstützendes Umfeld, die Entfaltung von praktischen Fähigkeiten, die Möglichkeiten der einzelnen, selbst Entscheidungen in Bezug auf die persönliche Gesundheit treffen zu können sowie den Zugang zu allen wesentlichen Informationen [5].

Die im Rahmen des Spielbankengesetzes und der Spielbankenverordnung vorgeschriebenen Maßnahmen betreffen sowohl die Verhaltensprävention (z. B. Informationsbroschüren) wie auch die Verhältnisprävention (Spielsperren, Alterslimits, etc.). Für die Umsetzung der präventiven Maßnahmen ist nicht nur die öffentliche Hand zuständig.

Verhaltensprävention

Im Zusammenhang mit dem Spielerschutz ergeben sich Herausforderungen, denn ebenso wie das Ausmaß an individuellen Vulnerabilitäten je nach Spieler unterschiedlich ist, differiert auch das Schutzbedürfnis jedes einzelnen Spielers. Allen Spielern dieselben Spielerschutzmaßnahmen vorzuschreiben würde dazu führen, dass sie für die einen zu weit führen und als Konsequenz nicht mehr akzeptiert würden [1], während andere Spieler nicht ausreichend geschützt wären. Dies führt zur Notwendigkeit eines individualisieren Spielerschutzes [2]. Dazu ist es wichtig, sich die verschiedenen präventiven Ziele zu vergegenwärtigen und nötige Maßnahmen daraus abzuleiten.

Die Grundprinzipien der „Informed Choice" [3] sind von zentraler Bedeutung, damit es nicht zur Entwicklung von Risikoverhalten kommt. So stellen Informationskampagnen auch die verbreiteteste Maßnahme im Rahmen der Verhaltensprävention dar. Allerdings gibt es zu den Wirkungen solcher Kampagnen kaum Resultate. Aus anderen Bereichen (z. B. HIV-Prävention) weiß man, dass mit Kampagnen zumindest das Wissen über Vermeidung bzw. über das Schutzverhalten deutlich gesteigert und die Einstellung zu Problemen verändert werden können. Für eine tiefergehende Verhaltensänderung braucht es jedoch eine kontinuierliche Wiederholung der Informationsvermittlung über längere Zeitabschnitte und eine Einbettung der Kampagne in ein Gesamtpaket von Maßnahmen [18].

Verhältnisprävention

Verhältnispräventive Maßnahmen zielen auf die Veranstaltungsmerkmale von Glücksspielen ab. Während situationale Merkmale, wie die Verfügbarkeit und geografische Nähe den Zugang zum Glücksspiel für Konsumenten erleichtern, betreffen strukturelle Maßnahmen, wie Ereignisfrequenz und Gewinnwahrscheinlichkeit eines Spiels konkrete Eigenschaften des Spielmediums und sind primär für Verstärkereffekte und Förderung eines exzessiven Spielverhaltens verantwortlich [10]. Aus den verschiedenen Veranstaltungsmerkmalen lassen sich nun verschiedene verhältnispräventive Maßnahmen ableiten, wie beispielsweise das Alterslimit von 18 Jahren, wie es für die schweizerischen Casinos gilt.

Über die Wirksamkeit von Werbeverboten bei Glücksspielen existieren kaum Forschungsergebnisse. Analog zur Tabak- und Alkoholwerbung kann aber davon ausgegangen werden, dass Glücksspielwerbung einen Einfluss auf das Einstiegsverhalten hat und insbesondere junge Leute beeinflussen kann. Die Illusion vom schnellen Geld und die Identifikation mit dem Lifestyle der

Erwachsenen sind insbesondere für junge Menschen, welche sich in der Entwicklung befinden, sehr attraktiv [18].

11.4.2 Früherkennung

Früherkennung und die dadurch ermöglichte frühzeitige minimale Intervention sind zentrale Bausteine für eine effektive, auf die Bedürfnisse des Spielers ausgerichtete Prävention, deren Ziel es ist, glücksspielbezogene Probleme zu identifizieren bevor es zu einer nachhaltigen Selbstschädigung kommt. In diesem Zusammenhang erklärt sich auch das steigende Forschungsinteresse in diesem Bereich [11].

Die Früherkennung von spielsuchtgefährdeten Spielern beschränkt sich nicht nur auf den terrestrischen Glücksspielbereich: Auch im Internet-Glücksspiel lässt sich eine Vielzahl von Faktoren des Spielverhaltens überwachen, aufzeichnen und analysieren. Abweichungen von einer populationsbasierten oder individuellen Norm können von geschultem Personal bzw. durch automatisierte Prozeduren erkannt und adressiert werden. Häfeli, Lischer und Schwarz [12] entwickelten unlängst ein Modell, welches die Früherkennung von Spielern mit einem problematischem Spielverhalten anhand der Kundenkommunikation ermöglicht.

11.4.3 Behandlung

Die Behandlung befasst sich mit pathologischen Spielern, die keine Kontrolle über ihr Spielverhalten haben. Diese Personen sind nicht in der Lage, sicher zu spielen, daher muss ein System existieren, mit dem sie sich selbst vom weiteren Glücksspiel ausschließen bzw. auch nötigenfalls gegen ihren Willen ausgeschlossen werden können [16]. Während eine Spielsperre eine effektive Maßnahme ist, um einen weiteren Schaden zu vermeiden, löst sie jedoch nicht das eigentliche Problem: nämlich das des problematischen Spielverhaltens. Pathologische und problematische Spieler sind jedoch nur selten in dem für sie zuständigen Unterstützungssystem wie z. B. Sucht- und Schuldenberatung anzutreffen. Grundsätzlich nehmen die meisten Personen mit einer Glücksspielproblematik erst unter akutem Problemdruck wie z. B. hoher Verschuldung oder in einer psychischen Krise externe Hilfe in Anspruch [14, 18]. Der Grund, weshalb Spieler keine Beratungsangebote in Anspruch nehmen, könnte darin liegen, dass von den Spielern das eigene Verhalten nicht als problematisch erkannt und damit auch keine Notwendigkeit gesehen wird,

Hilfe zu suchen. Auch kann die Kenntnis von Hilfsangeboten zu gering oder aber die Schwelle der Angebote zu hoch sein.

11.5 Fazit

In der schweizerischen Gesetzgebung kommt dem Spielerschutz eine große Bedeutung zu: Vermutlich gibt es weltweit kein anderes Land mit derart hohen gesetzlichen Auflagen für Prävention und Früherkennung im Glücksspielbereich [9]. Dass die verschiedenen Maßnahmen im Bereich der Prävention, Früherkennung und Behandlung greifen, zeigt, dass von der erwachsenen Bevölkerung in der Schweiz 0,8 % als pathologische Spieler und 2,2 % als problematische Spieler einzustufen sind [4]. Es wäre voreilig, angesichts dieser Prävalenzrate das Problem der Spielsucht zu verharmlosen, doch gilt es die Verhältnismäßigkeit zu beachten. Grundsätzlich kann festgehalten werden, dass sich die geltende Regulierung im Glücksspielbereich in der Schweiz bewährt.

Dennoch gibt es Optimierungsbedarf: Gerade was die Schnittstelle Früherkennung – Behandlung anbelangt, zeigt es sich, dass diese ungenügend ausgestaltet ist. Nur die wenigsten von glücksspielspezifischen Problemen betroffenen Personen machen vom Angebot einer Beratung oder einer Therapie Gebrauch. Demnach gilt es, in Zukunft nach Möglichkeiten zu suchen, mit denen gesperrte Spieler zur Absolvierung einer Therapie oder zumindest zu einem Besuch einer Beratungsstelle motiviert werden können.

In Bezug auf die gesperrten Spieler ergibt sich durch die geografische Lage der Schweiz das Problem, dass grenznahe Casinos eine einfache Alternative für die in der Schweiz gesperrten Spieler bieten. Zur Vermeidung solcher Ausweichmöglichkeiten und zur Koordination der Spielsperren auch über die Landesgrenzen hinweg braucht es künftig noch vermehrt Kooperationsbemühungen [18]. Ferner muss berücksichtigt werden, dass der Glücksspielbereich außerordentlich dynamisch ist. Gerade im Bereich des Internet-Glücksspiels zeigt sich, dass die Gesetzgebung und damit die Ausgestaltung eines effektiven Spielerschutzes den realen Gegebenheiten hinterherhinken.

Eine Glücksspielpolitik muss pragmatisch und realistisch sein und sich an der tatsächlichen Problemlast orientieren. Die Entwicklung und Optimierung von Spielerschutzmaßnahmen, setzt das Zusammenwirken der verschiedenen Interessenvertreter auf staatlicher Seite und von Anbieterseite voraus und nimmt auch den Konsumenten in die Verantwortung. Die Ausgestaltung von sozialverträglichen Spielerschutzmaßnahmen setzt die Mitwirkung aller beteiligten Akteure voraus.

11.6 Literatur

[1] Bernhard BJ, Lucas AF, Jang D. Responsible Gaming Device Research Report. Las Vegas: International Gaming Institute University of Nevada; 2006
[2] Blaszczynski A, Ladouceur R, Shaffer HJ. A Science-Based Framework for Responsible Gambling: The Reno Model. J Gambl Stud 2004; 20: 301–317
[3] Blaszczynski A, Ladouceur R, Nower L, et al. Informed choice and gambling: Principles for consumer protection. J Gambl Business economics 2008; 1: 103–118
[4] Bondolfi G, Jermann F, Ferrero F, et al. Prevalence of pathological gambling in Switzerland after the opening of casinos and the introduction of new preventive legislation. Acta Psychiat Scand 2008; 117: 236–239
[5] Bundesamt für Gesundheit. Herausforderung Sucht. Grundlagen eines zukünftigen Politikansatzes für die Suchtpolitik in der Schweiz. Bern; 2010
[6] Bundesgesetz über Glücksspiele und Spielbanken (Spielbankengesetz, SBG) vom 18. Dezember 1998 (Stand am 27. Dezember 2006). Im Internet: http://www.admin.ch/ch/d/sr/9/935.52.de.pdf; Stand 05.01.2012
[7] Bundeszentrale für gesundheitliche Aufklärung (BZgA). Glücksspielverhalten in Deutschland 2007 und 2009. Köln; 2010
[8] Eidgenössische Spielbankenkommission (ESBK). Jahresbericht 2010; 2011. Im Internet: http://www.esbk.admin.ch/content/dam/data/esbk/geschaeftsberichte/jahresbericht_2010-d.pdf, Stand: 09.01.2012
[9] Häfeli J. Spielsucht. Angebotsformen und Prävention. Neurol Psychiat 2010; 2: 16–18
[10] Häfeli J. Moderne Schweizer Glücksspielpolitik – Chancen und Risiken. Sucht Magazin 2011; 3: 15–19
[11] Häfeli J, Lischer S. Die Früherkennung von Problemspielern in Schweizer Kasinos. Eine repräsentative, quantitative Datenanalyse der ReGaTo-Daten 2006. Prävention und Gesundheitsförderung 2010: 45–150
[12] Häfeli J, Lischer S, Schwarz J. Early detection items and responsible gambling features for online gambling. Int Gambl Stud 2011; 11: 273–288
[13] Hafen M. Grundlagen der systemischen Prävention. Ein Theoriebuch für Lehre und Praxis. Springer, Berlin Heidelberg New York; 2007
[14] Hodgins D, Currie S, el-Guebaly et al. Brief motivational treatment for Pathological Gambling: A 24-month follow-up. Psychol Addict Behav 2004; 18: 293–296
[15] Künzi K, Fritschi T, Oesch T et al. Soziale Kosten des Glücksspiels in Casinos. Studie zur Erfassung der durch die Schweizer Casinos verursachten sozialen Kosten. Büro BASS, Bern; 2009
[16] Meyer G, Bachmann M. Spielsucht: Ursachen und Therapie. Heidelberg: Spinger; 2005
[17] Peller AJ, LaPlante DA, Shaffer HJ. Parameters for Safer Gambling Behavior: Examining the Empirical Research. J Gambl Stud 2008; 24: 519–534
[18] Steiner, S. Prävention von Glücksspielsucht: Wo stehen wir? Sucht Magazin 2011; 3: 20–25
[19] Verordnung über Glücksspiele und Spielbanken (Spielbankenverordnung, VSBG) vom 24. September 2004 (Stand am 1. Januar 2011). Im Internet: http://www.admin.ch/ch/d/sr/9/935 521.de.pdf; Stand: 20.12.2011
[20] Volberg RA. Fifteen years of problem gambling prevalence research. What do we know? Where do we go? eGambling. Electr J gambl iss 2004. Im Internet: http://www.camh.net/egambling/issue10/ejgi_10_volberg.html; Stand 12.01.2012

12 Einschätzung der klassischen Herz-Kreislauf-Risikofaktoren im Kontext mit individuellem Stressverhalten

Irina Böckelmann, Christiane Seik, Sabine Darius

12.1 Einleitung

Herz-Kreislauf-Erkrankungen (HKE) besitzen nach wie vor einen hohen Stellenwert in den Statistiken zu Todesursachen. Laut der „European Heart Health Charter" von European Health Network (EHN) und der Europäischen Gesellschaft für Kardiologie sterben pro Jahr über 4,35 Millionen Menschen in den 52 Mitgliedsstaaten der europäischen Region der Weltgesundheitsorganisation (WHO) und mehr als 1,9 Millionen Menschen in der Europäischen Union (EU) an HKE. Die HKE-Mortalitätsrate in Deutschland zeigt jedoch einen Rückgang. Anhand der Daten der WHO lag die altersstandardisierte Todesrate SDR (SDR = Age-standardized Death Rate bzw. altersstandardisierte Sterblichkeitsrate) für HKE aller Altersgruppen pro 100 000 Einwohner bei 398,6 im Jahr 1990 und bei 243,5 im Jahr 2006. Mehrere Gründe dafür sind bekannt, z. B. die Früherkennung klassischer Herz-Kreislauf-Risikofaktoren, frühzeitige Präventionsmaßnahmen, verbesserte Erstversorgung im Krankenhaus sowie effizientere Rehabilitationsmaßnahmen.

Die Arbeitswelt (und damit auch das präventive Fach Arbeitsmedizin) ist heute mehr denn je von den Folgen der HKE betroffen. Aufgrund des demografischen Wandels, der mit einem erhöhten Anteil an älteren Arbeitnehmern mit einem erhöhten Risiko für HKE und einer Zunahme der psychischen Belastungen am Arbeitsplatz assoziiert wird, sind die HKE auch in der Arbeitsmedizin von großer Bedeutung. Diese Erkrankungen führen zu einem erheblichen Anteil an Arbeitsunfähigkeitstagen: laut Gesundheitsberichterstattung des Bundes „Gesundheit in Deutschland 2006" im Jahr 2003 im Durchschnitt 73,5 Arbeitsunfähigkeitstage bei Männern und 58 bei Frauen.

Bekanntlich gehören die HKE nicht zu den Berufskrankheiten, sondern bei einer beruflichen Mitverursachung allenfalls zu den arbeitsbedingten Erkrankungen. Wenn von der Arbeits- und Betriebsmedizin eine Früherkennung der Risikofaktoren und eine qualifizierte Herz-Kreislauf-Prävention erwartet werden, muss sie eigenständige Beiträge einbringen, die über die klassischen Präventionsstrategien hinausgehen. Die Erfassung der psychosozialen Belastungsfaktoren am Arbeitsplatz und individueller Stressverhaltensmuster gehören dazu. Da die kardiovaskulären Erkrankungen meistens multifaktorieller Genese sind, sollten Versuche seitens der Arbeitsmedizin, das Risiko für HKE zu verringern, im Komplex mit mehreren Faktoren wie psychosozialen Risikofaktoren, Verhaltensmerkmalen und psychophysiologischen Mechanismen am ganzen Menschen ansetzen. Zu den psychosozialen Risikofaktoren gehören u. a. soziale Isolation, psychosozialer Stress am Arbeitsplatz und in der Familie, Schichtarbeit, negative Emotionen sowie ein niedriger sozioökonomischer Status [1].

Es sind diverse Präventionskonzepte bekannt, die auf den klassischen klinischen Risikofaktoren wie arterielle Hypertonie, Übergewicht, geringe sportliche Aktivität, Rauchen, Diabetes mellitus und Fettstoffwechselstörungen beruhen. Berufliche Stressbelastung und deren individuelle Bewältigung werden meist in diesen Studien vernachlässigt. In einer Zeit der Zunahme psychischer Belastung, Verschmelzung von Arbeits- und Freizeit und der geforderten permanenten Verfügbarkeit mit Auswirkungen auf das Erholungsgeschehen werden Kenntnisse über individuelle Ressourcen für den Betriebsarzt wichtig. Die moderne Arbeitsmedizin nutzt dafür Methoden der Arbeitspsychologie/Psychophysiologie zur Erkennung negativer und positiver Stressbewältigungsstrategien und persönlicher arbeitsbezogener Verhaltensmuster.

Spricht man von psychischer Belastung am Arbeitsplatz, sind die klassischen Modelle von Karasek [15] und Siegrist [21] zu nennen. 1979 beschrieb Karasek im sogenannten Job-Strain-Modell, dass bei hohen beruflichen Anforderungen in Kombination mit geringem Kontroll- bzw. Entscheidungsspielraum die Entstehung von beruflichem Stress gefördert wird. Befindet sich aber neben den hohen Anforderungen der Kontroll- und Entscheidungsspielraum ebenfalls auf hohem Niveau, können daraus positive Effekte für den Arbeitnehmer resultieren [14]. Im Modell beruflicher Gratifikationskrisen von Siegrist [21] stehen Verausgabung und Belohnung (Anerkennung, soziale Unterstützung) im Mittelpunkt. Missverhältnisse in diesem Bereich (Zusammentreffen von übersteigertem beruflichem Engagement des Arbeitnehmers und ausbleibender Belohnung) können sich negativ auf den Betroffenen auswirken.

Es besteht zunehmende Evidenz, dass bestimmte psychosoziale Faktoren das Risiko für eine KHK signifikant erhöhen können [1]. Ein systematisches Review zu psychosozialer Belastung am Arbeitsplatz und HKE zeigte, dass fehlende soziale Unterstützung am Arbeitsplatz, verbunden mit psychosozialem Stress, das Risiko für eine HKE erhöht [4].

Treffen hohe Anforderungen in der Arbeitswelt und geringer Handlungsspielraum im Berufsalltag zusammen, steigt laut dem Berufsverband BKK die Wahrscheinlichkeit, an einer HKE zu erkranken, auf 300%. So bestehen ein dreifach erhöhtes Hypertonierisiko sowie ein zwei- bis dreifach erhöhtes Risiko für eine koronare Herzkrankheit [13]. Eine gehäufte Inzidenz von Hypertonie steht ebenfalls im Zusammenhang mit psychomentaler Belastung [9].

Auch die Persönlichkeitsstruktur des Menschen ist für das individuelle Stressverhalten von Bedeutung. Die Interaktion Betriebsarzt – Arbeitnehmer kann ein wertvolles Instrument zur Verhaltensmodifikation, zur Verbesserung der Stressbewältigung sowie zur erfolgreichen Umstellung des persönlichen Gesundheitsverhaltens des Patienten sein.

Die im Rahmen einer Präventionsstudie „Gesundheitsförderung für Mitarbeiter und Studierende – gesunde Universität/Hochschule" (weiter als „Test" bezeichnet) gewonnenen Ergebnisse [7] und die im Anschluss individuell vorgeschlagenen Präventionsmaßnahmen wurden in einer zweiten Studie (weiter als „Re-Test" bezeichnet) vier bis fünf Jahre später evaluiert. In der hier vorliegenden Längsschnittstudie (2001 – 2008) galt es zu prüfen, ob und wie sich die bekannten Herz-Kreislauf-Risikofaktoren der Probanden im Verlauf dieser Jahre verändert haben.

Verschiedene Risikostratifikationsalgorithmen stehen heutzutage für die Ermittlung des individuellen Gesamtrisikos zur Verfügung, z. B. die Berechnung des Risikos in der Framingham-Studie (The International Task Force for Preventation of Coronary Heart Disease 1998), die Ermittlung des PROCAM-Score (Prospective Cardiovascular Münster Study) [2], das ESC-SCORE- („Systematic coronary Risk Evaluation-") Risikocharts der Europäischen Gesellschaft für Kardiologie, die eine 10-Jahres-Risikoabschätzung für tödliche kardiovaskuläre Ereignisse jeglicher Art ermöglicht [23] sowie das CARRISMA-System (Kardiovaskuläres Risiko-Management) [10].

In dieser Arbeit wurden in Anlehnung an die PROCAM-Studie [2] 10 kardiovaskuläre Risikofaktoren (s. u.) bestimmt. Ein weiteres Anliegen war dabei die Ermittlung individueller Stressbewältigungsstrategien und der Herzratenvariabilität (HRV) aus dem 24-Stunden-EKG sowie deren Verlauf im Test/Re-Test-Vergleich.

Die Ergebnisse sollten die betriebsärztlichen Möglichkeiten für eine Sekundär- und Tertiärprävention von Herz-Kreislauf-Erkrankungen erweitern.

12.2 Probanden und Methodik

Von ursprünglich 183 freiwilligen gesunden Probanden beteiligten sich 125 dieser Teilnehmer am Re-Test. 58 Probanden des Stichprobenkollektivs aus der ersten Untersuchung konnten aus verschiedenen Gründen nicht ein zweites Mal teilnehmen.

Voraussetzung für die Teilnahme an der Studie war eine leitende Tätigkeit an der Otto-von-Guericke-Universität Magdeburg mit einer selbst berichteten hohen psychischen Belastung. Ausschlusskriterium war ein bekanntes kardiales Ereignis in der Krankengeschichte.

Die Untersuchung unterteilte sich in folgende Arbeitsschritte:
- arbeitsmedizinische Statusuntersuchung
- arbeitspsychologisches Screening (Fragebogen-Verfahren)
- psychophysiologische Untersuchung
- 24-Stunden-EKG-Monitoring mit HRV-Analyse im Zeit-, Frequenz- und Phasenbereich [17]

Die EKG-Aufzeichnung liefert Informationen über die Herzfrequenz, den Grundrhythmus, zu Extrasystolen sowie deren Häufigkeit, Arrhythmien, den Lagetyp, mögliche Blockbilder und den Kurvenverlauf mit gegebenenfalls auftretenden Erregungsausbreitungs- bzw. Erregungsrückbildungsstörungen.

Für die Bestimmung der laborklinischen Parameter wie LDL-/HDL-Cholesterin (LDL = Low Density Lipoprotein; HDL = High Density Lipoprotein), Triglyceride, Blutzucker, Leberenzyme, Hämoglobin, Harnsäure und Kreatinin diente Kapillarblut aus der Fingerbeere. Zusätzlich erfolgte die Ermittlung des LDL/HDL-Quotienten als Maß für das Arteriosklerose-Risiko.

In dieser Arbeit wurden in Anlehnung an die PROCAM-Studie als klassische kardiovaskuläre Risikofaktoren eingestuft: Ruheblutdruck > 140/90 mmHg, pathologisches Ruhe-EKG, Raucher in den letzten 12 Monaten, familiäre Disposition, Body Mass Index BMI > 25 kg/m^2, Blutzucker > 6,9 mmol/l, Triglyceride > 2,29 mmol/l, LDL-Cholesterin > 4,91 mmol/l, HDL-Cholesterin < 0,90 mmol/l und Quotient LDL/HDL ≥ 4.

Die Ergebnisse aus der arbeitsmedizinischen Statusuntersuchung ermöglichten die Eingruppierung der Probanden in die Risikogruppen (HK). Die Gruppe HK 0 ist diejenige ohne erkennbares Risiko in Bezug auf Herz-Kreislauf-Erkrankungen. Die Gruppe HK 1 ist gekennzeichnet durch mindestens zwei der oben genannten Risikofaktoren und wird im Hinblick auf die Entwicklung einer HKE als gefährdet eingestuft.

Im arbeitspsychologischen Teil der Untersuchung wurden standardisierte Fragebögen von Probanden beantwortet. Der Stressverarbeitungsfragebogen (SVF) ist ein Verfahren zur Einschätzung von Stressbewältigungsmaßnahmen [11]. Er erfasst die Tendenz, in gewissen beruflichen und außerberuflichen Belastungssituationen mit bestimmten Stressbewältigungsstrategien zu reagieren. Insgesamt erfasst der SVF 20 Stressverarbeitungsmaßnahmen, die in positive und negative Coping-Strategien eingeteilt werden. Zu den positiven zählen u. a. Bagatellisierung, Schuldabwehr, Ablenken von Situationen, Ersatzbefriedigung, Situationskontrollversuche, Entspannung und Positive Selbstinstruktion. Zu den negativen zählen z. B. Fluchttendenz, soziale Abkapselung, Resignation, Selbstbemitleidung und Aggression.

Der Erholungs-Belastungs-Fragebogen EBF [12] ist ein Selbstbeurteilungsverfahren und erfasst den aktuellen Grad von Beanspruchung und Erholung des Probanden. Der sogenannte Erholungs-Beanspruchungs-Zustand wird mittels retrospektiver Angaben zur Häufigkeit, mit der die betreffende Person belastenden Situationen und entsprechenden Reaktionen sowie Erholungsaktivitäten und -situationen in den zurückliegenden letzten drei Tage begegnete, bestimmt. Der EFB erfasst in sieben Subtests potenziell belastende Ereignisse und in fünf Subtests Erholung. Die errechneten Mittelwerte der Skalen stehen für die Dimensionen Beanspruchung und Erholung. Dieses Verfahren ermöglicht es, zielgerichtet Interventionsmaßnahmen einzuleiten.

Am Ende der Untersuchung wurde den Probanden ein 24-Stunden-EKG angelegt.

Die gesamten Laborversuche erstreckten sich auf einen ca. dreistündigen Zeitraum. Alle Untersuchungen fanden unter stets gleichen Bedingungen statt: Gleiche Tageszeit, gleiches Untersuchungsteam, gleiches Studiendesign.

Nach Auswertung aller Ergebnisse wurde die Einschätzung der klassischen Herz-Kreislauf-Risikofaktoren im Kontext von individuellem Stressverhalten vorgenommen und anschließend Möglichkeiten für eine Sekundär- und Tertiärprävention von HKE aufgezeigt.

12.3 Ergebnisse

An der Längsschnittstudie nahmen insgesamt 125 Probanden (zum Zeitpunkt der 1. Studie 48,3 ± 6,8 Jahre alt) teil, davon 36 weibliche und 89 männliche Teilnehmer. Der überwiegende Anteil bestand aus Hochschullehrern und wissenschaftlichen Mitarbeitern in leitenden Funktionen. Vervollständigt wurde die Stichprobe durch eine geringe Anzahl (n = 22) von leitenden Mitarbeitern aus der Verwaltung, die eine hohe psychische Belastung am Arbeitsplatz angaben.

Die Probanden erhielten nach Auswertung der Ergebnisse auf ihr individuelles Risikoprofil zugeschnittene Vorschläge für Präventionsmaßnahmen, die sie allerdings selbstständig durchführen sollten. Ausgehend von der Gesamtstichprobe wurden 39 Probanden spezifische Präventionsmaßnahmen in Form einer individuellen Broschüre vorgeschlagen. 86 Teilnehmer erhielten aufgrund ihres positiven Risikoprofils keine Vorschläge. Von den 39 Probanden haben 29 Probanden (74,4 %) die Vorschläge umgesetzt, 10 Teilnehmer (25,6 %) haben die empfohlenen Präventionsmaßnahmen nicht eingehalten.

Die Anamneseerhebung bezog sich auf die allgemeine Krankengeschichte der Probanden. 92 % der Probanden waren zum Zeitpunkt der Erstuntersuchung beschwerdefrei, 8 % zeigten Wirbelsäulen- bzw. Magenbeschwerden. Im Re-Test waren alle Probanden beschwerdefrei, was möglicherweise auf die vorgeschlagenen individuellen Präventionsmaßnahmen zurückzuführen ist.

Die Kategorie „relevante Vorerkrankungen" im Anamnesebogen verzeichnete im Re-Test einen minimalen Anstieg von 0,8 % im Vergleich zum Test, wobei aufgrund des zunehmenden Alters jedoch ein größerer Anstieg in dieser Kategorie zu erwarten gewesen wäre.

Die Anamneseerhebung richtete sich außerdem auf die Befundung des körperlichen Status, des Ruhe-Blutdrucks sowie des Ruhe-EKGs (▶ Tab. 12.1).

Ein Teil der Probanden war klinisch gesund (48 % [n = 60] im Test und 72 % [n = 90] im Re-Test). Für die Studie als klinisch relevant erkrankt (Hypertonie, Diabetes mellitus oder Herzinfarkt) galten 15,2 % der Teilnehmer bei der ersten Untersuchung und 8,8 % in der 2. Untersuchung. 36,8 % der Probanden beim Test sowie 19,2 % beim Re-Test verteilten sich auf die Kategorie „klinisch krank, sonstige".

Die Messung des Ruheblutdrucks ergab im Re-Test eine Zunahme der Normotoniker (n = 107) im Vergleich zur Voruntersuchung (n = 98) um 7,2 %. Passend dazu waren auch 4 % weniger Hypertoniker im 2. Teil der Studie (4 % im Re-Test, 8 % im Test). Es handelt sich hierbei jedoch um eine Momentaufnahme, die nur eine mögliche Tendenz aufzeigen kann. Genauere Aussagen wären sicher anhand von mehrmaligen Blutdruckkontrollen bzw. einer Langzeitblutdruckmessung möglich. Die Zahl der Normotoniker lässt sich aber auch mit

Tab. 12.1 Anamneseerhebung.

Variable	Test Anzahl (in %)	Re-Test Anzahl (in %)
klinischer Befund		
• klinisch gesund	60 (48,0)	90 (72,0)
• klinisch krank, relevant	19 (15,2)	11 (8,8)
• klinisch krank, sonstige	46 (36,8)	24 (19,2)
Blutdruck		
• Normotoniker (< 140/90 mmHg)	98 (78,4)	107 (85,6)
• Hypertoniker (> 160/100 mmHg)	10 (8,0)	5 (4,0)
• Borderline-Hypertoniker (< 160/100 mmHg, aber > 140/90 mmHg)	17 (13,6)	11 (8,8)
EKG-Befund		
• ohne pathologischen Befund	105 (84,0)	107 (85,6)
• mit pathologischem Befund	20 (16,0)	18 (14,4)

positiver Lebensstiländerung innerhalb der vier bis fünf Jahre erklären. 17 Teilnehmer des Tests und 11 des Re-Tests wurden in die Gruppe der Borderline-Hypertoniker eingeteilt. Das Ruhe-EKG war bei den jeweiligen Messungen bei über 80 % der Untersuchten ohne pathologischen Befund (Test = 84 %, Re-Test = 85,6 %).

Für die Studie waren folgende Laborparameter der ▶ Tab. 12.2 sowie die individuelle Berechnung des BMI von Bedeutung: Cholesterin, Triglyceride, HDL, LDL und der Quotient LDL/HDL.

Beim Vergleich Test-Re-Test konnten signifikante Unterschiede (außer Triglyceride) bei allen der o. g. Laborparameter festgestellt werden. Höchst signifikante ($p < 0{,}001$) Ergebnisse zeigten die Mittelwert-Vergleiche des HDL (1,32 vs. 0,84 mmol/l), des LDL (3,04 vs. 3,60 mmol/l), des Quotienten LDL/HDL (2,60 vs. 4,85) sowie des BMI (25,77 vs. 26,68 kg/m²). Im signifikanten Bereich ($p = 0{,}030$) lagen die Cholesterin-Mittelwerte (5,17 vs. 5,33 mmol/l).

Zusammenfassend betrachtet wurden im Re-Test gestiegene Cholesterin-, LDL-, LDL/HDL- und BMI-Werte sowie geringere HDL-Werte gemessen.

Die Rauchgewohnheiten der Probanden beider Testreihen sind ähnlich. Als Raucher wurden die Studienteilnehmer eingestuft, die in den letzten 12 Mo-

Tab. 12.2 Klinische Laborparameter und BMI.

Parameter	Test (MW±SD)	Re-Test (MW±SD)	p-Wert
Glucose [mmol/l]	5,94 ± 1,04	6,25 ± 0,97	0,002**
GOT [U/l]	10,03 ± 4,21	11,13 ± 3,31	0,005**
GPT [U/l]	13,37 ± 8,79	13,23 ± 7,10	0,853
GGT [U/l]	15,93 ± 17,23	18,68 ± 32,54	0,136
Hämoglobin [mmol/l]	9,50 ± 1,10	9,25 ± 1,07	0,004**
Harnsäure [µmol/l]	327,72 ± 83,21	331,82 ± 79,90	0,512
Kreatinin [µmol/l]	72,83 ± 11,57	75,88 ± 15,25	0,004**
Cholesterin [mmol/l]	5,17 ± 0,94	5,33 ± 1,07	0,030*
Triglyceride [mmol/l]	1,84 ± 1,13	1,95 ± 0,93	0,234
HDL [mmol/l]	1,32 ± 0,44	0,84 ± 0,27	0,001***
LDL [mmol/l]	3,04 ± 0,86	3,60 ± 1,03	0,001***
Quotient LDL/HDL	2,60 ± 1,20	4,85 ± 2,61	0,001***
BMI [kg/m²]	25,77 ± 3,45	26,68 ± 3,41	0,001***

GOT = Glutamat-Oxalacetat-Transaminase, GPT = Glutamat-Pyruvat-Transaminase, γ-GT = γ-Glutamyltransferase, HDL = High Density Lipoproteine, LDL = Low Density Lipoproteine, BMI = Body Mass Index

naten geraucht haben bzw. rauchten. 13,7% (n = 17) der Testpersonen wurden als Raucher eingeordnet, 86,3% (n = 107) waren Nichtraucher. Im Re-Test ergänzte die Kategorie „früherer Raucher" die Einteilung der Probanden. 7,2% der Probanden (n = 9) waren zum Zeitpunkt der zweiten Erfassung Raucher und 110 (88%) Nichtraucher, 4,8% (n = 6) ordneten sich in die Gruppe der früheren Raucher ein.

Nach Bestimmung der klassischen HK-Risikofaktoren wurden die Probanden in Risikogruppen eingeteilt. Die Teilnehmer mit weniger als zwei der Risikofaktoren galten als weniger bzw. ungefährdet und wurden der Herz-Kreislauf-Risikogruppe 0 (HK 0) zugeordnet (44% [n = 55] im Test und 20% [n = 25] im Re-Test). Lagen zwei oder mehr der Risikofaktoren vor, so galten diese Personen als kardial gefährdet und wurden in die Herz-Kreislauf-Risikogruppe 1 (HK 1) eingeteilt. Die Anzahl der Personen mit kardialer Gefährdung ist von 70 (56%) auf 100 (80%) im Re-Test stark gestiegen.

Basierend auf der PROCAM-Studie wurde für alle Probanden ≥ 40 Jahre der Procam-Faktor ermittelt. Es ist ein deutlicher signifikanter ($p < 0{,}001$) Anstieg des Faktors im Re-Test auf $1{,}37 \pm 0{,}71$ im Vergleich zur Erstuntersuchung ($0{,}76 \pm 0{,}73$) ersichtlich.

Neben den klassischen Risikofaktoren wurden von 53 Probanden psychosoziale Risikofaktoren mittels Fragebögen erfasst und individuelle Stressverarbeitungsstrategien ermittelt.

In der ► Tab. 12.3 sind die 20 verschiedenen Kategorien des SVF sowie die Gesamtwerte der positiven und negativen Stressbewältigungsstrategien aufgeführt. Die Kategorien „Herunterspielen durch Vergleich mit anderen" (10,55 vs. 11,42; $p = 0{,}049$) und „Suche nach Selbstbestätigung" (12,23 vs. 13,00; $p = 0{,}024$) erzielten im Re-Test signifikant höhere Werte. Die Ergebnisse der Rubrik „Selbstbemitleidung" ($p = 0{,}001$) und auch die der negativen Stressbewältigungsstrategien ($p = 0{,}013$) fielen signifikant niedriger aus.

Beim EBF gaben die Probanden im Re-Test signifikant geringere Werte in folgenden Kategorien an (► Tab. 12.4): Allgemeine Belastung 0,87 vs. 1,78 ($p < 0{,}001$), Energielosigkeit/Unkonzentriertheit 1,24 vs. 1,60 ($p = 0{,}002$), körperliche Beschwerden 0,95 vs. 1,21 ($p = 0{,}009$) und für die Beanspruchung insgesamt 1,21 vs. 1,52 ($p < 0{,}001$). Ein höherer Wert im Re-Test zeigte sich mit 4,23 in der Kategorie Erholsamer Schlaf im Vergleich zu 3,74 im Test ($p < 0{,}001$).

Die Auswertung des 24-Stunden-EKGs erfolgte sowohl nach konventionellen klinischen Gesichtspunkten als auch mittels mathematischer Analyse der Herzratenvariabilität im Zeit-, Frequenz- und Phasenbereich [17].

Bei der ersten Untersuchung war eine Analyse des 24-Stunden-EKGs von 122 Probanden möglich. 111 Aufzeichnungen waren ohne pathologischen Befund, 11 wiesen einen erhöhten Anteil ventrikulärer oder supraventrikulärer

Tab. 12.3 Kategorien des Stressverarbeitungsfragebogens (SVF).

Kategorien des SVF	Test MW ± SD (Median; Min.–Max.)	Re-Test MW ± SD (Median; Min.–Max.)	p
Bagatellisierung	12,02 ± 3,27 (12; 3 – 18)	11,57 ± 3,81 (12; 3 – 19)	0,290
Herunterspielen durch Vergleich mit anderen	10,55 ± 3,53 (11; 3 – 18)	11,42 ± 3,48 (12; 6 – 26)	0,049 *
Schuldabwehr	10,66 ± 3,06 (11; 5 – 18)	11,0 ± 3,56 (11, 4 – 20)	0,395
Ablenken von Situationen	13,74 ± 3,23 (14; 6 – 20)	13,66 ± 3,64 (13; 6 – 21)	0,843
Ersatzbefriedigung	7,60 ± 3,87 (7; 3 – 23)	7,43 ± 3,65 (7; 1 – 19)	0,706
Suche nach Selbstbestätigung	12,2 ± 3,14 (12; 7 – 19)	13,00 ± 3,40 (13; 6-22)	0,024 *
Entspannung	12, 87 ± 3,72 (13; 6 – 21)	13,23 ± 4,77 (13; 5 – 24)	0,450
Situationskontrollverlust	18,60 ± 2,77 (18; 13 – 24)	18,70 ± 2,81 (18; 12 – 24)	0,717
Reaktionskontrollverlust	17,85 ± 3,17 (18; 10 – 23)	17,25 ± 2,96 (17; 9 – 24)	0,115
positive Selbstinstruktion	17,92 ± 3,14 (18; 8 – 24)	18,38 ± 2,66 (18; 13 – 24)	0,172
Bedürfnis nach sozialer Unterstützung	14,26 ± 4,10 (14,5; 4 – 22)	13,38 ± 3,78 (13; 6 – 23)	0,092
Vermeidungstendenz	12,47 ± 4,20 (12; 3 – 24)	12,15 ± 4,34 (12; 3 – 23)	0,610
Fluchttendenz	7,42 ± 4,31 (7; 0 – 20)	6,32 ± 4,10 (5; 0 – 19)	0,051
soziale Abkapselung	8,02 ± 4,58 (7; 1 – 22)	7,23 ± 4,61 (7; 1 – 18)	0,185
gedankliche Weiterbeschäftigung	14,62 ± 4,10 (14; 7-23)	13,72 ± 4,18 (14; 6 – 24)	0,138
Resignation	5,75 ± 2,92 (6; 1 – 15)	5,23 ± 3,00 (5; 0 – 15)	0,173
Selbstbemitleidung	8,98 ± 4,32 (8; 1 – 21)	7,51 ± 4,38 (6; 1 – 20)	0,001 **

Fortsetzung ▶

Tab. 12.3 Fortsetzung

Kategorien des SVF	Test MW ± SD (Median; Min.–Max.)	Re-Test MW ± SD (Median; Min.–Max.)	p
Selbstbeschuldigung	11,32 ± 3,26 (11; 5 – 21)	10,77 ± 3,23 (11; 1 – 18)	0,148
Aggression	8,08 ± 4,11 (7; 2 – 20)	7,91 ± 4,23 (7; 0 – 18)	0,662
Pharmakaeinnahme	1,11 ± 1,72 (0; 0 – 9)	0,89 ± 1,59 (0; 0 – 6)	0,141
positive Strategien	13,45 ± 1,88 (13; 10 – 17)	13,66 ± 2,05 (13; 10 – 18)	0,258
negative Strategien	9,43 ± 2,94 (9; 5 – 18)	8,53 ± 3,06 (8; 3 – 19)	0,013 *

Tab. 12.4 Erholungs-Belastungs-Fragebogen (EBF).

EBF	Test MW ± SD (Median; Min.–Max.)	Re-Test MW ± SD (Median; Min.–Max.)	p
allgemeine Belastung	1,78 ± 0,62 (1,83; 1 – 4)	0,87 ± 0,86 (0,50; 0 – 4)	< 0,001***
emotionale Belastung	1,14 ± 0,65 (1,16; 0 – 3,16)	0,94 ± 0,80 (0,67; 0 – 4)	0,132
soziale Spannungen	1,20 ± 0,65 (1,; 0 – 3,33)	1,00 ± 0,80 (0,83; 0 – 5,2)	0,110
ungelöste Konflikte	1,87 ± 0,81 (1,74; 0,50 – 3,83)	1,67 ± 0,66 (1,67; 0,5 – 3,33)	0,075
Übermüdung	1,85 ± 1,00 (1,66; 0 – 5)	1,60 ± 1,16 (1,5; 0 – 6)	0,902
Energielosigkeit/ Unkonzentriertheit	1,60 ± 0,76 (1,42; 0 – 5)	1,24 ± 0,74 (1; 0,20 – 3,70)	0,002**
körperliche Beschwerden	1,21 ± 0,91 (1; 0 – 4,5)	0,95 ± 0,77 (0,83; 0 – 3,33)	0,009**
Erfolg/Leistungsfähigkeit	3,37 ± 0,82 (3,41; 1,50 – 5,33)	3,15 ± 0,88 (3,17; 1,17 – 5,50)	0,083
Erholung im sozialen Bereich	2,14 ± 0,92 (2,08; 0,33 – 4,83)	2,22 ± 0,87 (2,17; 0,33 – 4)	0,594

Fortsetzung ▶

Tab. 12.4 Fortsetzung

EBF	Test MW ± SD (Median; Min.–Max.)	Re-Test MW ± SD (Median; Min.–Max.)	p
körperliche Erholung	3,18 ± 0,98 (3,33; 0,66 – 4,83)	3,37 ± 1,14 (3,33; 0,67 – 6,67)	0,263
allgemeine Erholung	3,41 ± 0,92 (3,66; 0,83 – 5,16)	3,61 ± 0,97 (3,83; 1,50-5,17)	0,151
erholsamer Schlaf	3,74 ± 1,16 (3,83; 0 – 6)	4,23 ± 1,03 (4,33; 1 – 6)	< 0,001***
Beanspruchung gesamt	1,52 ± 0,60 (1,44; 0,40 – 3,73)	1,21 ± 0,62 (1; 0,31-3,17)	< 0,001***
Erholung gesamt	3,17 ± 0,76 (3,33; 0,73 – 4,53)	3,31 ± 0,75 (3,37; 1,47 – 4,60)	0,176

Extrasystolen auf. Bei einem Studienteilnehmer wurde Vorhofflimmern diagnostiziert. Beim Re-Test konnten insgesamt 120 24-Stunden-EKGs beurteilt werden. Bei acht Teilnehmern wurden gehäuft ventrikuläre oder supraventrikuläre Extrasystolen eruiert. Erneut zeigte sich bei dem Probanden, der bereits in der ersten Studie auffiel, ein Vorhofflimmern; dieser wurde von der HRV-Analyse ausgeschlossen.

Die Parameter der HRV im Zeitbereich sind in ▶ Tab. 12.5 getrennt für die Tag- und Nachtphase zusammengefasst. Die HRV-Parameter des Frequenz- sowie Phasenbereichs sind auf die Nachtphase beschränkt. Unter den Zeit-Parametern zeigten sich höchst signifikante Ergebnisse (p < 0,001) für die Standardabweichung der Herzfrequenz (Tag- und Nachtphase) und der NN-Intervalle im Nachtbereich. Bei der Betrachtung der Ergebnisse wurde für alle der genannten Parameter eine Reduktion der HRV im Re-Test festgestellt.

Die HRV-Analyse im Frequenzbereich lieferte einen signifikanten Unterschied zwischen beiden Testreihen. Das Gesamtleistungsspektrum zeigte im Re-Test hoch signifikant (p = 0,006) geringere Werte als zum ersten Zeitpunkt. Die HRV-Parameter aus der Lorenz-Plot-Analyse (Breite und Länge der berechneten Punktwolke) zeigten signifikante Veränderungen im Verlauf der Studie. Ein relevanter Abfall der gemessenen Werte im Re-Test gegenüber den Ausgangswerten ist z. B. bei der Lorenzbreite, die die individuelle Ausprägung des Vagotonus widerspiegelt, am Tag bzw. in der Nacht zu erkennen (81,20 vs. 92,62 ms und 93,15 vs. 107,12 ms, p < 0,001).

Tab. 12.5 Parameter der 24 h-EKGs.

Variable	Test MW ± SD	Re-Test MW ± SD	p
Zeitbereich Tag			
Herzschlagfrequenz in min^{-1}	82,10 ± 10,08	81,68 ± 10,64	0,575
Standardabweichung der Herzschlagfrequenz in min^{-1}	15,48 ± 6,44	10,96 ± 6,11	<0,001***
SDNN in ms	124,74 ± 40,58	101,44 ± 71,42	0,001**
rMSSD in ms	54,97 ± 38,88	53,33 ± 100,66	0,872
Zeitbereich Nacht			
Herzschlagfrequenz in min^{-1}	64,29 ± 7,16	64,30 ± 7,73	0,971
Standardabweichung der Herzschlagfrequenz in min^{-1}	8,48 ± 5,38	6,32 ± 1,88	<0,00 ***
SDNN in ms	93,73 ± 27,18	84,33 ± 30,10	<0,001***
rMSSD in ms	51,18 ± 23,36	46,41 ± 38,56	0,163
Frequenzbereich			
Gesamtleistungsspektrum in ms^2 (Nacht)	35 417,08 ± 32 711,19	24 946,67 ± 30 1-10,85	0,006**
relativer Anteil LF in % (Nacht)	24,01 ± 9,05	23,27 ± 10,85	0,499
relativer Anteil HF in % (Nacht)	17,65 ± 12,00	16,65 ± 12,26	0,456
Leistungsspektrum LF/HF (Nacht)	2,2 ± 2,37	2,33 ± 2,39	0,653
Phasenbereich			
Lorenzbreite in ms (Tag)	92,62 ± 24,82	81,20 ± 17,38	<0,001***
Lorenzlänge in ms (Tag)	763,14 ± 164,90	636,04 ± 132,94	<0,001***
Lorenzbreite in ms (Nacht)	107,12 ± 40,59	93,15 ± 23,91	<0,001***
Lorenzlänge in ms (Nacht)	712,61 ± 181,15	648,15 ± 166,19	0,002**

HF = high Frequency/hohe Frequenz, LF = low Frequency/niedrige Frequenz, SDNN = Standard Deviation of Normal-to-Normal, rMSSD = Root Mean Square of the Successive Differences

Die Lorenzlänge, die für die Regulationsfähigkeit des Herz-Kreislauf-Systems steht, zeigte am Tag höchst signifikante (p < 0,001) und hoch signifikante Unterschiede (p = 0,002) in der Nachtphase.

Um die klassischen Herz-Kreislauf-Risikofaktoren in Form vom Procam-Faktor im Kontext mit individueller Stressbewältigung besser beurteilen zu können, wurden Korrelationsanalysen durchgeführt. Beim Test zeigten sich Zusammenhänge zwischen dem Procam-Faktor und fünf Items von SVF und EBF. Negative Korrelationen ergaben sich zwischen dem Procam-Faktor und der Variablen „Vermeidungstendenz" (r = -0,427 bei p = 0,003) sowie „Selbstbeschuldigung" (r = − 0,320 bei p = 0,032) des SVF und „Energielosigkeit/Unkonzentriertheit" (r = − 0,351 bei p = 0,018) des EBF. Je höher der Procam-Faktor ausfiel, desto geringer war die Ausprägung der Items. Positiv korreliert der Procam-Faktor hingegen mit den Variablen „Ersatzbefriedigung" (r = 0,414 bei p = 0,005) und „ungelöste Konflikte" (r = 0,347 bei p = 0,020) des EBF. Je höher die Werte des Procam-Faktors desto größer war die Item-Ausprägung.

Im Re-Test wurden in der Korrelationsanalyse folgende Zusammenhänge ermittelt: Negativ korrelierte der Procam-Faktor mit der „Selbstbeschuldigung" (r = -0,286 bei p = 0,040) des SVF und der „Emotionalen Belastung" (r = -0,297 bei p = 0,032) des EBF. Hohe Ergebnisse des Procam-Faktors korrelieren mit niedrigen Ausprägungen der genannten Kategorien.

12.4 Diskussion

Im Fokus dieser arbeitsmedizinischen Studie stand die Prävention bei Universitätsmitarbeitern mit hohen psychischen Belastungen im Zusammenhang mit Herz-Kreislauf-Erkrankungen (HKE). HKE besitzen in heutiger Zeit eine hohe gesellschaftliche Relevanz. Typischerweise treten diese vermehrt im höheren Lebensalter auf. Der sich vollziehende demografische Wandel und die damit verbundene Ausweitung der Lebensarbeitszeit rücken die HKE in den Blickpunkt der präventiv arbeitenden Arbeitsmedizin.

In Anlehnung an die PROCAM-Studie [2] wurde in dieser Arbeit die Rolle der zehn klassischen kardiovaskulären Risikofaktoren im Langzeitvergleich untersucht.

Bei Betrachtung der relevanten klinischen Laborparameter ist ein eindeutig negativer Trend im Sinne einer Verschlechterung zu erkennen. Alle Parameter des Fettstoffwechsels (außer Triglyceride) zeigten signifikant schlechtere Ergebnisse im Langzeitvergleich. Die Cholesterinwerte, das HDL und der LDL/HDL-Quotient lagen außerhalb des Normbereichs. Das Cholesterin galt viele Jahre als der wichtigste laborklinische Risikofaktor in Bezug auf HKE. Von weitaus größerer Bedeutung für die Abschätzung des Herz-Kreislauf-Risikos sind jedoch nach neuerer Auffassung der LDL/HDL-Quotient [5] sowie das HDL [3]. Die in dieser Studie gewonnenen Werte des LDL/HDL-Quotienten und des HDL deuten auf ein gesteigertes kardiovaskuläres Risiko innerhalb des Beobachtungszeitraums von vier bis fünf Jahren hin. Natürlich ist das globale HK-Risiko immer im Zusammenhang mit weiteren bekannten kardiovaskulären RF zu beurteilen. Kritisch anzumerken ist, dass bei der Referenzwertfestlegung für Laborparameter keine Unterscheidung bezüglich geschlechtsspezifischer Normwerte getroffen wurde.

Die Auswertung zeigte weiterhin eine signifikante Zunahme des BMI mit steigendem Lebensalter. Laut Schulte et al. [20] steigt die Inzidenz von schwerwiegenden koronaren Ereignissen mit zunehmendem BMI. In der Nurses' Health Study konnte bei einer Gewichtszunahme von 5 – 15 kg eine ca. 50% erhöhte KHK-Inzidenz über einen Beobachtungszeitraum von 14 Jahren festgestellt werden [22]. Romero-Corral et al. [18] dagegen verweisen auf ein geringeres kardiovaskuläres Todesrisiko von Übergewichtigen mit einem BMI von 25 – 29 kg/m² gegenüber Normgewichtigen. Lediglich bei Adipositas mit einem BMI > 35 kg/m² lag die kardiovaskuläre Mortalität 88% höher. Bei einem BMI < 20 kg/m² konnte zudem ein erhöhtes kardiovaskuläres Risiko gegenüber Personen mit Normalgewicht festgestellt werden.

Die durchgeführte Eingruppierung der Probanden in Herz-Kreislauf-Risikogruppen (HK 0 und 1) anhand der klassischen Risikofaktoren verdeutlicht einen erheblichen Anstieg der gefährdeten HK 1 Gruppe im Re-Test um 24%. Trotz einer Zunahme des Nichtraucheranteils von 6,5% (Nichtraucher und frühere Raucher zusammengefasst) im Stichprobenkollektiv des Re-Tests entfallen auf die Gruppe HK 0 nur 20%. Ursächlich dafür könnten die bereits besprochenen pathologischen Laborparameter und der BMI sein, welche gleich drei der einbezogenen RF ausmachen. Parallel zu diesem Ergebnis ist ein signifikanter Anstieg des PROCAM-Faktors zu verzeichnen.

Zunehmend gewinnt der Faktor Stress und dessen individuelle Bewältigung besonders in der heutigen modernen Arbeitswelt an Bedeutung. Eine mangelnde Stressverarbeitung sowie negativer Stress in Form starker chronischer, psychischer oder sozialer Belastung gehören zu den sekundären Risikofaktoren einer HKE. Anhand von arbeitspsychologischen Befragungen erfolgte in unserer Studie eine Erfassung von individuellen Stressbewältigungsstrategien. Verschiedene Hinweise in der Literatur deuten auf ein erhöhtes HK-Risiko hin, wenn Personen folgende psychische Eigenschaften bzw. Verhaltensweisen aufweisen: Resignation bei Misserfolg, mangelnde Lebenszufriedenheit, geringere Ruhe und Ausgeglichenheit, Vermissen sozialer Unterstützung bei der Arbeit und im allgemeinen Leben sowie Selbstbeschuldigung [16]. Die Ergebnisse des SVF unserer Studie zeigten in drei Rubriken signifikante Unterschiede. Die positiven Stressbewältigungsstrategien („Herunterspielen durch Vergleich mit anderen", „Suche nach Selbstbestätigung") erhielten beim Re-Test einen signifikant höheren

Punktwert. Konform zu diesen Ergebnissen fiel die zu den negativen Stressbewältigungsstrategien gehörende „Selbstbemitleidung" signifikant geringer aus. Auch die „negativen Strategien" allgemein sind im Vergleich zur Erstuntersuchung weniger ausgeprägt. In diesen Trend reihen sich die signifikanten Resultate des EBF ein. Die „allgemeine Belastung", „Energielosigkeit/Unkonzentriert", „körperliche Beschwerden" und die „Beanspruchung insgesamt" empfanden die Teilnehmer im Re-Test geringer als noch während der Erstuntersuchung. Des Weiteren wird der Schlaf als erholsamer empfunden. Es lässt sich also ein weniger ausgeprägter Beanspruchungsgrad im Re-Test feststellen. Der sich einstellende „negative Trend" (Zunahme der HK 1 Gruppe und eingeschränktes HRV-Verhalten) im Re-Test zeigte sich jedoch nicht in den psychologischen Kategorien zur Stressbewältigung und bestätigt die gewonnen Erkenntnisse als relativ unabhängigen Marker für das HKE-Risiko [8]. Hohe Werte des PROCAM-Faktors korrelierten nicht mit negativen Stressbewältigungsstrategien. Der PROCAM-Faktor und die individuellen Stressverarbeitungsstrategien sind somit weitestgehend voneinander unabhängige Parameter, auch in Bezug auf die Einschätzung des Herz-Kreislauf-Risikos.

In dieser Arbeit wurde auch der Frage nachgegangen, ob das zunehmende Alter mit dem Auftreten neuer bzw. zusätzlicher Risikofaktoren verbunden ist. Wie bereits oben erläutert, verzeichnete die HK 1-Gruppe eine deutliche Zunahme von ursprünglich 56% im Test auf 80% im Re-Test. Es liegt somit nahe, dass mit steigendem Alter auch diverse klassische Herz-Kreislauf-Risikofaktoren auftreten bzw. hinzukommen. In diesem Kontext ist hervorzuheben, dass sich die einzelnen Risikofaktoren nicht nur addieren können, sondern zumindest für einige Hauptrisiken der HKE sogar multiplizieren [6].

Ein Indikator für autonome Dysfunktion ist eine reduzierte HRV als Beanspruchungsparameter und kann bei der Risikoprognose von HKE einen nicht unerheblichen Stellenwert einnehmen. In der Auswertung ist vor allem die Nachtphase von besonderem Interesse, da sie dem vegetativen Ruhetonus am nächsten kommt. Anknüpfend an die Kurzzeitanalyse veranschaulichen die Ergebnisse den oben schon beschriebenen Trend. Erneut zeigen sich im Re-Test für die einbezogenen Parameter niedrigere Werte als noch in der 1. Studie. Zu erkennen sind ein verringerter Einfluss des Nervus vagus und eine Abnahme der HRV. Die Phasenbereichsparameter zeigten, dass die Regulationsfähigkeit des Herz-Kreislauf-Systems im Re-Test geringer ausgeprägt ist als noch zum Zeitpunkt der 1. Studie. Die für die Nachtphase vordergründig parasympathische Modulation des HKS ist abermals im Re-Test geringer ausgefallen (siehe Lorenzbreite). Wie bereits beschrieben, besteht das Kollektiv der Probanden zum Zeitpunkt des Re-Tests aus 80% HK-risikogefährdeten Probanden (im Test waren es nur 56%). Es war also anzunehmen, dass sich dies auch im vergleichsweise reduzierten HRV-Verhalten widerspiegelt. Das konnte im Wesentlichen bestätigt werden. Zu berücksichtigen ist jedoch die physiologische Abnahme der HRV mit zunehmendem Alter.

Ein zentrales Thema der vorliegenden Arbeit war die Herz-Kreislauf-Prävention mit entsprechend konkreten Maßnahmen. Die durchgeführte Auswertung dokumentiert, dass 74,4 % der Probanden, die geeignete Präventionsvorschläge erhalten hatten, diese eingehalten und umgesetzt haben. Im Wesentlichen bezogen sich diese Maßnahmen auf Ernährungsumstellung, sportliche Betätigungen, Gewichtsreduktion und regelmäßige Blutdruckkontrollen. Die Überprüfung des klinischen Effekts bezieht sich hauptsächlich auf diese Parameter. Bei 34,4 % der Probanden hatten die umgesetzten Präventionsvorschläge einen positiven Effekt – zu erkennen an den verbesserten Fettstoffwechselparametern, am reduzierten BMI oder an reduzierten Blutdruckwerten. Für 20,7 % der Probanden konnte keine eindeutige Aussage getroffen werden. Dies lag u. a. daran, dass eine Reduktion des BMI festgestellt wurde, die Laborwerte des Fettstoffwechsels sich jedoch verschlechtert hatten. Kein positiver Effekt zeigte sich bei 44,8 % der Teilnehmer.

Es stellt sich die Frage, warum kein deutlich positiver klinischer Effekt zu verzeichnen war. Die methodische Herangehensweise bezüglich der Gewichtsbeurteilung mittels des BMI wäre zu Gunsten der Waist-Hip-Ratio zu überdenken. So besteht die Möglichkeit, dass das gestiegene Gewicht auch aufgrund der vermehrten sportlichen Aktivität der Probanden und der damit verbundenen Zunahme der Muskelmasse gewertet werden kann. Die von den Probanden durchgeführte Ernährungsumstellung wurde vorwiegend über die Reduktion des Fettkonsums realisiert. In der Literatur existieren Hinweise, dass eine fettreduzierte Kost (insbesondere der gesättigten Fettsäuren) zugunsten einer gesteigerten Kohlenhydrataufnahme das kardiovaskuläre Risiko nicht eindeutig senken, sondern sogar erhöhen kann [19]. Schließlich sind auch genetisch bedingte Ursachen, die z. B. den Fettstoffwechsel des Probanden determinieren, als mögliche Ursache in Betracht zu ziehen.

Es galt zu überprüfen, ob die Verknüpfung klassischer klinischer kardiovaskulärer Risikofaktoren mit nicht invasiven arbeitsmedizinischen Methoden eine gute Basis für eine verbesserte Risikostratifizierung bietet, um HKE-Gefährdete zu detektieren. Unumstritten ist der Stellenwert der klassischen Risikofaktoren bei der Einschätzung des individuellen Herz-Kreislauf-Risikos eines Patienten, demzufolge kamen diese in der hier vorliegenden Arbeit zum Einsatz. Das Stichprobenkollektiv im Re-Test wurde analog zur ersten Studie in HK-Risikogruppen (HK 0 und 1) eingestuft. Die „gefährdeten" Probanden zeigten ein verändertes bzw. eingeschränktes HRV-Verhalten. Berücksichtigt man den natürlichen Altersgang des HRV-Verhaltens, sind die beschriebenen Tendenzen zu erkennen und bestätigen bzw. unterstreichen die Risikogefährdung der älter werdenden Bevölkerung.

Die psychologischen Kategorien (durch die Stressbewältigungsstrategien und durch arbeitsbezogene Verhaltens- und Erlebensmuster repräsentiert) stellen sich hier als weitgehend unabhängiger Marker für das HKE-Risiko dar.

Es müssen demzufolge Personen mit erhöhtem kardiovaskulären Risiko (ermittelt durch die klassischen RF) nicht gleichzeitig eine unzureichende Stressbewältigungsfähigkeit (aus psychologischer Sicht als gefährdet einzustufen) besitzen und umgekehrt. Die Verknüpfung ist dennoch als sinnvoll zu bewerten, da dadurch der Informationsgewinn bei der Bewertung des Herz-Kreislauf-Risikos gesteigert wird.

Die Arbeitsmedizin versteht sich als ein klassisch präventives Fach und sollte ergänzend zu den Fachgebieten der Allgemeinmedizin und Kardiologie ihren Beitrag für die Zurückdrängung der Herz-Kreislauf-Erkrankungen leisten. Im deutschen Berufskrankheitenrecht findet sich keine mit HKE verbundene gelistete Berufskrankheit, trotzdem spricht eine Vielzahl von Argumenten für eine HKE-Prävention als betriebsärztliche Aufgabe. Der bereits erwähnte demografische Wandel führt unweigerlich zu einer Verlängerung der Lebensarbeitszeit und die Zahl der älteren Arbeitnehmer, die ein erhöhtes Risiko für HKE haben, steigt. Hier bietet sich dem Betriebsarzt durch gesetzliche Vorsorgeuntersuchungen die Chance, auch diejenigen zu erreichen, die selten zum Arzt gehen. Insbesondere sind es die Männer, die bekanntlich als präventionsträge gelten und erst unter Leidensdruck ihren Hausarzt aufsuchen. Bei den HKE-Präventionsanstrengungen im betriebsärztlichen Alltag sind jedoch die eingeschränkten apparativen und zeitlichen Ressourcen zu berücksichtigen.

In dieser Studie wurden nur Probanden mit leitender Funktion aus dem Hochschulbereich bzw. Verwaltungssektor einer Universität ausgewählt. Diese Klientel repräsentiert gerade hinsichtlich der Stressbewältigung nicht den Querschnitt der Allgemeinbevölkerung. Um eine Verallgemeinerung der gewonnenen Erkenntnisse zu erreichen, sollte in weiteren Untersuchungen ein anderes Probandenkollektiv einbezogen werden.

Abschließend ist zu betonen, dass die Hinwendung der Arbeitsmedizin zur Herz-Kreislauf-Erkrankungs-Prävention der gesamtgesellschaftlichen Forderung Rechnung trägt, mehr für den Rückgang wichtiger Volkskrankheiten, zu denen bekanntlich die HKE zählen, beizutragen, zumal in den Betrieben der Zukunft durch den demografischen Wandel in viel stärkerem Maße als heute ältere und HKE-gefährdete Arbeitnehmer beschäftigt sein werden.

12.5 Literatur

[1] Albus C, De Backer G, Bages N et al. Psychosoziale Faktoren bei koronarer Herzkrankheit – wissenschaftliche Evidenz und Empfehlungen für die klinische Praxis. Gesundheitswesen 2005; 67: 1–8
[2] Assmann G, Cullen P, Schulte H. Simple scoring scheme for calculating the risk of acute coronary events based on the 10-year follow-up of the prospective cardiovascular Munster (PROCAM) study. Circulation 2002; 105: 310–315

[3] Assmann G, Nofer JR. Atheroprotective effects of high-density lipoproteins. Annu Rev Med 2001; 54: 321–341
[4] Backé E, Seidler A, Latza U et al. The Rolle of psychosocial stress at work for the development of cardiovascular diseases: a systematic review. Int Arch Occup Environ Health 2011: Published online: 17 May 2011; ohne Seitenzahl, DOI: 10 1007/s00 420-011-0643-6
[5] Barter P, Gotto AM, LaRosa JC et al. For the Treating to New Targets Investigators: HDL cholesterol, very low levels of LDL cholesterol, and cardiovascular events. NEJM 2007: 357; 1301–1310
[6] Baum E, Hensler S, Popert U. Risikofaktoren und Risikoindikatoren für kardiovaskuläre Erkrankungen: Prognoseverbesserung als Maßstab. Z Allg Med 2004; 80: 71–76
[7] Böckelmann I, Pfister E, Thielmann B. Detektierung einer Herz-Kreislauf-Risikogefährdung bei akademischem Personal mit Führungsaufgaben. Prävention und Gesundheitsförderung. Präv Gesundheitsf 2010; 5: 223–230
[8] Böckelmann I, Pfister EA, Peter B. Arbeitsbezogenes Verhalten und Erleben, Stressverarbeitung und Beanspruchungsreaktionen im Kontext einer Herz-Kreislauf-Gefährdung. Zbl Arbeitsmed 2005; 55: 298–311
[9] Bourbonnais R, Corneau M, Vezina M et al. Job strain, psychological distress and burnout in nurses. Am J Ind Med 1998; 34: 20–28
[10] Gohlke H. Risikostratifizierung mit unterschiedlichen Score-Systemen ESC-SCORE, Framingham-Risk-Score, PROCAM und CARRISMA. Clin Res Cardiol 2006; Suppl, 1: 139–148
[11] Janke W, Erdmann G, Kallus W et al. Stressverarbeitungs-Fragebogen, Version 21.00., Mödling, Dezember 2000. Copyright by Dr. G. Schuhfried Ges.m.b.H. Göttingen: Verlag für Psychologie Dr. C. J. Hogrefe; 2000
[12] Kallus KW. Erholungs-Belastungs-Fragebogen. Frankfurt/Main: Swets Test Services GmbH; 1995
[13] Karasek RA, Baker D, Marser F et al. Job decision latitude, job demands, and cardiovascular disease: a prospective study of Swedish men. Am J Publ Health 1981; 75: 696–705
[14] Karasek RA, Theorell T. Healthy work: Stress productivity, and the reconstruction of working life. New York: Basic Books; 1990
[15] Karasek RA. Job demands, job decision latitude, and mental strain: implications for job redesign. Administrations Scien Q 1979, 24: 285–307
[16] Lawler KA, Younger JW, Piferi RL et al. A Change of heart: cardiovascular correlates of forgiveness in response to interpersonal conflict. J Behav med 2003; 25: 373–393
[17] Pfister EA, Böckelmann I, Seibt R et al. Arbeitsmedizinische Bedeutung der Herzfrequenzvariabilität. Zbl Arbeitsmed 2007; 57(6): 158–166
[18] Romero-Corral A, Montori VM, Somers V K et al. Association of bodyweight with total mortality and with cardiovascular events in coronary artery disease: a systematic review of cohort studies. Lancet 2006; 368: 666–678
[19] Sachs FM, Katan M. Randomized clinical trials on the effects of dietary fat and carbohydrate on plasma lipoproteins and cardiovascular disease. Am J Med 2002; 113 Suppl. 9b: 135–245
[20] Schulte H, von Eckardstein A, Cullen P et al. Übergewicht und kardiovaskuläres Risiko. Herz 2001; 26: 170–177
[21] Siegrist J. Adverse health effects of high-effort/low-reward conditions. J Occupal Health Psychol 1996; 1(1): 27–41
[22] Willett WC, Manson JE, Stampfer MJ et al. Weight, weight change, and coronary heart disease in women. Risk within the „normal" weight range. JAMA 1995; 273: 461–465
[23] Wood D, De Backer G, Graham I et al. Kardiovaskuläres Risikomanagement. Richtlinien zur Prävention der koronaren Herzkrankheit. London: Science Press; 2002

13 Humanbiomaterialbanken im Spannungsverhältnis zwischen Forschungsfreiheit und Selbstbestimmung

Appell für eine rechtzeitige und besonnene Diskussion

Georg Brüggen

13.1 Einleitung

In Deutschland gibt es zahlreiche Forschungsdatenbanken, die in Abhängigkeit von ihren grundsätzlichen Zielen sehr unterschiedlich organisiert, administriert und finanziert sind [1]. Vorliegend geht es nicht um Forschungsbanken im Allgemeinen, sondern um den speziellen Fall der Humanmaterialbanken (im Weiteren kurz „Biobanken" genannt).

In Biobanken werden Proben menschlicher Körpersubstanzen wie Zellen, Organe oder Blut bzw. Anteile solcher Körpersubstanzen in extrahierter Form (z. B. Serum oder DNA) als Träger genetischer Information zusammen mit personenbezogenen Daten, wie vor allem Gesundheitsdaten, aber auch demografischen und unter Umständen sozialen Daten ihrer Spender gesammelt und aufbewahrt, um sie im Rahmen von Forschungsvorhaben auswerten zu können. Die Biomaterialien werden zusammen mit den dazugehörigen Daten in der „Probenbank" bereitgehalten. Die Daten des Spenders einschließlich der bislang angefallenen Analyseergebnisse werden in der „Datenbank" abgelegt. Die „Biobank" bildet die Gesamteinrichtung mit den Bestandteilen Probenbank und Datenbank. Sie steht für die Einheit von Biomaterialproben und medizinischen Daten [2].

Ihr Zweck ist auf die Verwendung der Biomaterialbestände für spezifische wissenschaftliche Forschungen oder unspezifisch auf die wissenschaftliche Forschung im Allgemeinen ausgerichtet. Solche Biobanken werfen ethische und rechtliche Fragen auf, die vom Schutz individueller Rechte bis hin zur globalen Governance von Forschungsinfrastrukturen reichen [4]. Bei derartigen Informationen und Daten über Menschen geht der Vorteil oft mit einem Risiko einher. So sehr die medizinischen und auch gesundheitspolitischen Möglichkeiten zu begrüßen sind, muss deswegen die andere Seite der Medaille gleichwohl ebenfalls beachtet werden. Schlaglichtartig kann in diesem Zusammenhang auf Folgendes hingewiesen werden: Daten aus Biobanken können für die Betroffenen gravierende Folgen beim Abschluss von Arbeits- und Versicherungsverträgen bis hin zu einer sozialen Stigmatisierung haben [5].

13.2 Biobanken und Kodifizierung

Eine gesetzliche Regelung zu Humanbiodatenbanken gibt es bis heute in Deutschland nicht. Zwar trat im Februar 2010 das Gendiagnostikgesetz in Kraft. Gegenstand dieses Gesetzes sind genetische Untersuchungen und im Rahmen solcher Untersuchungen durchgeführte genetische Analysen bei geborenen Menschen sowie bei Embryonen und Föten während der Schwangerschaft und der Umgang mit genetischen Proben und genetischen Daten, die bei genetischen Untersuchungen zu medizinischen Zwecken, zur Klärung der Abstammung sowie im Versicherungsbereich und im Arbeitsleben gewonnen werden. Aber das Gesetz enthält eine sogenannte Bereichsausnahme. Soweit genetische Untersuchungen und Analysen sowie der Umgang mit genetischen Proben und Daten „zu Forschungszwecken" erfolgen, kommen die Anforderungen des Gendiagnostikgesetzes nicht zum Zuge. Dies gilt nach richtig verstandener Auslegung wohl auch dann, wenn neben dem Forschungszweck wesentliche Erkenntnisse für die Gesundheit des Probanden anfallen [6].

Auch das Transplantationsgesetz stellt keine einschlägige Kodifizierung für Biobanken da, denn dieses Gesetz hat die Übertragung von Körpersubstanzen in fremde Körper zu Heilzwecken und nicht die Einlagerung dieses Materials zum Gegenstand. Es bleibt daher bei dem zuvor festgestellten Befund, dass es derzeit in Deutschland keine spezialgesetzliche Kodifizierung gibt, deren Gegenstand die vorliegend thematisierten Humanbiomaterialbanken sind.

13.3 Wichtige Einflussfaktoren der aktuellen Entwicklung bei Biobanken

Sowohl der Nationale Ethikrat [7] als auch die Enquetekommission des deutschen Bundestags [8] haben sich in früheren Stellungnahmen mit Biobanken befasst und Empfehlungen zum Umgang mit Proben und Daten humanen Ursprungs formuliert, die Ansatzpunkte für eine mögliche Regelung von Biobanken enthalten. Vor dem Hintergrund einer als dynamisch zu bezeichnenden Entwicklung der Biodatenbanken verwundert es kaum, dass vor dem Hintergrund einer neuen Stellungnahme des deutschen Ethikrats [9] und Anhörungen des deutschen Bundestags aus dem Jahr 2011, die auf Anträge der SPD-Fraktion und der Fraktion Bündnis 90/Die Grünen [10] zurückgehen, die Diskussion über die Notwendigkeit eines Biobankgesetz und dem sogenannten Bio- oder Forschungsgeheimnis erneut intensiv geführt wird. Gespeist wird die Dynamik des Themas Biobanken und Biogeheimnis bzw. Forschungsgeheimnis aus folgenden Entwicklungstendenzen [11]:

▶ **Quantitative Ausweitung** Es kann eine quantitative Ausweitung von Biobanken festgestellt werden. Verlässliche Zahlen aus Biobankregistern liegen zwar noch nicht vor, aber alleine die sprunghaft angestiegene Zahl der Veröffentlichungen über Biobanken, diese ist von 2004 bis 2010 um das Fünffache angestiegen [12], belegt eine eindeutige Tendenz.

▶ **Gestiegener Informationsgehalt** Die Erfassung von mehr Daten und Arten von Daten (z. B. soziodemografischen Daten) also der mengenmäßige Aufwuchs und die größere Vielfalt der Daten führt zu einem gestiegenen und weiterhin steigenden Informationsgehalt der Biobanken. Entsprechendes gilt für das immer besser werdende Verständnis des menschlichen Genoms. Diese Entwicklung erweitert die Nutzungsmöglichkeiten von Biobanken in stetig steigender Weise.

▶ **Wachsende Gefahr der Reidentifizierbarkeit** Die wachsende Reidentifizierbarkeit steht im Kontext steigender Datenmengen und -vielfalt. Je umfangreicher ein Datensatz mit Einzeldaten bestückt wird, umso stärker wächst die Gefahr, dass trotz Pseudonymisierung oder Anonymisierung das einzelne Individuum identifizierbar wird. Das gilt vor allem bei genetischen Analysen, weil diese ein individuelles unverwechselbares genetisches Muster bzw. Profil eines Menschen erzeugen [13]. Zum gleichen Ergebnis kann ein Vergleich mittels Referenzmaterial führen [14].

▶ **Vernetzungstendenzen** Der Trend zur Vernetzung ist systemimmanent. Die Vernetzung ermöglicht es, größere Kohorten zu bilden, die über die Grenzen der jeweiligen Biobank hinausgehen. Dies setzt eine Vernetzung in Gestalt eines Zusammenführens und gemeinsamen Auswertens von Datensätzen voraus. So werden z. B. durch Central Research Infrastructure for molecular Pathology (CRIP), einer zentralen Infrastruktur für die vernetzte biomedizinische Forschung Daten von und über humane Gewebeproben und andere Körpersubstanzen, die in den angeschlossenen Partner-Instituten lagern, für grundlagenwissenschaftliche, präklinische und klinische Forschungsprojekte zugänglich gemacht [15].

▶ **Internationalisierungstendenz** Diese Entwicklung steht im Kontext zur Vernetzung. Denn die Vernetzungen machen natürlich nicht an nationalen Grenzen halt. So werden z. B. vom Helmholtz Zentrum München (Deutsches Forschungszentrum für Gesundheit und Umwelt) zusammen mit der Telematikplattform medizinischer Forschungsverbünde im Rahmen des von der EU-Kommission geförderten Projekts (European Strategy Forum on Research Infrastructures) die Biobanking and Biomolecular Resources Research Infrastructure im Rahmen einer modellhaften Erprobung als zentrale Anlaufstelle zur Anforderung von Biomaterialien etabliert. Diese Anlaufstelle leitet die Projektanträge externer Partner an das jeweilige Netz weiter.

▶ **Privatisierungs- und Kommerzialisierungstendenz** Biobanken gibt es nicht nur in öffentlicher Trägerschaft. Private Einrichtungen beschränken sich zum Teil nicht nur auf die Eigenforschung. Vielmehr gibt es auch Biobanken zu deren Geschäftsmodell die Veräußerung von Daten und/oder Material gehört [16].

▶ **Ausweitung der Nutzungszwecke und Zugriff durch Dritte** Während am Anfang die Biobanken der Genomforschung, also der Grundlagenforschung dienten, kommen die Nutzer heute zunehmend aus dem Bereich der angewandten Forschung wie z. B. der Arzneimittelentwicklung [17]. Es gibt aber auch Nutzungsinteressen, die nicht aus dem Bereich der Forschung kommen. In die Diskussion um Biobanken muss auch das Interesse öffentlicher Stellen an einem Zugriff auf Biobanken einbezogen werden. Zu nennen sind hier die Behörden, die der Gefahrenabwehr und Strafverfolgung dienen. In Schweden gibt es z. B. die nationale PKU-Biobank, die seit 1975 DNA von jedem Neugeborenen zur Erforschung der Stoffwechselkrankheit Phenylketonurie (PKU) sammelt. 2003 wurde diese Biobank genutzt, um den Mörder der schwedischen Außenministerin Anna Lindh zu überführen und um Opfer des Tsunamis im Dezember 2004 zu identifizieren [18]. Der Fall Anna Lindh belegt das forensische Interesse an Biodatenbanken, das natürlich mit wachsenden Datenbeständen ebenfalls anwächst. Aber auch im zivilen Bereich gibt es Nutzungsinteressen von Versicherungen und Arbeitgebern oder bei Identitätsfeststellungen aus Anlass zivilrechtlicher Streitigkeiten.

13.4 Aktuelle Rechtsfragen im Kontext der Entwicklung der Biobanken

Der Zweck heiligt bekanntlich nicht die Mittel und deswegen gilt: Jede Forschung am oder mit dem Menschen muss die Würde des Menschen und sein Recht auf Leben und körperliche Unversehrtheit ebenso respektieren wie sein Persönlichkeitsrecht und damit sein Recht auf informationelle Selbstbestimmung. Darüber kann es auch vor dem Hintergrund der grundgesetzlich gewährten Wissenschaftsfreiheit unter vernünftigen Menschen ernsthaft keinen Disput geben. Doch diese Feststellung betrifft nur das „Ob" dieses Schutzes. Der Anknüpfungspunkt der Diskussion ist nicht das „Ob", sondern das „Wie" des Schutzes. Die Frage nach dem „Wie" ist die Frage nach der Reichweite dieses Schutzes und den Grenzen der Wissenschaftsfreiheit vor dem Hintergrund der Notwendigkeit das Spannungsverhältnis auflösen zu müssen, indem diese grundgesetzlichen Gewährleistungen beim Thema Biobanken und deren Nutzung unweigerlich stehen.

Seit dem Volkszählungsurteil des Bundesverfassungsgerichts, mit dem das Gericht die Bedingungen der Verarbeitung personenbezogener Daten neu definiert hat [19], wird diese Verfügungsbefugnis des Betroffenen als Ausdruck der freien Entfaltung der Persönlichkeit (Art. 2 Abs. 1 i. V. m. Art. 1 GG) angesehen und als „informationelles Selbstbestimmungsrecht" bezeichnet [20]. Dieses Selbstbestimmungsrecht und die damit einhergehende Verfügungsbefugnis des Betroffenen, gelten für alle personenbezogenen Daten, mithin auch für personenbezogene Forschungsdaten.

Aus dem informationellen Selbstbestimmungsrecht des Betroffenen folgt, dass der zentrale Grundsatz der Zweckbindung beachtet werden muss. Er besagt, dass das Speichern, Verändern und Nutzen personenbezogener Daten nur zulässig ist, wenn es für Zwecke erfolgt, für die die Daten erhoben worden sind (so z. B. § 13 Abs. 1 Nr. 1 SächsDSG – Sächsisches Datenschutzgesetz). Patientendaten werden zum Zweck der Behandlung des Patienten erhoben. Die Forschung ist im Rahmen der insoweit gebotenen objektiven Betrachtung in der Regel ein Zweck, der über die reine Behandlung hinausgeht. Also muss die Forschung mit personenbezogenen Patientendaten als zweckfremde Verwendung durch eine Einwilligung des Betroffenen oder eine Rechtsvorschrift (sog. Bereichsausnahmen) legitimiert werden, wenn der Forschungszweck nicht bereits bei der Erhebung ausdrücklich und wirksam vorgesehen wurde [21]. Denn jede Art der Verarbeitung personenbezogener Daten ist ein Eingriff in das informationelle Selbstbestimmungsrecht des Betroffenen und Eingriffe in Freiheitsrechte bedürfen der Legitimierung. Die Legitimierung kann durch Gesetz, aufgrund eines Gesetzes also durch Rechtsverordnungen, Satzungen (einschließlich Berufsordnungen) und durch die Einwilligung des Betroffenen erfolgen [22]. Weil personenbezogene Daten nur für einen im Voraus bestimmten Zweck erhoben und verwendet werden dürfen, muss sich der Zweck aus der Legitimation ergeben. Die Legitimation hat damit eine konstituierende und zugleich eine limitierende Funktion.

13.4.1 Die zeitliche Dimension der Zweckbindung

Aus dem datenschutzrechtlichen Zweckbindungsgrundsatz folgt, dass die Legitimation mit der Zweckerreichung endet, weil das Verarbeitungsziel mit der Zweckerreichung erreicht wird. Also hat die Zweckdefinition auch Einfluss auf die zeitliche Reichweite der Legitimation. Dies ist für Biobanken deswegen von besonderer Bedeutung, weil mit dem Ende der Legitimation die Verpflichtung zur Vernichtung der Daten einhergeht. Das Auslaufen der Legitimation kann also bei Biobanken zum Entzug der entscheidenden Forschungsressource führen.

Selbst wenn die Körpermaterialien dem Träger der Biobank oder bei eigener Rechtspersönlichkeit der Biobank selbst wirksam übereignet wurden, also mit dem Ende der datenschutzrechtlichen Legitimation nicht vernichtet werden müssen, führt dies zu keinem anderen Ergebnis für die Biobank. Denn der forschungsnotwendige Datensatz steht nach dem Ende der datenschutzrechtlichen Legitimation nicht mehr zur Verfügung. Etwas anderes gilt nur in den Fällen, in denen der Spender bzw. Proband im Zeitpunkt der Zweckerreichung nicht mehr lebt. Die informationelle Selbstbestimmung des Patienten basiert auf dem Persönlichkeitsrecht, das mit dem Tode erlischt [23]. Daher setzt auch das Recht auf informationelle Selbstbestimmung die Existenz einer wenigstens potenziell oder zukünftig handlungsfähigen Person als unabdingbar voraus. Ebenso wie das Persönlichkeitsrecht erlischt daher auch das Recht auf informationelle Selbstbestimmung. Zudem ist das Recht auf informationelle Selbstbestimmung ebenso wenig übertragbar und nicht vererblich, wie das Persönlichkeitsrecht [24]. Die Kombination aus wirksamer Übereignung des Biomaterials und der Tod des Spenders im Zeitpunkt der Zweckerreichung führen zur rechtmäßigen Erhaltung der vollständigen spenderspezifischen Ressource der Biobank, von Biomaterial und Datensatz. Doch die Funktionalität einer Biobank kann nicht vom Ableben des Spenders abhängig gemacht werden. Dieser Gesichtspunkt mag in besonders gelagerten Einzelfällen helfen. Er stellt aber keine generelle Lösung des Problems dar. Dies gilt erst recht mit Blick auf die Frage, wie mit Informationen Verstorbener umgegangen werden muss, die zum Beispiel wie bei Erbkrankheiten wegen der Multipersonalität von Genmaterial nicht nur den Spender selbst betreffen.

13.4.2 Inhaltliche Dimension der Zweckbindung

Nicht nur für die rechtfertigende Einwilligung bei medizinischen Eingriffen in die körperliche Unversehrtheit, auch bei der datenschutzrechtlichen Einwilligung gilt der Grundsatz des „Informed Consent", denn eine wirksame Einwilligung setzt voraus, dass der Betroffene eine freie Entscheidung trifft. Eine freie Entscheidung kann nur dann vorliegen, wenn der Betroffene weiß, worin er einwilligt [25]. Der Eingriff in das Recht auf informationelle Selbstbestimmung ist auf der Grundlage einer Einwilligung nur dann legitimiert, wenn der Betroffene zuvor zutreffend und umfassend informiert wurde. Diese Informationspflicht umfasst alle entscheidungserheblichen Angaben, die erforderlich sind, damit der Betroffene Art und Umfang der Datenerfassung und -verarbeitung richtig beurteilen kann [26]. Inhalt und Dauer der Zweckbindung sind folglich zentrale Bestandteile der Spenderinformation. Je nach Forschungszweck kann das Prinzip des Informed Consent bei bestimmten Biobanken auf natürlich Grenzen stoßen. Um diesen Zusammenhang zu verdeutlichen, werden nachstehend die beiden unterschiedlichen Arten von Biobanken bzw. Forschungsziele voneinander abgegrenzt: die konkreten und die abstrakten Zielstellungen.

Biobanken mit konkreten Zielstellungen

Bei situativen Biobanken, also Biobanken in Verbindung mit krankheitsbezogenen Forschungsregistern und Kompetenznetzen (konkrete Forschungsvorhaben), willigt der Betroffene in die Erforschung seiner Daten in Bezug auf eine bestimmte Krankheit ein. Dieser konkrete Krankheitsbezug begründet die Bestimmtheit solcher Einwilligungen [27], wobei es selbstverständlich im konkreten Einzelfall auf die Qualität der Aufklärung ankommt.

Biobanken mit dem abstrakten Ziel der Forschung

Biobanken als allgemeine Forschungsdatenbanken (prospektives Biobanking) bilden die Grundlage für die verschiedensten – im Einzelnen in der Regel vorher nicht bekannten – konkreten Forschungsvorhaben. Das wohl bekannteste Beispiel für eine solche Datenbank befindet sich auf Island. Das isländische Parlament verabschiedete 1998 ein Gesetz zur Errichtung einer nationalen Datenbank, in der medizinische, genetische und genealogische Daten der gesamten Bevölkerung erfasst werden [28]. Ähnliche Projekte gibt es in Estland, Lettland und Tonga [29].

Bei Körpermaterialspenden für Biobanken, die der Forschung im Allgemeinen dienen, kann der Spender im Rahmen der Spenderinformation nicht über die konkreten Forschungszwecke, aufgeklärt werden, für die das Material und/oder die Daten zum Einsatz kommen. Diese stehen im Zeitpunkt der Gewinnung von Spenden und Daten noch nicht fest. Wenn es daher für jede Konkretisierung des abstrakten Forschungszwecks einer Einwilligung des Spenders bedürfte, dann würde, so wird befürchtet, die medizinische Forschung mittels allgemeiner Forschungsbiodatenbanken deutlich erschwert werden [30]. Vor diesem Hintergrund wird zum Teil angenommen, dass es ausreichend sei, wenn der Spender zuvor darüber aufgeklärt werde, dass die Verwendung des Materials und der Daten noch offen sei [31]. Andere gehen davon aus, dass eine derartig weite Einwilligung, die einer Blankoeinwilligung gleichkommt, gleichwohl zulässig sei, wenn der Einwilligende in regelmäßigen Abständen über die Forschungsprojekte informiert werde [32].

Der Deutsche Ethikrat geht in diesem Zusammenhang davon aus, dass eine solche Einwilligung ausreichend sei, wenn die konkretisierte Forschung einer Ethikkommission zur Evaluierung vorgelegt, die Schweigepflichten eingehalten und ein Forschungsgeheimnis geschaffen würde. Doch dies ist eine Position de lege ferenda. De lege lata gibt es noch kein Forschungsgeheimnis in Deutschland.

Mit der Einwilligung scheint der Spender zumindest auf den ersten Blick auf den Schutz des Grundrechts auf informationelle Selbstbestimmung zu verzichten. Aber genauer betrachtet ist die Einwilligung kein Verzicht auf das Grundrecht, sondern stellt im Gegenteil die Ausübung des Grundrechts auf informationelle Selbstbestimmung dar. Schließlich kann der Einwilligende seine Einwilligung jederzeit frei widerrufen. Diese freie Widerrufbarkeit ist ja gerade ein Ausfluss des Grundrechts und erfolgt in Ausübung dieses Grundrechts. Dabei ist die Zweckbindung das entscheidende Sicherungsinstrument für die Einwilligung als Mittel der Grundrechtsausübung [33]. Würde eine Blankoeinwilligung für wirksam erachtet, so würde diese Sicherungsfunktion ins Leere laufen [34]. Das käme einem Verzicht auf die Zweckbindung als Sicherungsinstrument und damit einer Aushöhlung des Rechts auf informationelle Selbstbestimmung gleich. Dies kann nur verhindert werden, wenn der Gesetzgeber tätig wird und das Recht der Biobanken kodifiziert. Soweit eine solche Gesetzgebung die gegebene Rechtslage nur konkretisiert, wäre kein Platz für einen Bestandsschutz allgemeiner Forschungsbiobanken. Sie wären auf eine wohlwollende, die Vergangenheit berücksichtigende Gesetzgebung angewiesen. Es liegt daher im wohlverstandenen Eigeninteresse der Forscher und Biobanken einschließlich ihrer Träger, wenn möglichst bald gesetzgeberische Klarheit geschaffen würde. Dabei wird zu berücksichtigen sein, dass der europaweite Trend in Richtung Zweckbindung weist. Nach Art. 22 des Übereinkommens über Menschenrechte und Biomedizin des Europarats [35], dürfen bei einer Intervention entnommene Teile des menschlichen Körpers *"nur zu dem Zweck aufbewahrt und verwendet werden, zu dem er entnommen worden ist; jede andere Verwendung setzt angemessene Informations- und Einwilligungsverfahren voraus"*. Das von Deutschland bislang nicht unterzeichnet Übereinkommen gilt mittlerweile in 29 Ländern.

Die Anhörung des deutschen Bundestags Mitte 2011 hat gezeigt, dass es natürlich Befürworter der Fortschreibung des Status quo gibt. Es muss gleichwohl hinterfragt werden, ob solche Stellungnahmen wirklich nachhaltig den Interessen dienen, durch die diese möglicherweise motiviert wurden, wenn eine gesetzliche Normierung für Biobanken abgelehnt wird. Vermeintliche Barrieren der Forschungsfreiheit können sich bei näherem Hinsehen durchaus als langfristiger Garant und nicht als Hindernis dieser Freiheit erweisen. In Ermangelung einer höchstrichterlichen Rechtsprechung zur Frage der Vereinbarkeit von Blankoeinwilligungen für Biobanken, die für abstrakte Forschungsziele errichtet werden oder errichtet werden sollen, fehlt für Biobanken nach Maßgabe des deutschen Rechts die notwendige langfristige Perspektive, die solche Projekte per definitionem unbedingt benötigen. Damit droht das vermeintlich verfolgte Interesse der Forschungsfreiheit faktisch gegen sich selbst zu verkehren, denn die Vermeidungsstrategie, die sich gegen einschlägige gesetzliche Regelungen wendet, beinhaltet ein nicht zu kalkulierendes Risiko: den Skandal.

Wenn es im Kontext abstrakter Biodatenbanken in Deutschland zu einem Datenskandal kommen würde, so wäre die Reaktion der Politik, je nach Heftigkeit eines solchen Skandals, wohl kaum oder nur in einem sehr geringen Maße forschungsseitig noch vernünftig beeinflussbar. Ein Skandal ist ein Ereignis, für den ein (ggf. auch mutmaßlicher) Normbruch ebenso konstituierend ist, wie seine Enthüllung. Kommt es zum Skandal, führt dieser zur sozialen Missbilligung. Die soziale Missbilligung erschwert jede vernünftige Diskussion berechtigter Forschungsinteressen. Sie führt zu einem starken Verlust an Gestaltungsmöglichkeiten. Das Ergebnis einer solchen Entwicklung dürfte weder im Interesse der Forscher noch der Patienten/Probanden, geschweige denn im wohlverstandenen Eigeninteresse von Pharmaunternehmen und ihren Verbänden liegen. Der notwendige Interessensausgleich sollte im Interesse künftiger Forschungsergebnisse in unbedrängter Situation und ohne jegliche situative Beeinflussung erörtert und gefunden werden. Das ist aber nur möglich, wenn diejenigen, die an dieser Form der Forschung interessiert sind, eine gesetzgeberische Regelung proaktiv anstreben. Das ist bislang aber nicht der Fall. Das Problem: Die verbleibende Zeit des Bedenkens und Erörterns ist nicht steuerbar!

# 13.5 Literatur

[1] Ausschusses für Bildung, Forschung und Technikfolgenabschätzung des Deutschen Bundestags, Biobanken für die humanmedizinische Forschung und Anwendung, BT-Drs. 16/ 5374 v. 16.05.2007: 6. Im Internet: http://dipbt.bundestag.de/dip21/btd/16/053/1 605 374.pdf
[2] Ausschusses für Bildung, Forschung und Technikfolgenabschätzung des Deutschen Bundestags
[3] Pöttgen N. Medizinische Forschung und Datenschutz. In: Detterbeck, S. Hrsg.. Schriften zum Deutschen und europäischen öffentlichen Recht. Band 20. Marburg: Lang 2008, 212
[4] Deutscher Ethikrat Hrsg. Humanbiobanken für die Forschung Berlin: 2010, 7
[5] Pöttgen N., 213
[6] Zur Auslegung des Forschungsbegriffs in § 2 Abs. 2 Nr. 1 GenDG vgl. Sosnitza O, Op den Camp A. Auswirkungen des Gendiagnostikgesetzes auf klinische Prüfungen. MedR (2011) 29: 401–404. Im Internet: 10 1007/s00 350-011-2940-1
[7] Nationaler Ethikrat Hrsg. Biobanken für die Forschung. Stellungnahme. Berlin: 2004, 9. Im Internet: http://www.ethikrat.org/dateien/pdf/NER_Stellungnahme_Biobanken.pdf, Stand: 12.02.2012
[8] Die Enquete-Kommission Recht und Ethik der modernen Medizin hat sich in ihrem Schlussbericht im Rahmen des Themas „*Genetische Daten*" mit Forschungsbiobanken beschäftigt. Siehe Deutscher Bundestag Hrsg., Enquete-Kommission Recht und Ethik der modernen Medizin. Schlussbericht. Berlin: 2002, 324–8. Im Internet: http://dip21.bundestag.de /dip21/btd/14/090/1 409 020.pdf, [27.05.2010], hier S. 150–152
[9] Deutscher Ethikrat, 2010
[10] SPD Fraktion im Deutschen Bundestag. Antrag v. 29.11.2010. Biobanken als Instrument von Wissenschaft und Forschung ausbauen, Biobanken-Gesetz prüfen und Missbrauch genetischer Daten und Proben wirksam verhindern. BT-Drs. 17/ 3868. Im Internet: http://dipbt.bundestag.de/dip21/btd/17/038/1 703 868.pdf, Stand: 09.02.2012; Bundestagsfraktion Bündnis 90/Die Grünen. Antrag v. 10.11.2010. Schutz von Patientinnen und Patienten bei der genetischen Forschung in einem Biobanken-Gesetz sicherstellen. BT-Drs. 17/3790. Im Internet: http://dipbt.bundestag.de/dip21/btd/17/037/1 703 790.pdf, Stand: 08.02.2012
[11] Die Aufzählung folgt der Darstellung in: Deutscher Ethikrats 2010
[12] Deutscher Ethikrat 2010, 9 unter Berufung auf eine Abfrage der Telematikplattform für medizinische Forschungsnetze (TMF) bei PubMed
[13] Malin B. Sweeney L. Reidentification of DNA through an automated linkage process. AMIA Annual Symposium Proceedings (2001), 423–427
[14] Deutscher Ethikrat 2010 [Fn. 5], 12
[15] Fraunhofer-Institut für Biomedizinische Technik, Im Internet: http://www.crip.fraunhofer.de/de/mission/molekulare_pathologie?noCache=624:1 328 964 809, Stand: 08.02.2012
[16] Vgl. z. B.: Indivumed aus Hamburg, Im Internet: http://www.indivumed.com/?page_id=154; 23andMe aus den USA, Internet: www.23andme.com, de; CODEme aus Island, Internet: www.decodeme.com
[17] Deutscher Ethikrat 2010. [Fn. 5], 15
[18] Beier K, Lenk C. Bio-Informationen im Zeitalter der Gentechnik. Bundeszentrale für Politische Bildung Hrsg. DOI: http://www.bpb.de/themen/HAJJ1G,0,0,Bioinformation_Einf%FChrung.html
[19] Simitis S. In: Simitis Hrsg. Bundesdatenschutzgesetz. Baden-Baden: Nomos; 2011: Einl. Rn. 38
[20] BVerfG, Urt. v. 15-12-1983, Az.: 1 BvR 209/83 u. a., BVerfGE 65, 1–71
[21] Vgl. Schnabel C. Datenschutz bei profilbasierten Location Based Services. Die Datenschutzadäquate Gestaltung von Service – Plattformen für Mobilkommunikation [Dissertation]. Kassel: university press; 2009: 323
[22] Kilian W. Medizinische Forschung und Datenschutzrecht – Stand und Entwicklung in der Bundesrepublik Deutschland und in der Europäischen Union. NJW; 1998; 12: 787–791 (788)

[23] BVerfG. Entsch. v. 24.02.1971, Az.: 1 BvR 435/68, juris, Rn. 61; so nunmehr auch der BGH: BGH, Urt. v. 06.12.2005, Az.: VI ZR 265/04, GRUR 2006, 252–255
[24] So zum Persönlichkeitsrecht: BGH, Urt. v. 20.3.1968, Az.: I ZR 44/66, NJW 1968, 1773–8 (1774)
[25] Gola, P./ Schomerus R. Bundesdatenschutzgesetz. Kommentar. 9. Auflage; 2007: § 4a, Rn. 10; Fischer K, Uthoff R. Das Recht der formularmäßigen Einwilligung des Privatpatienten bei externer Abrechnung. MedR 1996: 115–120 (116)
[26] Simitis S. Rn 38.; Pöttgen N., 105
[27] Pöttgen N., 213
[28] Wellbrock, R. Datenschutzrechtliche Aspekte des Aufbaus von Biobanken für Forschungszwecke. MedR 2003; 77 82 (80)
[29] Steiner E. Biotechnologie in Estland: Goldgräberstimmung. DtschÄrztebl 2004, 101: 45; zu Estland und Island zudem: Sootak J.: Estland und Island. Wegweiser in der Kodifizierung des Genbankenrechts. In: K. Amelung, Beulke W, Lilie H et. al. Strafrecht, Biorecht, Rechtsphilosophie. Heidelberg: Müller 2003: 869–879
[30] Spranger T. Die Rechte des Patienten bei der Entnahme und Nutzung von Körpersubstanzen. NJW 2005: 1084–1090 (1087); Halàsz, Die bio-materielle Selbstbestimmung. Grenzen und Möglichkeiten der Weiterverwendung von Körpersubstanzen. Heidelberg: Springer; 2004: 231
[31] Dies wird als ausreichend erachtet z. B. von: Nationaler Ethikrat; Zentrale Ethikkommission der Bundesärztekammer. Die (Weiter-)Verwendung von menschlichen Körpermaterialien für Zwecke medizinischer Forschung; 2003. Im Internet: http://www.zentrale-ethikkommission.de/page.asp?his=0.1.21; Mand E. Datenschutz in Medizinnetzen. MedR 2005; 565–575 (573)
[32] Morr, U. Zulässigkeit von Biobanken aus verfassungsrechtlicher Sicht. In: Kern B-R, Lilie H Hrsg. Recht der Medizin. Band. 77. Frankfurt a.M.: Lang 2005, 98 u. 162; vgl. hierzu auch Deutscher Ethikrat 2010. [Fn. 5], 23
[33] Bizer, J. Forschungsfreiheit und informationelle Selbstbestimmung, Forschungsfreiheit. Gesetzliche Forschungsregelungen zwischen grundrechtlicher Förderungspflicht und grundrechtlichem Abwehrrecht. Baden- Baden: 1992, 140
[34] So im Ergebnis auch: Wellbrock, 82; Dettmeyer R, Madea B. Aufklärung und Einwilligung bei der Beschaffung und Verarbeitung von menschlichen Zellen und Gewebe. Rechtsmedizin 2004, 85-93 (92); Lippert H – D. Forschung an und mit Körpersubstanzen – wann ist die Einwilligung des ehemaligen Trägers erforderlich? MedR 2001; 8: 406–410 (048), Caulfield T. Tissue banking, patient rights, and confidentiality: tensions in law and policy. Med Law 2004; 1: 39–49 (45); Pöttgen, 215
[35] Übereinkommen zum Schutz der Menschenrechte und der Menschenwürde im Hinblick auf die Anwendung von Biologie und Medizin, SEV-Nr. 164

14 Gesundheitswissenschaftliche Präventionstheorie als Methode zur Strukturierung der Maßnahmen gegen den Menschenhandel

Leonie Zühlke

14.1 Menschenhandel

Der Begriff Menschenhandel steht für die moderne Form der Sklaverei. Dieses Phänomen betrifft jährlich tausende Menschen, vornehmlich Frauen und Kinder, welche national oder international verschleppt und ausgebeutet werden. Viele der Betroffenen erfahren sexuellen Missbrauch, andere werden zur Arbeit in der Industrie, der Landwirtschaft und in Privathaushalten genötigt, werden zwangsverheiratet oder müssen Betteltätigkeiten ausführen. Ferner zählen die Nötigung von Kindern zu Kriegshandlungen und, als eine aktuelle Erscheinungsform, die illegale Entnahme und der Verkauf von Organen zum Gebiet des Menschenhandels [20, 18].

14.1.1 Menschenrechtsverletzung

Der Menschenhandel ist ein eklatanter Verstoß gegen die Erklärung der allgemeinen Menschenrechte, welche die Vereinten Nationen 1948 verabschiedeten. Insbesondere Artikel 4 legt explizit ein Verbot jeder Form von Sklaverei fest, so heißt es: „Niemand darf in Sklaverei oder Leibeigenschaft gehalten werden; Sklaverei und Sklavenhandel sind in allen Formen verboten [17]." Tatsächlich werden jedoch jedes Jahr tausende Menschen aus ihrem Umfeld gerissen und unter Vortäuschung falscher Tatsachen, Androhung oder der Ausübung von Gewalt zu Arbeit gezwungen. Diese Behandlung versagt ihnen nicht nur ihre gesetzliche und zivile Freiheit, sondern nimmt ihnen auch das in Artikel 25 Absatz 1 der Allgemeinen Erklärung der Menschenrechte festgelegte Recht. Dort heißt es: „Jeder hat das Recht auf einen Lebensstandard, der seine und seiner Familie Gesundheit und Wohl gewährleistet, einschließlich Nahrung, Kleidung, Wohnung, ärztliche Versorgung und notwendige soziale Leistungen [...] [17]."

14.1.2 Beeinträchtigung der Gesundheit

Die Weltgesundheitsorganisation (WHO) definierte 1948 Gesundheit als „[einen] Zustand des vollständigen körperlichen, geistigen und sozialen Wohlergehens und nicht nur das Fehlen von Krankheit oder Gebrechen [19]." Der Menschenhandel verstößt in allen drei Punkten dieser Definition von Gesundheit gegen das Recht eines jeden Menschen darauf.

Körperliche Gesundheit

Die körperliche Gesundheit der Betroffenen ist einem hohen Risiko ausgesetzt. Durch den Transport sind sie vielfach lebensbedrohlichen Situationen ausgesetzt, da sie meist illegal über Ländergrenzen gebracht werden. Im Zielland – das sind die Länder, in welche die Betroffenen verschleppt werden – angekommen, werden die Opfer regelmäßig misshandelt. Sie befinden sich in extremen Stresssituationen und häufig wird ihnen die Nahrungsaufnahme verweigert und der Schlaf entzogen [6]. Die körperliche Misshandlung kann sich zudem durch Knochenbrüche, Prellungen oder Gesichtsverletzungen offenbaren. Außerdem besteht die Gefahr der Ansteckung an Geschlechtskrankheiten oder einer ungewollten Schwangerschaft und von gefährlichen induzierten Aborten [21]. In den meisten Fällen haben die Opfer keine oder nur eine sehr eingeschränkte Möglichkeit ärztliche Konsultationen wahrzunehmen, was ihren Gesundheitszustand noch verschlechtert [3].

Psychische Gesundheit

Durch ihre Erlebnisse sind die Betroffenen einem sehr hohen Risiko ausgesetzt, an einer posttraumatischen Belastungsstörung zu erkranken. In einer 2010 erschienen Studie konnten die Autoren darlegen, dass von 204 Probandinnen, welche sich zum Untersuchungszeitpunkt in Anlaufstellen für verschleppte Menschen von Nichtregierungsorganisationen oder international tätigen Regierungsorganisationen befanden, 77 % unter einem einer posttraumatischen Belastungsstörung litten, wobei 56 % zusätzlich noch eine Depression und Panikstörungen erlebten [8]. Die Opfer können auch unter Suizidgedanken und generalisierten Angststörungen leiden [3]. Die psychische Gesundheit ist also beschädigt.

Soziales Wohlergehen

Schließlich ist auch das soziale Wohlergehen beeinträchtigt. Die Betroffenen verlieren die sozialen Bindungen zu ihren Angehörigen und Freunden. Bei der

Ankunft im Zielland werden ihnen nicht selten die Identitätsnachweise abgenommen, weswegen sie glauben, sich nicht an offizielle Behörden wenden zu können. Isoliert von der zivilen Gesellschaft und genötigt zu einer Arbeit, welche sie nicht ausführen wollen, fühlen sich die Opfer verlassen und verlieren zunehmend an Selbstwertgefühl. Bei einer möglichen Rückkehr in ihr Heimatland, werden die Betroffenen zum Teil nicht wieder von den Verwandten und Familien aufgenommen [15].

14.2 Datenlage

Wie viele Menschen in bestimmten Zeiträumen in welche Länder verschleppt werden, ist nicht genau zu belegen. Gründe für die schwierige Datenlage gibt es viele. So bestehen in den betroffenen Regionen meist nur ungenaue Dokumentation über die Anzahl der aufgegriffenen Betroffenen, keine Überwachung der Transportwege und keine gesicherten Informationen über die Bestrafung der Täter. Ein weiterer Gegenstand der Diskussionen ist die Identifizierung der Opfer von behördlicher Seite [20]. Viele Autoren beklagen die geringfügige finanzielle Unterstützung der wissenschaftlichen Forschung und der engagierten Nichtregierungsorganisationen durch öffentliche Institutionen [2]. Weiterhin fehlt es an Verständigung auf gemeinsame und klare Definitionen und eine Spezifizierung der Problematik [18, 19]. Für Wissenschaftler wird das Erreichen des Untersuchungsfelds für quantitative und qualitative Erhebungen dadurch erschwert, dass die Betroffenen häufig isolierten Teilpopulationen einer Gesellschaft angehören [16]. Dazu kommt ein Mangel an einheitlichen Messmethoden, methodische Intransparenz und die häufige Fokussierung auf den Handel mit Frauen und Kindern in der wissenschaftlichen Auseinandersetzung mit dem Themengebiet. Diese Gründe erschweren Metastudien und Vergleichsarbeiten. Zu Recht bemängeln im Ergebnis viele Autoren die schlechte Datenlage [10, 13, 20].

14.3 Gesundheitswissenschaftliche Präventionstheorie

Präventionsmaßnahmen im gesundheitswissenschaftlichen Sektor haben für gewöhnlich drei Phasen. Die primäre, welche auf die Minimierung von Risikofaktoren abzielt, die sekundäre, welche die Identifikation schon Betroffener vorsieht und die tertiäre Prävention, welche Strategien besitzt, die Situation der Betroffenen nicht zu verschlimmern und mögliche nachfolgende Einschränkungen zu mildern [11]. Diese sind auch auf die Präventionsmaßnahmen im Kampf gegen den Menschenhandel anzuwenden.

14.3.1 Erste Ebene

Die erste Form zielt auf die Minimierung der Risikofaktoren und die damit mögliche Verhinderung der Verschleppung von Menschen ab. Sie richtet sich also nicht ausschließlich an potenzielle Opfer, sondern unspezifisch an alle Menschen. Die Primärprävention wirkt in zwei Bereichen: Der Verhaltensprävention, welche sich an die Handlungsweisen eines Individuums oder einer Gruppe richtet und der Verhältnisprävention, welche sich auf alle Umwelteinflüsse bezieht [12]. Die Etablierung bewusstseinsbildender Maßnahmen, als verhaltenspräventive Mechanismen, bezieht sich auf Schulen, Behörden und öffentliche Räume, sowohl in den Ursprungsländern, das sind die Länder aus denen die Opfer verschleppt werden, als auch in den Zielländern. Den staatlichen Organen obliegt die Verhältnisprävention, also die Bildung von Strukturen, welche den Menschenhandel verhindern. Dazu gehören u. a. die Eindämmung der Korruption, damit kriminelle Strukturen zurück gedrängt werden und die Kontrolle von Grenzregionen. Die Schaffung von zuverlässigen sozialen und wirtschaftlicher Rahmenbedingungen, um vor allem die Armut als einen der größten Faktoren einzudämmen und schließlich auch die Bereitstellung von Bildungsmöglichkeiten, um Perspektiven zu ermöglichen.

14.3.2 Zweite Ebene

Die sekundäre Form der Prävention dient der frühen Erkennung schon bestehender Strukturen. Im Falle des Menschenhandels richtet sich dieses Screening der Risikogruppen vor allem an Exekutivorgane, wie der Polizei, sowohl des Ursprungs- als auch des Ziellands. Die Implementierung von Frühwarnsystemen in Botschaften und an Flughäfen wäre eine Möglichkeit Betroffene noch während der Verschleppung zu erfassen. Ferner sind Ärzte, Schwestern und Pfleger dazu angehalten, Opfer zu erkennen, da Mitarbeiter des Gesundheitswesens häufig zu den wenigen gehören, die in der Lage sind, mit ihnen in Kontakt zu kommen [3]. Auch Sozialarbeiter, die mit sozial Benachteiligten und damit einer besonderen Risikogruppe arbeiten, können Betroffene identifizieren.

14.3.3 Dritte Ebene

Die tertiäre Form der Prävention gleicht der Rehabilitation. Sie soll den Opfern die Verarbeitungen der Traumata und eine neue Lebensqualität ermöglichen und auch Fälle des Re-Trafficking vermeiden. Hierzu gehört die Möglichkeit einer geschützten Unterkunft, sowohl in den Ursprungs-, Transit- als auch Zielländern, in welcher die Opfer individuelle ärztliche, psychologische und juristische Betreuung erfahren. Das Erlernen eines Berufs und ein geregelter Arbeitsalltag ermöglichen die Zurückgewinnung von Selbstvertrauen. Von hoher Bedeutung in der Tertiärprävention ist schließlich die Verurteilung der Täter durch die Schaffung entsprechender Strafgesetze und eine konsequente Verfolgung. Zum einen verhindert eine Gefängnisstrafe erneute Vergehen oder Racheakte an den Opfern und deren Familien, zum anderen dient es der Abschreckung und Resozialisierung.

14.4 Angewandte Präventionsmaßnahmen

In den folgenden Abschnitten werden einige ausgewählte Maßnahmen gegen den Menschenhandel aufgezeigt. Sie sollen den Ansatz, die gesundheitswissenschaftliche Präventionstheorie auch zur Strukturierung der Präventionsmaßnahmen gegen den Menschenhandel zu nutzen, festigen.

14.4.1 Primäre Präventionsmaßnahmen

Zur Verkleinerung der risikobehafteten Umwelteinflüsse gehören bewusstseinsbildende Maßnahmen. Das Problem muss sichtbar gemacht werden und als solches erkannt und reflektiert werden. In der Weltöffentlichkeit besteht kein Zweifel darüber, dass das Phänomen des Menschhandels der nachhaltigen Bekämpfung bedarf, so wurde im Jahr 2000 von den Vereinten Nationen, auf der UN-Generalversammlung in Palermo, Italien, das Übereinkommen gegen transnational organisiertes Verbrechen verabschiedet. Mit dem „Zusatzprotokoll zur Verhütung, Bekämpfung und Bestrafung des Menschenhandels, insbesondere des Frauen- und Kinderhandels," welches auch **„Palermo Protokoll"** genannt wird, wurde die Problematik das erste Mal in der Geschichte der Vereinten Nationen in dieser Größenordnung gewürdigt. So definiert das Protokoll den Menschenhandel, verbietet den Handel mit Kindern und sichert den Opfern Straffreiheit zu. Es erlangte seine Gültigkeit im September 2003. Seitdem ratifizierten es 147 der 193 Mitgliedstaaten der Vereinten Nationen [18].

Dieses Protokoll ist eines der bedeutendsten und grundlegendsten Instrumente gegen den Menschenhandel, da es in einer großangelegten Maßnahme das Problem sichtbar macht, die Staaten sensibilisiert und mit der Definition eine einheitliche Perspektive ermöglicht.

Der Europarat erweiterte das Palermo Protokoll im Jahr 2005 mit der „**Convention on Action against Trafficking in Human Beings**". Er übernahm die Definition des Menschenhandels aus dem Palermo Protokoll, ergänzte sie aber durch eine stärkere Berücksichtigung der Menschenrechte, implementierte Maßnahmen zum Schutz der Opfer und schuf einen Überwachungsmechanismus in Form der GRETA – der „Group of Experts on Action against Trafficking in Human Beings," einer unabhängigen Spezialistengruppe, welche die 34 Ratifizierungsstaaten unter 47 Mitgliedsstaaten des Europarats auf Umsetzung und Einhaltung der Konvention kontrolliert und deren Outcome in Berichten festhält. Die Konvention unterstützt nicht nur die Sichtbarmachung des Phänomens Menschenhandel, sondern kontrolliert zudem die Einhaltung der Reglementierungen.

Das „**Polaris Projekt**", welches 2002 von den USA und Japan gegründet wurde, arbeitet für ein stärkeres Bewusstsein in der Bevölkerung durch die Beteiligung der Medien, Kommunen und wichtigsten Vertretern anderer Anti-Menschenhandelskampagnen. Das geschaffene „Training, technical Assistance and stragic Planning Program" bietet Workshops und Seminare zur Vermittlung von Wissen über den Menschenhandel an. Diese sind die breite Öffentlichkeit und Risikogruppen zur Aufklärung gerichtet [14].

Das „**Berliner Bündnis gegen Menschenhandel zum Zweck der Arbeitsausbeutung**" (BBGM) konzentriert sich vorrangig auf Menschen, die nicht zu sexuellen Handlungen gezwungen werden, sondern unter falschen Versprechungen und mit der Aussicht auf eine vielversprechende Anstellung in Deutschland ausgebeutet werden. Das BBGM, unterstützt durch regelmäßige Gesprächsrunden wie beispielsweise den „Runden Tisch", den Wissenstransfer zwischen Expertinnen und Experten. Außerdem erarbeitete es eine Öffentlichkeitskampagne, welche Plakate und Kinospots enthalten, um die Gesellschaft für die Thematik zu sensibilisieren [4].

14.4.2 Sekundäre Präventionsmaßnahmen

Die sekundäre Form der Prävention dient der frühen Erkennung schon bestehender Strukturen.

Zur Früherkennung hat das „**International Labour Office**" 2009 die „Indikatoren zur Identifikation von Opfern des Menschhandels" veröffentlicht. Diese sollen von Organisationen, welche mit Opfern in Kontakt stehen, wie beispielsweise der Polizei oder Nichtregierungsorganisationen, genutzt werden. Sie können aber auch wissenschaftlichen Studien als Grundlage für die Etablierung von Methoden dienen [9]. 2008 veröffentlichte J. Barrows direkte Warnsignale für Mitarbeiter des Gesundheitswesens, welche zur Identifikation von Opfern des Menschenhandels, insbesondere der sexuellen Misshandlung, beitragen können [3].

14.4.3 Tertiäre Präventionsmaßnahmen

Zur Gesundung und zur effektiven Vorbeugung des Re-Traffickings kann die tertiäre Ebene der Präventionsmaßnahmen genutzt werden. Den Opfern werden durch Protektion in Unterkünften notwendige Maßnahmen bereitgestellt, welche die Verarbeitung des Geschehens und die Rückkehr ins Heimatland erleichtern. Ein gutes Beispiel dieser tertiären Präventionsebene ist die albanische Nichtregierungsorganisation „**Association of albanian Girls and Women**" (AAGW), eine Initiative von und für Frauen und Mädchen in Albanien, welche sich als gemeinnützige humanitäre Organisation zur Stärkung der Opfer von Menschenhandel versteht. Vornehmlich hilft sie weiblichen Betroffenen, die Opfer des kriminell organisierten sexuellen Missbrauchs im Heimat- oder Ausland geworden sind. Ihr erklärtes Ziel ist die Reintegration der Opfer in die albanische Gesellschaft. Dazu bieten sie den Opfern Unterkunft, kostenlose Verpflegung, professionelle medizinische und psychologische Betreuung durch beispielsweise ergotherapeutische Maßnahmen und die Möglichkeit, Bildungs- und Ausbildungsangebote wahrzunehmen, und helfen bei der Arbeitssuche. Diese Maßnahmen geben den Betroffenen Würde und Selbstbestimmung zurück und verringern dadurch die Möglichkeit des Re-Traffickings. Die AAGW arbeitet mit der Internationalen Organisation für Migration (IOM Tirana) zusammen [1].

Von Bedeutung sind auch die Maßnahmen zur Bestrafung der Täter. Zunächst muss die Implementierung von Gesetzen in Strafgesetzbüchern erfolgen, wie beispielsweise in Albanien. Das albanische Strafgesetzbuch beinhaltet drei Hauptartikel bezüglich des Menschenhandels: Artikel 110(a) („Menschenhandel"), Artikel 114(b) („Frauenhandel") und Artikel128(b) („Handel mit Minderheiten") [7].

Viele Hilfsorganisationen haben Programme für einen kostenlosen juristischen Beistand zugunsten der Opfer etabliert. Rechtsanwälte unterstützen unentgeltlich die Betroffenen bei Gerichtsprozessen. Als eines der Beispiele sei hier das „**Coatnet**" genannt. Es wurde 2001 von der Caritas Deutschland gegründet und ist ein Netzwerk der protestantischen, katholischen, anglikanischen und christlich-orthodoxen Kirchen [8].

14.5 Reflexion

Der gesundheitswissenschaftliche Ansatz eignet sich zur Strukturierung und Darstellung der Maßnahmen gegen den Menschenhandel. Es wird deutlich, dass alle Handlungen – Aufklärung und Sensibilisierung, Screening von Risikogruppen, Schutz der Opfer und Bestrafung der Täter – präventiv wirken. Denn alle Phasen des Präventionskreislaufes greifen ineinander und unterstützen sich gegenseitig. Allerdings muss erwähnt werden, dass viele der staatlichen und nicht staatlichen Organisationen nicht nur auf einer Ebene der Prävention arbeiten, sondern aufgrund der Komplexität der Problematik in den meisten Fällen in allen drei Phasen tätig sind.

Der Erfolg einer Präventionsmaßnahme ist an ihrer Nachhaltigkeit zu messen. Deswegen sind alle Entscheidungen und Handlungen lang angelegte Interventionsprojekte, welche durch kleine und große Aktionen zu Veränderungen führen sollen. Das Ziel einer Strategie kann nie allein das Individuum und nicht einzig die Umwelt sein, nur im Zusammenspiel und in wechselseitiger Umgestaltung der beiden Variablen können sich erfolgreiche Präventionskonzepte langfristig entfalten [11]. Basierend auf dieser Annahme ist es beruhigend, viele Akteure an verschiedenen Punkten der Problematik arbeiten zu sehen. Allerdings verlangt gerade die Vielzahl an der Engagierten eine einheitliche Methodik im Prozess der Erhebung von Daten, der Implementierung von Maßnahmen und Auswertung des Outcomes. Da es an validen Daten noch mangelt, lässt sich über den Nutzen und die Nachhaltigkeit der Maßnahmen bisher keine genaue Aussage treffen.

14.6 Literatur

[1] AAGW. Association of Albanian Gils and Women. Im Internet: http://www.aagw.org; Stand: Januar 2012
[2] Agustín D´Andrea L. The (Crying) Need for Different Kinds of Research. Research for Sex Work 2002; 5: 30–32
[3] Barrows J, Finger R. Human trafficking and the healthcare professional. South Med J 2008; 101: 521–524
[4] BBGM. Berliner Bündnis gegen Menschenhandel zum Zweck der Arbeitsausbeutung. Im Internet: http://www.gegen-menschenhandel.de/; Stand: Januar 2012
[5] Coatnet. Christian Organisations Against Trafficking Network. Im Internet: http://www.coatnet.org/en/45 367.asp, Stand: Januar 2012
[6] Dovydaitis T. Human Trafficking: The Role oft the Health Care Provider. JMWH 2010; 55: 462–467
[7] Greta. Report concerning the implementation of the Council of European Convention on Action against Trafficking in Human Beings by Albania. Straßbourg: Europarat; 2011

[8] Hossain M, Zimmerman C, Abas M. et al. The Relationship of Trauma to Mental Disorders Among Trafficked and Sexually Exploited Girls and Women. AJPH 2010; 100:2442–2449
[9] ILO. Operational indicators of trafficking in human beings. Genf: International Labour Organization; 2009
[10] Kelly L. Journeys of Jeopardy: A Review of Research in Trafficking in Women and Children in Europe. In: International Organisation for Migration, Hrsg. Migration Research Series. Genf: IOM; 2002
[11] Kirch W, ed. Encyclopedia of Public Health. New York: Springer; 2008
[12] Kirch W, Middeke M, Rychlik R, Hrsg. Aspekte der Prävention. 1. Aufl. Stuttgart: Thieme; 2010
[13] Laczko F. Human Trafficking: The Need for Better Data. Genf: International Organisation for Migration; 2002
[14] Polaris Project. For a World without Slavery. Im Internet: http://www.polarisproject.org; Stand: Januar 2012
[15] Poole I. Trafficking in Albania: The Present Reality. In: Wylie G, McRedmond P, Hrsg. Human Trafficking in Europe: Character, Causes and Consequence. 1. Aufl. Basingstoke: Palgrave Macmillan Ltd.; 2010: 97–107
[16] Tyldum G, Brunovskis A. Describing the Unobserved: Methodological Challenges in Empirical Studies on Human Trafficking. In: International Organization for Migration, Hrsg. Data and research on human trafficking: a global survey. Genf: International Organization for Migration; 2005: 17–34
[17] United Nations Office of the High Commissioner for Human Rights. Resolution 217 A (III) der Generalversammlung vom 10. Dezember 1948: Allgemeine Erklärung der Menschenrechte. Paris: United Nations; 1948
[18] UNODC. Global Report on Trafficking in Persons. Wien: United Nations Office on Drugs and Crime; 2009
[19] Weltgesundheitsorganisation. Verfassung. New York: WHO; 1948
[20] Wylie G, McRedmond P. Human Trafficking in Europe: Characters, Causes and Consequence. 1. Aufl. Basingstoke: Palgrave Macmillan Ltd.; 2010: 1–16
[21] Zimmerman C, Hossain M, Yun K et al. The health risks and consequences of trafficking in women and adolescents: Findings from a European study. London: London School of Hygiene and Tropical Medicine 2003

15 Prävention als Praxis. Kulturanthropologische Überlegungen zum vorbeugenden Handeln

Meike Wolf

Medizinische Praxisformen, Körpernormen und Wissensbestände unterliegen einem stetigen Wandel: Das Konzept der Prävention, also die Vorstellung, dass bestimmten Krankheiten medizinisch wie auch sozial wirksam vorgebeugt werden kann, ist dabei nicht erst seit dem 20. Jahrhundert in industrialisierten Gesellschaften verbreitet. Jedoch ist derzeit beobachtbar, dass medizinische wie auch gesundheitspolitische Überlegungen zur Prävention, die sich in den letzten Jahren intensiviert haben, mehr und mehr an Reichweite gewinnen. Dabei muss Prävention als weit mehr als nur ein rein medizinisches oder gesundheitspolitisches Problem betrachtet werden – aus Perspektive der Kulturanthropologie lässt sich Prävention als eine Form der Zukunftsgestaltung diskutieren, die veränderte Körper- und Selbstverständnisse, Risikowahrnehmungen und einen veränderten Umgang mit medizinischer Information mit sich bringt [2, 12]. Prävention ist kulturelle Praxis [19]. Zugleich vereinen sich unter ihrem Begriff eine ganze Vielzahl heterogener Maßnahmen, Artefakte, Ansätze, Akteure, Zielgruppen, Wissensbestände und gesetzliche Grundlagen – von den jährlichen Check-ups beim Hausarzt über Bonusprogramme der Krankenkassen bis hin zu Nahrungsergänzungsmitteln im Supermarkt. Prävention auf der Ebene der Praxis zu betrachten – als eine Form des **Doing Prevention** [19] – erfordert einen umfassenden Blick auf das dynamische und gelebte Handeln der beteiligten Akteure ebenso wie auf die damit einhergehenden Effekte, Normen und Denkmuster [23]. Dabei kann die Art und Weise, auf die gesellschaftlich und individuell mit Gesundheit und Prävention von Krankheiten umgegangen wird, nur im Kontext demografischer Veränderungen, steigender Kosten im Gesundheitswesen und politisch wie ökonomisch motivierter Debatten um Eigenverantwortung diskutiert werden. Der vorliegende Beitrag möchte den Blick auf die Praxis der Prävention richten, wie sie in alltagsweltlichen Zusammenhängen verhandelt und ausdifferenziert wird, und die ihr zugrunde liegenden Körperkonzeptionen und Logiken aus Perspektive der Kulturanthropologie näher beleuchten.

A Konzeptorientierte Aspekte der Prävention und Versorgungsforschung

Einen Einstieg in diese Überlegungen soll die Darstellung von Interviewauszügen mit Herrn Schaaf bilden, 45, Servicekraft und Vater eines 8-jährigen Sohns, den ich im Rahmen einer Forschung zum Präventionsverhalten im mittleren Lebensalter gebeten habe, sein derzeitiges Gesundheitshandeln in Hinblick auf mögliche künftige Konsequenzen (nämlich Herz-Kreislauf-Erkrankungen) zu reflektieren – ein Einzelfall zwar, der sich nicht generalisieren lässt, aber doch werden an Herrn Schaafs Beispiel einige Aspekte präventiven Handelns sichtbar, die im Folgenden vertieft werden sollen. (Bei dem verwendeten Namen handelt es sich um ein Pseudonym. Das Interview – ein semistrukturiertes, qualitatives Interview, dessen Auswertung sich an der Methode der Grounded Theory orientiert hat – ist im Rahmen einer Pilotstudie zu Geschlechtsunterschieden in der Prävention kardiovaskulärer Erkrankungen entstanden. Zu den ausführlichen Forschungsergebnissen siehe [28]).

Herr Schaaf lebt in einer Großstadt im Westen Deutschlands; seinen Lebensunterhalt verdient er als Servicekraft in einer Imbissbude in der Innenstadt, in der vor allem zur Mittagszeit die Geschäftsleute aus den umliegenden Büros einkehren. Seine Freizeit ist meist dem Beisammensein mit seiner Freundin und seinem Sohn oder dem Ausgehen mit Freunden gewidmet. Sport treibt Herr Schaaf keinen. Vor vier Jahren hat er das wöchentliche Krafttraining im Ökobildungswerk aufgegeben und verspürt seither keine Lust mehr, sich sportlich zu engagieren.

In letzter Zeit hat Herr Schaaf, begonnen, vermehrt über seine Gesundheit nachzudenken: Zwar fühlt er sich im weitesten Sinne gesund – und hier verweist er auf das Gefühl, dass ihm beim morgendlichen Aufstehen „die Welt zu Verfügung steht" – aber das beruflich bedingte, häufige Heben schwerer Lebensmittelkartons hat inzwischen zu Rückenproblemen geführt. Auch sein Cholesterinspiegel, den er ab und zu von seiner Hausärztin kontrollieren lässt, ist zu hoch, beim Treppensteigen gerät er leicht außer Atem und Pommes Frites und Feierabendbiere beginnen ihre sichtbaren Spuren zu hinterlassen: Herr Schaaf hat ein „Bäuchlein" an sich entdeckt. Diese Gewichtszunahme, die gelegentlichen Atembeschwerden und das Herzrasen bei körperlicher Belastung, aber auch sein Alter – der 40. Geburtstag, den er als Wendepunkt empfunden hat – haben Herrn Schaaf veranlasst, einige seiner Gewohnheiten zu reflektieren und sich auch mit seiner Hausärztin, zu der er großes Vertrauen hat, darüber auszutauschen. Sorge bereitet ihm dabei die Tatsache, dass sein Vater an Bluthochdruck leidet und er diese Veranlagung geerbt haben könnte, zusätzlich zu einer nicht näher definierten „Schilddrüsenfunktionsstörung". Beim letzten Gespräch hat seine Ärztin Herrn Schaafs erhöhte Cholesterinwerte (die seinen Angaben zufolge bei 400 mg/dl liegen) thematisiert, gegen die etwas unternommen werden müsse. Daraufhin hat er beschlossen, weniger „Fettzeug" zu essen und sein Frühstück um einen Obstteller zu ergänzen;

außerdem nimmt er regelmäßig ein pflanzliches Präparat aus Artischockenextrakt ein, das er im Drogeriemarkt erworben hat und das bei der Bekämpfung des erhöhten Cholesterinspiegels helfen soll. Seine Sorge um das körperliche Wohlergehen führt Herr Schaaf jedoch auch auf die Verantwortung zurück, die er seinem Sohn gegenüber empfindet; er schlussfolgert: *„Und weil ich auch ein Kind habe, ein 8-jähriges, bin ich auch…, habe ich mehr Verantwortung auch, glaube ich. Und deswegen bin ich auch ein bisschen vorsichtiger mit dem Leben. Mit meinem eigenen Leben. Früher war ich nicht so vorsichtig. Da war ich risikoreicher."*

In dieser Bilanz – einer Gegenüberstellung des früher sorgloseren mit dem heute eher abwägenden Lebensstil – lassen sich einige Besonderheiten verdeutlichen, die im Rahmen einer kultur- und medizinanthropologischen Auseinandersetzung mit dem Topos der Prävention diskussionswürdig scheinen: nämlich erstens eine spezifische Form des rationalen Körperverständnisses, zweitens die Rolle von medizinischer Information im Umgang mit der eigenen Gesundheit und drittens die immanente Logik einer proaktiven Intervention. Mit der präventiven Rationalität, die den normativen Rahmen des alltagspraktischen Gesundheitshandelns prägt, wird sich der vorliegende Beitrag auseinandersetzen.

15.1 Körperkonzepte

Der kurze, ethnografisch motivierte Einblick in Herrn Schaafs Überlegungen zum präventiven Handeln endete mit seiner Erkenntnis, mit dem früheren „risikoreicheren" Leben abgeschlossen zu haben. Auf welche Form des Risikos aber verweist er hier genau? Und welches Körperverständnis liegt dem zugrunde? Risikodiskurse – und die damit einhergehenden Maßnahmen des Risikomanagements – sind integraler Bestandteil moderner westlicher Lebenswelten und erstrecken sich über weite Bereiche des Alltagslebens, von Skandalen um die mikrobiologische Kontamination von Geflügel über die Lärmbelastung durch Flugstrecken bis hin zum iranischen Atomprogramm [3]. Die Medizin bildet hier keine Ausnahme, ganz im Gegenteil: In der epidemiologischen Perspektive auf Gesundheitspolitik und -praxis stellt das Risikofaktorenmodell ein Schlüsselkonzept dar. Es verweist im weitesten Sinne auf die Wahrscheinlichkeit, nach der eine Person oder Personengruppe, die durch genau definierte Kriterien bestimmt werden, künftig an einer spezifischen Erkrankung leiden wird [13, 25]. Risiko selbst ist dabei zunächst ein negativ besetztes Konzept (Deborah Lupton verweist darauf, dass es so etwas wie „ein gutes

Risiko" nicht geben kann), das stets in engem Zusammenhang mit dem Entwurf von Maßnahmen des Risikomanagements diskutiert wird [18].

Vor diesem Hintergrund lassen sich Gesundheitsrisiken prinzipiell danach unterscheiden, ob sie einerseits aus **Umwelteinflüssen** (beispielsweise Schadstoffbelastung, Lärm oder Strahlung) resultieren oder andererseits die Konsequenz eines bestimmten **Lifestyles** darstellen, also etwa im Zusammenhang mit dem Genuss von Rauschmitteln, fehlerhafter Ernährung oder mangelnder Bewegung diskutiert werden müssen. Risiko hat demnach, steht es im Zusammenhang mit Umwelteinflüssen, einen eher ereignishaften Charakter und liegt außerhalb des individuellen Handlungsspielraums. Lifestyle-Risiken hingegen lassen sich als handlungsbezogen verstehen. Mehr und mehr jedoch rückt in den letzten Jahren – und hier ist die Zunahme genomischen Wissens als ganz wesentlicher Einflussfaktor zu nennen – eine dritte Kategorie des Risikos ins Zentrum der präventiven Gesundheitsfürsorge, nämlich das so genannte **Embodied Risk**, das sich weder als handlungsbezogen, noch als ereignishaft darstellt. Embodied Risks – körperimmanente Risiken – zeugen von einer neuartigen Unschärfe, einer zunehmenden Ununterscheidbarkeit von Krankheit und Gesundheit und damit einhergehend des fließenden Übergangs zwischen Therapie, Prävention und Enhancement [26]. Diese körperimmanenten Risiken zeichnen sich vor allem dadurch aus, dass sie sich (anders als etwa ein akutes Krankheitsereignis) der verkörperten, unmittelbaren Wahrnehmung der Akteure entziehen: Die genetische Veranlagung zu Lungenkrebs beispielsweise oder eine Störung des Lipidstoffwechsels sind für die Betroffenen in aller Regel nicht wahrnehmbar. Erst in der körperlichen Manifestation als Krankheitsereignis werden diese für die betroffenen Akteure zur Realität. Anders als Umwelt- oder Lifestyle-Risiken treffen körperimmanente Risiken eine unmittelbare Aussage über das Wesen einer Person: Sobald in der Diagnostik auf die Möglichkeit eines künftigen Krankheitsereignisses verwiesen wird – wie im Beispiel von Herrn Schaaf anhand der Messung der Cholesterinwerte deutlich wurde –, beginnen die Grenzen zwischen Gesundheit und Krankheit zu verschwimmen. Ein solcher Körper ist gekennzeichnet durch einen zunehmenden Kontrollverlust, er konstituiert sich als mögliche Gefahrenquelle [13, 29]. Zugleich bringt die Risikodiagnostik eine gewisse Verpflichtung zur Verhaltensmodifikation von Seiten der betroffenen Akteure mit sich – Herr Schaaf beispielsweise fühlte sich durch das Gespräch mit seiner Hausärztin veranlasst, seine bisherige Ernährungsweise zu überdenken und zudem ein pflanzliches Mittel zur Anregung seines Fettstoffwechsels zu konsumieren. Wenngleich die Aufklärung durch seine Ärztin nicht zu einer radikalen Umstellung seiner bisherigen Ernährungs- und Bewegungsmuster geführt hat, so empfindet Herr Schaaf doch seither zumindest ein schlechtes Gewissen beim Verzehr von gegrillten Würstchen und Feierabendbier (die moralische Dimension von Präventionsregimes wird unter 15.3 nochmals aufgegriffen).

Was in dieser Diskussion deutlich wird, ist, dass Risiko nicht unhinterfragt als „natürliche" Eigenart der menschlichen Körpermaterie verstanden werden kann, sondern seine Wirksamkeit erst über die Zuschreibung erlangt: *„Nothing is a risk in itself until it is judged to be a risk"* [18]. Eine Diagnostik dieser Risiken steht in enger Abhängigkeit zu medizinischen Expertensystemen. Erst durch die Einbindung des Körpers in biomedizinische Kontexte gewinnen körperimmanente Risiken Gestalt, sodass künftige Erkrankungen letztlich im Kontext diagnostischer Verfahren, wie sie beispielsweise in der hausärztlichen Vorsorge zur Anwendung kommen, für die betroffenen Akteure zu einer „Wahrheit" über die eigene Person werden – eine Wahrheit allerdings, die außerhalb der eigenen Wahrnehmung angesiedelt werden muss. Handlungsleitend im Kontext der Prävention wirkt also nicht die sinnliche Erfahrung eines Krankheitsereignisses, sondern das kognitive Verständnis medizinischer Risikoberechnungen [11] (zum Konzept der Risikokörperlichkeit siehe [19]). Erst im Entwurf eines medizinisch-rationalen Umgangs mit der eigenen Gesundheit lassen sich entsprechende präventive Praktiken entwickeln und gesundheitsschädigendes von gesundheitsförderndem Verhalten differenzieren. Soll der eigene Körper zum Gegenstand derartiger Risikoabwägungen gemacht werden, ist es unabdingbar, biomedizinische Erklärungsmuster zu adaptieren und eine gewisse Distanz zum eigenen Körper – der sich hierin mitunter als Gefahrenquelle, als **Risikokörperlichkeit** konstituiert – zu entwickeln. Somit ist es notwendig, Risiken und (medizinische) Expertensysteme als in enger Abhängigkeit zueinander stehend zu diskutieren.

Das Konzept des menschlichen Körpers, das präventiven Überlegungen und statistischen Berechnungen zugrunde liegt, ist das eines objektivierten und naturalisierten Körpers: Prävention operiert mit Normwerten und der Abweichung davon. Die Annäherung der Biomedizin an diesen Körper erfolgt auf rational-wissenschaftlichem Weg. Konzeptuell scheint das Selbst – gemeint sind hier subjektive Dimensionen der Krankheitserfahrung – von der Körpermaterie gelöst: Erst in Unabhängigkeit von kulturellen, sozialen und lebensgeschichtlichen Zusammenhängen kann diese schließlich in diagnostische, präventive und therapeutische Verfahren eingebunden werden. Der menschliche Körper stellt sich hierbei nicht nur als Objekt dar, das aufgrund seiner immanenten Risiken einer standardisierten medizinischen Kontrolle bedarf, sondern es kommt zu einer generellen Re-Definition des Verhältnisses zwischen Körper und Selbst, das in der Frage nach der Verantwortung für potenzielle künftige Erkrankungen wirksam gemacht wird [18, 22].

15.2 Wissen und Aufklärung

Wie oben diskutiert, beruht die Risikodiagnostik – im weitesten Sinne bezogen auf Praktiken, wie sie in Vorsorge- und Routineuntersuchungen zum Einsatz kommen, also etwa die Anamnese oder die Messung von Blutzucker- oder Cholesterinwerten – auf einer Objektivierung des menschlichen Körpers, der auf seine biologischen Grundlagen zurückgeführt zum Gegenstand epidemiologisch-statistischer Berechnungen wird. Es verstärkt sich hierin der cartesianische Impetus, den Körper vom Geist, die Biologie als von der Kultur getrennt zu betrachten (Studien aus dem Bereich der Wissenschaftsforschung verweisen hingegen auf die notwendige Neubestimmung der Situiertheit von Wissenspraxen und der biokulturellen Verfasstheit von Krankheiten [1, 9, 10, 16]). Zugleich bietet die Biomedizin zahlreiche Möglichkeiten, Praktiken des **Risikomanagements** zu entwerfen, also das dem eigenen Körper immanente Krankheitsrisiko zu bändigen. Um diese Möglichkeiten soll es im zweiten Abschnitt gehen.

Von ganz wesentlicher Bedeutung im Entwurf gesunder und präventiver Lebensstile ist der „richtige" Umgang mit medizinischem Expertenwissen, der gegenwärtig eine Schlüsselkompetenz im alltäglichen Gesundheitsverhalten darstellt [27]. Medizinische Laien sind heute in zahlreichen Lebensbereichen gefordert, sich aktiv mit medizinischem Wissen auseinanderzusetzen, um Antworten auf eine ganze Reihe medizinischer, aber auch sozialer und kultureller Fragen zu gewinnen, die von Alkoholismus über Kinderlosigkeit bis hin zu nachlassender Libido reichen können. So reflektiert auch Herr Schaaf seinen Gesundheitszustand unter Rückgriff auf biomedizinische Deutungsmuster: In der Darstellung seines Alltagslebens identifiziert er einerseits Praktiken, die seiner Gesundheit eher schaden (der Konsum von Alkohol, fettes Essen, mangelnde Bewegung, Stress), andererseits solche, die der Gesundheit förderlich sind (der Verzicht auf Süßigkeiten und Zigaretten, der Verzehr von Obst, der Konsum von Artischockenpräparaten, regelmäßige Gewichtskontrollen) und wägt beide gegeneinander ab. Dabei kommt er zu dem Ergebnis, dass sein derzeitiger Lebenswandel weder besonders gesund, noch besonders schädlich sei. „Zur Zeit lebe ich eigentlich so, wie es mir in den Kram passt", bilanziert er. Einen besonderen Stellenwert in seiner Erzählung nimmt die genetische Prädisposition ein: Sein Vater litt an hohem Blutdruck, von dem sich Herr Schaaf sicher ist, ihn geerbt zu haben; auch die erhöhten Cholesterinwerte führt er auf genetische Veranlagung, nämlich eine (nicht näher präzisierte) Schilddrüsenfunktionsstörung zurück. Die regelmäßige hausärztliche Vorsorge nimmt er nicht wahr, da er diese in erster Linie als Krebsfrüherkennung versteht und der Meinung ist, dass von Krebs überwiegend Frauen betroffen seien. Obwohl Herr Schaaf die Ansicht vertritt, medizinisch gut informiert zu sein – als Quellen nennt er hier Selbsthilfeliteratur, Gespräche mit seiner Ärztin und seiner Familie und das Internet – stehen einige der von ihm beschriebenen Praktiken in Einklang mit einer biomedizinisch orientierten Prävention, andere hingegen nicht. Diese Widersprüche, die nicht nur bei Herrn Schaaf beobachtbar sind, sondern in der medizinanthropologischen Forschung vielfach beschrieben wurden [6, 8, 15, 18, 28], stellen noch immer einen „blinden Fleck" in der Gesundheitsfürsorge dar, die etwa im Rahmen von Public-Awareness-Kampagnen auf Gesundheitsaufklärung und Gesundheitserziehung als zentrale Mittel setzt. Aus Perspektive der Kultur- und Medizinanthropologie muss die Annahme, dass ein „Mehr" an Information (etwa im Rahmen zielgruppengerechter Aufklärungskampagnen) bei den betroffenen Akteuren tatsächlich die intendierten Effekte (ein effektives Präventionsverhalten) hervorruft, kritisch hinterfragt werden. Lupton (die sowohl in Public Health als auch Sozialwissenschaften ausgebildet ist) fasst die Situation wie folgt zusammen: *„Models of behaviour which seek to empower individuals also rely upon knowledge as the central means by which people are encouraged to make choices [...]. Education is seen as the key factor to behaviour change: if people are informed about the dangers of indulging in certain activities, it is argued that they will then rationally use this information to weigh up the risk to themselves and act accordingly. [...] These models construct the individual as a rational actor who is motivated by a number of different stimuli .... to behave in a logical manner. A degree of intentionality is assumed, thus implying that noncompliance with health advice may be unintentional."* [18]. Was derartigen Ansätzen zugrunde liegt, ist die Annahme einer grundsätzlichen Flexibilität von Alltagspraktiken und -gewohnheiten sowie der Glaube, dass Gesundheits- und Präventionsverhalten allenfalls defizitär, niemals jedoch irrational strukturiert seien. Prävention kann jedoch nicht in einem soziokulturellen Vakuum angesiedelt werden, sondern muss in der Situiertheit des jeweiligen Kontextes diskutiert werden. Häufig finden solche Aspekte, die das Präventionsverhalten im Alltag und somit auch die Vorsorgebereitschaft der betroffenen Akteure ganz maßgeblich beeinflussen, erst ansatzweise Berücksichtigung: Dies können beispielsweise strukturelle Barrieren sein (Öffnungszeiten, Entfernungen zur ärztlichen Praxis, schlechte Verkehrsanbindungen, familiäre Verpflichtungen oder mangelnde Sprachkenntnisse, Misstrauen gegenüber Ärzten etc.), ein differierendes Krankheitserleben (Gottesfurcht oder Schicksalsergebenheit, Angst vor dem Verlust körperlicher Integrität, individuelle Explanatory Models etc.) – oder schlichtweg auch die lustvolle Konzeption eigensinniger Praktiken [6, 8, 15].

Auch Herr Schaaf ist sich seines „abweichenden", also nicht-rationalen Gesundheitshandelns bewusst. Danach befragt, inwieweit er glaubt, durch sein

Verhalten die eigene Gesundheit selbst beeinflussen zu können, antwortet er wie folgt:

„*Schon stark, eigentlich. Das kommt auf einen selber schon stark an. Man braucht schon ein starkes Selbstbewusstsein, um das auch so zu machen. Ja? Auch mal eine Woche keinen Alkohol zu trinken. Oder mal eine Woche kein Fleisch zu essen. Oder nur einmal die Woche Fleisch. So Geschichten, denke ich schon. Mehr Salat. Ich meine, das weiß ich alles, aber […]*" *[lacht]*"

In dieser Aussage und der damit einhergehenden Verlegenheit tritt ein weiterer integraler Aspekt der Prävention zutage, nämlich die ihr inhärente moralische Pflicht zur Gesundheit – und tatsächlich lassen sich keine plausiblen Gründe **gegen** Gesundheit anführen, gerade da Prävention auch das Eigeninteresse adressiert [5].

15.3 Präventionslogik

Betrachtet man Prävention und Gesundheitsfürsorge aus einer medikalisierungskritischen Perspektive heraus, so wird deutlich, dass medizinische Diagnostik keinen privilegierten, sondern allenfalls **einen unter zahlreichen möglichen** Zugängen zu Krankheit und Gesundheit darstellt – ihre Besonderheit liegt zudem darin, dass sie eng mit einer spezifischen Form der sozialen Kontrolle einhergeht [26]. Um diese zugrunde liegende Präventionslogik soll es im letzten Abschnitt des vorliegenden Beitrags gehen.

Wie in der Medizinsoziologie vielfach beschrieben wurde, gelten Gesundheit und Verantwortung heute als Leitwerte der individualisierten Gesellschaft [4]. Damit einhergehend scheinen sich Krankheit und Gesundheit mehr und mehr dem Bereich des Schicksalhaften zu entziehen und als das Resultat individueller Verhaltensoptimierung an die Verantwortung der betroffenen Akteure gebunden zu sein: Sobald Gesundheitsinformationen für alle zugänglich sowie Grundversorgung und strukturelle Anbindung an das Gesundheitssystem sichergestellt sind, scheint jede/r über das Potenzial zum Gesundsein zu verfügen. Diese Annahme setzt ein autonomes Handeln voraus (im Sinne der handlungspraktischen wie sittlichen Selbstbestimmung [7]), einen verantwortungsvollen Umgang mit medizinischer Information und ein stetiges Streben nach Selbstverbesserung (Self-Improvement) [18]. Hierin unterscheiden sich moderne Ansätze der Prävention und Gesundheitsförderung – die vor allem auf chronische Erkrankungen abzielen – maßgeblich von solchen, wie sie zu Zeiten der bakteriologischen Medizin im 19. Jahrhundert vorherrschten: An die Stelle eines rigiden staatlichen Eingreifens (in Form von Impfkampagnen oder der Sanierung ganzer Stadtviertel) zur Bekämpfung von Infektionskrankheiten ist im Laufe der epidemiologischen Transition eine zunehmende Verschiebung von kollektiven auf individuelle Verantwortlichkeiten getreten:

*„In many prevention programmes, people are expected to actively manage their health with lifestyle modifications, self-surveillance and bodily restraint – these are then considered the morally right thing to do. They are expected to become what has been described elsewhere as **preventive selves**."* [19, 21]

Gesundheit scheint damit nicht länger nur eine unter vielen Optionen darzustellen, sondern wird eng an moralische Maßstäbe zur Bewertung individuellen Handelns geknüpft und sickert, wie es Labisch bezeichnet, als Normalitätsvorstellung in gesellschaftliche Zusammenhänge ein [14]. Was in dieser Form des präventiven Handelns gestaltet werden soll, ist eine potenzielle und kontingente Zukunft, die in zunehmendem Maße von Entscheidungen abzuhängen scheint, die in der Gegenwart getroffen werden [5, 17].

Dort, wo staatlich geförderte Präventionsprogramme auf wissenschaftliche Risikoberechnungen, biomedizinische Krankheitskonzepte und soziale Praxis treffen, lässt sich hinterfragen, was dies für das Verhältnis zwischen Gesellschaft, Medizin und Individuum bedeutet und welche neuen Formen der Körperlichkeit und der Selbstregulierung, aber auch der widerständigen Praktiken hieraus erwachsen. Beobachten lässt sich, wie im Rahmen der steigenden Verfügbarkeit moderner Biotechnologien und -verfahren neue Formen der Alltagspraxis entstehen, die nicht nur erweiterte Handlungsspielräume, sondern auch Handlungsunsicherheiten mit sich bringen. Es ist nicht zuletzt der Bereich dieses Alltagshandelns, in dem Präventionsprogramme, medizinische Klassifizierungen und die zunehmende Auflösung der Unterscheidbarkeit von Krankheit und Gesundheit wirksam gemacht und vollzogen werden [26] – hierbei handelt es sich jedoch nicht um einen einseitigen Determinationsprozess, sondern um eine wechselseitige Interaktion zwischen Alltagspraxis einerseits und der Produktion biomedizinischen Wissens, politischer Ordnungsvorstellungen, ökonomischer Erwägungen und präventiver Körperkonzepte andererseits, an dem eine kultur- und medizinanthropologisch ausgerichtete Präventionsforschung ansetzen muss.

15.4 Ausblick

Prävention ist ein Erfolgskonzept, dessen Reichweite längst nicht auf die Medizin beschränkt bleibt. Der Erfolg präventiver Strategien zeigt sich nicht nur in der Vielfalt ihrer Gegenstandsbereiche (vom Arbeitsmarkt über Kriminalitätsprävention bis zur Gesundheitspolitik) – Henning Schmidt-Sebisch und Bettina Paul verweisen in diesem Zusammenhang auf die Marktfähigkeit von

Gesundheit, die damit eine Reaktion auf (sozial-)politische wie ökonomische Entwicklungen zugleich darstelle [24], – sondern auch in der Art und Weise, auf die Akteure wie Herr Schaaf Besorgnis um ihre zukünftige Gesundheit äußern, ihren Lebensstil reflektieren, im Internet nach Informationen suchen und Praktiken adaptieren, die sie als „gesund" konzeptualisiert haben (dass diese nicht immer in Einklang stehen mit präventivem Verhalten, wie es von Seiten der Public Health und biomedizinischer Experten entworfen wird, wurde unter 15.2 diskutiert). Dennoch stößt der Entwurf von Präventionsprogrammen, der die kulturellen Kontexte von Vorsorgehandeln außer Acht lässt, schnell an seine Grenzen.

Soll dem Problem der demografischen Veränderung und der damit einhergehenden gesundheitspolitischen Konsequenzen auf effektive Weise begegnet werden, so ist es notwendig, diese gesellschaftlichen Prozesse zunächst in der Situiertheit ihres Kontexts zu diskutieren und die relevanten Bedeutungszusammenhänge und Problemfelder zu identifizieren. Erst dann lassen sich adäquate medizinische, aber auch gesundheits- und sozialpolitische Maßnahmen ableiten. Wie zahlreiche Fallstudien aus dem Bereich der Kultur- und Medizinanthropologie aufgewiesen haben, besteht hier dringender Bedarf einer disziplinübergreifenden Kooperation zwischen Epidemiologie und Public Health und den Kulturwissenschaften [20, 21]. Zu hinterfragen ist vor diesem Hintergrund etwa (wie auch das Beispiel von Herrn Schaaf gezeigt hat), auf welche Weise Akteure biomedizinisches Wissen adaptieren und reorganisieren, wie sie dies in ihrem Alltagshandeln umsetzen und wie sich Körper- und Selbstorganisation im Zusammenhang mit medizinischen Diagnosen wandeln [21].

Solange die epidemiologisch arbeitenden Gesundheitswissenschaften ihr Erkenntnisinteresse auf statistische Analysen, Risikoberechnungen und „harte" Daten beschränken, bleiben sie zwangsläufig blind für die kulturellen Dimensionen von Krankheit und Gesundheit (was etwa individuelle Erklärungsmodelle – „Explanatory Models", Geschlechterrollen, Konsumentscheidungen, Ernährungsverhalten oder eigensinnige Praktiken der Selbstmedikation mit einschließt). Andererseits muss die kulturwissenschaftliche Präventionsforschung auch den biologischen und epidemiologischen Aspekten der Krankheitsätiologie Rechnung tragen, um vorschnelle kulturalistische Fehlschlüsse zu vermeiden [20]. So können die biologische Materialität und Verfasstheit des menschlichen Körpers – und die damit einhergehenden Erkrankungen – weder als universell und ahistorisch betrachtet werden, noch stellen sie lediglich das Resultat kultureller Zuschreibungen dar. Die Herausforderung für die Gesundheitsversorgung der Zukunft liegt meines Ermessens genau darin, den **biokulturellen** Charakter von Krankheit und Gesundheit im interdisziplinären Diskurs theoretisch wie methodisch ernst zu nehmen und die Zusammenhänge zwischen biomedizinischer Wissensproduktion, ökonomischen Interessen, politischen Verhältnissen und sozialer Alltagspraxis ins Zentrum eines gemeinsamen Erkenntnisinteresses zu rücken.

15.5 Literatur

[1] Barad K. Posthumanist Performativity: Toward an Understanding of How Matter comes to Matter. SIGNS 2003; 28: 801–831
[2] Beck S. Verwissenschaftlichung des Alltags? Volkskundliche Perspektiven am Beispiel der Ernährungskultur. Schweizerisches Archiv für Volkskunde 2001; 97: 213–229
[3] Beck U. Risikogesellschaft. Auf dem Weg in eine andere Moderne. Sonderedition zum 40-jährigen Bestehen der edition suhrkamp. Frankfurt am Main: Suhrkamp; 2003
[4] Beck-Gernsheim E. Gesundheit und Verantwortung im Zeitalter der Gentechnologie. In: Beck U, Beck-Gernsheim E, Hrsg. Riskante Freiheiten. Individualisierung in modernen Gesellschaften. Frankfurt am Main: Suhrkamp; 1994: 316–335
[5] Bröckling U. Vorbeugen ist besser... Zur Soziologie der Prävention. Behemoth. A J Civilisat 2008; 1: 38–48
[6] Chavez L, McMullin J, Mishra S. Beliefs Matter: Cultural Beliefs and the Use of Cervical Cancer-Screening Tests. AmA 2001; 103: 1114–1129
[7] Gehring P. Was ist Biomacht? Vom zweifelhaften Mehrwert des Lebens. Frankfurt am Main: Campus; 2006
[8] Gregg J. Virtually Virgins: Sexual strategies and cancer belief in Belize, Brazil. Stanford: Stanford University Press; 2003
[9] Hacking I. The social construction of what? Cambridge: Harvard University Press; 1999
[10] Haraway D. Situated knowledges; The science question in feminism and the privilege of partial perspective. FS 1988; 14: 575–599
[11] Holmberg C. Diagnose Brustkrebs. Eine ethnografische Studie über Krankheit und Krankheitserleben. Frankfurt/New York: Campus; 2005: 215
[12] Irwin A. Constructing the scientific citizen: Sciense and democracy in the biosciences. Public Underst Sci 2001; 10: 1–18
[13] Kavanagh A, Broom D. Embodied risk: my body, myself? Soc Sci Med 1997; 46: 437–444
[14] Labisch A. Homo hygienicus; Gesundheit und Medizin in der Neuzeit. Frankfurt am Main: Campus; 1992: 111
[15] Lanier A, Kelly J. Knowledge, Attitude and Behaviour of Alaska Native Women Regarding Cervical and Breast Cancer. In: Weiner D, Hrsg. Preventing and Controlling Cancer in North America. A Cross-Cultural Perspective. Westport: Conn; 1999: 71–83
[16] Latour B. How to Talk about the Body? The Normative dimension of Science Studies. Body SOC 2004; 10: 205–229
[17] Leanza M. Die Gegenwart zukünftiger Erkrankungen. Prävention und die Person. In: Paul B, Schmidt-Sebisch H, Hrsg. Risiko Gesundheit. Über Risiken und Nebenwirkungen der Gesundheitsgesellschaft. Wiesbaden: VS Verlag für Sozialwissenschaften; 2010: 241–262
[18] Lupton D. The Imperative of health. Public health and the regulated body. London: SAGE 1997; 79: 56–57
[19] Mathar T, Jansen Y. Introduction: Health Promotion and Prevention Programmes in Practice. In: Mathar T, Jansen Y, Hrsg. Health Promotion and Prevention Programmes in Practice. How Patients' Health Practices are Rationalised, Reconceptualised and Reorganised. Bielefeld: transcript; 2010: 13

[20] Melby M, Lock M, Kaufert P. Culture and symptom reporting at menopause. Hum Reprod Update 2005; 11: 495–512
[21] Niewöhner J. Forschungsschwerpunkt Präventives Selbst. Herz-Kreislauferkrankungen im Jahr der Geisteswissenschaften. Humboldt-Spektrum 2007; 1: 34–37
[22] Novas C, Rose N. Genetic risk and the birth of the somatic individual. Econ Soc 2000; 29: 485–513
[23] Ortner S. Theory in Anthopology since the Sixties. Comparative Studies in Societies and History. 1994; 26: 126–166
[24] Schmidt-Semisch H, Paul B. Risiko Gesundheit. Eine Einführung. In: Paul B, Schmidt-Semisch H, Hrsg. Risiko Gesundheit. Über Risiken und Nebenwirkungen der Gesundheitsgesellschaft. Wiesbaden: VS Verlag für Sozialwissenschaften; 2010: 7–21
[25] Stöckel S, Walter U, Hrsg. Prävention im 20. Jahrhundert. Historische Grundlagen und aktuelle Entwicklungen in Deutschland. Weinheim und München: Juventa; 2002
[26] Wehling P, Viehöver W, Keller R et al. Zwischen Biologisierung des Sozialen und neuer Biosozialität: Dynamiken der biopolitischen Grenzüberschreitung. BJS 2007; 17: 547–567
[27] Welz G. Gesunde Ansichten. Wissensaneignung medizinischer Laien. Frankfurt am Main: Kulturanthropologische Notizen Bd. 74; 2005
[28] Wolf M. riskantes Alter(n). Geschlechtsunterschiede in der Prävention kardiovaskulärer Erkrankungen bei Männern und Frauen mittleren Lebensalters. Präv Gesundheitsf 2010; 5: 363–369
[29] Wolf M. Körper ohne Gleichgewicht. Die kulturelle Konstruktion der Menopause. Münster: LIT; 2009

Prävention, Versorgungsforschung und Lebenswelten

16 Soziale Ungleichheit und Inanspruchnahme medizinischer und präventiver Leistungen

Patrick Bremer, Ansgar Wübker

16.1 Einleitung

Ein wesentlicher Leitgedanke des deutschen Gesundheitssystems besteht in der Gewährleistung eines gleichen Zugangs zur Gesundheitsversorgung bei gleichem Bedarf „Equal Access for equal Need", d. h. der Zugang zu Gesundheitsleistungen soll für alle Bürger u. a. unabhängig von Einkommen oder Vermögen sichergestellt sein und sich vor allem an der medizinischen Notwendigkeit und Angemessenheit orientieren (vgl. § 106 Absatz 2 b SGB V). Um zu vermeiden, dass ein geringes Einkommen Menschen von der Inanspruchnahme medizinisch notwendiger und angemessener Gesundheitsleistungen abhält, werden in Deutschland nicht nur der Großteil der Gesundheitsleistungen über Versicherungen finanziert, sondern es besteht auch eine Versicherungspflicht für alle Bürgerinnen und Bürger. Besondere Anstrengungen werden in Deutschland seit einigen Jahren unternommen, den Zugang zu bestimmten Vorsorgemaßnahmen für alle Menschen zu verbessern. So wurde seit 2005 ein flächendeckendes Mammografie-Screening-Programm zur Sekundärprävention von Brustkrebs eingeführt, zu welchem alle Frauen zwischen 50 und 69 Jahren in zweijährigem Abstand schriftlich eingeladen werden.

Obwohl die Datenlage in Deutschland defizitär ist, gibt es für ausgewählte Präventionsmaßnahmen erste Hinweise in der Literatur, welche die Existenz einkommensbezogener Ungleichheit bei der Inanspruchnahme präventiver Maßnahmen belegen (z. B. [13] und [26]). Beispielsweise ermitteln Lüngen et al. [13], dass Menschen aus unteren Einkommensschichten Krebsvorsorgeprogramme deutlich weniger häufig in Anspruch nehmen als Menschen aus oberen Schichten. Auch für andere Vorsorgemaßnahmen, wie etwa der allgemeine Check-up, scheint es einkommensbezogene Unterschiede zu geben, die allerdings deutlich geringer ausfallen ([13] S. 16).

Aus den in Deutschland existierenden Arbeiten lässt sich jedoch nicht der Schluss ziehen, dass in Deutschland generell einkommensbedingte (d. h. sozioökonomische) Ungleichheiten beim Zugang zu präventiven Maßnahmen bestehen. Erstens könnte die sozioökonomisch ungleiche Inanspruchnahme präventiver Leistungen durch einen ungleichen Bedarf verursacht sein. So werden präventive Leistungen in Abhängigkeit demografischer Faktoren und anderer Risikofaktoren – die Unterschiede im Bedarf widerspiegeln – empfohlen und auch in Anspruch genommen. Beispielsweise wird eine Mammografie in Deutschland insbesondere für Frauen zwischen 50 und 69 Jahren angeraten. Erst ein um diese „Bedarfsfaktoren" bereinigtes Ungleichheitsmaß spiegelt wider, ob gegen den Grundsatz „Equal Access for equal Need" verstoßen wird. Zweitens, könnte die sozioökonomisch ungleiche Verteilung von Krebsvorsorgemaßnahmen auch daran liegen, dass sie vorwiegend von Fachärzten durchgeführt werden und nicht vom Hausarzt (vgl. [14]). So konnten van Doorslaer et al. [24] in einer viel beachteten international vergleichenden Studie zeigen, dass in den meisten untersuchten europäischen Ländern und auch in Deutschland die Inanspruchnahme von Hausarztleistungen nicht zu Lasten von Gruppen mit geringem Einkommen verteilt war, nachdem für den unterschiedlichen Bedarf kontrolliert wurde. Des Weiteren ermittelten die Autoren eine erhebliche sogenannte horizontale Ungleichheit (vgl. [28]), d. h. eine deutlich höhere Inanspruchnahme von Facharztleistungen durch höhere Einkommensgruppen, nachdem die einkommensbezogene Ungleichheit um den unterschiedlichen medizinischen Bedarf dieser Gruppen bereinigt wurde.

Vor diesem Hintergrund soll in dieser Studie für Deutschland das Ausmaß horizontaler Ungleichheit (d. h. um Bedarf bereinigte Ungleichheit) für ausgewählte präventive Leistungen mit Hilfe von Konzentrationsindizes [28] gemessen werden. Um zu verstehen, ob die Präventionsleistung an sich oder das Versorgungs-Setting (Hausarzt versus Facharzt) die potenzielle Ungleichheit bestimmt, werden zum einen die Konzentrationsmaße für vom Hausarzt erbrachte präventive Leistungen (z. B. Grippeimpfung) mit denen verglichen, die grundsätzlich vom Facharzt (z. B. Mammografie-Screening) erbracht werden. Zum anderen erfolgt eine Gegenüberstellung der Konzentrationsindizes der Präventionsleistungen sowie der allgemeinen medizinischen Leistungen. (Wir folgen damit der Methode von Lorant et al. [14], die für Belgien feststellen, dass einkommensbezogene Ungleichheit in der Inanspruchnahme von Präventionsleistungen im Hausarzt-Setting (Grippeimpfung, Cholesterin-Check) geringer ausfallen als im Facharzt-Setting (Mammografie, Pap-Test). Die vorliegende Studie unterscheidet sich von Lorant et al. [14] jedoch in verschiedenen Aspekten, sodass eine separate Analyse für Deutschland sinnvoll ist und die Robustheit der Ergebnisse von Lorant et al. [14] hinsichtlich verschiedener Faktoren testet. So analysieren wir ein anderes Gesundheitssystem, eine andere Population (Personen über 50 Jahre und andere Vorsorgeleistungen. Zudem erweitert sie die Studie um eine Dekomposition der Ungleichheit in ihre Erklärungsfaktoren).

Um die Ursachen für die einkommensbezogene Ungleichheit in der Inanspruchnahme präventiver und allgemeiner medizinischer Leistungen besser zu verstehen, erfolgt darüber hinaus eine Dekomposition der Konzentrationsindizes. Dabei werden die Ungleichheitsmaße mit Hilfe von Regressionstechniken in deren Bestandteile (d. h. Erklärungsgrößen) zerlegt. Inhaltlich werden Faktoren analysiert, die zum einen mit dem Einkommen korreliert sind und zum anderen Einfluss auf die Nachfrage nach medizinischen Leistungen und Präventionsleistungen haben. Berücksichtigt werden Faktoren wie Gesundheitszustand, Bildung, Arbeitsmarktstatus, etc. Aus der Dekomposition sollen Hinweise zu den potenziellen „Treibern" der einkommensbezogenen Ungleichheit in Abhängigkeit des Versorgungs-Settings generiert werden und Erkenntnisse zu gesundheitspolitischen Handlungsoptionen zur Beeinflussung einkommensbezogener Ungleichheit in der Inanspruchnahme präventiver Leistungen abgeleitet werden. Dieser Aufsatz ist wie folgt strukturiert. Im nächsten Abschnitt wird ein Überblick über den zugrunde liegenden Datensatz und die angewendete Methodik gegeben. Die Präsentation der Ergebnisse erfolgt in Abschnitt 3. Abschnitt 4 schließt mit einer Zusammenfassung und Diskussion der Ergebnisse.

16.2 Methodik

16.2.1 Daten

Datengrundlage bilden die ersten drei Wellen des „Survey of Health Ageing and Retirement in Europe" (SHARE). SHARE startete 2004 mit mehr als 30 000 Personen als repräsentative Befragung der Bevölkerung im Alter 50 + in elf europäischen Ländern. Die zweite Befragungswelle wurde 2006 durchgeführt und die dritte Befragungswelle fand 2009 statt. Die Umfrage umfasst verschiedene Themenbereiche wie z. B. Gesundheitsverhalten, Gesundheitszustand oder Indikatoren des sozioökonomischen Status. Alle Daten wurden durch computergestützte persönliche Interviews (CAPI) erhoben, ergänzt durch eine schriftliche Befragung („Drop-off-Questionnaire"). In der vorliegenden Analyse liegt der geografische Fokus auf Deutschland. Da die unterschiedlichen Variablen für die Inanspruchnahme von Vorsorgeleistungen nicht in jeder Welle erhoben wurden, werden abhängig von der Verfügbarkeit der Variablen, die verschiedenen Wellen des SHARE genutzt (vgl. den nächsten Abschnitt sowie ▶ Tab. 16.1). Insgesamt ergibt sich für das deutsche Sample in Abhängigkeit der analysierten abhängigen Variablen ein Stichprobenumfang zwischen 2642 für die Inanspruchnahme von Arztleistungen und 704 für die Durchführung einer Koloskopie.

Tab. 16.1 Deskriptive Statistik und Beschreibung der Variablen.

Variablen	Beschreibung	Welle	Ø	n
abhängige Variablen				
Mammografie	Mammografie-Screening in den letzten 24 Mon. (ja=1, nein=0)	1,2,3	0,398	1382
Kolonoskopie	Kolonoskopie in den letzten 10 Jahren (ja=1, nein=0)	1	0,26	704
Grippeimpfung	Grippeimpfung in den letzten 12 Monaten (ja=1, nein=0)	1,2	0,364	1008
Blutdruck	Messung in den letzten 12 Mon. (ja=1, nein=0)	2,3	0,642	2539
Hausarzt	≥ 4 Hausarztbesuche im letzten Jahr =1; < 4 Besuche=0	1,2	0,477	2941
Facharzt	≥ 1 Facharztbesuche im letzten Jahr =1; < 1 Besuch=0	1,2	0,614	2642
Bedarfsvariablen				
Alter		1,2	67,32	2931
Alter 50 – 69		1,2	0,636	1382
Alter 55 – 79		1,2	0,881	704
Alter > 60		1,2	0,761	1008
Männer		1,2	0,467	2642
Magenprobleme	diagnostizierte Magenprobleme (ja=1, nein=0)	1,2	0,146	704
subjektive Gesundheit	Skala von 1 = ausgezeichnet bis 5 = sehr schlecht	1,2	3,412	2930
Krebsdiagnose	Krebsdiagnose in der Vergangenheit (ja=1, nein=0)	1,2	0,051	1382
depressive Symptome	Anzahl depressiver Symptome nach EURO-D (max. 10)	1,2	1,855	2834
Herzinfarkt	frühere Diagnose Herzinfarkt (ja=1, nein=0)	1,2	0,111	2850
Lungenkrankheit	chronische Erkrankung der Lunge (ja=1, nein=0)	1,2	0,052	2850
Asthma	diagnostiziertes Asthma (ja=1, nein=0)	1,2	0,037	2850
Schlaganfall	diagnostizierter Schlaganfall (ja=1, nein=0)	1,2	0,036	2850

Fortsetzung ▶

Tab. 16.1 Fortsetzung

Variablen	Beschreibung	Welle	Ø	n
Diabetes	Diabetes oder hohe Blutzuckerwerte (ja=1, nein=0)	1,2	0,116	2850
Arthritis	Arthritis inkl. Osteoarthritis und Rheuma (ja=1, nein=0)	1,2	0,124	2850
ADL	Einschränkungen bei alltäglichen Tätigkeiten (max. 6)	1,2	0,148	2851
BMI > 25	für Übergewicht (BMI > 25) = 1, BMI < 25 = 0	1,2	0,635	2539
körperliche Einschränkungen	Anzahl körperlicher Einschränkungen (max. 10)	1,2	1,277	2851
bedarfsunabhängige Variablen				
Einkommen	in Tausend	1,2	23,7	2642
Bildung	geringes Bildungsniveau =1; mittleres/hohes Niveau =0*	1,2	0,14	2642
Erinnerungsvermögen	gemessen durch Anzahl richtiger Wörter in einer Minute	1,2	3,95	2630
Sprachvermögen	gemessen durch Anzahl genannter Tiere in einer Minute	1,2	21,7	2620
Erwerbsstatus	erwerbstätig =1; nicht erwerbstätig =0	1,2	0,29	2642
Familienstand	Ehe oder Partnerschaft =1; sonstiges =0	1,2	0,77	2635
Raucher	für gegenwärtige Raucher =1; sonstiges =0	1,2	0,16	2637
körperlich aktiv	unregelmäßig Sport oder andere körperliche Betätigung =1; sonstiges =0	1,2	0,95	2632

* Wir messen das Bildungsniveau anhand des International Standard Classification of Education (ISCED). Dieser Standard wurde von der UNESCO zur Klassifizierung und Charakterisierung von Schultypen und Schulsystemen entwickelt. Dabei wird zwischen sieben verschiedenen Ebenen unterschieden. Beginnend bei 0 = vorschulische Erziehung bis hin zu 6 = tertiäre Bildung bzw. Forschungsqualifikation. Wir definieren ein geringes Bildungsniveau für ISCED Werte zwischen 0 und 2.

16.2.2 Variablen

Im schriftlichen Teil der Befragung sind mehrere Fragen zur Inanspruchnahme von Vorsorgeleistungen enthalten. Für die vorliegende Analyse werden verwendet:
- Grippeimpfung innerhalb der letzten 12 Monate
- Blutdruckmessung innerhalb der letzten 12 Monate (insb. zur Prävention von Herz-Kreislauf-Erkrankungen)
- Durchführung einer Koloskopie innerhalb der letzten 10 Jahre (zur Früherkennung von Darmkrebs)
- Durchführung einer Mammografie innerhalb der letzten zwei Jahre (zur Früherkennung von Brustkrebs).

(Die genannten Zeiträume für die Vorsorgeleistungen spiegeln dabei die Abstände wider, welche für die regelmäßige Durchführung der entsprechenden Vorsorgemaßnahme grundsätzlich empfohlen werden. Für Brustkrebsvorsorge vgl. z. B. [30].)

Des Weiteren wird die Häufigkeit der Hausarztbesuche als binäre Variable gemessen, welche den Wert 1 für mindestens vier Hausarztkontakte in den letzten zwölf Monaten annimmt. Eine entsprechende Variable für Facharztkontakte wird für mindestens einen Kontakt im vergangenen Jahr gebildet. Ein wesentlicher Punkt der Untersuchung ist die Unterscheidung, ob Vorsorgeleistungen vom Haus- oder Facharzt erbracht werden. Dabei wird unterstellt, dass Grippeimpfungen und Blutuntersuchungen vom Hausarzt und Koloskopie und Mammografie vom Facharzt durchgeführt werden.

> **Wer darf Mammografie-Screenings und vorsorgliche Kolonoskopien durchführen?**
>
> Zur systematischen Früherkennung von Brustkrebs sind 2004 detaillierte Regelungen zur Einführung des Screenings in der vertragsärztlichen Versorgung in Kraft getreten. Mittlerweile gibt es in Deutschland ca. 400 Standorte an denen Mammografie-Screenings von Fachärzten und radiologischen Fachkräften mit Zusatzqualifikation erbracht werden [12]. Gemäß der „Qualitätssicherungsvereinbarung zur Koloskopie" nach § 135 Absatz 2 SGB V muss zur Durchführung koloskopischer Leistungen die Berechtigung zum Führen der folgenden Facharztbezeichnungen erbracht werden: „Innere Medizin" mit der Schwerpunktbezeichnung „Gastroenterologie" oder „Kinder- und Jugendmedizin" mit der Zusatzweiterbildung „Kinder-Gastroenterologie".

Um aus der Verteilung der präventiven und medizinischen Maßnahmen nach Einkommen, Rückschlüsse auf eventuelle Ungerechtigkeiten zu ziehen, müssen Ungleichheiten in der Inanspruchnahme um den medizinischen Bedarf bereinigt werden. Bei der Auswahl der leistungsspezifischen Bedarfs- und Risikofaktoren werden Faktoren analysiert, die auch in vergangenen Studien für diese Gesundheitsleistungen herangezogen wurden (vgl. [14] und [25] und die sich aus der epidemiologischen Forschung ableiten lassen.

Für Blutdruck werden daher folgende Bedarfsfaktoren in das Regressionsmodell aufgenommen: Alter, Geschlecht, subjektiver Gesundheitszustand, Übergewicht sowie ein in der Vergangenheit diagnostizierter Schlaganfall, Herzinfarkt und Diabetes mellitus.

Die Variablen Alter über 60 Jahren, subjektiver Gesundheitszustand, Herzinfarkt, Lungenkrankheit, Asthma, Schlaganfall, Diabetes und Arthritis werden als Bedarfsfaktoren für Grippeimpfung verwendet, wohingegen Alter zwischen 55 und 79 Jahren, Magenprobleme sowie ein vorheriges Krebsleiden im Modell zur Bedarfsbestimmung der Kolonoskopie aufgenommen werden. Für Mammografie wird der Bedarf für Frauen anhand der Variablen Alter zwischen 50 und 69 Jahren sowie vorheriges Krebsleiden ermittelt.

Sowohl für Hausarztkontakte als auch für Facharztkontakte erfolgt die Bedarfsermittlung anhand der Größen Alter, Geschlecht, Einschränkungen bei alltäglichen Verrichtungen (ADL), psychische Leiden, Herzinfarkt, Lungenerkrankung, Asthma, Schlaganfall, Diabetes mellitus und Arthritis.

Als Maß für den sozioökonomischen Status wird das Äquivalenzeinkommen pro Kopf herangezogen. Zur Berechnung dieser Größe wird das Haushaltsbruttoeinkommen, welches sich als Summe alle Einkünfte aus selbstständiger Arbeit, nicht selbstständiger Arbeit, Rentenzahlungen und Zinserträgen ergibt (vgl. [5]), mit der Quadratwurzel der Haushaltsgröße standardisiert. Zur Bildung von Quintilen werden alle Personen aufsteigend nach ihrem äquivalenten Einkommen sortiert. Dann werden fünf gleich große Gruppen gebildet (Quintile), sodass sich die ärmste, zweitärmste, bis zur reichsten Gruppe identifizieren und untersuchen lässt. Tabelle 1 enthält weitere Informationen zu den bei der empirischen Analyse verwendeten Variablen und gibt einen Überblick über deren deskriptive Statistik.

16.2.3 Empirische Analyse

Die empirische Analyse lässt sich in zwei Schritte zerlegen. In einem ersten Schritt werden die abhängigen Variablen auf die Einkommensquintile und Bedarfsvariablen regressiert. Aus dieser Analyse lässt sich quantifizieren, ob und in welchem Ausmaß die Einkommensverteilung die Inanspruchnahme der

Präventionsleistungen und medizinischen Leistungen grundsätzlich beeinflusst, sofern für den unterschiedlichen Bedarf für die Leistungen kontrolliert wird. Um die einkommensbezogene Ungleichheit der verschiedenen abhängigen Variablen besser vergleichen zu können und eine Schichteinteilung über Quintile zu vermeiden, werden in einem zweiten Schritt Konzentrationsindizes zur Analyse der Ungleichheit verwendet. Die Konzentrationsindizes werden in ihrer allgemeinen Form wie folgt berechnet:

(1) $$CI = \frac{2}{n\mu} \sum_{i=1}^{n} y_i R_i - 1 = \frac{2}{\mu} \cdot cov(y,R)$$

Dabei steht μ für die jeweilige Rate der Inanspruchnahme, n für den Stichprobenumfang, y zeigt an, ob die jeweilige Maßnahme von Individuum i in Anspruch genommen wurde und R_i bezeichnet den jeweiligen Rang innerhalb der Einkommensverteilung (Zur Bildung der Rangfolge der Einkommen erfolgt für jede befragte Person eine Wahrscheinlichkeitsgewichtung zur zugehörigen Grundgesamtheit der deutschen Bevölkerung über 50 Jahre.). Aus dieser Gleichung wird ersichtlich, dass sich der Konzentrationsindex als Kovarianz von Inanspruchnahme und Rang innerhalb der Einkommensverteilung schätzen lässt. Ein positiver (negativer) Wert des CI bedeutet dabei die Häufung der untersuchten Variablen in den oberen (unteren) Einkommensquintilen. Um zu untersuchen, zu welchem Grad der Grundsatz „gleicher Zugang für gleichen Bedarf" erfüllt ist, verwenden wir das in der Literatur häufig angewendete Konzept der „horizontalen Gerechtigkeit" [28]. Dazu werden für alle analysierten präventiven oder medizinischen Leistungen zwei unterschiedliche Konzentrationsindizes berechnet. Zum einen wird ein Konzentrationsindex C_i für die tatsächlich beobachtete Ungleichheit in der Inanspruchnahme berechnet (d. h. unbereinigter Konzentrationsindex). Zum anderen wird ein Konzentrationsindex C_b für die Ungleichheit in der Inanspruchnahme aufgrund eines unterschiedlichen Bedarfs berechnet.

Schließlich wird die Ungleichheit bei bedarfsgerechter Inanspruchnahme (gemessen anhand des C_b) von der tatsächlich beobachteten Ungleichheit der Inanspruchnahme, C_i, subtrahiert (indirekte Standardisierung (vgl. [24]). Als Differenz erhält man die bedarfsbereinigte bzw. horizontale Ungleichheit (HI), welche sich nicht durch eine Ungleichverteilung der Bedarfsfaktoren erklären lässt. Formal lässt sich dieser Sachverhalt schreiben als:

(2) $HI = C_i - C_b$

Im Falle des HI können positive (negative) Werte direkt als horizontale Ungleichheit zugunsten der Reicheren (Ärmeren) interpretiert werden. Bezogen auf die Inanspruchnahme von Vorsorgeuntersuchungen würde ein positiver Wert signalisieren, dass sich deren Inanspruchnahme in den sozial besser gestellten Schichten häuft, auch nachdem für den unterschiedlichen medizinischen Bedarf bereinigt wurde. Für dichotome Variablen wurde jedoch gezeigt, dass die Intervallgrenzen nicht zwischen -1 und 1 sondern zwischen 1-μ und μ-1 liegen und somit abhängig vom Mittelwert sind [29]. Da dies zu Fehleinschätzungen beim Vergleich von Ungleichheiten von verschiedenen Maßnahmen (z. B. Ungleichheit bei Inanspruchnahme von Mammografie versus Koloskopie) führen kann, wird in der folgenden Analyse der Erreygers-Index [7] verwendet. Dies ist ein alternativer Ansatz, der besser geeignet ist, um Ungleichheiten bei dichotomen Gesundheitsvariablen zu messen und zu vergleichen. (In der Literatur wird die Methodik zur Korrektur des Konzentrationsindex im Falle binärer Variablen kritisch diskutiert [29], [7].)

Bildungsgrad und Vorsorge

In der (gesundheits-) ökonomischen Theorie wird davon ausgegangen, dass ein höherer Bildungsgrad die Inanspruchnahme von Vorsorgeleistungen erhöht [10]. Es wird argumentiert, dass Individuen mit höherer Bildung fähig sind, Gesundheit effizienter zu „produzieren", da sie besser in der Lage sind den Nutzen einer Vorsorgeleistung zu verstehen und zu bewerten. Des Weiteren wird angenommen, dass gebildetere Personen empfänglicher sind für erste Warnsignale des Körpers und daher früher einen (Fach-) Arzt aufsuchen. Zudem wurde gezeigt, dass Bildungsabschlüsse die weit in der Vergangenheit liegen die geistigen Fähigkeiten der Gegenwart nur unzureichend widerspiegeln [2]. Daher versuchen wir den Einfluss gegenwärtiger geistiger Fähigkeiten durch die Variablen „Sprachvermögen" und „Erinnerungsvermögen" zu messen.

Um zu verstehen, welche Faktoren die einkommensbezogene Ungleichheit statistisch erklären, erfolgt anschließend die Dekomposition der verschiedenen HIs. Dazu werden Faktoren analysiert, die sowohl mit dem Einkommen als auch mit der Inanspruchnahme präventiver und medizinischer Leistungen assoziiert sind. Konkret wird der Einfluss der Faktoren Bildung, kognitive Fähigkeiten, Präferenzen für Gesundheit, Familienstatus und Beschäftigungsstatus untersucht. Diese haben sich als wichtige empirische und theoretische Determinanten der Inanspruchnahme von Vorsorgemaßnahmen erwiesen (z. B. [21] und [30]) und sind vermutlich zugleich mit dem Einkommen assoziiert. (Beispielsweise wurde bereits anhand klassischer Humankapitalmodelle [3] als auch in neueren empirischen Studien [8] gezeigt, dass Bildung eine Form der

Investition in das persönliche Humankapital darstellt, die später zu Renditen in Form eines höheren Durchschnittseinkommens führt.) Für die Zerlegung in deren jeweiligen Bestandteile (d. h. statistische Erklärungsgrößen) werden deren Koeffizienten zunächst anhand einer Probit-Regression geschätzt.

(3) $y = \alpha + \beta x + \gamma z + \varepsilon$

Dabei steht x für die oben erläuterten Bedarfsvariablen (z. B. Gesundheitszustand, Alter), z für Faktoren die zwar Einfluss auf die Nachfrage nach Gesundheitsleistungen ausüben, eine einkommensabhängige Variation in der Inanspruchnahme allerdings nicht „legitimieren" (z. B. Einkommen, Bildung, kognitive Fähigkeiten). (In der ökonomischen Literatur herrscht eine intensive Diskussion darüber, welche Ursachen für Unterschiede in der Inanspruchnahme von Vorsorgeleistungen legitim oder fair sind. Ökonomen sind grundsätzlich der Auffassung, dass Unterschiede, die auf freiwilliges, auf Präferenzen basierendes Verhalten beruhen, fair oder legitim sind. Vgl. hierzu auch die Diskussion bei Fleurbaey und Schokkaert [9].) β und γ sind die geschätzten Koeffizienten und ε der Störterm. Obwohl für die Dekomposition dieser Gleichung die Linearitätsannahme notwendig ist, wurde gezeigt, dass für nicht lineare Zusammenhänge und – wie in diesem Fall – binäre Ausprägungen die entsprechenden nicht linearen Regressionsmodelle angewendet werden können [24]. Die Dekomposition ist dann approximativ anhand des totalen Differenzials der Schätzgleichung möglich. Für lineare Modelle kann die Dekomposition des HI dann als

(4) $$C_i = \sum_k (\beta_k \bar{x}/\bar{y}) C_x + \sum_k (\gamma_k \bar{z}/\bar{y}) C_z + GC_\varepsilon / \bar{y}$$

geschrieben werden, wobei $\bar{x}$ und $\bar{z}$ Durchschnittswerte für x und z sind. C_x und C_z sind die Konzentrationsindizes für die Variablen x und z, welche analog zu den oben beschriebenen Konzentrationsindizes gebildet wurden. C_ε ist der Konzentrationsindex für den Störterm ε. Dieser spiegelt verbleibende Ungleichheiten wider, die nicht anhand der unterschiedlichen Konzentration der erklärenden Variablen innerhalb der Einkommensquintile erklärt werden können. Aus Gleichung 4 geht hervor, dass der einzelne Beitrag jeder Determinante x und z in zwei unterschiedliche Teile separiert werden kann: zum einen in den jeweiligen Einfluss auf die Inanspruchnahme, welcher als die Variation der Inanspruchnahme y aufgrund der Variation von x bzw. z dargestellt ist (Nachfrageelastizität) und zum anderen in deren Grad der ungleichen Verteilung, welcher in Form der jeweiligen Konzentrationsindizes dargestellt ist. Anders ausgedrückt kann der bereinigte Konzentrationsindex somit als die mit den Nachfrageelastizitäten gewichteten Summen der Konzentrationsindizes interpretiert werden. Der Beitrag der einzelnen Determinanten kann dabei sowohl positiv als auch negativ sein. Angenommen ein hoher Bildungsabschluss erhöht die Wahrscheinlichkeit zur Inanspruchnahme einer Präventionsleistung (positives β) und ist zugleich zugunsten der Wohlhabenderen verteilt (positiver C_i), dann leistet „Bildung" einen positiven Beitrag zum gesamten C_i. Ein negativer Beitrag kann somit zwei Ursachen haben: Entweder verringert die Determinante die Wahrscheinlichkeit der Inanspruchnahme (negatives β) und ist zugunsten der reicheren Verteilt (positiver C_i) oder aber sie ist zugunsten der Ärmeren verteilt (negativer C_i) und erhöht die Wahrscheinlichkeit der Inanspruchnahme (positives β).

16.3 Ergebnisse

▶ Tab. 16.2 zeigt die Probit-Regressionsergebnisse für die Inanspruchnahme medizinischer Leistungen differenziert nach Leistungstyp und Versorgungs-Setting. Mit Ausnahme des Alters bei Kolonoskopie führen die Bedarfsvariablen zur höheren Inanspruchnahme. In der ersten und zweiten Spalte wird deutlich, dass Präventionsleistungen, die vom Facharzt erbracht werden, von Individuen des untersten Einkommensquintile im Vergleich zur Referenzgruppe – der höchsten Einkommensklasse signifikant weniger in Anspruch genommen werden. Für Mammografie beträgt der Unterschied 17,3 Prozentpunkte, für die Kolonoskopie 9,9 Prozentpunkte. Betrachtet man die durchschnittliche Inanspruchnahme der Kolonoskopie von 26%, so ist dieser Unterschied sehr beachtlich.

Bei Vorsorgeleistungen, die im Hausarzt-Setting erbracht werden, zeigt sich hingegen kein signifikanter Einfluss des Einkommens. Die Wahrscheinlichkeit einer Grippeschutzimpfung erhöhte sich lediglich mit höherem Alter sowie durch das Vorhandensein von Diabetes, wohingegen die Wahrscheinlichkeit zur Blutdruckmessung mit Ausnahme der Variablen „Herzinfarkt" durch alle Bedarfsvariablen erhöht wird.

Unterschiedliche Einflüsse des Einkommens in Abhängigkeit des Versorgungs-Settings zeigen sich ebenso hinsichtlich der Arztkontakte. So wird in ▶ Tab. 16.2 für Kontakte zum Hausarzt aus Spalte fünf ersichtlich, dass diese in allen vier Einkommensquintilen häufiger stattfinden im Vergleich zu den 20% mit den höchsten Einkommen. Eine gegensätzliche Beziehung ist bezüglich der Facharztkontakte zu erkennen (Spalte 6). Hier ist die Wahrscheinlichkeit bei allen vier Einkommensquintilen geringer als bei der wohlhabendsten Gruppe. Signifikant ist dieser Zusammenhang für das erste Einkommensquintil

Tab. 16.2 Regressionsergebnisse.

Variablen	Mammografie	Kolonoskopie	Grippe-impfung	Blutdruck-messung	Hausarzt-besuche	Facharzt-besuche
Alter				0,005***	0,008***	-0,001
				(0,014)	(0,002)	(0,001)
Alter 50 – 69	0,211***					
	(0,039)					
Alter 55 – 79		0,027				
		(0,050)				
Alter >60			0,129***			
			(0,037)			
Männer				-0,53**	-0,19***	-0,120***
				(0,026)	(0,025)	(0,023)
Magenprobleme		0,183***				
		(0,056)				
Gesundheit < gut		0,007	-0,001	0,045***	0,080***	0,036***
		(0,019)	(0,018)	(0,014)	(0,014)	(0,014)
Krebsdiagnose	0,351***	0,157*				
	(0,068)	(0,084)				
depressive Symptome		0,013			0,023***	0,020***
		(0,010)			(0,007)	(0,007)

Fortsetzung ▶

Tab. 16.2 Fortsetzung

Variablen	Mammografie	Kolonoskopie	Grippe-impfung	Blutdruck-messung	Hausarzt-besuche	Facharzt-besuche
Herzinfarkt			0,80	0,119***	0,181***	0,121***
			(0,057)	(0,036)	(0,040)	(0,034)
Lungenkrankheit			0,020		0,117	0,035
			(0,091)		(0,070)	(0,034)
Asthma			0,026		0,130*	0,091
			(0,101)		(0,066)	(0,057)
Schlaganfall			0,065	0,104	0,106	0,041
			(0,085)	(0,061)	(0,078)	(0,054)
Diabetes			0,234**	0,122***	0,320***	0,063*
			(0,056)	(0,040)	(0,037)	(0,036)
Arthritis			-0,14		0,092**	0,098***
			(0,051)		(0,037)	(0,033)
ADL					-0,045*	-0,009
					(0,026)	(0,022)
BMI > 25				0,128***		
				(0,027)		
Phys. Einschränkungen					0,036***	-0,011
					(0,008)	(0,008)

Tab. 16.2 Fortsetzung

Variablen	Mammografie	Kolonoskopie	Grippe-impfung	Blutdruck-messung	Hausarzt-besuche	Facharzt-besuche
1. Einkommensquintil	-0,173***	-0,099*	0,024	-0,031	0,070*	-0,231***
	(0,039)	(0,048)	(0,054)	(0,040)	(0,038)	(0,037)
2. Einkommensquintil	-0,123***	-0,005**	0,075	-0,038	0,110***	-0,090**
	(0,042)	(0,052)	(0,055)	(0,041)	(0,038)	(0,037)
3. Einkommensquintil	-0,047	0,019	0,055	-0,048	0,083**	-0,033
	(0,046)	(0,053)	(0,053)	(0,041)	(0,037)	(0,037)
4. Einkommensquintil	-0,29	-0,008	0,024	-0,054	0,063*	-0,048
	(0,045)	(0,050)	(0,053)	(0,037)	(0,035)	(0,035)
n	1335	704	1008	2539	2642	2642

Robuste Standardfehler in Klammern. *** $p<0,01$, ** $p<0,05$, * $p<0,1$

(23,1 Prozentpunkte geringere Wahrscheinlichkeit) und das zweite Einkommensquintil (9 Prozentpunkte).

In ▶ Tab. 16.3 sind für die Arztbesuche sowie für die vier Vorsorgeleistungen in Zeile 1 die jeweiligen Konzentrationsindizes der tatsächlichen Inanspruchnahme (C_i) und in Zeile 2 die Konzentrationsindizes der um die jeweiligen Bedarfsfaktoren bereinigten Inanspruchnahme (C_b) dargestellt. Als Differenz beider Indizes ergibt sich in Zeile drei die verbleibende Ungleichverteilung HI, welche nicht durch die systematische Variation der Bedarfsfaktoren innerhalb der Einkommensquintile erklärt werden kann (horizontale Ungleichheit). Mit Ausnahme der Mammografie weisen alle um den Bedarf bereinigten Konzentrationsindizes ein negatives Vorzeichen auf. Dies impliziert, dass sich die Inanspruchnahme (aufgrund des höheren Bedarfs der Ärmeren) in den unteren Einkommensgruppen häufen würde, wenn jedes Individuum eine Inanspruchnahme gemäß seines Bedarfs aufweisen würde.

Ein weniger homogenes Bild ergibt sich bezüglich der Indizes der tatsächlichen Inanspruchnahme. Während die Konzentrationsindizes von Mammografie und Facharztkontakten ein positives Vorzeichen aufweisen, was auf eine höhere Inanspruchnahme innerhalb der oberen Einkommensgruppen hindeutet, zeigt sich bei Hausarztkontakten und Grippeimpfungen eine signifikante Ungleichheit zugunsten der unteren Einkommensgruppen. Die Vorzeichen von Kolonoskopie (+) und Blutdruckmessung (-) stehen zwar in Einklang mit dem bisher beobachteten Muster (Facharztleistungen sind zugunsten der oberen und Hausarztleistungen zugunsten der unteren Einkommensgruppen verteilt), unterschreiten allerdings das notwendige Signifikanzniveau.

Nach Bereinigung der beobachteten Inanspruchnahme um Unterschiede im Bedarf zeigt sich jedoch auch bei der Kolonoskopie eine Ungleichverteilung zugunsten der Reicheren. Somit bestehen für alle im Facharzt-Setting erbrachten Leistungen signifikante Ungleichheiten zu Lasten niedriger Einkommen, welche sich nicht durch Unterschiede im medizinischen Bedarf erklären lassen. Das größte Ausmaß ist hierbei bei Facharztkontakten (HI = 0,184), gefolgt von Mammografie (HI = 0,134) festzustellen.

Im Gegensatz hierzu existieren für Hausarztkontakte und Grippeimpfungen nach Bedarfsbereinigung keine Ungleichheiten mehr. Somit lassen sich die Ungleichheiten aller beim Hausarzt erbrachten Leistungen durch Unterschiede im Bedarf an diesen Leistungen erklären.

▶ Tab. 16.4 gibt einen Überblick über die wichtigsten Ergebnisse der Dekomposition der Ungleichheitsmaße. Diese Darstellung ist wie folgt zu interpretieren: Für jede Gesundheitsleistung wird aufgezeigt, zu welchen Anteilen sich die insgesamt zu beobachtende Ungleichheit in der Inanspruchnahme C_i (Spalte 1) in Beiträge der Bedarfsfaktoren C_b (Spalte 2) und in vom Bedarf unabhängigen Faktoren C_u (Spalten 4–8) statistisch erklären lässt. Für die bedarfs-

Tab. 16.3 Vergleich der Konzentrationsindizes.

	Arztbesuche		Vorsorgeleistungen						
			Mammografie		Kolonoskopie		Grippeimpfung		Blutdruckmessung
	HA	FA	HA	FA	HA	FA	HA	FA	HA	FA
Inanspruchnahme nach Einkommen (C_i)	-0,18***	0,125***		0,188***		0,049	0,079***		-0,051**	
bedarfsbereinigte Inanspruchnahme (C_b)	-0,15***	-0,056***		0,054		-0,025	-0,032		0,090***	
horizontale Ungleichheit (HI)	-0,03	0,184***		0,134***		0,074**	-0,047		0,039	

*** $p < 0,01$, ** $p < 0,05$, * $p < 0,1$, HA = Hausarzt, FA = Facharzt

Tab. 16.4 Ergebnisse der Dekomposition.

	C_I	C_b	C_b/C_I in %	C_u					C_u/C_I in %
				C_{BI}	C_{KF}	C_P	C_{FS}	C_{BS}	
Mammografie	0,188	0,054	28,9	0,025	0,018	0,017	0,044	-0,003	52,9
Kolonoskopie	0,049	-0,025	-51	0,007	0,046	0,015	0,023	-0,015	125
Grippeimpfung	-0,079	-0,032	40,6	0,005	0,001	0,01	-0,016	-0,025	30,5
Blutdruckmessung	-0,051	-0,09	176	0,013	0,006	-0,0005	0,019	-0,012	-31,7
Hausarzt	-0,179	-0,15	83,3	-0,002	0,004	0,005	0,001	-0,025	9,7
Facharzt	0,125	-0,058	-46,6	0,01	0,043	0,014	0,031	-0,007	60,7

C_I = Ungleichheit in der Inanspruchnahme, C_b = Beiträge der Bedarfsfaktoren, C_u = Bedarf der unabhängigen Faktoren, C_{BI} = Konzentrationsindex Bildung, C_{KF} = Konzentrationsindex kognitive Fähigkeiten, C_{BS} = Konzentrationsindex Erwerbsstatus, C_{FS} = Konzentrationsindex Familienstand, C_P = Präferenzen für Gesundheit

unabhängigen Faktoren sind die Konzentrationsindizes der einzelnen Determinanten Bildung C_{Bi} (ISCED-Code), kognitive Fähigkeiten C_{KF} (Erinnerungsvermögen, Sprachvermögen), Familienstand C_{FS}, Erwerbsstatus C_{BS} und Präferenzen für Gesundheit C_P (Raucher) separat dargestellt. (Für die Bedarfsfaktoren, wurde aus Gründen der Übersichtlichkeit auf eine getrennte Darstellung der einzelnen Komponenten verzichtet. Diese können bei Interesse bei den Autoren angefragt werden.) Die Residuen sind für alle Leistungen kaum ungleich verteilt, wodurch das Vertrauen in die Modellspezifikation gestärkt werden sollte. Sie können lediglich zwischen 0,3 und 0,6 % der gesamten Ungleichverteilung „erklären" und werden daher nicht explizit aufgeführt.

Zunächst zeigt sich, dass unabhängig vom Versorgungs-Setting, die Bedarfsfaktoren, die Präferenzen für gesundes Verhalten und der Familienstatus mit einkommensbezogener Ungleichheit assoziiert sind.

Beim Vergleich zwischen Leistungen, die im Facharzt-Setting erbracht werden, und Leistungen die im Hausarzt-Setting erbracht werden, fällt zunächst auf, dass bei erst genannten bedarfsunabhängige Faktoren einen deutlich größeren Erklärungsbeitrag zum jeweiligen C_i leisten. Am deutlichsten zeigt sich dies für die Kolonoskopie (125 % versus 51 %). Das gegensätzliche Muster ist bei Hausarztleistungen festzustellen. Hier leisten Ungleichheiten im Bedarf jeweils einen größeren Beitrag als Ungleichheiten bei bedarfsunabhängigen Faktoren. Hier ist die Differenz bei Blutdruckmessung am höchsten (31,7 % bedarfsbedingte Ungleichheit versus 176 % vom Bedarf unabhängige Ungleichheit). Diese Ergebnisse spiegeln letztendlich detailliert wider, was bereits beim Vergleich zwischen C_i und C_b festgestellt wurde: Die (ungleiche) Inanspruchnahme von Leistungen die vom Hausarzt erbracht werden, ist in starkem Maße durch Ungleichverteilung der Bedarfsfaktoren begründet, was sich in nicht signifikanten HIs zeigt (▶ Tab. 16.3). Bei Facharztleistungen hingegen nehmen bedarfsunabhängige Faktoren großen Einfluss, was sich auch anhand signifikanter HIs für alle drei Leistungen in diesem Setting erkennen lässt.

Die vom Setting abhängigen Unterschiede der Wirkung von bedarfsunabhängigen Faktoren lassen sich dabei zum Großteil durch unterschiedliche Wirkung der Determinanten Bildung und kognitive Fähigkeiten erklären. Bildung und kognitive Fähigkeiten üben im Facharzt-Setting einen großen Einfluss (109 % bei Kolonoskopie, 42 % bei Facharztkontakten und 23 % bei Mammografie) und bei Hausarztleistungen einen deutlich geringeren Einfluss aus. So liegen die Beiträge dieser beiden Determinanten für Grippeimpfung und Hausarztkontakte bei unter 10 %. Bei Blutdruckmessung ist der Beitrag aufgrund des relativ starken (negativen) Beitrags des niedrigen Bildungsniveaus allerdings vergleichsweise groß.

16.4 Diskussion und Fazit

Die empirische Analyse liefert fünf fundamentale Ergebnisse. Erstens: In Deutschland besteht eine signifikante einkommensabhängige Ungleichheit zu Lasten geringer Einkommensgruppen in der Inanspruchnahme des Mammografie-Screenings. Demgegenüber lässt sich für Kolonoskopie und für Blutdruckmessung keine Ungleichverteilung ermitteln und die Inanspruchnahme von Grippeimpfungen ist sogar zugunsten von geringen Einkommensgruppen verteilt. Zweitens: Wird für den unterschiedlichen medizinischen Bedarf für die Inanspruchnahme bereinigt (horizontale Gerechtigkeit), ergeben sich zwei wesentliche Änderungen. Während sich eine signifikante Ungleichverteilung zu Lasten der unteren Einkommensgruppen bei der Inanspruchnahme der Kolonoskopie ergibt, ist die Inanspruchnahme von Grippeimpfungen nicht mehr signifikant zugunsten unterer Einkommensgruppen verteilt. Folglich ist es wichtig bei der Ungleichheitsmessung für den unterschiedlichen medizinischen Bedarf zu bereinigen. Eine Nichtbereinigung führt bei beiden Präventionsleistungen zu einer Unterschätzung der Ungleichheit, da der medizinische Bedarf – gemessen an der Verteilung der Bedarfsfaktoren – für Kolonoskopie und Grippeimpfung in den unteren Einkommensgruppen höher ist. Drittens: Während für Hausarztbesuche – nach Bereinigung für medizinischen Bedarf – keine signifikante Ungleichverteilung festgestellt werden kann, ist die Inanspruchnahme von Facharztleistungen ungleich zu Lasten geringerer Einkommen verteilt. Viertens: Während für Präventionsleistungen, die im Hausarzt-Setting erbracht werden (d. h. Blutdruckmessung und Grippeimpfung), keine einkommensbezogenen Ungleichheiten festzustellen sind, ergeben sich für Präventionsleistungen, die grundsätzlich von Fachärzten erbracht werden, erhebliche Ungleichheiten zu Lasten geringerer Einkommen. Das Ausmaß der Ungleichheiten für die Inanspruchnahme von Präventionsleistungen ist ähnlich hoch wie für die Inanspruchnahme von Facharztleistungen. Daraus folgern wir, dass das Setting, in dem die medizinische Leistung erbracht wird, das Ausmaß der Ungleichheit stärker bestimmt als die im Setting erbrachte Leistung (präventive Leistungen versus allgemeine medizinische Leistungen). Fünftens: Die Dekomposition der Ungleichheitsmaße (Konzentrationsindizes) zeigt zwei bemerkenswerte Ergebnisse: Zum einen sind unabhängig vom Setting Präferenzen für gesundes Verhalten, der Gesundheitszustand und der Familienstatus mit der einkommensbezogenen Ungleichheit assoziiert. Zum anderen sind bessere kognitive Fähigkeiten und höhere Bildung stark mit der einkommensbezogenen Ungleichheit in der Inanspruchnahme von Facharztleistungen und präventiven Leistungen, die im Facharzt-Setting erbracht werden, assoziiert. Demgegenüber haben sie eine weitaus geringere Bedeutung für die einkommensbezogene Ungleichheit in der Inanspruchnahme von allgemeinen Arztleistungen und präventiven Leistungen, die im Hausarzt-Setting erbracht werden.

Die hier für Deutschland gefundenen Ergebnisse stehen im Einklang mit einer Reihe internationaler Studien (z. B. [23] oder [24]), die eine große einkommensbezogene Ungleichverteilung zu Lasten geringer Einkommen bei der Inanspruchnahme von Facharztleistungen in fast allen untersuchten europäischen Ländern finden. Ferner sind sie konsistent zu Resultaten einer Studie [15], die für das belgische Gesundheitssystem zeigt, dass vom Facharzt erbrachte Präventionsleistungen stärker ungleich verteilt sind als Präventionsleistungen, die vom Hausarzt erbracht werden. Die vorliegende Studie erweitert jedoch die belgische Studie, da sie eine andere Population, andere Präventionsleistungen und ein anders organisiertes Gesundheitssystem analysiert. Darüber hinaus erfolgt erstmalig eine vergleichende Dekomposition der Ungleichheit der Inanspruchnahme von medizinischen Leistungen in Abhängigkeit des Settings und der Art der erbrachten Leistung.

Was sind die Ursachen dafür, dass die einkommensbezogene Ungleichheit bei der Inanspruchnahme präventiver Leistungen maßgeblich vom Versorgungs-Setting abhängig ist? Sofern man die ökonomische Theorie heranzieht, können hierfür nachfrage- und angebotsseitige Faktoren verantwortlich sein. Nachfrageseitig könnte die ungleiche Inanspruchnahme auf abweichende Präferenzen zurückgeführt werden. Demnach hätten einkommensschwache Menschen unabhängig von ihrem Bedarf und den Zugangsmöglichkeiten kein ausgeprägtes Interesse, Fachärzte und präventive Maßnahmen im Facharzt-Setting aufzusuchen, privat Versicherte jedoch sehr wohl. Empirisch gibt es für die USA durchaus Hinweise, dass Patienten mit geringerem Einkommen lieber den Hausarzt anstatt den Facharzt konsultieren [20, 27]. Leider ist es uns mit den bestehenden Daten nicht möglich auf entsprechende Präferenzunterschiede zu kontrollieren.

Zudem könnten finanzielle Faktoren (z. B. Unterschiede bei den Zuzahlungen) den Zugang zu Facharztleistungen einschränken und die Inanspruchnahme reduzieren [18]. Da in Deutschland jedoch Zuzahlungen sehr begrenzt, die angegebenen Präventionsleistungen von Zuzahlungen weitgehend befreit sind und sich Zuzahlungen zu Hausarzt- und Facharztleistungen grundsätzlich nicht unterscheiden, scheinen finanzielle Faktoren die Ungleichheiten in der Inanspruchnahme für Deutschland nicht erklären zu können.

Ferner könnten die „Informationskosten" für die Inanspruchnahme von Facharztleistungen und Krebsvorsorgemaßnahmen höher sein für Menschen aus relativ geringen Einkommensschichten als für Menschen aus relativ hohen Einkommensschichten. Erste Hinweise für einen entsprechenden Zusammenhang liefert in dieser Studie die relativ große Bedeutung der Variablen für kognitive Fähigkeiten und Bildung im Rahmen der Analyse für Leistungen aus dem Facharzt-Setting (siehe oben). Für Menschen mit geringerem sozioökonomischem Status ist es demnach relativ „teurer", komplexe Informationen zu sammeln und zu verarbeiten, da sie eine geringere Gesundheitsbildung aufweisen [19]. (Die generell höhere Bedeutung von Informationskosten für geringere Einkommensschichten stehen auch im Einklang mit der Feststellung, dass Menschen aus geringeren Einkommensschichten weniger wahrscheinlich Informationen suchen [6].) Leistungen aus dem Facharzt-Setting weisen im Durchschnitt eine höhere Komplexität auf, als Leistungen, die vom Hausarzt erbracht werden. So zeichnen sich die untersuchten Krebsvorsorgemaßnahmen durch einen unsicheren Nutzen (bringt keine sofortigen Vorteile) und Risiken wie falsch positive Ergebnisse, unnötige operative Eingriffe oder Nebenwirkungen der Diagnostik aus.

Zudem könnte die Inanspruchnahme von Facharztleistungen mit höheren „Suchkosten" einhergehen, die insbesondere geringere Einkommensgruppen stärker betreffen. So zeigen empirische Studien, dass Menschen mit geringerem sozioökonomischem Status eher Leistungserbringer aus der unmittelbaren Umgebung wählen und nur selten nicht den nächstgelegenen Anbieter wählen. Da die Entfernung zum Facharzt im Durchschnitt deutlich höher ist, als die Entfernung zum Hausarzt, könnten Menschen mit geringem Einkommen eher wahrscheinlich auf einen Facharztbesuch verzichten. (Während es in Deutschland über 60 000 Hausärzte gibt [11], gab es im Jahr 2008 lediglich knapp über 1150 Gastroenterologen, die grundsätzlich für die Durchführung einer Darmspiegelung zuständig sind [1].)

Schließlich können auch angebotsseitige Faktoren die empirisch feststellbare Ungleichheit in der Inanspruchnahme von Facharztleistungen und präventiven Leistungen im Facharzt-Setting begründen. Für medizinische Leistungen, die eine große Informationsasymmetrie und Qualitätsunsicherheit aufweisen, lässt sich aus der Prinzipal-Agenten-Theorie ableiten, dass Patienten (Prinzipal) ihre Nachfrageentscheidung stark von der Empfehlung des Hausarzts (Agent) abhängig machen. Eine potenzielle Erklärung für die stärkere Inanspruchnahme von Facharztleistungen durch höhere Einkommensklassen könnte daher sein, dass Hausärzte Patienten mit geringerem Einkommen z. B. weniger wahrscheinlich eine Facharztleistung empfehlen [15].

16.4.1 Gesundheitspolitische Schlussfolgerungen

Die vorgefundenen Ergebnisse verdeutlichen die hohe Relevanz, bei der Gestaltung von Präventionsmaßnahmen im deutschen Gesundheitssystem, deren Abhängigkeit vom Setting zu berücksichtigen. Sollte es Ziel der Gesundheitspolitik sein, einkommensbezogene Ungleichheiten in der Inanspruchnahme präventiver Leistungen im Facharzt-Setting zu reduzieren, könnten nachfrage- und/oder angebotsseitige Interventionen eingesetzt werden. Zukünftige Forschungsarbeiten sollten untersuchen, ob es angebotsseitig eine sinnvolle Strategie wäre, die Bedeutung des Hausarzts für die Reduzierung einkommensbezogener Ungleichheit im Facharzt-Setting zu stärken. Da Hausärzte als wichtige, über den Nutzen von Präventionsmaßnahmen besser informierte Berater für die Patienten agieren, kommt ihnen eine wichtige Funktion als Zuweiser zu. Eine wichtige Forschungsfrage lautet mithin: Wie kann die Gesundheitspolitik Hausärzte als Berater und Zuweiser dazu bringen, insbesondere einkommensschwache Patienten vom Nutzen präventiver Maßnahmen zu überzeugen und damit zum Abbau einkommensbezogener Ungleichheit im Facharzt-Setting beizutragen. Aus ökonomischer Sicht könnte die Nutzung leistungsorientierter Anreize (Stichwort: „Pay for Performance") in diesem Zusammenhang ein potenzielles Instrument sein. Nachfrageseitig könnte ein Gegenstand zukünftiger Forschungsarbeiten die Suche nach Instrumenten sein, mit denen gezielt Personen aus unteren Einkommensschichten vom Nutzen der analysierten Krebsvorsorgearten überzeugt werden können. Da die hier untersuchten Krebsvorsorgemaßnahmen (Mammografie wie auch Kolonoskopie) für bestimmte Altersgruppen hoch kosteneffektiv sind [17] bzw. [22], würden entsprechende Anstrengungen womöglich sowohl die Effizienz erhöhen, als auch die horizontale Ungleichheit in der Inanspruchnahme dieser Leistungen reduzieren.

16.4.2 Limitationen

Abschließend ist zu konstatieren, dass die dokumentierten Ergebnisse vor dem Hintergrund verschiedener methodischer Limitationen zu sehen sind. Einerseits wurden Querschnittsdaten analysiert. Somit sind keine gesicherten Aussagen über kausale Zusammenhänge möglich. Andererseits beruhen die Ergebnisse auf Befragungsdaten. Es handelt sich um subjektive Angaben der Patienten, bei denen „Antwortverzerrungen" und „Falschantworten" (z. B. aufgrund von Erinnerungsfehlern) nicht ausgeschlossen sind (vgl. [26]). Darüber hinaus ist die Stichprobe auf Deutschland begrenzt worden und es liegen nur zwischen 704 und 2642 Beobachtungswerte vor, was zu recht großen Konfidenzintervallen bei den geschätzten Parametern führt. Insgesamt ist der SHARE-Datensatz jedoch ein gut etablierter Datensatz mit einer hohen Reputation, aus dem bereits viele hochwertige Publikationen entstanden sind (vgl. [4]).

16.5 Literatur

[1] Arnold R, Dathe K, Kühne D et al. Status quo Gastroenterologie Ergebnisse einer Umfrage des Bundesverbands Gastroenterologie Deutschland (BVGD) in Klinik und Praxis. Z Gastroenterol 2009; 47: 563–574

[2] Avitabile C, Jappelli T, Padula M. Screening tests, information, and the health-education gradient., Centre for Studies in Economicsand Finance (CSEF), CSEF Working Papers 2008; 187

[3] Becker GS. Human Capital: A Theoretical and Empirical Analysis, with Special Reference to Education. 2. Aufl. New York: Columbia University Press for NBER; 1975.

[4] Börsch-Supan A, Brugiavini A, Jürges H. et al. Health, ageing and retirement in Europe (2004-2007). Starting the longitudinal dimension. Mannheim: Mannheim Research Institute for the Economics of Aging (MEA); 2008

[5] Brugiavini A, Croda E, Paccagnella O. Generated income variables in share release 1. In: Börsch-Supan A, Jürges H. Hrsg. Health, Ageing and Retirement in Europe, Mannheim Research Institute for the Economics of Aging (MEA), Mannheim; 2005: 105–113

[6] Eng TR, Maxfield A, Patrick K et al. Access to Health Information and Support A Public Highway or a Private Road? JAMA 1998; 280(15): 1371–1375

[7] Erreygers G. Correcting the Concentration Index. J of Health Econ 2009a; 28: 504–515

[8] Fernandez R, Rogerson R. Public Education and Income Distribution: A Dynamic Quantitative Evaluation of Education-Finance Reform. The Am Econ Review 1998; 88(4): 789–812.

[9] Fleurbaey M, Schokkaert E. Unfair inequalities in health and health care. J Health Econ 2009; 28: 73–90

[10] Grossman M. On the concept of health capital and the demand for health. J Polit Econ 1972; 80(2): 223–255

[11] Kassenärztliche Bundesvereinigung: Arztzahlen (28.01.2012). Im Internet: http://www.kbv.de/24854.html; Stand: 27.07.2011

[12] Kassenärztliche Bundesvereinigung: Mammografie-Screening (23.01.2012). Im Internet: http://www.kbv.de/23970.html; Stand: 28.10.2011

[13] Lüngen M, Siegel M, Drabik A et al. Ausmaß und Gründe für Ungleichheiten der gesundheitlichen Versorgung in Deutschland. Studien zu Gesundheit, Medizin und Gesellschaft 2009; Köln: Ausgabe 05/2009 vom 30.06.2009

[14] Lorant V, Boland B, Humblet P. Equity in prevention and health care. J Epidemiol Community Health 2002; 56: 510–516

[15] O'Malley M, Earp JA, Hawley ST et al. The association of race/ethnicity, socioeconomic status, and physician recommendation for mammography: Who gets the message about breast cancer screening? Am J Public Health 2001; 91: 49–54.

[16] McKinnon B, Harper S, Moore S. Decomposing income-related inequality in cervical screening in 67 countries. Int J Public Health 2011; 56: 139–152

[17] Moore SG, Shenoy PJ, Fanucchi L et al. Cost-effectiveness of MRI compared to mammography for breast cancer screening in a high risk population. BMC Health Serv Res 2009; 13: 9

[18] Newhouse JP. Free for all? Lessons from the RAND Health Insurance Experiment. Cambridge: Harvard University Press; 1996

[19] Parente S, Salkever D, DaVanzo J. The role of consumer knowledge of insurance benefits in the demand for preventive health care among the elderly. Health Econ 2004; 14: 25–38

[20] Saha S, Arbelaez JJ, Cooper LA. Patient-physician relationships and racial disparities in the quality of health care. Am J Public Health 2003; 93(10): 1713–1722

[21] Schmitz H, Wübker A. What Determines Flu Vaccination Take up of Elderly Europeans. Health Economics 2011; 20: 1281–1297

[22] Sonnenberg A, Delcò F, Inadomi JM. Cost-effectiveness of colonoscopy in screening for colorectal cancer. Ann Intern Med 2000; 133(8): 573–584.

[23] Stirbu I, Kunst EA, Mielck A et al. Inequalities in utilisation of general practitioner and specialist services in 9 European countries. BMC Health Serv Res 2011; 11: 288

[24] Van Doorslaer E, Koolman X, Jones AM. Explaining income-related inequalities in doctor utilization in Europe. Health Econ 2004; 13: 629–647

[25] Van Doorslaer E, Masseria C, Koolman X. Inequalities in access to medical care by income in developed countries. Canadian Med Association J 2006; 174(2): 177–183

[26] Von dem Knesebeck O, Mielck A. Soziale Ungleichheit und gesundheitliche Versorgung im höheren Lebensalter. Z Gerontol Geriat 2008; 42: 39–46

[27] Wong MD, Asch SM, Andersen RM et al. Racial and ethnic differences in patients' preferences for initial care by specialists. Am J Med 2004; 116(9): 613–620

[28] Wagstaff A, van Doorslaer E. Measuring and Testing for Inequality in the Delivery of Health Care. The J of Hum Resources 2000; 35(4): 716–733

[29] Wagstaff A. The bounds of the concentration index when the variable of interest is binary, with an application to immunization inequality. Health Economics 2005; 14: 429–432

[30] Wübker A. Who gets a Mammogram amongst European women aged 50-69 years and why are there such large differences across European countries? Discussion Papers of Witten/Herdecke University 2011; 15

17 Transgenerational wirksame Risikoverkettungen und Möglichkeiten der Prävention am Beispiel alleinerziehender Mütter und ihrer Kinder

Matthias Franz

17.1 Transgenerationaler Risikotransfer auch für psychosoziale Belastungen

Die von der Psychoanalyse bereits vor über einem Jahrhundert postulierte prädiktive Bedeutung früh erlebter und verinnerlichter belastender Kindheitserfahrungen für erhöhte Erkrankungsrisiken im Erwachsenenalter [7] oder eine verringerte Lebenserwartung [5] ist heute empirisch belegt und bis hinein in neurobiologische und transgenerational wirksame epigenetische Zusammenhänge dargestellt [23, 34].

Auch epidemiologische Untersuchungen zeigen, dass psychosoziale Belastungen, welche Eltern in ihrer empathischen Fürsorge und Bindungsfähigkeit beeinträchtigen, zu einem erhöhten gesundheitlichen Entwicklungsrisiko ihrer Kinder beitragen [8]. Die Kriegsfolgenforschung erbrachte ebenfalls Belege für eine sehr weit reichende biografische Langzeitwirkung frühkindlich erlebter traumatischer Erfahrungen. Hierzu zählt u. a. die in der Kindheit erfahrene kriegsbedingte Vaterlosigkeit. Kriegskinder, die in Deutschland während oder nach dem Zweiten Weltkrieg lediglich bei ihrem mütterlichen Elternteil aufwuchsen, wiesen noch 50 oder sogar 60 Jahre nach Ende des Zweiten Weltkriegs eine signifikant stärker ausgeprägte Belastung durch psychische und psychosomatische Beschwerden auf als die Kriegskinder, denen in den ersten sechs Lebensjahren beide Eltern zur Verfügung standen [12, 14].

Angesichts derartig langfristiger Effekte erscheint es sinnvoll, dass in den letzten Jahren die entwicklungspsychologische Bedeutung des Vaters für die kindliche Autonomie- und Identitätsentwicklung sowie für den sozialen Erfolg besonders der Jungen [27] und die möglichen Folgen seines Fehlens intensiver beforscht wurden [11]. Zahlreiche dieser Untersuchungen widmen sich den möglichen gesundheitlichen und psychischen Folgen elterlicher Trennung für die Kinder. Der Diskurs in diesem Bereich ist aufgrund der großen Betroffenheit und des inhärenten Konfliktpotenzials nicht immer frei von simplifizierenden Sichtweisen oder politischen Instrumentalisierungen. Umso bedeutsamer erscheint die Rezeption und Generierung von empirisch gesicherten Befunden, gerade auch um angesichts der transgenerationalen Risikoverkettungen langfristig wirksame primärpräventive psychosoziale Interventionen innerhalb naturalistischer Settings [29, 31] etablieren zu können.

17.2 Alleinerziehend – eine kontinuierlich zunehmende Familienform

Neben der traditionellen ehelichen Familie (heute in Deutschland 72 % aller Familien [30]) haben sich in den letzten Jahrzehnten auch andere Familienformen etabliert. Hierzu zählen die unverheiratet mit ihren Kindern zusammen lebenden Elternpaare (9 %) sowie die Alleinerziehenden. Benachteiligungen bestimmter Familienformen sind bei schwindendem sozialem Zusammenhalt jedoch mit Risiken auch für die Kinder verbunden. Die Gruppe der Alleinerziehenden ist in besonderer Weise von psychosozialen Risiken mit langfristig wirksamen Folgen für die körperliche und seelische Gesundheit auch der Kinder und damit auch von transgenerationalen Risikoverkettungen betroffen [9, 1].

Die Zahl der Familien mit Kindern unter 18 Jahren in Deutschland nimmt seit Jahren kontinuierlich ab. Derzeit liegt sie in Deutschland bei etwa 8,2 Millionen. Der prozentuale Anteil von Einelternfamilien bezogen auf alle Familienformen steigt entgegen diesem allgemeinen Trend seit über vier Jahrzehnten ebenso kontinuierlich an [3, 22]. Aktuell beträgt der Anteil der Einelternfamilien an allen Familien mit minderjährigen Kindern in Deutschland 19 % (entsprechend ca. 1,6 Millionen Einelternfamilien). In urbanen Zentren und in den Neuen Bundesländern liegt ihr Anteil erheblich höher. Insgesamt 2,4 Millionen minderjährige Kinder leben in Einelternfamilien, zu 90 % bei ihren Müttern [3, 30].

17.3 Hohes Armutsrisiko für alleinerziehende Mütter

Das deutlich erhöhte Armutsrisiko und ein relativ niedriger sozioökonomischer Status alleinerziehender Mütter sind vielfach belegt [9, 19, 30]. Der Sozialhilfestatistik zufolge (zit. in [19]) bezogen 27,1 % aller alleinerziehenden Frauen bereits 1999 Sozialhilfe, wobei dieser Anteil mit der Anzahl der Kinder noch deutlich höher lag. In einer vor einem Jahrzehnt an über 5000 Schulneulingen durchgeführten Untersuchung („Düsseldorfer Alleinerziehendenstudie" [13]) war der sozioökonomische Status der alleinerziehenden Mütter im Vergleich zur Kontrollgruppe verheirateter Mütter signifikant erniedrigt. Sie verfügten eher über niedrigere Bildungsabschlüsse, arbeiteten doppelt so häufig Vollzeit wie verheiratete Mütter und gaben trotzdem ein wesentlich geringeres monatliches Haushaltsnettoeinkommen an. Die Sozialhilferate der alleinerziehenden Mütter war gegenüber der Kontrollgruppe um das Zehnfache erhöht. Aktuell sind in Deutschland 31 % der alleinerziehenden Mütter von Transferzahlungen wie Sozialhilfe oder Arbeitslosengeld II abhängig, bei den Müttern in Paarfamilien sind es lediglich 6 % [30].

Alleinerziehende Mütter leiden zudem häufiger unter sozialer Randständigkeit, biografischen Brüchen oder einer beeinträchtigten Bildungs- und Berufsentwicklung. Dies in Verbindung mit den oft erheblichen alltäglich-organisatorischen Belastungen, dem emotionalen Stress durch den Paarkonflikt und nicht selten auch durch die latente Konfrontation mit eigenen Konfliktbeiträgen, Schuldgefühlen und Selbstzweifeln stellt in vielen Fällen eine komplexe Überlastung dar, die erhöhte Morbiditätsrisiken nach sich zieht. Natürlich sind nicht alle alleinerziehenden Mütter in dieser Weise beeinträchtigt. Nach Brand und Hammer [4] sind allerdings lediglich 35,3 % der Alleinerziehenden mit ihrer Lebenssituation zufrieden. Etwa zwei Drittel leiden unter verschiedenen Problemlagen, wie Unzufriedenheit mit der beruflichen Situation, belasteter Familiensituationen, Schwierigkeiten in der Kleinkindbetreuung oder sozialer Isolation.

17.4 Programmatischer Mythos: alleinerziehende Mutter als kompetente Bewältigungsoptimistin

Demgegenüber wird in einigen Publikationen und Studien zur Lebenssituation und zu den Bedarfslagen alleinerziehender Mütter ein eher optimistisch anmutendes Bild entworfen (z. B. in einer im Auftrag des Bundesministerium für Familie, Senioren, Frauen und Jugend [BMFSFJ] vom Sinus-Institut Heidelberg 2011 erstellten Studie mit dem Anspruch, „Lebenswelten und -wirklichkeiten von Alleinerziehenden" darzustellen oder in einer ebenfalls 2011 von der BZgA herausgebrachten Broschüre „Alleinerziehend im Lebensverlauf"). Diese Darstellungen fokussieren auf die unbestreitbaren finanziellen, bildungsmäßigen und beruflichen Benachteiligungen Alleinerziehender. Die aber ebenfalls erheblichen gesundheitlichen oder psychischen Beeinträchtigungen, die häufig konflikthafte Familiensituation alleinerziehender Mütter und die nachweislichen Entwicklungsrisiken der betroffenen Kinder werden dagegen deutlich zurückhaltender oder unter Verzicht auf die Darstellung aktueller einschlägiger Untersuchungen thematisiert. Vielmehr wird das Bild einer ihrer selbst und der propagierten Normalität ihrer Lebenssituation bewussten Frau entworfen, die als „Bewältigungsoptimistin" in eine positive Zukunft schaut: Alleinerziehen als Ressource im Rahmen eines individuierenden Entwicklungsprozesses mit gutem Ausgang?

Als eindrucksvolles Beispiel für diese Reporttendenzen sei auf die erwähnte Studie des Sinus-Instituts hingewiesen. Im Zusammenhang mit der angeblich hohen Zufriedenheit Alleinerziehender mit ihrer Lebenssituation wird hier formuliert: „Alleinerziehende sind mit ihrem Leben zufrieden – allerdings vor allem mit Blick in die Zukunft." Dass die aktuelle Unzufriedenheit alleinerziehender Mütter mit ihrer Lebenssituation und ihre psychischen Belastungen zugunsten einer als positiv vorgestellten Zukunft semantisch derart relativiert wird, lässt Fragen nach Reliabilitäten und systematischen Antworttendenzen aufgrund von Abwehrbedürfnissen oder sozialer Erwünschtheit wie auch die Frage nach der Validität derartiger Prognosen vielleicht als störend erscheinen. Die trotz der bestehenden Befundlagen überwiegend positiv vorgestellte Haltung alleinerziehender Mütter mündet dann in entsprechende qualitative Statements: „Neben den genannten hohen Anforderungen assoziieren die Alleinerziehenden ihren Alltag auffällig häufig mit Freude, glücklichen Momenten, Lachen und Überraschungen." Derartige Zuschreibungen werden der sozialen und gesundheitlichen Realität vieler alleinerziehender Mütter und ihrer Kinder nur bedingt gerecht und können daher kaum als Planungsgrundlage von wirksamen Präventionsprogrammen dienen.

Da emotionale Konflikte und psychische oder gesundheitliche Bedürfnisse und Belastungen alleinerziehender Mütter und ihrer Kinder kaum thematisiert werden, zielen die sich anschließenden – nichtsdestoweniger berechtigten – Forderungen sehr einseitig auf finanzielle und infrastrukturelle Unterstützung, Kinderbetreuung, Bildung, den Einstieg in die Berufstätigkeit und die Einforderung gesellschaftlicher Akzeptanz für Alleinerziehende „[…] *als ganz normale Familie in einer modernen Gesellschaft." (vom BMFSFJ beauftragte Studie zur Darstellung von „Lebenswelten und -wirklichkeiten von Alleinerziehenden" 2011, S. 70f)*. Die normativ-ethisch begründete Forderung nach „Normalität" im Sinne von Entstigmatisierung und Akzeptanz, nach Gleichwertigkeit, Gleichberechtigung und Chancengleichheit für Alleinerziehende und ihre Kinder ist heute glücklicherweise weithin selbstverständlich und muss – wo nicht – gesellschaftlich und politisch durchgesetzt werden.

Als Zustandsbeschreibung der gesundheitlichen Wirklichkeit vieler alleinerziehender Mütter und ihrer Kinder ist der Begriff der „Normalität" obsolet. Das Narrativ der im Rahmen eines politischen Diskurses programmatisch postulierten Normalität der Einelternfamilie geht dann als verschleierndes Konstrukt an der gesellschaftlichen und gesundheitlichen Wirklichkeit vieler alleinerziehender Mütter und ihrer Kinder vorbei. Neben dem deutlich erhöhten Armutsrisiko – und zum Teil auch unabhängig davon – ist der gesundheitliche Status Alleinerziehender und der ihrer Kinder in Besorgnis erregendem Ausmaß beeinträchtigt. Auch dies ist Teil ihrer Lebenswirklichkeit.

Wenngleich die Gruppe der alleinerziehenden Mütter soziologisch heterogen ist und der Familienstatus Alleinerziehend häufig eine relativ kurze Phase innerhalb der Gesamtbiografie der Mütter (nicht unbedingt in der ihrer Kinder) darstellt, bedeutet das Erleben des konflikthaften Scheiterns einer primär zumeist auf Dauer angelegten Liebespartnerschaft und der Verlust der Paarbeziehung einen spezifischen und starken Stressor, der nicht selten aus tiefen seelischen Verletzungen heraus in andauernde emotional hoch aversive Konflikte um narzisstische Restitution, Macht, Geld, die Kinder und das Sorgerecht mündet. Armut, niedrige Bildung, drohender sozialer Abstieg, Rollenbrüche, unterbrochene Berufskarrieren, die durch die Trennung gegebene Alleinverantwortlichkeit und Zeitmangel im Alltag, ein anhaltender Partnerkonflikt, das häufig mit unausgesprochenen Schuldgefühlen belastete Wissen um eigene Konfliktbeiträge, der Verlust von Freunden und die damit einhergehende zunehmende Einsamkeit stellen multiple Belastungen für viele alleinerziehende Mütter dar, mit deren Bewältigung eine große Teilgruppe überfordert ist und entsprechend mit körperlichen oder psychosomatischen Beschwerden sowie selbstschädigenden Verhaltensweisen reagiert. Diese Zusammenhänge wurden in zahlreichen Untersuchungen als gruppenstatistisch fassbare Mittelwertverschiebungen für wichtige Gesundheitsparameter beschrieben.

17.5 Schlechter Gesundheitsstatus alleinerziehender Mütter

Bei alleinerziehenden Müttern wurden auch unter wirtschaftlich sehr unterschiedlichen Rahmenbedingungen durchgehend erhöhte gesundheitliche Risiken festgestellt [25, 35]. Hierzu zählen z. B. auch kardiovaskuläre oder chronische Erkrankungen [9]. In epidemiologischen Verlaufsstudien blieben alleinerziehende Mütter im Vergleich zu verheirateten Müttern zeitstabil gesundheitlich beeinträchtigter, unabhängig von zwischenzeitlichen politischen und ökonomischen Veränderungen. Internationale Vergleichsstudien etwa für England und Schweden zeigten einen vergleichbar großen Unterschied der Gesundheitssituation zum Nachteil der alleinerziehenden im Vergleich zu Müttern in Partnerschaft, obwohl die ökonomischen und sozialen Rahmenbedingungen für alleinerziehende Mütter in beiden Ländern sehr unterschiedlich sind. Dies zeigt, dass neben dem sozioökonomischen Status auch andere Faktoren das Erkrankungsrisiko Alleinerziehender beeinflussen [25]. Auf der Datengrundlage des Bundesgesundheitssurveys errechneten Helfferich et al. [19] eine signifikant höhere Belastung alleinerziehender Mütter durch Befindlichkeitsstörungen, Schmerzen und chronische Erkrankungen wie Bronchitis, Nierenerkrankungen und Leberentzündungen.

17.6 Deutlich erhöhtes Depressionsrisiko

Ebenfalls leiden alleinerziehende Mütter deutlich häufiger unter psychischen Belastungen [2, 6, 13, 32]. Speziell für die Entwicklung depressiver Beschwerden stellen sie eine besonders vulnerable Bevölkerungsgruppe dar. Ihr Depressionsrisiko ist im Vergleich zu in Partnerschaft lebenden oder verheirateten Müttern auf mindestens das Doppelte erhöht. Dies liegt zumindest teilweise an einer Akkumulation Depressions-assoziierter Risikofaktoren. Hierzu zählen bei alleinerziehenden Müttern gehäuft auftretende belastende Lebensereignisse, eine relativ schlechtere soziale Unterstützung, Armut, ein niedriger sozioökonomischer Status, niedrigere Bildungsabschlüsse sowie eine beeinträchtigte Selbstwertregulation [2].

Eine anhaltende depressive Beeinträchtigung geht zudem häufig mit einem Verlust von Fähigkeiten einher, die wichtig für ein selbstfürsorgliches Gesundheitsverhalten sind. Ein beeinträchtigter Antrieb und Niedergeschlagenheit, Motivationsverlust, Hoffnungslosigkeit, depressionstypische Gefühle von Hilflosigkeit, Schuldgefühle und Selbstzweifel bis hin zur Demoralisierung stellen insofern auch Risikofaktoren für die körperliche Gesundheit, Wohlbefinden und Lebensqualität dar. Wahrscheinlich auch bedingt durch ihre depressive Beeinträchtigung nehmen alleinerziehende Mütter seltener an Präventionsprogrammen teil, obwohl sie häufiger an erhöhtem Blutdruck, Übergewicht oder einem erhöhten Cholesterinspiegel leiden [2].

Darüber hinaus greifen sie häufiger zu Zigaretten oder Alkohol [25] als in Partnerschaft lebende Mütter. Suchtverhalten kann in belastend erlebten Lebenssituationen auch als Ausdruck eines selbstschädigenden Bewältigungsverhaltens verstanden werden. In der Untersuchung von Helfferich et al. [19] war der Anteil rauchender Mütter bei den alleinerziehenden mit 45,6 % doppelt so hoch wie bei den verheirateten Müttern (23,6%). Ähnliche Ergebnisse liegen aus internationalen Studien vor.

Die starke Assoziation von Depressivität und Alleinerziehendenstatus besteht auch noch nach Berücksichtigung von psychosozialen Ressourcen und Sozialstatus [25]. Cairney et al. [6] untersuchten den Einfluss von Kindheitsbelastungen, chronischen und aktuellen Stressoren und sozialer Unterstützung auf das Ausmaß der Depressivität bei alleinerziehenden Müttern. Die Prävalenz depressiver Störungen war bei den Alleinerziehenden doppelt so hoch wie in der Kontrollgruppe in Partnerschaft lebender Mütter. Die Alleinerziehenden gaben vermehrt adverse Kindheitsbelastungen, chronische und aktuell belastende Stressoren sowie eine verringerte soziale Unterstützung an, sodass sich ca. 40% der erhöhten Depressionsbelastung der alleinerziehenden Mütter auf diese Einflussfaktoren zurückführen ließ. Auch nach Kontrolle des Sozialstatus und des Alters blieb die erhöhte Depressivität mit dem Alleinerziehendenstatus assoziiert.

Insgesamt verdichten sich also in der Gruppe der alleinerziehenden Mütter zahlreiche Gesundheitsrisiken im Sinne eines sozialen Morbiditätsgradienten [21]. Die unzureichende Verfügbarkeit spezifischer Unterstützungsangebote, der deutlich erniedrigte Sozialstatus alleinerziehender Mütter, eine verringerte Situationskontrolle und soziale Partizipation, das erhöhte Risiko für Depression und narzisstische Demoralisierung tragen zu einem dysfunktionalen oder selbstschädigendem Gesundheitsverhalten, Suchtproblemen und letztlich zur erhöhten Morbidität alleinerziehender Mütter bei.

17.7 Erhöhte Gesundheitsrisiken auch bei den Kindern – besonders den Jungen

Die geschilderten Mehrfachbelastungen führen häufig zu einer komplexen und andauernden Überforderung. Viele alleinerziehende Mütter sind hierdurch in ihrer emotionalen Zuwendungsfähigkeit beeinträchtigt und selbst unterstützungsbedürftig. Dies kann sich – zusammen mit dem Fehlen des anderen Elternteils oder einem anhaltenden Konflikt der Eltern – zahlreichen Studien zufolge negativ auf das gesundheitliche Wohlbefinden, das Verhalten und die Entwicklung der betroffenen Kinder bis in das Erwachsenenalter hinein auswirken [9].

So sind z.B. eine beeinträchtigte soziale Entwicklung, eine deutliche Häufung von Symptomen einer Aufmerksamkeitsdefizit-/Hyperaktivitätsstörung (ADHS) und andere Verhaltensauffälligkeiten (relativ stärker betroffen sind die Jungen) bis hin zu einer erhöhten Delinquenzrate oder auch geringere

Schulleistungen bei Kindern aus Einelternfamilien anhand gruppenstatistischer Unterschiede belegt. Ringback Weitoft et al. [26] konnten erhöhte Risiken für psychische Erkrankungen bis hin zu suizidalem Verhalten oder Drogen- und Alkoholmissbrauch bei Kindern und Jugendlichen aus Einelternfamilien nachweisen – auch noch nach Kontrolle des elterlichen Sozialstatus. In Bevölkerungsstudien aus Deutschland [18, 28] wurde bei Kindern alleinerziehender Mütter darüber hinaus ein wesentlich schlechterer körperlicher Gesundheitszustand (z. B. aufgrund von Übergewicht, Adipositas, verringerter körperliche Aktivität) beschrieben. Korrespondierend zu der häufigeren Tabakabhängigkeit alleinerziehender Mütter sind diesen Untersuchungen zufolge auch Atemwegserkrankungen der betroffenen Kinder etwa doppelt so häufig wie bei Kindern aus Zweielternfamilien. Es erscheint jedenfalls plausibel, dass sich die gesundheitsgefährdenden Einwirkungen mütterlichen Rauchens auch den im Haushalt lebenden Kindern vermitteln.

Generell können länger andauernde depressive Beschwerden der Mutter ihre emotionale Wahrnehmung der Bedürftigkeitssignale des Kindes und dadurch auch dessen Entwicklung beeinträchtigen [20, 24]. Von Bedeutung erscheint ein solcher Zusammenhang auch aus bindungstheoretischer Sicht. Eine maternale Depression kann wichtige elterliche Bindungskompetenzen beeinträchtigen, z. B. die Qualität der intuitiven elterlichen Einfühlung und Zuwendung herabsetzen – mit Folgen für die betroffenen Kinder. Eine länger andauernde Depressivität der Mutter bewirkt z. B. eine mimische Verarmung ihres Gesichtes, das dem Kind dann nicht mehr in seiner Affekt modulierenden Funktion als interaktiver teilnehmender Spiegel zur Verfügung steht. Depressive Störungen gehen oft auch mit einem verringerten Interesse an sozialer Interaktion einher.

Elterliche Präsenz, Empathie und Feinfühligkeit sind jedoch essenziell wichtig für die Stressmodulation, die emotionale Entwicklung und letztlich auch für die Gehirnentwicklung des Kleinkindes. Passend hierzu wurden bei Kleinkindern depressiver Mütter in EEG-Studien nicht nur Veränderungen im Frontalhirnbereich, sondern auch eine vermehrte negative mimische Affektexpression gefunden. Daher stellt der Befund einer bei alleinerziehenden Müttern im Durchschnitt erhöhten Depressivität einen bedeutsamen Risikofaktor auch für die Entwicklung der betroffenen Kinder dar.

Zugespitzt könnte man aus entwicklungspsychologischer Sicht formulieren, dass sich das Kind an einer anhaltenden Depression der Mutter „anstecken" kann. Das Fehlen oder auch die eingeschränkte emotionale Verfügbarkeit der Bindungsperson stellt auf Dauer einen erheblichen Stressor insbesondere für Babys oder Kleinkinder dar, da diese auf eine feinfühlige externe Stressregulation angewiesen sind. Weitere Entwicklungsrisiken können entstehen, wenn das Kind die Depressivität der Mutter schuldhaft verinnerlicht und in einer parentifizierten Rollenumkehr versucht, die Mutter zu unterstützen, dabei aber auf die Entwicklung seiner eigenen Emotionalität, Identität und Autonomie verzichten muss.

Aus diesem Grund kann die bei alleinerziehenden Müttern unter dem Druck sozialer Benachteiligungen und konflikthafter Lebensverhältnisse stärker ausgeprägte Depressivität, besonders beim Fehlen kompensierender Einflüsse, einen Risikofaktor für die kindliche Entwicklung darstellen. In der Düsseldorfer Alleinerziehendenstudie [13] war die Depressivität der Mütter signifikant mit Verhaltensauffälligkeiten ihrer Kinder korreliert ($r = 0{,}47$; $p < 0{,}001$). Langzeituntersuchungen zeigen zudem eine beeindruckende biografische Reichweite einer in der Kindheit erlebten hoch konflikthaften elterlichen Trennung [17]. Die Häufigkeit depressiver Erkrankungen (auch das Erleben einer Scheidung der eigenen Ehe) ist bei ehemaligen Kindern aus solchen familialen Konstellationen im Erwachsenenalter zwei- bis dreifach gegenüber der Häufigkeit depressiver Erkrankungen in der Allgemeinbevölkerung erhöht.

Diese wiederum transgenerationalen Risikoverkettungen könnten unser Verständnis depressiver Erkrankungen im Sinne des biopsychosozialen Krankheitsmodells der psychosomatischen Medizin ergänzen und erweitern – mit entsprechenden Konsequenzen in Richtung einer intensivierten präventiven Förderung und Stärkung besonders belasteter junger Familien. Angesichts der Häufung gesundheitlicher und depressiver Einschränkungen bei alleinerziehenden Müttern und ihren Kindern und den hierdurch verursachten hohen ökonomischen und sozialen Kosten erscheint es angebracht, die verfügbaren, aber zumeist spät ansetzenden Behandlungsangebote durch primärpräventive Interventionen zu ergänzen [1].

17.8 Präventive Interventionsmöglichkeiten

Vorliegende Studien zeigen also eine überdurchschnittliche psychosoziale und gesundheitliche Belastung alleinerziehender Mütter und ihrer Kinder. Aufgrund der Häufigkeit elterlicher Trennungen sind diese Zusammenhänge gesellschaftlich bedeutsam. Insofern bieten die bekannten Einflussfaktoren (wie z. B. niedriger sozioökonomischer Status, niedrigere Bildungsabschlüsse, geringe soziale Unterstützung, schlechterer Gesundheitszustand der Mutter, vermehrte psychische Beeinträchtigung der Mutter durch Depressivität und Suchterkrankungen, anhaltend konflikthafte Beziehung der Mutter zum Vater des Kindes, abwesender Vater, fehlende alternative Bezugsperson für das Kind, kindliche Verhaltensauffälligkeiten) auch sozial- und gesundheitspolitische

Ansatzpunkte zu einer langfristig wirksamen Prävention der Folgen konflikthafter elterlicher Trennung.

Primärpräventive Interventionen können systemisch-verhältnispräventiv oder an der Stärkung elterlicher Kompetenzen sowie direkt bei psychosozial besonders belasteten Kindern ansetzen [33]. Ein eindrucksvolles Beispiel für die Effektivität einer qualitativ hochwertigen kindlichen Frühförderung stellt das Perry Preschool Project dar, das Anfang der 1960er Jahre in der US-amerikanischen Stadt Ypsilanti begonnen wurde. 123 drei- bis vierjährige Kinder aus sozial benachteiligten Verhältnissen (niedriger sozioökonomischer Status, hoher Anteil Alleinerziehender) wurden randomisiert einer Kontrollgruppe und einer Interventionsgruppe zugeteilt. Die Intervention umfasste eine intensive Gruppenarbeit angeleitet durch akademisch qualifizierte Erzieherinnen auf der Basis eines anspruchsvollen entwicklungspsychologischen Konzepts verbunden mit Hausbesuchen. Der zeitliche Umfang betrug 2,5 Stunden an fünf Tagen pro Woche über zwei Jahre hinweg. Im Alter von 40 Jahren zeigten die ehemaligen Kinder der Kontrollgruppe eine deutlich schlechtere Entwicklung als die der Interventionsgruppe. Diese hatten bereits im Grundschulalter ein motivierteres und sorgfältigeres Lernverhalten gezeigt. Ihr Schulerfolg im Alter von 14 Jahren war besser, als Erwachsene waren sie deutlich seltener delinquent oder drogenabhängig, sie verfügten über die höheren Schulabschlüsse, ein höheres Einkommen, die Frauen waren häufiger verheiratet und seltener alleinerziehend [29]. Diese Langzeitstudie konnte im Übrigen auch einen hohen ökonomischen „Return of Investment" der Interventionskosten belegen. Sekundärauswertungen der Daten dieser Studie ergaben Hinweise darauf, dass insbesondere die Mädchen von der Intervention profitierten.

Als denkbare präventive Maßnahmen innerhalb des öffentlichen Bildungs- und Gesundheitssystems erscheinen vor diesem Hintergrund beispielsweise:

- Förderung **nicht nur des kognitiven, sondern auch des emotionalen** Lernens bereits im Vor- und Grundschulalter
- qualifiziertere theoretische Ausbildung und bessere Bezahlung der Erzieher
- stärkere Präsenz männlicher Erzieher und Lehrer
- entwicklungspsychologisch und bindungstheoretisch fundierte Elterntrainings
- materiell bessere Unterstützung junger Familien
- routinemäßige Screenings zur Identifikation besonders belasteter Mütter bereits während der Schwangerschaft, in Geburtskliniken, bei kinderärztlichen Routineuntersuchungen, in Kindergärten und bei der Einschulung
- Einübung eines erwachsenen Interessenausgleichs und konstruktiven Konfliktverhaltens sowie Thematisierung kindlicher Entwicklungsbedürfnisse

und der Langzeitverantwortung der Elternschaft bereits in der Schule („Beziehungslehre")
- stärkere gesellschaftliche Wertschätzung von Männern auch in ihrer väterlichen Rolle
- verbesserte Wahrnehmung und Förderung der spezifischen Entwicklungsbedürfnisse von Jungen

Aufgrund des engen Zusammenhanges zwischen elterlicher Beeinträchtigung und kindlichen Verhaltensauffälligkeiten erscheinen auch spezielle niedrigschwellige, gegebenenfalls auch psychotherapeutische Beratungs- und Hilfsangebote für stark belastete alleinerziehende Mütter (und Väter) sinnvoll. Präventive Unterstützungsprogramme für besonders belastete Alleinerziehende sollten nicht nur auf finanzielle oder infrastrukturelle Aspekte sondern auch auf die Besserung gesundheitlicher Risiken und einer bestehenden Depression sowie besonders auch auf die Stärkung ihrer Elternkompetenzen abzielen. In diesem Bereich sollten sich Jugendämter wesentlich stärker engagieren. Ermutigende Modelle – wie zum Beispiel das „Dormagener Modell" – existieren und sind erfolgreich [31].

17.9 PALME – ein präventives Elterntraining für alleinerziehende Mütter

Angesichts der demografischen Trends sowie der hiermit verbundenen problematischen Langzeiteffekte erscheint eine möglichst frühe, spezifische Unterstützung besonders belasteter alleinerziehender Mütter als sinnvolle Maßnahme. Fast 40% der alleinerziehenden Mütter der Düsseldorfer Alleinerziehendenstudie äußerten Wünsche nach Unterstützung und Hilfe. Diese reichten von Erziehungsberatung, finanzieller und rechtlicher Unterstützung bis hin zu Psychotherapie. Die allermeisten dieser Mütter waren jedoch nicht in Unterstützungsangebote eingebunden. Neben fehlenden Angeboten ist häufiger Hintergrund, dass viele alleinerziehende Mütter überlastet oder demoralisiert und deshalb zur aktiven Suche und Inanspruchnahme von Hilfsangeboten nicht in der Lage sind. Deshalb sollten Hilfsangebote, die auf diese Bevölkerungsgruppe abzielen, im Sozialraum – am besten in der Kita oder Krippe – aktiv aufsuchend und für die Mütter kostenfrei angeboten werden.

Die Zahl der Studien zu therapeutischen Hilfen und Präventionsprogrammen in diesem Bereich ist jedoch gering ([11] S. 154f). In Deutschland existierte bislang kein speziell für alleinerziehende Mütter und ihre Kinder entwickeltes Elterntraining. Wegen ihrer besonderen Problem- und Bedarfslagen benötigen viele alleinerziehende Mütter jedoch ein speziell auf ihre Lebenssituation zugeschnittenes Hilfsangebot. Deshalb wurde ein entsprechendes Elterntraining „PALME" ([10]; www.palme-elterntraining.de) zur Unterstützung alleinerziehender Mütter mit Kindern im Vorschulalter entwickelt, erprobt und nach wissenschaftlicher Evaluation in zahlreichen Kitas bundesweit eingeführt. PALME steht für „Präventives Elterntraining für **al**leinerziehende **M**ütter geleitet von **E**rziehern". Es handelt sich um ein zielgruppenspezifisches Unterstützungsprogramm, das alleinerziehenden Müttern in Deutschland erstmalig den niedrigschwelligen Zugang zu einem bindungsorientierten und emotionszentrierten präventiven Gruppenangebot ermöglicht.

In seiner theoretischen Fundierung ist das Konzept von PALME interaktionell-psychodynamisch orientiert. Bindungstheoretische Aspekte und die Entwicklung emotionaler Kompetenzen werden mit besonderer Gewichtung integriert. Das strukturierte und manualisierte Gruppenprogramm umfasst 20 wöchentliche, thematisch-inhaltlich aufeinander aufbauende Gruppensitzungen, die sich in vier Module gliedern.

- Biografie und emotionales Selbstbild der Mütter
- Einfühlung in die kindlichen Bindungs- und Entwicklungsbedürfnisse, Wahrnehmung der kindlichen Affektsignale
- familiäre Gesamtsituation, Trennung von Paarkonflikt und Elternverantwortung, Bedeutung des Vaters für die kindliche Entwicklung
- Identifikation individueller Stressoren, Finden neuer Lösungen, Entwicklung sozialer Kompetenzen auf Verhaltensebene

In jeder Gruppensitzung werden thematisch passende Informationen gegeben, um den Müttern eine verbesserte Situationskontrolle zu ermöglichen. In den Gruppensitzungen selbst werden mit gruppendynamischen Rollenspielen, Kleingruppenarbeit und emotionszentrierten sowie affektmobilisierenden Übungseinheiten typische Konflikte alleinerziehender Mütter bearbeitet. Über selbstwertstabilisierende Interventionen und eine gezielte Verringerung bestehender psychischer Beeinträchtigungen werden die emotionalen Elternkompetenzen der Mütter gestärkt. Hauptziele hierbei sind Stärkung der intuitiven Elternfunktionen (Feinfühligkeit), die bindungsorientierte Stabilisierung der Mutter-Kind-Beziehung, die Bearbeitung unbewusster Delegationen (z. B. Parentifizierung des Kindes oder Entwertung seiner Beziehung zum Vater), die Trennung der gemeinsamen Elternverantwortung für das Kind von der Ebene des Paarkonfliktes und der Perspektivenwechsel zugunsten des Kindes. Schließlich werden in kindgerechten Mutter-Kind-Übungen für Zuhause (z. B. körper- und emotionszentrierte Übungen, gemeinsame kreative Aktivitäten) die mütterliche Einfühlung und Beziehungsaufnahme zum Kind vertieft.

Geleitet werden die PALME-Gruppen von einem weiblich/männlichen Leiterpaar. Hierdurch werden den teilnehmenden Müttern korrektive Erfahrungen hinsichtlich ihres trennungsbedingt häufig negativen Männer- und auch (elterlichen) Beziehungsbildes ermöglicht. Im Sinne eines nicht normativen sozialen Lernmodells wird den Müttern so eine emotional funktionale Mann-Frau-Beziehung erfahrbar gemacht. Dies ist für viele teilnehmende alleinerziehende Mütter sehr eindrucksvoll und hilfreich, da nicht nur die eigene Partnerbeziehung, sondern häufig auch bereits die Beziehung der eigenen Eltern als stark belastend und konflikthaft erlebt worden waren.

Für die Durchführung der PALME-Gruppen werden geeignete Erzieher/innen oder Angehörige anderer sozialer Berufe in mehrtägigen strukturierten Schulungen zu Gruppenleitern qualifiziert. Die Schulung umfasst neben theoretischen Kenntnissen beispielsweise zur Bindungstheorie, Entwicklungspsychologie oder Gruppendynamik auch die detaillierte Vermittlung des umfangreichen PALME-Manuals [10].

In einer kontrollierten, randomisierten Studie konnte die positive Wirksamkeit dieses Elterntrainings auf die seelische Belastung sowie die emotionalen Kompetenzen der teilnehmenden Mütter nachgewiesen werden [15, 16]. Insbesondere die Depressivität der teilnehmenden Mütter sank von einem Wert, der einer starken klinischen Beeinträchtigung entsprach, herab bis fast in den Normalbereich. Im Urteil der Erzieherinnen nahmen die Verhaltensauffälligkeiten ihrer Kinder tendenziell ab. Die Mütter selbst waren mit dem Elterntraining sehr zufrieden. Sie gaben an, ihr Kind besser verstehen und sich auch besser in das emotionale Erleben ihrer Kinder einfühlen zu können. Die erzielten Effekte bestanden noch ein Jahr nach Beendigung weiter.

Aufgrund der positiven Resultate werden PALME-Gruppen mittlerweile in zahlreichen weiteren Kommunen angeboten. Die starken Effekte, die geschulte Erzieher mithilfe dieses Elterntrainings erzielen konnten, zeigen darüber hinaus auch, welches professionelle Potenzial hier nutzbar ist. Dabei ist PALME ein äußerst ökonomisches, niedrigschwelliges Verfahren, das von den Müttern sehr gut angenommen wird. Es erscheint daher sinnvoll, PALME-Gruppen in der kommunalen Regelversorgung, Kitas, Beratungsstellen oder psychotherapeutischen Praxen anzubieten. Mittlerweile wird PALME auch in psychosomatischen Reha-Kliniken gemeinsam für Mutter und Kind angeboten.

Das Programm ist konkretes Endergebnis des präventionswissenschaftlichen Forschungszyklus. Dieser beginnt mit der Identifikation von spezifischen Risiken innerhalb bestimmter Bevölkerungsgruppen, führt weiter zur Aufklärung ätiologischer Zusammenhänge, zur Entwicklung kausal wirksamer, störungsadäquater präventiver Interventionen, über die Evaluation ihrer Wirksamkeit bis schließlich hin zur Implementierung effektiver Programme innerhalb naturalistischer Settings z. B. des öffentlichen Bildungs- und Gesundheitssystems.

Die Erforschung der Auswirkungen transgenerational vermittelter psychosozialer Belastungen und mit diesen assoziierter Erkrankungsrisiken benötigt naturgemäß Zeit. Die Förderung entsprechend langfristig ausgelegter Forschungszyklen mit dem Ziel, präventiv wirksame Interventionen zu etablieren, kann daher nicht unter dem Aspekt kurzfristiger Kosten-Nutzen-Erwägungen erfolgen. Sie bleibt im gesamtstaatlichen Interesse eine prioritäre Aufgabe der öffentlichen Gesundheits- und Wissenschaftspolitik.

17.10 Zusammenfassung

Der Anteil der Einelternfamilien wächst in Deutschland seit Jahrzehnten kontinuierlich und beträgt derzeit etwa 20 % aller Familienformen. Kinder Alleinerziehender wachsen zu 90 % bei der Mutter auf. Verglichen mit in Partnerschaft lebenden Müttern sind alleinerziehende Mütter deutlich erhöhten wirtschaftlichen, gesundheitlichen und psychischen Belastungen ausgesetzt. Das konflikthafte Fehlen des einen und die häufige strukturelle Überforderung des anderen Elternteils teilen sich auch den betroffenen Kindern im Sinne von erhöhten Entwicklungsrisiken mit. Die resultierenden Bedarfslagen dieser besonders belasteten Familienform werden heute zumeist oder sogar ausschließlich unter dem Aspekt der erheblichen ökonomischen Benachteiligung Alleinerziehender charakterisiert. Aufgrund dieser impliziten Ursachenzuschreibung werden zumeist programmatische Forderungen abgeleitet, die auf Bildungsabschlüsse, die berufliche Qualifikation oder die Entwicklung arbeitsweltlicher Perspektiven für alleinerziehende Mütter abzielen. Trotz des hohen medizinischen und psychosozialen Versorgungsbedarfs aufgrund der in dieser Bevölkerungsgruppe deutlich erhöhten Morbidität besteht demgegenüber ein Defizit in der Wahrnehmung und Prävention der gravierenden körperlichen und psychischen Gesundheitsrisiken, denen viele alleinerziehende Mütter und ihre Kinder mit nachweislichen Langzeitfolgen ausgesetzt sind. Beispielsweise lässt sich bei Kindern – besonders bei Jungen – alleinerziehender Mütter eine Häufung von Verhaltensauffälligkeiten oder auch ein verringerter Schulerfolg belegen. Insbesondere die bei alleinerziehenden Müttern stark erhöhte Prävalenz depressiver Erkrankungen stellt ein gesichertes Entwicklungsrisiko für die betroffenen Kinder dar, da durch eine Depression die für die kindliche Entwicklung wesentlichen intuitiven elterlichen Kompetenzen beeinträchtigt werden können.

Angesichts derartiger transgenerational wirksamer Risikoverkettungen in einer wachsenden Bevölkerungsgruppe besitzen neben einer Verbesserung der wirtschaftlichen Situation auch die Verankerung effektiver psychosozialer

Präventionsprogramme innerhalb von – z. B. kommunalen – Versorgungsstrukturen eine strategische Bedeutung. Trotz eines zunehmenden gesellschaftlichen Bewusstseins für diese Zusammenhänge existieren in den Versorgungsstrukturen des öffentlichen Bildungs- und Gesundheitssystems in Deutschland keine breit eingeführten speziellen Hilfsangebote für die Zielgruppe der alleinerziehenden Mütter. Auf bindungstheoretischer Grundlage wurde deshalb ein emotionszentriertes Elterntraining (PALME; www.palme-elterntraining.de) für alleinerziehende Mütter mit Kindern im Vorschulalter entwickelt und in zahlreichen Kommunen etabliert. Die Müttergruppen werden von geschulten Erziehern – zumeist in kommunalen Kitas oder Familienzentren – geleitet. Die Wirksamkeit des Programms wurde in einer randomisierten, kontrollierten Studie belegt. Im Vergleich zur Kontrollgruppe zeigten die teilnehmenden Mütter deutliche Verbesserungen hinsichtlich psychischer Belastung, Depressivität sowie emotionaler Kompetenz. Zusätzlich ergaben sich Hinweise auf eine Reduktion kindlicher Verhaltensprobleme. Die Förderung derartig langfristiger Forschungszyklen zur Entwicklung präventiv wirksamer psychosozialer Interventionen stellt im gesamtstaatlichen Interesse eine prioritäre Aufgabe der öffentlichen Gesundheits- und Wissenschaftspolitik dar.

17.11 Literatur

[1] Amato PR. The impact of family formation change on the cognitive, social, and emotional well-being of the next generation. Future Child 2005; 15(2): 75–96
[2] Atkins R. Self-efficacy and the promotion of health for depressed single mothers. Ment Health Fam Med 2010; 7: 155–168
[3] BMFSFJ (Bundesministerium für Familie, Senioren, Frauen und Jugend), Hrsg. Familienreport 2010. Leistungen, Wirkungen, Trends. Berlin: Druck Vogt GmbH; 2010
[4] Brand D, Hammer C, Hrsg. Balanceakt Alleinerziehend. Lebenslagen, Lebensformen, Erwerbsarbeit. Wiesbaden: Westdeutscher Verlag; 2002
[5] Brown DW, Anda RF, Tiemeier H et al. Adverse childhood experiences and the risk of premature mortality. Am J Prev Med 2009; 37(5): 389–396
[6] Cairney J, Boyle M, Offord DR et al. Stress, social support and depression in single and married mothers. Soc Psychiatry Psychiatr Epidemiol 2003; 38: 442–429
[7] Dube SR, Felitti VJ, Dong M et al. The impact of adverse childhood experiences on health problems: evidence from four birth cohorts dating back to 1900. Prev Med 2003; 37(3): 268–277
[8] Egle UT, Hardt J. Pathogene und protektive Entwicklungsfaktoren für die spätere Gesundheit. In: Egle UT, Hoffmann SO, Joraschky P, Hrsg. Sexueller Missbrauch, Misshandlung, Vernachlässigung: Erkennung, Therapie und Prävention der Folgen früher Stresserfahrungen. 3. Aufl. Stuttgart: Schattauer; 2004: 20–43
[9] Franz M. Langzeitfolgen von Trennung und Scheidung. In: Egle UT, Hoffmann SO, Joraschky P, Hrsg. Sexueller Missbrauch, Misshandlung, Vernachlässigung: Erkennung, Therapie und Prävention der Folgen früher Stresserfahrungen. 3. Aufl. Stuttgart: Schattauer; 2005: 116–128

[10] Franz M. PALME – Präventives Elterntraining für alleinerziehende Mütter, geleitet von Erzieherinnen und Erziehern. Unter Mitarbeit von Buddenberg T, Güttgemanns J, Rentsch D. 2. Aufl. Göttingen: Vandenhoeck & Ruprecht; 2009

[11] Franz M. Der vaterlose Mann. In: Franz M, Karger A, Hrsg. Neue Männer – muss das sein? Risiken und Perspektiven der heutigen Männerrolle. Göttingen: Vandenhoeck und Ruprecht; 2011: 113–71

[12] Franz M, Lieberz K, Schmitz N et al. Wenn der Vater fehlt. Epidemiologische Befunde zur Bedeutung früher Abwesenheit für die psychische Gesundheit im späteren Leben. Zschr psychosom Med 1999; 45: 113–127

[13] Franz M, Lensche H, Schmitz N. Psychological distress and socioeconomic status in single mothers and their children in a German city. Soc Psychiatry Psychiat Epidemiol 2003; 38: 59–68

[14] Franz M, Hardt J, Brähler E. Vaterlos: Langzeitfolgen des Aufwachsens ohne Vater im zweiten Weltkrieg. Zschr psychosom Mediz Psychother 2007; 53(3): 216–227

[15] Franz M, Weihrauch L, Buddenberg T et al. PALME. Wirksamkeit eines bindungsorientierten Elterntrainings für alleinerziehende Mütter und ihre Kinder. Psychotherapeut 2009; 54: 357–369

[16] Franz M, Weihrauch L, Buddenberg T et al. Wirksamkeit eines bindungstheoretisch fundierten Elterntrainings für alleinerziehende Mütter und ihre Kinder: PALME. Kindheit und Entwicklung 2010; 19: 90–101

[17] Gilman SE, Kawachi I, Fitzmaurice GM et al. Family disruption in childhood and risk of adult depression. Am J Psychiatry 2003; 160: 939–946

[18] Hagen C, Kurth BM. Gesundheit von Kindern alleinerziehender Mütter. Pol Zeitgesch 2007; 42: 25–31

[19] Helfferich C, Hendel-Kramer A, Klindworth H. Gesundheit alleinerziehender Mütter und Väter. Gesundheitsberichterstattung des Bundes 2003; Heft 14, Robert Koch-Institut

[20] Luoma I, Tamminen T, Kaukonen P et al. Longitudinal study of maternal depressive symptoms and child well-being. J Am Acad Child Adolesc Psychiatry 2001; 40(12): 1367–1374

[21] Marmot MG. Understanding social inequalities in health. Perspect Biol Med 2003; 46(3): 9–23

[22] MASFS (Ministerium für Arbeit und Sozialordnung, Familien und Senioren Baden-Württemberg), Hrsg. Familien in Baden-Württemberg (03/2009). Im Internet: http://www.fafo-bw.de/BevoelkGebiet/FaFo/Familien_in_BW/R20093.pdf; Stand: 23.01.2012

[23] McEwen BS. Early life influences on life-long patterns of behavior and health. Ment Retard Dev Disabil Res Rev 2003; 9(3): 149–154

[24] McLearn KT, Minkovitz CS, Strobino DM et al. The timing of maternal depressive symptoms and mothers' parenting practices with young children. Implications for pediatric practice. Pediatrics 2006; 118(1): 174–182

[25] Ringback Weitoft G, Haglund B, Rosen M. Mortality among lone mothers in Sweden: a population study. Lancet 2000; 355: 1215–1219

[26] Ringback Weitoft G, Hjern A, Haglund B et al. Mortality, severe morbidity, and injury in children living with single parents in Sweden: a population-based study. Lancet 2003; 361: 289–295

[27] Sarkadi A, Kristiansson R, Oberklaid F et al. Fathers' involvement and children's developmental outcomes: a systematic review of longitudinal studies. Acta Paediatr 2008; 97(2): 153–158

[28] Scharte M, Bolte G. Kinder Alleinerziehender Frauen in Deutschland. Gesundheitsrisiken und Umweltbelastungen. Gesundheitswesen 2011; 73: 63–66

[29] Schweinhart LJ, Montie J, Xiang Z et al. Lifetime effects: The HighScope Perry Preschool study through age 40. (Monographs of the HighScope Educational Research Foundation, 14). Ypsilanti, MI: HighScope Press; 2005

[30] Statistisches Bundesamt. Alleinerziehende in Deutschland. Ergebnisse des Mikrozensus 2009. Begleitmaterial zur Pressekonferenz am 29. Juli 2010 in Berlin (2010). Wiesbaden: Statistisches Bundesamt

[31] Trzeszkowski G. NeFF – ein Netzwerk für Familien. Das Dormagener Modell „Willkommen im Leben". Evangel Jugendhilfe 2008; 4: 1–4

[32] Wade TJ, Veldhuizen S, Cairney J. Prevalence of Psychiatric Disorder in Lone Fathers and Mothers: Examining the Intersection of Gender and Family Structure on Mental Health. Can J Psychiatry 2011; 56(9): 567–573
[33] Waldfogel J, Craigie TA, Brooks-Gunn J. Fragile families and child wellbeing. Future Child 2010; 20 (2): 87–112
[34] Weaver IC. Shaping adult phenotypes through early life environments. Birth Defects Res C Embryo Today 2009; 87(4): 314–326
[35] Whitehead M, Burstroem B, Diderichsen F. Social policies and the pathways to inequalities in health: A comparative analysis of lone mothers in Britain and Sweden. Soc Science Med 2000; 50: 255–270

18 YoBEKA (Yoga, Bewegung, Entspannung, Konzentration, Achtsamkeit): Ein kleines 1x1 der Gesundheitsförderung und -vorsorge in Bildungseinrichtungen

Ilona Holterdorf

18.1 Einführung

Unser Bildungssystem ist im Umbruch! Spätestens seit dem „Schock" durch die seit 2000 turnusmäßig alle drei Jahre stattfindenden PISA-Studien (s. Max-Planck-Institut für Bildungsforschung Berlin, www.mpib-berlin.mpg.de/Pisa/index.html sowie www.oecd.org/de/pisa, www.pisa.oecd.org) stellen sich neue Herausforderungen und Fragestellungen zur Verbesserung der Situation. Massive Veränderungen in der Schulstruktur (Stichworte: Ganztagsunterricht; Einführung/Ablehnung von Schulanfangsphase-Schulklassen und -projekten) und im Vorschul- wie Kindergartenbereich erfordern neue, sinnvolle sowie praktikable Lösungen. Sie betreffen insbesondere die Behebung erkannter Mängel im schulischen wie außerschulischen Alltag. Diese führten und führen zu vielfältigen Aktivitäten mit meist integrativem Ansatz wie z. B. Elternarbeit, der Einrichtung von Eltern-Cafés an Schulen, sogar zur Um- oder Neustrukturierung von schulischen Einrichtungen und Bildungsträgern (Stichworte: inklusive Pädagogik, Inklusion).

Als elementarer Bestandteil zur Sicherung eines leistungsfähigen, auf Freude am Lernen aufbauenden zukünftigen Bildungssystems wurde die enge Verknüpfung von Gesundheit und Bildung erkannt. Seit einer Dekade kooperieren zahlreiche Träger und Akteure aus den Bereichen Bildung und Gesundheit und entwickeln spezielle Landesprogramme zur Gesundheitsförderung, Prävention und Gesundheitsschutz in Schulen und versuchen die Verankerung in die jeweilige Schulprogrammatik. Besonders aktiv ist der Verein Anschub.de, dessen Mitglieder ihren Appell zur Entwicklung und flächendeckenden Verbreitung guter gesunder Schulen in ihrer „Berliner Erklärung zu Schule, Gesundheit und Bildung" vom 24.11.2010 zusammenfassten [1]. Schon die Präambel der Berliner Erklärung hält ausdrücklich fest: *„Gesundheit ist in den Schulen unerläss-*

liche Voraussetzung für Lernen und Lehren. Bildung eröffnet den Zugang zu Gesundheitswissen und vergrößert die Chancen für gesundheitsförderliches Verhalten".

In den zurückliegenden Jahrzehnten haben Yoga und Yoga für Kinder die Zugangsbarriere zu bundesdeutschen Bildungsinstitutionen überwunden und sind vielfach Unterrichtsbestandteil von Klasseneinheiten und auch kompletten Schulen geworden. Schülerinnen und Schüler, Lehrkräfte, Eltern und die Schulträger haben den besonderen Wert des Einsatzes von Yoga und Kinderyoga im Unterricht erkannt. Auf dem 4. bundesdeutschen Yoga Vidya Kinderyoga-Kongress in Horn-Bad Meinberg (13.5.–15.5.2011) wurden Fragestellungen wie die Verbesserung der Lesekompetenz von Kindern durch Kinderyoga, „Yoga in der Grundschule", „Yoga und Entspannungstools im Kontext Grundschule", „Konzentration und Ruhe bis zum Abitur – Wunschtraum oder Yogawirklichkeit?" oder die Entwicklung von Kinderyoga-Unterrichtsstunden thematisiert (s. www.yoga-vidya.de/events/kinderyoga-kongress-2011) und selbstverständlich die gesundheitsfördernde Wirkung von Kinderyoga im Unterricht aktuell präsentiert. Zu den wissenschaftlichen Grundlagen und den daraus resultierenden „Bildungsparadigmen im Wandel" sprach Dr. Marcus Stück (Institut für Psychologie der Universität Leipzig/Zentrum für Bildungsgesundheit, Leipzig) [15, 16, 18].

Mit Workshops und Vorträgen präsent waren auch Mitarbeiterinnen des Berliner Kinderinstituts **Yobee-active**. Ihr praxisnah orientierter Ansatz des auf Elementen des Yoga aufbauenden Bildungskonzepts **YoBEKA** (**Y**oga, **B**ewegung, **E**ntspannung, **K**onzentration und **A**chtsamkeit) hat sich als praxiserprobtes Programm bewährt und wird sehr gut angenommen. YoBEKA ist ein Programm, das die Aspekte Yoga, Bewegung, Entspannung, Konzentration und Achtsamkeit in den Vordergrund stellt und miteinander verbindet. Seit der Gründung des Kinderinstituts Yobee-active 2007 kann die Initiatorin, Ilona Holterdorf, seit nun mehr als vier Jahren mit dem YoBEKA-Bildungsprogramm auf vielfältige Weise praktische und effektive Hilfestellung für Pädagoginnen, Pädagogen, Eltern und Kinder in Bildungseinrichtungen leisten.

Die Mitarbeiterinnen des Kinderinstituts Yobee-active sind Pioniere dieser neuen, erfolgreichen Verzahnung von Gesundheitsförderung und Prävention im Schulalltag. Sie sorgen permanent für die fortschreitende Professionalisierung des YoBEKA-Angebots im Unterricht, entwickeln neue, notwendige und überprüfbare Standards und sorgen so für ein einheitliches, präzises und transparentes Bild der konkreten Arbeit in Kitas und Schulen.

Zielsetzung des Bildungsprogramms ist es, handlungsorientierte, gesundheitsfördernde Rituale fest in den Bildungsalltag zu integrieren. Das Programm sorgt dafür, gesundheitsfördernde Verhaltensweisen bei jedem Einzelnen effizient zu verbessern. Es steigert die soziale Kompetenz und schafft ein besseres soziales und entspanntes Klima im Klassenraum. Gleichzeitig erhalten Schülerinnen und Schüler mit diesem Angebot eine Anleitung an die Hand, sich für wichtige Gesundheitsthemen zu sensibilisieren und relevanten Problemfeldern aktiv entgegenzutreten. Schlüssel sind hier z. B. Themen wie unausgewogene Ernährungsweisen, Bewegungsdefizite, mangelndes Körperbewusstsein, sensomotorische Defizite, psychomotorische Auffälligkeiten. Zentral sind zudem der Abbau von Stress im Unterricht und dessen Prävention.

Entscheidend ist der niederschwellige Zugang für jedermann zu allen eingesetzten YoBEKA-Elementen, ihre rasche Nachvollziehbarkeit und Antizipation. Die Inhalte sind themenorientiert und fächerübergreifend einsetzbar, bauen aufeinander auf und sind an die Bildungsinhalte der jeweiligen Bildungseinrichtungen angepasst. Stichwort ist hier die **Rhythmisierung des Unterrichts** durch den Einsatz von YoBEKA. Die Übungen können mühelos und ohne zusätzlichen Lehraufwand während einer Unterrichtseinheit, sei es im Deutsch-, Mathematik-, Englisch-, Musik-, Sachkundeunterricht praktiziert werden.

▶ **Ein Beispiel:** Der zweiminütige Bewegungsablauf „Die Winkellehre" trainiert nicht nur unsere Schulter- und Armmuskulatur, sondern fördert zudem die Lern- und Konzentrationsfähigkeit und das Durchhaltevermögen. Der Einsatz von Affirmations- und Bewegungsversen fördert neben der Beweglichkeit und der Körperwahrnehmung auch die Sprache und das Sprachverständnis. Die Verse sind bilingual einsetzbar. Durch kontinuierliche kleine Konzentrations- und Achtsamkeitsübungen werden die Schüler und Schülerinnen Schritt für Schritt in die Ruhe und Entspannung geführt.

Alle weiterführenden praktischen Erkenntnisse von YoBEKA-Trainern sowie Lehr- und Erzieherfachkräften fließen umgehend in die Aus- und Weiterbildung ein, die das Kinderinstitut Yobee-active veranstaltet. Dieser Austausch wird kontinuierlich zur Qualitätssicherung durchgeführt.

Das YoBEKA-Programm ist ganzheitlich ausgerichtet. Denn entscheidend für den Erfolg im Unterricht ist auch die Fähigkeit der Ausbilder zur Affektivität (Beziehungsfähigkeit, siehe auch [19]). Gleichzeitig ist YoBEKA dem Gedanken der Nachhaltigkeit verpflichtet. So führt der wiederholte Einsatz von je 2 Minuten YoBEKA-Übungen bei sechs Unterrichtsstunden zu 12 Minuten YoBEKA pro Unterrichtstag oder 60 Minuten YoBEKA pro Unterrichtswoche. Alle Übungen können zudem auch außerhalb des Unterrichts ausgeführt werden und bleiben lebenslang präsent.

YoBEKA befördert Bewegungsfreude und Entspannung, vermittelt Kindern eine erhöhte Aufmerksamkeit auch bzgl. ihrer Ernährungsgewohnheiten und leistet vielfältige Beiträge zur Gesundheitsförderung und Krankheitsprävention. Derzeit ist das YoBEKA-Konzept ausgelegt auf Kinder im Alter von sechs bis zehn Jahren (1. bis 4. Unterrichtsklasse). YoBEKA-Konzeptionen werden dreigliedrig für Grundschulen, Oberschulen und Kindertagesstätten entwickelt. Für den Grundschulbereich wurde Anfang 2012 bereits ein Rahmenplan für den Unterricht vorgestellt. Gleichzeitig unterstützt YoBEKA pädagogische Fachkräfte, die durch die Ausübung der Übungen auch etwas für sich selbst tun. Auch Eltern und Geschwister können durch gemeinsames Üben profitieren.

2012/2013 wird sich der Fokus zusätzlich auf die Entwicklung eines YoBEKA-Rahmenplans für die Oberstufe richten. All diese Aktivitäten sind wichtige Bausteine im flächendeckenden, sich ständig erweiternden und vervollständigenden Mosaik zur Verbesserung der Unterrichtssituation an Schulen, wie zur Gesundheitsförderung und Prävention an sich. Wir sind der festen Überzeugung, dass YoBEKA in Zukunft und mit der Zielvorgabe 2030 entscheidende Beiträge zu Prävention und Gesundheitsvorsorge leisten kann und wird. Die Vermittlung findet in den Bildungseinrichtungen selbst statt. Die Qualität des YoBEKA-Angebots wird sich stetig verbessern, die schon heute große Akzeptanz bei Schülern, Lehrern und Eltern wird sich nach einer Generation weiter steigern. Die wissenschaftliche Evaluation wird den Nachweis der positiven Effekte bei der engen Verknüpfung von Gesundheit und Bildung auch am Beispiel von YoBEKA erbringen (Information: www.yobee-active.de).

18.2 Gesundheitsförderung und -vorsorge durch den Einsatz von YoBEKA

Fehlernährung, hypermotorische Störungen und motorische Entwicklungsstörungen, Konzentrationsschwächen, sprachliche wie geistige Defizite, mangelnde Konfliktfähigkeit und auch Respektlosigkeit im Unterricht! Diese leicht verlängerbare, allseits bekannte und diskutierte Liste von Urteilen (und Vorurteilen) zur Lage im Schulunterricht bewog Frau Petra Proßowsky im Jahr 1993, durch den Einsatz von Kinder-Yoga im Unterricht der Niederlausitz-Grundschule, Berlin-Kreuzberg (heute: Bezirk Friedrichshain-Kreuzberg), neue Wege zu gehen. Bereits 1991 hatte sie erste Versuche in Vorschulklassen gestartet.

Heute ist Kinder-Yoga fester Bestandteil des Unterrichtsplans in den Klassenstufen eins bis drei der Niederlausitz-Grundschule, die seit dem Schuljahr 2005/2006 als gebundene Ganztagsschule fungiert. 380 Schüler, darunter 214 mit Migrationshintergrund, profitier(t)en von dieser Entwicklung. 2011 und damit zwei Dekaden und Jahrzehnte der Erfahrung und Evaluation in der angewandten Praxis (u. a. durch M. Stück) später liegt das von Dipl.-Sozialpädagogin Ilona Holterdorf weiterentwickelte, auf der praxisnah ausgerichteten Arbeit von Frau Proßowsky aufbauende YoBEKA-Programm des Kinderinstituts Yobee-active vor. Nachprüfbarkeit wie Nachhaltigkeit des YoBEKA-Programms sind gewährleistet. Grundlegende Untersuchungen fanden durch Dr. M. Stück [14] und durch Dr. Suzanne Augenstein (Ruhr-Universität Bochum) statt [2, 3]. Petra Proßowskys vielfältige Basisarbeit ist dokumentiert [4, 5, 6, 12], Lehr- und Lernbücher sowie Lehr- und Lern-CDs zu YoBEKA wurden seit 2007 vom Institut yobee-active erstellt [7, 8, 9]. Lehrmaterialien wie ein Bewegungs-Memory zum Thema „Bewegung, Konzentration, Spaß am Spiel", ein „Yobini"-Würfelspiel (Hilfe zum spielerischen Erlernen von Körperübungen), Lernposter und Lernkärtchen für den Unterricht (für Lehrer und Schüler) sind vollständig für die Grundstufe entwickelt.

Seit Gründung des Kinderinstituts Yobee-active (2007) bietet das YoBEKA-Programm praktische und effektive Hilfe für Pädagogen, Eltern und Kinder – vor allem im Schulunterricht. Kindergärten, Vorschulgruppen und über 60 Schulen in den Bundesländern Berlin, Brandenburg, NRW, Rheinland-Pfalz und Saarland konnten bereits die Vorzüge des YoBEKA-Programms kennenlernen – ein großer Erfolg, der sich auch durch Unterstützung vieler Bildungsträger und -einrichtungen einstellte. Genannt seien insbesondere der Verein Anschub.de, Gute Gesunde Schule Berlin (www.gutegesundeschule-berlin.de), der Berliner Senator für Gesundheit und das Deutsche Rote Kreuz (DRK) sowie Kneip und Kitas in Bewegung und viele mehr. Allein 2010 konnten, dank des DRK-Generalsekretariats, 260 pädagogische Lehr- und Fachkräfte aus allen DRK-Landesverbänden an Aus- und Weiterbildungsmaßnahmen des Yobee-active-Instituts erfolgreich teilnehmen. Neben altersgerechten Übungen werden notwendiges Wissen über **altersspezifische anatomische Voraussetzungen** wie **kindgemäßes Atmen** und **kindgemäßes Entspannen** über YoBEKA vermittelt. Das Bildungskonzept wird ebenso erfolgreich an Schulen mit besonderen Förderschwerpunkten praktiziert, z. B. Sehbehinderten- oder Sprachförderschulen. **Alle Übungen können am Unterrichtsort am jeweiligen Platz des Schülers in der Klasse stattfinden und sind so jederzeit in den Unterricht integrierbar!** YoBEKA unterstützt und fördert ebenso die Resilienz und Hardiness von Schülerinnen und Schülern, es bietet Coping (Bewältigungsstrategien) an und das Gesundheitsbewusstsein wird handlungsorientiert und auf ganzheitlicher Basis entwickelt und gefördert. Die YoBEKA-Identifikationsfiguren „Yobini" und „Yobino" sind eine wirksame Hilfe für Schülerinnen und Schüler beim Erlernen der Übungen. Gleichzeitig fordert YoBEKA aber auch die Rückkehr zu Konzentration und Achtsamkeit im Unterricht ein.

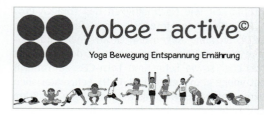

Abb. 18.1 YoBEKA-Identifikationsfiguren Yobini und Yobino (Zeichnung: Ilona Holterdorf und Vitek Marcinkiewicz. Grafikdesign: Claudia Baumgartner).

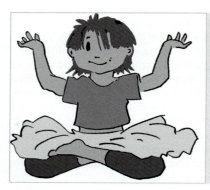

Abb. 18.2 YoBEKA-Identifikationsfigur Yobino bei der Übung „Lotusblume" (Zeichnung: Ilona Holterdorf und Vitek Marcinkiewicz. Grafikdesign: Claudia Baumgartner).

18.2.1 Beispiele für Gesundheitsförderung und Prävention durch YoBEKA im Unterricht

Vier Erfolgsbeispiele aus einfachen Basisübungen (▶ Abb. 18.3) illustrieren die gesundheitsfördernden wie präventiven Aspekte durch YoBEKA:

- Die von Schülerinnen/Schülern sehr positiv angenommene YoBEKA-Anwendung des Affirmationsverses *„Ich bin fit – und mach mit"* (s. Lesezeichen YoBEKA) führt zur viermaligen Bewegung der Wirbelsäule.
- Beim Fingerspiel *„Ich bin ruhig und ganz still – weil ich mich nun entspannen will"* werden Sammlung, Ruhe und Konzentration gefördert.
- Koordinations- und Gleichgewichtstraining nach den Yobini- und Yobino-Lernkarten (Bilder und Verse) illustrieren diese zwei Beispiele:
  - **Der Baum**
    Mein Bein, das ist der Stamm vom Baum,
    ich stehe still und wackle kaum.
    Die Krone kann sich weit entfalten,
    weil ihn die starken Wurzeln halten.

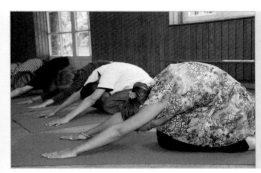

Abb. 18.3 YoBEKA-Gruppenstunde (Foto: Ilona Holterdorf).

- **Die Palme**
  Ich bin die Palme im Gleichgewicht,
  der Meereswind, der stört mich nicht.

Kurz- bis mittelfristig sichtbare, ganzheitlich orientierte Gesundheitserfolge bei Schülern:
- Verbesserung der Körperhaltung und des Körperbewusstseins
- Kräftigung des Körpers
- Verbesserung der Beweglichkeit
- Verbesserung der Koordinationsfähigkeit
- Förderung von Selbstbewusstsein und Selbstvertrauen
- Steigerung von motorischen und kognitiven Fähigkeiten
- Aktivierung der Atmung durch spielerische Sing-, Bewegungs- und Körperübungen

Mittel- bis langfristig machen sich (individuell wie im Unterrichtsalltag der jeweiligen Klasse) bemerkbar:
- Förderung von Stille und Ruhe (Kinder finden Halt und Geborgenheit)
- Sensibilisierung für Toleranz, Freundlichkeit, Hilfsbereitschaft
- Förderung von Empathie (Kinder sind friedvoller, mitfühlender, achtsamer)
- Verbesserung des Sozialverhaltens durch die Übungen

18.2.2 Einsatz im Unterricht

Der Verein Anschub.de (www.anschub.de) stellt in seiner **Berliner Erklärung zu Schule, Gesundheit und Bildung** [1] vom 24.11.2010 unter Berufung auf die KiGGS-Studie (2006) fest: *„Ca. 15% der Kinder und Jugendlichen sind übergewichtig, 21,5% zeigen psychische Auffälligkeiten und ca. 25% haben Probleme im Bereich Bewegung, Sensomotorik etc."* [1]. Gleichzeitig erklärt sie: *„Auch Lehrerinnen und Lehrer sind erheblichen gesundheitlichen Belastungen ausgesetzt. Bis zu 60% der Lehrkräfte sind gesundheitlich gefährdet."*

YoBEKA stellt sich diesem in großer Breite auftretenden, unbefriedigenden Ist-Zustand des Gesundheitsstatus an deutschen Schulen und möchte mit seinem ganzheitlichen Ansatz Teil eines weiteren Meilensteins zur Entwicklung der schulischen Gesundheitsförderung seit der Ottawa-Charta 1986 sein [11]! YoBEKA kann ohne Vorerfahrungen von Pädagogen in kompletten Schulklassen oder Kindergruppen realisiert werden. Es steht dank niedrigschwelligem Zugang jedem offen und erzeugt und schult auf natürliche Weise allgemeingültige menschliche Werte. Die YoBEKA-Bewegungs-, Konzentrations- und Achtsamkeitselemente fördern explizit ebendiese. Auch Dr. Marcus Stück evaluierte dies. So stellte er beim Einsatz seines **Programms EMYK** (Entspannungstraining mit Yogaelementen für Kinder) fest, dass die auf dem biozentrischen Bildungsparadigma und system- wie komplexitätstheoretischen Grundlagen aufbauende Netzwerkarbeit positive zwischenmenschliche Effekte auslöst.

- Die Systemmitglieder zeigen empathisches Interesse an der Weiterentwicklung eines anderen Systemmitglieds.
- Es ermöglicht Autonomie und Freiheitsgrade.
- Vertrauen und Kontrollabgabe wurden gefördert.
- Es zeigen sich wertschätzende Kommunikation bzw. wechselseitige Anerkennung [13] sowie weitere detaillierte Erörterungen in [10, 17].

Alle Beteiligten, auch Pädagogen, erleben YoBEKA positiv: Sie kommen in Bewegung, erleben entspannende Momente während des Schul- oder Kindergartenalltags und lernen ebenfalls, Konflikte achtsamer und gelassener zu lösen und mehr Mitgefühl zu entwickeln.

18.3 YoBEKA im Bildungsalltag – Strategien und Konzeptionen

Grundsätzlich bieten sich zwei Einsatzmöglichkeiten für YoBEKA im Unterricht an:

▶ **komplette YoBEKA-Unterrichtseinheiten** auf der Basis von Yoga (45 min bzw. 90 min). Voraussetzung ist eine Ausbildung als YoBEKA-Trainer (▶ Abb. 18.4). Lehr- oder Erzieherfachkräfte unterrichten einmal wöchentlich „YoBEKA" als ganze Unterrichtseinheit. Eine Unterrichtseinheit besteht aus Übungen zur Körperwahrnehmung, einem Warming-up, Bewegungsgeschichte, Entspannungsgeschichte, Massage und Ruhe- und Stille-Übungen. Die YoBEKA-Trainer passen sich, wenn möglich, an die gerade unterrichteten Bildungsinhalte des Lehrplans an. Beispielsweise wird im Herbst gerade im Sachkundeunterricht das Thema Zugvögel bearbeitet. Der YoBEKA-Trainer greift dieses Thema auf und gestaltet eine ganze YoBEKA-Unterrichtseinheit mit einer Zugvögelbewegungsgeschichte und einer Zugvögelmassage.

▶ **YoBEKA, Rhythmisierung des Unterrichts** Hier fließen täglich Rhythmisierungselemente auf der Basis von Yoga in den Unterricht ein. Im Sachkundeunterricht oder auch in anderen Fächern wie z. B. Englisch, Mathematik und Musik werden altersadäquate Entspannungs- und Bewegungselemente durch kurze zweiminütige Unterbrechungen in den jeweiligen sachbezogenen Unterricht eingebaut.

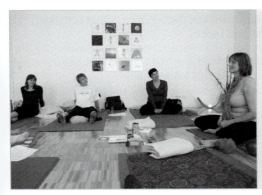

Abb. 18.4 YoBEKA-Trainerausbildung für Pädagogen (Foto: Anna-Maria Hora).

18.3.1 Strategische Ziele und Einsatzschwerpunkte im Unterricht: „Kleines 1x1 der Gesundheitsförderung"

YoBEKA beginnt nicht erst mit dem Angebot zur **Bewältigung von Stress im Unterricht**, sondern setzt frühzeitig mit der **Prävention von Stress** an. Die ganzheitliche Arbeit von YoBEKA im Unterricht lässt sich in vier zentralen Aufgabenblöcken darstellen, die wir als **„Kleines 1x1 der Gesundheitsförderung"** bezeichnen:

- **ganzheitliche Körperarbeit** (Förderung von Körperwahrnehmung und Beweglichkeit)
  - Körperübungen (Asanas)
  - Affirmationsverse
  - Bewegungsverse
  - Bewegungsgeschichten
  - Aufweckübungen (Warming-ups)
- **ganzheitliche Entspannungsarbeit** (Förderung von Ruhe und Stille)
  - Massage
  - Entspannungsgeschichten
  - Ruhe- und Stilleübungen
  - Anspannungs- und Entspannungsübungen
- **ganzheitliche Arbeit zur Herzensbildung** (Förderung von Empathie)
  - Wunschritual
  - Danksagungsritual
  - Geburtstagsritual
  - Gedenkritual
- **ganzheitliche Arbeit zur Nachhaltigkeit** (Sicherung der Nachhaltigkeit)
  - Förderung von eigenständigem Lernen
  - auch im Erwachsenenalter wieder zu entdeckende und reaktivierbare Körperübungen, z. B. die Rückengymnastik in Yoga- sowie Gymnastikschulen
  - fächerübergreifender Einsatz von YoBEKA an Schulen
  - regelmäßige Weiterbildung für unterschiedliche Zielgruppen (Eltern, pädagogische Fachkräfte)
  - Einsatz von YoBEKA auch außerhalb des Schulunterrichts (Schüler, Eltern)
  - Infoabende zur Verfestigung des Erlernten und zur Erweiterung der Zielgruppen
  - Schaffung inhaltlicher Transparenz der Lehr- wie Lerninhalte
  - Vernetzung der Schulen auf lokaler, regionaler, überregionaler Ebene
  - Erzeugung und Förderung von Synergieeffekten (Kooperation pädagogischer Lehrkräfte bzgl. der Lerninhalte)

18.3.2 Konzeptumsetzung zur „Rhythmisierung des Unterrichts"

YoBEKA beinhaltet ein Rhythmisierungskonzept. Lehr- und Erziehungskräften wird anhand praktischer Übungen auf der Basis von Elementen des Yoga vermittelt, wie sie Schul- bzw. Kindergartenalltag im Unterricht harmonisch auflockern und gestalten können. Die Übungen nehmen drei bis max. fünf Minuten der Unterrichtsstunde in Anspruch und sind mühelos in den Unterrichtsablauf integrierbar. Dabei wirkt YoBEKA ganzheitlich und nimmt positiv Einfluss auf die Persönlichkeitsentwicklung. Die Kinder empfinden Freude an YoBEKA-Übungssequenzen. Ruhe, Entspannung und Konzentration stellen sich ein. **Dank Rhythmisierung des Unterrichts profitiert die Lehrstoffvermittlung.** Lehr- und Lernmaterial zu YoBEKA liegen für die Grundschule vor (s. o.).

18.3.3 Erfolgreiche Strategien zur Rhythmisierung einzelner Unterrichtseinheiten

YoBEKA setzt bei der Rhythmisierung des Unterrichts auf den **Einsatz von Sprechversen**, die leicht zu merken sind und parallel durch Bewegungsabläufe begleitet werden. Teils ist auch der Einsatz von Musik, Gesang oder Tanz erwünscht (▶ Abb. 18.5).

Beispiele für den Einsatz von Sprechversen, die insbesondere an Sprachförderschulen große Erfolge erzielen:

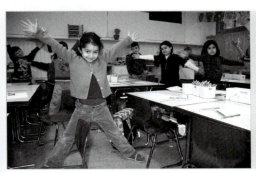

Abb. 18.5 YoBEKA-Übung „Sonne" in einer Grundschulklasse (Foto: Anna-Maria Hora).

- Gleichgewichtsübung mit Silbentrennung:
  - „Ich ste- he wie ein Baum
    und ha-be
    Selbst-ver-trau-(e)n."
- Konzentrationsübung in „Zeitlupe" mit Silbentrennung:
  - „Bin ich ru-hig und kon-zen-triert,
    dann läuft al-les wie ge-schmiert."

18.3.4 Umsetzungselemente im Unterricht

Der für **YoBEKA im Unterricht** im Frühjahr 2012 vorgestellte, für die „gute gesunde Schule" entwickelte Rahmenplan (siehe www.yobee-active.de) orientiert sich an den Lernetappen und -rhythmen des jeweiligen Schulträgers und ist somit nach diesen Vorgaben umzusetzen. Die Vermittlung der gesundheitsfördernden Bildungsinhalte durch YoBEKA soll angepasst an Curriculum und schulischen Rahmenplan erfolgen. YoBEKA möchte eine handlungs- wie praxisorientierte Ergänzung zum Unterrichtsstoff sein, die jedem einzelnen Teilnehmer ein geistig wie körperlich fühlbares Wahrnehmen und Erleben ermöglicht.

Der YoBEKA-Unterricht besitzt **drei Hauptbildungsinhalte:**
- Bewegungsgeschichten und Sprechverse zur **Förderung von Empathie** (Wie gehe ich mit mir und anderen Menschen um?)
  - Diese Bewegungsgeschichten dienen als „Rhythmisierungselemente" für den gesamten Klassenverband. „Rhythmisierungselement" heißt: Erlernen und Einsatz kleinerer YoBEKA-Bewegungs- oder Entspannungseinheiten während einer Unterrichtseinheit.
- eine oder mehrere Bewegungsgeschichten für den **Sachkundeunterricht**
- eine oder mehrere Bewegungsgeschichten zum Komplex **Empfindsamkeit** (Wie fühle ich mich? Fühle ich mich einsam/traurig/glücklich?)
  - Diese Bewegungsgeschichten werden auch zur Ernährungs- und Gesundheitserziehung genutzt.

Weitere feste Aktivitäten pro Schuletappe sind das Erlernen von
- drei Affirmationsversen,
- drei Bewegungsversen,
- drei Übungen aus dem Bereich Ruhe/Stille,
- drei Entspannungsübungen (z. B. Massage).

18.3.5 Umsetzungsbeispiele von YoBEKA-Elementen im Unterricht

Das Erlernen und Einüben der YoBEKA-Einheiten bzw. Yoga-Rituale ist mühelos in verschiedenste Unterrichtsfächer integrierbar.

▶ **Beispiel 1:** Die Übung „Baum" ermöglicht den **Einsatz in der Mathematikstunde** auch zur praktischen Darstellung und sensitiven Erfahrung von Winkeln anhand der Schulter-, Arm- und Handbewegungen.

▶ **Beispiel 2:** Positiv hat sich der Einsatz von **Sprechversen gerade in Sprachförderschulen** erwiesen. Inhaltliche Wort- und Satzerfassung, Silbentrennung und freier Sprachausdruck können so nicht nur im Deutschunterricht verbessert werden.

▶ **Beispiel 3:** YoBEKA ist **bilingual** angelegt. Es kann in englischer wie deutscher Sprache unterrichtet werden. Für die 5. Unterrichtsklassen ist der Einsatz von YoBEKA im Fach Englisch Pflicht. Auch der Einsatz der englischen Sprache schon im ersten Unterrichtsjahr ist sinnvoll, z. B. zum Erlernen sämtlicher Körperteile sowie vieler Körpermerkmale (z. B. groß, klein, dick, dünn, schwer, leicht).

▶ **Beispiel 4:** Erfolgreich ist der Einsatz von **gesungenen/gesprochenen Bewegungs-Raps**. Nahezu alle Kinder- und Jugendgruppen machen begeistert mit und verbinden Sprache, Bewegung, Musik, Gesang und Tanz in ganzheitlicher Einheit.

Weitere Information, Hilfe, Anregungen und Kontakt: www.yobee-active.de

18.4 Literatur

[1] Anschub.de Hrsg. Berliner Erklärung zu Schule, Gesundheit und Bildung. I. Der Gesundheits- und Bildungsstatus an deutschen Schulen, Abschnitt 2. Berlin: 2010. Im Internet: www.anschub.de/fileadmin/inhalte/Downloads/Verein/Flyer__Berliner_Erklaerung.pdf
[2] Augenstein S. Yoga for Children in Primary School – an Empirical Study. J Meditation and Meditation Research 2004; 3: 27–44
[3] Augenstein S. Yoga und Konzentration. Theoretische Überlegungen und empirische Untersuchungsergebnisse. Reihe Bewegungslehre und Bewegungsforschung, Band 16. 1. Aufl. Immenhausen bei Kassel: Prolog; 2003
[4] DeFlyer, Proßowsky P. Traumgeschichten, Band 1. Mit Audio-CD. 1. Aufl. Donauwörth: Auer; 2003
[5] DeFlyer, Proßowsky P. Traumgeschichten, Band 2. Mit Audio-CD. 1. Aufl. Donauwörth: Auer; 2005
[6] De Flyer, Proßowsky P. Yoga mit Rotkäppchen & Co. Mit Audio-CD. 1. Aufl. Donauwörth: Auer; 2008

[7] Holterdorf I,Proßowsky P. Asanas von A – Z. Ein Lehr- und Handbuch mit Bewegungsgeschichten und ca. 100 Illustrationen. 5. Aufl. Berlin: Yobee-active; 2010
[8] Holterdorf I, Proßowsky P. Kleine Yogarituale für den Alltag. Mit DVD. 1. Aufl. Mülheim/Ruhr: Verlag an der Ruhr; 2010
[9] Lehr-DVDs „Rhythmisierung des Unterrichts", „Wie unterrichte ich Yoga?". Lehr- und Lern-DVD „Rhythmisierung im Unterricht für Pädagogen", Berlin: Yobee-active; 2009/2010
[10] Müller M, Pörschmann N, Stück M. Verbale Aspekte wertschätzender Kommunikation im Kindergarten. Empathie-Schule 1 (Fokus: Verbale Kommunikation) „Vom Körper in den Kopf". Beiträge zur Bildungsgesundheit Buch 7; Berlin, Uckerland (Milow), Strasburg: Schibri; 2009
[11] Paulus P. Hrsg.. Bildungsförderung durch Gesundheit. Bestandsaufnahme und Perspektiven für eine gute gesunde Schule. 1. Aufl., Weinheim und München: Juventa; 2010
[12] Proßowsky P. Kinder entspannen mit Yoga. Kleine Übungen für Kindergarten und Grundschule. 2. Aufl. Mülheim/Ruhr: Verlag an der Ruhr; 2007
[13] Stück M. Hrsg. Bilinguale Entspannungs- und Bewegungsförderung in der Kita. EMYK Entspannungstraining mit Yogaelementen für Kinder von 3-6 Jahren. Beiträge zur Bildungsgesundheit, Buch 2. 1. Aufl. Berlin, Uckerland (Milow), Strasburg: Schibri; 2009
[14] Stück M. Entspannungstraining mit Yogaelementen in der Schule. 1. Aufl. Donauwörth: Auer; 1998
[15] Stück M. Entspannungstraining mit Yogaelementen in der Schule: Wie man Belastungen abbaut. Neue Wege in Psychologie und Pädagogik, Band 1. 2. Aufl. Berlin, Uckerland (Mirow), Strasburg: Schibri; 2011
[16] Stück M. Kinder, Forscher, Pädagogen: Frühe Bildung auf dem Prüfstand. Beiträge zur Bildungsgesundheit, Band 14. 1. Aufl. Berlin, Uckerland (Mirow), Strasburg: Schibri; 2010
[17] Stück M. Norden trifft Süden oder wie die Eisbären zu den Pinguinen kamen: Nonverbale Aspekte Wertschätzender Kommunikation in Kindertagesstätten. Beiträge zur Bildungsgesundheit, Buch 8. 1. Aufl. Berlin, Uckerland (Milow), Strasburg: Schibri; 2010
[18] Stück M. Wissenschaftliche Grundlagen zum Yoga mit Kindern und Jugendlichen. Neue Wege in Psychologie und Pädagogik, Band 3. 1. Aufl. Berlin, Uckerland (Mirow), Strasburg: Schibri; 2011
[19] Stück M. Videodokumentation des Vortrags auf dem 4. Kinderyoga-Kongress Horn-Bad Meinberg 2011, Im Internet: www.kinder-yoga-blog.de/vortrag-auf-dem-kinderyoga-kongress-mit-prof-dr-markus-stuck/

19 Täglicher Schulsport: Ergebnisse zur Nachhaltigkeit

Sebastian Liersch, Vicky Henze, Markus Röbl, Thomas Suermann, Christian Krauth, Ulla Walter

19.1 Hintergrund

Umfangreichen bewegungsorientierten Schulprogrammen wird das Potenzial zugeschrieben, den altersbezogenen Rückgang der körperlichen Aktivität zu verlangsamen und die Etablierung eines lebenslangen gesundheitsfördernden Bewegungsmusters zu unterstützen. Körperlich-sportliche Aktivität ist für eine gesunde Entwicklung von Kindern essenziell und trägt zu einer Reduktion chronischer Erkrankungen im Lebenslauf bei [21, 22]. Kinder mit einem hohen Aktivitätslevel sind weniger anfällig für kardiovaskuläre Risikofaktoren wie hohen Blutdruck, Übergewicht, Rauchen sowie Diabetes Typ II. Zudem fördert körperlich-sportliche Aktivität kognitive Fähigkeiten, psychische Gesundheit, psychosoziale Kompetenzen sowie die Persönlichkeitsentwicklung [2, 22]. In jungen Jahren etablierte körperliche Aktivität bzw. Inaktivität wird mit hoher Wahrscheinlichkeit im Lebensverlauf beibehalten [13]. Ein Review von Twisk [20] zeigt dagegen insgesamt nur eine geringe Evidenz für die Auswirkungen körperlicher Aktivität in der Kindheit und Jugend auf die Gesundheit im Erwachsenenalter. Auf Basis vorliegender Evidenz und unter Berücksichtigung der Praktikabilität von Handlungsorientierungen liegen inzwischen Empfehlungen zur Förderung der körperlich-sportlicher Aktivität im Kindesalter vor. Zu einer gesunden Entwicklung sowie zur Gewährleistung gesundheitsfördernder Effekte ist eine tägliche, mindestens 60 min andauernde körperlich-sportliche Aktivität von moderater bis starker Intensität erforderlich. Inaktive Tätigkeiten sollten auf zwei Stunden täglich beschränkt werden [12, 21]. Nach dem Kinder- und Jugendgesundheitssurvey (KiGGS) werden in Deutschland in der Altersklasse der 7- bis 10-Jährigen nur 15,2 % der Jungen und 9,9 % der Mädchen dem gewünschten Niveau von mindestens 60 Minuten an fast jedem Tag gerecht. In der Altersklasse der 11- bis 17-Jährigen sind es lediglich 28,2 % der Jungen und 17,3 % der Mädchen. Exzessiver Fernsehkonsum ist invers assoziiert mit körperlich-sportlicher Aktivität. So überrascht nicht, dass Kinder und Jugendliche mit einem hohen Medienkonsum zunehmend von starkem Übergewicht (Adipositas) betroffen sind [15]. Übermäßiges Fernsehen sowie Computerspielen erhöhen die Gefahr weiterer Gesundheitsbeeinträchtigungen, wie Sehstörungen, Haltungsschäden und Kopfschmerzen. Darüber hinaus muss auf die Folgen eingeschränkter sozialer Kommunikation hingewiesen werden. Eine Studie zum Medienkonsum unter 6- bis 13-Jährigen zeigt, dass in allen befragten Haushalten ein Fernseher vorhanden ist, 97,0% besitzen ein Handy und 91,0% ein Computer. In 71,0% der Haushalte sind tragbare oder stationäre Spielkonsolen zu finden. Bedenklich ist vor allem die steigende Zahl elektronischer Medien im Besitz der Kinder, welches häufig mit einer unkontrollierten Nutzung einhergeht. 56,5% der Kinder besitzen eine eigene Spielkonsole und 45,0% einen eigenen Fernseher. Bereits 15,0% der Kinder der Altersgruppe steht ein Computer zur Verfügung. Die Eltern gaben an, dass die Kinder durchschnittlich 98 Minuten am Tag fernsehen, 44 Minuten am Tag Computer spielen und 36 Minuten am Tag mit dem Computer oder der Spielkonsolen spielen [1].

Wesentliches Ziel der Behandlung juveniler Adipositas ist die Steigerung der aktiven Freizeitgestaltung und eine langfristige Veränderung des Lebensstils [9]. Neben der Prävention verbreiteter Risikofaktoren und Krankheiten trägt körperlich-sportliche Aktivität wesentlich zur Stärkung der psychosozialen Ressourcen und der Kompetenzen von Jugendlichen bei, wodurch positive Auswirkungen auf ihre Persönlichkeitsentwicklung und das Empowerment erreicht werden können.

Schule ist als zentraler Lebensbereich von Kindern für Maßnahmen zur Förderung der körperlich-sportlichen Aktivität besonders geeignet. Zudem werden fast alle Angehörigen einer Altersgruppe unabhängig vom sozioökonomischen Status der Eltern erreicht und damit auch Kinder von Eltern mit geringerem sozioökonomischem Status, die sich weniger am außerschulischen Sport beteiligen [6]. Dies gilt insbesondere für die Grundschule [19], in der die Kinder zwar nach ihrem Wohnbezirk, jedoch noch nicht nach ihren schulischen Leistungen getrennt sind. Das Setting bietet die Möglichkeit, bei allen Kindern gesundheitsfördernd anzusetzen, ohne einzelne Zielgruppen mit erhöhtem Erkrankungsrisiko zu selektieren. Nach Siegrist et al. [19] hat die Schule eine homogenisierende Wirkung auf den sozialen Gradienten und der Einfluss des Elternhauses wird zunächst relativiert bzw. verdeckt. Für die Förderung der körperlichen Aktivität stellt neben der Schule als Bewegungsraum insgesamt täglicher Sportunterricht als curricularer Bestandteil einen wichtigen Ansatz dar.

Für die Förderung der körperlichen Aktivität von Kindern im Lebensbereich Schule bieten sich prinzipiell drei Ansatzpunkte an:
- körperliche Aktivität als curricularer Bestandteil des Unterrichts
- Förderung der Schule als Bewegungsraum
- Öffnung der Schule für sportbezogene Angebote in der Freizeit

Viele Programme sind übergreifend und kombinieren verschiedene Ansätze. Die körperliche Aktivität sollte die Freude an der Bewegung fördern, an den Entwicklungsstand angepasst sein und helfen, grundlegende sowie spezifische motorische Fähigkeiten zu erwerben. Aufgabe des Sportunterrichts in der Grundschule ist es intentionale Bewegungsaktivität zu vermitteln und das Interesse an Spiel und Sport im Sinne der Ganzheitlichkeit zu fördern. Ein bis zwei Sportstunden in der Woche reichen dagegen aus pädagogischer, medizinischer und trainingswissenschaftlicher Sicht nicht aus, um die Kinder ausreichend zu bewegen [4, 11].

In der SPRINT-Studie des Deutschen Sportbundes wurde die Situation des Schulsports in Deutschland empirisch im Hinblick sowohl auf seine objektivstrukturellen Rahmenbedingungen als auch auf die subjektiven Perspektiven der primär beteiligten Akteure untersucht. Problemfelder an der Grundschule sind im Besonderen fachfremd unterrichtende Lehrer sowie die rückständige Qualitätssicherung. Dies wird besonders kritisch beurteilt, da nur mit hinreichender Qualifikation entwicklungsgemäße Inhalte gezielt zur Förderung der Motorik von Kindern eingesetzt werden können. Zudem lassen die Rahmenrichtlinien oft (zu) großen pädagogischen Freiraum. Die Analysen des inhaltlichen Sportangebots zeigen bekannte Muster mit ihrer Geschlechterakzentuierung. Qualitätssichernde Maßnahmen werden bislang in Schulen kaum durchgeführt. Bemängelt wird zudem die Diskrepanz zwischen schulischem Angebot und Schülerwünschen, die den Unterricht als zu wenig abwechslungsreich, nicht anstrengend genug und mit zu geringen Anforderungen erleben. Zur Sicherstellung der fachlichen Kompetenz werden Fort- und Weiterbildungsmaßnahmen für die Lehrkräfte angesehen, die im Interesse eines zeitgemäßen Sportunterrichts an die Veränderungen der Bewegungswelten der Schüler anzupassen sind [6].

Grundlage wirksamer Präventionsmaßnahmen und damit auch des täglichen Schulsports ist die Erfüllung der vier Qualitätsdimensionen: Konzept-, Struktur-, Prozess- und Ergebnisqualität [7, 8]. Inzwischen liegen geeignete Instrumente und Konzepte vor, allerdings besteht weiterhin ein Problem in der praktischen Umsetzung [14].

19.2 Intervention „fit für pisa"

Zur Förderung des täglichen Schulsports wurde 2002 das Interventionsprojekt „fit für pisa" in der Stadt Göttingen in Niedersachsen etabliert. Hierbei werden die obligatorischen zwei Schulstunden Sport pro Woche durch drei weitere Sportstunden ergänzt. Der tägliche Schulsport wurde von dem Allgemeinen

Sport-Club Göttingen (ASC Göttingen von 1846 e. V.), der Ärztekammer Niedersachsen und dem Gesundheitsamt Göttingen in Kooperation mit der Universität Göttingen initiiert und wird seit dem Schuljahr 2003/2004 kontinuierlich durchgeführt. Der tägliche Sportunterricht von jeweils 45 Minuten pro Tag wird für den ausgewählten Jahrgang durchgängig von Beginn bis zum Ende der Grundschulzeit als Bestandteil des Pflichtunterrichts durchgeführt. Davon werden zwei Stunden – wie in der Stundentafel für die Grundschule in Niedersachsen vorgesehen – von den Lehrern erteilt. Zusätzlich werden unter Berücksichtigung der Höchststundenzahl in der Grundschule drei Stunden Sportunterricht durch außerschulische Übungsleiter des ASC Göttingen von 1846 e. V. wöchentlich gegeben, wofür zwei Verfügungsstunden und eine Fachstunde genutzt werden (▶ Abb. 19.1). In einem einjährigen Projektvorlauf wurden ab Oktober 2002 zunächst die Rahmenbedingungen für das Gesamtprojekt festgelegt und u. a. die personelle und räumliche Struktur der Grundschulen erfasst. Das Ziel der Entwicklung einer qualitativen und effektiven Interventionsmaßnahme erfolgte durch die Verknüpfung unterschiedlicher Kompetenzen der verschiedenen Kooperationspartner.

Mit Beginn des Schuljahrs 2003/2004 konnten drei Grundschulen in Göttingen mit jeweils zwei ersten Klassen für die Projektdurchführung gewonnen werden. Die Auswahl der Grundschulen erfolgte auf freiwilliger Basis, um eine langfristige Teilnahme der Schulen und die Unterstützung aller Beteiligten zu gewährleisten. Das Projekt fand im Verlauf das Interesse weiterer Schulen, sodass in den folgenden Schuljahren zwei Grundschulen in Göttingen mit insgesamt neun Klassen hinzukamen. Insgesamt wurde an fünf Grundschulen in Göttingen von der 1. bis zur 4. Klasse täglicher Sportunterricht durchgeführt.

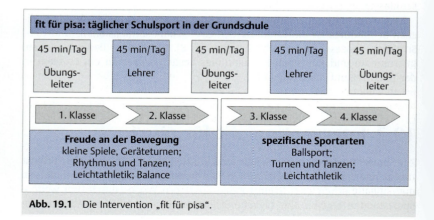

Abb. 19.1 Die Intervention „fit für pisa".

Die Kosten für die externen Übungsleiter wurden durch Förderer wie die Ärztekammer Niedersachsen, die Schulstiftung der Stadt Göttingen, die Toto Lotto-Stiftung, den Sportärztebund sowie den Verein zur Gesundheitsförderung gedeckt. Im Sommer 2005 bildete sich in einer der ersten Interventionsschulen eine Elterninitiative mit dem Ziel, bei Übernahme der Kosten durch die Eltern vermehrten Sportunterricht auch in Klassen anzubieten, die nicht an dem Praxisprojekt „fit für pisa" teilnehmen.

19.2.1 Umsetzung des täglichen Schulsports

Im Rahmen des Projekts wurden Anforderungen an die Durchführung täglichen Schulsports formuliert. Alle fünf Sportstunden sind als Einzelstunden, über die Wochentage zweckmäßig verteilt, zu unterrichten. Der Projektunterricht sollte so oft wie möglich im Freien stattfinden, wenn die Witterung und die Inhalte der Lernbereiche dies ermöglichen. Die Grundschulen benötigen eine ausreichend große Sporthalle und genügend Sport- und Gerätematerial (Bälle, Seile, Reifen, Kästen, Bänke, Barren etc.). Da die Halle meist nicht täglich zur Verfügung gestellt werden kann, müssen die Übungsleiter auf andere Räumlichkeiten ausweichen. So werden z. B. Außenflächen, Schulhöfe, anliegende Parkanlagen, die Schulaula, Klassenräume oder auch die Pausenhalle für die täglichen Bewegungseinheiten genutzt. Themen wie Sport auf engstem Raum, Sport im Freien/auf dem Schulhof, Entspannung, Gymnastik und kleine Tänze wurden in den Projektunterricht implementiert und den räumlichen Kapazitäten angepasst. Durch eine gute Zusammenarbeit zwischen Schulen und Projektteam konnten trotz hohen personellen Aufwands alle Interventionsklassen einzeln unterrichtet werden.

Unterrichtsinhalte und Methoden wurden – basierend auf den niedersächsischen Rahmenrichtlinien sowie dem Stand fachlich-wissenschaftlicher Kenntnisse – durch das Institut für Sportwissenschaft der Universität Göttingen und den ASC von 1846 e.V. entwickelt und kontinuierlich optimiert. Die Aufbereitung und Vermittlung des täglichen Schulsports wurde für die besonderen Bedingungen des Settings sowie der Erfordernisse der Grundschüler angepasst. Der bedarfsorientierte Projektunterricht wird koedukativ durchgeführt. Schwerpunkt des interventionsbezogenen Sportunterrichts ist die kindgemäße Förderung der motorischen Grundfertigkeiten, d. h. Schulung der Koordination, Verbesserung des Gleichgewichts, der Orientierungsfähigkeit sowie Schaffung von Vorstellungsfähigkeit, Einschätzung von Gefahren und Erkennen des eigenen Belastungspotenzials. Die vorgegebenen Lernziele und -inhalte des Projektunterrichts sind für alle Übungsleiter der Interventionsklassen verbindlich. Die Lerntätigkeit ist von den Übungsleitern so zu steuern, dass das Kind zur aktiven Auseinandersetzung mit dem Lehrinhalt angeregt wird [10].

In der 1. und 2. Klasse ist der Projektunterricht auf eine vielseitige Spiel- und Bewegungserziehung gerichtet, bei der die Kinder ein breit gefächertes, unspezialisiertes Angebot aus möglichst vielen Lernfeldern kennenlernen. Im Vordergrund steht dabei die innere Differenzierung, die den individuellen Lernvoraussetzungen und Leistungsständen sowie den unterschiedlichen Zugangsweisen und Lerntempo gerecht wird. Auf Stärken und Schwächen jedes einzelnen Kindes wird eingegangen. Die Kinder werden gefordert und gefördert, aber nicht über- oder unterfordert. Sie werden an ihrem individuellen Leistungsstand abgeholt. Für die ersten beiden Klassenstufen steht je Klasse ein Übungsleiter und somit eine feste qualifizierte Bezugsperson für den Sportunterricht zur Verfügung. Das Kennenlernen von neuen Bewegungserfahrungen, Möglichkeiten der Eigenaktivität, das Anregen zum Lösen von Bewegungsaufgaben, das Sporttreiben als Element gesunder Lebensführung im Alltag sowie phantasieanregende Angebote von mobilen und veränderbaren Geräten und Materialien sind feste Themen und Inhalte der täglichen Sportstunde. Das Konzept der täglichen Sportstunde hatte das Ziel, die Sportwünsche der Schüler aufzunehmen, um Spaß und Freude an der Bewegung bei den Kindern zu entwickeln, zu fördern bzw. zu erhalten.

In der dritten und vierten Klasse werden Sportarten vertieft und dem Alter angemessen eingeführt. Hier erfolgt die Einführung in den Kulturbereich Bewegung, Spiel und Sport. Dabei wird die Kondition gefördert und spezielle Techniken der Lernfelder Ballsportspiele, (Geräte-) Turnen, Schwimmen und Leichtathletik werden geschult. Außerdem werden ab dem dritten Schuljahr epochale Projekte wie z. B. Inline-Skaten, Tischtennis, Klettern, Rope-Skipping, Kung Fu, Akrobatik etc. angeboten. Durch dieses vielfältige Angebot, das das Ausprobieren neuer Sportarten einschließt, wird versucht, den Sportunterricht für alle Schüler attraktiv zu machen. Ab der 3. Klasse übernehmen drei spezifisch ausgebildete Übungsleiter jeweils einen der Schwerpunkte (1) Ballsport, (2) Turnen und Tanzen sowie (3) Leichtathletik, die von ihnen jeweils einmal pro Woche angeboten werden. Die Intervention „fit für pisa" greift die Diskrepanz zwischen schulischem Angebot und Schülerwünschen auf und hat somit das Ausprobieren neuer Sportarten als Kernelement integriert. Zudem erfolgt keine geschlechtsspezifische Differenzierung, sondern die Heranführung an die bekannten Stereotype wie z. B. Turnen bei den Mädchen und Hockey bei den Jungen [17].

19.2.2 Qualitätsmanagement

Die Intervention „fit für pisa" orientiert sich an den Qualitätsstandards. So flossen bei der Entwicklung der Intervention im Rahmen einer einjährigen Vorbereitungsphase fachlich-wissenschaftliche Erkenntnisse unterschiedlicher Disziplinen ein (Konzeptqualität). Zur Dokumentation der Durchführung des täglichen Schulsports wurden Checklisten entwickelt. Von Beginn an wurde von den Initiatoren eine begleitende Evaluation theoriebasiert entwickelt, ihre Umsetzung geplant und in der Praxis realisiert. Zur Gewährleistung einer angemessenen Strukturqualität benötigen die Grundschulen ausreichend große Sporthallen und Sportmaterialien. Da diese meist nicht vorhanden sind, wurde vorab für jede Schule individuell geprüft, ob Außenanlagen, Klassenräume oder Schulaula als Bewegungsraum genutzt werden können. Der Personalbedarf sowie auch die benötigte Qualifikation wurden vom Präventionsanbieter (ASC 46) sichergestellt. Bei nicht ausreichend vorhanden Sport- und Gerätematerialien wurden diese seitens des Sportclubs den Schulen bereitgestellt [10].

Für eine weitgehend standardisierte Durchführung in den Interventionsschulen und gleichzeitiger Qualitätssicherung (Prozessqualität) werden die Übungsleiter speziell für diesen Unterricht regelmäßig einmal monatlich geschult; sie verfügen zudem im Gegensatz zu vielen Grundschullehrern [6] über eine Grundqualifikation im Bereich Sport. Hinzu kommen monatliche Besprechungen, in denen mögliche Schwierigkeiten, Differenzierungen im Unterricht usw. erörtert werden. Darüber hinaus werden Checklisten eingesetzt, mit denen Übungsleiter und Lehrer Inhalte und Zielkonditionen (Kraft, Schnelligkeit, Ausdauer, Beweglichkeit, Orientierung) für jede Unterrichtsstunde erfassen. Diese berücksichtigt auch Aspekte der Lehrer-Schüler-Interaktion, wie z. B. Unruhe, Zuspätkommen, Nichtteilnahme, und die effektive Unterrichtszeit. Die Auswertung der Checklisten wird in die regelmäßige, vom Sportverein geleitete Supervision einbezogen. Vierteljährlich finden Treffen statt, in denen theoretische Konzepte und praktische Möglichkeiten diskutiert werden. Dabei stehen neben didaktischen und methodischen Vorgehensweisen auch räumliche Gestaltungsvarianten im Vordergrund. Außerdem werden vom Projektteam zusätzliche Fortbildungen mit externen Ausbildern (z. B. Aufbau und Umgang mit Bewegungslandschaften) oder zur Stärkung eigener Gesundheitsressourcen angeboten. Neben der Sicherung der Prozessqualität dient dies zur Einbindung der Lehrer in das Projektgeschehen. Lehrer können die Projektidee nur motiviert in den Schulalltag implementieren, wenn sie selbst davon überzeugt sind und ihre persönliche Haltung zur Bewegungserziehung reflektieren.

19.3 Evaluation

Von Beginn an wurde eine Überprüfung der Ergebnisse angestrebt und relevante Parameter von den beteiligten Institutionen erhoben (Ergebnisqualität). Seit dem Schuljahr 2003/2004 werden jährlich medizinische Anamnesen und Untersuchungen durchgeführt, die motorische Entwicklung durch Sporttests untersucht und die emotionale Befindlichkeit durch standardisierte Fragebögen analysiert. Zudem wurde am Ende der 4., 5. sowie 6. Klasse u. a. die Lebensqualität, die Aufmerksamkeit und Konzentrationsfähigkeit, das Gewaltverhalten, das Freizeitverhalten sowie die körperliche Aktivität im Alltag erfasst. Zur Datenerhebung werden weitgehend standardisierte, validierte Instrumente eingesetzt, zu denen für Kinder in diesem Alter repräsentative Vergleichsdaten vorhanden sind. Ein Elternfragebogen erfasst die Gesundheitsgeschichte des Kindes, die körperliche Aktivität der Familie sowie den sozioökonomischen Status. Darüber hinaus werden Schulleiter, Lehrer, Übungsleiter und Eltern in Form von Leitfadeninterviews zu Potenzialen und Barrieren täglichen Schulsports befragt. Die Evaluation der nachhaltigen Effektivität sowie der Kosteneffektivität täglichen Schulsports mit Längsschnitt- (Kohorte) und Querschnittdesign wurde von dem Bundesministerium für Bildung und Forschung (2007 bis 2010) gefördert [17]. Untersuchungsregion war die Stadt Göttingen als Einzugsbereich des Präventionsanbieters ASC 46 Göttingen.

Die Stichproben für die wissenschaftliche Evaluation der Maßnahme bildeten zum einen Schüler, die an der Intervention „fit für pisa" teilnahmen (Interventionsgruppe: IG) bzw. nicht teilnahmen (Kontrollgruppe: KG). Als Baseline wurde die 3 bis 6 Monate vor Einschulung durchgeführte Schuleingangsuntersuchung herangezogen. Bis zum Ende der 4. Klassenstufe nahmen fünf Grundschulen mit 13 Klassen als Interventions- sowie drei Grundschulen mit 11 Klassen als Kontrollgruppe an der Evaluation teil. Zur Prüfung der Nachhaltigkeit der Effekte nach Abschluss der Intervention wurden Erhebungen Ende der 5. und 6. Klasse umgesetzt. Die Interventions- sowie Kontrollschüler haben sich nach Abschluss der 4. Klasse über 14 weiterführende Schulen mit 39 Klassen im Großraum Göttingen verteilt. Mit Einbezug der Gesamtklassen wurden somit zugleich Kontrollschüler rekrutiert, die nicht an der Maßnahme teilgenommen haben. Für diese Schüler liegen somit für den Zeitraum von sieben Jahren (Kohorte) Daten vor, mit denen Entwicklungen auf individueller Ebene analysiert werden können (▶ Abb. 19.2).

Die gesundheitsförderlichen und -riskanten Freizeitaktivitäten reichen von regelmäßiger körperlich-sportlicher Aktivität bis zur als bewegungsarm zu klassifizierenden Mediennutzung. Die körperlich-sportliche Aktivität sowie die Nutzung elektronischer Medien wurden ab Ende der 4. Klasse anhand

19 Täglicher Schulsport: Ergebnisse zur Nachhaltigkeit

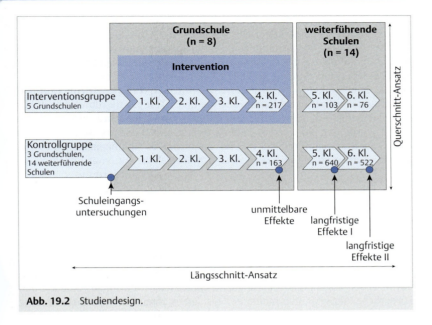

Abb. 19.2 Studiendesign.

des Kinderfragebogens standardisiert erfasst. Dabei wurde das Ausmaß über die Angaben der Art, Häufigkeit, Dauer und Intensität erfasst. Der eingesetzte Fragebogen enthält 16 Items zur körperlich-sportlichen Aktivität, mit denen die folgenden Bereiche abgedeckt werden: Alltagsaktivität, Schulsport, Vereinssport und Aktivität in der Freizeit außerhalb des Vereins. Für alle Bereiche wurde die Art der körperlichen Aktivität erhoben. Aufgrund der detaillierten Informationen über die Aktivität der Schüler wurde ein Index gebildet, der die körperlich-sportliche Aktivität in Minuten pro Woche widerspiegelt. Bei der Betrachtung elektronischer Medien wird, in Anlehnung an die KiGGS-Studie, zwischen Fernseh-, Spielkonsolen-, Computer/Internet-, Musik-, und Handykonsum differenziert. Die Schüler wurden gefragt, wie lange sie sich durchschnittlich pro Tag mit Fernsehen/Video, Computer/Internet, Musik hören, und Handy beschäftigen. Um eine differenzierte Betrachtung der Mediennutzung zu ermöglichen, wurden die Analysen nach Geschlecht und Sozialstatus getrennt durchgeführt.

Bei der Studie handelt es sich um eine explorative Evaluationsstudie. Die Datenanalyse erfolgt zunächst vornehmlich deskriptiv. Für die Längsschnittanalysen wurde bei kontinuierlichen Daten für den Vergleich von mehr als zwei Gruppen die mehrfaktorielle Varianzanalyse mit Messwiederholungen angewendet. Die Voraussetzungen (Varianzhomogenität, Normalverteilung) für die Durchführung dieser Verfahren wurden geprüft. Bei groben Voraussetzungsverletzungen wurden im Falle kleiner Gruppengrößen (n< 30) entsprechende nonparametrische Tests durchgeführt. Bei Vergleichen von Gruppen mit größerer Fallzahl sind Varianzanalyse und t-Test relativ robust gegenüber Voraussetzungsverletzungen [3]. Zur Prüfung von Unterschieden bei Häufigkeiten wurde der Chi-Quadrat-Test eingesetzt. Die Datenanalyse erfolgte mit dem Softwareprogramm SPSS 18.0 für Windows. Als Signifikanzniveau wurde eine Irrtumswahrscheinlichkeit von α=0,05 festgelegt.

19.4 Ergebnisse

In den 90er Jahren wurden schon erste Aktivitätsrichtlinien für Kinder und Jugendliche entwickelt. Um gesundheitliche Effekte zu erzielen und eine normale Entwicklung zu gewährleisten, wird in den aktuellen Empfehlungen davon ausgegangen, dass eine tägliche, mindestens 60 Minuten andauernde körperliche Aktivität mit moderater bis hoher Intensität eine angemessene Aktivitätsrichtlinie darstellt [21, 22]. Zur Bewertung des Aktivitätsverhaltens wurde ein Index gebildet der die körperlich-sportliche Aktivität in Minuten pro Woche widerspiegelt. Damit wird eine relativ genaue Angabe möglich, die aus gesundheitswissenschaftlicher Sicht eine bedeutende Rolle spielt [5]. Bei der Erfassung der körperlich-sportlichen Aktivität ist der Schulsport zu berücksichtigen. Da am Ende der 4. Klasse durch die Intervention ein Bias zugunsten der Interventionsgruppe entsteht, wurde zur Hypothesentestung ergänzend der Gesamtindex ohne Berücksichtigung des Schulsports berechnet. Im Folgenden werden die Längsschnittergebnisse der Indizes zur körperlich-sportlichen Aktivität adjustiert nach Geschlecht und adjustiert für Sozialstatus dargestellt.

19.4.1 Körperlich-sportliche Aktivität

Die Ergebnisse zeigen, dass in der IG die körperlich-sportliche Aktivität vom Ende der 4. Klasse bis zum Ende der 5. Klasse (ein Jahr nach Abschluss der Intervention) leicht zugenommen hat und zum Ende der 6. Klasse wieder zurückgegangen ist. In der KG ist hingegen vom Ende der 4. Klasse bis zum Ende der 6. Klasse eine Zunahme der körperlich-sportlichen Aktivität zu verzeichnen. Am Ende der 4. Klasse ist die IG signifikant häufiger körperlich-sportlich aktiv als die KG (p < 0,01; adjustiert für Geschlecht und Sozialstatus). Bei der Betrachtung des Aktivitätsverhaltens ohne Berücksichtigung des Schulsports zeigt sich kein Unterschied zwischen der IG und KG. Die Intervention führt somit zu einer Steigerung der absoluten wöchentlichen Bewegungszeit. Befürchtungen einzelner Eltern, dass durch die Intervention die Motivation für eine aktive Freizeitgestaltung reduziert wird, lassen sich nicht bestätigen. Ein Jahr nach Abschluss der Intervention (Ende der 5. Klasse) sind Schüler der IG in ihrer Freizeit signifikant häufiger körperlich-sportlich aktiv als Schüler der KG (p < 0,05). Zum Ende der 6. Klasse hat sich das Aktivitätsverhalten von Interventions- und Kontrollschülern angeglichen (▶ Abb. 19.3). Die Interventionsschüler erfüllen noch zwei Jahre nach Abschluss der Intervention die Aktivitätsrichtlinie. Die Kontrollschüler sind durchschnittlich geringfügig weniger körperlich-sportlich aktiv, als empfohlen.

Stratifizierte Analysen zeigen, dass Schüler der IG und KG zu allen drei Messzeitpunkten gleichermaßen häufig körperlich-sportlichen aktiv außerhalb eines Vereins sind. Bei der Betrachtung der Vereinsaktivität zeigt sich am Ende der 4. Klasse kein Unterschied zwischen Schülern der IG und KG. Am Ende der 5. Klasse sind 81,5% der Interventionsschüler in einem Sportverein aktiv; in der KG hingegen nur 68,3% (p = 0,09). Zum Ende der 6. Klasse bleibt in der IG der Anteil der Schüler im Verein gleich hoch (81,5%). In der KG ist ein weiterer Rückgang zu verzeichnen auf 64,9%. Zwei Jahre nach Abschluss der Intervention unterscheiden sich die Schüler der IG und KG in ihrer Vereinsaktivität signifikant voneinander (p < 0,05). Am häufigsten spielen die Jungen der IG Fußball im Verein (35,3%), gefolgt von Basketball (14,7%) und Tennis (14,7%). In der KG ist der Anteil der Jungen, die Fußball im Verein spielen, höher

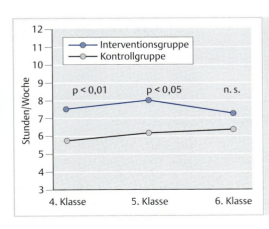

Abb. 19.3 Körperlich-sportliche Aktivität in Stunden pro Woche (inkl. Schulsport; adjustiert für Geschlecht und Sozialstatus).

(54,4%). Zudem spielen die Jungen am häufigsten Tischtennis (16,0%) und Handball (12,1%) im Verein. Bei den Mädchen der IG führt Reiten (16,7%) und Tennis (16,7%) deutlich die Hitliste an. Gefolgt werden die Sportarten von Cheerleading, Fußball und Schwimmen mit je 12,5%. Zu den beliebtesten Sportarten unter den Mädchen der KG gehören Reiten (22,8%), Schwimmen (19,6%), Handball (18,4%) und Fußball (13,3%).

19.4.2 Medienkonsum

Die Längsschnittanalysen vom Ende der 4. Klasse bis zum Ende der 6. Klasse zeigen in der IG sowie in der KG einen leichten Anstieg des täglichen Fernsehkonsums (▶ Abb. 19.4). Die Analysen am Ende der 4. Klasse zeigen, dass die Schüler der IG täglich weniger Zeit vor dem Fernseher verbringen als die Schüler der KG ($p < 0,01$ adjustiert für Geschlecht und Sozialstatus). Nur ein Viertel der Schüler (25,8%) der IG sehen täglich mehr als eine Stunde fern oder schauen Video. In der KG ist es über die Hälfte der Schüler (51,8%). Ein Jahr nach Abschluss der Intervention sehen die Schüler der IG weiterhin signifikant weniger fern als die Schüler der KG ($p < 0,05$). Zum Ende der 6. Klasse ist in beiden Gruppen ein Anstieg zu verzeichnen. Schüler der IG verbringen zwei Jahre nach Abschluss der Intervention weniger Zeit vor dem Fernseher; der Unterschied ist jedoch nicht mehr statistisch signifikant ($p = 0,13$). Am Ende der 5. Klasse sehen bereits ein Drittel der IG täglich mehr als eine Stunde fern; zum Ende der 6. Klasse steigt der Anteil auf 50,8%. In der KG sehen bereits am Ende der 5. Klasse über die Hälfte der Schüler täglich mehr als eine Stunde fern. Der Anteil steigt zum Ende der 6. Klasse auf 66,1%.

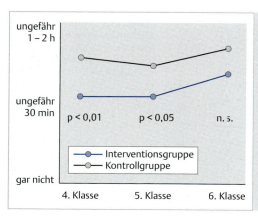

Abb. 19.4 Täglicher Fernsehkonsum (adjustiert für Geschlecht und Sozialstatus).

Zudem zeigen die Ergebnisse, dass die Schüler, die täglichen Schulsport hatten, am Ende der 4. Klasse signifikant weniger Zeit mit der Spielkonsole verbringen ($p < 0{,}05$ adjustiert für Geschlecht und Sozialstatus). 57,8 % der Interventionsschüler spielen nicht täglich mit der Spielkonsole; bei den Kontrollschülern sind es nur 41,8 %. Der Anteil der Schüler der KG, die mehr als eine Stunden täglich mit der Spielkonsole spielen, ist doppelt so hoch wie der der IG (21,8 % vs. 11,0 %). Ein bzw. zwei Jahre nach Abschluss der Intervention hat sich die tägliche Nutzung der Spielkonsole angeglichen. Beim täglichen Freizeitaufwand für Computer/Internet, Musik hören und Mobiltelefon zeigen sich keine statistisch signifikanten Unterschiede zwischen den Schülern, die täglichen Schulsport in der Grundschule hatten gegenüber denjenigen mit regulärem Schulsport. Am Ende der 4. Klasse nutzen 75 % der Schüler täglich den Computer oder das Internet. Ein Viertel (27 %) nutzen täglich das Handy und 82 % der Schüler hören täglich mindesten eine halbe Stunde Musik.

Die Ergebnisse unterstützten die Hypothese, dass täglicher Sportunterricht zur Reduktion des Medienkonsums im Kindesalter beiträgt und somit das Risiko für Übergewicht und Adipositas senkt. Der aufgezeigte Zusammenhang unterlegt somit die Ergebnisse früherer Studien [18]. Die repräsentative KiGGS-Studie beobachtete u. a. einen Zusammenhang zwischen Medienkonsum und körperlich-sportlicher Aktivität sowie Adipositas. Neben der Assoziation zwischen körperlich-sportlicher Aktivität und Fernsehkonsum sowie Spielkonsole spielen wurde zusätzlich auch ein Zusammenhang für die Nutzung von Computer/Internet nachgewiesen [16].

19.5 Diskussion

Deutschlandweit leistet die Intervention „Klasse in Sport" Hilfestellungen dafür, dass Kinder durch ergänzende, möglichst tägliche Bewegungszeiten, durch Pausensport sowie durch Bewegungsphasen im allgemeinen Unterricht in einer „bewegungsfreudigen Schule" leben und lernen können. Hierzu führen qualifizierte Fachkräfte eine tägliche Stunde Sport (60 min) an den kooperierenden Grundschulen durch. Zudem werden vorhandene Mangelausstattung an Spiel- und Sportmaterialien für die Inhalte des Zusatzangebots beseitigt sowie qualifizierte Fort- und Weiterbildungsmaßnahmen für Lehrkräfte angeboten. In Deutschland nehmen bereits 50 Schulen an dieser Intervention teil. Flächendeckende Maßnahmen zur Förderung der körperlich-sportlichen Aktivität sind national sowie auch international nicht bekannt. Trotz des Engagements von Kooperationsgemeinschaften darf nicht vergessen werden, dass der Verantwortungsbereich der Sport- und Bewegungserziehung für Kinder in Deutschland dem jeweiligen Kultusministerium obliegt.

Die Intervention »fit für pisa« nimmt die vielfach erhobenen Forderungen nach täglichem Sportunterricht während der gesamten Grundschulzeit auf und setzt diese an fünf Schulen um. Mit der standardisierten Durchführung durch speziell qualifizierte Lehrkräfte und auf Basis eines gesondert entwickelten und verbindlichen Curriculums wird die Qualität des Unterrichts verbessert. Diese wird zusätzlich durch ein begleitendes Qualitätsmanagement inklusive kontinuierlicher Supervision gesichert. Der Fokus des quantitativ gesteigerten Schulsports liegt zudem auf der Integration der Schülerinteressen sowie dem Ausprobieren neuer Sportarten. Die Gestaltung erfolgt dabei unter den schulischen Gegebenheiten sowie unter Einbezug ungenutzter vorhandener Möglichkeiten. Die Evaluation der Intervention überprüft die Nachhaltigkeit einer derartigen Intervention ein bzw. zwei Jahre nach ihrem Abschluss im Hinblick auf verschiedene gesundheits- und bildungsbezogene Effekte. Geschlechtsspezifische- und sozioökonomische Variablen wurden gezielt berücksichtigt und ausgewertet. Darüber hinaus werden über die Analyse der strukturellen Voraussetzungen sowie die systematische Ermittlung von Hemmnissen und ihrer Überwindung Hinweise für eine flächendeckende Umsetzung eines bewegungsorientierten Aktivitätsprogramms gegeben und der Investitionsbedarf geschätzt [17]. Die Evaluationsergebnisse liefern Hinweise auf den Nutzen der Maßnahme für spezielle Zielgruppen, wie beispielsweise Jungen, Mädchen, Kinder von Eltern mit geringem sozioökonomischen Status, Kinder mit Bewegungseinschränkungen, Übergewicht oder Adipositas. Dadurch können praxisrelevante Handlungsstrategien z. B. für spezifische Stadtteile, Klassen und Subgruppen etc. abgeleitet werden. Zudem erhöht ein entsprechend qualitätsgesichertes Programm die Attraktivität der einzelnen Schule. Mit der curricularen Integration von täglichem Sportunterricht in einen zentralen Lebensbereich im Kindesalter wird die körperliche Aktivität bei allen Schülern gefördert. Damit trägt diese Maßnahme zur Verbesserung der Chancengleichheit auch bei Kindern in sozial benachteiligten Stadtteilen bei, die häufig eine schlechtere Infrastruktur hinsichtlich bewegungsfördernder Freizeiteinrichtungen aufweisen. Über die gesundheitsbezogene sowie die ökonomische Analyse wird die Evaluation eine Basis für zukünftige Entscheidungen und Investitionen in den Bereichen Bildung, Gesundheit und Sport geben.

19.6 Literatur

[1] Behrens P, Rathgeb T. KIM-Studie 2010- Kinder + Medien, Computer+Internet, Basisuntersuchung zum Medienumgang 6- bis 13-Jähriger in Deutschland. Medienpädagogischer Forschungsverbund Südwest 2011

[2] Biddle S, Cavill N. Physical Activity and Children. Review 1: Descriptive Epidemiology. National Institute for Health and Clinical Excellence und Public Health Collaborating Centre [CC] for Physical Activity 2008; Im Internet: http://www.children-on-themove.ch/dateien/dokumentation/NICE_PromotingPhysicalActivityChildrenReview1Epidemiology.pdf; Stand: 30.10.2010

[3] Bortz J. Statistik für Human- und Sozialwissenschaftler. 6 Aufl. Berlin: Springer; 2005

[4] Centers for Disease Control and Prevention. Guidelines for school and community programs to promote lifelong physical activity among young people. MMWR 1997; 46(RR6)

[5] Corbin CB, Pangrazi RP, Le Masurier GC. Physical activity for Children: Current Patterns & Guidelines. President's Council of Physical Fitness & Sports. Research Digest 2004; 5 (2): 1–8

[6] Deutscher Sportbund. DSB-SPRINT-Studie. Eine Untersuchung zur Situation des Schulsports in Deutschland. Aachen: Meyer & Meyer; 2006

[7] Dierks ML, Walter U, Windel I, Schwartz FW. Qualitätsmanagement in der Gesundheitsförderung und Prävention. Grundsätze, Methoden und Anforderungen. Schriftenreihe der Bundeszentrale für Gesundheitliche Aufklärung. Köln; 2001

[8] Donabedian A. Criteria and Standards for Quality Assessment and Monitoring. Quality Review Bulletin 1986; 12 (3): 99–108

[9] Graf C. Rolle körperlicher Aktivität und Inaktivität für die Entstehung und Therapie der juvenilen Adipositas. Bundesgesundheitsblatt-Gesundheitsforschung-Gesundheitsschutz 2010; 53 (7): 699–706

[10] Henze V. „fit für pisa" – Mehr Bewegung in der Schule. Untersuchung über den Einfluss und die Wirkungen zusätzlicher Sportstunden auf die körperliche Fitness und das subjektive Wohlbefinden Göttinger Grundschüler [Dissertation]. Göttingen: Sierke Verlag; 2007

[11] Jüngst BK. Schulsport und Sportförderunterricht. In: Hebestreit H, Ferrari R, Meyer-Holz J et al. Hrsg. Kinder- und Jugendsportmedizin – Grundlagen, Praxis, Trainingstherapie. Stuttgart, New York; 2002: 51–55

[12] Kavey R, Daniels S, Lauer R et al. American heart association guidelines for primary prevention of atherosclerotic cardiovascular disease beginning in childhood. Circulation 2003; 107 (11): 1562–1566

[13] Kelder S, Perry C, Klepp K et al. Longitudinal tracking of adolescent smoking, physical activity, and food choice behaviors. Am J Public Health 1994; 84 (7): 1121–1126

[14] Kolip P, Müller V. Qualität von Gesundheitsförderung und Prävention. Bern: Verlag Hans Huber; 2009

[15] Lampert T, Mensink GBM, Romahn N et al. Körperlich-sportliche Aktivität von Kindern und Jugendlichen in Deutschland. Bundesgesundheitsblatt-Gesundheitsforschung-Gesundheitsschutz 2007; 50: 634–642

[16] Lampert T, Sygusch R, Schlack R. Nutzung elektronischer Medien im Jugendalter. Ergebnisse des Kinder- und Jugendgesundheitssurveys (KiGGS). Bundesgesundheitsblatt-Gesundheitsforschung-Gesundheitsschutz 2007; 50 (5/6): 643–652

[17] Liersch S, Henze V, Röbl M et al. Forty-five minutes of physical activity at school each day? Curricular promotion of physical activity in grades one to four. J Pub Health 2011; 19 (4): 329–338

[18] Nunez-Smith M, Wolf E, Huang H et al. Media and child and adolescents health: a systematic Review (online). New Haven; 2008; Im Internet: http://www.commonsensemedia.org/sites/default/files/Nunez-Smith%20CSM%20media_review%20Dec%204.pdf; Stand: 11.08.2010

[19] Siegrist J, Frühbuß J, Grebe A. Sozial ungleiche Gesundheitsrisiken im Kindes- und Jugendalter. Eine aktuelle Bestandsaufnahme der internationalen Forschung. Diskurs 1998; 1: 76–84

[20] Twisk J. Physical activity guidelines for children and adolescents: a critical review. Sports Med 2001; 31 (8): 617–627
[21] U.S. Department of Health and Human Services. Physical Activity Guidelines for Americans. 2008; Im Internet: www.health.gov/paguidelines/guidelines/default.aspx, Stand: 24.01.2012
[22] World Health Organization. Global Strategy on Diet, Physical activity and Health. Geneva: World Health Organization; 2008

20 Depressionsprävention im Jugendalter – eine Zukunftsperspektive?

Melanie S. Wahl, Margarete A. Patak, Martin Hautzinger

Emotionale Beeinträchtigungen gehören weltweit zu den häufigsten und beeinträchtigendsten Erkrankungen. Schätzungen der Weltgesundheitsorganisation (WHO) [40] zu Folge werden depressive Erkrankungen im Jahr 2030 an erster Stelle der Erkrankungen stehen, die als wichtigste Ursache für ein Leben mit starker Beeinträchtigung und frühzeitigem Tod gesehen werden. Stehen damit noch vor Herzerkrankungen, Verkehrsunfällen, zerebrovaskulären Erkrankungen und Lungenerkrankungen [30]. Weltweit sind ca. 150 Millionen Menschen von depressiven Erkrankungen betroffen, davon in Europa ca. 22 Millionen. Jährliche Folgekosten der Depressionen liegen in den USA bei ca. 83 Milliarden US Dollar und in Deutschland bei ca. 17 Milliarden Euro [8, 19, 34].

Epidemiologische Studien konnten zeigen, dass depressive Erkrankungen häufig ihren Ursprung im Kindes- und Jugendalter haben [22]. Die Häufigkeit depressiver Erkrankungen sind bereits im Jugendalter hoch [10, 12]. Vor dem 18. Lebensjahr erkranken bis zu 25 % der Jugendlichen mindestens ein Mal an einer depressiven Störung [12]. Damit sind ein Viertel unserer Jugendlichen bis zum Erwachsenalter an Depressionen erkrankt. Dies kann als besonders alarmierend angesehen werden, da depressive Erkrankungen eine hohe Persistenzrate aufweisen. So konnte in Neuseeland nachgewiesen werden, dass bei 41 % der depressiven Jugendlichen auch im Alter von 32 Jahren noch depressive Erkrankungen vorliegen [29]. Neben den hohen Prävalenz- und Persistenzraten gehen depressive Erkrankungen im Jugendalter auch mit hohen Komorbiditätsraten einher: 95 % der depressiven Jugendlichen weisen mindestens eine, 20 – 50 % zwei oder mehr komorbide Störungen auf – darunter am häufigsten Angsterkrankungen, Substanzmissbrauch, Essstörungen, somatoforme Störungen und Verhaltensprobleme [10, 11, 12, 14]. Auch Suizidalität spielt bereits im Jugendalter eine zentrale Rolle. So erfolgen mehr als die Hälfte aller erfolgreichen Suizide im Jugendalter auf dem Hintergrund einer depressiven Erkrankung [9]. Von den depressiven Jugendlichen haben 30 % Suizidgedanken, 20 % begehen einen Suizidversuch und die Suizidprävalenz liegt bei 10 % [17]. Damit ist Suizid eine der häufigsten Todesursachen im Jugendalter.

Und wie ist es um die Behandlungssituation bestellt? In Deutschland besteht eine frappierende Unterversorgung [20]. Wartezeiten für einen Therapieplatz im Kindes- und Jugendalter betragen ein Jahr und länger. Bis zu 70% der Kinder und Jugendlichen erhalten gar keine Behandlung. Die Behandlung der übrigen 30% erfolgt meist inadäquat [25, 39].

Die WHO forderte entsprechend bereits im Jahr 2004 [41] den breitflächigen Einsatz von Präventionsmaßnahmen und beschreibt dies als effektivste Strategie um den Beeinträchtigungen und Folgen depressiver Erkrankungen entgegenzuwirken.

Wie können jedoch depressive Erkrankungen verhindert werden?

20.1 Prävention

Präventionsprogramme werden danach spezifiziert, an welche Population sie sich richten. Es wird zwischen indikativen, selektiven und universalen Präventionsprogrammen unterschieden. Indikative Präventionsprogramme richten sich an Individuen mit subklinischen psychischen Symptomen [13, 27]. Die selektive Prävention bezieht Personen mit einem erhöhten Risiko für die Entwicklung einer Störung ein. Darunter fallen beispielsweise Kinder von depressiven Eltern [26, 27]. An eine gesamte Bevölkerungsgruppe, unabhängig vom Risiko einzelner Individuen, richtet sich hingegen die universelle Prävention. Neben der Zielpopulation wird bei Präventionsprogrammen auch die Interventionsebene unterschieden. Die Programme können individuenorientiert (bei den Jugendlichen selbst), umweltorientiert (Schule, Familie) oder beides sein. Die Schule wird aufgrund des direkten Kontakts zu Adoleszenten und damit einhergehend der Möglichkeit die Mehrheit zu erreichen als ideales Umfeld für die Implementierung von Präventionsprogrammen angesehen [28]. Der Einsatz von schulbasierten Präventionsprogrammen zur Reduktion spezifischer Risikofaktoren wird auch von der WHO [41] und der Implementing Mental Health Promotion Action (IMHPA) empfohlen [23]. So stellen Schulen eines der wichtigsten Settings für Prävention bei Kindern und Jugendlichen dar.

20.2 Qualifikation von Gruppenleitern

Bei der Wirksamkeit von Präventionsprogrammen spielt neben der Art der Prävention und dem Programm selbst die Qualifikation der Gruppenleiter eine wesentliche Rolle. Um Gesundheitsfürsorge, Vorsorge und Prävention zu stärken und alle Bevölkerungsgruppen frühzeitig zu erreichen, bedarf es der Einbeziehung unterschiedlicher Lebensbereiche und damit eines breiten Spektrums von Berufsgruppen. Wesentlich erscheint es, dass Vermittler erreicht werden, die in der realen Alltagswelt der Zielgruppe integriert sind [16]. Bei schulbasierten Präventionsprogrammen mit dem Fokus auf Kinder und Jugendliche bietet der Einsatz von Lehrern als Vermittler gesundheitserhaltender Fertigkeiten zahlreiche Vorteile [34]: Sie sind im Schulalltag bereits erfolgreich integriert, sie sind Experten im Unterrichten bzw. im Leiten von Schülergruppen und sie kennen ihre Schüler sowie deren Stärken und Schwächen. Dies ermöglicht eine individuelle Förderung von Schülern, ein Vertrauensverhältnis besteht, Arbeitsatmosphäre sowie Verhaltensregeln sind bereits etabliert. Darüber hinaus können so die präventiven Themen in den Lehrplan eingebunden und auf die Alters- und Klassenstufen sowie die jeweiligen Klassen angepasst und bestimmte Themen wiederholt aufgegriffen werden, wodurch die Nachhaltigkeit der Programmwirkung gewährleistet werden kann. Trotz dieser Vorteile der Lehrer als Trainer wurde in der Vergangenheit (im deutschsprachigem Raum) bei der Evaluation von Präventionsprogrammen für psychische Störungen fast ausschließlich auf Psychologen als Trainer zurückgegriffen [24, 35], was die Umsetzbarkeit in der Versorgungspraxis deutlich einschränkt. Kaum eine Schule kann sich Psychologen bzw. zusätzliches Personal leisten. Lehrer rücken als Gruppenleiter damit immer mehr in den Fokus wissenschaftlicher Aufmerksamkeit [21]. Aus den genannten Gründen wurde das Depressionspräventionsprogramm „Lebenslust mit LARS & LISA" [38] speziell für Lehrer konzipiert. In ihm wurde das genaue Vorgehen in einem Trainermanual auf dieses pädagogische Fachpersonal gezielt zugeschnitten, sowie Arbeitsblätter und Demonstrationsfilme zur Verfügung gestellt, damit die Lehrkräfte das Programm eigenständig im Unterricht umsetzen können.

20.3 Wirksame universale Depressionsprävention – Beispiel „Lebenslust mit LARS & LISA"

Das universale schulbasierte Präventionsprogramm „Lebenslust mit LARS & LISA" für Hauptschüler basiert auf dem bereits gut evaluierten LARS & LISA-Programm für Realschüler [33] und integriert einige neue Aspekte, wie sie auch für das inzwischen vorliegende amerikanische Präventionsprogramm „TIM & SARA" übernommen bzw. adaptiert [31] wurden.

Strukturell, inhaltlich und vom Umfang her ist das für Hauptschüler adaptierte Programm („Lebenslust mit LARS & LISA") mit dem für Realschulen (LARS & LISA) vergleichbar. Beide Programme basieren auf dem Modell der sozialen Informationsverarbeitung von Dodge [15] und haben zum Ziel, Risikofaktoren für die Entwicklung emotionaler Beeinträchtigungen entgegenzuwirken, indem vorhandene Schutzfaktoren gestärkt und Risikofaktoren minimiert werden. Dazu werden verschiedene zentrale kognitive und soziale Kompetenzen vermittelt, die den Schülern helfen, mit Belastungen des Alltags leichter fertig zu werden. Ziel ist der Erwerb grundlegender Handlungsmöglichkeiten für eine gelingende und seelisch gesunde Lebensführung durch die Vermittlung von Fertigkeiten im Umgang mit gesundheitsbedrohenden Einflüssen. Dabei werden sowohl theoretische Grundlagen kreativ und aktiv-entdeckend vermittelt als auch deren praktische Umsetzung durch Übungen bzw. Rollenspiele alltagsnah trainiert.

In engem Zusammenhang mit der Entwicklung von emotionalen Beeinträchtigungen stehen kritische Lebensereignisse (z. B. Nichtversetzung in die nächste Klasse) und Alltagsbelastungen (z. B. schlechte Noten, Streit mit einem Freund). Dabei wird dieser Zusammenhang von anderen Variablen moderiert, an welchen „Lebenslust mit LARS & LISA" ansetzt. Dazu gehören gedankliche Verarbeitungsmuster, wie z. B. negative Ursachenzuschreibungen (Attributionen), negatives Selbstbild und pessimistische Grübeleien (Rumination). Beim Umgang mit Belastungen schützen funktionale Bewältigungsstrategien, positive Selbstschemata und günstige Attributionsstile vor der Entstehung von resignativen und depressiven Befindlichkeiten [18].

Um die Resilienz der Schüler gegen kritische Lebensereignisse und Alltagsbelastungen zu erhöhen und den Schülern Lebenskompetenzen und Handlungsspielraum zu vermitteln, werden bei „Lebenslust mit LARS & LISA" funktionale kognitive Stile erarbeitet und ein positives und selbstwirksames Selbstbild aufgebaut. Hierzu müssen die Jugendlichen zunächst erkennen, dass ihr Befinden und ihr Verhalten nicht von der äußeren Situation vorgegeben sind, sondern von ihren gedanklichen Verarbeitungen abhängt, auf die sie Einfluss nehmen können („magische Spirale"). Dabei lernen die Jugendlichen, ihre dysfunktionalen automatischen Gedanken zu identifizieren, in Zweifel zu ziehen und durch funktionalere Gedanken zu ersetzen („Think").

Auch soziale Faktoren sind Risiko- bzw. Schutzfaktoren für die Entwicklung emotionaler Beeinträchtigungen. Soziale Defizite und geringe soziale Kompetenz erhöhen das Risiko für Isolation und Resignation. Soziale Ressourcen und soziale Unterstützung moderieren den Einfluss von negativen Lebensereignissen. Deshalb wird den Jugendlichen mit Lebenslust mit LARS & LISA sozial angemessenes Verhalten in schwierigen sozialen Situationen vermittelt („Just do it"). Damit verbunden wird die Fähigkeit zur Kontaktaufnahme und -pflege vertieft („Get in Touch"), wobei neben den verbesserten sozialen Kompetenzen erneut ein positives selbstwirksames Selbstbild durch Erfolgserlebnisse in sozialen Beziehungen angestrebt wird.

Zusätzlich zu diesen inhaltlichen Bausteinen umfasst das Programm das Element Formulierung persönlicher Ziele („Set your Goals"), mit dessen Hilfe die Motivation zur aktiven Teilnahme der Schüler gefördert wird. In diesem Baustein arbeiten die Schüler heraus, welche Ziele sie haben und was sie zum gegenwärtigen Zeitpunkt tun können, um diese Ziele zu erreichen, wobei die Schüler sich als aktiv ihr Leben beeinflussend erleben.

20.4 Evaluation

Das 10 Doppelstunden umfassende Programm wurde bislang in 27 Hauptschulklassen (34 Klassen) unter Einbeziehung von 646 Schülern (357 männlich, 289 weiblich) jeweils von fortgebildeten Lehrern oder Psychologen umgesetzt, wobei die Trainer durch eine alle 14 Tage stattfindende Supervision unterstützt wurden. Die Werte der Schüler in verschiedenen Selbst- und Fremdbeurteilungsmaßen für depressive Symptome und depressionsrelevante Variablen (z. B. Depressivität, negative automatische Gedanken, Selbstwirksamkeitserwartung, soziale Kompetenz) wurden zu fünf Messzeitpunkten (Baseline bis 18-Monats-Follow-Up) erhoben und mit zwölf Kontrollgruppenklassen, die Regelunterricht erhielten, verglichen. Alle Programmstunden wurden auf Video aufgenommen und nach Durchführungsqualität und Manual-Treue ausgewertet. Zudem wurden weitere Verlaufsvariablen wie Akzeptanz, Gruppenkohäsion und Arbeitsatmosphäre erfasst.

Bisher wurden die Daten bis zum Zeitpunkt sechs Monate nach Ende des Präventionsprogramms ausgewertet, wobei sich durch die Teilnahme am Programm (signifikante) positive Effekte auf das Sozialverhalten und die depressive Symptomatik der Jugendlichen in sowohl von Lehrern als auch von Psychologen angeleiteten Gruppen zeigen und darüber hinaus in den von Psychologen geführten Gruppen sich die negative Selbstaussagen verringerten [36]. Die Ergebnisse zeigen gute Anwendbarkeit und Akzeptanz des Programms auch bei Hauptschülern und auch durch Lehrer umgesetzt [36]. Insgesamt wurde das Programm in sehr hoher Qualität und Manual-Treue umgesetzt, wobei die Psychologen die hohen Werte der Lehrer der Manual-Treue übertrafen, Lehrer konnten die Psychologen dagegen in der Durchführungsqualität des Programms sogar noch übertreffen [37].

Prävention psychischer Beeinträchtigungen ist demnach mit diesem vorstrukturierten, bei Schülern sehr gut ankommenden, zur Mitarbeit und zum Alltagstransfer anleitenden Programm erfolgreich durch Lehrer bzw. andere pädagogische Fachkräfte machbar.

20.5 Fazit

Am Beispiel des Präventionsprogramms „Lebenslust mit LARS & LISA" konnte gezeigt werden, dass bei den teilnehmenden Schülern eine hohe Akzeptanz zu erreichen und erfolgreiche Depressionsprävention im normalen Schulrahmen mit den vorhandenen Ressourcen und geringer Unterstützung von außen umsetzbar ist. Die Umsetzung des Präventionsprogramms LARS & LISA sowohl durch Psychologen als auch durch Lehrer kann insofern als erfolgreich angesehen werden, als dass es beiden Gruppen gelingt, negatives Verhalten, pessimistische Kognitionen und depressive Symptomatik zu reduzieren.

Mit Lebenslust mit LARS & LISA liegt ein universales Präventionsprogramm vor, das seine Wirksamkeit auch in der Umsetzung im realen Schulalltag durch Lehrer nachweisen konnte. Das Programm wird in Klasse 8 in zehn aufeinander folgenden Wochen für die Dauer von zwei Schulstunden (insgesamt 90 Minuten) in geschlechtshomogenen Gruppen durchgeführt. Die Trennung nach Geschlechtern begünstigte in den vergangenen Studien und aufgrund inzwischen zahlreicher Erfahrungen eine Atmosphäre, in der sich die Schülerinnen und Schüler öffnen und mitarbeiten können. Ideal sind Gruppen von 6 bis 12 Schülern, das Programm ist aber auch durchführbar in kleineren (ab 4) bzw. größeren Gruppen (bis 20).

Das Trainermanual beschreibt das Vorgehen detailliert und selbsterklärend, die Arbeitsblätter können von dem Schülermanual kopiert oder von der CD-Rom ausgedruckt werden und alle im Programm verwendeten Filme sind auf der DVD vorhanden, sodass die Umsetzung des Programms einfach und benutzerfreundlich erfolgen kann.

Durch die Integration der Präventionsmaßnahme in den regulären Unterricht ist eine kostengünstige Umsetzung möglich. Kosten entstehen durch die Bereitstellung der Materialien (Trainermanual, DVD mit Lehrfilmen und CD-Rom zum Ausdrucken der Schülerarbeitsblätter). Voraussetzung für eine erfolgreiche Umsetzung ist ein einführendes Training (zweitägige Fortbildung) und ggf. regelmäßige Supervision und Nachschulung während der Umsetzung des Programms.

20.6 Abschließende Diskussion und Ausblick

Um Lebenskompetenzen, Resilienz, Gesundheitsfürsorge und Prävention zu stärken und alle Bevölkerungsgruppen frühzeitig zu erreichen, bedarf es der Einbeziehung unterschiedlicher Lebensbereiche und damit eines breiten Spektrums von Berufsgruppen. Wesentlich ist, dass Vermittler erreicht werden, die in der realen Alltagswelt der Zielgruppe integriert sind. Ein wirksames und erfolgversprechendes Beispiel stellt das Präventionsprogramm Lebenslust mit LARS & LISA dar. Die Studienergebnisse zeigen, dass das Programm von geschultem regulärem Lehrpersonal erfolgreich vermittelt werden kann und so die Übertragung in die breite Versorgungspraxis und die Gewährleistung von Nachhaltigkeit der Programmergebnisse direkt möglich ist.

Bis zum Jahr 2030 werden sich die Aufgaben von Schulen weiterentwickeln vor dem Hintergrund einer komplexer werdenden Welt, in der vorgegebene Normen und Bezugssysteme zunehmend aufweichen und die Familie häufig überfordert ist, den Jugendlichen Vorbilder und Modelle hinsichtlich positiver Formen des Zusammenlebens und der Emotionsregulation in den verschiedenen Lebenszusammenhängen zu geben. So werden neben dem Wissenserwerb und der Bildung zunehmend die Vermittlung sozialer, lebensnaher Kompetenzen, das Training von Bewältigungsstrategien, Ressourcen- und Resilienzförderung und damit Erfolgsorientierung, Emotionsregulation, Lebenslust und Selbstwirksamkeit bei Jugendlichen im Fokus stehen, um dadurch zu einer gesunden Lebensführung beizutragen und psychischen Störungen präventiv entgegenzuwirken. Programme wie Lebenslust mit LARS & LISA können dieses leisten, indem sie mit Schwerpunkten auf Emotionsregulation und Verbesserung der sozialen Kompetenzen zielen, durch die Vermittlung von Fertigkeiten, die es Jugendlichen ermöglichen, mit Belastungen, Frustrationen, Anforderungen und Misserfolgen durch verbesserte Problemlösefähigkeiten und gesteigerte Resilienz erfolgreich umzugehen. Das Programm Lebenslust mit LARS & LISA ist ein erfolgreiches Beispiel dafür, dass nicht nur die Depressivität durch Prävention reduziert werden kann bzw. über die Zeit weniger stark ansteigt [32], sondern auch das Selbstbild und das Sozialverhalten der Jugendlichen sich verbessern. Es können dadurch weiterführend positive Einflüsse auf sozial auffälliges Verhalten, Suizidalität, Hoffnungslosigkeit und Drogen- und Alkoholprobleme erwirkt werden. So kann die Schule neben ihrem Bildungsauftrag auch dem Erziehungsauftrag gerecht werden und dazu beitragen, dass die Jugendlichen zu gesunden und zufriedenen Menschen heranwachsen, die die Gesellschaft positiv gestalten können, und als Erwachsene den steigenden Anforderungen der Zukunft genügen und auch in schwierigen Zeiten an einem lebenswerten Leben für alle mitwirken.

Mit universalen, schulbasierten Präventionsprogrammen, bei denen alle Schüler etwas mitnehmen und lernen, können gleichzeitig negative Folgen wie Stigmatisierung vermieden werden. Anhand des Programms „Lebenslust mit LARS & LISA" konnte gezeigt werden, dass universale, schulbasierte Präventionsprogramme von Lehrern erfolgreich und wirksam umgesetzt werden können, bei Schülern und Lehrern beliebt sind, in den normalen Schul- und Unterrichtsrahmen gut integrierbar sind und nachweislich die genannten Kompetenzen den Schülern vermittelt. Prävention psychischer Beeinträchtigungen und somit eine nachhaltige Verbesserung der Gesundheit, des Befindens und der Lebensführung ist mittels derartiger vorstrukturierter Programme erfolgreich durch Lehrer bzw. andere pädagogische Fachkräfte umsetzbar [38]. Nach der erfolgreichen Evaluation präventiver Maßnahmen in der Alltagswelt steht als nächster Schritt der Transfer in die Praxis und, wie von der WHO [41] gefordert, eine breitflächige Umsetzung an – zukünftig werden alle Schulen verpflichtend Prävention auf verschiedenen Ebenen umsetzen. Es ist nötig, dass die Schule alle Jugendlichen, insbesondere die mit schlechten Voraussetzungen, noch gezielter als bisher in ihrer Persönlichkeitsentwicklung unterstützt, damit sie sich als selbstbestimmt und kompetent erleben können und erfahren, dass sie die Fähigkeit haben, auch mit schwierigen Situationen umzugehen. Nur so kann das von der WHO [30, 40] vorhergesagte epidemische Ausmaß depressiver Erkrankungen im Jahr 2030 abgeschwächt oder verhindert werden.

20.7 Literatur

Zur Vertiefung
[1] Calear A & Christensen H. Systematic review of school-based prevention and early intervention programs for depression. Journal of Adolescence 2009; doi:10 1016/j.adolescence.2009.07 004
[2] Jané-Llopis E. Can we prevent depression? The state of art. Clinical Neuropsychiatry 2006; 3(1): 3–5
[3] Jané-Llopis E, Hosman C, Jenkins R & Anderson P. Predictors of efficacy in depression prevention programmes: Meta-analysis. The British Journal of Psychiatry 2003; 183(5): 384–397
[4] Masia-Warner C, Nangle DW & Hansen DJ. Bringing Evidence-Based Child Mental Health Services to the Schools: General Issues and Specific Populations. Education and Treatment of Children 2006; 29 (2): 165–172
[5] Pössel P, Hautzinger M. Depression. In: Lohaus A, Dornsch H, Hrsg. Psychologische Förder- und Interventionsprogramme für das Kindes- und Jugendalter. Heidelberg: Springer; 2009: 37–47
[6] Stice E, Shaw H, Bohon C, Marti CN & Rohde P. A meta-analytic review of depression prevention programs for children and adolescents: Factors that predict magnitude of intervention effects. Journal of consulting and clinical psychology 2009; 77(3): 486–503
[7] World Health Organization. Prevention of Mental Disorders: Summary Report. Genf: WHO; 2004

Nachweise zum Text

[8] Andlin-Sobocki P, Jönsson B, Wittchen H-U et al. Cost of disorders of the brain in Europe. Eur J Neurol 2005; 12: 1–27

[9] Angold A, Costello EJ. Depressive comorbidity in children and adolescents: Empirical, theoretical, and methodological issues. Am J Psychiat 1993; 150: 1779–1791

[10] Bettge S, Wille N, Barkmann C et al. Depressive symptoms of children and adolescents in a German representative sample: Results of the BELLA study. Eur Child & Adolesc Psychiat 2008; 17: 71–81

[11] Biederman J, Faraone S, Mick E et al. Psychiatric comorbidity among referred juveniles with major depression: Fact or artifact? J Ame Acad Child & Adolesc Psychiat 1995; 34: 579–590

[12] Birmaher B, Ryan N, Williamson D et al. Childhood and adolescent depression. A review of the past 10 years, Part I. J Am Acad Child & Adolesc Psychiat 1996; 35: 1427–1439

[13] Clarke G, Hawkins W, Murphy M et al. Targeted prevention of unipolar depressive disorder in an at-risk sample of high school adolescents: a randomized trial of a group cognitive intervention. J Am Acad Child Adolesc Psychiat 1995; 34: 312–321

[14] Costello E, Mustillo S, Erkanli A et al. Prevalence and Development of Psychiatric Disorders in Childhood and Adolescence. Arch Gen Psychiat 2003; 60: 837–844

[15] Dodge KA. Social-cognitive mechanisms in the development of conduct disorder and depression. Ann Rev Psychol 1993; 44: 559–584

[16] Dumas JE, Lynch AM, Laughlin JE et al. Promoting intervention fidelity: Conceptual issues, methods, and preliminary results from the early alliance prevention trial. Am J Prevent Med 2001; 20: 38–47

[17] Evans E, Hawton K, Rodham K et al. The Prevalence of Suicidal Phenomena in Adolescents: A Systematic Review of Population-Based Studies. Suicide and Life-Threatening Behavior 2005; 35: 239–250

[18] Garber J, Robinson NS, Valentiner D. The Relation Between Parenting and Adolescent Depression. J Adolesc Research 1997; 12: 12–33

[19] Greenberg PE, Kessler RC, Birnbaum HG et al. The Economic Burden of Depression in the United States: How Did it Change between 1990 and 2000. J Clinl Psychiat 2003; 64: 1465–1475

[20] Hahlweg K, Döpfner M, Heinrichs N. Editorial. Z klin Psychol Psychother 2006; 35: 79–81

[21] Han SS, Weiss B. Sustainability of Teacher Implementation of School-Based Mental Health Programs. J Abnorm Child Psychol 2005; 33: 665–679

[22] Hautzinger M. Akute Depression. Fortschritte der Psychotherapie. Hogrefe, Göttingen; 2010

[23] Jané-Llopis E, Anderson P. Mental Health Promotion and Mental Disorder Prevention. A policy for Europe. Radboud University Nijmegen, Nijmegen; 2005

[24] Junge, Neumer, Manz, Margraf. Gesundheit und Optimismus. GO! Trainingsprogramm für Jugendliche. Beltz, Weinheim; 2005

[25] Keller MB, Lavori PW, Beardslee WR, Wunder J. Depression in children and adolescents: New data on 'undertreatment' and a literature review on the efficacy of available treatments. J Affect Dis 1991; 21: 163–171

[26] Klein DN, Lewinsohn PM, Seeley JR et al. A family study of major depressive disorder in a community sample of adolescents. Arch Gen Psychiat 2001; 58: 13–20

[27] Lowry-Webster HM, Barrett PM, Dadds MR. A universal prevention trial of anxiety and depressive symptomatology in childhood: Preliminary data from an Australian study. Behaviour Change 2001; 18: 36–50

[28] Masia-Warner C, Nangle DW, Hansen DJ. Bringing Evidence-Based Child Mental Health Services to the Schools: General Issues and Specific Populations. Educat Treat Child 2006; 29: 165–172

[29] Moffitt TE, Caspi A, Taylor A et al. How common are common mental disorders? Evidence that lifetime prevalence rates are doubled by prospective versus retrospective ascertainment. Psycholog Med 2010; 40: 899–909

[30] Murray CJL, Lopez AD. The global burden of disease: a comprehensive assessment of mortality and disability from diseases, injuries, and risk factors in 1990 and projected to 2020. Harvard University Press Cambridge, MA; 1996
[31] Pössel P, Garber J, Martin NC. Training Program for Prevention of Depression in Adolescents. TIM & SARA Together Initiating More Socially Adaptive & Realistic Attitudes. Vanderbilt University, USA; 2008
[32] Pössel P, Horn AB, Groen G, Hautzinger M. School-Based Prevention of Depressive Symptoms in Adolescents: A 6-Month Follow-up. J Am Acad Child Adolesc Psychiat 2004; 43: 1003–1010
[33] Pössel P, Horn AB, Seemann S, Hautzinger M. Trainingsprogramm zur Prävention von Depressionen bei Jugendlichen. LARS & LISA: Lust An Realistischer Sicht & Leichtigkeit Im Sozialen Alltag. Hogrefe, Göttingen; 2004
[34] Pössel P, Schneider S, Seemann S. Effekte und Kosten universaler Prävention von Internalisierungsstörungen bei Kindern und Jugendlichen. Verhaltenstherapie 2006; 16: 201–210
[35] Shochet IM, Dadds MR et al. The efficacy of a universal school-based program to prevent adolescent depression. J Clin Child Psychol 2001; 30: 303–315
[36] Wahl MS (im Druck) Lebenslust mit LARS & LISA. Evaluation eines schulbasierten, universalen Depressionspräventionsprogramms für Jugendliche. Verlag Dr. Kovac, Hamburg
[37] Wahl MS, Patak MA, Hautzinger M (im Druck) Lehrer als Trainer von ressourcenstärkenden Präventionsprogrammen für sozial benachteiligte Jugendliche in Schulen – Erfahrungen mit einem Programm zur Förderung von Lebenskompetenzen und Emotionsregulation Prävention und Gesundheitsförderung
[38] Wahl MS, Patak MA, Pössel P, Hautzinger M. A school-based universal programme to prevent depression and to build up life skills. J Pub Health 2011; 19: 349–356
[39] Wittchen H-U. „Bedarfsgerechte Versorgung psychischer Störungen". Abschätzungen aufgrund epidemiologischer, bevölkerungsbezogener Daten. Stellungnahme im Zusammenhang mit der Befragung von Fachgesellschaften durch den Sachverständigenrat für die Konzertierte Aktion im Gesundheitswesen. In: Max-Planck-Institut für Psychiatrie. München; 2000
[40] World Health Organization. The Global Burden of Disease 2004 Upda te. WHO, Genf; 2008
[41] World Health Organization. Prevention of Mental Disorders: Summary Report. WHO Genf; 2004

21 Verbesserung der Stressbewältigung bei Studierenden – Effekte von Kursangeboten im Rahmen der psychotherapeutischen Studentenberatung*

Evelin Ackermann, Isabell Libuda, Beatrice Thielmann, Jörg Frommer, Irina Böckelmann

*Teil der Promotionsarbeit von cand. med. Isabell Libuda

21.1 Einleitung

Entwicklungspsychologisch betrachtet gilt die Lebensphase Studium als eine kritische Übergangsphase [1, 3, 12]. Studierende müssen komplexe Herausforderungen im Zusammenhang mit der Ablösung vom Elternhaus, dem Aufbau eines eigenen sozialen Netzes, ersten Partnerschaftserfahrungen und der immer umfassenderen Verantwortungsübernahme für das eigene Leben meistern. Nicht zuletzt müssen sie sich den Spielregeln und Leistungsanforderungen der Institution Hochschule stellen und gegen Ende des Studiums ein Bewusstsein von ihrer fachlichen Kompetenz ausbilden, um sich den Abschluss und die Einmündung in das Berufsleben zutrauen zu können. Studierende sind daher mit außerordentlich vielen Stressoren konfrontiert, wobei sie, ihrem jungen Lebensalter geschuldet, eher selten auf solide Stressbewältigungskompetenzen zurückgreifen können [18]. Entsprechend geben ca. 20 % aller Studierenden an, mindestens einmal im Verlaufe ihres Studiums unter psychosozialen Belastungen zu leiden, die ihre Studierfähigkeit beeinträchtigen [5, 6, 7, 8].

Vor diesem Hintergrund bieten die meisten psychotherapeutischen bzw. psychologischen Beratungseinrichtungen an bundesdeutschen Hochschulen primärpräventive Maßnahmen an, in deren Rahmen Studierende ihr Stressbewältigungsvermögen verbessern können. Während in den letzten Jahren einige Studien durchgeführt wurden, die den Gesundheitszustand von Klienten psychotherapeutischer Einzelberatungsangebote und die Effektivität der mit diesen Maßnahmen verbundenen Interventionen beforscht haben [4, 5, 6], gibt es bisher nur wenige Untersuchungen [2, 15, 18], die sich mit den

Effekten von Gruppenangeboten zur Verbesserung des studentischen Umgangs mit Stress beschäftigt haben. Die hier vorgestellten Ergebnisse sind Teil eines größeren Projektes unserer Magdeburger Arbeitsgruppe, das den Anspruch hat, genau diese Forschungslücke zu schließen.

21.2 Probanden und Methodik

21.2.1 Probanden

Die Rekrutierung der Untersuchungsteilnehmer erfolgte im Rahmen mehrerer Kurse, die zwischen dem Wintersemester 2008/2009 und dem Sommersemester 2010 vom Studentenwerk Magdeburg unter dem Titel „Stressbewältigung durch Entspannung, Bewegung und Gespräch" für Studierende angeboten wurden. Die Kursteilnahme war freiwillig und die Teilnehmer erfuhren erst während der ersten Kurseinheit von arbeitsmedizinischen Untersuchungsmöglichkeiten im Rahmen des Forschungsprojekts. Nach einer kurzen mündlichen Einführung und der Verteilung einer schriftlichen Projektbeschreibung konnten die Studierenden telefonisch oder per E-Mail ihre freiwillige Bereitschaft zur Teilnahme an der Begleituntersuchung erklären.

Insgesamt konnten wir 76 Studierende aus allen neun Fakultäten der Otto-von-Guericke-Universität Magdeburg für unsere Studie gewinnen, wobei der Anteil der Frauen bei 75% lag. Dies entsprach in etwa auch dem Geschlechterverhältnis innerhalb der Gesamtgruppe der Kursteilnehmer. Das mittlere Alter der Versuchsgruppe betrug 25,0 ± 3,72 (19 – 38) Jahre, das Spektrum der Studiendauer bewegte sich zwischen dem ersten und dem 19. Semester.

Die Kurse fanden jeweils während der Vorlesungszeit in wöchentlichem Abstand in einem Umfang von acht Doppelstunden (à 90 Minuten) mit 8 bis 14 Teilnehmern statt. Sie wurden von Dr. Evelin Ackermann, Mitarbeiterin der psychotherapeutischen Studentenberatung am Hochschulstandort Magdeburg, nach einem gleich bleibenden Konzept geleitet. Schwerpunktmäßig ging es um die Vermittlung des autogenen Trainings in einem gestuften und zunehmend komprimierten Anleitungsverfahren. Neben Gesprächsimpulsen, die zur Reflexion der persönlichen Stresswahrnehmungs- und Stressbewältigungsmuster anregten, gab es regelmäßige Auswertungsrunden. Hier wurden die Kursteilnehmer angehalten, positive Erfahrungen, aber auch Schwierigkeiten bei der Integration des Gelernten wahrzunehmen und zu kommunizieren. Zur Förderung des Selbstregulationsvermögens wurde zusätzlich ein breites Spektrum an Körperübungen (Yogaübungen, Klopfmassagen, Ballmassagen) angeboten.

Die Kontrollgruppe bestand aus 21 Studierenden der Otto-von-Guericke-Universität Magdeburg, die weder an den beschriebenen Kursen noch an vergleichbaren Projekten zur Stressverarbeitung teilgenommen hatten. Sie gehörten ebenfalls unterschiedlichen Studienrichtungen an und befanden sich im zweiten bis neunten Semester ihres Studiums. Das durchschnittliche Alter der Kontrollpersonen betrug 23,7 ± 2,63 Jahre, der Frauenanteil lag bei 66,6 %.

21.2.2 Methoden

Sowohl den Versuchs- als auch den Kontrollpersonen wurde eine Fragebogentestbatterie vorgelegt, die die folgenden standardisierten psychologischen Erhebungsverfahren aus dem Wiener Testsystem [17] enthielt:
- arbeitsbezogenes Verhaltens- und Erlebensmuster (AVEM) [16]
- Fragebogen für körperliche, psychische und soziale Symptome (KOEPS) [13]
- Erholungs-Belastungs-Fragebogen (EBF) [10]
- Stressverarbeitungsfragebogen (SVF) [9]
- differenzielles Stressinventar (DSI) [11]
- Skalen zur Erfassung der subjektiven Belastung und Unzufriedenheit im beruflichen Bereich (SBUSB) [17]

In beiden Gruppen wurde die standardisierte Befragung zu drei Messzeitpunkten (Versuchsgruppe: Beginn des Kurses, nach 8-wöchigem Kursbesuch und drei Monate nach Kursabschluss; Kontrollgruppe: entsprechende Intervalle) vorgenommen. Während sich die Probandenzahl in der Versuchsgruppe relativ drastisch reduzierte (2. Messung auf 67,1 %, 3. Messung 42,1 %), konnten wir in der Kontrollgruppe zum dritten Messzeitpunkt noch 81 % der ursprünglichen Probanden befragen. Insgesamt kamen 32 vollständige Datensätze aus der Versuchsgruppe und 17 vollständige Datensätze aus der Kontrollgruppe zur Auswertung.

Die Versuchsgruppe erhielt zusätzlich einen Bogen mit offenen Fragen. Die Studierenden konnten dort die Ursachen, die Dauer und die persönliche Wahrnehmung ihrer Stressbelastung schildern. Des Weiteren wurden sie nach ihren Motiven für den Kursbesuch, ihren Aktivitäten zur psychischen Entlastung und ihren Zielen bezüglich ihrer körperlichen und psychischen Befindlichkeit gefragt.

Darüber hinaus wurde bei allen Probanden zu allen Messzeitpunkten jeweils ein 24 h-Langzeit-EKG erhoben.

21.3 Ergebnisse

In der Vorstellung der Ergebnisse beschränken wir uns auf die Wiedergabe der mit den Instrumenten AVEM, KOEPS und SVF ermittelten Daten, wobei wir jeweils ausführlich auf die Ausgangssituation und die internen Bewegungen in der Versuchsgruppe eingehen, bevor wir die Vergleichsergebnisse präsentieren.

21.3.1 Arbeitsbezogenes Verhaltens- und Erlebensmuster (AVEM)

Mit 66 Items erhebt der AVEM Informationen hinsichtlich gesundheitsförderlicher oder -gefährdender arbeitsbezogener Denk- und Handlungsmuster. Unter Zuordnung auf 11 Dimensionen können „Reintypen" und „Mischtypen" bestimmt werden, wobei Reintypen eine Zuordnungswahrscheinlichkeit von mindestens 60 % aufweisen müssen. Die Muster A und B gelten als Risikomuster. Während sich Muster A u. a. durch starkes Engagement, hohe Anstrengungswerte, Selbstüberforderung, negative Emotionen und ein eingeschränktes Lebensgefühl auszeichnet, finden sich beim Typ B u. a. Überforderungssymptome bei gleichzeitig reduziertem Arbeitsengagement, Resignation, eine deutlich verminderte Distanzierungsfähigkeit gegenüber den Arbeitsbelastungen und stark ausgeprägte negative Emotionen. Die Muster G und S gelten als gesundheitsförderlich bzw. weniger riskant. G-Typen weisen u. a. ein mittleres Arbeitsengagement, eine ausreichende Distanzierungsfähigkeit hinsichtlich gegebener Arbeitsanforderungen, eine hohe Widerstandsfähigkeit und ein positives Lebensgefühl auf. S-Typen zeigen u. a. ein eher geringes Arbeitsengagement bei starker Distanzierung gegenüber Arbeitsbelastungen.

Versuchsgruppe: Ausgangswerte und gruppeninterne Veränderungen

Die Ausgangswerte unserer Versuchsgruppe (n = 31) ergaben, dass nur ein Teilnehmer dem Reintypen G zugeordnet werden konnte. Weder der Reintyp S noch der Mischtyp GS waren vertreten. Dagegen gehörten 90,3 % der Teilnehmer zu Beginn des Kurses den deutlich gesundheitsschädigenden Gruppen A, B und AB an. Nur 6,4 % der Studierenden aus den Kursen konnten in die Mischkategorien AG und BS eingeordnet werden. Während sich an dieser groben Verteilung bis zum zweiten Messzeitpunkt (Kursende) kaum etwas verändert hatte, zeigte die Untersuchung drei Monate nach Abschluss des Kurses eine deutliche gruppeninterne Verschiebung. So hatte der Anteil der Studierenden in den Kategorien A, B und AB um 20 Prozentpunkte abgenommen und lag bei 71%. Dagegen hatte sich der Anteil der den Reintypen G oder S zuzuordnenden Teilnehmer auf 12,9% vervierfacht. Auch bei den Mischtypen AG und BS gab es eine Steigerung von 6,4 auf 16,2%.

Zu Beginn des Kurses lagen die Mittelwerte der AVEM-Kategorien bei den Kursteilnehmern zwischen 2,9 und 6,8 der Stanine-Wertung (▶ Abb. 21.1) und somit fast überall innerhalb der Norm (3 bis 7). Auf den Dimensionen „offensive Bewältigung" (2,9 ± 1,8) und „Lebenszufriedenheit" (2,9 ± 1,4) lagen die Werte unter der Norm. Als grenzwertig niedrig ausgeprägt zeigten sich die Kategorien „innere Ruhe/Ausgeglichenheit" (3,0 ± 1,6) und „Erfolgserleben" (3,5 ± 2,1). Der Bereich „Resignationstendenz" wies dagegen die stärkste Ausprägung auf (6,8 ± 1,8).

Keinen nennenswerten Veränderungen fanden sich bei den späteren Messungen in den Dimensionen „Verausgabungsbereitschaft", „subjektive Bedeutsamkeit der Arbeit", „Erfolgserleben im Beruf" und „Erleben sozialer Unterstützung". Tendenzielle und kontinuierliche Steigerungen der Mittelwerte zeigten sich in den Kategorien „offensive Problembewältigung", „innere Ruhe/Ausgeglichenheit" und „Lebenszufriedenheit". Im Bereich „beruflicher Ehrgeiz" konnten wir bei den Kursteilnehmern nach Abschluss des Kurses eine signifikante Zunahme ($p = 0,024$) beobachten, die allerdings drei Monate nach Kursende wieder in etwa dem Ausgangsniveau entsprach. In den Kategorien „Perfektionsstreben" ($p = 0,003$) und „Resignationstendenz" ($p = 0,033$) sanken die Mittelwerte der Stanine bis zum dritten Messzeitpunkt signifikant. Die „Distanzierungsfähigkeit" hatte sich nach dem Kursbesuch und auch noch nach drei Monaten signifikant verbessert ($p = 0,016$).

Kontrollgruppe und Vergleich

In der Kontrollgruppe (n = 17) waren die Risikokategorien A und B als Reintypen so gut wie nicht vertreten (ein einziger Proband (4,8%) wies ausschließlich bei der ersten Untersuchung Werte des Risikotyps A auf.). Im Gegensatz zur Gruppe der KursteilnehmerInnen gehörten bis zum letzten Messzeitpunkt nur 11,8% der Kontrollgruppenmitglieder zu dem gesundheitsgefährdenden Mischtyp AB. Der Anteil der gesundheitsförderlichen Typen G, S und GS betrug zu Beginn 41,1% und stieg zum Ende auf 64,7%, die Mischtypen AG und BS waren am Anfang mit 41,1% und später mit 23,5% vertreten.

Zum Zeitpunkt der ersten Untersuchung waren in den Kategorien „subjektive Bedeutsamkeit der Arbeit", „Verausgabungsbereitschaft" und „Perfektionsstreben" keine deutlichen Gruppenunterschiede erkennbar. In allen übrigen

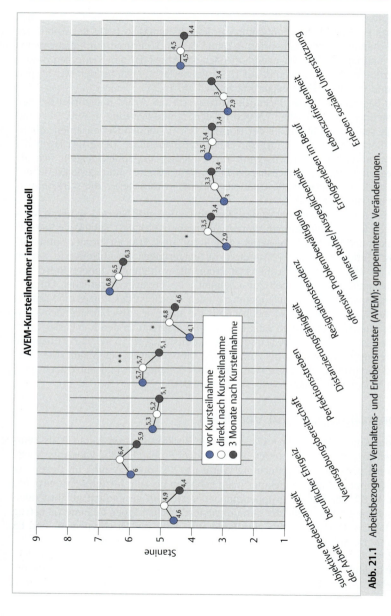

Abb. 21.1 Arbeitsbezogenes Verhaltens- und Erlebensmuster (AVEM): gruppeninterne Veränderungen.

Bereichen zeigten sich dagegen signifikante Differenzen. So lagen die Werte für die Dimensionen „beruflicher Ehrgeiz" (p = 0,002), „Distanzierungsfähigkeit" (p = 0,007), „offensive Problembewältigung" (p < 0,001) und „innere Ruhe und Ausgeglichenheit" (p < 0,001) in der Kontrollgruppe deutlich höher als in der Versuchsgruppe. Dies galt auch für die Kategorien „Erfolgserleben im Beruf" (p = 0,002), „Lebenszufriedenheit" (p < 0,001) und „Erleben sozialer Unterstützung" (p = 0,034). Bei den Kursteilnehmern zeigte sich eine wesentlich höhere Resignationstendenz als in der Kontrollgruppe (p < 0,001).

An dieser Relation änderte sich trotz der gruppeninternen Veränderungen im Verlauf der weiteren Messzeitpunkte grundsätzlich wenig. Lediglich in der Dimension „Distanzierungsfähigkeit" hatten sich die Werte der Versuchsgruppe denen der Kontrollgruppe angenähert. Dagegen zeigten sich bei den Angehörigen der Kontrollgruppe nach wie vor signifikant höhere Werte in den Kategorien „offensive Problembewältigung" (p < 0,001), „Lebenszufriedenheit" (p < 0,001), „innere Ruhe/Ausgeglichenheit" (p = 0,014), „Erfolgserleben im Beruf" (p = 0,001) und „Erleben sozialer Unterstützung" (p = 0,002). Die Resignationstendenzen der Kursteilnehmer, die ja im Laufe des Kurses und auch drei Monate später abgenommen hatten, fielen im Gruppenvergleich bis zum Schluss immer noch signifikant höher aus als in der Kontrollgruppe (p < 0,001).

21.3.2 Fragebogen für körperliche, psychische und soziale Symptome (KOEPS)

Dieser Selbstbeurteilungsfragebogen erfasst die körperliche und psychische Befindlichkeit sowie sozial-kommunikative Kompetenzen anhand von 60 Items. Deren jeweils zutreffender Ausprägungsgrad kann vierfach abgestuft (von „traf nicht zu" bis „traf sehr zu") bestimmt werden. Es wurden sowohl die Werte für die einzelnen Dimensionen als auch die Gesamtwerte ermittelt, wobei nur vollständige Datensätze Berücksichtigung fanden.

Bei der Betrachtung der KOEPS-Kategorien zu drei Zeitpunkten zeigten sich intern in keiner der beiden Gruppen signifikante Entwicklungen (▶ Abb. 21.2 und ▶ Abb. 21.3).

In der Versuchsgruppe lagen jedoch fast alle Stanine mit Werten von 6,2 – 7,3 in der Nähe des maximalen Normwertes (7) oder sogar darüber. Die Kursteilnehmer erschienen bei der Erstuntersuchung im Hinblick auf körperliche (p = 0,003), psychische (p < 0,001) und sozial-kommunikative (p < 0,001) Beeinträchtigungen signifikant belasteter als die Angehörigen der Kontrollgruppe. Der entsprechende Unterschied zeigte sich auch bezogen auf das Gesamtbefinden (p < 0,001). Die zweite Messung ergab ein ähnliches Ergebnis, lediglich die Signifikanz des Unterschieds im Bereich der körperlichen Beein-

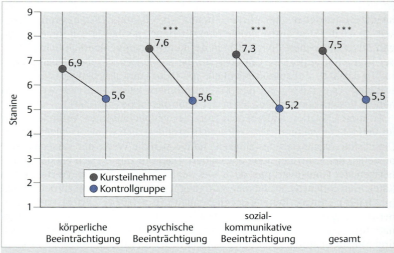

Abb. 21.2 Fragebogen für körperliche, psychische und soziale Symptome (KOEPS): Gruppenvergleich 1. Messzeitpunkt.

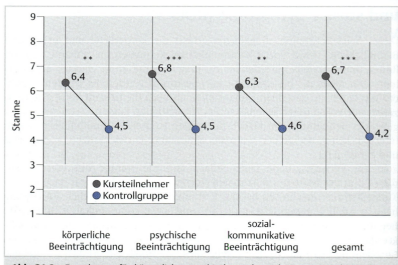

Abb. 21.3 Fragebogen für körperliche, psychische und soziale Symptome (KOEPS): Gruppenvergleich 3. Messzeitpunkt.

trächtigung veränderte sich leicht (p = 0,002). Auch der dritte Befragungszeitpunkt spiegelte den schon anfangs gefundenen Kontrast zwischen Versuchs- und Kontrollgruppe wider, wobei sich die Signifikanzen wie folgt darstellten: körperliche Beeinträchtigung p = 0,004, psychische Beeinträchtigung p < 0,001, sozial-kommunikative Beeinträchtigung p = 0,002 und gesamte Beeinträchtigung p < 0,001.

21.3.3 Stressverarbeitungsfragebogen (SVF)

Der Stressverarbeitungsfragebogen ermittelt habitualisierte Bewältigungs- bzw. Bearbeitungsstrategien, auf die Menschen in Belastungssituationen zurückgreifen. Bewältigungshandeln wird dabei als ein multidimensionales Geschehen verstanden, das als relativ unabhängig von der Art der Belastung gilt und auch über lange Zeiträume hinweg konstant aktiviert wird. Das Instrument erfasst mit jeweils sechs Items 20 stabile Persönlichkeitsmerkmale, die mit Hilfe einer fünfstufigen Skala (von „gar nicht" bis „sehr wahrscheinlich") beantwortet werden können. Jeweils zehn dieser Merkmale können einem Subtest zugeordnet werden, mit dem stressreduzierende Positiv- und stressverstärkende Negativstrategien diskriminiert werden können.

Versuchsgruppe: Ausgangswerte und gruppeninterne Veränderungen

In der Gruppe der Kursteilnehmer gab es im Hinblick auf folgende Stressbewältigungsstrategien keine signifikanten Veränderungen: „Herunterspielen", „Schuldabwehr", „Ablenkung von Situationen", „Ersatzbefriedigung", „Suche nach Selbstbestätigung", „Situationskontrollversuche", „Bedürfnis nach sozialer Unterstützung", „Vermeidungstendenz", „gedankliche Weiterbeschäftigung", „Resignation" und „Pharmakaeinnahme" (▶ Abb. 21.4).

Während die Werte, die auf die Aktivierung von Bagatellisierungsmechanismen schließen lassen, bei der Messung nach Kursende zunächst niedriger ausfielen als zu Kursbeginn, stiegen sie bis zur dritten Erhebung wieder signifikant an (p = 0,016).

In der Dimension „Entspannung" konnten wir eine signifikante Steigerung beobachten (p < 0,001). Die stärkste Veränderung zeigte sich zwischen Kursbeginn und Kursende, wobei die Werte dann bis zum dritten Messzeitpunkt konstant blieben. Der Wert für „positive Selbstinstruktion" stieg während des Beobachtungszeitraumes ebenfalls signifikant an (p = 0,008). Hier war die stärkste Veränderung nach Ablauf des Kurses bis zum dritten Messzeitpunkt

B Prävention, Versorgungsforschung und Lebenswelten

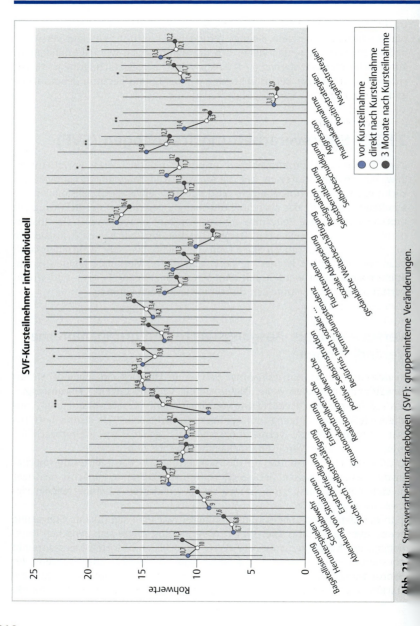

Abb. 21.4 Stressverarbeitungsfragebogen (SVF): gruppeninterne Veränderungen.

zu beobachten. Insgesamt nahmen „Positivstrategien" bei den Kursteilnehmern signifikant zu (p = 0,018).

Gleichzeitig sanken die Werte, die auf eine „soziale Abkapselung" hindeuten, innerhalb der achtwöchigen Phase des Kursbesuchs deutlich (p = 0,016) und blieben auch bis zur dritten Untersuchung stabil. Die gleiche Tendenz zeigte sich bezüglich der Bewältigungsmechanismen „Selbstbeschuldigung" (p = 0,002) und „Aggressionen" (p = 0,003). Insgesamt nahmen bei den Kursteilnehmern „Negativstrategien" nachhaltig signifikant ab (p = 0,005), auch wenn sich einzelne Merkmale innerhalb dieses Subtests nicht als dauerhaft stabil erwiesen. So waren die Werte im Zusammenhang mit „Reaktionskontrollversuche" bis unmittelbar nach dem Kursbesuch signifikant (p = 0,015) gesunken. Drei Monate nach Kursende fand sich allerdings in dieser Dimension wieder der Ausgangswert. Eine ähnliche Bewegung konnten wir in Bezug auf „Fluchttendenz" (t2: p = 0,007) und „Selbstbemitleidung" (t2: p = 0,036) beobachten, wobei jedoch die Endwerte leicht unter den Ausgangswerten lagen.

Kontrollgruppe und Vergleich

Im Hinblick auf folgende Merkmale fanden sich zum ersten Untersuchungszeitpunkt keine signifikanten Unterschiede zwischen den beiden Gruppen: „Schuldabwehr", „Ablenkung von Situationen", „Ersatzbefriedigung", „Suche nach Selbstbestätigung", „Entspannung", „Reaktionskontrollversuche" und „Bedürfnis nach sozialer Unterstützung" (▶ Abb. 21.5 und ▶ Abb. 21.6).

Dagegen wiesen die Teilnehmer der Kurse niedrigere Ausgangswerte in den Bereichen „Bagatellisieren" (p = 0,021), „Herunterspielen" (p = 0,001), „Situationskontrollversuche" (p = 0,049), „positive Selbstinstruktion" (p = 0,002) und bei den zusammenfassenden „Positivstrategien" (p = 0,026) auf. Höhere Werte als die Kontrollpersonen zeigten sie in den Dimensionen „Vermeidungstendenz" (p < 0,001), „Fluchttendenz" (p < 0,001), „soziale Abkapselung" (p < 0,001), „gedankliche Weiterbeschäftigung" (p < 0,001), „Resignation" (p < 0,001), „Selbstbemitleidung" (p < 0,001), „Selbstbeschuldigung" (p = 0,001), „Aggressionen" (p = 0,017), „Pharmakaeinnahme" (p = 0,030) und entsprechend insgesamt bei den Negativstrategien (p < 0,001).

Zum Zeitpunkt der zweiten Untersuchung hatten sich die Werte der Kursteilnehmer, die auf Positivstrategien schließen lassen, denen der Kontrollgruppe angenähert. Allerdings fanden sich im Hinblick auf Negativstrategien immer noch signifikante Unterschiede (p < 0,001). Entsprechend zeigte die Versuchsgruppe im Vergleich zur Kontrollgruppe noch niedrigere Werte in den Bereichen „Bagatellisieren" (p = 0,049) und „Herunterspielen" (p = 0,024). Höhere Werte wiesen sie dagegen in den Dimensionen „Vermeidungstendenz" (p = 0,037), „Fluchttendenz" (p = 0,003), „soziale Abkapselung" (p = 0,007), „ge-

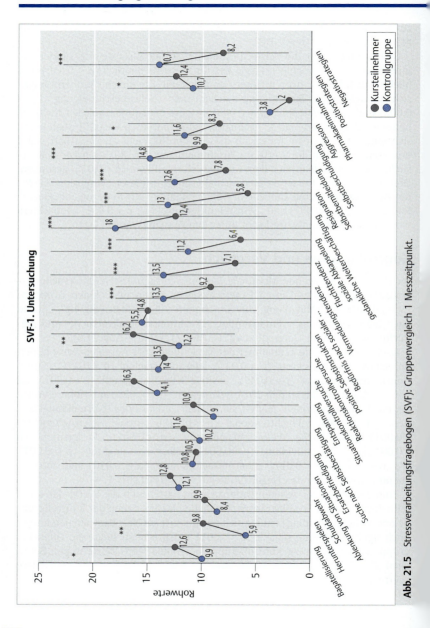

Abb. 21.5 Stressverarbeitungsfragebogen (SVF): Gruppenvergleich 1 Messzeitpunkt.

21 Verbesserung der Stressbewältigung bei Studierenden …

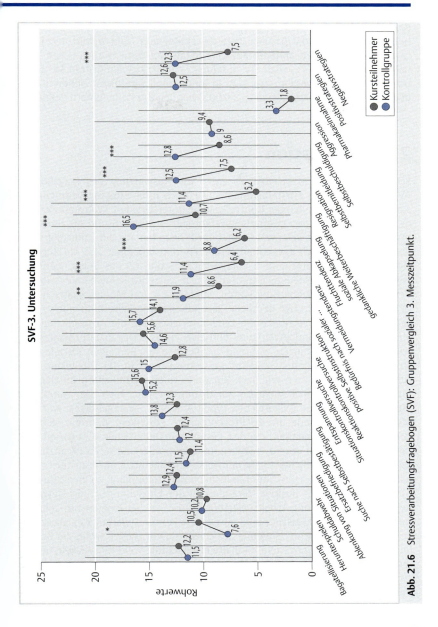

Abb. 21.6 Stressverarbeitungsfragebogen (SVF): Gruppenvergleich 3. Messzeitpunkt.

dankliche Weiterbeschäftigung" (p = 0,008), „Resignation" (p < 0,001), „Selbstbemitleidung" (p = 0,015) und „Selbstbeschuldigung" (p = 0,005) auf. Diese Gruppendiskrepanzen konnten auf den genannten Dimensionen – mit Ausnahme des Merkmals „soziale Abkapselung" – auch noch am dritten Messzeitpunkt beobachtet werden, was sich in einer stabil signifikant höheren Ausprägung von Negativstrategien (p < 0,001) bei den Kursteilnehmern zeigte.

21.4 Diskussion

Schon zum ersten Messzeitpunkt ergab die Auswertung des Fragebogens AVEM, dass sich die Kursteilnehmer hinsichtlich ihrer Ausgangsbedingungen stark von den Probanden der Kontrollgruppe unterschieden. Während wir 90 % der Kursteilnehmer den gesundheitsgefährdenden Typen B und AB zuordnen mussten, zeichneten sich zwei Fünftel der Probanden aus der Kontrollgruppe von vornherein durch gesundheitsförderliche Einstellungen und die Zugehörigkeit zu den entsprechenden Kategorien G, S und GS aus. Auch, wenn im Hinblick auf diese Verteilung unmittelbar nach Kursende keine nennenswerten Veränderungen zu beobachten waren, zeigten sich drei Monate später in der Gruppe der Kursbesucher deutliche gesundheitsförderliche Binnenbewegungen. So waren die Werte, die die Lebenszufriedenheit, die Ausgeglichenheit, eine offensive Problembewältigung und eine gewisse Distanzierungsfähigkeit widerspiegeln, angestiegen, während die Werte in den Bereichen „Perfektionsstreben" und „Resignationstendenz" gesunken waren. In der Dimension „beruflicher Ehrgeiz" hatten wir nach Kursende einen signifikanten Anstieg gefunden, der sich jedoch nicht bis zur dritten Messung hielt. Der Anteil der Studierenden, die den risikoreichen Typen A, B oder AB angehörten, war drei Monate nach Kursende um 20 Prozentpunkte gesunken, während sich die Gruppe der Kursteilnehmer, die den gesundheitsförderlichen Kategorien G, S und GS entsprachen, um 10 Prozentpunkte vergrößert hatte. Es ist anzunehmen, dass die achtwöchige Phase der Kursteilnahme noch nicht ausreicht, um habitualisierte Haltungen und Lebensmaximen signifikant zu beeinflussen. Allerdings deutet die positive Veränderung der Einstellungen und Gewohnheiten im Umgang mit Arbeitsbelastungen, die wir bei einigen Kursteilnehmern zum letzten Messzeitpunkt feststellen konnten, darauf hin, dass sich positive Effekte der Kursteilnahme am ehesten dann zeigen, wenn die Betreffenden die im Kurs vermittelten Inhalte eigenständig weiterentwickeln und in ihren Alltag einbauen. Darüber hinaus lassen die gravierenden Unterschiede zwischen Versuchs- und Kontrollgruppe, die sich bis zum letzten Messzeitpunkt nicht signifikant verändert hatten, darauf schließen, dass wir mit unseren Kursangeboten zur Förderung des Entspannungsvermögens tatsächlich die anvisierte Zielgruppe der besonders stressanfälligen und damit gesundheitlich gefährdeten Studierenden erreichen.

Diese Einschätzung erhärtet sich durch die mit dem Fragebogen KOEPS erhobene Befundlage. Auch hier blieb der anfängliche Kontrast zwischen Versuchs- und Kontrollgruppe hinsichtlich körperlicher, psychischer und sozialkommunikativer Beeinträchtigungen bis zum dritten Messzeitpunkt bestehen. Allerdings zeigte sich innerhalb der Versuchsgruppe eine leichte Verbesserung der körperlichen Befindlichkeit, die sicher als Effekt der Kursteilnahme zu werten ist.

In die gleiche Richtung weisen die Wertdiskrepanzen in 13 von 20 Dimensionen, die die Auswertung des Fragebogens SVF zum ersten Messzeitpunkt ergab. Danach zeigten die Kursteilnehmer signifikant mehr Negativ- und signifikant weniger Positivstrategien im Umgang mit Stress als die Probanden der Kontrollgruppe. Während das Entspannungsvermögen der Kursbesucher im Zeitverlauf gestiegen war, ihre Selbstbeschuldigungs- und Aggressionstendenzen ab- und die Gesamtwerte hinsichtlich positiver Strategien zugenommen hatten, gab es in vielen anderen Bereichen keine nennenswerten bzw. dauerhaften Veränderungen. Insbesondere der ausgeprägte Unterschied bezüglich Negativstrategien im Umgang mit Stressoren blieb bis zum dritten Messzeitpunkt stabil. Die beschriebenen Tendenzen reproduzierten sich auch in den Ergebnissen jener Erhebungsinstrumente, auf deren Präsentation hier verzichtet wurde.

Während die Probanden beider Stichproben ähnlichen Studienanforderungen ausgesetzt waren, fühlten sich die Angehörigen der Kontrollgruppe, wie unsere Untersuchung zeigte, subjektiv weniger beansprucht und belastet. Ähnlich wie bei Finkelstein et al. [2] beschrieben, weisen auch unsere Ergebnisse darauf hin, dass sich von Kursangeboten zur Verbesserung der Stressbewältigungskompetenzen vor allem übermäßig belastete Studierende, die mehr gesundheitsschädigende als gesundheitsförderliche Bewältigungsstrategien habitualisiert haben, ansprechen lassen. Wir können auch das von Reimann und Pohl [15] publizierte Resultat der Auswertung mehrerer Studien zur Effektivität von Stressbewältigungsangeboten bestätigen, nach dem die Vermittlung von Entspannungsverfahren und die Anregung zur Reflexion der persönlichen Bewertungsschemata zur Verbesserung des Umgangs mit Stress beitragen und das gesundheitsförderliche Denken und Handeln positiv beeinflussen können.

21.5 Ausblick

Unsere Befunde erhärten nicht zuletzt eine Hypothese, die sich aus unseren Praxiserfahrungen in der psychotherapeutischen Studentenberatung ergeben hat. So könnte es sein, dass sich unter den Teilnehmern der Entspannungskurse jeweils besonders viele Studierende befinden, deren Ressourcenlage darauf hindeutet, dass sie eher von Angeboten der Sekundärprävention als von solchen der Primärprävention profitieren würden. In der Regel melden sich meistens zwischen 30 und 50% unserer Kursteilnehmer noch während des laufenden Kurses oder bald nach dessen Abschluss in unserer Beratungsstelle, um von der Möglichkeit der Einzelgespräche Gebrauch zu machen. Offenbar nutzt ein Teil dieser Klientel den Kursbesuch u. a., um eine erste Vertrauensbeziehung zu den Mitarbeitern der psychotherapeutischen Studentenberatung herzustellen und dadurch ihre persönliche Hemmschwelle, professionelle Einzelfallhilfe in Anspruch zu nehmen, zu senken. Ein anderer Teil dieser Gruppe definiert sich vermutlich zum Zeitpunkt der Anmeldung für den Kurs noch gar nicht als beratungsbedürftig. Der Kursbesuch scheint ihre Selbstwahrnehmung und die Schärfung ihres subjektiven Problembewusstseins positiv zu beeinflussen, sodass sie ihren Unterstützungsbedarf dann doch relativ zeitnah realisieren.

Wie der nordrheinwestfälische Gesundheitssurvey für Studierende [14] belegt, formulieren die Hälfte der befragten weiblichen und ein Viertel der männlichen Studierenden ein verbindliches Interesse an Kursangeboten zu den Themen Bewegung und Entspannung/Stressmanagement. Unsere Ergebnisse untermauern, dass es sinnvoll ist, derartige primärpräventive Angebote für Studierende bereitzuhalten und auszubauen, auch wenn die Effekte dieser Maßnahmen begrenzt sind und nur wenige Teilnehmer dauerhaft davon profitieren. Immerhin tragen solche Kurse auch dazu bei, dass mehr Studierende ihren Beratungsbedarf einlösen. In diesem Zusammenhang wäre es sicher interessant, mögliche Synergien, die durch die gleichzeitige oder zeitlich versetzte Inanspruchnahme unterschiedlicher Unterstützungsmaßnahmen (Kurse, Beratung, Coaching, Psychotherapie) erzielt werden können, zu untersuchen. Hierfür wäre es vermutlich sinnvoll, eine entsprechende Binnendifferenzierung innerhalb der Population der Kursteilnehmer vorzunehmen und zusätzlich auch Einzelberatungs- und/oder Therapieklienten ohne Kurserfahrung zu beforschen.

21.6 Literatur

[1] Ackermann E, Schumann W. Die Uni ist kein Ponyhof. Zur psychosozialen Situation von Studierenden. Präv Gesundheitsf 2010; 5: 231–237
[2] Finkelstein C, Brownstein A, Scott C et al. Anxiety and stress reduction in medical education: an intervention. Medical Education 2007; 41: 258–264
[3] Großmaß R, Hofmann R. Übergang ins Studium – Entwicklungsaufgabe und Statuspassage im Spiegel von Beratungserfahrungen. Verhaltenstherapie & psychosoziale Praxis 2007; 4: 799–805
[4] Gunz A, Erices R. Macht der Bachelor wirklich krank? – Studienabschlussspezifische Beschwerden bei Klienten einer psychotherapeutischen Studentenberatung. Psychother Psych Med 2011; 61: 459–464
[5] Holm-Hadulla R, Soeder U. Psychische Beschwerden und Störungen von Studierenden. Psychother Psychol Med 1997; 47: 419-425
[6] Holm-Hadulla R, Hoffmann FH, Sperth M, Funke J. Psychische Beschwerden und Störungen von Studierenden. Ein Vergleich von Feldstichproben mit Klienten und Patienten einer psychotherapeutischen Beratungsstelle. Psychotherapeut 2009; 5: 346–356
[7] Isserstedt W, Middendorf E, Weber S et al. Die wirtschaftliche und soziale Lage der Studierenden in der Bundesrepublik Deutschland 2003. 17. Sozialerhebung des Deutschen Studentenwerks durchgeführt durch HIS Hochschul-Informations-System. Bonn, Berlin: Bundesministerium für Bildung und Forschung; 2004
[8] Isserstedt W, Middendorf E, Fabian G et al. Die wirtschaftliche und soziale Lage der Studierenden in der Bundesrepublik Deutschland 2006. 18. Sozialerhebung des Deutschen Studentenwerks durchgeführt durch HIS Hochschul-Informations-System. Bonn, Berlin: Bundesministerium für Bildung und Forschung; 2007
[9] Janke W, Erdmann G, Kallus W. Stressverarbeitungsfragebogen. Handanweisung. Göttingen: Hogrefe; 2000
[10] Kallus KW. Der Erholungs-Belastungs-Fragebogen. Manual. Frankfurt/M.: Swets Test Services; 1995
[11] Lefêvre S, Kubinger KD. Differential Stress Inventory. Differentielles Stress Inventar (DSI). Manual. Mödling: Schuhfried/ Wiener Testsystem; 2004
[12] Leuzinger-Bohleber M. Krise als Chance spätadoleszenter Identitätsfindung. In: Turrini H, Schilling M, Hrsg. Wi(e)der die studentischen Probleme. Wien: Bundesministerium für Wissenschaft und Verkehr: Schriftenreihe der Psychologischen Studentenberatung, 1997: 39–67
[13] Manz R. Fragebogen für körperliche, psychische und soziale Symptome. Handanweisung. Frankfurt: Swets Test Services; 2004
[14] Meier S, Milz S, Krämer A. Gesundheitssurvey für Studierende in NRW, Bielefeld: Universität Bielefeld; 2007
[15] Reimann S, Pohl J. Stressbewältigung. In: Renneberg B, Hammelstein P. Hrsg. Gesundheitspsychologie. Berlin, Heidelberg: Springer, 2006: 217–226
[16] Schaarschmidt U, Fischer A. Verfahrenskonzeption. In: AVEM –. Arbeitsbezogenes Verhaltens- und Erlebensmuster. 3. Aufl. Frankfurt/M.: Harcourt Test Services; 2008
[17] Schuhfried G. Wiener Testsystem. Manual. Mödling: Schuhfried GmbH; 2004
[18] Thielmann B, Ackermann E, Frommer F et al. Beurteilung eines Stressbewältigungskurses für Studierende. Präv Gesundheitsf 2010, 5: 282–288

22 Gesundheitskompetenz im Kontext des Bologna Prozesses. Chancen und Herausforderungen für eine nachhaltige Gesundheitsförderung und Prävention an Hochschulen

Arne Göring, Daniel Möllenbeck

22.1 Einleitung

Der Blick in die Zukunft der Gesundheitspolitik offenbart große Herausforderungen. Insbesondere der prospektive demografische Wandel und die damit verbundene Überalterung der Gesellschaft stellt für das deutsche Gesundheitswesen eine konkrete Bedrohung dar. Eine besondere Aufgabe wird es dabei sein, nach Finanzierungsmodellen für das Gesundheitssystem Ausschau zu halten, die eine generationengerechte und damit nachhaltige Gesundheitsfürsorge ermöglichen. Gleichzeitig wird aber auch die konzeptionelle Gesundheitsförderung neue Wege gehen müssen. Zum einen muss die rapide Zunahme chronischer und psychischer Erkrankungen zukünftig stärker berücksichtigt werden. Zum anderen muss die mit dem demografischen Wandel und auf Prozesse der Globalisierung zurückzuführende Verdichtung von Arbeitsanforderungen Einzug in die Präventionspolitik und die Gesundheitsförderung erhalten. Die quantitative Abnahme von zeit- und ortsgebundenen Beschäftigungsverhältnissen stellt nicht nur die zukünftigen Arbeitnehmer vor neue Herausforderungen. Auch der auf konkrete und langfristig veränderbare Lebens- und Arbeitswelten ausgerichtete Setting-Ansatz, der die Gesundheitsförderung derzeit dominiert, wird sich an die veränderten Arbeitsbedingungen und Lebenszusammenhänge von flexiblen, projekt- und netzwerkartig aufgebauten Arbeitsstrukturen anpassen müssen. Es ist insofern wenig verwunderlich, dass in der gegenwärtigen gesundheitspolitischen Diskussion insbesondere die vorbeugende Gesundheitsförderung von Kindern und Jugendlichen sowie die betriebliche Gesundheitsförderung ein besonderes Gewicht bekommt.

Obwohl die Bedeutung der Hochschulen für die berufliche Sozialisation von Jugendlichen gesellschaftspolitisch anerkannt ist, spielt sie in sozial- und gesundheitspolitischen Ansätzen der Gesundheitsförderung bislang keine Rolle. Dies ist insofern erstaunlich, als dass die Hochschule die letzte institutionelle Bildungsphase im Leben vieler Menschen darstellt. Sie bietet damit eine sozialisationstheoretisch späte Möglichkeit, auf das Verhalten, die Einstellungen und die Werteentwicklung von adoleszenten Jugendlichen Einfluss zu nehmen und gleichzeitig große Populationen eines Jahrgangs zu erreichen. Im folgenden Beitrag wollen wir uns der Hochschule aus einer gesundheitswissenschaftlichen Perspektive nähern und mit dem Konzept der **Gesundheitskompetenz** einen Ansatz vorschlagen, der es erlaubt, die Hochschule in gesundheitsfördernden Zusammenhängen neu zu denken. Wir wollen dabei zunächst ergründen, welche Brisanz und Notwendigkeit die Gesundheitsförderung von Studierenden im Hochschul-Setting besitzt. Anschließend werden wir die Bildungsmodalitäten der Hochschule unter den Bedingungen des Bologna Prozesses fokussieren und erläutern, warum der Ansatz der kompetenzorientierten Gesundheitsbildung im Hochschulsystem fruchtbare Anschlussmöglichkeiten besitzt. Mit der Vorstellung eines konkreten konzeptionellen Ansatzes zur Gesundheitsbildung werden wir diesen Beitrag abschließen. Ziel ist es, den gesundheitswissenschaftlichen Diskurs der Zukunft um die Perspektive der Hochschulen zu erweitern und damit einen neuen Handlungsansatz für die Gesundheitsförderung in die Diskussion einzuführen.

22.2 Gesundheitsförderung im Hochschulsetting – ein Begründungsrahmen

Obwohl das gesundheitsfördernde Potenzial des Settings Hochschule international anerkannt ist und mit dem WHO-Projekt „Health Promoting Universities" auch gesundheitspolitisch verankert ist, findet das Hochschulwesen in deutschen Ansätzen der Gesundheitsförderung bis dato nur selten Berücksichtigung. Im internationalen Vergleich ist die konzeptionelle Umsetzung und politische Unterstützung von Maßnahmen zur Gesundheitsförderung in den deutschen Hochschulen nur wenig vorangeschritten [12]. Die Gründe für dieses Desiderat sind auf unterschiedlichen Ebenen zu finden. So wird unter Anderem davon ausgegangen, dass Studierende als traditionell gesunde Bevölkerungsgruppe – aufgrund ihres sozial privilegierten Status und ihres jungen Alters – nur selten von Krankheiten betroffen sind. Lediglich das Sucht- und

Ernährungsverhalten von Studierenden ist wiederholt zum Inhalt gesundheitswissenschaftlicher Interventionen im Hochschulbereich erhoben worden. Es ist daher wenig erstaunlich, dass auch die Datenlage über die allgemeine gesundheitliche Lage der Studierenden vergleichsweise wenig erforscht ist. Bis heute bestehen große Forschungsdefizite im Bereich des subjektiven Wohlbefindens, der psychosozialen Belastungen, des allgemeinen Gesundheitsstatus und des gesundheitsbezogenen Verhaltens. Auch gesundheitsbezogene Strukturprobleme wurden bislang wissenschaftlich vernachlässigt [4].

Erst im Zuge des sich derzeit vollziehenden Bologna-Prozesses, mit dem ein tief greifender Wandel in den Bedingungen, Strukturen und dem Selbstverständnis von Studium und Lehre vollzogen wurde, erhält die Gesundheitsförderung eine neue Brisanz, die sich auf unterschiedlichen Ebenen darstellen lässt:

Zum Einen haben sich die Bildungsmodalitäten des Studiums im Zuge des Reformprozesses vollständig gewandelt. Neben einer erhöhten Strukturierung des Studiums und einer damit einhergehenden Verdichtung von Arbeitsanforderungen, stellt vor allem die Einführung eines auf überprüfbare und nachvollziehbare Kompetenzen ausgerichteten Curriculums, welches den Lernprozess deutlich stärker formalisiert, eine massive Transformation des Hochschulwesens dar. Studien aus der Hochschulforschung weisen in diesem Zusammenhang darauf hin, dass sich vor allem der Anteil der Pflichtveranstaltungen im neuen zweistufigen Studiensystem um ein Viertel erhöht hat und zudem eine gesteigerte inhaltliche und formale Verbindlichkeit der Lehrveranstaltungen zu beobachten sei. Nicht die Erhöhung der Arbeitsbelastung in quantitativer Hinsicht sei die bedeutendste lebensweltliche Veränderung, sondern der „Druck der Pflichten" [5]. Das Studium von heute – dies zeigen beispielsweise die qualitativen Studien von Bloch [3] eindrucksvoll – hat den Nimbus einer biografischen Experimentierphase verloren und wird vielfach nach stringenten ökonomischen Prinzipien organisiert.

Es ist insofern kaum verwunderlich, dass sich auch die gesundheitliche Situation der Studierenden deutlich verschlechtert hat. Knapp 19 % der Studierenden fühlen sich den Angaben der 18. Sozialerhebung des Deutschen Studentenwerks folgend gesundheitlich stark beeinträchtigt [7]. Im Jahr 2000 lag diese Quote mit 15 % noch deutlich niedriger. Dabei spielen neben Erkrankungen des Atemwegsapparats insbesondere psychische Belastungen eine übergeordnete Rolle. Die von Krankenkassen für die Population der Studierenden veröffentlichten Gesundheitsreports als auch die aktuelle Studie von Möllenbeck für die Universität Göttingen [12] weisen psychische Belastungen und deren Erkrankungsformen als relevante Krankheitsbilder aus. Beschwerden wie Unruhe, Konzentrationsschwierigkeiten, Magenbeschwerden, depressive Verstimmungen oder Schlafstörungen werden als häufigste Beschwerdebilder genannt. Die hohen zeitlichen Anforderungen des Studiums führen außerdem dazu, dass die Studierenden zunehmend auf ausgleichende gesundheitsfördernde Verhaltensweisen, wie beispielsweise das Sporttreiben, verzichten.

Wichtige Erkenntnisse über das Gesundheitsverhalten von Studierenden bietet zudem die qualitative Teilstudie von Möllenbeck [12], der mittels problemzentrierter Interviews zeigen konnte, dass die Studierenden insbesondere im Kontext der Stressbewältigung und der gesundheitsorientierten Selbstregulation große Defizite aufweisen. So zeigen sich viele der befragten Studierenden nur eingeschränkt in der Lage, auf belastende Prüfungs- oder Lernsituationen mit angemessenen Coping-Strategien zu reagieren.

Auch ausländische Studien liefern Anhaltspunkte dafür, dass ein Studium gegenwärtig psychosomatische Beschwerden verursachen kann. In einer Studie an knapp 3000 jungen Erwachsenen aus Schweden wird konstatiert, dass die selbstberichtete Gesundheit und subjektive Lebensqualität von Studierenden signifikant schlechter angegeben wird als von jungen Menschen, die nicht studieren [6]. Als Ursachen werden die Lebens- und Studienbedingungen, die finanzielle Lage sowie fehlende soziale Unterstützung vermutet. Auch eine Untersuchung aus Großbritannien ergab, dass Studierende in allen acht mithilfe des SF-36 erhobenen Befindlichkeitsdimensionen negativere Ausprägungen als gleichaltrige nicht Studierende zeigen [16]. Besonders die als „emotionale Rollenfunktion" bezeichnete Dimension, die das Ausmaß beschreibt, in dem emotionale Probleme die Arbeit oder andere Aktivitäten beeinträchtigen, weist unterdurchschnittliche Werte auf. Studierende fühlen sich demzufolge von den zeitlichen und inhaltlichen Anforderungen eines Studiums bisweilen überfordert und haben große Probleme, ausgleichende Erholungsphasen in den Studienalltag zu integrieren.

22.3 Gesundheit als Inhalt und Ziel der Hochschulbildung: neue Perspektiven für die Gesundheitsförderung an Hochschulen

Die Gesundheitsförderung an Hochschulen wird nicht nur aufgrund der zunehmenden Belastungs- und Beanspruchungssituation notwendig. Auch hochschulpolitische Veränderungen machen ein Umdenken gesundheitsförderlicher Interventionen im Hochschulbereich erforderlich. Denn mit dem seit den späten 1990er Jahren eingeführten Konzept der „Employability" (Employability = Beschäftigungsfähigkeit) als Bildungsziel aller europäischer Studiengänge hat sich ein bildungspolitischer Perspektivwechsel vollzogen, der

Ansätzen der hochschulspezifischen Gesundheitsbildung neue Aussichten eröffnet. Studierende sollen demnach durch ein Studium befähigt werden, sich in eine immer komplexer werdende Arbeitswelt einzufügen und die dafür notwendigen Fähigkeiten und Fertigkeiten auch unter sich verändernden Arbeitsbedingungen selbstständig anzupassen. Employability wird diesbezüglich definiert als *„[…] die Fähigkeit einer Person, auf der Grundlage ihrer fachlichen, sozialen und methodischen Kompetenzen, Wertschöpfungen und Leistungsfähigkeiten und unter sich wandelnden Rahmenbedingungen ihre Arbeitskraft zielgerichtet und eigenverantwortlich anzupassen und einzusetzen, um damit eine Erwerbsfähigkeit zu erlangen oder sich, wenn nötig, eine neue Erwerbsbeschäftigung zu suchen"* [2]. Die Basis einer derart verstandenen Beschäftigungsfähigkeit bilden fachliche Kompetenzen, die während des Studiums erworben und anschließend im Verlauf der Berufstätigkeit vertieft werden. Darüber hinaus ist es die ausdrückliche Zielstellung des derzeitigen Bildungsverständnisses, auch überfachliche Kompetenzen, sogenannte Schlüsselkompetenzen, in der Hochschulbildung zu verankern. Als Schlüsselkompetenzen werden Fähigkeiten, Einstellungen und Wissenselemente bezeichnet, die bei der Lösung von Problemen in unterschiedlichsten Inhaltsbereichen von Nutzen sind, sodass eine Handlungsfähigkeit entsteht, die es ermöglicht, sowohl individuellen als auch gesellschaftlichen Anforderungen gerecht zu werden. Die in den Bildungswissenschaften gängige Unterscheidung in Methoden-, Sozial- und Selbstkompetenz hat sich diesbezüglich auch in den Hochschulen durchgesetzt.

Nimmt man die Aussagen der auf Hochschulen fokussierten Gesundheitswissenschaften ernst, so erscheint es sinnvoll, das bisherige Leitbild der Employability zu überdenken und um Aspekte der Gesundheitsförderung zu erweitern. Denn obwohl der kompetente Umgang mit der eigenen Gesundheit als Gestaltungs- und Bewältigungsstrategie eine wesentliche Bedeutung für die Beschäftigungsfähigkeit von Studierenden und Arbeitnehmern besitzt, haben gesundheitsbezogene Konzepte bis heute keinen Einzug in die Curricula der überfachlichen Kompetenzausbildung erhalten. Dies ist insofern erstaunlich, als dass sich eine nachhaltige Beschäftigungsfähigkeit nur über einen kompetenten Umgang mit der eigenen Gesundheit sicher stellen lässt. Eine effektive Beschäftigungsfähigkeit, die die gesamte berufliche Sozialisation von Studierenden in den Blick nimmt, bedarf zwangsläufig der systematischen Verknüpfung von Beschäftigungsfähigkeit im engeren Sinn und der individuellen Gesundheit. Nur dann wird es möglich sein, die erworbenen beruflichen Kompetenzen zu erhalten und damit langfristig in Arbeitskontexten zur Entfaltung zu bringen. Die Befähigung zu einem kompetenten Umgang mit der eigenen Gesundheit wird damit zu einer Art Metakompetenz, zu der alle anderen Kompetenzbereiche in Abhängigkeit stehen. Ziel der universitären Ausbildung sollte es dementsprechend sein, die bereits etablierten Ansätze der beruflichen Kompetenzentwicklung um solche zu erweitern, welche Studierende zu einem gesundheitskompetenten Umgang befähigen. Die Verknüpfung der Gesundheitsförderung mit dem kompetenzorientierten Bildungskonzept der Hochschule erfordert dabei nicht nur die Fokussierung auf die aktuelle Studiensituation, sondern – im Sinne eines Setting-übergreifenden Prozesses – die Berücksichtigung der gesamten Lebensspanne der zukünftigen Erwerbstätigen. Gesundheit wird damit letztendlich Inhalt und Ziel der Hochschulbildung. Nur wenn eine Ausweitung des derzeitigen Employability Verständnisses auf den Erwerb zusätzlicher Kompetenzen zur Gesundheit (**Inhaltsdimension**) erfolgt, kann die angestrebte berufliche Beschäftigungsfähigkeit unter sich wandelnden Rahmenbedingungen auch optimal entfaltet werden (**Zieldimension**). Dabei ist die Idee einer kompetenzorientierten Gesundheitsbildung nicht neu. Sie basiert auf dem von der Weltgesundheitsorganisation (WHO) formulierten Ziel, *„[...] allen Menschen ein höheres Maß an Selbstbestimmung über ihre Gesundheit zu ermöglichen und sie damit zur Stärkung ihrer Gesundheit zu befähigen"* [19]. Die Entwicklung gesundheitsfördernder Kompetenzen wird von der WHO konkret als eine von fünf Handlungsebenen der Gesundheitsförderung genannt und im Rahmen der Handlungsstrategie „befähigen und ermöglichen" hervorgehoben. Betrachtet man eine so charakterisierte Gesundheitskompetenz als Grundlage einer umfassenden Berufsbefähigung und als Option zur individuellen Gesundheitsförderung, so kommt der Hochschule eine Art Schlüsselfunktion im Zuge der Gesundheitsbildung zu. Kaum eine andere Institution in Deutschland bietet die Möglichkeit, die (gesundheitsbezogenen) Einstellungen und Verhaltensweisen zukünftiger Meinungsführer und Entscheidungsträger so konkret beeinflussen zu können wie dies die Hochschulen vermögen [10]. Die Hochschule als Bildungsinstitution hat das *„[...] Potenzial, ein gesundheitsbezogenes Bewusstsein herauszubilden, das durch die Absolventen in andere Gesellschaftsbereiche multiplikativ hineingetragen wird"* [17].

Allerdings ist ein solcher kompetenzorientierter Ansatz der Gesundheitsförderung nicht bedingungslos. Es basiert auf der grundsätzlichen Annahme, dass sich die individuelle Gesundheit prinzipiell durch Bildungsmaßnahmen beeinflussen lässt. Dafür muss zunächst eine zeitgemäße Positivbestimmung von Gesundheit zu Grunde gelegt werden [6]. Im Sinne einer salutogenetisch orientierten Denkweise (nach Antonowsky) wird Gesundheit diesbezüglich als dynamischer Prozess begriffen, der eigenverantwortlich vom Individuum beeinflusst werden kann. Nur das salutogenetische Paradigma lässt eine Verbindung der Kategorien „Gesundheit" und „Kompetenz" überhaupt zu, da es die aktuelle Befindlichkeit einer Person u. a. auf die individuelle Lebensweise zurückführt und nicht, wie beim pathogenetischen Paradigma, naturwissenschaftlich als ein Ereignis für sich definiert.

22.4 Gesundheitskompetenz – konzeptionelle Fundierung

Auch wenn der Begriff der Gesundheitskompetenz mittlerweile Einzug in den öffentlichen Diskurs der Gesundheitsförderung erhalten hat und in den unterschiedlichsten Zusammenhängen verwendet wird, besteht bis heute kein Konsens darüber, wie der Begriff konkret zu definieren ist bzw. welche Fähigkeiten und Fertigkeiten diese Kompetenz konstituieren [15]. Der in der angloamerikanischen Literatur verwendete Begriff der „Health Literacy" wird in der Regel im Sinne kognitiver Grundfertigkeiten verwendet, die notwendig sind, um Informationen des Gesundheitssystems zu verstehen und kommunizieren zu können. Dieser eng gefassten Definition von Gesundheitskompetenz als „Gesundheits-Alphabetisierung" steht das Konzept von Nutbeam [13] entgegen, der diesen eingeengten Ansatz um einen aktiven und schöpferischen Umgang mit gesundheitsbezogenen Informationen ergänzt. Auch in der deutschsprachigen Literatur finden sich konstruktive Weiterentwicklungen: Während Abel und Bruhin [1] Gesundheitskompetenz noch als „wissensbasierte Kompetenz für eine gesundheitsförderliche Lebensführung" definieren, verfolgen Kickbusch et al. [8] einen weiter gefassten Ansatz. Sie beziehen sich dabei auf eine Positivbestimmung von Gesundheit und erweitern die Definition von Gesundheitskompetenz um Aspekte der Public-Health-Debatte, indem sie auch die Beeinflussung der gesellschaftlichen und politischen Umwelt als gesundheitsbewusstes Handeln konzipieren. Sie definieren Gesundheitskompetenz als die Fähigkeit des Einzelnen, im täglichen Leben Entscheidungen zu treffen, die sich positiv auf die Gesundheit auswirken – *„[...] zu Hause, am Arbeitsplatz, im Gesundheitssystem und in der Gesellschaft ganz allgemein. Eine gesundheitskompetente Person ist in ihrer Selbstbestimmung und in ihrer Gestaltungs- und Entscheidungsfreiheit zu Gesundheitsfragen gestärkt und hat die Fähigkeit, Gesundheitsinformationen zu finden, zu verstehen und Verantwortung für die eigene Gesundheit zu übernehmen."* Maag [11] betont, dass Gesundheitskompetenz als Teil einer umfassenden Lebenskompetenz verstanden werden sollte. *„Diese erlaubt es dem Individuum, durch reflektiertes und eigenverantwortliches Handeln im Alltag mündige Gesundheitsentscheidungen zu fällen, und kompetent mit der eigenen Gesundheit umzugehen"*.

Bezüglich der Dimensionen der Gesundheitskompetenz schlägt Nutbeam [13] ein dreistufiges Modell vor, in dem unterschiedliche Ebenen der Gesundheitskompetenz differenziert werden. Die unterste Stufe bildet die **funktionale** Gesundheitskompetenz, die ein grundlegendes Verständnis von gesundheitsrelevanten Informationen ermöglicht. Sie bezieht sich auf basale kognitive Grundfunktionen, vor allem auf Lese- und Schreibfähigkeit. Auf einer funktionalen Ebene ist jemand fähig, einfache Informationen zu Gesundheit zu lesen, sich schriftlich auszudrücken und das Gesundheitssystem zu benutzen [11]. Daran schließt sich mit der zweiten Stufe die **kommunikative**, bzw. **interaktive** Form der Gesundheitskompetenz an. Sie umfasst fortgeschrittene kognitive und soziale Kompetenzen, welche nötig sind, um eine aktive Rolle im Gesundheitssystem einzunehmen [13]. Als Verhaltensbeispiel der interaktiven Gesundheitskompetenz gilt insbesondere die Interaktion mit Leistungserbringern des Gesundheitswesens wie z. B. Ärzten, aber auch der Austausch von Leistungsempfängern untereinander. Die dritte Stufe, die **kritische** Form der Gesundheitskompetenz, wird für eine urteilssichere Auseinandersetzung mit gesundheitsrelevanten Informationen und dem Gesundheitssystem benötigt [13]. Unter dieser Form wird vor allem die Bewertung sowie die Entscheidung für verschiedene gesundheitsrelevante Angebote und Leistungserbringer, aber auch die **Compliance** mit bestimmten Angeboten verstanden [15].

Ein eher handlungsorientiertes Gesundheitskompetenzmodell ist von Kriegesmann et al. [9] entwickelt worden. Es thematisiert explizit die Diskrepanz zwischen vorhandenem Wissen, existierenden Fertigkeiten und Fähigkeiten (**Handlungsfähigkeit**) auf der einen und dem konkreten Handeln (**Handlungsbereitschaft**) auf der anderen Seite. Neben kognitiven Fertigkeiten, die auf die Informationsverarbeitung von Gesundheit ausgerichtet sind, richtet das Modell damit ein besonderes Augenmerk auf motivationale Aspekte der Gesundheit, die als Bindeglied zwischen den spezifischen Fertigkeiten und dem tatsächlichen gesundheitsförderlichen Handeln fungieren.

Sowohl Nutbeam als auch Kriegesmann et al. haben wesentlich dazu beigetragen, den Begriff der Gesundheitskompetenz inhaltlich zu fundieren. Gleichzeitig wird allerdings kritisiert, dass die Modelle nur wenig über die innere Struktur und die Zusammensetzung der Gesundheitskompetenz beigetragen haben. Zudem steht eine empirische Absicherung der Modelle bis dato noch aus. Einzig das von Soellner et al. [15] vorgelegte Modell der Gesundheitskompetenz kann auf eine empirische Basis verweisen. Die mithilfe von Expertenbefragungen gewonnenen Erkenntnisse weisen acht Kompetenzdimensionen auf, die die Autoren schließlich zu einem hypothetischen Strukturmodell verbinden. Gesundheitskompetenz wird dabei als ein Netz aus grundlegenden Fertigkeiten (Lesen, Schreiben, Rechnen), Handlungskompetenz, Wissen über Gesundheitszusammenhänge und motivationalen Komponenten (v. a. die Bereitschaft zur Verantwortungsübernahme) beschrieben. Die Handlungskompetenz wird dabei in die vier Kompetenzbereiche (1) Navigieren und Handeln im Gesundheitssystem, (2) Kommunikation und Kooperation, (3) Informationsbeschaffung und -verarbeitung sowie (4) Selbstwahrnehmung und Selbstregulation unterteilt. Der Erkenntnisgewinn des Modells ist insofern als hoch einzuordnen, als dass es eine Erweiterung der bisherigen Modellvorstellungen von Gesundheitskompetenz um die Kompetenzbereiche Selbstregulation und Selbstwahrnehmung sowie um die Bereitschaft und Fähigkeit zur Verantwortungsübernahme darstellt.

22.5 Gesundheitsbildung in Hochschulen: Ein didaktischer Vorschlag

Die bisherigen Ausführungen haben deutlich aufzeigen können, dass dem kompetenten Umgang mit der eigenen Gesundheit vor allem im Hinblick auf den langfristigen Erhalt der individuellen Beschäftigungsfähigkeit von Studierenden mehr Beachtung geschenkt werden sollte. Vor dem Hintergrund einer zunehmenden Verdichtung von belastenden Studienanforderungen und der Verschlechterung des studentischen Gesundheitsstatus ergibt sich die Notwendigkeit, Konzepte zu entwickeln, wie die Hochschulausbildung den Studierenden beim Aufbau, Erhalt und der lebenslangen Weiterentwicklung einer umfassenden Gesundheitskompetenz behilflich sein kann. Zielvision potenzieller Hochschulinterventionen sollte es sein, die Entwicklung von Kritikfähigkeit und Selbstbestimmung der Studierenden zu forcieren, um sie zu eigenverantwortlichen, gesundheitskompetenten Entscheidungen zu befähigen. Sie sollen neben ihrer fachlichen und überfachlichen berufsbezogenen Ausbildung zu „Gesundheitsmanagern ihrer selbst" [9] qualifiziert werden, um auf diese Weise ihre individuelle **Employability** aufzubauen und über die gesamte Erwerbsspanne hinweg aufrechtzuerhalten. Im Hinblick auf die genannte Zielgruppe wird davon ausgegangen, dass die innere Struktur der Gesundheitskompetenz sich keinesfalls auf funktionale Kompetenzen, im Sinne kognitiver Grundfunktionen wie Lesen, Bearbeiten und Verstehen gesundheitlicher Informationen, reduzieren lässt. Ganz im Gegenteil: Angesichts des hohen Bildungsniveaus der Studierenden sollten vielmehr soziale, analytische und kommunikative Aspekte der Gesundheitskompetenz fokussiert werden. Grundlage einer solchen, auf Gesundheitskompetenz ausgerichteten Bildungsmaßnahme an Hochschulen stellt deshalb das hypothetische Strukturmodell von Soellner et al. [15] dar, welches situationsübergreifend konzipiert ist, die Komplexität des Konstrukts angemessen berücksichtigt und gleichzeitig empirisch begründet ist. Legt man die bisherigen Ergebnisse der auf Hochschulen bezogenen Gesundheitswissenschaften zugrunde, insbesondere die qualitative Teilstudie von Möllenbeck [1], so sollten vor allem die Kompetenzbereiche der (1) Selbstwahrnehmung, der (2) Selbstregulation,) der (3) Verantwortungsübernahme und der (4) Kommunikation und Kooperation berücksichtigt werden.

Im Kompetenzbereich der **Selbstwahrnehmung** wird der Aufbau einer umfangreichen Körper- und Gesundheitswahrnehmung intendiert. Die Studierenden sollen zu diesem Zweck befähigt werden, ihre **eigenen Bedürfnisse und Gefühle** *wahrzunehmen* und lernen, diese hinsichtlich ihres Einflusses auf die persönliche Gesundheit angemessen zu deuten. Es soll eine Körperkompetenz im Sinne einer „gesundheitsbewussten Selbstfürsorglichkeit" erworben werden, um sowohl aktuelle als auch mögliche zukünftige Belastungen bzw. Belastungssituationen zu antizipieren und einen „Puffer" dagegen aufzubauen. Eine derart erhöhte Körperkompetenz hilft bei der Analyse von Situationen, welche die Gesundheit potenziell beeinflussen sowie bei der Wahrnehmung körperlicher, geistiger oder emotionaler Äußerungen, die damit einhergehen. Auf diese Weise wird es den Studierenden erleichtert, ihre Arbeits- und Lebensbedingungen gesundheitsbewusster zu gestalten. Leitfragen wie: „Wann und warum fühle ich mich wohl/unwohl?", „Wo liegen meine individuellen Stärken und Schwächen?", „Welche Herausforderungen kann ich mir zumuten und welche nicht?" bieten in diesem Zusammenhang hilfreiche Orientierungspunkte.

Indem die Studierenden ihre körperlichen Signale als womöglich beste Indikatoren für gesundheitsförderndes oder -schädigendes Verhalten adäquat zu interpretieren lernen, können sie überzogene interne und externe Leistungsansprüche leichter erkennen und angemessen analysieren. Bereits im Vorfeld kann von ihnen auf diese Weise ein optimales Verhältnis zwischen gestellten Anforderungen und persönlichen Fähigkeiten bestimmt werden, um so chronischer Über- oder Unterforderung vorzubeugen und Beeinträchtigungen der Gesundheit zu vermeiden. Mithilfe ihrer erworbenen Körperkompetenz können sie schließlich verantwortungsvoll über den Einsatz regulativer oder präventiver Strategien verfügen, um eventuellen Beanspruchungen effektiv zu begegnen und vorzubeugen.

Im Kompetenzbereich der **Selbstregulation und Selbstdisziplin** sollen die Studierenden eine umfangreiche „Selbstregulationskompetenz" erwerben, die Schröder als Sammelbegriff für relativ stabile und generalisierte Selbstmanagement- und Stressbewältigungsfähigkeiten definiert. Sie repräsentieren „[...] *ein Repertoire an Fertigkeiten, Gewohnheiten und Strategien, das eine Person zur Verfügung hat und gewöhnlich einsetzt, um Ziele zu verwirklichen und schwierige Situationen zu meistern*" [14]. Hauptziel einer möglichen Hochschulintervention in diesem Kompetenzfeld sollte es demnach sein, die Studierenden bei einem **effektiven und eigenverantwortlichen Selbstmanagement ihres Verhaltens** zu unterstützen.

In diesem Zusammenhang sollte die Fähigkeit zu einem konstruktiven Umgang mit Stress und Belastungssituationen eine wichtige Rolle spielen. Stressbedingten Gesundheitsrisiken wie *Burnout* oder chronische Erschöpfung, welche neben der Gesundheit auch die nachhaltige **Employability** gefährden, könnte so bereits während des Studiums aktiv entgegengesteuert werden. Insbesondere Strategien für ein effektiveres Zeitmanagement (vor allem im Hinblick auf die zunehmende Entgrenzung von Studium und Privatleben) erscheinen hier zielführend. Neben stressbezogenen Beanspruchungen sollten aber auch solche Belastungen thematisiert werden, welche aus sozialen Kontakten resultieren können (bspw. Streit mit Kommilitonen/Kollegen, Ärger, aufgestaute Aggressionen oder Mobbing). Zum Kompetenzbereich der Selbstregulation gehört auch die Fähigkeit, sich angemessen zu erholen und entspannen zu können. Lernen Studierende es frühzeitig, auch unter Zeitdruck angemessene Pausen in ihren Studienalltag einzubauen und diese trotz empfundenen Zeitmangels adäquat zu nutzen, so können sie von diesen erworbenen Techniken auch im späteren Arbeitsalltag profitieren.

Die Kompetenzdimension **Verantwortungsübernahme für die eigene Gesundheit** spielt eine wichtige, wenn nicht sogar die entscheidende Rolle für die Gesundheitskompetenz, da sämtliche Interventionen der Gesundheitsförderung ohne Wirkung bleiben, wenn den Studenten ihre **prospektive Eigenverantwortung zum Erhalt der individuellen Gesundheit** nicht bewusst ist. Weil die Verantwortungsübernahme ein durch einen normativen Bezug gekennzeichnetes Handlungsprinzip darstellt, sollten die Studierenden Gesundheit als eigenständigen Wert anerkennen und als aktiv herzustellendes Ziel verinnerlichen. Je höher die Gesundheit in der individuellen Werthierarchie der Studierenden verankert werden kann, desto deutlicher ist auch ihr Einfluss auf die konkrete Handlungsebene. Aus diesem Grund wird es als notwendig erachtet, zunächst ein Grundverständnis von Gesundheit im Sinne eines salutogenetischen Positivverständnisses aufzubauen. Auf diese Weise können die Studierenden lernen, dass sie ihre Gesundheit eigenverantwortlich herstellen bzw. erhalten können. Denkbar wären die Erlangung von Kompetenzen im Bereich der Ernährung und des Ernährungswissens, von Bewegungskompetenzen bzw. von Kompetenzen zur Ausführung sportlicher Aktivitäten, Strategiewissen über einen angemessenen Ausgleich von Arbeit und Freizeit und der verantwortungsvolle Umgang mit Genussmitteln. Damit lebensstilbezogene Verhaltensänderungen von den Studenten nicht nur initiiert, sondern auch auf lange Sicht beibehalten werden, sollte ihnen darüber hinaus ein breites Repertoire an Techniken und Strategien vermittelt werden, die **effektiv** zu mehr Eigenmotivation und Selbstdisziplin führen. Auf diese Weise kann eine langfristig wirksame, gesundheitskompetente Verantwortungsübernahme auch über das Studium hinaus gewährleistet werden.

Die Kompetenzentwicklung im Bereich der **Kommunikation und Kooperation** sollte sich in diesem Zusammenhang auf den Erwerb von Techniken und Strategien zum adäquaten Ausdruck eigener Gefühle und Empfindungen beziehen. Vor allem die Fähigkeit, mit anderen Personen über gesundheitliche Probleme sprechen zu können und dies nicht als Belastung zu empfinden, sollte bei den Studierenden in besonderem Maße ausgeprägt werden. Sind sie dazu in der Lage, anderen gegenüber ihre Gefühle offen zu äußern, kann dies zum Aufbau vertrauensvoller sozial-kommunikativer Beziehungen beitragen, die wiederum zur Stärkung bestimmter Ressourcen als Belastungspuffer hilfreich sein können. Um für eigene Gesundheitsbelange eintreten und diese auch durchzusetzen zu können, sollten die Studierenden außerdem eine Kooperationskompetenz erwerben. Diese ermöglicht es, Hilfe von Experten oder anderen Personen anzunehmen, indem mit diesen kooperiert und deren Anweisungen Folge geleistet wird. Eine gelungene Kooperation setzt voraus, die eigenen Kompetenzen und Handlungsmöglichkeiten realistisch zu beurteilen und den Bedarf an Unterstützung einzuschätzen.

22.6 Schlussbetrachtung

Eine auf Kompetenzbildung ausgerichtete Strategie der Gesundheitsförderung an Hochschulen erscheint vielversprechend. Sie berücksichtigt sowohl die veränderten Bedingungen des Studierens in Zeiten des Bologna-Prozesses als auch die auf Employability ausgerichteten Bildungsmodalitäten der Hochschule. Mit dem von Soellner et al. [15] entwickelten hypothetischen Strukturmodell der Gesundheitskompetenz liegt zudem ein empirisch begründetes Konzept vor, welches als Orientierungshilfe für die Konzeption hochschulspezifischer Bildungsveranstaltungen geeignet erscheint. Die Konzentration auf die Kompetenzbereiche Selbstwahrnehmung, Selbstregulation, Verantwortungsübernahme und Kommunikation/Kooperation berücksichtigt zudem die aus den vorliegenden Studien gewonnenen Erkenntnisse zum studentischen Umgang mit Belastungssituationen im Studium.

Dennoch ist ein solcher Ansatz nicht unkritisch zu betrachten. Zum einen muss reflektiert werden, dass die Entwicklung von Gesundheitskompetenz nur in konstruktivistischen Lernkulturen möglich erscheint. Der von uns skizzierte Ansatz der Gesundheitsbildung kann nicht über Appelle oder Belehrungen erfolgen, sondern bedarf reflexiver, prozessorientierter und selbstgesteuerter Lernformen. Ein gesundheitsbildender Lernprozess darf unserer Ansicht nach nicht als Anhäufung von Fakten konzipiert werden, sondern als aktiver Prozess, in welchem neues Wissen durch vielfältige Anregungen angeeignet und mit seiner Umwelt ausgetauscht wird. Ob sich eine solche Lernkultur bereits an den deutschen Hochschulen durchgesetzt hat, bleibt fraglich.

Es ist zudem zu hinterfragen, welche Organisationen innerhalb der Hochschulen für Konzepte der Gesundheitsbildung sensibilisiert und gewonnen werden können. Zwar finden sich an den Hochschulen bereits einzelne Akteure, die gesundheitsfördernde Ziele verfolgen (z. B. der Hochschulsport oder die psychosoziale Beratungsstellen). Eine integrative Vermittlung von Gesundheitskompetenz bedarf allerdings – über die bestehenden Strukturen hinaus – spezifischer Organisationsformen, die die Gesundheitsförderung und -bildung von Studierenden als ihren Bildungsauftrag verstehen. Auch wenn sich die Hochschule in den letzten zehn Jahren so rasant verändert hat wie kaum eine andere gesellschaftliche Institution, bleibt es ungewiss, ob es gelingen wird, eine derartige Einrichtung dauerhaft zu etablieren.

22.7 Literatur

[1] Abel T, Bruhin E. Health Literacy/Wissensbasierte Gesundheitskompetenz. In B. f. g. Aufklärung, Hrsg. Leitbegriffe der Gesundheitsförderung. Schwabenstein a. d. Selz: Sabo; 2003: 128–131

[2] Blancke S, Roth C, Schmid, J. Employability als Herausforderung für den Arbeitsmarkt. Eine Konzept- und Literaturstudie. Arbeitsbericht Nr. 157. Stuttgart: Akademie für Technikfolgeabschätzung; 2000: 9ff

[3] Bloch R. Flexible Studierende? Studienreform und studentische Praxis. Leipzig: Akad. Verl. Anst.; 2009

[4] Gusy B. Bestandsaufnahme und Entwicklungsperspektiven der Gesundheitsberichterstattung am Beispiel von Studierenden. In: Faller G, Schnabel P-E, Hrsg. Wege zur gesunden Hochschule; Berlin: Edition Sigma; 2006: 83–94

[5] Huber L. Wie studiert man in „Bologna"? Vorüberlegungen für eine notwendige Untersuchung. In: Kehm B, Teichler U, Hrsg. Hochschule im Wandel. Frankfurt/Main: Campus Verlag; 2008: 295 – 308

[6] Hurrelmann K, Franzkowiak P. Gesundheit. In: Bundeszentrale für gesundheitliche Aufklärung, Hrsg. Leitbegriffe der Gesundheitsförderung; 2003: 4

[7] Isserstedt W, Middendorf E, Fabian G et al. Die wirtschaftliche und soziale Lage der Studierenden in der Bundesrepublik Deutschland 2006. 18. Sozialerhebung des Deutschen Studentenwerks durchgeführt durch HIS Hochschul-Informations-System. Bonn, Berlin: HIS; 2007: 393

[8] Kickbusch I, Maag D, Saan H. Enabling healthy choices in modern health societies. Paper for the European Health Forum 2005; Bad Gastein

[9] Kriegesmann B, Kottmann M, Krauss-Hofmann P. Employability und Lebenslanges Lernen: Neue Perspektiven für eine nachhaltige Gesundheitspolitik. In: Personalmanagement und Arbeitsgestaltung, Hrsg. Bericht zum 51. Frühjahrskongress der Gesellschaft für Arbeitswissenschaft e. V. Heidelberg; 2005

[10] Leslie E, Owen N, Salmon J et al. Insufficiently Active Australian College Students: Perceived Personal, Social, and Environmental Influences. Preventive Medicine 1999; 28: 20–27

[11] Maag D. Gesundheitskompetenz bezüglich Ernährung, Bewegung Gewicht [Dissertation]. Lugano: Unversita della Svizzera italiana. 2007: 103ff

[12] Möllenbeck D. Gesundheitsförderung im Setting Universität: Verbreitung und Effekte sportlicher Aktivität bei Studierenden. Reihe Junge Sportwissenschaft. Schorndorf: Hofmann; 2011: 113f

[13] Nutbeam D. Health literacy as a public health goal: a challenge for contemporary health education and communication strategies into the 21st century. Health Promot Internat 2000; 15: 259–267

[14] Schröder KEE. Self-regulation competence in coping with chronic disease. Münster: Waxmann; 1997: 71
[15] Soellner R, Huber S, Lenartz N et al. Gesundheitskompetenz – ein vielschichtiger Begriff. Z Gesundheitspsychol 2009; 17, 3: 105–113
[16] Stewart-Brown S, Evans J, Patterson J et al. Health of students in institutes of higher education: an important and neglected public health problem? J Pub Health Med 2000, 22: 492–499
[17] Stock C, Meier S, Krämer A. Wie nehmen Studierende ihren Arbeitsplatz wahr? Perspektiven der Gesundheitsförderung an der Hochschule. Z Gesundheitswiss 2002; 10: 171
[18] Vaez M, Kristenson M, Laflamme L. Perceived quality of life and self-rated health among first-year university students. A comparison with Their Working Peers. Soc Indic Research 2004; 68: 221–234
[19] World Health Organization (WHO). First International Conference on Health Promotion. Ottawa, Canada. Ottawa Charter for Health Promotion. Geneva: World Health Organization; 1986

23 Psychische Belastungen und Ansätze zur Prävention in der stationären Altenpflege

Marcel Maier

23.1 Ausgangslage

23.1.1 Bedarfssituation

Das Thema „psychische Belastungen in der Altenpflege" ist sicher nicht neu – aber dafür dringlicher denn je. Die Zahl der Pflegebedürftigen in Deutschland steigt kontinuierlich an. Das Statistische Bundesamt ermittelte, dass im Jahr 2009 in Deutschland 2,34 Millionen Menschen im Sinne des Pflegeversicherungsgesetzes pflegebedürftig waren. Die Mehrheit der Pflegebedürftigen (83%) waren 65 Jahre und älter. Rund 35% davon waren über 85 Jahre alt. Insgesamt wurden im Erhebungsjahr 717 000 Menschen in Heimen vollstationär betreut. Gegenüber dem Jahr 2007 hat die Zahl der Pflegebedürftigen um insgesamt 4,1% bzw. 91 000 Personen zugenommen und die Anzahl der in Heimen vollstationär Betreuten, ist um 4,6% (31 000) gestiegen. Im Vergleich zur vorangegangenen Dekade hat sich die Zahl der Pflegebedürftigen sogar um 16,0% erhöht – die Anzahl der in Heimen stationär Versorgten sogar um 27,5% (155 000). Prognosen zufolge wird der Anteil der Pflegebedürftigen im Jahr 2050 auf 4,35 Millionen angestiegen sein (www.destatis.de).

23.1.2 Personalsituation

In Deutschland waren 2009 insgesamt 621 000 Erwerbstätige (entspricht ca. 453 000 Vollzeitstellen) in Alters- und Pflegeheimen beschäftigt. Der Personalbestand stieg im Vergleich zu 2007 um 8,3% (bzw. 48 000 Erwerbstätige). Die Zahl der Vollzeitbeschäftigten hat hingegen deutlich weniger, nämlich nur um 2,2% zugenommen. Die meisten Beschäftigten (66%) waren in der Pflege und Betreuung angestellt. 17% arbeiteten in der Hauswirtschaft. Auf Verwaltung, Technik und sonstige Bereiche entfielen kumuliert 9% der Beschäftigten; zur sozialen Betreuung waren 4% des Personals vorgesehen.

Analog zur kontinuierlich steigenden Zahl an Pflegebedürftigen hat sich in den vergangenen Jahren auch das Aufgabenfeld für die Pflegenden deutlich verändert. Dies ist zum einen durch die bestehenden Fallpauschalen bedingt: Krankenhausaufenthalte werden aus wirtschaftlichen Gründen möglichst kurz gehalten. Dadurch erfolgt Entlassung pflegebedürftiger Menschen aus dem Krankenhaus in die Obhut von Pflegediensten (ambulant oder stationär) früher. Zum anderen sind pflegebedürftige Menschen vermehrt multimorbid und die Demenzerkrankungen zeigen eine steigende Tendenz, weshalb die Qualifikationsanforderungen an die Pflegekräfte gestiegen sind (www.destatis.de).

Es wird offensichtlich, dass die stationäre Heimbetreuung deutlich an Bedeutung innerhalb des Gesundheitssystems gewonnen hat – und weiter gewinnen wird. Grund genug, sich mit den Belastungen des Personals in Pflegeinstitutionen auseinanderzusetzen.

23.2 Belastungsfaktoren

Neben den körperlichen Belastungen, sind vor allem die psychischen Beanspruchungen und Belastungen von großem Interesse. Diese zählen mittlerweile zu den häufigsten Ursachen für Langzeiterkrankungen, Berufsaustritten und frühzeitigen Berentungen.

Zahlreiche Publikationen, vor allem aus dem angloamerikanischen und skandinavischen Bereich sowie aus Deutschland, haben psychische Belastungen in der Altenpflege erhoben, analysiert oder versucht, die Konsequenzen aus den gewonnenen Erkenntnissen zu eruieren. Viele Studien verzichten jedoch auf eine Einbettung in theoretische Konzepte, wie beispielsweise der Depressions-, Burnout- oder Stressforschung. Eine Systematisierung der Literatur gestaltet sich daher schwierig.

Eine weitere Schwierigkeit bei der Aufarbeitung der Literatur liegt darin, dass unterschiedliche Unterteilungen/Klassifizierungen der psychischen Belastungen vorgenommen werden. Beispielsweise differenzieren Hertl und Kollegen in die Kategorien „Belastungen durch die Pflegetätigkeit", „Belastungen durch Personal", „organisatorische Rahmenbedingungen", „Belastungen im Umgang mit Heimbewohnern" und „Belastungen durch den Umgang mit Angehörigen" [6]. Glaser und Kollegen hingegen sprechen von „organisationalen Stressoren", „sozialen Stressoren", „Aufgabenimmanenten Überforderungen", „widersprüchlichen Aufgabenzielen", „Lernbehinderungen" und „Regulationshindernissen" [4].

Im folgenden Abschnitt wird nun versucht, aus der Vielzahl der bekannten Belastungsdimensionen eine einfache, praxisorientierte und handhabbare Unterteilung zu erstellen und diese auf ihren Ursprung zu attribuieren.

23.2.1 Belastungen aufgrund der pflegerischen Tätigkeit

Zimber nennt als einen Einflussfaktor für die hohe Beanspruchung, Probleme und Konflikte im Umgang mit Bewohnerinnen und Bewohnern. Gerade im Alltag der Pflegenden stellt der Umgang mit demenzbetroffenen, verhaltensauffälligen Bewohnerinnen und Bewohnern ein wesentliches Belastungselement dar [18].

Daneben können auch aggressives Verhalten und vermeintlich überzogene Forderungen der Bewohner zu erheblichen Beanspruchungen führen. Weitere Ursachen für psychische Belastungen sind schwierige, dysfunktionale Familienverhältnisse, emotionale Beziehung zu den Bewohner und unrealistische Ziele der Betroffenen.

Ein weiteres Phänomen, welches im Pflegedienst festgestellt wurde, ist das sehr selbstkritische Reflektieren der eigenen Arbeit. Diskrepanzen zwischen dem persönlichen, von den eigenen Wertevorstellungen geprägten Berufsbild und den gegebenen Möglichkeiten zur Umsetzung in der Praxis werden ständig als latente Herausforderung angesehen. Die entstehende Dissonanz bzw. das Nicht-erfüllen-können von Wünschen und Bedürfnissen der Kunden, provoziert nicht selten zusätzliche Belastungsreaktionen. Es entsteht das Gefühl, nicht ausreichend für die Pflegebedürftigen da zu sein und folglich auch den eigenen Ansprüchen nicht zu genügen [18].

Palliative Care

Die Weltgesundheitsorganisation (WHO) definiert Palliative Care/Palliativpflege, wie folgt: "Palliative care is an approach that improves the quality of life of patients and their families facing the problems associated with life-threatening illness, through the prevention and relief of suffering by means of early identification and impeccable assessment, and treatment of pain and other problems – physical, psychosocial and spiritual" (Quelle: WHO).

Sterbesituationen und die Umsetzung von Palliative Care sind in Pflegeheimen keine Ausnahmen. Das Personal steht bereits jetzt, und vermehrt noch in Zukunft, vor der Aufgabe, palliative Pflege leisten zu müssen.

Hier entstehen zusätzliche Belastungen durch die dauerhafte Konfrontation mit Krankheit, Verfall, Leiden, Hoffnungslosigkeit und Sterben [6]. Zudem müssen komplexe medizinisch-pflegerische, psychosoziale und auch spirituelle Probleme bearbeitet werden, wobei es die individuellen Wünsche und Präferenzen der Betroffenen und ihrer Angehörigen zu berücksichtigen gilt. Um Lebensqualität und autonome Lebensgestaltung trotz fortgeschrittenem Alter, schwerer Krankheit oder bevorstehendem Tod gewährleisten zu können, wird das betreuende Personal nicht selten stark gefordert und vor große Herausforderungen gestellt, besonders dann, wenn nicht genügend Ressourcen für eine adäquate Betreuung zur Verfügung stehen [11].

Belastung durch ethische Konflikte

Neuere Untersuchungen zeigen, dass neben dem erhöhten Qualifikationsbedarf und dem Fachwissen, um mit komplexen Situationen umgehen zu können, vor allem ethische Probleme und Dilemmas eine herausragende Rolle spielen [11].

Ethische Konflikte systematisch in den Kontext der Gesundheitsförderung zu stellen, ist relativ neu. Dies, obwohl bereits seit den 1980er Jahren bekannt ist, dass Pflegende, die unter „moralischem Distress" leiden, häufig Frust, Ärger und Schuldgefühle empfinden. In zahlreichen, neueren Studien wurde der Zusammenhang zwischen ethischem „Distress" und den Symptomen des Burnout-Syndroms hinreichend nachgewiesen. Ferner ist ein negativer Einfluss auf das psychische Wohlbefinden, auf das Stressempfinden und die allgemeine Arbeitszufriedenheit beschrieben worden [2].

23.2.2 Belastungen durch den Umgang mit Angehörigen

Angehörige verdienen in der geriatrischen Langzeitpflege eine ganz besondere Beachtung. Umgang, Austausch und die Arbeit mit Angehörigen sind ein gewichtiges und viel diskutiertes Thema in den Fachkreisen der Geriatrie und Gerontologie. Angehörige sind ein elementarer Bestandteil des persönlichen Lebens der Bewohner und eine wichtige Verbindung zwischen der Welt vor dem Heimeintritt und dem neuen Umfeld. Sie zählen nebst den Bewohnern zu den wichtigsten Kunden einer Pflegeinstitution. Aber, die Zusammenarbeit verläuft nicht immer reibungslos. Im Umgang mit Angehörigen kann es zu schwierigen Situationen kommen, die einen belastenden Einfluss auf das Personal haben. Hier sind es vermeintlich nicht erfüllbare Forderungen und hohe Ansprüche, die an das Personal gestellt werden. Aber auch Desinteresse, Aggressionen und Ungeduld seitens der Angehörigen bergen ein hohes Belastungspotenzial [6].

Eine Grundproblematik mag darin liegen, dass Angehörige und professionelle Pflegeinstitutionen teilweise unterschiedliche Interessen und Schwerpunkte verfolgen. Für die Pflegenden ist der einzelne Bewohner Teil eines komplexen und umfangreichen Aufgabenspektrums. Bei höherer Arbeitsintensität und geringeren personellen Kapazitäten, tritt die einzelne Person mit ihren individuellen Ansprüchen und Bedürfnissen eher in den Hintergrund. Die vorhandenen Ressourcen werden dann so disponiert und priorisiert, dass alle Bewohner bestmöglich versorgt werden. Es liegt auf der Hand, dass die Situation für die Angehörigen anders aussieht: Für sie steht ein ganz spezieller, besonderer Mensch mit seinen eigenen, individuellen Wünschen im Mittelpunkt von Denken und Handeln. Diese unterschiedlichen Betrachtungsweisen können zu Missverständnissen auf beiden Seiten führen. Spannungen zwischen den Parteien können immer dann entstehen, wenn Angehörige ihre Erwartungen in Bezug auf die Betreuung nicht erfüllt sehen. Dies gibt Anlass zu Reklamationen, Beschwerden und Anliegen [14].

23.2.3 Belastungen aufgrund betrieblicher Rahmenbedingungen

Führungskultur

In zahlreichen Studien wurde der signifikante Zusammenhang zwischen Führungsverhalten und der wahrgenommenen Belastung belegt. Konkret empfinden es Pflegende als sehr belastend und verunsichernd, wenn sie sich nicht auf ihre Vorgesetzten verlassen können, unklare oder häufig wechselnde Anweisungen erhalten oder autoritäre, dominante Führungsstile wahrnehmen [1, 16, 17]. In Zusammenhang mit dem Führungsstil wirkt sich auch eine als ungenügend wahrgenommene Belohnungs- und Feedback-Kultur negativ auf das Wohlbefinden des Personals aus. Dies kann beispielsweise dadurch hervorgerufen werden, dass den Mitarbeitern wenig Wertschätzung und Anerkennung entgegen gebracht wird. Als zusätzliches, belastendes Element werden häufig wechselnde Schichtpläne genannt. Durch den häufigen Wechsel der Arbeitszeiten und Schichten (z. B. Nacht- und Tagschicht oder Wochenenddienst) kann es zu psychophysiologischen Reaktionen (z. B. Nervosität, Kopfschmerzen) kommen. Nachvollziehbar ist auch, dass ständige Schichtwechsel das Sozialleben negativ beeinflussen. Das Privatleben ist nur noch schwer planbar, wodurch soziale Kontakte zusehends in Mitleidenschaft gezogen werden [1].

Auf der anderen Seite stellen Anerkennung für gut geleistete Arbeit, Unterstützung, berufliche Förderung und ein positives Verhältnis zu Vorgesetzten, motivierende Tätigkeitsaspekte dar. Vieles deutet darauf hin, dass durch gute

Führungskompetenzen anfallende Belastungen gemildert oder kompensiert werden. Der sozialen Unterstützung durch die Vorgesetzten kommt also eine gewichtige Rolle in der Prävention zu. Nämlich dann, wenn es die Führungskräfte verstehen, gut zu organisieren, zu kommunizieren, zu delegieren und sie somit ihrer Kernaufgabe verantwortungsbewusst nachkommen. Dies trägt maßgeblich zur Prävention und Zufriedenheitssteigerung bei den Mitarbeitenden bei [17].

Teamkultur

Innerhalb eines Teams können ungeklärte Rollen, Unverständnis und Konflikte zwischen verschiedenen Pflegekräften das Arbeitsklima sehr stören und den Alltag negativ beeinträchtigen [6]. Wie eingangs schon erwähnt, sind in einem Senioren- oder Pflegeheim viele verschieden Berufsgruppen tätig. Interdisziplinäre Meinungsverschiedenheiten und Konflikte über die Versorgung der Bewohner sind keine Seltenheit.

Überbelastung, z. B. verursacht durch die Absenzen einzelner Mitarbeitender, kann den Rest des Teams stark unter Druck setzen. Wie in anderen Berufsgruppen auch, können Intrigen und Konflikte das Arbeitsklima zusätzlich verschlechtern [18].

Arbeitsorganisation

Als weitere Belastungen sind Zeitdruck, Zeitmangel und die häufigen Arbeitsunterbrechungen zu nennen. Häufige Unterbrechungen der Arbeitsabläufe sind ein Stressfaktor, weil sie einen zusätzlichen, kognitiven Aufwand erforderlich machen. Es kostet Energie, wenn eine laufende Tätigkeit unterbrochen und später wieder aufgenommen werden muss. Laut Berger sind zwei Drittel aller Pflegekräfte regelmäßig davon betroffen. Ähnlich ist die Situation bei Arbeitsunterbrechungen aufgrund fehlender Informationen oder Hilfsmittel [1].

In zahlreichen Studien wird hoher Zeitdruck, bzw. Zeitmangel als häufig auftretendes Ereignis genannt [8]. Pflegende geben an, zu wenig Zeit zu haben, um ihre Arbeit korrekt zu beenden. Oftmals sind sie gezwungen, mehrere Dinge parallel abzuarbeiten, sodass die Zeit für die psychosoziale Betreuung der Betroffenen fehle [18]. Das jedoch vermutlich eminenteste Belastungsereignis besteht aus Mehrbelastungen aufgrund von Personalmangel. Dann nämlich, wenn ein Team über längere Zeit – und vor allem auf nicht absehbare Zeit – unterbesetzt arbeiten muss [6].

23.2.4 Ressourcenfaktoren

Wie in den oberen Abschnitten angedeutet, können sich Rahmenbedingungen (Führung, Team, Organisation) sowohl eindeutig negativ als auch sehr protektiv auf die psychische Gesundheit auswirken.

Als dahingehend sehr einflussreiche Faktoren werden Handlungs-, Entscheidungs-, Gestaltungs- und Zeitspielräume angesehen. Gestaltet sich beispielsweise der – durch die Führungskraft gewährte – Entscheidungsspielraum als günstig, so kann dieser der Bewältigung von belastenden Situationen dienlich sein. Ebenso kann ein gut eingespieltes Team durchaus kurzfristige Personalausfälle kompensieren. Das Team wird zur Ressource. Weitere Ressourcen sind auf individueller Ebene zu finden: Berufserfahrung, gute Qualifikation, ausgereifte Coping-Strategien oder ein intaktes privates Umfeld sind hilfreich, um Krisen unbeschadet zu überstehen [1, 17, 18].

23.2.5 Belastungsfolgen

Im Vergleich zum Durchschnitt der berufstätigen Bevölkerung, ist der Gesundheitszustand der Altenpflegerinnen und -pfleger in Deutschland deutlich schlechter. Sie leiden öfter unter psychosomatischen und psychischen Beschwerden, als die Durchschnittsbevölkerung [1].

Zur typischen Folgeerscheinung zählt, aufgrund der chronischen Stresserfahrung, das „Burnout-Syndrom". Vereinzelte Studien belegen hier eine erhöhte Disposition und Prävalenz. In einer großen Studie in der Schweiz konnten Prey und Kollegen nachweisen, dass rund 20 % der Befragten eine kritische Ausprägung der emotionalen Erschöpfung aufweisen – welche ein typisches Bestandteil des Burnouts ist [15].

Aus anderen Studien geht hervor, dass psychosomatische Beschwerden (z. B. Schlafstörungen, Magen-Darm-Beschwerden) einen weiteren Schwerpunkt der Belastungsfolgen im Bereich der Pflege darstellen. Auch hier scheint die Wahrscheinlichkeit entsprechender Störungen bei Altenpflegekräften gegenüber dem Bevölkerungsdurchschnitt erhöht. Ferner führen ein permanent hoher Zeit- und Leistungsdruck zu deutlicher Arbeitsunzufriedenheit, schlechter Stimmung im Team und zur Neigung zu vermehrtem Absenzen [17].

Eine weitere Folge mündet in der vermehrten Absicht, aus dem Pflegeberuf auszusteigen – eine, in Anbetracht der demografischen Entwicklung beim Pflegenachwuchs, sehr dramatische Folge. Vor allem ältere und somit erfahrene Mitarbeitende in Pflegeheimen, äußerten den vermehrten Ausstiegswunsch [5].

23.3 Präventions- und Interventionsmaßnahmen

Angesichts des steigenden Pflegebedarfs und der hohen Belastungen und Konsequenzen für das Personal, steht die Altenpflege vor großen Herausforderungen. Die Entscheidungsträger scheinen die Wichtigkeit der Gesunderhaltung ihrer Mitarbeitenden erkannt zu haben. Heimleitungen sind dringend auf gesundes und zufriedenes Personal angewiesen [7].

Zahlreiche Entlastungsmöglichkeiten und Präventionsmaßnahmen wurden bereits bei der Vorstellung der Belastungsfaktoren (Abschnitt 2) angerissen. Diese können in verhaltensorientierte und verhältnisorientierte Maßnahmen gegliedert werden. Die verhaltensorientierten Interventionen verfolgen eine Verhaltensmodifikation des Einzelnen in Richtung Gesundheitsorientierung. Bei der Verhältnisorientierung liegt es am jeweiligen Heim, „gesunde Verhältnisse und Rahmenbedingungen" zu schaffen, um so die Belastungen des Personals zu mindern. Es liegt auf der Hand, dass beide Ansätze ineinander übergehen oder parallel ablaufen können. Eine strikte Trennung ist häufig nicht möglich und in der Praxis auch nicht erforderlich.

In der Fachliteratur findet sich eine Vielzahl von Maßnahmen, welche mehr oder weniger evaluiert sind. An dieser Stelle kann darum nur eine Auswahl an möglichen Ansätzen aufgezeigt werden. Die nachfolgende Aufzählung hat deshalb keinen Anspruch auf Vollständigkeit und kann die Interventionen auch nur rudimentär beschreiben.

23.3.1 Verhaltensorientierte Maßnahmen

Beispiele für Fort- und Weiterbildung sind
- die Erhöhung der fachlichen Kompetenz durch Erarbeitung und Schulung verbindlicher Pflegekonzepte (z. B. Palliativkonzept, Demenzkonzept, Wundkonzept, Schmerzkonzept, etc.),
- Seminare zu Entspannungstechniken; Häufige Verfahren sind die progressive Muskelrelaxation (PMR) nach Jacobsen, autogenes Training, Achtsamkeitstrainings, Atemübungen, Meditation oder Biofeedback,
- Seminare zu Stressbewältigung, Burnout-Prophylaxe, Zeitmanagement, Coping-Strategien, etc.,
- Konfliktmanagement und Kommunikationstrainings,
- Ethik-Cafés,

- interne Veranstaltungen und Events, welche zur Sensibilisierung zu Gesundheitsthemen beitragen (Gesundheitstage, Ernährungstage, Sportprogramme, etc.).

Beispiele für Coachings und Begleitung sind
- Coachings für Führungskräfte,
- das Angebot eines Mediators bei akuten Konflikten,
- Teamentwicklungen.

23.3.2 Verhältnisorientierte Maßnahmen

Zu den Beispielen für die Gestaltung der Arbeitsabläufe gehören
- die strukturierte und standardisierte Einführung neuer Mitarbeitender; hierzu zählen auch Assessments und Mentorenprogramme für junge Führungskräfte [3],
- die Optimierung der Ablauforganisation mit Hilfe des Qualitätsmanagementsystems,
- die Aufgabenzuteilung in Abhängigkeit der individuellen Qualifizierung,
- die Flexibilisierung der Arbeits- und Pausenzeiten zur Reduktion des Zeitdrucks und der hohen Arbeitsbelastung [3],
- die Erhöhung der Transparenz und die Schaffung eines offenen Betriebsklimas zur Verbesserung der sozialen Beziehungen zwischen Vorgesetzten und Mitarbeitern,
- die Optimierung der internen Kommunikations- und Kooperationsprozesse (z. B. durch regelmäßige Team- oder Abteilungsbesprechungen, Schwarzes Brett, Hauszeitung, Betriebssitzungen, etc.),
- die systematische Berücksichtigung von Ideen und Verbesserungsvorschlägen der Mitarbeiter, sowie die Möglichkeit, Reklamationen anzubringen bzw. weiterzuleiten [14].

Beispiele für Organisationsentwicklungsmaßnahmen:
- Aufbau eines integrierten Gesundheits-Managements [3]
- Implementierung von Gesundheitszirkeln, bei denen die Mitarbeitenden sowohl eigene Problemlöse- und Gesundheitskompetenzen verbessern als auch konkrete Vorschläge erarbeiten [3]
- Einrichtung von Supervisions- oder „Balint"-Gruppen [3]
- Implementierung ethischer Richtlinien oder einer Ethikorganisation [12]
- Implementierung einer betrieblichen Care Organisation [9]

Es wird ersichtlich, dass das Maßnahmenspektrum sehr breit und umfangreich sein kann. Es wird auch deutlich, dass die einzelnen Interventionen einen ganz unterschiedlichen Umsetzungsaufwand nach sich ziehen. Ein „Anti-Stress-Vortrag" ist beispielsweise relativ schnell organisiert und kann einen kurzfristigen Erfolg bescheren („Quick-Wins"). Andere Aktionen hingegen ziehen umfangreiche, organisationale und strukturelle Veränderungen nach sich.

Die hier aufgezeigten Beispiele sind mögliche Wege, die ein Pflegeheim einschlagen kann, um den Gesundheitszustand der Belegschaft zu verbessern. Verhältnis- und verhaltensorientierte Interventionen sollten möglichst Hand in Hand gehen. Die Gefahr ist groß, dass Maßnahmen auf individueller Ebene alleine verpuffen oder zu Makulatur werden, wenn die organisationalen Rahmenbedingungen „gesundheitsfeindlich" gestaltet sind. Andererseits kann die Wirksamkeit verhältnisbasierender Aktionen erst mit begleitenden personenbezogenen Maßnahmen gesichert werden. Entscheidend ist, dass die Führungskräfte als Vorbild agieren und „Gesundheit im Betrieb" zur Führungsaufgabe erklärt wird.

23.4 Entwicklungen und neue Ansätze

23.4.1 Betriebliche Care Organisation

Auch der private Kontext der einzelnen Mitarbeitenden nimmt Einfluss auf das individuelle Belastungserleben. Hier können beispielsweise familiäre Konflikte, finanzielle Schwierigkeiten oder psychische Krisen vorliegen, welche belastend wirken. Schließlich werden private Krisensituationen, Sorgen und psychische Probleme nicht am Eingang des Betriebs abgelegt. Die persönliche Verfassung und die privaten Ressourcen, verbunden mit sozialer Unterstützung, tragen unmittelbar dazu bei, wie gut mit beruflichen Belastungssituationen umgegangen wird.

Um diesem Umstand Rechnung zu tragen, hat sich der Aufbau einer betrieblichen Care-Organisation bewährt. Diese steht allen Mitarbeitenden als kostenloses, schnell verfügbares und niederschwelliges Entlastungsinstrument zur Verfügung und ist für die unterschiedlichsten Probleme, Beratungen und Fragestellungen zugänglich. Deren Mitglieder sind Kollegen, die im Alltag ihre Dienste in verschiedenen Unternehmensbereichen verrichten, auf unterschiedlichen Hierarchiestufen stehen, in ihrer Funktion gut im Betrieb vernetzt und für die Aufgabe speziell geschult sind [9].

23.4.2 Palliative Care und Ethik

Palliative Care wird aufgrund der demografischen Entwicklung und der Zunahme an Krankheiten mit langen und komplexen Krankheitsverläufen für Gesundheitspolitik und Pflegeinstitutionen vermehrt an Bedeutung gewinnen. Außerdem erheben schwer kranke Bewohner sowie deren Angehörige heute vermehrt den Anspruch, sich die bestmögliche Lebensqualität bis an das Lebensende bewahren zu wollen. Palliative Care trägt diesem Wunsch Rechnung. Wie bereits dargestellt, geht die Palliativpflege häufig mit ungelösten, ethischen Dilemmas einher. Dies kann gesundheitliche Folgen für alle Beteiligten nach sich ziehen. Es scheint, dass in diesem Bereich noch Potenzial für proaktive Gesundheitsförderung vorhanden ist.

Leider wird die Bedeutung von Fort- und Weiterbildungen zu ethischen Fragestellungen in der Geriatrie häufig noch unterschätzt. In der Ausbildung von Gesundheitsberufen wird das Thema Ethik meist nur am Rande behandelt.

Auch die Frage nach der Evidenz ethischer Interventionen ist noch nicht befriedigend geklärt: Die Beschreibung isolierter, ethischer Interventionsmöglichkeiten ist zwar durch die Fachliteratur hinreichend gegeben. Spärlicher hingegen ist die Beschreibung der zu erwartenden Wirkung ethischer Interventionsmaßnahmen. Trotz einzelner Erfolgsmeldungen, erscheint die Darstellung – auf Empirie basierender Ergebnisse – vergleichsweise unterrepräsentiert. Zudem bearbeiten die meisten Interventionsstudien die Bereiche Akutpflege, Pädiatrie oder Psychiatriepflege.

23.4.3 Gesamtbetrieblicher Ansatz

Wenn von „psychischen Belastungen und Ansätzen zur Prävention in der stationären Altenpflege" die Rede ist, darf eines nicht vergessen werden, nämlich jenes Personal, welches in nicht pflegerischen Bereichen tätig ist. Wie eingangs zitiert, betrifft dies in der Regel etwa ein Drittel der Gesamtbelegschaft.

Ein Drittel der Belegschaft, welches ebenfalls in täglichem Kontakt zur Bewohnerschaft steht (z. B. Hauswirtschaft); welches ebenso in unterschiedlichen Schichten arbeitet, da ein Pflegeheim ein 24-Stunden-Betrieb ist (z. B. Technischer Dienst), welches ebenfalls in Konfliktsituationen mit Angehörigen involviert ist (z. B. Administration, Sozialdienst) und welches sehr häufig mit Leid, körperlichem Verfall und Sterben konfrontiert ist (z. B. Therapien).

Umso erstaunlicher ist es, dass nur sehr wenige Untersuchungen den geriatrischen Pflegebetrieb als „Ganzes" betrachten und nicht-pflegerisches/nicht-therapeutisches Personal in die Überlegungen einbeziehen.

Erste Studien belegen, dass zwischen Pflegenden und nicht Pflegenden kaum Unterschiede in Konstrukten, wie beispielsweise „Zeitdruck" oder „soziale Stressoren", vorliegen [10]. Auch in Dimensionen, welche vermeintlich der Pflege vorbehalten sind, wurden erstaunliche Resultate erhoben: Im Kontext der Palliative Care fühlen sich nicht-pflegerisch Tätige weniger kompetent im Umgang mit Angehörigen – sie sind aber durch die Situation gleichermaßen belastet wie das Pflegepersonal [13].

Gerade in der Palliativpflege werden psychische Belastungen häufig durch ethische Dilemmas, Probleme und Unsicherheiten ausgelöst. Zu deren Bearbeitung stehen den Mitarbeitern aus nicht pflegerischen Berufsgruppen häufig unzureichende Strategien zur Verfügung. Entsprechend sollten Interventionen gewählt werden, mit denen der Interdisziplinarität eines Pflegebetriebs Rechnung getragen wird [13].

Diskutieren wir also das Thema „Prävention und Gesundheitsförderung in der stationären Langzeitpflege", so kommen wir nicht daran vorbei, auch die nicht pflegerischen Professionen mit zu berücksichtigen. Nur so erhalten wir eine aussagekräftige Ausgangsbasis für mögliche Interventionen. Ähnliches ist vermutlich auch außerhalb der Geriatrie – z. B. in Psychiatrie oder Pädiatrie – zu erwarten.

23.4.4 Empirie und Forschung

Die empirische Forschung zu den Arbeitsbelastungen und zur psychischen Gesundheit der Beschäftigten in der Altenpflege ist noch ausbaufähig. Körperliche Belastungen sind reliabel messbar und die Wirkung entsprechender Präventionsmaßnahmen ist gut nachvollziehbar. Bei der psycho-mentalen Belastung hingegen besteht noch Forschungspotenzial.

Meist steht bei Studien zu psychischen Belastungen das Zusammentragen von Ursachen oder Prävalenzen im Fokus. Weniger stark untersucht sind mögliche Kausalitäten („Was verursacht welche Belastung?", „Was führt dazu, dass jemand eine Krankheit erleidet?"). Kritik muss auch an der Methodik angebracht werden. Aufgrund unterschiedlicher Forschungsmethoden und eingesetzter Messinstrumente, fällt ein Vergleich der Ergebnisse meist schwer. Einheitliche, standardisierte und validierte Verfahren und Messinstrumente kommen selten zum Einsatz [4].

Hinsichtlich der methodischen Gütekriterien muss ein Weiteres bedacht werden: Untersuchungen zu Belastungen in der Altenpflege können nicht unter Laborbedingungen durchgeführt werden. Es handelt sich stets um „quasi experimentelle" Untersuchungsdesigns, welche im Laufbetrieb einer – oder mehrerer Institutionen – durchgeführt wurden. Es ist somit durchaus denkbar, dass eine Vielzahl von Störvariablen Einfluss nehmen. So kann beispielsweise die jeweilige Unternehmenskultur, der aktuelle Skill-Grade-Mix beim Personal, das Führungsverhalten, der allgemeine Gesundheitszustand der Bewohner oder der aktuelle Krankenstand beim Personal etc. die Ergebnisse beeinflussen.

23.5 Literatur

[1] Berger J, Nolting HD, Genz HO. BGW-DAK Gesundheitsreport 2003 Altenpflege. Arbeitsbedingungen und Gesundheit von Pflegekräften in der stationären Altenpflege. Hamburg: Berufsgenossenschaft für Gesundheitsdienst und Wohlfahrtspflege; 2003

[2] Elpern HE, Covert B, Kleinpell R. Moral distress of staff nurses in a medical care unit. American Journal of Critical Care 2005; 14: 523–530

[3] Flothow A, Gregersen S, Kähler B et al. Betriebliches Gesundheits-Management in Einrichtungen der stationären Altenpflege. Hamburg: Berufsgenossenschaft für Gesundheitsdienst und Wohlfahrtspflege; 2006

[4] Glaser J, Lampert B, Weigl M. Arbeit in der stationären Altenpflege. Dortmund, Berlin, Dresden: Geschäftsstelle der Initiative Neue Qualität der Arbeit; 2008

[5] Hasselhorn HM, Tackenberg P, Büscher A et al. Wunsch nach Berufsausstieg bei Pflegepersonal in Deutschland. In: Hasselhorn HM, Müller BH, Tackenberg P, Kümmerling A, Simon M, Hrsg. Berufsausstieg bei Pflegepersonal. Arbeitsbedingungen und beabsichtigter Berufsausstieg bei Pflegepersonal in Deutschland und Europa. Dortmund, Berlin, Dresden: Bundesanstalt für Arbeitsschutz und Arbeitsmedizin, 135-146; 2005

[6] Hertl EM, Baumann U, Messer R. Belastungen des Pflegepersonals in Senioren-/Pflegeheimen. Zeitschrift für Gerontopsychologie & -psychiatrie 2004; 17: 239–250

[7] Horn A, Brause M, Schaeffer D. Gesundheitsförderung in der stationären Langzeitversorgung. Prävention und Gesundheitsförderung 2011; 6: 262–269

[8] Jenull B, Brunner E. Macht Altenpflege krank? Zeitschrift für Gerontopsychologie & -psychiatrie 2009; 22: 5–10

[9] Maier M. Extremsituationen in der Pflege – Peers unterstützen die Profis: Pflegende nicht allein lassen. Pflegezeitschrift 2010; 63: 660–663

[10] Maier M. Psychische Belastung des Personals in Institutionen der Langzeitpflege – nur ein Problem für die Mitarbeitenden des Pflegedienstes? Prävention und Gesundheitsförderung 2011; 6: 223–228

[11] Maier M, Eigler M, Püschel M. Herausforderung „Palliative Care" in der Geriatrie: Selbsteinschätzung des Pflegepersonals – eine qualitative Untersuchung. Pflegezeitschrift in press

[12] Maier M, Eigler M, Püschel M et al. Strukturierte und institutionalisierte Bearbeitung ethischer Fragen in der stationären geriatrischen Langzeitpflege. Pflegezeitschrift 2012; 64: 46–50

[13] Maier M, Püschel M, Eigler M. Psychohygiene in der Palliative Care: Unterschiede zwischen Pflegepersonal und anderen Berufsgruppen in der geriatrischen Langzeitpflege. Prävention und Gesundheitsförderung 2012; 7: 43–48

[14] Maier M, Siegwart H, Eigler M. Umgang mit Anliegen und Beschwerden von Angehörigen in geriatrischen Pflegeeinrichtungen. Gesundheitsökonomie & Qualitätsmanagement 2011; 16: 292–296

[15] Prey H, Schmid M, Storni M et al. Zur Situation des Personals in der schweizerischen Langzeipflege. Zürich, Chur: Verlag Rüegger; 2004

[16] Schmidt KH, Neubach B. Zusammenhänge von körperlichen und psychischen Beeinträchtigungen mit Fehlzeiten und der Fluktuationsneigung bei Altenpflegekräften. Pflege & Gesellschaft 2006; 11: 267–274

[17] Wenderlin FU, Schochat T. Betriebsbedingte Belastungen bei Pflegekräften – Auswirkungen auf Arbeitszufriedenheit und Fehlzeiten. Arbeitsmedizin, Sozialmedizin, Umweltmedizin 2003; 38: 262–269

[18] Zimber A, Weyerer S. Arbeitsbelastung in der Altenpflege. Göttingen: Hogrefe-Verlag 1999

Arbeitswelt und betriebliche Prävention

24 Die Rolle des betrieblichen Gesundheitsmanagements für die Gesundheitsförderung in Deutschland – Potenziale und Herausforderungen

Anne Prenzler

24.1 Einleitung

Der demografische Wandel wird in der Zukunft viele Bereiche in Deutschland hart treffen. Nicht nur die Sozialversicherungen kämpfen mit dessen Folgen – auch der deutsche Arbeitsmarkt steht angesichts des resultierenden Fachkräftemangels vor großen Herausforderungen. Das größte Potenzial, um diesem Mangel zu begegnen, liegt gemäß eines Anfang 2011 erschienenen Berichtes der Bundesagentur für Arbeit mit dem Titel „Perspektive 2025: Fachkräfte für Deutschland" [2] und einem Entwurf des Reports „Konzept Fachkräftesicherung", an dem acht Ministerien sowie das Bundeskanzleramt beteiligt waren, in der Erhöhung der Erwerbstätigkeit von Personen über 55 Jahren. Die Erwerbstätigenquote von 55- bis 64-Jährigen beträgt laut Statistischem Bundesamt derzeit knapp 56 % – dies ist zwar höher als der europäische Durchschnitt, aber deutlich niedriger als beispielsweise in Schweden mit 70 % [2]. Da mehr als jeder Vierte aus gesundheitlichen Gründen aus dem Erwerbsleben ausscheidet [9], wird insbesondere diskutiert, wie die Gesundheit der Arbeitnehmer verbessert werden kann, um die Erwerbstätigenquote positiv zu beeinflussen. Im Fokus der Diskussion stehen vor allem die Vermeidung von Erkrankungen des Bewegungsapparats sowie psychische Belastungen im Arbeitsalltag, da diese zu den häufigsten Ursachen für Erwerbsunfähigkeit und Frühberentung zählen [4]. Arbeitsmarkt und Sozialversicherung haben demnach mit Blick auf das Jahr 2030 das gleiche Ziel, wenn auch aus unterschiedlichen Motiven: eine gesunde, arbeitsfähige Bevölkerung.

Aus den genannten Gründen liegt ein Hauptaugenmerk auf der Intensivierung des betrieblichen Gesundheitsmanagements in Deutschland. Den Unternehmen wird mit diesem Ansatz eine wichtige Rolle in der gesundheitlichen Prävention und Versorgung von Arbeitnehmern zugesprochen, welche nicht nur Vorteile für das einzelne Unternehmen bringt, sondern positive Effekte auf den gesamten Arbeitsmarkt und die Sozialversicherungszweige haben kann. Vor dem Hintergrund der gesellschaftlichen Bedeutung dieses Themas ist es interessant zu analysieren, ob und wie sehr deutschen Unternehmen das betriebliche Gesundheitsmanagement wichtig ist – schließlich müssen sie die Maßnahmen in ihren Unternehmen initiieren und durchführen.

Im Rahmen dieses Beitrags soll zunächst ein kurzer Überblick über das Thema gegeben sowie auf die grundlegende Literatur verwiesen werden. Darauf folgend wird eine kleine empirische Studie vorgestellt, welche den Stellenwert des betrieblichen Gesundheitsmanagements der 30 Unternehmen im Deutschen Aktienindex (DAX) abschätzt. Anschließend soll die derzeitige Anreizsituation für die Unternehmen diskutiert sowie Wege aufgezeigt, wie das betriebliche Gesundheitsmanagement als Versorgungssteuerungsinstrument in Deutschland intensiviert werden kann.

24.2 Betriebliches Gesundheitsmanagement: Definition – Ziele – Maßnahmen

Da die Begriffe „betriebliches Gesundheitsmanagement" und „betriebliche Gesundheitsförderung" im Sprachgebrauch häufig synonym verwendet werden, soll zunächst eine kurze Begriffsbestimmung erfolgen.

Der Begriff des betrieblichen Gesundheitsmanagements lässt sich anhand eines Drei-Säulen-Modells darstellen, wobei das betriebliche Gesundheitsmanagement als Dach der Säulen fungiert. Die erste Säule stellt den öffentlich-rechtlichen Arbeits- und Gesundheitsschutz dar, der im Wesentlichen die Aufgabe der Sicherung und der Verbesserung von Arbeitssicherheit und Gesundheitsschutz hat. Die zweite Säule ist die betriebliche Gesundheitsförderung. Sie stellt ein System aus fakultativen Leistungen der Unternehmen dar, die den gesetzlichen Arbeits- und Gesundheitsschutz ergänzen und erweitern sollen. Die dritte Säule spiegelt das integrierte Management wider, welches Gesundheitsaspekte in alle Überlegungen des Managements als Querschnittsaufgabe einbezieht und explizit im Rahmen des Human Ressource Managements das Ziel verfolgt, das Wohlergehen der Mitarbeiter zu wahren und zu fördern [1, 5].

Zusammenfassend vereint das betriebliche Gesundheitsmanagement die Aufgaben der Gesundheitsförderung und des Arbeitsschutzes und ist die bewusste Steuerung und Integration der innerbetrieblichen Prozesse mit dem

Ziel der Erhaltung und Förderung des Wohlbefindens und der Gesundheit der Mitarbeiter.

Es existieren vielfältige Motivationsfaktoren und Ziele, die Unternehmen mit dem betrieblichen Gesundheitsmanagement verbinden (siehe z. B. Übersichtsartikel von Singer und Neumann 2010 [6]). Es besteht ein expliziter Zusammenhang zwischen Gesundheit und Leistungsfähigkeit; auch das Wohlfühlen und die Motivation der Mitarbeiter können durch das betriebliche Gesundheitsmanagement deutlich gesteigert werden. Als Resultat sinkt die Arbeits- und Erwerbsunfähigkeit; die Arbeitnehmer und damit ihr Wissen bleiben länger im Unternehmen und Kosten für das Suchen neuer Mitarbeiter werden minimiert. Gleichzeitig steigt die Produktivität der Beschäftigten, welche in der Regel mit einer verbesserten Produkt- und Dienstleistungsqualität einhergeht. Des Weiteren wird in der Literatur ein verbessertes Unternehmensimage mit der Durchführung von gesundheitsfördernden Maßnahmen assoziiert.

In der Theorie unterscheidet man zwischen verhaltens- und verhältnispräventiven Maßnahmen. Während verhaltenspräventive Maßnahmen beim Individuum ansetzen, zielen verhältnispräventive Maßnahmen z. B. auf eine ergonomische Arbeitsplatzgestaltung sowie eine gesundheitsförderliche Führung ab. Dabei schließen sich verhaltens- und verhältnispräventive Maßnahmen nicht aus – es kommt vielmehr auf eine Mischung verschiedener Interventionen an. Uhle und Treier (2011) differenzieren hier zwischen Werkzeugen für die Psyche, den Körper, das Wissen, die Motivation sowie für das Verhalten, wobei die Werkzeuge sowohl beim individuellen Verhalten als auch beim Verhältnis ansetzen können (▶ Tab. 24.1) [8].

24.3 Empirische Studie zum Stellenwert der betrieblichen Gesundheitsförderung in den 30 DAX-Unternehmen

Zielsetzung der Studie war es, einen Überblick über die Motive und Maßnahmen der Unternehmen zur Erhaltung und Förderung der Gesundheit der Mitarbeiter zu bekommen, um daraus den Stellenwert der betrieblichen Gesundheitsförderung für die Firmen abzuschätzen. Hierzu wurden die Geschäftsberichte des Jahres 2010 (GB), die allgemeinen Internetseiten der Unternehmen (Unt) (inkl. spezieller Berichte wie Nachhaltigkeitsberichte) sowie Karrierewebseiten (Kar) der 30 DAX-Konzerne im Sommer 2011 systematisch durchsucht und Angaben zum betrieblichen Gesundheitsmanagement dokumentiert. Der Fokus der Studie lag dabei auf freiwilligen Programmen im Rahmen

Tab. 24.1 Verhaltens- und verhältnispräventive Maßnahmen im Rahmen des betrieblichen Gesundheitsmanagements. Quelle: [8].

Verhaltensprävention	Verhältnisprävention
Werkzeuge für die Psyche	
• optimierter Umgang mit Konflikten • optimierter Umgang mit emotionalen Dissonanzen • optimierter Umgang mit Belastungen aus der Arbeitsorganisation • eigene Stressoren reflektieren • systematische Präventions- und Entspannungstechniken lernen und einsetzen	• Aufstellen verbindlicher Verhaltensregeln • Räume der Bewegung und Ruhe schaffen • Arbeitszeitmodelle • Arbeitspausenmodelle
Werkzeuge für den Körper	
• Information und Sensibilisierung hinsichtlich Ernährung und Bewegung	• Ernährungs- und Bewegungsangebote vor Ort optimieren
Werkzeuge für das Wissen	
• Erweiterung der persönlichen Gesundheitskompetenzen • Austauschbereitschaft aktivieren	• Informations- und Kommunikationsmanagement • Möglichkeiten des Erfahrungsaustauschs erweitern • Austausch zwischen Wissenschaft und Praxis organisatorisch ermöglichen
Werkzeuge für die Motivation	
• Mitarbeiter gezielt hinsichtlich ihrer persönlichen Ressourcen entwickeln • Feedback im Bereich Gesundheit durch Experten geben	• Gesundheitsaspekte und Mitarbeiterorientierung in Organisationsstrukturen und Führungsprinzipien berücksichtigen
Werkzeuge für das Verhalten	
• für Selbstverantwortung z. B. im Hinblick auf „Stresserkrankungen" sensibilisieren • Erkennen persönlicher Risiken und Umgang mit selbigen	• tertiärpräventive Beratungsangebote und Programme

der betrieblichen Gesundheitsförderung; obligatorische Maßnahmen wie Arbeitsschutzmaßnahmen und Wiedereingliederungsmanagement wurden in dieser Studie nicht berücksichtigt.

Insgesamt zeigt sich ein sehr heterogenes Bild: Einige Konzerne haben ihr Engagement in der betrieblichen Gesundheitsförderung sehr präsent platziert (z. B. Deutsche Post und Commerzbank) – bei anderen, wie Fresenius, Adidas oder Linde, sind in den öffentlichen Medien kaum Informationen verfügbar. Zwölf der 30 Unternehmen haben in allen drei Medien (GB, Unt und Kar) auf ihre betriebliche Gesundheitsförderung hingewiesen. Zehn Unternehmen haben zwei Medien genutzt (vor allem eine Kombination aus Unt und Kar) und sieben Unternehmen haben Informationen in nur einem der drei Medien gegeben. Eine Firma hat weder in dem GB noch auf den Internetseiten des Unternehmens oder auf den Karrierewebseiten betriebliche Gesundheitsförderung erwähnt. Auffällig ist in dem Zusammenhang, dass die Informationen zur betrieblichen Gesundheitsförderung in den Berichten und Internetseiten selten übereinstimmen; nur vier Unternehmen haben die Angaben zur betrieblichen Gesundheitsförderung zwischen Unt und Kar verlinkt. Diese Tatsache könnte für eine nicht einheitliche Unternehmensstrategie in Bezug auf ihre betriebliche Gesundheitsförderung sprechen.

Die Unternehmen geben in ihren Berichten und auf ihren Webseiten diverse Beweggründe für eine betriebliche Gesundheitsförderung an, welche sich auch mit den in der Literatur angegebenen Vorteilen decken. Am meisten Erwähnung findet der Zusammenhang zwischen Gesundheit und Leistungsfähigkeit (ca. 70 %). Je die Hälfte der Firmen nennt des Weiteren den demografischen Wandel sowie Motivation und Wohlfühlen der Mitarbeiter als Motiv für die Durchführung von betrieblichen Gesundheitsförderungsprogrammen. Als weitere Beweggründe werden die Stärkung der Eigenverantwortung (10 von 30) und eine veränderte Arbeitswelt (z. B. zunehmende Belastung) (8 von 30) genannt. Interessant ist in dem Zusammenhang, dass die Konzerne ihr betriebliches Gesundheitsmanagement und die Gesundheitsförderungsprogramme auf den Internetseiten mehrheitlich in der Rubrik „(soziale) Verantwortung" platzieren. Dies verdeutlicht, dass die Unternehmen das betriebliche Gesundheitsmanagement und die Gesundheitsförderungsprogramme als ein Instrument zur Imageverbesserung einsetzen.

Als konkrete Maßnahmen bzw. Programme werden von den DAX-Firmen am häufigsten Sport- und Fitnessangebote aufgeführt (22 von 30). Drei weitere Schwerpunkte bilden Ergonomie- bzw. Rückenschulungen (19 von 30), Ernährungsberatungen (15 von 30) sowie Programme zur Entspannung bzw. Stressbewältigung (20 von 30). 50 % werben mit regelmäßigen Vorsorgeprogrammen, wobei in dem Zusammenhang Impfprogramme (z. B. kostenlose Grippeimpfungen) besonders häufig erwähnt werden. Suchtpräventions- oder Suchtentwöhnungsprogramme nennen acht Firmen. Diese Angebote beziehen sich primär auf Raucher. Sechs Unternehmen werben zudem mit Auszeichnungen für ihre betrieblichen Gesundheitsförderungsprogramme.

Natürlich spiegelt diese Studie nur die Außendarstellung der Unternehmen wider, da sie auf der alleinigen Analyse von Informationen aus dem Internet und den Geschäftsberichten beruht. Ob und wie die Unternehmen die aufgeführten Programme durchführen und ob es weitere Programme gibt, die keine Erwähnung in den öffentlich verfügbaren Medien finden, kann anhand dieser Studie nicht beurteilt werden. In dem Zusammenhang muss auch hinterfragt werden, ob die Unternehmen ihre Programme überhaupt prominent platzieren und nach außen kommunizieren wollen. Möglicherweise besteht die Befürchtung, dass dadurch kränkere Arbeitnehmer angezogen und gesunde abgeschreckt werden, was insgesamt zu einer negativen Auslese führen würde. Als weitere Limitation ist zu nennen, dass die Ergebnisse nicht repräsentativ für alle Firmen sind, da nur DAX-Unternehmen betrachtet wurden.

Dennoch deuten die Ergebnisse dieser Studie darauf hin, dass die Unternehmen die Bedeutung von betrieblichen Präventions- und Versorgungsmaßnahmen als einen wichtigen Bestandteil der Gesundheitsförderung in Deutschland unterschiedlich wahrnehmen. Es muss daher diskutiert werden, ob es ausreichend ist, den Betrieben die unternehmerischen Vorteile eines systematischen und nachhaltigen betrieblichen Gesundheitsmanagements inkl. Gesundheitsförderungsprogrammen zu verdeutlichen oder ob den Firmen weitere Anreize zur Intensivierung ihres Engagements gegeben werden müssen.

24.4 Gegenwärtige und zukünftige Anreize

24.4.1 Analyse der Anreizstrukturen

Hinsichtlich der Anreizsituation bietet sich ein Vergleich zwischen der betrieblichen Gesundheitsförderung von Unternehmen und dem Angebot an Präventionsprogrammen durch Krankenkassen an. Kassen investieren Gelder in einen Versicherten, der ggf. später die Kasse wechselt – die Früchte der Prävention kommen dann der neuen Krankenkasse zugute. Ähnlich könnte man bei der betrieblichen Gesundheitsförderung argumentieren.

Die Unternehmen haben dennoch entscheidende Vorteile gegenüber den Krankenkassen:
1. Betriebliche Programme wirken in der Regel kurzfristiger.
2. Programme können direkter beim Arbeitnehmer platziert und kommuniziert werden.
3. Gesetzlich Krankenversicherte können ihre Kasse unabhängig von ihrem Krankenstatus und Alter jederzeit wechseln, die neue Kasse ist aufgrund des Kontrahierungszwangs zur Aufnahme des Versicherten verpflichtet.

Bei Arbeitnehmern in Unternehmen ist dies nicht der Fall. Die Wahrscheinlichkeit, dass ältere Arbeitnehmer noch einmal ihren Job wechseln, ist recht gering. Zudem gibt es Unternehmen, in denen Angestellte mit mehr als 15 Jahren Zugehörigkeit und über 40 Jahren als unkündbar gelten. Vor allem der letzte Aspekt verdeutlicht die Notwendigkeit eines umfassenden betrieblichen Gesundheitsmanagements für die Unternehmen. Es geht darum, diese älteren Mitarbeiter fit und motiviert zu halten. Hier wird natürlich deutlich, dass beispielsweise eine Commerzbank mit einer durchschnittlichen Betriebszugehörigkeit von 17 Jahren (der bundesdeutsche Durchschnitt liegt laut Institut für Arbeitsmarkt und Berufsforschung bei elf Jahren) anderen Herausforderungen gegenüber steht als Adidas mit einer durchschnittlichen Betriebszugehörigkeit von acht Jahren.

Trotz der betrieblichen Vorteile existiert ein offensichtliches Anreizproblem. Aus theoretischer Sicht stellt das betriebliche Gesundheitsmanagement inkl. der betrieblichen Gesundheitsförderung ein Gut mit zahlreichen positiven externen Effekten dar: Zwar tragen die einzelnen Unternehmen auf der Mikroebene die Verantwortung und Kosten für ihr betriebliches Gesundheitsmanagement, sie sind aber nicht die alleinigen Nutznießer – die gesamte Gesellschaft (Sozialversicherungen, Arbeitsmarkt, Volkswirtschaft) profitiert von diesen Gesundheitsinvestitionen der Arbeitgeber. Der finanzielle Nutzen, der aus den Anstrengungen der Unternehmen erwächst, ist immens. Dies bestätigt auch ein Bericht, der im Jahr 2011 im Auftrag der Felix Burda Stiftung [3] erstellt wurde. Demnach zahlt sich jeder Euro, der in die betriebliche Prävention investiert wird, für die deutsche Volkswirtschaft mit mindestens fünf bis 16 Euro wieder aus – und hierbei sind Produktivitäts- und Know-how-Verluste nicht einberechnet. Die Einsparungen sind vor allem auf eine Verringerung der medizinischen Leistungsinanspruchnahme zurückzuführen, welche direkt zu einer finanziellen Entlastung des Gesundheitssystems beiträgt.

Auch für ein einzelnes Unternehmen lohnen sich die Investitionen: In der Regel übersteigt der Nutzen eines betrieblichen Gesundheitsmanagements die dafür notwendigen Investitionsausgaben auch für das einzelne Firmen. Die Initiative „Gesundheit & Arbeit" fasst regelmäßig die bisherige Evidenz zu den Kosten und Nutzen von betrieblichen Gesundheitsförderungsprogrammen in einem Report [7] zusammen. Hierbei ist jedoch zu beachten, dass ein gewinnorientiertes Unternehmen seine Investitionsausgaben nicht am volkswirtschaftlichen Nutzen orientieren wird, sondern an seinem individuell zu erwartenden Return-On-Investment.

Zusammenfassend werden Güter mit positiven externen Effekten, bei denen eine Partei zahlt aber mehrere Nutznießer existieren, in der Regel nicht in ausreichendem Maße produziert. Dies gilt auch für Gesundheitsförderungsmaßnahmen im betrieblichen Gesundheitsmanagement.

Wie kann man diesem Dilemma begegnen? Im Folgenden sollen beispielhaft Möglichkeiten aufgezeigt werden, wie mithilfe des Staats und der Krankenkassen die betriebliche Gesundheitsförderung intensiviert werden kann.

24.4.2 Schnittstelle zwischen Staat und Unternehmen

Betriebliche Gesundheitsfördermaßnahmen werden bereits vom Staat steuerlich begünstigt. Seit 2009 steht in § 3 Nr. 34 EStG (Einkommensteuergesetz), dass Leistungen des Arbeitgebers zur Verbesserung des allgemeinen Gesundheitszustands und der betrieblichen Gesundheitsförderung mit bis zu 500 Euro pro Mitarbeiter und Kalenderjahr lohnsteuerfrei behandelt werden. Die Angebote müssen hinsichtlich Qualität, Zweckbindung und Zielgerichtetheit den Anforderungen der §§ 20 und 20 a SGB V (Sozialgesetzbuch V) genügen. Zu Projekten, die gefördert werden, zählen z. B. Bewegungsprogramme, Ernährungsangebote, Suchtprävention und Stressbewältigung. Nicht darunter fällt die Übernahme der Beiträge für einen Sportverein oder ein Gesundheitszentrum bzw. Fitnessstudio. Der Staat könnte hier ansetzen und die finanziellen Anreize zur Intensivierung der betrieblichen Gesundheitsförderung erhöhen.

Des Weiteren macht die Bundesregierung mit Programmen wie „Unternehmen unternehmen Gesundheit" auf die Bedeutung von betrieblicher Gesundheitsförderung aufmerksam und weist auf die oben genannten steuerlichen Vorteile hin. Zusätzlich existieren zahlreiche öffentliche Auszeichnungen wie der Corporate Health Award oder Sonderpreise zur psychischen Gesundheit, mit denen Unternehmen ihr Engagement verdeutlichen und einen Beitrag zur individuellen Imageverbesserung leisten können. Auch hier kann die Bundesregierung ansetzen und die Informations- und „Signaling"-Politik erhöhen.

Wie bereits erwähnt, gibt es wissenschaftliche Evidenz, dass Maßnahmen der betrieblichen Gesundheitsförderung einen positiven Return-On-Investment für die Unternehmen liefern [7]. Die meisten Studien, auf denen diese Erkenntnisse beruhen, stammen jedoch aus den USA. Auch hier könnte die Politik aktiv werden und die Evaluation von betrieblichen Gesundheitsförderungsmaßnahmen unterstützen. Die Gelder könnten beispielsweise aus den Beiträgen zur gesetzlichen Krankenversicherung oder Steuermitteln gewonnen werden. Mit potenziellen positiven Ergebnissen aus diesen Versorgungsforschungsstudien könnten den Unternehmen die Vorteile der betrieblichen Gesundheitsförderung verdeutlicht werden.

Bislang sind Maßnahmen der betrieblichen Gesundheitsförderung freiwillig – neben dem Arbeits- und Gesundheitsschutz (z. B. gegen giftige Chemikalien) ist der Arbeitgeber seit 2004 lediglich dazu verpflichtet, Maßnahmen des betrieblichen Eingliederungsmanagements durchzuführen, wenn ein Beschäftigter mehr als 42 Tage innerhalb von zwölf Monaten arbeitsunfähig ist. Theoretisch könnte der Gesetzgeber die Arbeitgeber ebenfalls zu Maßnahmen der betrieblichen Gesundheitsförderung verpflichten. Aus juristischer Sicht könnte es hier jedoch Schwierigkeiten geben, da die Arbeitgeber bereits an den Krankenversicherungskosten beteiligt sind und weiterführende Verpflichtungen politisch und juristisch nicht durchsetzbar wären. Denkbar ist jedoch, die Geschäftsberichte der Unternehmen obligatorisch um Kennzahlen zum Gesundheitszustand der Mitarbeiter zu erweitern, wie beispielsweise von Badura et al. [1] gefordert.

24.4.3 Kooperation mit Krankenkassen

Wenn man zurückblickt auf die Ursprünge des gesetzlichen Krankenversicherungssystems, haben insbesondere die Betriebskrankenkassen eine große Rolle für die Unternehmen gespielt. Mit der Kassenwahlfreiheit wurde die Bindung zwischen Unternehmen und Krankenkassen größtenteils aufgehoben. Heutzutage arbeiten nur noch sieben der 30 DAX-Unternehmen mit einer Betriebskrankenkasse zusammen, die ausschließlich Mitarbeiter und Angehörige der Firma versichert. Insgesamt existieren mit Stand Juni 2012 noch 34 geschlossene Betriebskrankenkassen in Deutschland. Die Fusionswelle bei den Krankenkassen dürfte diese Zahl weiter sinken lassen – individuelle Versorgungskonzepte einer Kasse, die speziell auf die Bedürfnisse eines Unternehmens zugeschnitten sind, werden weiter abnehmen.

Trotz der rückläufigen Bedeutung von geschlossenen Krankenkassen kann der Bereich der betrieblichen Gesundheitsförderung verstärkt zu einem Wettbewerbsparameter für Krankenkassen werden. Gemäß § 20 a SGB V sind die Krankenkassen bereits verpflichtet, Leistungen der betrieblichen Gesundheitsförderung zu erbringen. Gemäß § 65 a Absatz 2 SGB V kann die Krankenkasse in ihrer Satzung vorsehen, dass bei Maßnahmen der betrieblichen Gesundheitsförderung sowohl der Arbeitgeber als auch die teilnehmenden Versicherten einen Bonus erhalten. Somit könnten die betrieblichen Maßnahmen als Bestandteil der Bonusprogramme für Arbeitnehmer integriert werden.

Zum 1. Januar 2012 ist zudem das Versorgungsstrukturgesetz in Kraft getreten. Dieses ermöglicht Krankenkassen, ihr Angebot an Satzungsleistungen auszuweiten. Innovative Krankenkassen könnten somit die Gelegenheit ergreifen und weitere Versorgungskonzepte entwerfen und in Kooperation mit den Unternehmen durchführen.

24.5 Fazit

Die Gesundheitsförderungsprogramme im Rahmen des betrieblichen Gesundheitsmanagements werden für die gesundheitliche Prävention und Versorgung von Arbeitnehmern zukünftig eine sehr große Rolle spielen und sich positiv auf Sozialversicherungen, Gesellschaft, Arbeitsmarkt und Volkswirtschaft auswirken. Um das Potenzial vollständig ausnutzen zu können, müssen den Unternehmen noch weitere Anreize gesetzt werden, um ihr betriebliches Gesundheitsmanagement zu intensivieren. Insbesondere die Kooperationsmöglichkeiten mit Krankenkassen, die zu Win-Win-Effekten bei Krankenkassen, Unternehmen und Arbeitnehmern führen können, sind noch nicht ausgeschöpft.

24.6 Literatur

[1] Badura B, Walter U, Hehlmann T, Hrsg. Betriebliche Gesundheitspolitik. Der Weg zur gesunden Organisation. 2. Aufl. Berlin: Springer; 2010
[2] Bundesagentur für Arbeit. Perspektive 2025: Fachkräfte für Deutschland. 2011. Im Internet: www.arbeitsagentur.de
[3] Booz & Company Inc. Vorteil Vorsorge: Die Rolle der betrieblichen Gesundheitsvorsorge für die Zukunftsfähigkeit des Wirtschaftsstandortes Deutschland. München; 2011
[4] Grau A. Gesundheitsrisiken am Arbeitsplatz. Statistisches Bundesamt. Hrsg. STATmagazin. 2009
[5] Oppolzer A. Gesundheitsmanagement im Betrieb: Integration und Koordination menschengerechter Gestaltung der Arbeit. Erweiterte und aktualisierte Neuauflage der 1. Aufl. Hamburg: VSA; 2010
[6] Singer S, Neumann A. Beweggründe für ein Betriebliches Gesundheitsmanagement und seine Integration. In: Esslinger AS, Emmert M, Schöffski O. Hrsg. Betriebliches Gesundheitsmanagement: Mit gesunden Mitarbeitern zu unternehmerischem Erfolg. Wiesbaden: Gabler; 2010: 49–66
[7] Sockoll I, Kramer I, Bödeker W. Wirksamkeit und Nutzen betrieblicher Gesundheitsförderung und Prävention. Zusammenstellung der wissenschaftlichen Evidenz 2000 bis 2006. IGA Report 13. 2008. Im Internet: www.iga-info.de
[8] Uhle T, Treier M. Betriebliches Gesundheitsmanagement. Gesundheitsförderung in der Arbeitswelt – Mitarbeiter einbinden, Prozesse gestalten, Erfolge messen. Berlin: Springer; 2011
[9] Wingerter C. Später in den Ruhestand? Statistisches Bundesamt, Hrsg. STATmagazin; 2010

# 25 Die betriebliche Gesundheitsförderung der Zukunft: Chancen, Herausforderungen und Potenziale unter neuen Bedingungen

Gudrun Faller

25.1 Partizipative betriebliche Gesundheitsförderung – ein Auslaufmodell?

Seit den Anfängen einer gesundheitswissenschaftlich fundierten betrieblichen Gesundheitsförderung (BGF) im Deutschland der 80er Jahre spielten Konzepte der Beschäftigtenpartizipation eine zentrale Rolle. *„Wissenschafter und Projektverantwortliche in den Betrieben haben in diesen Projekten die Erfahrung gemacht, dass der größte Erfolg – bei welchen Maßnahmen auch immer – dann zu erreichen ist, wenn die Betroffenen zu Beteiligten werden"* [8]. Dies galt bis dato als *„eine notwendige Voraussetzung für die Erhaltung der Wettbewerbsfähigkeit eines Unternehmens und zur Weiterentwicklung des Arbeitsschutzes und der betrieblichen Gesundheitsförderung"* [15]. Allerdings hat sich die Arbeitswelt seit den 80er Jahren massiv verändert. Angetrieben durch den globalen Wettbewerb und die Möglichkeiten der modernen Kommunikationstechnologie steigern sich Zeitdruck und Wachstumsdynamik in allen Wirtschaftsbereichen kontinuierlich. Auch vormals fernab vom Wirtschaftlichkeitsdenken angesiedelte Branchen wie soziale Dienstleistungen oder die öffentliche Verwaltung unterliegen stetig enger werdenden Ökonomisierungszwängen. Burnout als offensichtliche Konsequenz einer nicht mehr zu bewältigenden Arbeitslast gilt als Volkskrankheit Nummer eins.

Im Zuge der mit der steigenden Dynamik komplexer gewordenen Organisations- und Koordinationsnotwendigkeiten haben sich in den Unternehmen neue Steuerungsformen entwickelt, die auf Seiten der Beschäftigten häufig mit einer Ausweitung von Verantwortlichkeiten einhergehen. Deren gesundheitliche Folgen sind bisher noch nicht eindeutig einzuschätzen. Aus Sicht einer vom Partizipationsgedanken geleiteten BGF-Philosophie stellt sich zudem die Frage, inwieweit die Ideale der beteiligungsorientierten Mitgestaltung von Arbeitszusammenhängen noch Sinn machen, wenn nur der Output interessiert und Beschäftigte ohnehin für das Wie der Ergebnisherstellung die gesamte Verantwortung tragen. In diesen Kontexten scheint es naheliegend, die Pflicht für die Gesundheit und Gesundheitsförderung ebenfalls an die Betroffenen zurück zu delegieren und sie über die Förderung ihrer Selbstkompetenzen in die Lage zu versetzen, mit diesen Belastungen besser umzugehen. Der vorliegende Artikel setzt sich kritisch mit diesen Entwicklungen auseinander und argumentiert unter Bezugnahme auf Konzepte des Organisationslernens für die Implementierung adäquater Modelle gesundheitsfördernder Organisationsentwicklung, die nicht nur für Beschäftigte, sondern auch für die sie beschäftigenden Systeme zukünftig von existenzieller Bedeutung sind.

25.2 Gesundheit im Kontext veränderter Arbeitsorganisationen und neuer Steuerungsmechanismen

Selbst wenn sich die These einer Ablösung der industriellen Produktion durch eine hochqualifizierte Informations- und Dienstleistungsgesellschaft in Deutschland nicht in dieser Stringenz zu bestätigen scheint, so gilt doch, dass sich die Erwerbstätigenstrukturen und die Organisationsformen von Arbeit unter den Rahmenbedingungen einer globalisierten Ökonomie grundlegend gewandelt haben [19, 20]. Simultan zu den geänderten Organisationsformen von Arbeit unterliegen die aus ihnen resultierenden Belastungs- und Beanspruchungsprofile – einschließlich ihrer Folgen für die Gesundheit von Beschäftigten – einem stetigen Wandel. Je nach Branche, Ausbildungs- und Einkommensniveau, Alter, Geschlecht, Anstellungsverhältnis und weiteren Merkmalen manifestieren sich die Folgen dieser Veränderung jedoch in höchst ungleicher Form und zeigen sehr differenzielle Konsequenzen für die gesundheitsbezogenen Ressourcen und Belastungen unterschiedlicher Beschäftigtengruppen. Im Kontext des Wandels der Arbeit konstatieren zahlreiche Studien unzweifelhaft einen Bedeutungszuwachs psychischer Belastungen (z. B. [1, 11]), während sich die Entwicklung organisationaler Ressourcen uneinheitlich darstellt. So ist einerseits ein langfristiger Zuwachs von Handlungs- und Entscheidungsmöglichkeiten zu verzeichnen, der für verbesserte Chancen zur produktiven Bewältigung erhöhter Arbeitsanforderungen spricht, andererseits scheinen eben diese Spielräume zunehmend eingeschränkt zu sein [11].

Eine zentrale Rolle kommt angesichts dieser Widersprüche den Konzepten der „indirekten Steuerung" zu. Sie beschreiben einen Mechanismus, der Leistungssteigerungen durch den Einsatz dynamischer Ergebnisindikatoren anstrebt, wobei sich letztere weniger an konkreten Leistungsmöglichkeiten und -grenzen orientieren als an abstrakten ökonomischen Kennzahlen. Diese werden stetig überwacht und geprüft, sodass Controlling-Prozesse eine hervorgehobene Bedeutung gewinnen [9]. Benchmarks, die nicht mehr nur nach außen, sondern im Abteilungsvergleich eingesetzt werden, sollen die Leistung optimieren und befördern die unternehmensinterne Konkurrenz. Die Androhung, Werksteile oder ganze Betriebe zu schließen – oft in Verbindung mit einer optionalen Verlagerung in Billiglohnländer oder der Verweis auf externe Einflüsse, wie die Erwartungen der Shareholder, denen sich das Management ebenfalls beugen muss – stellen weitere Formen indirekter Steuerungsmechanismen dar [10].

Aus der Perspektive der Unternehmen haben solche Strategien den Vorteil, dass sich Arbeitssysteme insgesamt flexibler und unter schwer kalkulierbaren Marktbedingungen überlebensfähiger gestalten lassen. Für die Beschäftigten bedeutet die Einführung indirekter Steuerung allerdings eine Verlagerung ihrer individuellen Verantwortung vom Leistungsinput auf den Leistungsoutput: Weisungsgebundene Beschäftigte können sich nicht mehr allein auf ihre tatsächlich geleistete Arbeit (ihre Anstrengung, ihren zeitlichen Aufwand, das „Sich-Mühe-gegeben-Haben", die fachliche Qualität ihrer Arbeit) berufen – was allein zählt, sind kennzahlengestützte Erfolge [14]. Nach Kratzer und Dunkel [9] wird das Problem der strukturellen Überlastung auf diese Weise individualisiert [16]. Nach Peters [14] ist die Kombination aus Erfolgsorientierung und engen Prozessvorgaben eine der Hauptursachen für psychische Belastungen. Sie führt des Weiteren dazu, dass Beschäftigte gegen Prozessvorgaben verstoßen, d. h. beispielsweise Sicherheitsvorschriften missachten, nicht, um sich dem Leistungsdruck zu entziehen, sondern um ihren Erfolg nicht zu gefährden. Das Beispiel macht deutlich, dass mit der erweiterten Verantwortung für die eigene Arbeit gleichzeitig die Zuschreibung der Verpflichtung zu Gesundheit und Wohlbefinden auf die individuelle Ebene verlagert wird [16]. Unter den Rahmenbedingungen einer subjektivierten Arbeitsorganisation scheint Gesundheitsförderung nur noch in Bezugnahme auf individuelle Überzeugungs- und Verhaltensstrategien sinnvoll und möglich zu sein [9]: Denn wenn unrealistische Zielvorgaben und damit übersteigerte Arbeitsbelastungen darauf basieren, dass sich Beschäftigte auf solche Vereinbarungen einlassen, ihr eigenes Bewältigungsvermögen und ihre Ressourcen systematisch überschätzen und sie zur Erreichung dieser Ziele bewusst Gesundheits- und Sicherheitsvorgaben unterlaufen, liegt es nahe, an die Vernunft, die Selbstverantwortung und das Selbstmanagement zu appellieren. Herkömmliche Instrumente einer partizipativen BGF wie Gesundheitszirkel oder Arbeitssituationsanalysen scheinen in einem Arbeitskontext sinnlos, in dem der Betroffene ohnehin sämtliche Gestaltungsspielräume hat, wenn es um die Wahl der Methode zur Zielerreichung geht und es darüber hinaus kaum möglich ist, die gering bemessene Zeit für entsprechende Zumutungen aufzuwenden.

25.3 Betriebliche Gesundheitsförderung im Dilemma widersprüchlicher Anforderungen

Die beschriebene Logik der individuellen Verantwortungszuschreibung übersieht allerdings die Tatsache, dass Beschäftigte in indirekten Steuerungsformen oftmals die intervenierenden Rahmenbedingungen nicht absehen können, „sich die Ergebnisse unabhängig von den sie bedingenden Ressourcen und Rahmenfaktoren konstituieren und der für die Zielerreichung zur Verfügung stehende Aufwand seitens der Betroffenen kaum kalkulierbar oder beeinflussbar ist" [16]. Mit den indirekten Steuerungsformen verbinden sich arbeitsimmanente Widersprüchlichkeiten, die von den Beschäftigten zusätzlich zu den intensivierten Arbeitsbelastungen bewältigt werden müssen. Diese sind in der Gesundheitsförderung weder mit Appellen noch mit individuellen Unterstützungsangeboten (Stressbewältigung, Zeitmanagement, Selbstkompetenztraining) auflösbar.

Moldaschl [13] greift in seinem Modell der widersprüchlichen Arbeitsanforderungen entsprechende konfligierende Konstellationen auf. Psychische Belastungen sind hier definiert als *„Widersprüche zwischen Handlungsanforderungen und Handlungsmöglichkeiten bzw. als Diskrepanzen zwischen Zielen, Regeln und Ressourcen. Sie kennzeichnen ein jeweils spezifisches Spannungsverhältnis von Fremdbestimmung und gewährter Autonomie"* (S. 87f). Belastende Arbeitsbedingungen lassen sich dabei nicht pauschal, sondern nur im Verhältnis zu den spezifischen Anforderungen und Ressourcen bestimmen. Ein im Kontext moderner Arbeitsformen häufiger Zielkonflikt besteht beispielsweise in gegensätzlichen Anforderungen an fachliche Qualität einerseits und ökonomische Ertragsorientierung andererseits, ein anderer in Forderungen nach sich ständig steigernden Ergebniszahlen bei unzureichenden Voraussetzungen und Ressourcen, diese zu erreichen.

Ansätze der Gesundheitsförderung sind deshalb nicht ausreichend, wenn sie solche Widersprüchlichkeiten bei der Generierung von Lösungen nicht berücksichtigen. Selbst der Versuch, eventuelle Handlungshindernisse aus dem Weg zu räumen, trägt mittelfristig dazu bei, das Belastungspotenzial noch zu steigern. Auflösen lässt sich dieser Konflikt erst dann, wenn selbstreflexive Kommunikationsprozesse in den Betrieben dazu beitragen, die für das Handeln aller Beteiligten maßgeblichen Regeln und Ressourcen kritisch in den Fokus zu nehmen, diese zu hinterfrage, und wenn nötig zu verändern.

In der Literatur zum organisationalen Lernen und zur Organisationsentwicklung sind entsprechende Ansätze von verschiedenen Autoren beschrieben worden. Bateson [5] beispielsweise unterscheidet Lernen II als *„eine Weise der Interpunktion von Ereignissen"* (S. 388) von Lernen I, welches das Einprägen einer Ereignisabfolge in einem stabilen Kontext beschreibt. Argyris und Schön [2] differenzieren im Rückgriff auf Batesons Konzept zwischen Single- und Double-Loop-Learning (vgl. nächster Abschnitt). Auch Senge entwickelt in *„Die fünfte Disziplin"* [18] einen vergleichbaren mehrdimensionalen Lernansatz. Allen diesen Modellen ist gemeinsam, dass sie dafür plädieren, unreflektierte Vorannahmen und damit Denkbeschränkungen bewusst und damit bearbeit- und veränderbar zu machen, um so das Lösungsrepertoire des Systems zu erweitern. Organisationen, die zu solchen selbstreflexiven Einsichten nicht in der Lage sind oder diese systematisch unterbinden, gefährden ihre Existenz.

Von traditionellen Ansätzen der betrieblichen Gesundheitsförderung unterscheiden sich die Konzepte des organisationalen Lernens dadurch, dass sie weniger auf einer instrumentellen Ebene der Optimierung anzusiedeln sind (etwa, wenn in Gesundheitszirkeln Überlegungen dahingehend getätigt werden, welche verbesserten Arbeitsmittel eine gesundheitliche Optimierung darstellen); vielmehr unterziehen sie die hinter den Organisationsformen von Arbeit stehenden Annahmen und Prämissen einer kritischen Prüfung. Die von Moldaschl [12] vorgenommene Unterscheidung zwischen Produktions- und Veränderungsorganisation macht diesen Unterschied deutlich: Während die Produktionsorganisation darauf gerichtet ist, Routineaufgaben zu optimieren und Störungen zu verringern, nimmt die Veränderungsorganisation mögliche Störungen zum Anlass, über die Transformation von Regeln nachzudenken.

25.4 Organisationales Lernen als konzeptionelle Basis zukunftsfähiger betrieblicher Gesundheitsförderung

Argyris und Schön [2] differenzieren in ihrem Modell des organisationalen Lernens zwischen Single- und Double-Loop-Learning. Unter Single-Loop-Learning verstehen sie ein Lernen auf der instrumentellen Ebene. Es zeichnet sich dadurch aus, dass die hinter dem Handeln stehenden Normen und Werthaltungen nicht hinterfragt, sondern als gegeben hingenommen werden. Oftmals führen Lernprozesse auf dieser Ebene zu einem „mehr desselben", zum Bemühen um die Intensivierung und Perfektionierung bisheriger Lösungsansätze. Im Verständnis der Systemtheorie handelt es sich dabei oft um sich selbst verstärkende Dynamiken, die sich erst dann auflösen lassen, wenn die Beteiligten die hinter ihnen stehenden, unausgesprochenen Annahmen und selbstverständlichen Prämissen explizieren und sie damit zum Gegenstand eines gemeinsamen Verständigungsprozesses machen. Dieses Lernen anhand der Bewusstmachung von Werten bezeichnen Argyris und Schön als Double-Loop-Learning: Indem unausgesprochene Erwartungen und Annahmen verbalisiert werden, gewinnen sie Gestalt und lassen sich zum Gegenstand der Auseinandersetzung machen. Lernen findet in diesem Zusammenhang weniger auf der Ebene bereits vorhandener Lösungen statt, vielmehr werden neue Ideen jenseits impliziter Beschränkungen möglich (▶ Abb. 25.1).

Exemplarisch sei dies anhand des bereits aufgeführten Dilemmas *Arbeitsqualität* versus *Arbeitsmenge* dargestellt. Herkömmliche Strategien im Umgang mit diesen widersprüchlichen Anforderungen tendieren dazu, kollektiv definierte Zeit- und Ressourcenbeschränkungen ebenso wie ständig steigende Arbeitsmengen als objektive Gegebenheiten hinzunehmen und es dem Beschäftigten zu überlassen, welche Ansprüche an die Arbeitsqualität er im Sinne seiner individuellen, fachlichen Vorstellungen (und oft auf Kosten der eigenen Belastbarkeitsgrenzen) investieren will – vorausgesetzt, es werden offensichtliche Fehler oder Imageschäden vermieden. In der Regel zeichnen sich entsprechende Argumentationsgebäude dadurch aus, dass sie unausgesprochene

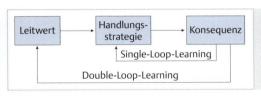

Abb. 25.1 Single- und Double-Loop-Learning.

Annahmen über Qualität oder vermeintliche ökonomische und andere Ressourcenbeschränkungen als Tatsachen behandeln. Es handelt sich dabei jedoch in der Regel nicht um eindeutige und objektiv gegebene Faktizitäten, sondern um aus der gelebten Routine entstandene Konstruktionen, die durch ihre Selbstverständlichkeit nicht weiter hinterfragt werden. Insofern halten Kollektive dann das, was gemeinhin üblich ist, per se für wirtschaftlich oder für qualitätsgesichert – quasi als selbstreferenziell-operationale Definition. Strategien des Single-Loop-Learning richten sich in diesem Zusammenhang darauf, Beschäftigte zu einem besseren Zeitmanagement bzw. zu einer optimierten Ablaufplanung zu motivieren. So sinnvoll entsprechende Ansätze im Einzelfall sein mögen – der dahinter stehende, ethische Konflikt wird dabei weder thematisiert noch gelöst. Dadurch, dass in einem solchen Fall die strukturellen Widersprüche nicht thematisiert werden, ist die Wahrscheinlichkeit individueller Versagensgefühle und damit die Burnoutgefahr groß [14]. Double-Loop-Learning würde in diesem Kontext bedeuten, dass alle am Zustandekommen des Dilemmas Beteiligten – beispielsweise auf Ebene des Betriebs – in einem gemeinsamen Diskurs vorhandene Erwartungen und Vorannahmen explizieren und einen Kommunikationsprozess initiieren, der dazu dient, Handlungsspielräume auszuloten und mögliche Grenzen gemeinsam festzulegen (vorliegend wird mit Blick auf das hier gewählte Thema der betrieblichen Gesundheitsförderung primär auf die betriebliche Ebene fokussiert. Dies besagt ausdrücklich nicht, dass ein entsprechender Kommunikations- und Explikationsprozess nicht gleichzeitig auf politischer und gesellschaftlicher Ebene für notwendig gehalten wird.). Abgesehen von der Tatsache, dass ein solches innerbetriebliches Verständigungsvorhaben, sofern es gut moderiert wird, nicht nur ein höheres Maß an Vertrauen generiert und das innerbetriebliche Sozialkaptal [3] stärkt, trägt die gemeinsame Auseinandersetzung über Ziele, Werte, Qualitätsdefinitionen und Handlungsnotwendigkeiten zur Entlastung des Einzelnen auf zwei Ebenen bei: Zum Einen erfährt der Beschäftigte insofern eine Entlastung, als der Wertekonflikt vom Individuum auf die Ebene des Systems zurückverlagert wird; zum anderen erfährt der Einzelne selbst bei Aspekten, bei denen er sich der kollektiven Entscheidung nicht anschließen kann, eine Entlastung, indem er die Möglichkeit erhält, seine eigene Position bewusst gegenüber explizit ausgesprochenen Erwartungen zu definieren.

25.5 Gesundheitsfördernde Organisationsentwicklung: BGF der Zukunft

Bei den im vorigen Abschnitt beschriebenen Prozessen handelt es sich um Ansätze einer gesundheitsfördernden Organisationsentwicklung, die sich von herkömmlichen Mechanismen des betrieblichen Gesundheits-Managements dadurch abhebt, dass Gesundheit als Kriterium in die betriebliche Wertediskussion Eingang findet und nicht unhinterfragt im Sinne der Leistungsoptimierung „gemanagt" wird. Damit soll keineswegs der Wert eines unter dem Ziel der Gesundheitsförderung durchgeführten Projekt-Managements, welches die Qualitätskriterien an ein zielgerichtetes, systematisches und nachhaltiges Vorgehen erfüllt, per se in Abrede gestellt werden – diese enthält auch für weitergehende Organisationsentwicklungsansätze wichtige Handlungsorientierungen. Gleichwohl möchte der vorliegende Artikel dazu beitragen, die Beschränkungen einer sich in Prozesskriterien erschöpfenden Managementstrategie bewusst zu machen. Gerade in Arbeitskonstellationen, in denen subjektivierte und indirekte Steuerungsmechanismen die Sinnhaftigkeit einer auf Ebene des „instrumentellen Projekt-Managements von Gesundheit" angesiedelten Vorgehensweise konterkarieren, weil sie die dahinter stehenden Widersprüche vernachlässigen, ist es notwendig, über die Ebene unausgesprochener Denkbarrieren hinauszugehen und diese zum Gegenstand eines gemeinsamen Diskurses zu machen.

Vor dem Hintergrund dieser Überlegungen wird hier ein dreidimensionales Modell der Qualität betrieblichen Gesundheitshandelns vorgeschlagen (▶ Abb. 25.2).

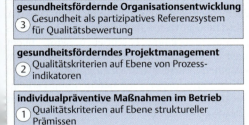

Abb. 25.2 Qualitätsebenen betrieblichen Gesundheitshandelns.

Auf der untersten Ebene sind Einzelmaßnahmen zur individuellen Verhaltensprävention im Betrieb anzusiedeln. Ihre Qualität bemisst sich vor allem an Strukturqualitätsindikatoren (Qualifikation des Anbieters, Wirksamkeitsnachweise der eingesetzten Verfahren, Zielgruppendefinition). Mit diesen Interventionen lassen sich jedoch nur solche Probleme angehen, die ihren Ursprung auch im Beschäftigtenverhalten haben. Auf mögliche systembedingte Ursachen wie die Qualität der Führung, das Betriebsklima, die Unternehmenskultur oder arbeitsorganisatorische Faktoren nehmen sie keinen Einfluss. Ihre Wirksamkeit ist daher begrenzt [4, 6, 7]. Über diesen Ansatz gehen Konzepte des betrieblichen Projekt-Managements von Gesundheit hinaus. Ihre Qualität bemisst sich an Prozesskriterien wie z. B. den Indikatoren des EFQM-Modells (EFQM: European Foundation for Quality Management). Der Vorteil entsprechender, am Qualitätsmanagement ausgerichteter Verfahren ist ihr Organisations- und Prozessbezug. Evaluationskriterien, die dabei zum Einsatz kommen, sind etwa die Prüfung, ob kennzahlenbasierte Verfahren angewendet werden, inwieweit Beschäftigtenbedarfe ermittelt (Fragebogenverfahren) oder ob Aktivitäten der Kommunikation und Personalentwicklung eingesetzt werden. Ein Problem solcher Vorgehensweisen ist aber wie gezeigt, dass sie in Gefahr stehen, die oben angesprochenen Widersprüche auszublenden und systemtypische Denkbarrieren als gegeben hinzunehmen. Entsprechende Ambivalenzen moderner Arbeitsgestaltung lassen sich von Seiten der Gesundheitsförderung erst dann aufdecken, wenn Gesundheit als Wert in betrieblichen Evaluationssystemen ein eigenständiges Gewicht zukommt und nicht kritiklos herkömmlichen betrieblichen Argumentationsroutinen untergeordnet wird. Die Akzeptanz gesundheitsorientierter Werte liegt dabei letztlich auch im Interesse des Unternehmens selbst, denn oftmals verhindern entsprechend nicht an Beschäftigten orientierte Systeme der Arbeitsorganisation und -bewertung deren Arbeitsqualität und zwingen sie *„zu kreativen Kompensationshandlungen […], um ihre latenten Überforderungen zu kompensieren"* [17] (vgl. auch [10]). In der Praxis kommt es dann beispielsweise zum Vertuschen von Fehlern, zur Reduktion von Qualitätsansprüchen an die eigene Arbeit, dem Beschönigen von unterdurchschnittlichen Ergebnissen, einer Verschlechterung der Zusammenarbeit inklusive der negativen Folgen für das Sozialkapital [3] u. a. m.

Die dritte Stufe der Qualität betrieblicher Gesundheitsförderung, die hier als gesundheitsfördernde Organisationsentwicklung beschrieben wird, bildet demnach Ansätze, die Gesundheit als eigenen kritischen Wert einsetzen, um die Qualität von Managementsystemen ihrerseits kritisch zu prüfen. Ziel dabei ist es, die Verselbstständigung nicht hinterfragter Vorannahmen und Paradigmen dort zu begrenzen, wo sie negative Wirkungen auf Gesundheit, und damit mittelfristig auf das Überleben des Systems zeitigt.

Das im Titel angekündigte Ziel, die betriebliche Gesundheitsförderung der Zukunft zu skizzieren, ist damit untrennbar mit der Frage nach der Qualität der BGF verbunden. Diese bemisst sich nicht nur daran, ob Prozesskriterien des Projekt-Managements eingehalten worden sind, sondern inwieweit sie Gesundheit als „alternatives Referenzsystem" in die betriebliche Wertediskussion integriert. Eine solche gesundheitsfördernde Organisationsentwicklung trägt nicht nur dazu bei, dass sich gesundheitskritische Systemwidersprüche auflösen, sondern sie unterstützt darüber hinaus die Weiterentwicklung und Überlebensfähigkeit der betrieblichen Systeme.

25.6 Literatur

[1] Ahlers E. Wachsender Arbeitsdruck in den Betrieben. Ergebnisse der bundesweiten PARGEMA-WSI-Betriebsrätebefragung 2008/2009. In: Kratzer N, Dunkel W, Becker K et al., Hrsg. Arbeit und Gesundheit im Konflikt. Analysen und Ansätze für ein partizipatives Gesundheitsmanagement. Berlin: sigma; 2011: 35–58

[2] Argyris C, Schön DA. Die Lernende Organisation: Grundlagen, Methode, Praxis. Stuttgart: Klett-Cotta; 1999

[3] Badura B, Greiner W, Rixgens P et al. Sozialkapital. Grundlagen von Gesundheit und Unternehmenserfolg. Heidelberg: Springer; 2008

[4] Bamberg E, Busch C. Betriebliche Gesundheitsförderung durch Stressmanagementtraining: Eine Metaanalyse quasiexperimenteller Studien. Z Arbeit Organisationspsychol 1996; (3): 127–137

[5] Bateson G. Ökologie des Geistes. Frankfurt a.M.: Suhrkamp; 1994

[6] Kaluza G. Evaluation von Streßbewältigungstrainings in der primären Prävention – Eine Meta-Analyse (quasi-)experimenteller Feldstudien. Z Gesundheitspsychol 1997; 5 (3): 149–169

[7] Kirschner W, Radoschewski M, Kirschner R. § 20 SGB V Gesundheitsförderung, Krankheitsverhütung. Untersuchung zur Umsetzung durch die Krankenkassen. St. Augustin: Asgard; 1995

[8] Kopp I. Entwicklung und Erprobung von Gesundheitszirkeln im Programm Arbeit und Technik. In: Westermayer G, Bähr B, Hrsg. Betriebliche Gesundheitszirkel. Göttingen: VAP; 1984

[9] Kratzer N, Dunkel W. Arbeit und Gesundheit im Konflikt. In: Kratzer N, Dunkel W, Becker K, Hinrichs S, Hrsg. Arbeit und Gesundheit im Konflikt. Analysen und Ansätze für ein partizipatives Gesundheitsmanagement. Berlin: sigma; 2011: 13–33

[10] Krause A, Dorsemagen C, Peters K. Interessierte Selbstgefährdung: Was ist das und wie geht man damit um? HR Today 2010; (4): 43–45

[11] Lenhardt U, Ertel M, Morschhäuser M. Psychische Arbeitsbelastungen in Deutschland: Schwerpunkte – Trends – betriebliche Umgangsweisen. WSI Mitteilungen 2010; (7): 335–342

[12] Moldaschl M. Institutionelle Reflexivität. Zur Analyse von „Change" im Bermunda-Dreieck von Modernisierungs-, Organisations- und Interventionstheorie. In: Faust M, Funder M, Moldaschl M. (Hg.). Die „Organisation" der Arbeit. München/Mehring: Rainer Hampp; 2005: 355–382

[13] Moldaschl M. Widersprüchliche Arbeitsanforderungen. Ein nichtlinearer Ansatz zur Analyse von Belastung und Bewältigung in der Arbeit. In: Faller G, Hrsg. Lehrbuch Betriebliche Gesundheitsförderung. Bern: Huber; 2010: 82–94

[14] Peters K. Indirekte Steuerung und interessierte Selbstgefährdung. Eine 180-Grad-Wende bei der betrieblichen Gesundheitsförderung. In: Kratzer N, Dunkel W, Becker K et al., Hrsg. Arbeit und Gesundheit im Konflikt. Analysen und Ansätze für ein partizipatives Gesundheitsmanagement. Berlin: sigma; 2011: 105–122

[15] Schröer A, Sochert R. Gesundheitszirkel im Betrieb. Modelle und praktische Durchführung. Wiesbaden: UV; 1997
[16] Schüpbach H. Partizipatives Gesundheitsmanagement. Eine arbeits- und organisationspsychologische Perspektive. In: Kratzer N, Dunkel W, Becker K et al., Hrsg. Arbeit und Gesundheit im Konflikt. Analysen und Ansätze für ein partizipatives Gesundheitsmanagement. Berlin: sigma; 2011: 77–87
[17] Schwarz-Kocher M, Kirner E, Dispan J et al. Interessenvertretungen im Innovationsprozess. Berlin: sigma; 2011
[18] Senge PM. Die fünfte Disziplin. Stuttgart: Schäffer-Poeschel; 2011
[19] Trinczek R. Überlegungen zum Wandel von Arbeit. WSI Mitteilungen 2011; (11): 606–614
[20] Vester M. Postindustrielle oder industrielle Dienstleistungsgesellschaft: Wohin treibt die gesellschaftliche Arbeitsteilung? WSI-Mitteilungen 2011; (12): 629–639

26 Prävention und Gesundheitsförderung aus betrieblicher Sicht

Timm Laslo, Rolfdieter Wilke, Steffen Fleßa

26.1 Einleitung

Die demografische Entwicklung stellt eine große Herausforderung für die Gesellschaft dar. Auch Unternehmen haben durch den zunehmend steigenden Altersdurchschnitt ihrer Mitarbeiter mit höheren Krankheitskosten zu rechnen, da eine steigende Altersquote, ceteris paribus, mit einer steigenden Krankheitsquote einhergeht [1]. Solche Krankheitskosten können direkte Kosten in Form von Lohnfortzahlungen im Krankheitsfall wie auch indirekte Kosten, bedingt durch die Abwesenheit des Arbeitnehmers sein.

Verstärkt durch den zunehmenden Wettbewerbsdruck, müssen alle zur Verfügung stehenden Leistungspotenziale und Ressourcen im Unternehmen effektiv und effizient genutzt werden, was zu einer erhöhten Arbeitsbelastung bzw. Leistungsdruck unter den Beschäftigten führt [9]. Immer mehr Unternehmen erkennen deshalb, dass die Förderung der Gesundheit ihrer Mitarbeiter auch ihre Wettbewerbsfähigkeit verbessert und gleichzeitig zu einer finanziellen Stabilisierung der sozialen Sicherungssysteme angesichts der demografischen Entwicklung beiträgt [7]. Die Unternehmen beginnen zu verstehen, dass der Stärkung von Prävention und Gesundheitsförderung in der Arbeitswelt eine herausragende Bedeutung zukommt, da berufstätige Erwachsene durchschnittlich 60% ihrer aktiv erlebten Zeit im Betrieb verbringen und folglich ihre Produktivität im hohen Maße von der betrieblichen Gesundheitsförderung abhängt [23].

Der folgende Beitrag erläutert zunächst die Folgen der künftigen demografischen Bevölkerungsentwicklung aus Sicht der Unternehmen. Im Anschluss wird aufgezeigt, wie man mit betrieblicher Gesundheitsförderung den möglichen negativen Effekten der sich verändernden Bevölkerungsstruktur im Erwerbsalter entgegenwirken kann. Abschließend werden in einer ökonomischen Betrachtung die monetären Auswirkungen für die Unternehmen abgeleitet und beispielhaft dargelegt.

26.2 Prävention und demografische Entwicklung

Prävention bedeutet in der wörtlichen Übersetzung, der Krankheit „zuvorkommen" durch Beseitigung der mutmaßlichen Ursachen oder Risikofaktoren. Man definiert den Begriff der Prävention allgemein als Summe aller Maßnahmen zur Krankheitsverhütung bzw. der vorbeugenden Gesundheitspflege [14]. Je nach dem Interventionszeitpunkt wird zwischen Primär-, Sekundär- und Tertiärprävention unterschieden.

Prävention erfolgt auf freiwilliger Basis und Verhaltensänderungen sind abhängig von dem individuellen Gesundheitsverhalten sowie davon, wie gesund oder krank die betroffene Person ist [12]. So ist ein Individuum, das bereits über Rückenschmerzen klagt, eher bereit, an präventiven Maßnahmen zur Verbesserung des Gesundheitszustands teilzunehmen als ein Individuum, das über keinerlei gesundheitliche Beschwerden klagt. Das Individuum muss den Sinn und die Vorteile der Prävention erkennen können, um daran teilzunehmen oder diese durch eigenes Handeln zu betreiben, denn Prävention von gesundheitlichen Beeinträchtigungen ist nur bei aktiver Teilnahme der betroffenen Mitarbeiter möglich [12].

Um beurteilen zu können, in welchen Bereichen präventive Maßnahmen sinnvoll erscheinen, kann man die Gründe für Arbeitsunfähigkeit heranziehen (▶ Abb. 26.1).

Betrachtet man die Ausfalltage von Arbeitnehmern nach Krankheitsarten bei den Mitgliedern der Allgemeinen Ortskrankenkassen (AOK) aus den Jahren 2006 und 2010, so lässt sich feststellen, dass hier sechs Krankheitsgruppen dominieren [10]. Dies sind Muskel-Skelett-Erkrankungen, Atemwegserkrankungen, Verletzungen, psychische und Verhaltensstörungen, Herz-Kreislauf-Erkrankungen sowie Erkrankungen der Verdauungsorgane.

Herausragend darin ist, dass Muskel-Skelett-Erkrankungen knapp ein Viertel der krankheitsbedingten Fehltage verursachen [10]. Danach folgen Verletzungen und die Erkrankungen der Atemwege mit jeweils rund 12 %. Alle anderen Erkrankungen belaufen sich in einem einstelligen Prozentbereich. Unter die als „Sonstige" erfassten Erkrankungen fallen alle anderen Krankheitsbilder mit einem Anteil von weniger als 5 %, wie zum Beispiel Hautkrankheiten, Infektionen und unbekannte Symptomatiken. Betrachtet man isoliert die psychosomatischen Beschwerden, so ist seit dem Jahr 2006 eine kontinuierliche Steigerung der Ausfalltage erkennbar. So waren im Jahr 2006 noch 8 % aller Ausfalltage psychosomatisch bedingt, im Jahr 2010 sogar 9,3 % aller Ausfalltage.

Da die AOK mit rund 24 Millionen [13] Versicherten im Jahre 2011 die größte Krankenkasse unter den gesetzlichen in Deutschland darstellt, ist

26 Prävention und Gesundheitsförderung aus betrieblicher Sicht

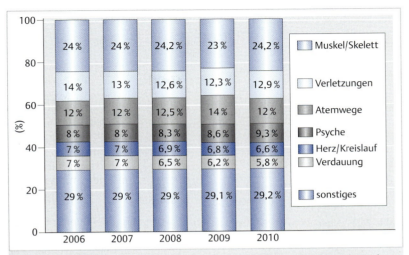

Abb. 26.1 Verteilung der Arbeitsunfähigkeitstage von AOK-Mitgliedern nach Krankheitsarten in Prozent für die Jahre 2006–2010. Quelle: [1].

davon auszugehen, dass die Aussagen aus den Auswertungen der AOK-Mitglieder repräsentativ für alle Versicherten in der GKV sind. Der durchschnittliche Krankenstand in der Bundesrepublik Deutschland beläuft sich im Jahr 2010 konstant zum Vorjahr auf rund 4,8 % [17].

Durch eine Investition in Prävention ist daher eine Vermeidung von späteren Krankheitskosten möglich. Allein im Bereich des Gesundheitssystems kann durch langfristige Prävention bei den Herz-Kreislauf-Erkrankungen und den Muskel-Skelett-Erkrankungen zeitversetzt etwa ein Viertel der Kosten vermieden werden [12]. Außerhalb des Gesundheitssektors liegen die mit Prävention verbundenen Kostenvorteile bei den Unternehmen sowie bei der Rentenversicherung. Die Produktivität der Mitarbeiter steht einem Unternehmen dann regelmäßiger und über ein längeres Arbeitsleben verteilt zur Verfügung. Somit können ein krankheitsbedingter Verlust von Kompetenz und fehlzeitbedingte Personalkosten reduziert werden [12].

Wenn man die zukünftige Entwicklung der Bevölkerung im Erwerbsalter (Spanne von 20 bis 65 Jahren) betrachtet, so wird ihre Zahl nach der 12. koordinierten Bevölkerungsvorausberechnung des Statistischen Bundesamtes ab dem Jahr 2020 durch die anhaltend niedrigen Geburtenraten stark zurückgehen (▶ Abb. 26.2). Gehörten im Jahr 2009 noch knapp 50 Millionen Men-

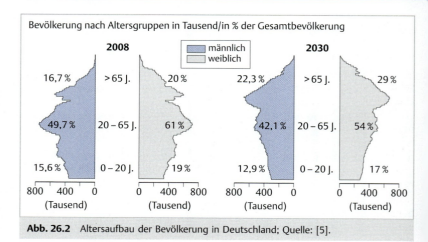

Abb. 26.2 Altersaufbau der Bevölkerung in Deutschland; Quelle: [5].

schen dieser Altersgruppe an, so werden dies im Jahr 2020 noch 48 Millionen und im Jahr 2030 nur noch 43 Millionen Menschen sein. Bis zum Jahr 2060 werden der Altersgruppe gar nur noch 36 Millionen Menschen angehören. Dies bedeutet auch, dass im Zeitablauf verhältnismäßig weniger junge Menschen dem Arbeitsmarkt zur Verfügung stehen. Die Mitte der 50er und 60er Jahre geborenen Menschen stellen bereits heute die größte Alterskohorte in der Bevölkerung und folglich sind sie auch in vielen Unternehmen die am stärksten besetzte Altersgruppe. Diese zunehmende Überalterung unserer Gesellschaft bringt auch die Zunahme von bestimmten Krankheitsbildern mit sich. Diese Krankheitsbilder zeichnen sich besonders durch eine zunehmende Inzidenz in den höheren Altersklassen aus. Zu den Krankheitsbildern, die das sich wandelnde Krankheitspanorama maßgeblich beeinflussen, zählen insbesondere die chronischen Erkrankungen.

Aus Sicht des Unternehmens ist es daher von erheblicher Bedeutung, das Auftreten von Krankheit und die damit verbundenen Nachteile zu minimieren. Die betriebliche Gesundheitsförderung ist daher neben dem gesetzlichen Unfall- und Arbeitsschutz ein wichtiger Baustein der betrieblichen Gesundheitsvorsorge.

26.3 Betriebliche Gesundheitsförderung

Im Unterschied zum Arbeits- und Gesundheitsschutz, der einem pathogenetischen Ansatz nachgeht, folgt die betriebliche Gesundheitsförderung einem salutogenetischen Ansatz [20]. Grundlage der heute praktizierten betrieblichen Gesundheitsförderung in Deutschland bildet die europaweit anerkannte „Luxemburger Deklaration zur betrieblichen Gesundheitsförderung in der Europäischen Union" aus dem Jahr 1997. Demnach umfasst betriebliche Gesundheitsförderung alle gemeinsamen Maßnahmen von Arbeitgebern, Arbeitnehmern und der Gesellschaft zur Verbesserung von Gesundheit und Wohlbefinden am Arbeitsplatz [8]. Sie zielt auf ein gesundheitsgerechtes und gesundheitsförderliches Verhalten der Mitarbeiter, auch über die betriebliche Arbeitssituation hinaus, und auf die Herstellung gesundheitsgerechter und gesundheitsförderlicher Arbeitsverhältnisse ab [22]. Dieses Ziel soll durch eine Verknüpfung von drei Ansätzen erreicht werden. Zu diesen Ansätzen zählen zum einen die Verbesserung der Arbeitsorganisation sowie der Arbeitsbedingungen. Zum anderen gehören dazu die Förderung einer aktiven Mitarbeiterbeteiligung und die Stärkung persönlicher Kompetenzen [8]. Folglich richtet die betriebliche Gesundheitsförderung ihre Aufmerksamkeit auf die Entwicklung und Stärkung der individuellen Ressourcen und Kompetenzen der einzelnen Mitarbeiter sowie die gesundheitsförderliche Gestaltung der Lebens- und Arbeitsumwelt der Beschäftigten zur Förderung der Gesundheit [14]. Sie richtet sich daher sowohl an gesunde als auch an gesundheitlich beeinträchtigte Mitarbeiter und verfolgt eine ganzheitliche Strategie [14].

Der Ursprung der Luxemburger Deklaration lässt sich wiederum von der „Ottawa Charta" der Weltgesundheitsorganisation (WHO) aus dem Jahr 1986 ableiten. Diese markierte 1986 einen wichtigen Paradigmenwechsel in der Gesundheitspolitik. Ziel und Zweck der Ottawa Charta besteht darin, einen breiten, internationalen Konsens zur Gesundheitsförderung zu formulieren [21]. So heißt es in der Ottawa Charta: *„Die Art und Weise, wie eine Gesellschaft die Arbeit, die Arbeitsbedingungen und die Freizeit organisiert, sollte eine Quelle der Gesundheit und nicht der Krankheit sein. Gesundheitsförderung schafft sichere, anregende, befriedigende und angenehme Arbeits- und Lebensbedingungen."* [24]. Daraus entwickelte sich ein neuer Ansatz, der durch die WHO angestoßen und im Laufe der 90er Jahre von einigen Krankenkassen und Berufsgenossenschaften unterstützt wurde [20].

Während im Arbeitsschutz häufig sehr konkrete Vorschriften und Regeln existieren, gibt es für die betriebliche Gesundheitsförderung lediglich eine allgemeine Legitimationsbasis in § 20 a SGB V. Diese flexible Ausgestaltung gibt den Unternehmen die Möglichkeit, einen gesetzlichen Handlungsspielraum kreativ und problemorientiert auszufüllen. Zweiter gravierender Unterschied zum Arbeitsschutz ist, dass Maßnahmen zur betrieblichen Gesundheitsförderung auf freiwilligen Vereinbarungen beruhen, während für den Arbeitsschutz Mindeststandards gelten, deren Nichteinhaltung sanktioniert wird [15].

Alle gesetzlichen Krankenkassen in Deutschland verpflichteten sich bereits im Jahr 2000, Maßnahmen zur betrieblichen Gesundheitsförderung ausschließlich unter Beachtung von festen Qualitätskriterien durchzuführen. Diese wurden in einem gemeinsamen Handlungsleitfaden der Spitzenverbände der Krankenkassen festgelegt [16]. Diese Qualitätskriterien umfassen Instrumente und Verfahren zur Sicherung der Strukturqualität und der Präventionsangebote sowie zur Dokumentation und Evaluation der Leistungen [16]. Seit dem 01.01.2007 ist die betriebliche Gesundheitsförderung nun Pflichtbestandteil des Leistungsangebots der gesetzlichen Krankenkassen und umfasst auf der Handlungsebene der Gesetzlichen Krankenversicherung (GKV) die Handlungsfelder „arbeitsbedingte körperliche Belastungen" (Bewegung), „Betriebsverpflegung" (Ernährung), „psychosoziale Belastungen" (Stress) sowie das Handlungsfeld „Suchtmittelkonsum" [11].

Der § 20 a SGB V eröffnet den gesetzlichen Krankenkassen die Möglichkeit, Leistungen und Maßnahmen zur Gesundheitsförderung in Betrieben (betriebliche Gesundheitsförderung) zu erbringen. Unter Beteiligung der Versicherten und der Verantwortlichen für den Betrieb sollte die gesundheitliche Situation einschließlich ihrer Risiken und Potenziale erhoben und Vorschläge zur Verbesserung der gesundheitlichen Situation sowie zur Stärkung der gesundheitlichen Ressourcen und Fähigkeiten entwickelt und deren Umsetzung durch die GKV unterstützt werden.

Gemäß § 20 Abs. 2 SGB V sollen zur Wahrnehmung der Aufgaben von Primärprävention und betrieblicher Gesundheitsförderung die Ausgaben der gesetzlichen Krankenkassen für jeden Versicherten im Jahr 2,86 Euro als Richtwert umfassen.

Die §§ 20, 20 a SGB V enthalten keine Bestimmungen zur Aufteilung dieser Mittel auf die Primärprävention einerseits sowie die betriebliche Gesundheitsförderung andererseits [11]. Durch diese Regelung bieten sich Chancen einer Kooperation mit Krankenkassen und Unfallversicherungsträgern. Für Unternehmen, aber auch die gesetzlichen Krankenkassen, können sich hier erhebliche Synergieeffekte ergeben, insbesondere bei der Begrenzung auf wenige Kooperationspartner, wenn der überwiegende Teil der Belegschaft in nur einer Krankenkasse versichert ist.

Die betriebliche Gesundheitsförderung unterscheidet grundsätzlich zwei Ansätze. Zum einen den Setting-Ansatz, der auf eine Veränderung des Alltags durch niederschwellige systemische Interventionen in konkreten Lebenswelten wie Schule oder Betrieben abzielt. Zum anderen den individuellen Ansatz, der sich an den einzelnen Menschen und sein gesundheitsrelevantes Verhalten richtet. Übergeordnetes Ziel individueller Präventionsangebote ist es, das Auftreten von medizinisch und volkswirtschaftlich bedeutsamen Krankheitsbildern zu verringern. Betrachtet man beim letzteren Ansatz die Teilnahmezahlen im Verhältnis zu den vier Handlungsfeldern, so lässt sich feststellen, dass in den Jahren 2007 bis 2009 nahezu konstant 75 % aller Kursteilnahmen auf das Handlungsfeld „Bewegung" entfielen. Die Kursteilnahmen in den anderen drei Handlungsfeldern weisen in den Jahren 2007 bis 2009 im Verhältnis ebenfalls keine signifikanten Veränderungen auf. In der absoluten Betrachtung stieg jedoch die Zahl der Kursteilnahmen von rund 1,85 Millionen im Jahr 2007 auf rund 2,1 Millionen im Jahr 2009 (▶ Abb. 26.3).

Das Statistische Bundesamt prognostizierte im Jahr 2009, dass rund 2,4 Millionen Erwerbstätige in Deutschland unter arbeitsbedingten Gesundheitsbeschwerden leiden. Basis dieser Erhebung war eine Selbsteinschätzung von 80 000 Erwerbstätigen im Zusammenhang mit der EU-harmonisierten Arbeitskräfteerhebung. Das Ergebnis entspricht, bei relativer Betrachtung, im Wesentlichen der Verteilung der Kursteilnahmen auf die vier Handlungsfelder der GKV (▶ Abb. 26.4).

Unterscheidet man bei diesen Beschwerden nach dem Alter der Erwerbstätigen, so weisen die Älteren wesentlich häufiger arbeitsbedingte Gesundheitsprobleme als jüngere Erwerbstätige auf. Bei den über 50-jährigen äußerte rund jeder Elfte (8,8 %) gesundheitliche Beschwerden. Erwartungsgemäß seltener – da sie durchschnittlich ein geringeres individuelles Krankheitsrisiko auf-

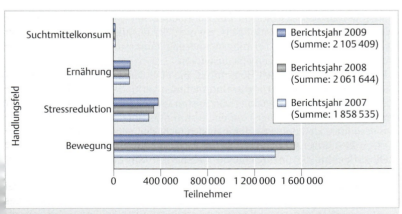

Abb. 26.3 Anzahl der Kursteilnahmen in den jeweiligen Handlungsfeldern, Quelle: [19].

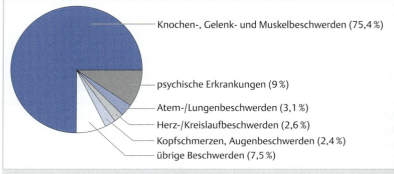

Abb. 26.4 Erwerbstätige mit Gesundheitsbeschwerden, Quelle: [6].

weisen – litten jüngere Erwerbstätige. In der Altersgruppe zwischen 35 und 49 Jahren gaben 6,6%, bei den unter 35-jährigen Erwerbstätigen noch 3,6% arbeitsbedingte gesundheitliche Beschwerden an. Diese Entwicklung gibt einen Hinweis, dass nicht nur die betriebliche Gesundheitsförderung, sondern auch die Gestaltung des Arbeitsumfelds einen erheblichen Einflussfaktor zur Reduzierung von krankheitsbedingten Fehlzeiten darstellt.

Als weiteren gesundheitlichen Effekt, der sich auf den Unternehmenserfolg auswirkt, ist neben der krankheitsbedingten Abwesenheit eines Mitarbeiters (Absentismus) auch die Anwesenheit trotz Krankheit im Unternehmen (Präsentismus) zu berücksichtigen. Ein Mitarbeiter, der trotz einer Erkrankung seiner Arbeit im Betrieb nachgeht, ist nicht so leistungsfähig wie in einem gesunden Zustand. Diese Leistungsminderung kann sich indirekt auch auf die Produktivität des Unternehmens auswirken.

Es existieren jedoch auch Hemmnisse, die eine Durchführung von Aktivitäten zur Gesundheitsförderung in Unternehmen verhindern. So bedarf es eines hohen Aufwands zur Ermittlung von Kosten und Nutzen von Gesundheitsförderungsmaßnahmen bezogen auf ein bestimmtes Unternehmen. Oftmals können besonders kleinere Unternehmen sich nicht den personellen und administrativen Ressourcenaufwand für solche Analysen leisten [3].

Hinzu kommt die unzureichende Messbarkeit von Kosten-Nutzen-Relationen solcher Maßnahmen, da sich der präventive Nutzen für ein Unternehmen verlässlich oftmals nur durch Langzeitstudien belegen lässt. Weitere Hemmnisse lassen sich in der hohen Intransparenz und Heterogenität rechtlicher Regelungen finden. So sind die Initiativen für ein Präventionsgesetz letztmalig im Jahr 2008 gescheitert. Zudem gibt es keinen rechtlich gesicherten Umgang

26.4 Ökonomische Betrachtung

Im Jahre 2007 wurde beschlossen, die Regelaltersgrenze der gesetzlichen Rentenversicherung für den Eintritt in die gesetzliche Rente, in sukzessiven Schritten, vom 65. Lebensjahr auf das 67. Lebensjahr zu erhöhen. Diese Heraufsetzung impliziert, dass Arbeitnehmer bis zu zwei Jahre länger im Unternehmen verbleiben. Für den Arbeitsmarkt in der Bundesrepublik bedeutet dies, dass das zukünftige Arbeitskräftepotenzial zunehmend älter wird. Mit dem steigenden Alter des Arbeitnehmers nimmt jedoch auch sein individuelles Krankheitsrisiko zu. Dies wiederum führt, ceteris paribus, zu einer Zunahme der krankheitsbedingten Arbeitsunfähigkeit eines Arbeitnehmers, welche Kosten in Form von Produktionsausfall, Ausfall von Bruttowertschöpfung, Einstellung von Ersatzarbeitskräften sowie mögliche Qualitäts- und Servicemängel verursacht. Hinzu kommen die Kosten für eine Lohnfortzahlung innerhalb der ersten sechs Wochen einer Krankheit gemäß Entgeltfortzahlungsgesetz.

Volkswirtschaftlich betrachtet lassen sich das Präventionspotenzial sowie ein mögliches Nutzenpotenzial durch die Schätzung von Produktionsausfällen bedingt durch Arbeitsunfähigkeit ermitteln. Die Bundesanstalt für Arbeitsschutz und Arbeitsmedizin (BAuA) schätzt die Kosten allein für den Ausfall an Produktion und Bruttowertschöpfung, also die Kosten für Lohnausfälle und den Verlust an Arbeitsproduktivität, über alle Wirtschaftszweige hinweg, für das Jahr 2009 auf durchschnittlich 257 Euro je Arbeitsunfähigkeitstag (AU-Tag) [4]. Zieht man nun noch die Kosten für Ersatzarbeitskräfte und mögliche Qualitäts- bzw. Servicemängel hinzu, kommt man auf einen Gesamtbetrag, der abhängig von der Branche, bis zu 500 Euro je Arbeitsunfähigkeitstag betragen kann. Im Jahr 2009 wurden in Deutschland 459,2 Millionen Arbeitsunfähigkeitstage bei rund 38,6 Millionen Arbeitnehmern gezählt. Dies entspricht 1,3 Millionen ausgefallenen Erwerbsjahren. Ausgehend von diesem Arbeitsunfähigkeitsvolumen wird der volkswirtschaftliche Produktionsausfall von der BAuA für das Jahr 2009 auf rund 43 Milliarden Euro, sowie der Ausfall an Bruttowertschöpfung auf rund 75 Milliarden Euro geschätzt. Heruntergebrochen auf einen Arbeitnehmer entspricht dies für das Jahr 3287 Euro pro Kopf [4].

Im folgenden Beispiel sollen mögliche Kosteneffekte durch eine Veränderung von krankheitsbedingten Fehlzeiten veranschaulicht werden (▶ Tab. 26.1).

Tab. 26.1 Kosteneinsparung durch Reduzierung des Krankenstands, Quelle: [18].

	Unternehmen A	Unternehmen B
Mitarbeiter	2500	150
Arbeitstage insgesamt (230 Arbeitstage pro Jahr)	575 000	345 000
Krankenstand	5 %	5 %
Arbeitsunfähigkeitstage	28 750	1725
eingesparte AU-Tage bei Reduzierung des Krankenstands um 0,1 %	575	34,5
Ausfallkosten pro AU-Tag (nach BAuA)	ca. 400 €	ca. 400 €
eingesparte Ausfallkosten	230 000 €	13 800 €
BAuA: Bundesanstalt für Arbeitsschutz und Arbeitsmedizin; AU: Arbeitsunfähigkeit.		

Das Beispiel geht von 230 Arbeitstagen im Jahr aus. Die Summe aller Arbeitstage im Jahr ergibt die Gesamtarbeitstage aller Mitarbeiter im Unternehmen. In beiden Unternehmen gehen wir von einem durchschnittlichen Krankenstand von 5 % im Jahr aus. Dies entspricht 28 750 AU-Tagen im Unternehmen A und 1725 AU-Tagen im Unternehmen B. Gelingt es nun durch Maßnahmen zur betrieblichen Gesundheitsförderung oder andere gesundheitsrelevanten Einflussfaktoren, den durchschnittlichen Krankenstand um lediglich 0,1 % zu reduzieren, führt dies in den beiden Unternehmen zu einer Ersparnis von 575 bzw. 34,5 AU-Tagen. Ziehen wir nun die Ausfallkosten pro AU-Tag nach BAuA heran, und nehmen hier einen Kostensatz von 400 Euro pro Tag an, ergibt sich eine Kosteneinsparung von 230 000 Euro für Unternehmen A und 13 800 Euro für Unternehmen B. Andererseits lässt sich argumentieren, dass eine Erhöhung des durchschnittlichen Krankenstandes um 0,1 % zu einer Kostenerhöhung in identischer Höhe führt.

Für Unternehmen ergeben sich durch die Regelungen in § 8 Abs. 1 und § 19 Abs. 1 S. 1 EStG (Einkommensteuergesetz) zur Durchführung von Maßnahmen der betrieblichen Gesundheitsförderung darüber hinaus steuerliche Anreize. Dort wird geregelt, dass durch die kostenlose Durchführung von präventiven Gesundheitsmaßnahmen in Unternehmen im Rahmen des § 20 a SGB V die Mitarbeiter diese Maßnahmen nicht im Sinne eines geldwerten Vorteils versteuern müssen. Vielmehr existiert seit Beginn des Jahres 2009 mit Inkrafttreten des Jahressteuergesetzes 2009 im § 3 Nr. 34 EStG eine Regelung, dass für jede präventive Gesundheitsmaßnahme, die ein Unternehmen dem Mitarbeiter finanziert, pauschal ein Steuerfreibetrag von 500 Euro pro Maßnahme geltend gemacht werden kann. Diese Regelung verschafft den Unternehmen einen finanziellen Zusatzanreiz, präventive Gesundheitsmaßnahmen für ihre Mitarbeiter im Betrieb durchzuführen.

26.5 Fazit

Die zukünftige demografische Entwicklung zeigt, dass es im Zeitablauf mehr systematischer wie auch frühzeitiger Maßnahmen zur betrieblichen Gesundheitsförderung bedarf, um alternde Belegschaften gesund zu erhalten. Eine Investition in solche Maßnahmen kann das individuelle Krankheitsrisiko senken und die damit korrespondierenden Kosten reduzieren. Da der Gesundheitszustand der Belegschaft für die Unternehmen eine immer bedeutendere Rolle einnimmt, ist die Integration der betrieblichen Gesundheitsvorsorge in das Management eines Unternehmens sinnvoll. Die Etablierung einer solchen Strategie erfolgt in der Regel über die Führungskräfte eines Unternehmens. Zieht man nun die klassische betriebswirtschaftliche Ausbildung von Führungskräften heran, so stellt man fest, dass das Thema „Mitarbeitergesundheit" dort nur ein partielles Randgebiet darstellt. Um den kommenden demografischen Herausforderungen in Unternehmen gerecht zu werden, sollte bei der künftigen Ausbildung von Führungskräften, neben den klassischen Bereichen der Betriebswirtschaftslehre, verstärkt Wissen und Kompetenzen im Bereich des Gesundheitsmanagements vermittelt werden.

26.6 Literatur

[1] Badura B, Ducki A, Schröder H et al., Hrsg. Fehlzeitenreport 2011. Heidelberg: Springer; 2011: 247
[2] Beske F, Katalinic A, Peters E et al. Morbiditätsprognose 2050, Ausgewählte Krankheiten für Deutschland, Brandenburg und Schleswig-Holstein. Kiel: Institut für Gesundheits-System-Forschung; 2009
[3] Booz & Company. Vorteil Vorsorge – Die Rolle der betrieblichen Gesundheitsvorsorge für die Zukunftsfähigkeit des Wirtschaftsstandortes Deutschland. München; 2011
[4] Bundesanstalt für Arbeitsschutz und Arbeitsmedizin (BAuA).Volkswirtschaftliche Kosten durch Arbeitsunfähigkeit 2009. Im Internet: www.baua.de/de/Informationen-fuer-die-Praxis/Statistiken/Arbeitsunfaehigkeit/Kosten.html; Stand: 23.01.2012
[5] Destatis, Hrsg. Demografischer Wandel in Deutschland – Heft 1. Wiesbaden; 2011: 24
[6] Destatis, Hrsg. Gesundheitsrisiken am Arbeitsplatz. Wiesbaden; 2009
[7] Eberle G. Erfolgsfaktor Betriebliches Gesundheitsmanagement – betriebswirtschaftlicher Nutzen aus Unternehmersicht. In: Kirch W, Badura B, Hrsg. Prävention, Ausgewählte Beiträge des Natio-

C Arbeitswelt und betriebliche Prävention

nalen Präventionskongresses Dresden, 1. und 2. Dezember 2005. Heidelberg: Springer; 2006: 325–338
[8] Europäisches Netzwerk für Betriebliche Gesundheitsförderung (ENWHP). Luxemburger Deklaration zur betrieblichen Gesundheitsförderung in der Europäischen Union. Im Internet: http://www.netzwerk-unternehmen-fuer-gesundheit.de/luxemburger-deklaration.html; Stand: 23.01.2012
[9] Hauser F. Unternehmenskultur, Gesundheit und wirtschaftlicher Erfolg in den Unternehmen in Deutschland – Ergebnisse eines Forschungsprojekts des Bundesministeriums für Arbeit und Soziales. In: Badura B, Schröder H, Vetter C, Hrsg. Fehlzeitenreport 2008, Betriebliches Gesundheits-Management: Kosten und Nutzen, Zahlen, Daten, Analysen aus allen Branchen der Wirtschaft. Heidelberg: Springer; 2009: 187–193
[10] Heyde K, Macco K, Vetter C. Krankheitsbedingte Fehlzeiten in der deutschen Wirtschaft im Jahr 2007. In: Badura B, Schröder H, Vetter C, Hrsg. Fehlzeitenreport 2008, Betriebliches Gesundheits-Management: Kosten und Nutzen, Zahlen, Daten, Analysen aus allen Branchen der Wirtschaft. Heidelberg: Springer; 2009: 205–435
[11] IKK-Bundesverband, Hrsg. Leitfaden Prävention, Gemeinsame und einheitliche Handlungsfelder und Kriterien der Spitzenverbände der Krankenkassen zur Umsetzung von §§ 20 und 20a SGB V vom 21. Juni 2000 in der Fassung vom 2. Juni 2008. Bergisch Gladbach; 2008
[12] Jancik JM. Betriebliches Gesundheits-Management, Produktivität fördern, Mitarbeiter binden, Kosten senken. Wiesbaden: Gabler; 2002
[13] Günster C, Klose J, Schmacke N, Hrsg. Versorgungs-Report 2012: Schwerpunkt: Gesundheit im Alter. Stuttgart: Schattauer; 2012
[14] Krämer K. Betriebliche Gesundheitsförderung, Konzeption, Wirkung, Evaluation. Münster: LIT-Verlag; 1998
[15] Kuhn J, Kayser T. Arbeitsschutz und betriebliche Gesundheitsförderung – Anmerkungen zu einem schwierigen Verhältnis. Sicher ist sicher: Zeitschrift für Arbeitsschutz aktuell 2001: 519–521
[16] Medizinischer Dienst des Spitzenverbandes Bund der Krankenkassen e.V. (MDS), Hrsg. Präventionsbericht 2010. Essen; 2010
[17] Meyer M, Stallauke M, Weirauch H. Krankheitsbedingte Fehlzeiten in der deutschen Wirtschaft im Jahr 2010. In: Badura B, Ducki A, Schröder H et al., Hrsg. Fehlzeitenreport 2011, Führung und Gesundheit. Heidelberg : Springer; 2011: 223–384
[18] Möller K. Gesundheit als betriebswirtschaftlicher Erfolgsfaktor – Messung und Steuerung durch das Controlling. Wolfsburg; 2009
[19] MDS, Hrsg. Präventionsbericht 2010. Essen; 2010: 65
[20] Oppolzer A. Gesundheits-Management im Betrieb, Integration und Koordination menschengerechter Gestaltung der Arbeit, Hamburg: VSA; 2006
[21] Priester K. Betriebliche Gesundheitsförderung, Voraussetzungen, Konzepte, Erfahrungen. 3. Aufl. Wiesbaden: Mabuse; 2003
[22] Slesina W. Betriebliche Gesundheitsförderung in der Bundesrepublik Deutschland. Bundesgesundheitsblatt – Gesundheitsforschung – Gesundheitsschutz 2008; 3: 296–304
[23] Stummer H, Nöhammer E, Schaffenrath-Resi M et al. Interne Kommunikation und betriebliche Gesundheitsförderung, Informationshemmnisse bei der Umsetzung von betrieblicher Gesundheitsförderung. Prävention und Gesundheitsförderung 2008; 4: 235–240
[24] World Health Organization (WHO). Ottawa-Charta zur Gesundheitsförderung. Genf: World Health Organization; 1986

27 Gesundheit, die keiner will?

Die Perspektive von Mitarbeitern auf betriebliche Gesundheitsförderung

Elisabeth Nöhammer, Harald Stummer

27.1 Forschungshintergrund

Betriebliche Gesundheitsförderung (BGF) umfasst gemäß dem European Network for Workplace Health Promotion [5] *„alle gemeinsamen Maßnahmen von Arbeitgebern, Arbeitnehmern und Gesellschaft zur Verbesserung von Gesundheit und Wohlbefinden am Arbeitsplatz"*. Typischerweise werden dafür sowohl verhaltens- als auch verhältnispräventive Ansätze kombiniert, denn Gesundheit bzw. ihre Förderung betrifft immer das Individuum selbst und von ihm beeinflussbare Elemente sowie gleichzeitig seine soziale Umwelt, auf die häufig nur limitiert eingewirkt werden kann [1, 2]. Daraus resultiert ein Spannungsverhältnis aus Selbstverantwortung und die Notwendigkeit adäquate Rahmenbedingungen durch größere soziale Einheiten zu schaffen.

Die Annahme von generell positiven Auswirkungen für alle Stakeholder macht BGF nicht nur für Unternehmen sehr attraktiv. Allerdings beinhaltet das Konzept auch verschiedene negative Potenziale. Insgesamt betrachtet, besteht neben dem typischen Konflikt zwischen Individuum und Organisation [2] die Gefahr der Objektifizierung und Subjektifizierung von „regierbaren" und „dirigierbaren" Mitarbeitern [16]. Insbesondere die Übertragung der Verantwortung für das individuelle Wohlbefinden auf die Beschäftigten bis hin zur Generierung einer „Pflicht" zu Gesundheit wird diskutiert [8]. Die Einhaltung von durch Experten definierten gesundheitsförderliche Verhaltensweisen [8] könnte mit Hilfe diverser Kontroll- und Management-Systeme überwacht werden [8, 11]. Zusätzlich dazu könnte die Unternehmung im Zuge der BGF-Aktivitäten an sensible Daten über die einzelnen Mitarbeiter gelangen [8].

Für die Bewertung von BGF-Programmen durch die Hauptzielgruppe der Mitarbeiter liegen kaum publizierte Daten vor und auch die bisherige Forschung zu BGF bezieht die Perspektive der Mitarbeiter kaum ein. Die Teilnahmeraten der Mitarbeiter an BGF-Programmen sind eher gering, auch wenn sich letztere an Best Practice Leitfäden orientieren. [3] Methodische Schwächen [9] und eine generell geringe Theoriefundierung [10] machen insbesondere die Analyse von Negativbewertungen bzw. Teilnahmehemmnissen schwierig. Diese liegen hauptsächlich als qualitative, anekdotenhafte Daten, als Mischung mit oder als Negativformulierung der Teilnahmedeterminanten vor. Ein weiterer Versuch, Erklärungslinien zu zeichnen, findet sich im Fokus auf die Beschreibung der Nichtteilnehmer [7] oder sehr spezifischer Aspekte. Allgemein ableitbar sind Probleme bei geringer sozialer Unterstützung, Datenschutzbefürchtungen [6] und zeitbezogenen Barrieren [7, 9].

Eine umfassende Begründung für die geringe Partizipation an der Erstellung und Teilnahme an Programmen bleibt aus. Aus diesem Grund wurde eine zweiteilige Studie konzipiert, die sich explizit mit der Sichtweise der Mitarbeiter auf BGF beschäftigte. Diese sollte eruieren, wie Beschäftigte das Thema BGF im Allgemeinen bewerten.

27.2 Methodik

Für die Beantwortung der zentralen Fragestellung des Textes wurde ein zweistufiges Studiendesign gewählt, das im ersten Schritt qualitative, problemzentrierte Interviews mit 19 Mitarbeiter und vier BGF-Verantwortlichen in drei Unternehmen (Non-Profit, öffentlich, Privatwirtschaft) sowie neun Gesundheitsexperten umfasste. Im zweiten Schritt wurden die zentralen Ergebnisse der MitarbeiterInneninterviews im Rahmen einer fragebogengestützten Erhebung in denselben Organisationen sowie einer weiteren öffentlichen Einrichtung quantitativ untersucht. Dafür wurden aus den inhaltsanalytisch abgeleiteten zentralen Aussagen Items gebildet. Insgesamt nahmen 237 Beschäftigte an der quantitativen, anonymen Befragung teil.

27.3 Ergebnisse qualitativ

Die Mitarbeiter wurden im Rahmen der qualitativen Befragung zunächst zu ihrer Einstellung zu BGF bei deren Einführung befragt; die Angaben dazu decken das Spektrum neutral bis skeptisch ab. Auffällig ist, dass dabei der Großteil der zuvor nach eigenen Angaben neutralen bzw. skeptischen Mitarbeiter das generelle Engagement der Organisation für die Gesundheit der Beschäftigten bereits zum Einführungszeitpunkt als positiv oder wichtig bewertete oder später seine Meinung änderte. Als Gründe für gemischte und argwöhnische Reaktionen werden fehlende Informationen, die Umstände im Betrieb oder eine gewisse Innovationsmüdigkeit angegeben.

Die positiven Reaktionen werden häufig mit der Bedeutung des Gegengewichts zu den im Vergleich zu früher als höher empfundenen Arbeitsbelastungen begründet. Auch die Wichtigkeit von Gesundheit für die Zukunft, die Relevanz der *„Auseinandersetzung mit den Strukturen in einer Organisation"*

(Interview 2, S. 6, Z. 2f) sowie der persönliche Vorteil durch BGF werden genannt.

Während als Nutzungsdeterminanten auf persönlicher Ebene die empfundene Sinnhaftigkeit, Einfachheit und Freiwilligkeit der Angebotsteilnahme betont werden, ist den Mitarbeitern auf betrieblich-interpersoneller Ebene die Akzeptanz von BGF durch alle relevanten Akteure (Führungsebene, Kollegen) sehr wichtig. Informationen bezüglich des Angebots sowie der einzelnen Elemente sollten laufend erfolgen, positiv, motivierend sowie wertschätzend gestaltet und über medial passend transportiert werden [12]. Unpersönliche, belehrende Kommunikation oder die Wahl des falschen Zeitpunkts werden kritisch gesehen. Abgelehnt werden von den Beschäftigten Interventionen, die wenig persönliches Interesse hervorrufen, deren Nutzen zu wenig ausgeprägt scheint und bei denen die Teilnahmeautonomie nicht gewährleistet ist. Sollte BGF-Teilnahme internen sozialen Normen widersprechen oder treten bei der Programmnutzung praktische Hemmnisse zeitlicher, räumlicher oder finanzieller Natur auf, gelten diese ebenfalls als Barrieren [14, 15].

27.4 Ergebnisse quantitativ

Von den 237 Befragten sind 55,3% weiblich, über die Hälfte (51,1%) zwischen 37 und 50 Jahre alt und vollbeschäftigt (66,7%). Der Großteil (67,5%) ist bereits seit über 15 Jahren im gleichen Unternehmen tätig und weist als höchste Ausbildungsstufe Abitur auf (43,5%).

Über 68% der befragten Mitarbeitern halten das Thema BGF für allgemein wichtig, die überwiegende Mehrheit gibt auch an, BGF für sich persönlich als wichtig zu erachten (34,6%: trifft eher zu; 46%: trifft zu). Beinahe drei Viertel der Beschäftigten sind mit ihrem Gesundheitszustand zufrieden. Die überwältigende Mehrheit hat nichts dagegen, dass die Organisation allgemein, aber auch in der derzeitigen Firmen- bzw. Wirtschaftslage Geld für BGF aufwendet. Allerdings geben gut 23% an, eher den Eindruck zu haben, dass sich das Unternehmen aus Eigennutz für BGF engagiere, für ca. 8% trifft dies völlig zu und 45% würden sich wünschen, dass vor dem Angebot von BGF zunächst die allgemeinen Arbeitsbedingungen verbessert werden würden.

Dennoch sind 60,5% eher zufrieden, etwas über 18% sehr zufrieden mit dem BGF-Angebot des jeweiligen Unternehmens. Die Nutzungshäufigkeit scheint jedoch beinahe normalverteilt (▶ Abb. 27.1), und auch die an die Stages of Change nach Prochaska und DiClimente [14] angelehnte Abfrage der aktiven Nutzung zeigt ein differenziertes Bild (▶ Abb. 27.2).

C Arbeitswelt und betriebliche Prävention

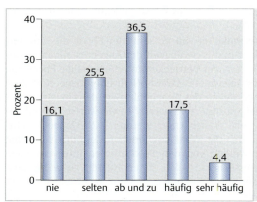

Abb. 27.1 Nutzungshäufigkeit von Angeboten zur betrieblichen Gesundheitsförderung.

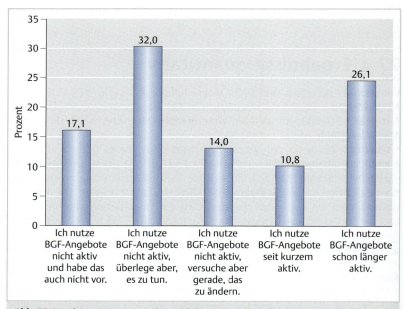

Abb. 27.2 Aktive Nutzung von betrieblichen Gesundheitsförderungsangeboten.

17 % nutzen BGF nicht aktiv und haben dies auch nicht vor, 32 % überlegen, dies zu tun. 14 % bemühen sich gerade, ein Nutzungsvorhaben umzusetzen, ca. 11 % nutzen BGF Angebote seit Kurzem aktiv, immerhin 26 % bereits seit Längerem.

Genauer nach dem Angebotstyp gefragt, der genutzt wird, zeigen sich „passive" BGF-Elemente in der Mehrzahl: ergonomische Ausstattung, Impfungen, Gesundheits-Checks, Informationsmaterial und Vorträge.

Hemmnisse lassen sich mittels Hauptkomponentenanalyse (mit Varimax-Rotation) in sechs Bereiche gliedern:
- Imbalance zwischen Kosten und Nutzen der Teilnahme
- Probleme der Integration in den Alltag
- Informationsbezogene Hemmnisse
- die Notwendigkeit von zu hohem Involvement
- Unglaubwürdigkeit des Engagements des Unternehmens für BGF
- interpersonale Aspekte wie zu geringe soziale Unterstützung bei der Nutzung von Angeboten.

Die erklärte Varianz beträgt über 62 %, das Kaiser-Meyer-Olkin-Kriterium liegt bei 0,834, die Modellgüte ist daher insgesamt als gut zu werten. Ähnliches gilt für die Hauptkomponentenanalyse (mit Varimax-Rotation) der Teilnahmebedingungen. Mit einem Kaiser-Meyer-Olkin-Kriterium bei 0,849 erklären die folgenden Komponenten beinahe 64 % der Varianz [14]:
- persönlicher Nutzengewinn
- soziale Aspekte wie innerbetriebliche Akzeptanz der BGF-Nutzung
- gute Information
- unkomplizierte Nutzung
- Freiheit bzw. Freiwilligkeit und Sicherheitsempfinden hinsichtlich der BGF-Angebotsnutzung
- gutes Timing und Partizipationsmöglichkeit

27.5 Diskussion und Fazit

Für Mitarbeiter sind sehr umfangreiche Kriterienkataloge sowohl für Determinanten als auch Hemmnisse von Bedeutung (umfangreicher als die von Experten). Sie empfinden, so zeigen die Daten eindeutig, das BGF-Angebot als etwas generell und auch als etwas für sie selbst Positives. Das Nutzungsausmaß ist dennoch gering, unter Umständen wegen dem in den Detailergebnissen verborgenen Hinweise, dass das Engagement der Unternehmen für BGF doch kritisch gesehen wird. Im Bereich der Bedeutungsbewertung von BGF könnten sich daher Tendenzen der sozialen Erwünschtheit finden, die es notwendig machen, tiefergehend zu analysieren. Interessant ist, dass dennoch eher praktisch orientierte Elemente genannt werden wie die Notwendigkeit der Beachtung von Zeit. Das Individuum in Konflikt mit der Organisation bringende Aspekte wie Zwang zu Gesundheit, Verantwortungserhöhung etc. kommen nicht vor; Bedenken bestehen „lediglich" im Bereich Datenschutz.

Da ein Ziel der Gesundheitsförderung im Empowerment besteht, wäre nach Franzkowiak und Wenzel [7] denkbar, dass die Verantwortung für die individuelle Gesundheit völlig auf den Einzelnen abgewälzt wird [11]. Auf der anderen Seite tritt die Frage nach dem nötigen Ausmaß an Kontrolle bzw. die Angst vor Zwang zu bestimmten als gesundheitsförderlich erachteten Handlungsweisen auf [8]. Marstedt [11] beschreibt in diesem Zusammenhang die Motivlage von Unternehmen bezüglich BGF als *„recht unbefriedigend geklärt"*, was Stummer et al. im vorliegenden Band aufgreifen. Vor diesem Hintergrund werden die Bedeutung der Beachtung der Qualitätskriterien für BGF, die Notwendigkeit intensiver Partizipation der Mitarbeiter bei der Gestaltung von Angeboten und Maßnahmen, deren kontinuierliche kritische Evaluierung sowie die Relevanz einer hohen ethischen Verantwortung von Initiatoren und Durchführenden deutlich.

Mit dem Wissen, dass eine Barrierenreduktion die Partizipationsrate der Mitarbeiter an BGF-Angeboten erhöht [4] und die Sicherstellung der Erfüllung der Determinanten in dieselbe Richtung zielen, gibt der vorliegende Beitrag einen Überblick über die zentralen zu beachtenden Elemente. Neu ist, dass die Typologisierung ausschließlich basierend auf der Mitarbeitersicht erfolgt und eine dementsprechende Analyse bestehender sowie geplanter Programme erlaubt. Diese sollte insbesondere praktisch orientiert sein und darauf fokussieren, das von den Beschäftigten offensichtlich gewollte Angebot so einfach nutzbar wie möglich zu machen. Eingebettet in ein glaubwürdiges Engagement des Unternehmens für die Gesundheit der Mitarbeiter ist auch die Chance höher, die persönliche Freiheit des Individuums nicht zu gefährden.

27.6 Literatur

[1] Ahrens D. Gesundheitsökonomie und Gesundheitsförderung – Eigenverantwortung für Gesundheit? Gesundheitswesen 2004; 66: 213–221
[2] Argyris C. The Individual and the Organization: Some Problems of Mutual Adjustment. Administrative Science Quarterly 1957; 2: 1–24
[3] Bödeker W, Hüsing T. IGA-Barometer 2. Welle. Einschätzungen der Erwerbsbevölkerung zum Stellenwert der Arbeit, zur Verbreitung und Akzeptanz von betrieblicher Prävention und zur krankheitsbedingten Beeinträchtigung der Arbeit – 2007. 2008. Im Internet: http://www.pdfdownload.org/pdf2html/pdf2html.php?url=http%3A%2F%2Fwww.iga-info.de%2Ffileadmin%2FVeroeffentli-

chungen%2Figa-Reporte_Projektberichte%2Figa-Report_12_iga-Barometer_Umfrage_Beschaeftigte_Stellenwert_Arbeit_Praeventionsmassnahmen_Praesentismus.pdf&images=yes; Stand: 01.02.2012

[4] Crump CE, Earp JAL, Kozma CM et al. Effect of Organization-Level Variables on Differential Employee Participation in 10 Federal Worksite Health Promotion Programs. Health Education Quarterly 1996; 23: 204–223

[5] European Network for Health Promotion (ENWHP): Luxemburger Deklaration zur betrieblichen Gesundheitsförderung in der Europäischen Union 2007. Im Internet: http://www.pdfdownload.org/pdf2html/pdf2html.php?url=http%3A%2F%2Fwww.netzwerk-unternehmen-fuer-gesundheit.de%2Ffileadmin%2Frs-dokumente%2Fdateien%2FLuxemburger_Deklaration_22_okt07 pdf&images=yes; Stand: 01.02.2012

[6] Farrell A, Geist-Martin, P. Communicating Social Health: Perceptions of Wellness at Work. Management Communication Quarterly 2005; 18: 543–592

[7] Fielding JE. Health Promotion And Disease Prevention At The Worksite. Annual Review of Public Health 1984; 5: 237–265

[8] Franzkowiak P, Wenzel E. Gesundheitsförderung. Karriere und Konsequenzen eines Trendbegriffs. In: Psychosozial 1990; 12: 30–42

[9] Haunschild A. Humanziation Through Discipline? Focault and the Goodness of Employee Health Programmes. Journal of Critical Postmodern Organization Science 2003; 2: 46–59

[10] Kruger J, Yore M, Bauer DR et al. Selected Barriers and Incentives for Worksite Health Promotion Services and Policies. American Journal of Health Promotion 2007; 21: 439–447

[11] Linnan LA, Sorensen G, Colditz G et al. Using Theory to Understand the Multiple Determinants of Low Participation in Worksite Health Promotion Programs. Health Education and Behavior 2001; 28: 591–607

[12] Marstedt G. Schattenwürfe sozialer Rationalisierung. Zum Bedeutungswandel von Gesundheit und Krankheit in der Arbeitswelt. Psychosozial 1990; 12: 74–86

[13] Nöhammer E, Eitzinger C et al. Determinants of employee participation in Workplace Health Promotion. International Journal of Workplace Health Management 2010; 3: 97–110

[14] Nöhammer E. Worksite Health Promotion. The employees' perspective [Dissertation]. Wien/Hall in Tirol: UMIT; 2010

[15] Nöhammer E, Eitzinger C, Schaffenrath-Resi M et al. Zielgruppenorientierung und Betriebliche Gesundheitsförderung – Angebotsgestaltung als Nutzungshemmnis Betrieblicher Gesundheitsförderung aus Mitarbeiterperspektive. Prävention und Gesundheitsförderung 2009; 4: 77–82

[16] Prochaska JO, DiClimente, CC. Stages and processes of self-change of smoking: toward an integrative model of change. Journal of Consulting and Clinical Psychology 1984; 51: 390–395

[17] Stummer H, Nöhammer E, Schaffenrath-Resi M et al. Interne Kommunikation und Betriebliche Gesundheitsförderung – Informationshemmnisse bei der Umsetzung von Betrieblicher Gesundheitsförderung aus Mitarbeiterperspektive. Prävention und Gesundheitsförderung 2008; 4: 235–240

[18] Weiskopf R. Gouvernmentabilität: Die Produktion des regierbaren Menschen in post-disziplinären Regimen. Zeitschrift für Personalforschung 2005; 19: 289–311

28 Betriebliches Gesundheitsmanagement – ein systematischer Weg zur Entwicklung notwendiger Gesundheitskompetenzen im Setting gesundheitsfördernder Hochschulen

Christina Hadler

28.1 Einleitung

Der Wandel in der Lebens- und Arbeitswelt bedeutet in vielen Berufsfeldern einseitige Belastung und Beanspruchung der körperlichen Fähigkeiten, so dass typischerweise nach wie vor die Muskel-Skelett- und Herz-Kreislauf-Erkrankungen die Liste der häufigsten Erkrankungen anführen.

Daneben gelten jedoch laut Weltgesundheitsorganisation (WHO) chronischer Stress und Burnout als die größten Gesundheitsgefahren des 21. Jahrhunderts. Bei fast 70% Prozent aller Krankheiten ist Stress eine der Ursachen [25]. Neuere Studien zur psychischen Gesundheit bei Studierenden und Beschäftigten zeigen deutlich die Verschärfung der Arbeits- und Studienbedingungen [10, 21, 24].

Deshalb ist es richtig und wichtig, rechtzeitig nachhaltige Konzepte zur Entwicklung von Gesundheitskompetenz auf allen Ebenen des sozialen und gesellschaftlichen Lebens auf den Weg zu bringen. Um die organisationale und personale Gesundheitskompetenz zu stärken, müssen systematisch Rahmenbedingungen geschaffen werden. Im Setting gesundheitsfördernder Hochschulen bedarf es breit aufgestellter Verknüpfungen vorhandener Ressourcen, um auch 2030 gesund zu studieren und zu arbeiten.

Wie kann es gelingen, an einer Hochschule die Beschäftigten und Studierenden dahingehend zu motivieren und zu unterstützen, Gesundheitskompetenz zu erlernen, zu vermitteln und zu leben? Im Setting gesundheitsfördernder Hochschule ist der Blick zum einen auf die gesundheitlichen Rahmenbedingungen der Hochschule selbst und zum anderen auf die einzelnen Beschäftigten und Studierenden gerichtet. Das betriebliche Gesundheitsmanagement

(BGM) verfolgt dabei Fragen zur Entwicklung betrieblicher (organisationaler) sowie individueller (personaler) Gesundheitskompetenz. Dabei versteht die WHO unter Gesundheitskompetenz die Summe der kognitiven und sozialen Fertigkeiten, welche Menschen motivieren und befähigen, ihre Lebensweise derart zu gestalten, dass sie für die Gesundheit förderlich ist [14].

Der demografische Wandel mit den viel diskutierten Folgeerscheinungen wie Fachkräftemangel, späterem Renteneintrittsalter, verlängerter Lebenszeit, hohem Pflegebedarf und weniger Geburten führt auch zu einem Umdenken an den Hochschulen. Der Bologna-Prozess sowie der Wandel in der Arbeitswelt mit der Zunahme an befristeten Verträgen und Teilzeitmodellen setzt alle Hochschulangehörigen zusätzlich unter Druck, permanent hohe Leistungen zu erbringen. Das BGM ist ein möglicher Ansatz, aktiv auf die gesellschaftlichen Veränderungen und die zukünftigen Herausforderungen in der Arbeits- und Lebenswelt Hochschule zu reagieren und den Veränderungsprozess zu begleiten. Für alle Managementprozesse gilt ein systematisches Vorgehen als Erfolgsfaktor; deshalb müssen Vision, Strategie und Ziele vereinbart und gelebt werden. So auch im BGM an der Ostfalia Hochschule für angewandte Wissenschaften. Am Beispiel der Ostfalia soll aufgezeigt werden, wie die angestrebten Veränderungen von der Leitungsebene aus getragen werden.

28.2 Begriffsklärung

28.2.1 Betriebliches Gesundheitsmanagement (BGM)

Großen Einfluss auf die Entwicklung betrieblicher Gesundheit haben einerseits die gesetzlichen Grundlagen des Arbeits- und Gesundheitsschutzes von 1996 mit den weiter führenden Verordnungen und den Erweiterungen im Rahmen der Unfallkassen und andererseits die Luxemburger Deklaration zur betrieblichen Gesundheitsförderung (1997) [8], basierend auf dem WHO-Gesundheitsbegriff gemäß der WHO-Verfassung vom 22. Juli 1946 [15]. Entsprechend dieser rechtlichen Säulen finden sich an Hochschulen verschiedenste Ansätze zur Weiterentwicklung der betrieblichen Gesundheit. Ausgehend von der WHO-Definition, der Luxemburger Deklaration zur betrieblichen Gesundheitsförderung [EUROPA] sowie der Salutogenese-Theorie von Aaron Antonovsky [1] wird im BGM ein weiter Gesundheitsbegriff angenommen. Wenn die Studien- und Arbeitsbedingungen an einer Hochschule als verstehbar, handhabbar und sinnvoll erlebt werden können (Kohärenz), kann von einer salutogen ausgerichteten organisationalen Gesundheitskompetenz ausgegangen werden.

Die betriebliche Gesundheitsförderung (BGF) beinhaltet gemeinsame Maßnahmen zur betrieblichen Verbesserung von Lebens- und Arbeitsbedingungen. Drei Handlungsfelder aus der „Luxemburger Deklaration" [8] konkretisieren die Aufgabenfelder der BGF. Erstens sollen die Arbeitsorganisation und die Arbeitsbedingungen verbessert (organisationale Gesundheitskompetenz), zweitens die persönlichen Kompetenzen der Beschäftigten und Studierenden gestärkt und gefördert (personale Gesundheitskompetenz), schließlich die Betroffenen aktiv beteiligt und eingebunden werden (Partizipation). In der BGF wird davon ausgegangen, dass die Gesundheit von der jeweiligen Lebens- und Arbeitswelt der Beteiligten beeinflusst wird (Setting Hochschule). Somit liegt der Fokus auf der Verbesserung der Setting-bezogenen Verhältnisse. Dabei wird die BGF als eine Querschnittsaufgabe verstanden, die alle strukturellen und organisatorischen Rahmenbedingungen für gesunde Arbeit und gesundes Studieren überprüft. Alle Facetten der Arbeitsorganisation, Arbeitsgestaltung, Personalführung, Unternehmenskultur, des individuellen Gesundheitsverhaltens etc. müssen dabei in den Blickpunkt geraten und bewertet werden.

Von der BGF unterscheidet sich das BGM vor allem darin, dass es zur Chefsache geworden und in die Organisations- und Leitkultur einer Hochschule integriert ist. **Das betriebliche Gesundheitsmanagement** beschreibt einen ganzheitlichen Umgang mit der Thematik Gesundheit in einem Unternehmen. Um an einer Hochschule langfristig und erfolgreich die Leistungsfähigkeit und Gesundheit aller Beschäftigten und Studierenden zu entwickeln und zu fördern, müssen verschiedene Ebenen und Maßnahmen ineinander greifen.

Das BGM beschreibt einen strukturierten kontinuierlichen Verbesserungsprozess, in dessen Verlauf neue Erkenntnisse gewonnen sowie Fehler erkannt und behoben werden und so das Lernen in der Organisation bei jeder Intervention fortgesetzt wird. Damit dieser BGM-Prozess, der aus fünf Phasen besteht [5, 12, 13, 20], erfolgreich verläuft, gilt es zunächst die (1) vorbereitende Phase aktiv zu gestalten: vorhandene Strukturen sollen genutzt, vernetzt und verbunden werden, um die viel zitierten Synergien auch real zu schaffen. Das schafft die Basis für eine Selbstverpflichtung der Leitungsebene für die Entwicklung der zukünftigen Gesundheitskompetenz auf organisationaler und personaler Ebene. Mit der Einrichtung eines steuernden Gremiums und einer Koordinationsstelle kann die Selbstverpflichtung und Vision auf gemeinsame Ziele herunter gebrochen und intern transparent kommuniziert werden. Zur Vorbereitung gehören also die Prozessplanung, die Bereitstellung von Ressourcen (materiell und personell), die Definition von Zielen und die Auswahl von Zielgruppen.

Erst anschließend an diese (1) Aufbauphase kann das Gesundheitsmanagement mit Hilfe des Lernzyklus starten: (2) Belastungs- und Ressourcenanalyse zur Beschreibung der Ausgangsbedingungen und zur Identifikation von Ansatzpunkten und Bedarfen, (3) Auswahl und Planung von Maßnahmen und Instrumenten unter Partizipation der Betroffenen, (4) Durchführung der Maßnahmen und (5) Evaluation von Strukturen, Prozessen und Ergebnissen. Mit einem abschließenden Gesundheitsbericht kann vom BGM Verstetigung, Nachhaltigkeit und dauerhafte Kommunikation beigetragen werden.

28.2.2 Gesundheitskompetenz

Um die Nachhaltigkeit betrieblicher Gesundheitsmaßnahmen konsequent umzusetzen, ist die Gesundheitskompetenz aller Beschäftigten und Studierenden notwendig. Sie müssen persönliche und arbeits- bzw. studienbedingte Gesundheitsgefahren identifizieren, um wirksame Gegenmaßnahmen initiieren zu können. Dazu werden auf allen Ebenen sach- und funktionsbezogenes Wissen, Können und Handlungskompetenz benötigt [18].

In ihrem Gesundheitsreport 2010 versteht die Barmer GEK die Gesundheitskompetenz als Unternehmensressource der Zukunft [3, 4]. Die personale Gesundheitskompetenz (Eigenverantwortung) sowie die organisationale Gesundheitskompetenz (Unternehmensverantwortung) tragen bedeutend dazu bei, die gegenwärtige Situation im Gesundheitssystem zu bewältigen (▶ Tab. 28.1).

Tab. 28.1 Definition und Ziel personaler und organisationaler Gesundheitskompetenz.

	Personale Gesundheitskompetenz (Eigenverantwortung)	Organisationale Gesundheitskompetenz (Unternehmensverantwortung)
Definition	„…beruht auf individuellen Erfahrungen, Erwartungen und Fähigkeiten, gesundheitlichen Beschwerden und Erkrankungen aktiv und wirksam zu begegnen und die Gesundheit durch geeignete Maßnahmen zu erhalten und zu fördern."	„… ist die Fähigkeit einer Organisation, durch systematisches Management der Bedingungen und Ressourcen die Gesundheit ihrer Mitglieder zu erhalten und zu fördern." Grundprämissen, sichtbare Strukturen und bekundete Werte zeigen sich hierbei in der Gesundheitskultur der Organisation.
Ziel	Umso ausreichender personale Gesundheitskompetenz vorhanden ist, umso besser werden berufliche Anforderungen und Belastungen bewältigt.	Je höher die organisationale Gesundheitskompetenz ausgeprägt ist, desto besser wird auch der eigene Gesundheitszustand beurteilt.

Tab. 28.2 Lernebenen von Gesundheitskompetenz.

Lernebene	Inhalte
kognitiv: Wissen	Sachkenntnis über verhaltens- und verhältnisbezogene Gesundheitsrisiken
affektiv: Wollen	Verhaltensänderungen, Begreifen von Gesundheit als Wert
produktiv: Können	Beherrschen gesundheitsdienlicher Strategien

Welche Gesundheitskompetenzen brauchen Beschäftigte bzw. Studierende an Hochschulen und wie können diese Fähigkeiten und Fertigkeiten entwickelt, verbessert und stabilisiert werden?

Unter der Voraussetzung, dass Kompetenz als die Fähigkeit und Bereitschaft zum selbstorganisierten, situationsangemessenen Management persönlicher Ressourcen verstanden wird und Wissen, Wollen und Können die Basiskomponenten von Kompetenz bilden, wird Gesundheitskompetenz auf drei Lernebenen entwickelt (▶ Tab. 28.2) [18]:

Dabei bedient Gesundheit zwei Felder: Auf der Verhaltensebene (subjektive Seite) geht es darum, Gesundheitsbewusstsein und das Gesundheitsverhalten aller Hochschulangehörigen zu stärken und zu fordern, während auf der Verhältnisebene (objektive Seite) die Arbeit bzw. das Studium gesundheitsförderlich zu gestalten ist.

Auf der objektiven Seite ist zu prüfen, wie die Gesundheitskompetenz an der Hochschule erfasst und verbessert werden kann. Dazu müssen sowohl die Hochschulleitung, aber auch alle Beschäftigten mit Personalverantwortlichkeit (Führungskräfte, Lehrende etc.) für die Notwendigkeit von Gesundheitsbildung sensibilisiert werden. Anregungen für deren systematische Integration in den Hochschulkontext müssen entwickelt und vorgestellt werden, damit Hochschulangehörige durch die Gesundheitskultur an der Hochschule befähigt werden, für ihre Aufgabe bzw. in ihrem Bereich gesundheitsdienlich zu denken und zu handeln.

Vor diesem Hintergrund wurde untersucht, ob ein unzureichendes Gesundheitswissen mit einem schlechteren Gesundheitszustand und chronischen Erkrankungen einhergeht [17]. Des Weiteren ging es in der Analyse um die Rolle des Informationsverhaltens und ob sich hieraus ausreichend Begründungen herleiten lassen, Gesundheitswissen stärker im Bildungswesen zu verankern. Für die Zielgruppe der Studierenden ist besonders bedeutend, dass jeder fünfte der Befragten mit einem höheren Schulabschluss noch zur Risikogruppe derjenigen mit deutlich unterdurchschnittlichen Kenntnissen im Bereich Gesundheit gehört. Gesundheitswissen wird demnach kaum in der Schul-, Hochschul-

oder Berufsausbildung vermittelt. Somit ist die abgeleitete Forderung zur Schaffung von Möglichkeiten für lebenslanges Gesundheitslernen auch ein Aufruf an die Hochschulen, sich aktiv um die systematische Ausbildung notwendiger Gesundheitskompetenzen bei Studierenden und Beschäftigten zu bemühen [17].

28.2.3 Setting gesundheitsfördernde Hochschulen

Was kann das Konzept der Gesundheitskompetenz in der Lebens- und Arbeitswelt („Setting") Hochschule für ihre Hochschulangehörigen bedeuten? Beim Setting-Ansatz wird von einem ganzheitlichen Gesundheitsverständnis ausgegangen und das Ziel verfolgt, dieses in die Kultur, Strukturen, Prozesse und Entscheidungen von Organisationen einfließen zu lassen und alle beteiligten Gruppen in diesen Prozess einzubeziehen [15].

Bundesweit arbeiten an über 400 Hochschulen aktuell mehr als ca. 450 000 Beschäftigte und werden mehr als 2,2 Millionen junge Menschen zu Wissenschaftlern von morgen sowie zu Arbeitskräften in überwiegend verantwortungsvollen Stellungen, als Führungskräfte und Entscheidungsträger, ausgebildet. Insofern bilden gerade Studierende eine besonders bedeutende Zielgruppe im Bereich BGM/BGF. Dass das Setting Hochschule allmählich in der gesundheitswissenschaftlichen Fachwelt wahrgenommen wird, zeigt auch das Schwerpunktheft der Prävention und Gesundheitsförderung, das den aktuellen Stand der Gesundheitsförderung im Setting Hochschule mit zahlreichen Praxisbeispielen zusammenfasst [21].

An Hochschulen wurde bislang vor allem mit Befragungen und anderen Erhebungsinstrumenten der Gesundheitszustand der Beschäftigten analysiert und entsprechende Maßnahmen gestaltet [11, 21]. Der Hintergrund ist, dass die Arbeitssituation in Deutschland weiterhin Auswirkungen auf die Gesundheit, das Wohlbefinden, die Arbeitszufriedenheit und letztlich die Leistungsfähigkeit der Beschäftigten hat. Vor allem dauerhafte Arbeitsbelastungen erhöhen nach wie vor das Risiko frühzeitiger physischer, psychischer und mentaler Verschleißerscheinungen. Eine große Rolle spielt dabei Stress durch qualitativ und quantitativ steigende Leistungsanforderungen in einem sich ständig verändernden Arbeitsumfeld und durch die räumliche und zeitliche Entgrenzung des Arbeitens sowie deren Auswirkungen auf das Privatleben [16].

Inzwischen rückt aber auch die Gesundheit der Studierenden zusehends in den Fokus wissenschaftlichen Interesses. An verschiedenen Hochschulstandorten wird der Versuch unternommen, die Studierendengesundheit gezielt zu erfragen und praktisch anwendbare Handlungsmodule zu entwickeln [6, 10, 21].

Aktuelle Studien zeigen, dass Studierende unter Belastungen leiden und mit physischen, psychischen und sozialen Beschwerden darauf reagieren. Die GRIBS-Studie z. B. beschäftigt sich mit dem Lebensstil von Studierenden und versucht Handlungsoptionen für eine Verhaltensänderung anzubieten. Dabei wurde vor allem der Bereich der körperlichen Aktivität in den Mittelpunkt gerückt. Über 40 % der Befragten gab an, dass sie überhaupt nicht über Gesundheitsförderung nachdenken oder es nicht schaffen, ihren Alltag entsprechend zu gestalten [10].

Die Techniker Krankenkasse (TK) verweist in ihrem Gesundheitsreport 2011 auf die verstärkte Zunahme von psychischen Belastungen und Zivilisationskrankheiten wie Bluthochdruck, Diabetes mellitus und Stoffwechselerkrankungen bei jungen Erwerbstätigen und bei Studierenden [24]. In Kooperation mit der TK hat das Karlsruher Institut für Technologie einen Themenband herausgegeben, um den Studierenden Hilfestellungen und Anregungen zur Stressbewältigung zu geben [7].

Die steigenden Anforderungen für Studierende und Beschäftigte im Setting Hochschule bergen das Risiko, dass auf der organisationalen bzw. personalen Ebenen Reaktionen gezeigt werden, die kaum im positiven Sinne zielführend sind.

Auf der Ebene der Organisation können so nachlassendes Vertrauen in die Hochschule, sinkende Kooperationsbereitschaft, Qualitätsmängl, weniger Innovation und Instabilität sozialer Beziehungen erwachsen. Diese Reaktionen zeigen sich dann in einem Klima der Unzufriedenheit bei den Beschäftigten und Studierenden, in reduzierter Produktivität, fehlender Identifikation mit der Hochschule sowie in verstärkten sozialen Konflikten [9].

Auf der Ebene der Person führen die Belastungen zu nachlassenden Kompetenzen, sinkender Belastbarkeit, Gereiztheit, Angst, sinkender Motivation. Diese Reaktionen führen im Ergebnis zu innerer Kündigung, Burnout, Herz-Kreislauf-Beschwerden und psychosomatischen Beschwerden [9].

Gemäß dem BGM-Prozess können derartige Studien nur einen ersten Hinweis auf die gesundheitliche Situation der Betroffenen leisten. Für eine effektive Maßnahmenentwicklung sollten in beteiligungsorientierten Workshops, wie z. B. Gesundheitszirkeln, die Interessen und Bedürfnisse der Hochschulangehörigen standortspezifisch auf der Basis der erhobenen Daten qualitativ unterlegt werden, um passgenaue, zielgruppenspezifische Lösungsvorschläge gemeinsam zu erarbeiten und umzusetzen [12, 19, 23].

28.3 BGM an der Ostfalia

Die Ostfalia hat erkannt, dass für die Zukunftsfähigkeit das Gesundheitsmanagement ein Weg zur Entwicklung von Gesundheitskompetenzen darstellt. Leistungsanspruch bei gleichzeitigem Wohlbefinden aller Statusgruppen wird als wesentliche Voraussetzung für eine wettbewerbsfähige und erfolgreiche Arbeit an der Hochschule erkannt. Wissend, dass Hochschulen zukünftige Führungskräfte und Entscheidungsträger ausbilden, wird angestrebt, die an der Ostfalia gelebte Hochschulkultur so zu gestalten, dass die Studierenden lernen und sensibilisiert werden, mit den in ihrer späteren Berufsrolle zu treffenden Entscheidungen Einfluss auf die Gesundheit und das Wohlergehen ihrer Mitarbeiter nehmen zu können und zu wollen. Daneben sollen in dieser Gesundheitskultur die Beschäftigten hohe Leistungs- und Servicebereitschaft umsetzen, während das Gesundheitsbewusstsein aktiv gefördert wird.

Die Ostfalia hat deshalb über die Auditierung und Reauditierung zur familiengerechten Hochschule aktiv die Thematik der BGF vorangetrieben. Seit Juni 2011 wird dieser Prozess durch eine Koordinierungsstelle Gesundheitsmanagement begleitet. Von hier aus werden alle Interventionen in der BGF, im BGM und im betrieblichen Eingliederungsmanagement (BEM) gesteuert, koordiniert und vernetzt. Im Blick sind dabei die vier Standorte Salzgitter, Suderburg, Wolfsburg und Wolfenbüttel sowie alle Statusgruppen, aktuell über 10 000 Studierende und 800 Beschäftigte.

Die Gesundheitsförderungsmaßnahmen folgen den Kriterien für ein erfolgreiches Gesundheitsmanagement [12, 22] auch unter Einbezug der zehn Gütekriterien des Arbeitskreises gesundheitsfördernder Hochschulen [2]. Dabei steht der ganzheitliche, salutogenetische Ansatz im Vordergrund. Fokussiert wird auf die Entwicklung von Gesundheitskompetenzen mithilfe systematischer Prozesse der Organisations- und Personalentwicklung. Die Zusammenhänge von Arbeit bzw. Studium und Gesundheit werden einerseits durch die Aktivitäten der Verhaltens- und Verhältnisprävention und andererseits durch die gesetzlich vorgeschriebenen Regelungen des Arbeits- und Gesundheitsschutzes sowie des betrieblichen Eingliederungsmanagements unterstützt.

Die Entwicklung der personalen und organisationalen Gesundheitskompetenz wird durch die gemeinsamen Maßnahmen mit allen Hochschulangehörigen vorangebracht. Die Ostfalia verfolgt dabei in erster Linie das Ziel, Gesundheit und Wohlbefinden, mithin gesundheitsförderliche Arbeits- und Studienbedingungen, zu erhalten, zu fördern und zu verbessern. Um diese Querschnittsaufgabe erfolgreich auf allen Ebenen umzusetzen, vernetzt die Ostfalia bewusst alle gesundheitsbezogenen Aktivitäten und Maßnahmen.

28.3.1 Aufgabenfelder des Gesundheitsmanagements an der Ostfalia

Mit der Frage, welchen Einfluss Arbeit bzw. Studium auf die Gesundheit haben, wird die systematische Entwicklung betrieblicher Rahmenbedingungen auf organisationaler und personaler Ebene vorangetrieben. Typischerweise stehen hierbei die Begleitung des systematischen BGM-Lernprozesses, die Vernetzung und Integration aller Standorte, die interne und externe Kommunikation zur Vermarktung des BGM und zur Sensibilisierung aller Hochschulangehörigen für das Themenfeld Gesundheit im Vordergrund. Dabei wird nach Kooperationen mit internen und externen Partnern gesucht und werden Netzwerke aufgebaut. Gleichzeitig wird die Koordinationsstelle als Anlaufstelle für alle Fragen zur Gesundheit verstanden. So kann sich die Schnittstellenproblematik zu einer Nahtstellenlösung wandeln, sodass die Akteure im Netzwerk entsprechend der Anfragen die Hochschulangehörigen beraten und Angebote vermitteln können.

Darüber hinaus wird auch das betriebliche Eingliederungsmanagement im Gesundheitsmanagement verortet. Die Begleitung, Mitgestaltung, Steuerung und Evaluation des BEM-Prozesses kann mögliche Präventionsbedarfe aufdecken, um so Gesundheitsförderungsmaßnahmen zielgruppen- und standortspezifisch entwickeln zu können. In der BGF stehen die Entwicklung, Planung und Umsetzung von Maßnahmen zur Verhaltens- und Verhältnisprävention im Mittelpunkt (▶ Abb. 28.1).

28.3.2 Ziele des Gesundheitsmanagements an der Ostfalia

Auf der operativen Ebene werden die vier Säulen der Gesundheitsförderung verfolgt und die Maßnahmen in den Präventionsfeldern Bewegung, Entspannung bzw. Stressbewältigung, Suchtprävention und Ernährung bedarfsgerecht fokussiert. Daneben wird das weite Themenfeld der Ergonomie als eigenständiges Thema aktiv vorangetrieben.

Auf der strategisch-systematischen Ebene wird mit Hilfe des BGM-Kernprozesses die Verbesserung der Arbeits- bzw. Studienbedingungen verfolgt, wobei auf die Steigerung der Arbeitszufriedenheit, eine verbesserte Work-Life-Balance und Möglichkeiten des Ausgleichs sowie auf eine angemessene Arbeitsbelastung fokussiert wird.

Die „gesunde Ostfalia" zielt darauf ab, an allen Standorten flächendeckende Angebote zum Thema Gesundheit zu etablieren und dabei darauf zu achten,

28 Betriebliches Gesundheitsmanagement ...

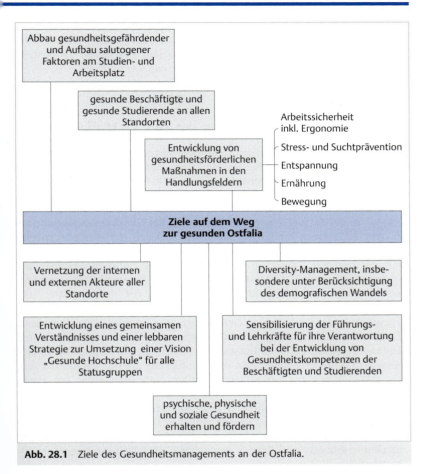

Abb. 28.1 Ziele des Gesundheitsmanagements an der Ostfalia.

keine Einzellösungen und keinen „blinden Aktionismus", sondern vielmehr Kontinuität und ein Gesamtkonzept voranzubringen, damit Gesundheitskompetenz für alle Hochschulangehörigen fühlbar und lernbar ist. Bei allem Handeln gilt es Fragen und Ansätze zum Diversity-Management, insbesondere zum demografischen Wandel, zu integrieren. Dieser ganzheitliche Veränderungsprozess wird gemeinsam von der Hochschulleitung und den Hochschulangehörigen langfristig angelegt und getragen.

Ziel ist es, die Gesundheit und das Wohlbefinden aller Hochschulangehörigen zu erhalten und zu fördern. Dabei geht es auch darum, alle Aktivitäten im Kontext Arbeit und Gesundheit bzw. Studium und Gesundheit zu bündeln sowie die notwendigen Strukturen aufzubauen und fortzuführen.

28.3.3 Organisation des Gesundheitsmanagements an der Ostfalia

Die Planung und Umsetzung des Gesundheitsmanagements übernimmt die Gesundheitsmanagerin gemeinsam mit dem Arbeitskreis Gesundheit als Steuerungsgremium. Der Arbeitskreis Gesundheit steuert den BGM-Gesamtprozess, initiiert und begleitet einzelne Projekte und Maßnahmen. Dieses Steuerungsgremium setzt sich an der Ostfalia aus der Hochschulleitung, dem Personalrat, der Schwerbehindertenvertretung, der Gleichstellungsbeauftragten, dem Allgemeinen Studierendenausschuss sowie einem Vertreter aus jeder Statusgruppe zusammen. Weitere Vertreter mit Expertenwissen erweitern das Gremium, wie z. B. Fachkräfte für Arbeitssicherheit, Betriebsmediziner, der Personalabteilung etc. Darüber hinaus können externe Partner beratend hinzugezogen werden, z. B. aus Unfall- oder Krankenkassen.

Zu den wesentlichen Aufgaben des Arbeitskreises Gesundheit zählen:
- Entwicklung der Strategie und Zielfindung zum Gesundheitsmanagement
- Einrichtung und Beratung von beteiligungsorientierten Maßnahmen und Unterstützung bei der organisatorischen Umsetzung erarbeiteter Vorschläge
- Auswertung der Erhebungsdaten sowie Initiierung der sich daraus ableitenden Maßnahmen zur Gesundheitsförderung unter Einbindung der Hochschulleitung
- Abstimmung und Koordination zwischen den personellen und institutionellen betrieblichen Trägern der gesundheitlichen Unterstützung und Beratung
- Erarbeitung von Qualitätsstandards und eines Evaluationskonzepts; laufende Struktur-, Prozess- und Ergebnisevaluation und Erstellung eines Gesundheitsberichts
- Öffentlichkeitsarbeit zu durchgeführten Maßnahmen sowie Ergebnissen mit dem Ziel von Sensibilisierung, Transparenz und internem Marketing

In Unterarbeitsgruppen werden Themen weiterbearbeitet und Diskussions- und Entscheidungsvorlagen für die Mitglieder des Arbeitskreises Gesundheit vorbereitet.

Die eingerichtete Koordinationsstelle ist verantwortlich für die Gesamtkoordination des Gesundheitsmanagements und übernimmt die Leitung und Moderation des Arbeitskreises. Auch die Beratung der Hochschulleitung, des

Personalrats, der Verwaltung sowie der Fakultäten zu Fragen der Gestaltung gesünderer Arbeits- und Studienbedingungen gehört dazu. Gleichzeitig ist die Gesundheitsmanagerin die Kontakt- und Vernetzungsstelle zu internen und externen Beteiligten und Einrichtungen. Sie ist Ansprechperson für Beschäftigte und Studierende und begleitet damit auch die personalen und organisationalen Entwicklungs- und Veränderungsprozesse im Setting Hochschule.

28.4 Handlungsoptionen zur Stärkung der Gesundheitskompetenz an der Ostfalia

Was unternimmt nun die Ostfalia, um die Gesundheitskompetenz ihrer Studierenden und Beschäftigten zu entwickeln?

28.4.1 Leitbild der Ostfalia

Das Leitbild der Ostfalia (www.ostfalia.de) untermauert die für die Entwicklung der personalen und organisationalen Gesundheitskompetenz an der Hochschule notwendigen Werte. Die Ostfalia versteht sich als ein modernes Dienstleistungsunternehmen und orientiert sich an den Bedürfnissen ihrer Studierenden und den Anforderungen von Wirtschaft und Gesellschaft. Hierbei verfolgt die Hochschule sehr praktische anwendungsbezogene Ziele und sieht sich als Ausbildungsstätte für junge Menschen, die für die Anforderungen der Berufswelt qualifiziert werden sollen. Darüber hinaus wird lebenslanges Lernen ermöglicht und durch zielgerichtete Personalentwicklung werden die Beschäftigten gefördert und kontinuierlich weiterqualifiziert. Außerdem zeichnet sich die Ostfalia durch eigenverantwortliches, engagiertes Handeln aus. Gerade auch die Hochschulleitung unterstützt Interessen, Initiativen und die Übernahme von Verantwortung und legt dabei Wert auf Mitwirkung bei Planungen, Prozessen und Entscheidungen. Dies ist eine optimale Voraussetzung für die Gremienarbeit „Arbeitskreis Gesundheit". Des Weiteren werden forschungsfreundliche Organisationsstrukturen und Rahmenbedingungen sowie interdisziplinäres Arbeiten gefördert.

Die Vision, Strategien und Ziele der Ostfalia zeigen sich in ihrer gelebten Hochschulkultur: Einerseits wird ein leistungsförderndes Klima proklamiert, andererseits wird aber eine wertschätzende Studien- und Arbeitsatmosphäre nicht aus den Augen verloren; dabei zielt alles Handeln auf Identifikation und Wohlbefinden ab.

Exzellente Lehre und Forschung gedeihen am besten in einem Umfeld, das Leistung fördert, aber auch fordert. Durch ein strukturiertes Personalmanagement soll hierbei der Grundstein für eine optimale fachliche und persönliche Betreuung der Studierenden, aber auch zum Erhalt einer leistungsorientierten Hochschule insgesamt gelegt werden. Dabei richtet sich der Fokus auf eine systematische Personalgewinnung und Personalentwicklung. Dazu zählen u. a. die zielgerechte Karriereplanung, die Erhöhung des Angebots von Weiterbildungsmaßnahmen, Führungskräftetraining und -Coaching, Einführung eines Gesundheits-Managements, Begleitung der neu eingestellten Mitarbeiter und neuberufenen Professoren und die Profilierung als familiengerechte Hochschule.

Sowohl auf der Ebene der Organisation als auch auf der Ebene der Person lassen sich Maßnahmen entwickeln, die den negativen Auswirkungen der veränderten Lebens- und Arbeitswelt entgegenwirken. Dies erfordert eine Strategie, die darauf abzielt, zu erkennen und deutlich zu machen, dass Dringlichkeit zum Handeln besteht, bevor es zu spät ist. Sobald sich eine Hochschule auf das zukünftige Szenario einrichtet, besteht die Chance, ihr leistungsstarkes Potenzial gesundheitsförderlich voranzubringen. Dem wirkt die Ostfalia mit ihrem Leitbild aktiv entgegen.

28.4.2 Maßnahmen an der Ostfalia

Die Ostfalia stellt sich den Belastungsquellen und erarbeitet Vorschläge für Problemlösungen auf organisationaler bzw. personaler Ebene unter der Prämisse der Beteiligung. Es werden entsprechend des BGM-Prozesses gesundheitsförderliche Maßnahmen entwickelt, geplant und umgesetzt, die nach der Durchführung evaluiert werden, um mit dem kontinuierlichen Verbesserungsprozess erneut zu starten:

1: Zur Entwicklung von organisationaler Gesundheitskompetenz werden die Anforderungen, Organisation und Gestaltung der Arbeit bzw. des Studiums in den Fokus gerückt: Förderung personeller Kompetenzen (Personalentwicklung), Serviceangebote für Beschäftigte und Studierende mit Familienaufgaben, Vertrauensarbeitszeit, Beteiligung an Netzwerken, Pflege der baulichen und technischen Ausstattung (z. B. hochschulweite W-Lan-Arbeitsplätze).

2: Zur Entwicklung personaler Gesundheitskompetenzen erfahren die sozialen Beziehungen und das Führungsverhalten Beachtung: Entfaltung von Kommunikation und Kooperation sowie Förderung sozialer Kompetenzen (z. B. durch Schaffung kommunikationsfördernder Räumlichkeiten), Maßnahmen zur Entwicklung des Diversity-Managements (z. B. Internationalisierung), Förderung von Führungskräften (z. B. Coachings), Kommunikation übergeordneter Ziele (z. B. Leitbild).

Beide Ebenen ermöglichen vor allem durch das Prinzip der Partizipation allen Hochschulangehörigen die Chance zur Beteiligung: Förderung studentischer Ressourcen durch gesundheitsfördernde Studienorganisation (z. B. Lern-Coaches), Einrichtung von beteiligungsorientierten Workshops (z. B. Gespräche zwischen Hochschulleitung und Studierendenvertretern), Verhaltensprävention (z. B. Gesundheitskurse im Hochschulsport).

Die gesundheitsrelevant zu vermittelnden Inhalte lassen sich aus den Zielen und Aufgabenfeldern eines Gesundheitsmanagements an Hochschulen ableiten. Durch die Vermittlung gesundheitsbezogener Informationen und durch das Zurverfügungstellen von Handlungsanregungen kann die Gesundheitskompetenz aller Hochschulangehörigen gesteigert werden. Gesundheitskompetenz benötigt Wissen, Schulung, Umsetzung und Erfolgskontrolle; gleichzeitig muss die Entwicklung von Gesundheitskompetenz geplant sein, entsprechend systematisch erfolgen und ist somit ebenfalls ein kontinuierlicher Lern- und Veränderungsprozess.

Die Vermittlung von Gesundheitswissen zur Entwicklung notwendiger Gesundheitskompetenzen findet im Setting gesundheitsfördernder Hochschulen auf folgenden Ebenen statt:

- „Informationsvermittlung": Aus-, Fort- und Weiterbildung zu Themen der Belastungen, Beanspruchungen, Gesundheit und Krankheit, Arbeitsgestaltung und -organisation, Verhaltens- und Verhältnisprävention.
- „Schulung": lernen, Belastungen und Beanspruchungen zu identifizieren; Kennenlernen möglicher Lösungsansätze; lernen, das Wissen in Handlungsstrategien umzusetzen.
- „Betrieb": Schaffung von Rahmenbedingungen für die Umsetzung auf allen Ebenen der Organisation „Hochschule".

Gesundheitskompetenz kann sich vor allem im Zusammenspiel aller Beteiligten erfolgreich entwickeln. Deshalb können Instrumente des Gesundheitsmanagements wie z. B. Gesundheitszirkel eine geeignete Maßnahme sein, um Studierende und Beschäftigte an der Gestaltung gesundheitsförderlicher Strukturen im Setting Hochschule zu beteiligen [12, 19]. Gesundheitszirkel und andere Workshop-Designs mit Gesundheitsbezug tragen unmittelbar zur Verbesserung der aktuellen Situation der entsprechenden Betroffenengruppe bei: z. B. Studierende eines Jahrgangs, einer Fakultät oder alle Beschäftigten eines Bereichs, Professoren und Lehrbeauftragte. Die Lösungsorientierten Ansätze, die in den Gesundheitsworkshops erarbeitet werden, können direkt in kurz- und mittelfristigen Maßnahmen umgesetzt werden. Darüber hinaus lernen

Studierende und Beschäftigte auf diese Weise Vorgehensweisen kennen, die sie an ihren jetzigen und zukünftigen Arbeitsplätzen anwenden können.

An der Ostfalia lädt der Präsident einmal pro Jahr die Studierendenvertreter zu einem dreitägigen Workshop ein. Zu einem vorab ausgewählten Thema wird mit der Unterstützung einer externen Moderation ein Coaching angeboten. Darüber hinaus werden im Rahmen des Workshops auch Verbesserungsvorschläge auf der Basis der Bedürfnisse und Wünsche der Studierenden erarbeitet. Am Abschlusstag nimmt der Präsident die Ergebnisse entgegen, diskutiert mit den Studierenden, nimmt dieses „Meckerbuch" als Arbeitsauftrag mit in die Hochschule und sucht gemeinsam mit den betroffenen Fachabteilungen nach Lösungen zur Umsetzung.

Damit ist eine gelebte Verbindung zum betrieblichen Gesundheitsmanagement geschaffen, das mit Hilfe des strukturierten, gesteuerten kontinuierlichen Prozess besonders erfolgreich ist, wenn alle Stellen miteinander vernetzt arbeiten.

28.5 Fazit

Veränderungen der Arbeits- und Studienwelt führen zu erhöhten Belastungen für die physische, psychische und soziale Gesundheit. Die Ostfalia versteht sich als ein wachsendes Unternehmen und hat die Notwendigkeit zu handeln erkannt. Denn eine gesunde Hochschule braucht gesunde Hochschulangehörige. Um gesund zu bleiben, ist personale und organisationale Gesundheitskompetenz erforderlich. Grundlage hierfür ist die Eigen- und die Unternehmensverantwortung.

Die Entwicklung von Gesundheitskompetenz kann wesentlich zur Leistungssteigerung und Ergebnisverbesserung beitragen. Denn zukünftige Aufgaben erfordern, dass Fähigkeiten und Wissen im Themenfeld Gesundheit weiter ausgebildet werden. Im Setting gesundheitsfördernder Hochschulen kann dies allein schon deshalb gelingen, da Hochschule per se ein Ort des Lehrens und Lernens ist. Die Ausgangsfrage, wie es an einer Hochschule gelingen kann, die Beschäftigten und Studierenden dahingehend zu bewegen, Gesundheitskompetenz zu erlernen, zu vermitteln und zu leben, lässt sich beantworten, wenn Instrumente des Gesundheitsmanagements und der Gesundheitsförderung dafür genutzt werden.

Mit der Implementierung von Gesundheitsmanagementprozessen stehen die Hochschulen nach wie vor am Anfang. Zukünftig werden sich die Aufgabenfelder der Gesundheitsmanager noch verändern und anpassen, da es in diesem Lern- und Veränderungsprozess in erster Linie um die Bedürfnisse von

Menschen geht. Deshalb stellt sich die Frage, wie Studierende und Beschäftigte aktiv in die Gestaltung ihrer Arbeits- und Lebensumwelt integriert werden können. Ein Ansatz bieten die beteiligungsorientierten Gesundheitszirkel. Bei diesem Vorgehen werden die Potenziale von Betroffenen genutzt, um Veränderungen herbeizuführen.

Seitdem Hochschulen die Notwendigkeit der Investition in Gesundheit anerkennen, sind aktuell ca. ein Viertel der 23 staatlichen Hochschulen in Niedersachsen mit Stellen bzw. Stundenkontingenten für die Themenfelder Gesundheitsmanagement und Gesundheitsförderung ausgestattet, die sich aktiv dafür einsetzen, verschiedene Experten mit gesundheitsrelevanten Themenbereichen in ihren Arbeitsgebieten zu vernetzen. Im Setting Hochschule gilt es, die vorhandenen Strukturen und Angebote so zu nutzen, dass keine Parallelstrukturen aufgebaut werden. Die Steuerungsgremien („Arbeitskreis Gesundheit") versuchen damit der Forderung nach effizienter und effektiver Querschnittsarbeit an Hochschulen gerecht zu werden.

Arbeit und Studium soll so ausgewogen und gesundheitsförderlich gestaltet sein, dass eine Arbeits- und Studienmotivation sowie eine langfristige Lern- und Leistungsfähigkeit erhalten bleiben. Somit kommt den Hochschulen die verantwortungsvolle Aufgabe zu, ihren Hochschulangehörigen eine umfassende Gesundheitskompetenz zu vermitteln und die Eigenverantwortung zu fördern. Als Gesundheitsmanagerin wünsche ich mir, 2030 niemandem mehr erklären zu müssen, was BGM ist und was es will, sondern eine Hochschulwelt vorzufinden, in der ganz selbstverständlich BGM gelebt und angewendet wird.

28.6 Literatur

[1] Antonovsky A. Salutogenese. Zur Entmystifizierung der Gesundheit. Dt. erw. Hrsg. von Alexa Franke, Deutsche Gesellschaft für Verhaltenstherapie. Tübingen 1997
[2] Arbeitskreis gesundheitsfördernde Hochschulen: zehn Gütekriterien. Im Internet: http://www.gesundheitsfoerdernde-hochschulen.de/HTML/D_GF_HS_national/D2_Guetekriterien1.html; Stand: 07.02.2012
[3] Barmer GEK, Hrsg. Gesundheitsreport 2010, Teil 1 Gesundheitskompetenz in Unternehmen stärken, Gesundheitskultur fördern. Berlin 2010
[4] Barmer GEK, Hrsg. Gesundheitsreport 2010, Teil 2 Ergebnisse der Internetstudie zur Gesundheitskompetenz. Berlin 2010
[5] Bayerisches Staatsministerium für Umwelt, Gesundheit und Verbraucherschutz. Ganzheitliches Betriebliches Gesundheitsmanagement System (GABEGS), Handlungsleitfaden für Unternehmen ab 50 Mitarbeiter. 2007
[6] Brandl-Bredenbeck, HP, Kämpfe A, Köster C. Ergebnisbericht zum Pilotprojekt „Studium heute: gesundheitsfördernd oder gesundheitsgefährdend?" Eine Lebensstilanalyse – Zusatzmodul Braunschweig – Präsentation der Ergebnisse für Projektpartner am 30. April 2011
[7] Duriska M, Ebner-Priemer U, Stolle M, Hrsg. Rückenwind, was Studis gegen Stress tun können. Karlsruhe: Karlsruher Institut für Technologie. 2011

C Arbeitswelt und betriebliche Prävention

[8] Europäisches Netzwerk für betriebliche Gesundheitsförderung in der Fassung von 2007; Im Internet: www.netzwerk-unternehmen-fuer-gesundheit.de; Stand: 07.02.2012

[9] Faller G. Die Zukunft unserer Hochschule gestalten – bestehende Chancen nutzen. Prävention in NRW Band 11, Unfallkasse Nordrhein-Westfalen. 2008

[10] Grobe T, Dörning H, Meier S et al. Gesund studieren. Befragungsergebnisse des Gesundheitssurvey und Auswertungen zu Arzneimittelverordnungen, Veröffentlichungen zum Betrieblichen Gesundheitsmanagement der Techniker Krankenkasse, Hrsg. Band 16. Hamburg 2007

[11] Grühn D, Hecht H, Rubelt J, Schmidt B. Der wissenschaftliche „Mittelbau" an deutschen Hochschulen. Zwischen Karriereaussichten und Abbruchtendenzen. 2009

[12] Hadler C. Betriebliches Gesundheitsmanagement in der Praxis. IMPULS-Test als Analyseinstrument auf dem Weg zu einer gesunden Hochschule. In: Kirch W, Badwa B. Prävention und Gesundheitsförderung, Setting gesundheitsfördernde Hochschulen, Band 5, Heft 3, August 2010: 203–214

[13] Hartmann T, Siebert D, Hrsg. Gesunde Hochschule – ein Leitfaden für Gesundheitsexperten an Hochschulen, Veröffentlichungen zum Betrieblichen Gesundheitsmanagement der Techniker Krankenkasse, Band 20. Hamburg 2008

[14] Health Promotion Glossary, World Health Organisation, 1998. Im Internet: http://www.who.int/hpr/NPH/docs/hp_glossary_en.pdf; Stand: 07.02.2012

[15] Hurrelmann K, Klotz T, Haisch J, Hrsg. Lehrbuch Prävention und Gesundheitsförderung. Bern 2004

[16] INQA-Bericht 19: Was ist gute Arbeit? Das erwarten Erwerbstätige von ihrem Arbeitsplatz und INQA-Bericht 21: Gute Arbeit im Büro?! Gute Arbeit und wahrgenommene Arbeitsqualität aus der Sicht von Arbeitnehmer/-innen im Büro. Im Internet: www.inqa.de; Stand: 07.02.2012

[17] Kickbusch I, Marstedt G. Gesundheitskompetenz: eine unterbelichtete Dimension sozialer Ungleichheit. In: Böcken J, Braun B, Amhof R, Hrsg. Gesundheitsmonitor 2008 – Gesundheitsversorgung und Gestaltungsoptionen aus der Perspektive der Bevölkerung. 2008: 12–28

[18] Loebe H, Severing E, Hrsg. Bayerisches Staatsministerium für Wirtschaft, Infrastruktur, Verkehr und Technologie. ÄMiL – Bildungsbedarfe älterer Mitarbeiter ermitteln: Wege zum gesunden Unternehmen – Gesundheitskompetenz entwickeln. Leitfaden für die Bildungspraxis, Band 42. Forschungsinstitut Betriebliche Bildung. 2010

[19] Meier, S. Gesundheitsfördernde Hochschulen: neue Wege der Gesundheitsförderung im Setting Hochschule am Beispiel des Modellprojektes „Gesundheitszirkel für Studierende". Bielefeld. 2008; im Internet: http://pub.uni-bielefeld.de/publication/2304290

[20] Niedersächsisches Ministerium für Inneres und Sport, Hrsg. Projektleitfaden Gesundheits-Management in niedersächsischen Dienststellen – eine praktische Hilfe für die Dienststellen bei der Einführung und Umsetzung von Gesundheitsmanagement in Form eines Projekts. Hannover 2011

[21] Prävention und Gesundheitsförderung, Schwerpunktheft Setting gesundheitsfördernde Hochschule, Band 5, Heft 3. Springer; 2010

[22] Seibold C, Loss J, Nagel E. Gesunde Lebenswelt Hochschule – ein Praxishandbuch für den Weg zur gesunden Hochschule. Veröffentlichungen zum Betrieblichen Gesundheitsmanagement der Techniker Krankenkasse, 23. Hamburg 2010

[23] Sochert R. Gesundheitszirkel. Evaluation eines integrierten Konzepts betrieblicher Gesundheitsförderung. In: Müller R, Rosenbrock R, Hrsg. Betriebliches Gesundheitsmanagement, Arbeitsschutz und Gesundheitsförderung – Bilanz und Perspektiven. Sankt Augustin: Asgard-Verlag; 1998

[24] Techniker Krankenkasse, Hrsg. Gesundheitsreport 2011. Gesundheitliche Veränderungen bei jungen Erwerbspersonen und Studierenden. Veröffentlichungen zum Betrieblichen Gesundheitsmanagement der TK, Band 26. Hamburg 2011

[25] Techniker Krankenkasse, Hrsg. Kundenkompass Stress. Aktuelle Bevölkerungsbefragung: Ausmaß, Ursachen und Auswirkungen von Stress in Deutschland. Hamburg 2009

29 Arbeitsmedizinisches Methodeninventar zur Herz-Kreislauf-Detektion: praktisches Vorgehen in der Großstadtverwaltung

Beatrice Thielmann, Irina Böckelmann

29.1 Einleitung

Neben der Zunahme der Prävalenz von klassischen kardiovaskulären Risikofaktoren (v. a. Diabetes mellitus, Übergewicht, mangelnde Bewegung) in der Allgemeinbevölkerung begünstigt auch der demografische Wandel mit steigendem Lebensalter das Vorkommen von Herz-Kreislauf-Erkrankungen in der Bevölkerung. Die Anhebung des Beginns des Rentenalters auf 67 Jahre kann das Vorkommen von Herz-Kreislauf-Erkrankungen unter Berufstätigen in Form von Herzinfarkt und Herzinsuffizienz künftig fördern.

Es ist bekannt, dass Herz-Kreislauf-Erkrankungen nach wie vor die Statistik der häufigsten Todesursachen anführen. Die Gesundheitsberichterstattung des Bundes veröffentlichte 2009 Krankheitskosten nach Krankheitsklassen im Jahre 2006. Mit einem Anteil von 15,0 % von 2,6 Millionen Behandlungsfällen führten Erkrankungen des Herz-Kreislauf-Systems zur häufigsten Diagnosestellung. Das entspricht 35,2 Milliarden Euro Krankheitskosten (14,9 % der Gesamtkosten), die für Kreislaufleiden zahlungspflichtig wurden. An zweiter Stelle folgen Erkrankungen des Verdauungssystems (13,8 % bzw. 32,7 Milliarden Euro) und an dritter Stelle psychische und Verhaltensstörungen (11,3 % bzw. 26,7 Milliarden Euro) [26].

Stressempfindungen rücken immer mehr in das Bewusstsein der Menschen vor. Sowohl der Arbeitsplatz als auch die Familie und andere Lebenskomponenten werden zunehmend als belastend angesehen.

Die Ergebnisse des „European Surveys on Working Conditions (ESWC)" stellen die bedeutendsten psychosozialen Belastungen bei Verwaltungsangestellten, wie starres Arbeitstempo bedingt durch Kundenkontakt, hoher Zeit- und Leistungsdruck, Monotonie und Mobbing am Arbeitsplatz, dar [29]. Weitere Untersuchungen ergaben, dass ungenügende Rückmeldungen und niedrige

Entscheidungsfreiheit als psychomentale Fehlbelastungen angegeben werden. Überstunden wurden hier allerdings nicht negativ bewertet [25].

Diese beachtliche gesundheitliche und im Weiteren auch ökonomische Bedeutung sowohl von kardiovaskulären als auch von psychischen Erkrankungen in Deutschland erfordert eine stärkere Beachtung von gezielten präventiven Maßnahmen. Als wichtiges Bindeglied zwischen Arbeitnehmer und durchzuführender Primär- und auch Sekundärprävention gilt der Arbeits- und/oder Betriebsmediziner. Zwar gehören die Herz-Kreislauf-Erkrankungen nicht zu den Berufskrankheiten, dennoch sind arbeitsbezogene Herz-Kreislauf-Erkrankungen gelistet [9]. Eine besondere Rolle spielt hierbei der Arbeits-/Betriebsmediziner bei scheinbar klinisch gesunden Arbeitnehmern, die durch das klassische Hausarztmodell fallen und somit keiner Primärprävention zugeführt werden.

Daher bestehen die neuen Anforderungen an die moderne präventiv wirkende Arbeitsmedizin darin, weitere Früherkennungsprogramme zu entwickeln. Neben der Ermittlung des Risikoprofils hinsichtlich klassischer Risikofaktoren für Herz-Kreislauf-Erkrankungen stehen vielzählige arbeitspsychologische Fragebögen zur Verfügung. Dadurch ist es dem Arbeits-/Betriebsmediziner möglich, frühzeitig Fehlbeanspruchungen zu erkennen und angemessene Interventionen abzuleiten. Neben einer betrieblichen Gefährdungsbeurteilung ist auch eine gute Compliance der Arbeitnehmer nötig, um arbeitsbezogenen Erkrankungen entgegenzuwirken. Es ist sinnvoll, physiologische Beanspruchungsparameter wie Blutdruck, Herzfrequenz und Herzratenvariabilität (HRV) abzuleiten. Ein Tag-Nacht-Vergleich zur Beurteilung einer nächtlichen Erholungsphase ist ebenso empfehlenswert.

Untersuchungen von Angestellten ergaben bei zwei Drittel überhöhte Blutdruckwerte (um 147 mmHg systolisch). Weiterhin konnte festgestellt werden, dass diese Hypertoniker mehr Stress empfanden als ihre normotonen Kollegen [8]. Die Ruheherzfrequenz setzt sich als eigenständiger Prädiktor für kardiovaskuläre Erkrankungen bei Personen mit oder ohne ersten klinisch-pathologischen Zeichen für Herz-Kreislauf-Erkrankungen zunehmend durch [13, 30].

Zahlreiche Studien beweisen den Zusammenhang zwischen einer erhöhten kardiovaskulären Mortalität und einer eingeschränkten autonomen Balance [5, 23]. Daten aus der Framingham-Studie belegten Zusammenhänge von einer reduzierten LF-Power (LF: niedriger Frequenzbereich) bzw. SDNN (SDNN: Standard Deviation normal-to-normal) mit erhöhten kardialen Ereignissen [22, 31, 32].

Durch die Beurteilung der sympathikovagalen Balance und Beanspruchungsanalyse an Arbeitsplätzen mit überwiegend psychomentalen Belastungen gewann die HRV-Analyse Bedeutung in der Arbeitsmedizin [12]. Es fanden sich enge Korrelationen zwischen Kurzzeit- und Langzeitmessungen der HRV [4, 28].

Ziel dieser vorliegenden Arbeit war es, verschiedene Verfahren aus Arbeitsphysiologie und -psychologie vorzustellen, die dem Arbeitsmediziner oder Betriebsarzt zur Verfügung stehen, um möglichst primärpräventiv Risiken für die Genese von Herz-Kreislauf-Erkrankungen zu objektivieren und daraus Gesundheitsförderungs- und Präventionsmaßnahmen herzuleiten. Hierfür lag ein positives Votum der Ethikkommission der Medizinischen Fakultät der Otto-von-Guericke-Universität Magdeburg vor.

29.2 Probanden und Methodik

In Kooperation mit der Landeshauptstadt Magdeburg erfolgten im Rahmen der Magdeburger Präventionsstudie Untersuchungen an 101 Angestellten der Stadtverwaltung Magdeburg. Die Stichprobe setzte sich aus 71 Frauen (48,1 ± 6,6 Jahre) und 30 Männern (48,2 ± 7,9 Jahre) zusammen. Die Verwaltungsangestellten arbeiteten in unterschiedlichen Abteilungen der Stadtverwaltung als Amtsleiter, Sachgebietsleiter, Abteilungsleiter, Teamleiter oder Sachbearbeiter.

Als Ausschlusskriterien wurden Erkrankungen des Herz-Kreislauf-Systems (u. a. koronare Herzkrankheit mit z. B. Angina-pectoris-Syndrom oder Herzinfarkt), bekannte Rhythmusstörungen oder ein Diabetes mellitus definiert.

Sämtliche Untersuchungen fanden vormittags statt, wodurch biorhythmische Einflüsse auf die physiologischen Parameter minimiert wurden. Es wurde jeweils ein identischer Testablauf wie folgend durchgeführt: Erhebung des klinischen Status und Anamnese (einschließlich Labordiagnostik) sowie Durchführung eines arbeitspsychologischen Screenings und einer psychometrischen Untersuchung mit gleichzeitiger Registrierung von physiologischen Beanspruchungsparametern (Herzrhythmusanalyse, Blutdruck). Im Anschluss wurde ein Langzeit-EKG für 24 Stunden abgeleitet, auch als Grundlage der sich anschließenden klinischen und mathematischen Herzrhythmusanalyse im Tages- und Nachtverlauf.

Eine Arbeitsplatzanalyse diente der Erhebung der Arbeitsverhältnisse, -aufgaben und -zeit. Hierfür erfolgte eine Begehung des jeweiligen Arbeitsplatzes mit abschließenden Interviews der Angestellten.

Die klinische Status- und Anamneseerhebung mit Bestimmung der paraklinischen Parameter (Reflotron®, Firma Boehringer) diente der Risikostratifizierung in Anlehnung an das klassische Risikofaktorenmodell für Herz-Kreislauf-Erkrankung im Rahmen der PROCAM-Studie [2]. Neben geschlechtsdifferenten

Betrachtungen wurden die Probanden in PROCAM-Gruppen (geringes [I], leichtes bis mittleres [II] und deutliches Risiko [III]) eingeteilt.

Zur Erfassung von persönlichen Ressourcen, möglichen bestehenden psychischen Arbeitsanforderungen und -belastungen sowie Gesundheitsgefährdungen dienten die aufgelisteten Fragebögen: AVEM (Arbeitsbezogenes Verhaltens- und Erlebensmuster), KOEPS (Fragebogen für körperliche, psychische und soziale Symptome), EBF (Erholungs- und Belastungsfragebogen), SVF (Stressverarbeitungsfragebogen), SBUSB (Skalen zur Erfassung der subjektiven Belastung und Unzufriedenheit im beruflichen Bereich) und DSI (Differenzielles Stress Inventar). Im Rahmen der psychometrischen Untersuchung wurden drei Testverfahren durch die Probanden nacheinander absolviert: CORSI (Corsi-Block-Tapping-Test zur Erfassung der visuell-räumlichen Gedächtnisspanne und des impliziten visuell-räumlichen Lernens), DT (Wiener Determinationstest zur Erfassung von reaktiver Belastbarkeit und Aufmerksamkeitsstörungen) und STROOP (Interferenztest nach STROOP zur Erfassung von Störungen der Farb-Wort-Interferenzneigung). Die Beantwortung sämtlicher Testverfahren erfolgte per Touchscreen-Verfahren mit dem Lichtgriffel am Computerbildschirm mittels des Wiener Testsystems (WTS) der Firma Dr. Schuhfried GmbH (Österreich).

Die Aufzeichnung der physiologischen Beanspruchungsparameter wurde online vor und während des Testdurchgangs und fünf Minuten danach vorgenommen. Zum Schluss erfolgte die Ableitung eines Langzeit-EKGs über 24 Stunden zur Herzrhythmusanalyse. Die Variationsbreite der Herzfrequenz wurde anhand der RR-Intervalle mithilfe unterschiedlicher Verfahren erfasst und als deren Schwankungen definiert. Zur Rohdatenverarbeitung diente das System Phathfinder 700Tm-Professional der Firma Reynolds Medical, Hortford, sodass u. a. Zeit-, Frequenz- und Phasenbereiche auswertbar waren.

Im Rahmen dieses Beitrags werden arbeitspsychologische Teilergebnisse im Vergleich der PROCAM-Einteilung und den verschiedenen AVEM-Mustern gegenübergestellt. Außerdem wird das Blutdruck- und Herzfrequenzverhalten während der Absolvierung des Wiener Determinationstests dargestellt.

29.2.1 AVEM = Arbeitsbezogene Verhaltens- und Erlebensmuster

Mittels 66 Items aus elf Dimensionen wird auf eine von vier verschiedenen Personentypen, die sich innerhalb des Verhaltens und Erlebens unterscheiden, geschlussfolgert. Es können Mischtypen bestehen.
- Muster A:
  gesundheitsgefährdendes Verhaltens- und Erlebensmuster durch exzessive Anstrengungen und überdurchschnittliches Engagement bei geringer Distan-

zierung bezüglich der Arbeitsproblematik, reduzierte Widerstandsfähigkeit gegenüber Belastungen und daraus folgende Selbstüberforderung
- Muster B:
gesundheitsgefährdendes Verhaltens- und Erlebensmuster durch dauerhaftes Gefühl der Überforderung bei reduziertem Engagement und eingeschränkter Distanzierungsfähigkeit gegenüber den Arbeitsbelastungen, mögliche Burnout-Symptomatik
- Muster G:
gesundheitsförderliches Verhaltens- und Erlebensmuster durch den Ausdruck von Gesundheit bei nicht exzessiv ausgeprägtem Arbeitsengagement und genügender Distanzierungsfähigkeit hinsichtlich Arbeitsanforderungen
- Muster S:
gesundheitsförderliches Verhaltens- und Erlebensmuster aufgrund des auf Schonung orientierten Verhaltens mit geringem Arbeitsengagement und starker Distanzierung gegenüber Belastungen

29.2.2 SVF = Stressverarbeitungsfragebogen

Der SVF dient der Erfassung habitueller Stressverarbeitungsstrategien, mit denen die Personen unter Belastungssituationen reagieren. Diese Coping-Strategien werden als multidimensional und damit relativ unabhängig von der Art der Belastung sowie über die Zeit konstant angesehen. Es werden 20 stabile Personenmerkmale berücksichtigt.

29.2.3 EBF = Erholungs-Belastungs-Fragebogen

Dieses Verfahren orientiert sich an dem Belastungs-Beanspruchungs-Konzept. Der EBF erfasst mittels 72 Fragen und einer siebenstufigen Antwortskala das momentane Zustandsniveau von Erholung und Belastungen in den letzten drei bis vier Tagen.

29.2.4 Analyse der Herzratenvariabilität (HRV)

Die HRV-Quantifizierung im Zeitbereich basiert auf einer deskriptiv-statischen Messung lückenloser RR-Intervalle oder den Zeitdifferenzen von zwei aufeinanderfolgenden RR-Abständen. Die Berechnung der Werte erfolgte in den Tag- und Nachtphasen jeweils getrennt. Für die Auswertungen der HRV im Phasenbereich wird die RR-Intervalldauer in einem zweidimensionalen Koordinatensystem aufgezeigt (Ordinate n-1, Abszisse RRn, Einheit in ms). Daraus resultiert eine sog. Poincaré-Abbildung, in der sich bei ausgeprägter Herzfrequenzvariabilität Wertepaare relativ breit um eine Punktwolke (Lorenz-Plot, LP) gruppieren. Auch hier fand eine getrennte Erfassung der Lorenz-Plot-Parameter in Tag- und Nachtphase statt. Die Lorenzlänge (LL) gibt die Regulationsfähigkeit des Herz-Kreislauf-Systems bei unterschiedlichen Aktivitätszuständen und die Lorenzbreite (LB) die bei einem bestimmten Ruhezustand an. Die HRV-Analyse im Frequenzbereich erfolgt über eine modifizierte schnelle Fourier-Transformation (FFT), bei der die Vielzahl der Herzschlagschwingungen auf ein Spektrum reduziert wird. Zunächst wird ein Gesamtspektrum ermittelt. Dieses wird durch die FFT in drei Bänder (VLF, LF, HF) mit Einzelberechnungen der Spektralleistung in jedem Band zerlegt. Verschiedene kardiovaskuläre Faktoren, wie z. B. Atmung, vasomotorische und thermoregulatorische Regulationsprozesse sowie Barorezeptorenreflexe, haben Einfluss auf diese Bänder.

29.3 Ergebnisse

29.3.1 Arbeitspsychologische Teilergebnisse

Zu Beginn erfolgte eine Einteilung der Verwaltungsangestellten in die AVEM-Muster sowie in Procam-Gruppen. 65 von 101 Probanden (64,4%) wurden einem reinen Muster und 30 Testpersonen (29,7%) einem Mischmuster zugeordnet. Bei sechs Versuchsteilnehmern (5,9%) war eine Gruppenzuordnung nicht möglich. Die Procam-Score-Einteilung erfolgte nachfolgend. Insgesamt ergibt sich folgende AVEM-Mustereinteilung: 24,8% (n = 25) Muster A, 7,9% (n = 8) Muster B, 20,8% (n = 21) Muster G, 11,9% (n = 12) Muster S, 10,9% (n = 11) Mischmuster GS bzw. SG, 3,0% (n = 3) Mischmuster GA bzw. AG, 6,9% (n = 7) Mischmuster SB bzw. BS und 7,9% (n = 8) Mischmuster AB bzw. BA.

Bei 79 von 99 Angestellten (79,8%) war ein geringes, bei 13 Probanden (13,1%) ein leichtes bis mittleres und bei sieben Versuchsteilnehmern (7,1%) ein deutliches Risiko bezüglich eines kardialen Ereignisses innerhalb der nächsten zehn Jahre nachweisbar. Grafische Darstellungen beider Gruppeneinteilungen sind in der ▶ Abb. 29.1 abgebildet.

Die Mittelwertbetrachtungen der Ergebnisse der einzelnen AVEM-Muster ergaben keine auffälligen Werte. Die Beurteilung der Minimum-Maximum-Werte einzelner Probanden weist jedoch deutliche Defizite auf (▶ Tab. 29.1).

Verwaltungsangestellte mit dem AVEM-Muster A zeigen auch in unserem Probandenkollektiv die höchsten Ausprägungen in den Kategorien „subjektive

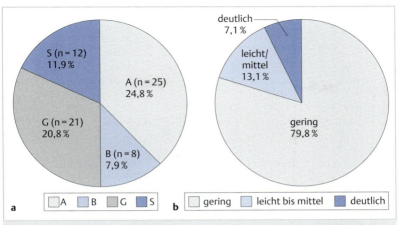

Abb. 29.1 Einteilung der Probanden nach AVEM-Muster (Diagramm a) und nach Procam-Risiko (Diagramm b).

Bedeutsamkeit der Arbeit" (21,6 ± 2,8 Punktwerte) und „Verausgabungsbereitschaft" (21,3 ± 3,3). Niedrige Werte fanden sich in den Kategorien „Distanzierungsfähigkeit" (13,6 ± 4,1 im Vergleich zur Gesamtgruppe 18,4 ± 4,7) und „innere Ruhe/Ausgeglichenheit" (16,0 ± 3,0 versus 18,7 ± 4,3).

Typisch für Probanden mit dem AVEM-Muster B in unserer Stichprobe sind die starke Resignationstendenz (19,4 ± 4,2 bei einem Gesamtstichprobenwert von 15,3 ± 4,2), die geringe Arbeitsmotivation (12,9 ± 3,9 versus 17,8 ± 4,2) und die fehlende Ausgeglichenheit/Ruhe (16,1 ± 3,2 versus 18,7 ± 4,3). Die niedrigen Werte (19,9 ± 4,0) bei der Dimension „offene Problembewältigung" der Gruppe B weisen auf unzureichende Coping-Strategien hin. Die niedrigsten Werte in der Kategorie „Lebenszufriedenheit" (21,0 ± 5,0) werden ebenfalls von dieser Mustergruppe angegeben.

Probanden mit dem AVEM-Muster G sind Ausdruck von Gesundheit. Sie kennzeichnet die höchste Ausprägung des beruflichen Ehrgeizes (21,0 ± 3,8) bei ausgeprägter Distanzierungsfähigkeit (19,8 ± 2,9), normaler subjektiver Bedeutsamkeit der Arbeit und den geringsten Werten hinsichtlich der Resignationstendenz (13,6 ± 3,2). Die höchste Lebenszufriedenheit wird von dieser Gruppe angegeben (25,4 ± 3,1).

Prinzipiell benötigt auch der auf Schonung orientierte Typ S keine therapeutischen Maßnahmen. Da diese Menschen bei gut ausgeprägter Widerstands-

Tab. 29.1 Mittelwerte (MW) und Standardabweichungen (SD) der AVEM-Dimensionen von der gesamten Stichprobe und den einzelnen AVEM-Mustern sowie die p-Werte aus der ANOVA (für alle 4 Gruppen) und dem Bonferroni-Test (für die einzelnen Vergleiche).

Dimension	gesamt MW ± SD	gesamt Min-Max	A MW ± SD	B MW ± SD	G MW ± SD	S MW ± SD
subjektive Bedeutsamkeit der Arbeit	18,4 ± 4,5	17 – 27	21,7 ± 2,8	14,3 ± 1,3	18,4 ± 3,3	13,4 ± 4,0
	p_{ANOVA} $p < 0{,}001$		$p_{BONFERRONI}$ A-B (<0,001), A-G (0,003), A-S (<0,001), B-G (0,019), G-S (<0,001)			
beruflicher Ehrgeiz	18,4 ± 4,4	6 – 29	19,3 ± 3,1	13,4 ± 4,1	21,2 ± 3,9	15,0 ± 3,1
	$p < 0{,}001$		A-B (<0,001), A-S (0,006), B-G (<0,001), G-S (<0,001)			
Verausgabungsbereitschaft	19,2 ± 4,3	9 – 29	21,1 ± 3,3	17,5 ± 2,8	20,1 ± 3,7	14,3 ± 4,1
	$p < 0{,}001$		A-S (<0,001), G-S (<0,001)			
Perfektionsstreben	24,1 ± 4,5	11 – 30	24,6 ± 3,0	22,8 ± 4,9	26,9 ± 3,0	18,7 ± 4,7
	$p < 0{,}001$		A-S (<0,001), B-G (0,049), G-S (<0,001)			
Distanzierungsfähigkeit	17,9 ± 5,5	7 – 30	13,8 ± 4,3	18,2 ± 4,8	19,7 ± 3,3	24,1 ± 4,4
	$p < 0{,}001$		A-G (<0,001), A-S (<0,001), B-S (0,016), G-S (0,035)			
Resignationstendenz	15,5 ± 4,2	6 – 25	17,1 ± 3,4	19,8 ± 3,2	13,7 ± 3,3	11,8 ± 3,6
	$p < 0{,}001$		A-G (0,007), A-S (<0,001), B-G (<0,001), B-S (<0,001), G-S (<0,001)			

Fortsetzung ▶

Tab. 29.1 Fortsetzung

Dimension	gesamt MW±SD	gesamt Min–Max	A MW±SD	B MW±SD	G MW±SD	S MW±SD
offensive Problembewältigung	23,2±3,5	15–30	22,8±2,5	19,4±2,7	26,2±2,7	21,7±3,3
	p<0,001		A–B (0,019), A–G (0,001), B–G (<0,001), G–S (<0,001)			
innere Ruhe/Ausgeglichenheit	18,6±4,3	8–28	16,0±3,0	16,4±3,2	21,6±3,6	20,5±4,3
	p<0,001		A–G (<0,001), A–S (0,003), B–G (0,004)			
Erfolgserleben im Beruf	22,3±3,7	9–30	21,2±2,0	20,0±3,2	25,7±2,7	20,5±4,5
	p<0,001		A–G (<0,001), B–G (<0,001), G–S (<0,001)			
Lebenszufriedenheit	22,9±3,5	12–29	21,6±2,5	21,0±5,2	25,7±2,8	22,3±2,2
	p<0,001		A–G (<0,001), B–G (0,002), G–S (0,021)			
Erleben sozialer Unterstützung	22,4±3,7	14–28	21,7±3,3	20,6±4,6	24,8±3,3	21,1±2,5
	p=0,004		A–G (0,018), B–G (0,028), G–S (0,031)			

kraft (24,1 ± 4,4) sehr deutlich gegenüber Arbeitsbelastungen distanziert sind, empfehlen sich hier Maßnahmen auf der Motivationsebene. Charakteristisch sind die geringsten Ausprägungen in den Dimensionen „subjektive Bedeutsamkeit der Arbeit" (13,4 ± 3,9), „Verausgabungsbereitschaft" (14,3 ± 3,9) und „Perfektionsstreben" (18,7 ± 4,5). Ebenfalls üblich ist die hohe „Distanzierungsfähigkeit" den Arbeitsproblemen gegenüber (24,4 ± 4,3).

Die Betrachtungen der AVEM-Dimensionen innerhalb der drei Procam-Gruppen mit geringem, leichtem bis mittlerem bzw. deutlichem Risiko bezüglich eines kardialen Ereignisses innerhalb der nächsten zehn Jahre ergeben bis auf die Dimension „Perfektionsstreben" mit $p = 0,002$ keine weiteren signifikanten Unterschiede. Die Gruppe mit dem geringen Risiko zeigt dabei die höchsten Werte (24,5 ± 3,6) im Vergleich zur Gruppe mit dem deutlichen Risiko (19,3 ± 5,9).

Im Bereich der Erholung sind teilweise hohe Signifikanzen beim Vergleich der vier reinen AVEM-Muster zu finden. Erwartungsgemäß geben die Probanden mit dem AVEM-Risikomuster A und B fehlende Erholungsphasen an, was auf Dauer zur Chronifizierung führen und stressbezogene Symptome auslösen kann. Die höchste Ausprägung der körperlichen und allgemeinen Erholung demonstrieren die Probanden der S-Gruppe (3,8 ± 1,1 bzw. 4,0 ± 1,2). Nach dem Bonferroni-Test für „körperliche Erholung" fanden sich: $p = 0,001$ zwischen A/S und A/G und $p = 0,016$ zwischen B/S. Für die Dimension „Allgemeine Erholung" ergaben sich ebenfalls signifikante Unterschiede mit $p = 0,001$ zwischen A/G, $p = 0,008$ zwischen A/S, $p = 0,003$ zwischen B/G und $p = 0,007$ zwischen B/S. Probanden mit dem Muster S geben auch die geringsten Belastungen (0,7 ± 0,6) mit $p = 0,05$ zwischen B/S und die wenigsten sozialen Spannungen an (0,9 ± 0,9), wobei auch hier wiederum Einzelpersonen stark voneinander abweichen (Minimum – Maximum-Werte von 0 – 4,2). Des Weiteren gaben die Probanden mit dem AVEM-S-Muster die geringsten (1,0 ± 0,7) und die mit dem AVEM-B-Muster die höchsten körperlichen Beschwerden (2,5 ± 1,1) an. Das entspricht einer Signifikanz von $p = 0,02$ zwischen beiden Gruppen. Weitere Signifikanzunterschiede mit $p = 0,022$ zwischen A/G, $p = 0,006$ zwischen B/G und $p = 0,036$ zwischen B/S fanden sich in der Dimension „erholsamer Schlaf". Hier konnten bei den Probanden mit den gesundheitsförderlichen AVEM-Mustern G und S die höchsten Werte (4,0 ± 1,1 bzw. 4,0 ± 1,4) im Vergleich zu den Probanden mit den gesundheitsgefährdenden AVEM-Mustern A und B (2,8 ± 1,2 bzw. 2,1 ± 1,3) detektiert werden.

Die Mittelwerte der Beanspruchungs- bzw. der Erholungsparameter (Punktwerte) des EBF sind für die Procam-Einteilung in der ▶ Tab. 29.2 gegenübergestellt. Die ermittelten Werte sollten nicht überinterpretiert werden, da die Personen mit geringem Risiko bezüglich kardialer Ereignisse innerhalb der nächsten Jahre deutlich überrepräsentiert sind.

Interessanterweise geben die Verwaltungsangestellten der Procam-Gruppe III die günstigeren Werte in allen Dimension der Belastung an. Signifikante Unterschiede finden sich in den Kategorien „emotionale Belastung" (p_{I-II} = 0,001), „soziale Spannung" (p_{I-II} < 0,001), „ungelöste Konflikte – Erfolglosigkeit" (p_{I-II} = 0,001) und „Energielosigkeit – Unkonzentriertheit" (p_{I-II} = 0,002). Auch in den Kategorien der Erholung sind die günstigeren Werte in der Procam-Gruppe III vorzufinden. Signifikante Gruppenunterschiede liegen nicht vor.

Verschiedene Korrelationsanalysen nach Spearman zeigen einen starken Zusammenhang innerhalb der Beanspruchungs- und Erholungsdimensionen (▶ Tab. 29.3). Negative Kausalitäten zwischen diesen Merkmalen bestehen ebenfalls. Somit kompensieren Verwaltungsangestellte hohe Belastungen weniger ausreichend durch Erholung (r = -0,704; 0,679 bzw. -0,706 bei jeweiligem $p \leq 0{,}001$).

Hier nicht abgebildet sind getrennte Korrelationsanalysen der Beanspruchungs- und Erholungsparameter. So können Auslöser emotionaler Belastungen u. a. in sozialen Spannungen (r = 0,820 bei $p \leq 0{,}001$) oder in ungelösten Kontroversen (r = 0,670 bei $p \leq 0{,}001$) gesucht werden. Personen, die körperliche Erholung angeben, berichten auch über eine ausgeprägte allgemeine Erholung und ausreichenden Schlaf (r = 0,709 bzw. 0,704 bei jeweiligem $p \leq 0{,}001$). Am schwächsten, aber signifikant von allen Dimensionen, korrelieren Erfolg und Leistungsfähigkeit mit den Erholungsparametern und gutem Schlaf (r = 0,323).

Die Ergebnisse des SVF im Vergleich der AVEM-Gruppen sind in der ▶ Tab. 29.4 abgebildet. Signifikante Unterschiede bestehen zwischen den gesundheitsförderlichen AVEM-Mustern (G, S) und den AVEM-Risikomustern A bzw. B, wobei die gesundheitsgefährdeten Angestellten höhere Punktwerte in den Negativstrategien aufweisen. Bezüglich der Negativstrategien zeigen sich die deutlichsten Unterschiede ($p \leq 0{,}001$) in den Dimensionen „gedankliche Weiterbeschäftigung", „Resignation" und „Selbstbeschuldigung". Bei den Positivstrategien finden sich insgesamt geringere signifikante Unterschiede, jedoch die höchsten in der Kategorie „Herunterspielen im Vergleich mit den Anderen" mit $p \leq 0{,}001$ und „Entspannung" mit p = 0,008. Somit klagen die Probanden mit dem AVEM-Muster A mehr über fehlende Erholungsphasen als die mit dem AVEM-Muster G.

Der Dimensionen-Vergleich des SVF innerhalb der drei Procam-Gruppen ergibt nicht so deutliche Ergebnisse wie bei den AVEM-Mustern. Es zeigen sich signifikante Unterschiede zwischen den Gruppen I und III bei den „Negativstrategien" (p = 0,028; I: 9,4 ± 3,0 bzw. III: 6,3 ± 2,5) und der Dimension „Selbstbemitleidung" (p = 0,009; I: 8,3 ± 3,5 bzw. III: 4,3 ± 1,8). Zwei Positivstrategien weisen ebenfalls signifikante Unterschiede auf, wobei hier die Procam-Gruppe I die günstigeren Werte zeigt: „Ablenkung von Situationen" mit

Tab. 29.2 Mittelwerte (MW) und Standardabweichungen (SD) der EBF-Dimensionen von der gesamten Stichprobe und der Procam-Einteilung.

Kategorie	gesamt MW ± SD	gesamt min–max	I MW ± SD	II MW ± SD	III MW ± SD
allgemeine Belastung – Niedergeschlagenheit	1,24 ± 0,9	0 – 4,3	1,2 ± 0,9	1,6 ± 1,2	0,7 ± 0,4
emotionale Belastung	1,2 ± 0,8 P$_{ANOVA}$ 0,001	0 – 3,7	1,0 ± 0,7 P$_{Post-Hoc}$ I-II (0,001)	1,9 ± 1,0	0,9 ± 0,6
soziale Spannung	1,2 ± 0,8 <0,001	0 – 4,2	1,1 ± 0,7 I-II (<0,001)	2,0 ± 1,0	0,9 ± 0,5
ungelöste Konflikte – Erfolglosigkeit	1,7 ± 0,9 0,004	0 – 4,2	1,6 ± 0,8 I-II (0,001)	2,5 ± 1,2	1,4 ± 0,7
Übermüdung – Zeitdruck	2,1 ± 1,1 0,034	0 – 5,5	2,1 ± 1,1	2,2 ± 1,9	1,2 ± 0,6
Energielosigkeit – Unkonzentriertheit	1,5 ± 0,8 0,002	0 – 4,2	1,4 ± 0,7 I-II (0,002)	2,2 ± 1,0	1,2 ± 0,6
körperliche Beschwerden	1,6 ± 1,1	0 – 4,0	1,5 ± 1,0	2,0 ± 1,1	1,1 ± 1,0

Fortsetzung ▶

Tab. 29.2 Fortsetzung

Kategorie	gesamt MW ± SD	gesamt min–max	I MW ± SD	II MW ± SD	III MW ± SD
Erfolg – Leistungsfähigkeit	2,2 ± 0,9	0,8 – 5,3	2,8 ± 0,8	3,3 ± 0,8	3,5 ± 1,2
	0,027				
Erholung im sozialen Bereich	2,2 ± 1,1	0,3 – 5,2	2,3 ± 1,1	1,8 ± 0,8	2,7 ± 1,3
körperliche Erholung	2,8 ± 1,1	0,8 – 6,0	2,8 ± 1,1	2,3 ± 0,9	3,8 ± 1,1
	0,023				
allgemeine Erholung	3,2 ± 1,1	1,2 – 6,0	3,3 ± 1,1	2,8 ± 1,2	3,7 ± 1,5
erholsamer Schlaf	3,3 ± 1,3	1,0 – 6,0	3,2 ± 1,4	3,1 ± 1,3	4,1 ± 1,2

Tab. 29.3 Ergebnisse der nicht parametrischen Korrelation nach Spearman zwischen Beanspruchung und Erholung im EBF (Korrelationskoeffizient oben, p-Wert darunter).

Beanspruchung, Belastung	Erfolg, Leistung	Erholung sozialer Bereich	Körperliche Erholung	Allgemeine Erholung	Erholsamer Schlaf
allgemeine Belastung	−0,080 0,429	−0,276** 0,005	−0,553** <0,001	−0,620** <0,001	−0,500** <0,001
emotionale Belastung	−0,146 0,146	−0,378** <0,001	−0,479** <0,001	−0,594** <0,001	−0,471** <0,001
soziale Spannung	−0,109 0,276	−0,309** 0,002	−0,410** <0,001	−0,537** <0,001	−0,406** <0,001
ungelöste Konflikte, Erfolglosigkeit	0,266** <0,001	−0,245* 0,007	−0,361** <0,001	−0,491** <0,001	−0,316** 0,001
Übermüdung, Zeitdruck	0,040 0,691	−0,250* 0,012	−0,574** <0,001	−0,534** <0,001	−0,631** <0,001
Energielosigkeit, Unkonzentriertheit	−0,042 0,678	−0,331** 0,001	−0,574** <0,001	−0,595** <0,001	−0,470** <0,001
körperliche, Beschwerden	−0,130 0,304	−0,340** <0,001	−0,704** <0,001	−0,679** <0,001	−0,706** <0,001

**Korrelation ist auf dem Niveau von 0,01 signifikant (2-seitig); *Korrelation ist auf dem Niveau von 0,05 signifikant (2-seitig).

Tab. 29.4 Ergebnisse des Stressverarbeitungsfragebogens (SVF) in Vergleich der verschiedenen AVEM-Muster.

Kategorien	gesamt MW ± SD	gesamt Min–Max	A MW ± SD	B MW ± SD	G MW ± SD	S MW ± SD
Bagatellisierung	10,9 ± 3,9	2 – 20	9,4 ± 3,2	10, ± 4,0	12,8 ± 2,6	12,1 ± 4,8
Herunterspielen durch Vergleich mit Anderen	9,6 ± 3,8	1 – 22	8,2 ± 3,6	5,6 ± 2,1	12,5 ± 4,1	11,8 ± 3,2
	P$_{ANOVA}$ p< 0,001		P$_{BONFERRONI}$ A-G(0,001), B-G(0,001), B-S(0,005)			
Schuldabwehr	10,4 ± 2,8	5 – 18	8,8 ± 2,5	8,6 ± 2,8	11,3 ± 2,5	11,8 ± 2,4
	p=0,005		A-G (0,05), B-S(0,030)			
Ablenkung von Situationen	14,4 ± 3,3	7 – 23	13,2 ± 3,6	13,9 ± 2,9	14,3 ± 3,3	14,8 ± 2,9
Ersatzbefriedigung	9,4 ± 4,4	0 – 21	9,7 ± 4,7	9,9 ± 3,0	9,5 ± 3,6	9,3 ± 6,5
Suche nach Selbstbestätigung	12,0 ± 3,5	3 – 22	11,8 ± 3,2	12,0 ± 2,7	14,1 ± 3,0	10,9 ± 3,3
Entspannung	13,7 ± 4,9	3 – 24	10,9 ± 4,1	14,0 ± 5,4	16,7 ± 4,2	14,9 ± 4,7
	p=0,008		A-G(0,002)			
Situationskontrollversuch	18,6 ± 2,9	12 – 24	18,8 ± 2,6	17,5 ± 3,0	19,8 ± 3,0	18,8 ± 3,0
Reaktionskontrollversuch	17,2 ± 3,5	8 – 24	16,8 ± 4,0	18,6 ± 2,5	18,3 ± 3,0	17,0 ± 3,7
positive Selbstinstruktion	18,2 ± 3,6	1 – 24	17,8 ± 3,7	16,8 ± 3,5	20,5 ± 2,7	18,8 ± 4,0
Bedürfnis nach sozialer Unterstützung	14,6 ± 4,2	2 – 23	15,3 ± 3,0	11,5 ± 3,8	16,4 ± 3,1	11,1 ± 3,8
	p=0,001		G-S(0,008)			
Vermeidungstendenz	11,9 ± 4,3	0 – 24	11,8 ± 4,6	11,8 ± 7,0	12,1 ± 3,8	11,8 ± 3,6

Fortsetzung ▶

Tab. 29.4 Fortsetzung

Kategorien	gesamt MW ± SD	gesamt Min–Max	A MW ± SD	B MW ± SD	G MW ± SD	S MW ± SD
Fluchttendenz	6,5 ± 4,1	0 – 24	6,6 ± 3,3	9,5 ± 5,6	3,9 ± 2,4	4,7 ± 2,8
	p < 0,001		B-G(0,002)			
soziale Abkapselung	6,3 ± 3,6	0 – 19	6,9 ± 3,4	9,9 ± 4,7	5,0 ± 1,9	4,3 ± 3,1
	p < 0,001		B-G(0,019), B-S(0,012)			
gedankliche Weiterbeschäftigung	15,5 ± 5,0	4 – 24	18,8 ± 4,0	19,4 ± 3,0	13,5 ± 3,9	11,3 ± 3,9
	p < 0,001		A-G(0,002), A-S(<0,001), B-S(0,003)			
Resignation	6,2 ± 3,6	0 – 16	6,9 ± 3,1	10,4 ± 4,5	4,1 ± 2,2	4,2 ± 2,0
	p < 0,001		B-G(<0,001), B-S(<0,001)			
Selbstbemitleidung	7,8 ± 3,7	1 – 19	8,5 ± 3,1	8,6 ± 4,2	6,9 ± 2,9	5,9 ± 3,2
	p = 0,001		A-S(0,025), B-S(0,007)			
Selbstbeschuldigung	11,5 ± 4,2	1 – 22	13,9 ± 4,0	15,0 ± 3,2	10,8 ± 3,7	8,1 ± 3,5
	p < 0,001		A-S(0,001), B-S(0,003)			
Aggressionen	7,3 ± 3,9	0 – 17	8,5 ± 3,9	10,1 ± 3,5	6,0 ± 2,6	6,2 ± 4,7
Pharmakaeinnahme	1,0 ± 1,0	0 – 6	1,2 ± 1,5	1,4 ± 1,5	0,8 ± 1,3	0,8 ± 1,3
Positivstrategien	13,4 ± 2,1	9 – 18	12,6 ± 2,1	12,8 ± 1,6	15,0 ± 1,5	14,1 ± 1,7
	p < 0,001		A-S(0,001)			
Negativstrategien	9,0 ± 3,1	3 – 18	10,4 ± 2,6	12,1 ± 3,3	7,5 ± 2,0	6,5 ± 2,4
	p < 0,001		A-G(0,009), A-S(0,001), B-G(0,001), B-S(<0,001)			

p = 0,039 zwischen der Gruppe I (14,4 ± 2,9) und der Gruppe II (12,1 ± 4,4) und „Ersatzbefriedigung" mit p = 0,048 zwischen der Gruppe I (9,8 ± 4,3) und der Gruppe III (5,9 ± 3,7).

Auf eine detaillierte Auswertung der Fragebogen SBUSB, KOEPS und DSI soll hier verzichtet werden.

Insgesamt ist festzustellen, dass bei den Verwaltungsangestellten mit gesundheitsgefährdenden arbeitsbezogenen Verhaltensweisen (AVEM A und B) höhere Werte in allen Variablen der „Arbeitsbelastung", „Arbeitsunzufriedenheit", „belastendes Arbeitsklima" und „mangelnde Erholung" als bei den gesundheitsförderlichen AVEM-Mustern G und S bestehen. Die deutlichste signifikante Ausprägung fand sich in der Dimension „Arbeitsunzufriedenheit" mit 6,3 ± 3,4 bei dem B-Muster. Hier fand sich eine Gruppensignifikanz von p = 0,006 zwischen den Gruppen B und G (letztere 1,9 ± 1,6). Innerhalb der Procam-Gruppen fanden sich keine statistisch signifikanten Unterschiede in den Kategorien des SBUSB. Bis auf „Belastendes Arbeitsklima" waren die niedrigsten Werte bei der Procam-Gruppe III nachzuweisen. Bei „belastendes Arbeitsklima" geben alle Gruppen nahezu ähnliche Werte an.

Für den DSI ist bemerkenswert, dass die Werte bei den AVEM-Risikomustern A und B deutlich über den Mittelwerten der Gesamtstichprobe liegen. Hohe signifikante Unterschiede waren nahezu in allen Kategorien des DSI vorhanden. Außerdem zeigt das Risikomuster B auch ein günstiges palliatives und instrumentelles Coping-Verhalten. Bei den Procam-Gruppen finden sich signifikante Unterschiede zwischen den Gruppen I und III in der Kategorie „Stressmanifestation" (p = 0,014) – sowohl auf physischer (p = 0,0033) als auch auf emotional-kognitiver Ebene (p = 0,018). Die günstigeren Werte liegen bei der Procam-Gruppe III.

Mit dem KOEPS-Verfahren ist es möglich, Gesundheitssymptome zu erfassen. Die Auswertung der Mittelwerte ergibt hoch signifikante Unterschiede (p < 0,001) in den Kategorien „psychische Belastung" und „Gesamtbelastung". Beide risikogefährdenden AVEM-Risikomuster erreichen nahezu gleich hohe Mittelwerte (A-Typ: 18,6 ± 10,9 und B-Typ: 18,9 ± 9,7) im Vergleich zum S-Typ mit dem niedrigsten Wert um 7,8 ± 5,2. Die Analyse der KOEPS-Kategorien hinsichtlich der Procam-Einteilung ergibt keine statistische Signifikanz zwischen den drei Gruppen. Auch hier zeigt die Gruppe III die günstigeren Werte als die beiden anderen.

29.3.2 Psychophysiologische und arbeitsphysiologische Teilergebnisse

Die systolische Blutdruckregulation während der Absolvierung der drei psychomentalen Leistungstests zwischen den einzelnen AVEM-Mustern ergibt keine statistische Signifikanz. Die Gesamtmittelwerte sind in allen Testphasen der Untersuchung normotensiv (bis 139/79 mmHg). Interessanterweise zeigten die Angehörigen der risikogefährdenden AVEM-Gruppe A günstigere Blutdruckwerte in allen Testphasen als die anderen AVEM-Typen. Dagegen bot der an sich gesundheitsförderliche S-Typ die höchsten und grenzwertig normotensiven Blutdruckwerte während der gesamten Testbatterie. Ähnliches Verhalten unter Testbedingungen konnte bei den diastolischen Blutdruckwerten beobachtet werden. Hier waren deutlich pathologische Blutdruckwerte bei den Probanden des S-Musters auszumessen (B-Muster: 94,6 ± 12,3 mmHg).

Auffällig ist eine tachykarde Herzaktion (Hf > 80/min) unter Ruhebedingungen bei den Probanden des B-Musters. Während des Testablaufs boten die B-Typen ebenfalls die höchsten Herzfrequenzen (bis 91,3 ± 17,0/min). Die Erholungsfrequenzen lagen deutlich über der Norm und über den Werten unter Ruhebedingungen ($Hf_{Erholung}$ 88,9 ± 17,9/min vs. Hf_{Ruhe} 81,1 ± 17,8/min). Die drei anderen AVEM-Muster erreichten nahezu die Ausgangsbedingungen wieder.

Erwartungsgemäß zeigt die Procam-Gruppe III die höchsten systolischen und diastolischen Blutdruckwerte zu Beginn der Leistungstests (130,6 ± 14,4 mmHg). Im Verlauf der Testbatterie kam es zu einer deutlichen Zunahme der Blutdruckwerte (DT: 152,4 ± 18,3 mmHg). In allen Testphasen sind sehr hohe Signifikanzen nachweisbar. Eine grafische Darstellung des systolischen Blutdruckverhaltens ist in ▶ Abb. 29.2 dargeboten.

Im Procam-Kollektiv weist die Gruppe II mit leichtem bis mittlerem Risiko bezüglich eines kardialen Ereignisses innerhalb der nächsten zehn Jahre die höchsten Herzfrequenzen (Hf_{Ruhe} 79,5 ± 13,3/min, Hf_{STROOP} 91,6 ± 17,9/min) auf. Eine statistische Signifikanz ist nicht nachweisbar.

Die Auswertung der Herzratenvariabilität unter der Durchführung von Leistungstests am PC und im 24-Stunden-EKG wird hier nicht berücksichtigt.

In der AVEM-Einteilung sind statistische Unterschiede in keiner Testphase der Leistungstests nachweisbar. Ebenso bestehen keine Signifikanzen in den HRV-Parametern während des 24-Stunden-EKGs (ebenso nach Procam-Einteilung). Ein guter Erholungseffekt in den Nachtstunden ist nachweisbar.

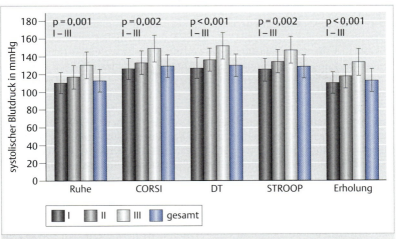

Abb. 29.2 Blutdruckverhalten während der Leistungstests innerhalb der Procam-Gruppen.

29.4 Diskussion und Schlussfolgerungen

Psychische Belastungen nehmen in allen beruflichen Zweigen zu. Gründe dafür liegen u. a. in flexiblen Arbeitszeiten und Termin- und Leistungsdruck sowie in Beschäftigungsunsicherheit durch befristete Arbeitsverträge [16]. Außerdem nimmt der technische Fortschritt weiter zu, was wiederum zusätzliche Stressoren bildet. Das Arbeitsschutzgesetz (§ 5) verpflichtet den Arbeitgeber nicht nur zur Beurteilung von Maßnahmen zur Unfallverhütung, sondern auch zur Gefährdungsbeurteilung hinsichtlich Arbeitsinhalt, -organisation und -zeit sowie Beschäftigtenqualifikation.

Psychische Belastungen in der Arbeitswelt werden häufig untersucht. Allerdings fehlen einheitliche Messmethoden. In einer Arbeit von Böckelmann und Seibt von 2011 werden Methoden zur Detektion von überwiegend psychischer Berufsbelastung und Beanspruchung dargestellt [7]. Eine kontrollierte Longitudinalstudie bewies, dass berufsspezifische Interventionsmaßnahmen einer Standardtherapie bezüglich der Förderung des Kontrollerlebens am Arbeitsplatz überlegen sind [18].

Herz-Kreislauf-Erkrankungen gehören zwar in Deutschland nicht zu den Berufskrankheiten, allerdings wird ihnen eine arbeitsbedingte Genese zuerkannt [19]. Die im April 2011 veröffentlichte Gesundheitsberichterstattung des Bundes für 2008 zeigte wiederum Herz-Kreislauf-Erkrankungen als häufigste Todesursache [27]. Regionale Unterschiede wurden dabei berücksichtigt. Es zeigten sich für die neuen Bundesländer ein höherer Anteil an ischämischen Herzerkrankungen und ein niedrigerer Anteil an „sonstigen Formen der Herzkrankheit" (einschließlich Herzinsuffizienz), was auf methodische Differenzen zurückzuführen war.

Psychologischer Stress geht mit erhöhtem Risiko für Herzerkrankungen einher. Im Rahmen der Whitehall-II-Studie wurden mehr als 9000 Staatsangestellte untersucht. Personen mit privaten Problemen mussten bis zu 34% häufiger wegen koronarer Herzerkrankungen therapiert werden als Mitarbeiter mit gutem familiärem Rückhalt [10]. Arbeitsüberforderung und unzureichende Kontrolle über eigene Tätigkeiten am Arbeitsplatz verdoppelten das Risiko eines zweiten Koronarereignisses [1].

Seit der Wiedervereinigung Deutschlands vollzogen sich zwei große Umstrukturierungen in der Stadtverwaltung Magdeburg. Als Beispiele sind die Einführung neuer Technik und Geräte, räumliche Veränderungen sowie vielseitige Personalentwicklungen und Neueinstellungen aus den alten Bundesländern zu nennen. Erkrankungen des Herz-Kreislauf-Systems standen mit 158 AU-Fällen an fünfter Stelle des Krankenstands 2005 [20].

Das Gesamtziel der vorgelegten Arbeit besteht darin, eine komplexe, aber dennoch einfache und schnell durchzuführende Methode zu etablieren, um frühzeitig eine Gefährdung für kardiovaskuläre Ereignisse zu erkennen und zügig im Rahmen von Gesundheits-Management und Prävention gegenzusteuern. Aus Kapazitätsgründen werden hier nur Teilergebnisse vorgestellt.

Bei der Mehrheit der Verwaltungsangestellten (79 von 99 bzw. 79,8% der Gesamtstichprobe) besteht zum Erhebungszeitpunkt ein geringes Risiko für ein kardiales Ereignis innerhalb der nächsten zehn Jahre. Allerdings gilt der genutzte Procam-Score für Frauen erst ab 45 Jahren. Unser weibliches Probandenkollektiv war teilweise jünger, sodass der Score nur begrenzt aussagekräftig ist. Nur 7 von 79 (7,1%) weisen ein deutliches kardiales Risiko auf. Insgesamt ist ein hohes Vorkommen der klassischen Risikofaktoren nachzuweisen. 86,7% der Männer und 56,3% der Frauen weisen mindestens zwei klassische Risikofaktoren auf. Als bedeutendster Risikofaktor in unserem Probandenkollektiv wird ein hoher Body-Mass-Index angesehen. Nur 50,7% der Frauen und 23,3% der Männer waren normgewichtig. Dies entspricht mehr als dem deutschen Bundesdurchschnitt, bei dem jeder Dritte mittleren Alters adipös ist [14]. Die zunehmende Bedeutung des Bauchumfangs als Risikofaktor für Myokardinfarkte [34, 35] wurde hier und im Procam-Score nicht berücksichtigt.

Die Auswertungen sämtlicher in dieser vorliegenden Arbeit vorgestellten arbeitspsychologischen Inventare dokumentieren, dass vor allem die Personen mit den AVEM-Risikomustern (A und B) vermehrt Belastungen bei mangelnder Erholung angeben, über hohe psychische und soziale Beeinträchtigungen klagen, größere Existenz- und Zukunftsängste empfinden und insgesamt auch mehr Stresssymptome zeigen. Das am häufigsten nachgewiesene Risikomuster A zeigt sich in allen Bereichen als gefährdet, weil insbesondere auch unzureichende Widerstandsressourcen vorhanden sind. Eine andere Studie der Magdeburger Arbeitsgruppe erfasste individuelle und soziale Ressourcen von 76 Polizeibeamten. Interessant war, dass knapp 30% der Polizisten einer reinen AVEM-Mustergruppe und 66% den Mischbewältigungsmustergruppen angehörten, die eher zu gesundheitsschonenden Verhaltensweisen tendieren. 75% der Polizeibeamten zeigten dabei eine gute berufliche Problembewältigung. Die unterschiedlichen Ergebnisse der Stressbewältigung zwischen den Verwaltungsangestellten und den Polizisten sind durch die internen Stressbewältigungsseminare der Polizei zu begründen, die bei der Stadtverwaltung nicht stattgefunden haben [6].

Als Parameter der arbeitsphysiologischen Untersuchungen wurden der systolische bzw. diastolische Blutdruck, die Herzfrequenz und die Herzfrequenzvariabilität im Zeit-, Frequenz- und Phasenbereich benannt. Signifikante Auswirkungen von psychomentalen Belastungstests wie hier CORSI, DT und STROOP [33], psychischen Stressempfindungen oder positiven Emotionen [15, 24] auf veränderte HRV-Parameter, Herzfrequenz oder Blutdruck wurden belegt. Der Zusammenhang zwischen verminderter HRV und Myokardinfarkten und anderen kardialen Erkrankungen wie Herzinsuffizienz, koronarer Herzerkrankung sowie malignen Herzrhythmusstörungen ist bekannt [3, 4, 11, 16, 21].

Die Ergebnisse unserer Probanden konnten diesen Effekt nicht nachweisen. Die Resultate der psychomentalen Leistungstests auf die HRV-Parameter waren nicht signifikant zwischen AVEM-Muster oder Procam-Gruppe zu unterscheiden. Bei der Procam-Gruppe III (deutliches Risiko) war ein hypertensives Blutdruckprofil unter Belastungssituationen auszumessen. Aufgrund der ungleichmäßigen Verteilung der Procam-Gruppen sollten diese Werte nicht überinterpretiert werden. Außerdem gehört der Blutdruck zu den klassischen Risikofaktoren und bestimmt somit die Höhe des Scores.

Die Langzeit-EKG-Auswertungen wurden in dieser Arbeit nicht detailliert berücksichtig. Insgesamt bestehen keine signifikanten Unterschiede im HRV-Verhalten im Tages- und Nachtvergleich unter Berücksichtigung der AVEM- und Procam-Gruppen.

In Zusammenschau aller ermittelten Einflussgrößen auf die Gesundheit wurden in unserer Studie individuumspezifische Maßnahmen zur Verhaltens- und Verhältnisprävention sowie Gesundheitsförderungsmaßnahmen empfohlen. Die Ergebnisse wurden in einem abschließenden persönlichen Gespräch besprochen und schriftlich in einer individuellen Broschüre ausgehändigt. Der Erfolg der gewünschten und individuellen Präventionsmaßnahmen soll mittels einer Retestuntersuchung festgestellt werden.

Zusammenfassend sollte sich die moderne Arbeitsmedizin auf drei Säulen der Herz-Kreislauf-Detektion stützen. Neben einer klinischen Untersuchung ist die Durchführung von arbeitspsychologischen Fragebögen – besonders bei Arbeitnehmern mit hoher psychischer Belastung – sinnvoll. Als geeignet für eine arbeitsbezogene Stressdiagnostik erscheint das zeitgünstige 10-minütige AVEM-Verfahren, welches in Papierform oder als Software für PC-Anwendungen dem Betriebsarzt zur Verfügung steht. Die ebenfalls in der Gesamtstudie angewandten Verfahren SVF, EBF, KOEPS, SBUSB und DSI belegen, dass die gesundheitsgefährdenden AVEM-Gruppen auch durchweg die ungünstigeren Werte in den anderen Fragenkatalogen aufweisen. Weiterhin empfehlenswert ist bei auffälligen arbeitspsychologischen Ergebnissen die Ableitung einer HRV-Analyse. Diese sollte über 24 Stunden erfolgen, um ggf. auch einen fehlenden Erholungseffekt in den Nachtstunden zu detektieren. Ergänzend sollte bei hypertensiven Arbeitnehmern regelmäßig eine Langzeit-Blutdruck-Messung unter Arbeitsbedingungen erfolgen.

Der Arbeitsmediziner bzw. Betriebsarzt ist hier ein wichtiges Bindeglied – vor allem für alle Arbeitnehmer, die durch das klassische Hausarztmodell fallen und somit keinen Zugang zur Primärprävention haben. Prävention ist dringend notwendig.

29.5 Literatur

[1] Aboa-Èboulé C, Brisson C, Maunsell E et al. Job Strain and Risk of Acute Recurrent Coronary Heart Disease Events. JAMA 2007; 298: 1652–1660
[2] Assmann G, Cullen P, Schulte H. Simple Scoring Scheme for Calculating the Risk of Acute Coronary Events Based on the 10-Year Follow-UP of the Prospective Cardiovascular Münster (PROCAM) Study. Circulation 2002; 105: 310–315
[3] Bekheit S, Tangella M, El-Sakr A et al. Use of heart rate spectral analysis to study the effects of calcium channel blockers on sympathetic activity after myocardial infarction. Am Heart J 1990; 119: 79–85
[4] Bigger JT, Fleiss JL, Rolnitzky LM et al. The ability of several short-therm meausures of RR variability of predict mortality after myocardial infarction. Circulation 1993; 88: 927–934
[5] Blužaitè I, Braždžionyt J, Žaliūnas R et al. QT dispersion and heart rate variability in sudden death risk stratification in patients with ischemic heart disease. Medicina 2006; 42: 450–454
[6] Böckelmann I, Pfister EA, Dietze E et al. Arbeitsbezogene Verhaltens- und Erlebensmuster von Polizeibeamten. Zbl Arbeitsmed 2006; 56: 110–123
[7] Böckelmann I, Seibt R. Methoden zur Indikation vorwiegend psychischer Berufsbelastung und Beanspruchung – Möglichkeiten für die betriebliche Praxis. Arb Wiss 2011; 65: 205–221
[8] Bördlein I. Stressbedingte Hypertonie: Am Arbeitsplatz häufiger als erwartet. Dtsch Ärztebl 2000; 97: A3457

[9] Buchter A, Zell L, Fehringer M et al. Arbeitsbedingte Herz- und Kreislauferkrankungen. In: Diagnostik arbeitsbedingter Erkrankungen und arbeitsmedizinisch-diagnostische Tabellen. Med. Fakultät der Universität des Saarlandes Homburg 2007
[10] De Vogli R, Chandola T, Marmot MG. Negative Aspects of Close Relationships and Heart Disease. Arch Intern Med 2007; 167: 1951–1957
[11] Dekker JM, Crow RS, Folsom AR et al. Low heart rate variability in a 2-minute rhythm stript predicts risk of coronary heart disease and mortality from several causes: the ARIC Study. Atherosclerosis Risk in Communities. Circulation 2000; 102:1239–1244
[12] DGAUM. Leitlinie der Deutschen Gesellschaft für Arbeitsmedizin und Umweltmedizin e.V. Herzrhythmusanalyse in der Arbeitsmedizin. Aktualisiert von: Pfister EA, Böckelmann I, Rüdiger H et al. Arbeitsmed Sozialmed Umweltmed 2007; 42 (6): 348–353
[13] Fox K, Borer JS, Camm AJ et al. Resting Heart Rate in Cardiovascular Disease. J Am Coll Cardiol 2007; 50: 823–830
[14] Hausner H. Adipositas – eine somatische oder psychische Erkrankung oder beides? Herz 2006; 31: 207–212
[15] Hjortskov N, Rissén D, Blangsted AK et al. The effect of mental stress on heart rate variability and blood pressure during computer work. Eur J Appl Physiol 2004; 92: 84–89
[16] Holm M, Geray M. Veränderungen der betrieblichen Belastungssituation. In: BAuA, Hrsg: Integration der psychischen Belastungen in die Gefährdungsbeurteilung. Bautzen: Lausitzer 2007; 5–11
[17] Huikuri HV, Mäkikallio TH, Peng CK et al. Fractal correlation properties of R-R interval dynamics and mortality in patients with depressed left ventricular function after an acute myocardial infarction. Circulation 2000; 101: 47–53
[18] Koch S, Hedlund S, Rosenthal S et al. Stressbewältigung am Arbeitsplatz: Ein stationäres Gruppentherapieprogramm. Verhaltenstherapie 2006; 16: 7–15
[19] Konietzko J. Arbeitsbedingte Erkrankungen. Ätiologie – Diagnose – Therapie – Handbuch für die Ärztliche Praxis. Landsberg: ecomed Verlag; 2001
[20] Landeshauptstadt Magdeburg. Betrieblicher Gesundheitsbericht 2005. Betriebliches Gesundheits-Management in der Stadtverwaltung Magdeburg. Magdeburg; 2006
[21] La Rovere MT, Bigger JT jr, Marcus FI et al. Baroreflex sensitivity and heart rate variability in prediction of total cardiac mortality after myocardial infarction. ATRAMI (Autonomic Tone and Reflexes After Myocardial Infarction) Investigators. Lancet 1998; 351: 478–484
[22] La Rovere MT, Pinna GD, Maestri R et al. Short-Term Heart-Rate Variabilitäty Strongly Predicts Sudden Cardiac Death in Chronic Heart Failure Patient. Circulation 2003; 107: 565–570
[23] Liao D, Cai J, Rosamond WD et al. Cardiac autonomic function and incident coronary heart disease: a populationen-based case-cohort study. The ARIC study. Atherosclerosis Risk in a Communities Study. Am J Epidemiol 1997; 145: 696–706
[24] McCraty R, Atkinson M, Tiller W et al. The effects of emotions on short-term power. Analysis of heart rate variability. Am J Cardiol 1995; 76: 1089–1093
[25] Mühlpfordt S, Lukas S, Rockstuhl T. Tagungsbericht: Personalmanagement und Arbeitsgestaltung – Bericht zum 51. Kongress der Gesellschaft für Arbeitswissenschaft vom 22. – 24. März 2005 an der Universität Heidelberg 2005; 439–442
[26] Robert Koch Institut Statistisches Bundesamt. Krankheitskosten. 2009; 48: 13–25
[27] Robert Koch Institut Sterblichkeit, Todesursachen und regionale Unterschiede. Heft 52; 2011
[28] Sloan RP, Shapiro PA, Bagiella E et al. Brief interval heart period variability by different methods of analysis correlates highly with 25 h analyses in normals. Biological Psychology 1994; 38: 133–142
[29] Sochert R, Schwippert C. Die öffentliche Verwaltung – ein kranker Sektor? (1. Auflage). Bremerhaven: Wirtschaftsverlag NW. 2003
[30] Sukonthasarn A. Prognostic Value of Heart Rate in Cardiovascular Disease. J Med Assoc Thai 2007; 90: 2538–2540

[31] Tsuji H, Venditti FJ, Manders ES et al. Reduced heart rate variability and mortality risk in an elderly cohort. The Framingham Heart Study. Circulation 1994; 90: 878–883
[32] Tsuji H, Larson MG, Venditti FJ et al. Impact of Reduced Heart Rate Variability on Risk for Cardiac Events. The Framingham Heart Study. Circulation 1996; 94: 2850–2855
[33] Weippert M. Frequenzanalyse der Herzratenvariabilität in der Präventivmedizin. [Dissertation] Rostock, Universität Rostock; 2009
[34] World Health Organization. Waist circumference and waist-hip ratio. Geneva: World Health Organization; 2011
[35] Yusuf S, Hawken S, Ounpuu S et al. Obesity and the risk of myocardial infarction in 27 000 participants from 52 countries: a case-control study. Lancet 2005; 366: 1640–1649

30 Ziele betrieblicher Gesundheitsförderung

Arbeit an Sozialkapital und gemeinsamen Werten oder doch nur Funktionalismus?

Harald Stummer, Elisabeth Nöhammer, Claudia Schusterschitz, Margit Raich

30.1 Was erwarten Unternehmen von betrieblicher Gesundheitsförderung?

Sichtet man gängige Lehr- bzw. Überblicksbücher betrieblicher Gesundheitsförderung (BGF) im deutschsprachigen Raum, so fällt auf, dass eine funktionalistische Grundorientierung oder ein Appellieren an so genannte Win-Win-Situationen im Sinne der Spieltheorie [1] vorliegen. Als Beispiele können hier etwa Pfaff/Slesina [11], Badura/Hehlmann [5] oder – zwar grundsätzlich ein psychologisches Werk, dennoch mit einem ausführlichen betriebswirtschaftlichen Kapitel – Ulich/Wülser [15] genannt werden. Der Angleichungsprozess könnte auch durch gemeinsame Expertenkommissionen der Bertelsmann Stiftung und der Hans-Böckler-Stiftung stattgefunden haben, in denen gemeinsame Empfehlungen entwickelt wurden [3].

BGF wird in dieser Literatur als Kosten und Fluktuation senkend bezeichnet, Fehlzeiten vermindernd, aber auch durchaus für das Individuum als Lebensqualität erhöhend gesehen [10, 14]. Einige Kritiker (etwa Haunschild [8]) sehen dies eher im Sinne eines patriarchalischen Vorgehens, wie einst im 19. und frühen 20. Jahrhundert, und diskutieren dies eher im Sinne Foucaults [7] als Beherrschung und Zwang zur Gesundheit, oder in Extremposition als Kreierung eines „Subjekt(s) […], das sich selbst regiert und wie ein Unternehmen ‚führt' und zur „Kompetenzmaschine" […] mutiert" ([16] Hervorhebungen im Original).

Aus Sicht der Personalforschung schließlich argumentieren Brandl/Kugler [6] in einer Untersuchung von 40 öffentlich kommunizierten Berichten mit der Begründung durch die Rationalitätsmythen des Neoinstitutionalismus [9]. Es kann davon ausgegangen werden, dass Organisationen durch vorgefertigte Diskurse Legitimität erzeugen, in dem sie sich ähnlich wie das institutionelle Umfeld verhalten oder zumindest so argumentieren. Dabei herrscht sachgemäß ein rein ökonomisches Verhalten vor.

Eher auf mittelbare ökonomische Ziele hin argumentieren Vertreter der Werte- und Sozialkapitalliteratur [4, 5, 13]. So wird über das Mittel der Arbeit an gemeinsam getragenen Werten, dem so genannten Wertekapital als Teil des Sozialkapitals, oder auch generell an der Arbeit an Sozialkapital langfristig Gesundheit erzeugt und über Gesundheit langfristig nicht nur persönlicher Ertrag, sondern auch wirtschaftlicher. Badura [2] drückt es wie folgt aus: *„Gesundheit fördert Arbeit"*.

Zusammenfassend herrscht aus Sicht der Literatur aber der ökonomische Diskurs, wenn auch zum Teil mittelbar über Werte und Sozialkapital, vor. Die Frage stellt sich nach der Rezeption in der Praxis. Sehen das die Personalverantwortlichen ebenso?

30.2 Methode

Bei der vorliegenden Studie handelt es sich um eine Befragung der Personalverantwortlichen der größten österreichischen Privat- und öffentlichen Unternehmen mit 185 Antwortenden zum Thema „Ziele bei betrieblicher Gesundheitsförderung". Die Ergebnisse werden zuerst deskriptiv dargestellt und danach Unterschiede nach Eigentumsform und Grobklassifizierung in Branchen untersucht. Eine Faktorenanalyse und die Darstellung der euklidischen Distanzen zeigen die Strukturen und das gemeinsame Auftreten von Zielen zu BGF von Personalverantwortlichen.

30.3 Ergebnisse

Von den 185 befragten Organisationen sind 65 aus dem (halb-)öffentlichen Dienst und 120 aus der Privatwirtschaft, von letzteren knapp 40 % in der Güterproduktion und 22 % in Familieneigentum.

In einer Häufigkeitsdarstellung der Ziele von BGF dominieren eher Ziele für die Individuen, wie die Verbesserung des Gesundheitszustandes, Steigerung der Motivation oder eine Senkung der Fehlzeiten, während Themen wie Fluktuation und Personalrekruitierung, die häufig im öffentlichen Diskurs in Österreich oder Deutschland genannt werden, bei den Personalverantwortlichen eher nicht vorherrschen (▶ Abb. 30.1).

Dabei existieren einige signifikante Unterschiede in der Aufgaben- und Eigentümerstruktur wie auch der Branche. Öffentliche Organisationen unter-

30 Ziele betrieblicher Gesundheitsförderung

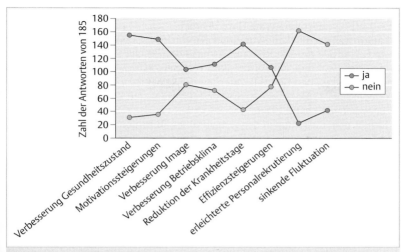

Abb. 30.1 Ziele von betrieblichen Gesundheitsförderungsmaßnahmen.

scheiden sich im Vergleich zu privatwirtschaftlichen Unternehmen in folgenden Bereichen:
- Die Verbesserung des Images der Organisation ist bei öffentlichen Organisationen weniger wichtig (p = 0,31).
- Die Reduktion der Krankenstandstage ist bei öffentlichen Organisationen weniger wichtig (p = 0,26).
- Effizienzsteigerungen sind viel seltener ein Ziel in öffentlichen Organisationen (p = 0,002).

Innerhalb des öffentlichen Sektors stechen die Universitäten noch hervor mit dem signifikant niedrigeren Ziel der Effizienzsteigerungen (p = 0,019) und dem kaum Vorhandensein des Ziels der Senkung der Fluktuation (p = 0,035) im Vergleich zu den sonstigen öffentlichen Organisationen.

In den privatwirtschaftlichen Organisationen stechen insbesondere die Güter produzierenden Unternehmen und die Familienbetriebe hervor. Im Produktionsbereich wird im Vergleich zu allen privatwirtschaftlichen Unternehmen insbesondere Wert gelegt auf:
Verbesserung des Betriebsklimas (p = 0,000)
Reduktion der Krankenstandstage (p = 0,005)
Effizienzsteigerungen (p = 0,000)

Familienbetriebe wollen noch stärker eine Reduktion der Krankenstandstage (p = 0,21) als sonstige private Unternehmen.

Faktorenanalytisch kann von drei Faktoren ausgegangen werden, wobei der erste Faktor den Bereich Klima und Image betrifft, der zweite Faktor Effizienz und Kosten, während der dritte Faktor rein personalwirtschaftlich ist mit Senkung der Fluktuation und Erleichterung der Rekrutierung. Faktor 1 (Klima und Image) erklärt 32 % der Varianz, Faktor 2 (Effizienz und Kosten) 11 % und Faktor 3 (Personalwirtschaft) 10 % (▶ Tab. 30.1).

Sichtet man die Gruppen des gemeinsamen Auftretens innerhalb der einzelnen Antwortalternativen, so fällt insbesondere zwischen dem öffentlichen und dem privaten Sektor auf, dass zwar die Wahrnehmungen der Zusammenhänge in einigen Bereichen vergleichbar sind, das Auftreten jedoch gerade in öffentlichen Organisationen weniger Mustern folgt.

Treten bei öffentlichen Organisationen die Ziele einer Erhöhung des Gesundheitsverhaltens, einer Verbesserung des Gesundheitszustands und eine Steige-

Tab. 30.1 Komponentenanalyse der Ziele für betriebliche Gesundheitsförderung. Der Begriff Komponente kommt in diesem Zusammenhang sonst nicht vor. Sind hier wie im vorangehenden Text „Faktorenanalyse", „Faktor 1", „Faktor 2" und „Faktor 3" gemeint?

Rotierte Faktorenmatrix(a)			
	Komponente 1	Komponente 2	Komponente 3
Verbesserung des Betriebsklimas	0,734	0,010	0,253
Steigerung der Arbeitszufriedenheit	0,714	0,088	0,221
Motivationssteigerungen bei den Mitarbeitern	0,693	0,219	-0,044
Verbesserung des Images der Organisation	0,496	0,247	0,316
Reduktion der Krankenstandstage	0,092	0,754	0,225
Verbesserung des Gesundheitszustandes der Mitarbeiter	0,213	0,662	-0,046
weniger Arbeitsunfälle	0,018	0,638	0,320
Effizienzsteigerungen	0,230	0,494	0,478
Erhöhung des Gesundheitsbewusstseins der Mitarbeiter	0,386	0,419	-0,292
sinkende Fluktuation	0,191	0,202	0,755
erleichterte Personalrekrutierung	0,138	0,055	0,745

Extraktionsmethode: Hauptkomponentenanalyse. Rotationsmethode: Varimax mit Kaiser-Normalisierung. a Die Rotation ist in 6 Iterationen konvergiert.

30 Ziele betrieblicher Gesundheitsförderung

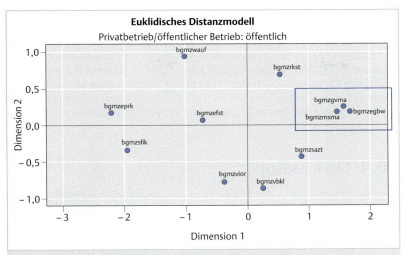

Abb. 30.2 Zielbündel in öffentlichen Organisationen.

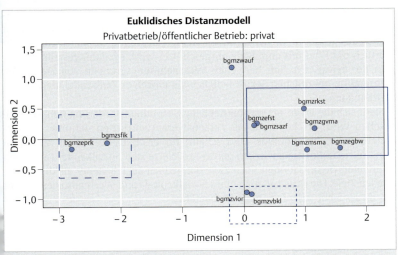

Abb. 30.3 Zielbündel in privaten Organisationen.

rung der Motivation der Mitarbeiter gemeinsam auf (blaue Gruppe, öffentliche Organisationen), so treten in privatwirtschaftlichen Organisationen dieselben drei Ziele zusätzlich mit Effizienzsteigerungen, Senkung der Krankenstände und Erhöhung der Arbeitszufriedenheit gemeinsam auf (blaue Gruppe, private Organisationen). Bei privaten Organisationen treten auch noch eine Verbesserung des Klimas und des Images (strichlierte Gruppe) gemeinsam auf sowie wenn auch relativ selten, eine Senkung der Fluktuation und eine Verbesserung der Rekrutierung von Personal (gepunktete Gruppe) (▸ Abb. 30.2, ▸ Abb. 30.3).

30.4 Diskussion

Zwar herrschen auch in der Befragung von Personalverantwortlichen erwartungsgemäß die Veränderungen des Individualverhaltens der Mitarbeiter vor; allerdings sind die eigentlich postulierten Thematiken – wie ökonomischer Nutzen einerseits, aber auch die Legitimationsfunktion andererseits– zumindest aus Sichtweisen der Personalverantwortlichen weniger ersichtlich.

Wenig überraschend, wenn auch erschreckend, sind einzelne Teilergebnisse, die aber auch schon gesondert diskutiert wurden [12]. So scheinen Zentralstellen von Universitäten nur sehr bedingt an der Gesundheit oder an der Gesundheitsförderung ihrer Mitarbeiter interessiert zu sein, auch Fluktuationssenkungen sind – naturgemäß wegen einer gewünscht erhöhten Mobilität – auch aus gesundheitlichen Gründen wenig erwünscht. Ob hier nicht sprichwörtlich das Kind mit dem Bade ausgeschüttet wird, sei dahingestellt.

In der Privatwirtschaft herrschen Wahrnehmungsgruppen von Zielen vor, während im öffentlichen Sektor lediglich ein einzelnes Zielbündel identifiziert werden kann.

Stellt sich die Frage, als was betriebliche Gesundheitsförderung nun wirklich gesehen wird, erscheint sie bei Personalverantwortlichen definitiv als Veränderung des Individuums. Dies scheint für erfolgreiche BGF zu wenig zu sein. Betriebsklima, gemeinsam getragene Werte und Sozialkapital [4] stellen in privaten Organisationen noch Ziele dar, jedoch auch seltener als die individuellen Ziele. Die Durchsetzung eines Sozialkapital- und Werteansatzes scheint aus dieser Sicht jedenfalls noch ausbaufähig.

30.5 Literatur

[1] Axelrod R. The evolution of cooperation. New York: Basic Books; 1987
[2] Badura B. Betriebliches Gesundheits-Management - ein neues Forschungs- und Praxisfeld für Gesundheitswissenschaftler. Z Gesundheitswissenschaften 2002; 10: 100–118
[3] Badura B. Betriebliche Gesundheitspolitik: Ergebnisse einer Expertenkommission der Bertelsmann- und Hans-Böckler-Stiftung. Prävention Gesundheitsförderung 2006; 1: 47–50
[4] Badura B, Greiner W, Rixgens P et al. Sozialkapital - Grundlagen von Gesundheit und Unternehmenserfolg. Springer, Berlin und Heidelberg; 2008
[5] Badura B, Hehlmann T. Betriebliche Gesundheitspolitik: der Weg zur gesunden Organisation. Springer, Berlin und Heidelberg; 2003
[6] Brandl J, Kugler A. Rationalität betrieblicher Gesundheitsförderung in der Unternehmenskommunikation. Eine Analyse von Begründungen für Gesundheitsförderungsprogramme in Österreich. Z Personalforschung 2009; 23: 47–64
[7] Foucault M. Überwachen und Strafen. Suhrkamp Verlag, Frankfurt am Main; 1977
[8] Haunschild A. Humanization Through Discipline? Foucault and the Goodness of Employee Health Programmes. Tamara: J Crit Postmodern Organization Science 2003; 2: 46–59
[9] Jörges-Süß K, Süß S. Neo-Institutionalistische Ansätze der Organisationstheorie. Wirtschaftsstudium 2004; 33: 316–318
[10] Nöhammer E, Stummer H, Schusterschitz C. Improving employee well-being through worksite health promotion? The employees' perspective. J Public Health 2011; 19: 121–129
[11] Pfaff H, Slesina W. Effektive Betriebliche Gesundheitsförderung. Juventa, Weinheim; 2012
[12] Stummer H. Gesundheitsförderung an österreichischen Universitäten. Prävention Gesundheitsförderung 2007; 2: 235–239
[13] Stummer H. Gesundheit im Unternehmen - Ein Pladoyer für eine Werteperspektive. In: Böhnisch WR, Krennmair N, Stummer H (eds) Gesundheitsorientierte Unternehmensführung - Eine Werteperspektive. Wiesbaden: Deutscher Universitätsverlag; 2006: 1–15
[14] Stummer H, Nöhammer E, Schaffenrath-Resi M et al. Interne Kommunikation und Betriebliche Gesundheitsförderung - Informationshemmnisse bei der Umsetzung von Betrieblicher Gesundheitsförderung aus Mitarbeiterperspektive. Prävention Gesundheitsförderung 2008; 4: 235–240
[15] Ulich E, Wülser M. Gesundheits-Management im Unternehmen. Arbeitspsychologische Perspektiven. Wiesbaden: Gabler; 2004
[16] Weiskopf R. Gouvernementabilität - Die Produktion des regierbaren Menschen in post-disziplinären Regimen. Z Personalforschung 2005; 19: 289–311

31 Betriebliche Gesundheitsförderung – Organisationstheoretische Überlegungen zu ihrer stagnierenden Verbreitung

Dieter Ahrens, Judith Goldgruber

31.1 Einführung

Aufgrund verschiedener Impulse der Weltgesundheitsorganisation (WHO), des europäischen Netzwerks für betriebliche Gesundheitsförderung sowie zahlreicher gesetzlich initiierter Aktivitäten der gesetzlichen Krankenkassen und Unfallversicherungsträger hat sich die betriebliche Gesundheitsförderung (BGF) seit Anfang der 90er Jahre in Deutschland zunächst vielversprechend verbreitet [8]. Allerdings zeigen verschiedene Untersuchungen eine erhebliche Dynamik in diesem Bereich. In der Analyse des IAB-Betriebspanels konnte Hollederer [11] zeigen, dass etwa 50% der im Jahre 2002 befragten Unternehmen ihre BGF-Aktivitäten bis zur Folgebefragung im Jahre 2004 wieder beendeten, während etwa 10% der wiederholt befragten Unternehmen zwischen den beiden Befragungswellen BGF-Maßnahmen erstmals unternahmen.

Obwohl gut entwickelte und praxiserprobte Leitfäden zur Umsetzung von BGF sowie Qualitätskriterien des Europäischen Netzwerks für BGF oder des GKV-Spitzenverbands vorliegen und der gesundheitliche und wirtschaftliche Nutzen vielfach publiziert wurde, muss man bei der Beschreibung der Verbreitung von BGF von einer „Stagnation" sprechen [8].

Die Gründe für diese Stagnation mögen vielfältig sein. Frey [7] beschreibt mit Blick auf die Verbreitung von BGF in Klein- und Mittelunternehmen ein Bündel aus Barrieren auf den Ebenen **nicht wissen**, **nicht wollen** und **nicht können**. Goldgruber [8] konstatiert die mangelnde empirische Basis der Verbreitungs- und Akzeptanzursachen. Nach unserer Auffassung sind jedoch noch nicht einmal die theoretischen Erklärungsansätze ausreichend beforscht, um zu verstehen, warum eine ausdrücklich positiv wirkende gesundheitsbezogene Intervention wie BGF nur schleppend akzeptiert und umgesetzt wird. Es scheint eine erhebliche Diskrepanz bei der Wichtigkeit der Gesundheit als

„höchstes Gut" zwischen Individuen und Gesellschaft zu bestehen. Wie Siegrist und Dragano [17] eindrucksvoll zusammenfassen, scheint die (Arbeits-)Gesellschaft mit ihrer Ressource **Gesundheit** nicht so nachhaltig umzugehen wie es möglich wäre.

Ziel dieses Beitrags ist es, zunächst einen Überblick über die bislang publizierten Verbreitungsstudien zu geben. Im Anschluss wird aus einem seit einiger Zeit laufenden Forschungsprojekt zum Thema **gesundheitsförderliche Organisationskultur und BGF-Reife** referiert. Damit soll ein Beitrag zum theoretischen Verständnis der mangelnden nationalen und internationalen Verbreitung von BGF geleistet werden.

31.2 Zur Verbreitung von betrieblicher Gesundheitsförderung

In den letzten Jahren wurden in Deutschland verschiedene Ansätze unternommen, den Verbreitungsgrad von BGF zu untersuchen. Aufgrund der mangelnden Routinedaten bestanden die Untersuchungen aus Befragungen von Unternehmen und Führungspersonen sowie Mitarbeitern. ▶ Tab. 31.1 zeigt einen ersten Überblick.

Die in den letzten Jahren in Deutschland durchgeführten Studien zur Verbreitung von BGF zeigen ein sehr heterogenes Bild. Eine zentrale Erklärung für die unterschiedlichen Verbreitungsraten liegt nach Auffassung von Faller [6] darin begründet, dass sowohl BGF als auch betriebliches Gesundheitsmanagement (BGM) sehr unterschiedlich verstanden wird. Dies gilt für die Praxis und ebenso für die Vielzahl der sog. Experten. So können sich hinter einem Item „Wurden in Ihrem Betrieb in den letzten zwei Jahren Maßnahmen der Gesundheitsförderung durchgeführt?" [4] einer Mitarbeiterbefragung eine Vielzahl von Angeboten verbergen, die in den Augen der Befragten als Gesundheitsförderung interpretierbar sind. Faller [6] weist darauf hin, dass bei Mitarbeiterbefragungen zur Existenz von BGF-Angeboten häufig verhaltensbezogene Interventionen genannt werden, weil diese für die Beschäftigten sichtbarer sind als verhältnisbezogene Maßnahmen wie z. B. Führungskräfteschulungen. Und natürlich beeinflusst die Art der Befragung das jeweilige Ergebnis. Die o. g. Frage nach Angeboten der letzten zwei Jahre sagt selbstverständlich wenig über den aktuellen Stand aus. So können einmalig organisierte Gesundheitstage hier als Beispiel für BGF interpretiert worden sein. Zudem ist problematisch, dass **Angebot** noch nicht gleichzusetzen ist mit **Inanspruchnahme**. Wenn z. B. das Angebot nicht mit privaten Bedürfnissen von Beschäftigten kompatibel ist, wird es systematisch überschätzt.

Tab. 31.1 Studien zur Verbreitung von BGF in Deutschland. Quelle: [6].

Erstautor	Datenquelle	Stichprobe	Verbreitung in %	Erklärungsansätze für die Verbreitung
Ansmann [2]	telefonische Befragung von 522 zufällig ausgewählten Unternehmen der Informations- und Kommunikationsbranche	n = 522 Rücklauf: 21 %	18	keine konkreten Ursachen erfragt; Betonung der Unternehmensgröße und der betrieblichen Interessensvertretung als wichtige Einflussgrößen
Bechmann [3]	Telefonbefragung von Unternehmern, Personalleitern und BGF-Verantwortlichen in Unternehmen des produzierenden Gewerbes mit 50 bis 499 Beschäftigten 2010	n = 500 k.A. zum Rücklauf	36	verschiedene Hinweise auf fördernde (Unterstützung durch Krankenkassen) und hemmende (Wissen bzgl. BGM) Bedingungen
Beck [4]	Sekundäranalyse der BIBB/BAuA Erwerbstätigenbefragung 2006	n = 18 026 k.A. zum Rücklauf	38	Variation der Verbreitung nach Unternehmensgröße, Wirtschaftsbereich, wirtschaftlicher Lage; Spekulation über mangelnde Beratung und Unterstützung
Bödeker [5]	telefonische Zufallsbefragung der Erwerbstätigen 2004 und 2007	n = 2003 Stichprobenausschöpfung: 36,1 %	45	Hinweis auf Einfluss der Unternehmensgröße und Branche; Diskrepanz zwischen Angeboten und Inanspruchnahme: Angebote in Kleinunternehmen werden überdurchschnittlich genutzt

Tab. 31.1 Fortsetzung

Erstautor	Datenquelle	Stichprobe	Verbreitung in %	Erklärungsansätze für die Verbreitung
Gröben [10]	schriftliche und telefonische Befragung im öffentlichen Dienst	n = 153 Stichprobenausschöpfung: 50,7 %	92,8	nicht erfragt
Hollederer [11]	Sekundäranalyse des IAB-Betriebspanels – Erwerbstätigenbefragung 2002 und 2004	n = 15 407 (2002) n = 15 689 (2004) Rücklauf: 62 % (2002); 67 % (2004)	20	Hinweis, dass das Vorhandensein von Betriebs- bzw. Personalräten die Verbreitung von BGF beeinflusst
Köhler [14]	telefonische und schriftliche Befragung von 258 bzw. 140 Versicherungen	n = 68 Rücklauf: 26,4 %	k.A.	Erfolgsfaktoren für Nachhaltigkeit von BGF genannt; keine Ursachen für Verbreitung bzw. Motive für Durchführung erwähnt
Plath [15]	telefonische Befragung von 198 zufällig ausgewählten Banken	n = 198 Rücklauf: 30,7 %	54	Keine konkreten Gründe genannt, Betonung auf Verantwortung des Managements und der Arbeitsschutzbeauftragten

Fortsetzung ▶

Tab. 31.1 Fortsetzung

Erstautor	Datenquelle	Stichprobe	Verbreitung in %	Erklärungsansätze für die Verbreitung
Ulmer [18]	Längsschnittbefragung von 150 Unternehmen; Banken und Versicherungen sowie Metallbranche ab 50 Beschäftigte	n = 447 (1997) n = 150 (2003)	1997: 16 2003: 27,4	nicht konkret erfragt; die befragten Unternehmen äußern Beratungs- und Unterstützungsbedarf
Zelfel [19]	Telefonbefragung von Entscheidungsträgern und Personalverantwortlichen Unternehmen zwischen ein und 250 Beschäftigte	n =1 441 (2008) k. A. zum Rücklauf	32,8	Hinweis auf Unternehmensgröße als möglichen Einflussfaktor, keine weiteren Angaben zur Begründung der Verbreitung
Zok [20]	Telefonbefragung von Beschäftigten zwischen 15 und 65 Jahren ab einer Betriebsgröße von zehn Mitarbeitern, 2008	n = 2000 Stichprobenausschöpfung: 45%	49,8	Hinweise auf unterschiedliche Verbreitung nach Branchen und Unternehmensgrößen

BAuA: Bundesanstalt für Arbeitsschutz und Arbeitsmedizin, BGM: betriebliches Gesundheits-Management, BIBB: Bundesinstitut für Berufsbildung, IAB: Institut für Arbeitsmarkt und Berufsforschung, k.A. keine Angaben.

Aus unserer Sicht von zentraler Bedeutung für das Verständnis der Verbreitung von BGF bzw. BGM ist die Darstellung und Interpretation der Stichprobe. Die Rücklauf- bzw. Ausschöpfungsquoten bei den dargestellten Befragungen variierten von 21 bis 50%, wobei drei Autoren gänzlich darauf verzichteten, hierzu Angaben zu machen. In der empirischen Sozialforschung ist die Interpretation der Rücklaufquoten seit Jahren umstritten. Es besteht jedoch weitgehender Konsens darüber, dass die Ergebnisse der Befragungen eher nicht als „repräsentativ" für die Gesamtstichprobe anzusehen sind. Generell differenziert man Non-Responder nach **nicht Befragbare, nicht Erreichbare** und **Verweigerer**. **Nicht Befragbare** und **nicht Erreichbare** ließen sich durch entsprechende Befragungsoptimierungen noch reduzieren [16]. Im Kontext der Analyse der Verbreitung von BGF stellt sich aber hier nun die Frage, wie man die Verweigerung von Interviews zu interpretieren hat. Verweigern Unternehmen und Beschäftigte die Befragung, weil sie keine BGF-Angebote haben bzw. an diesen nicht teilnehmen?

Eine weitere Fehlerquelle bei der Befragung von Personen zu Aspekten der eigenen Gesundheit, des Gesundheitsverhaltens, der Arbeitsbelastungen und auch zu Angeboten der Gesundheitsförderung stellt die soziale Erwünschtheit dar [16]. So wird in verschiedenen Untersuchungen [1, 9] darauf verwiesen, dass Führungskräfte und Beschäftigte in Befragungen zur Verbreitung und Inanspruchnahme von Gesundheitsförderungsmaßnahmen eher verzerrt antworten.

Neben der Analyse der allgemeinen Verbreitung von BGF ist die Beschreibung der detaillierten Interventionen und Maßnahmen von besonderem Interesse. Auch hier lassen sich Anknüpfungspunkte zur **gesundheitsförderlichen Organisationskultur** finden. In der Befragung von Bödeker und Hüsing [5] stellt die Bereitstellung ergonomischer Arbeitsmittel mit 59% die häufigste Maßnahme dar, gefolgt von Arbeitsschutzmaßnahmen (52%) und Mitarbeiterbefragungen (44%). Allgemeine verhaltenspräventive Interventionen, wie etwa Betriebssport (23%), Ernährungsberatung (19%) und Stressmanagementschulungen (17%), wurden dagegen selten genannt; typische verhältnisorientierte Maßnahmen zur Reduktion von Arbeitsbelastungen wurden nicht erwähnt. Zok [20] nennt in seiner Befragung höhere Werte: Durchführung von Vorsorge- und Gesundheitsuntersuchungen (61,6%), Prüfung arbeitsgerechter Arbeitsplatzgestaltung (49,9%), Mobbing-Prävention (45,3%), Kantine mit Angeboten zur gesunden Ernährung (44,4%) und betriebliche Sportgruppen (39,8%). Hollederer [11] nennt in seiner Analyse des IAB-Betriebspanels 2002 bzw. 2004 deutlich andere Werte. So liegt der Anteil der Unternehmen, die regelmäßig Krankenstandsanalysen und Mitarbeiterbefragungen durchführen, bei lediglich 9 bzw. 8% und nur 6% der Unternehmen bieten Kurse zum gesundheitsgerechten Verhalten an. Etwa 4% der Betriebe implementieren betriebliche Gesundheitszirkel. Auch Bechmann et al. [3] nennen verschiedene BGM-Aktivitäten, allerdings aus Sicht der befragten Unternehmen. Diese geben an, dass die zentralen Aktivitäten aus der Verbesserung des Arbeitsplatzes (93 %), der Optimierung der Arbeitsabläufe (88 %) und der regelmäßigen Analyse der betrieblichen Situation bestehen. Als weitere wichtige Maßnahmen wurden Führungskräfte- und Mitarbeiterschulungen (40 bzw. 58 %) sowie die Einrichtung von Gesundheitszirkeln (47 %) genannt. Derartige Diskrepanzen sind ohne weitere Untersuchungen nicht zu erklären. Deutlich wird jedoch, dass die oben angesprochenen methodischen Probleme (Non-Response, soziale Erwünschtheit) hier vermutlich einen sehr gravierenden Einfluss haben dürften.

In den Untersuchungen wird sichtbar, dass die Verbreitung verschiedenster Maßnahmen der BGF mit zunehmender Unternehmensgröße ansteigt. Ebenso deutlich wird, dass die Unternehmensgröße als Erklärungsfaktor allein noch nicht ausreicht, da in verschiedenen Untersuchungen gezeigt wurde, dass auch in der Gruppe der Großunternehmen nur etwa die Hälfte der Unternehmen BGF-Maßnahmen ergreift. Erwähnt wurde darüber hinaus, dass BGF-Maßnahmen im Branchenvergleich unterschiedlich verbreitet sind – dies mag als Reaktion auf unterschiedliche Arbeitsbelastungen interpretierbar sein.

Bemerkenswert ist auch hier die starke Dominanz verhaltenspräventiver Interventionen gegenüber Maßnahmen zur Verringerung der Arbeits- und Gesundheitsbelastungen. Obwohl empirisch einigermaßen gesichert ist, dass Verhältnis- und Multikomponentenprogramme die besten Wirksamkeitsergebnisse zeigen [8], ist deren Verbreitung offenbar noch eher gering. Neben den oben von den verschiedenen Autoren angenommenen Hürden und Hemmnissen für die Verbreitung von BGF scheinen offenbar noch weitere zu bestehen.

31.3 Organisationstheoretische Überlegungen

In einer Auswertung der telefonischen Befragung von 522 Führungskräften der Informations- und Kommunikationsbranche in Deutschland erfragten Jung et al. [12] die Bedeutung des wahrgenommenen Sozialkapitals für die Bereitschaft, in BGF zu investieren. Im Ergebnis stellen sie fest, dass ein hohes Sozialkapital die „Health Promotion Willingness" [12] maßgeblich beeinflusst. Einschränkend verweisen sie jedoch auf methodische Mängel (geringer Rücklauf, eine Person pro Unternehmen). Bemerkenswert ist, dass die gleiche Arbeitsgruppe [2] offenbar aus demselben Datensatz zunächst keine relevanten Einflussfaktoren finden konnte, obwohl sie in der Erhebung gezielt nach Aspekten des Sozialkapitals gefragt hat [12].

Ungeachtet dieser Sachverhalte stellt sich nach wie vor die Frage, was nun die Verbreitung von BGF maßgeblich beeinflusst. Dass ein hohes Sozialkapital einer Organisation die Bereitschaft für BGF fördert, wurde bereits angedeutet, aber gilt dies auch im umgekehrten Fall, dass ein niedriges Sozialkapital die Verbreitung von BGF behindert?

Wir nähern uns der Frage nach möglichen Einflussfaktoren auf die Verbreitung von BGF organisationstheoretisch, indem wir das **Wesen** der Organisationen zu ergründen versuchen.

Die Organisationstheorie reflektiert die Organisationspraxis. Vom intuitiven Alltagswissen über Organisationen unterscheidet sie sich durch ein höheres Maß an Systematik und Nachvollziehbarkeit. Als rein gedankliches Gebilde dient sie dazu, den Zweck, die Funktionsweise, das Ent- und Bestehen, den Wandel und die Interaktionen einer Organisation mit ihrer Umwelt zu erklären und zu verstehen [8]. Sie setzt sich aus sehr unterschiedlichen Theorien, Schulen und Ansätzen zusammen.

Anhand ausgewählter, in der Fachliteratur diskutierter Organisationstheorien (Kieser, Scherer, Walter-Busch, Weick und Lang [8]) stellen wir nun Überlegungen zur stagnierenden Verbreitung von BGF an. Thematisch verwandte Organisationstheorien analysieren wir gemeinsam, indem wir sie zu Ansätzen gruppieren (▶ Tab. 31.2).

Die Ansätze der Organisationstheorie verknüpfen wir anhand von fünf Variablen mit BGF (Die Variablen stellen eine Synopse der einschlägigen Literatur

Tab. 31.2 Ansätze der Organisationstheorie. Quelle: [8].

Ansatz	Organisationstheorien
klassische Ansätze	Webers Bürokratiemodell Taylors Scientific Management
soziale Ansätze	Human-Relations-Bewegung Human-Resources-Bewegung
situative Ansätze	Kontingenztheorie Organisationstypologien
moderne Ansätze	verhaltenswissenschaftliche Entscheidungstheorie neue Institutionenökonomik
systemisch-evolutionäre Ansätze	populationsökologischer Ansatz Weicks Organisationsprozessmodell Luhmanns Systemtheorie über Organisationen
kulturelle Ansätze	Organisationskulturkonzepte Organisationskulturtypologien institutionensoziologische Ansätze der Organisationstheorie

zu BGF dar und spiegeln eindeutig unser Verständnis und unsere Präferenzen zu ihren zentralen Elementen.):

- Anhand der Variable **Rahmenbedingungen für BGF** bringen wir die übergeordneten, allgemein normgebenden Charakteristiken der organisationstheoretischen Ansätze mit BGF in Verbindung.
- Mittels der Variable **Menschenbild** analysieren wir die den unterschiedlichen Ansätzen zugrunde liegenden Annahmen, Vorstellungen und Überzeugungen über „den" Menschen.
- Anhand der Variable **Gesundheitsbegriff** verknüpfen wir die WHO-Gesundheitsdefinition von 1948 [zit. n. 8] mit den unterschiedlichen Annahmen über die Arbeits- und Leistungsfähigkeit der Menschen in den einzelnen Ansätzen.
- Mittels der Variable **Arbeitsorganisation und Arbeitsbedingungen** untersuchen wir, wie Aufgaben, komplexe Tätigkeiten und Handlungen zwischen den Menschen in den Ansätzen aufgeteilt und koordiniert werden und welche Auswirkungen dies auf deren Arbeitsbedingungen hat.
- Anhand der Variable **Führungsverständnis** analysieren wir schließlich, von welchen Ideologien die Manager in den organisationstheoretischen Ansätzen ausgehen und wie gesundheitsförderlich bzw. -schädlich Führung jeweils ist.

Die Verknüpfung der Ansätze der Organisationstheorie mit BGF zeigt folgendes Bild (▶ Tab. 31.3).

Tab. 31.3 Verknüpfung der Ansätze der Organisationstheorie mit betrieblicher Gesundheitsförderung (BGF). Quelle: [8].

Ansätze, BGF-Variablen	Klassische Ansätze	Soziale Ansätze	Situative Ansätze	Moderne Ansätze	Systemisch-evolutionäre Ansätze	Kulturelle Ansätze
Rahmenbedingungen für BGF	• Organisationen als geschlossene Systeme • allgemeingültige Organisationsprinzipien • formale Organisationsgestaltung (Struktur) • Rationalisierung und Effizienz • ökonomische Ziele	• Organisationen als geschlossene Systeme • formale und informale Organisationsgestaltung (Struktur und soziale Beziehungen) • ökonomische und humanitäre Ziele	• Organisationen als offene Systeme (Umweltbezug) • situative Faktoren bestimmen die Organisationsgestaltung (z. B. Größe, Branche) • situative Faktoren beeinflussen die BGF-Eignung von Organisationstypen	• Organisationen als offene Systeme (Umweltbezug) • Organisationen als Systeme rationaler Handlungen und Entscheidungen • Entscheidungsprozesse werden betont	• Organisationen als soziale, zugleich offene und geschlossene Systeme • Evolutionstheoretische Erklärungsansätze • Organisationale Trägheit	• Organisationen als soziale Systeme • Kulturelle Faktoren bestimmen die Organisationsgestaltung (z. B. grundlegende Annahmen, Werte, Rituale, Traditionen). • Kulturelle Faktoren beeinflussen die BGF-Eignung von Organisationstypen.

Fortsetzung ▶

Tab. 31.3 Fortsetzung

Ansätze, BGF-Variablen	Klassische Ansätze	Soziale Ansätze	Situative Ansätze	Moderne Ansätze	Systemisch-evolutionäre Ansätze	Kulturelle Ansätze
Menschenbild	• „Organisationen beschäftigen beliebig austauschbare Arbeitskräfte." • Bild eines rationalen, ökonomischen Menschen • pessimistisches Menschenbild: Menschen sind faul, passiv, regel-gehorsam, abhängig, undiszipliniert. • Befriedigung physiologischer Bedürfnisse	• „Organisationen bestehen aus Menschen." • Bilder eines sozialen und eines nach Selbstentfaltung strebenden Menschen • positives Menschenbild: Menschen sind Persönlichkeiten, sozial, streben nach Selbstverwirklichung und Entfaltung. • Befriedigung physiologischer und sozialer Bedürfnisse	• „Organisationen werden von ihrer jeweiligen Realität bestimmt." • kein bestimmtes Menschenbild, unterschiedlich von Organisationstyp zu Organisationstyp • Organisationsstrukturen bestimmen das Handeln und Verhalten der Organisationsmitglieder.	• „Organisationen bestehen nicht aus Menschen, sondern aus koordinierten Aktivitäten." • Bild eines kühl kalkulierenden, opportunistischen Menschen • Menschen handeln begrenzt rational. • Teilnahme- und Beitragsentscheidungen • Menschen sind nur in Form ihrer Rollen an Organisationen beteiligt.	• „Organisationen bestehen nicht aus Menschen, sondern aus der Kommunikation von Entscheidungen." • Bild eines komplexen Menschen • Menschen sind psychische Systeme, handeln zielinterpretierend, verfügen über begrenzte Informationsverarbeitungskapazitäten. • Menschen werden der Umwelt zugeordnet.	• „Organisationen bestehen aus Menschen mit gemeinsamen Werten, Überzeugungen und Regeln." • Bild eines moralischen Menschen • Menschen bilden Organisationskultur im Kollektiv (Entwicklungsgeschichte). • Menschen leben Organisationskultur unbewusst (Sozialisationsprozess).

Tab. 31.3 Fortsetzung

Ansätze, BGF-Variablen	Klassische Ansätze	Soziale Ansätze	Situative Ansätze	Moderne Ansätze	Systemisch-evolutionäre Ansätze	Kulturelle Ansätze
Gesundheitsbegriff	• negatives Konzept • Dichotom • Mensch als Maschine • Gesundheit als Abwesenheit von physischer Krankheit • körperliche Leistungs- und Arbeitsfähigkeit	• positives Konzept • kontinuierlich • Mensch als Ganzheit • Gesundheit als Zustand körperlichen, psychischen und sozialen Wohlbefindens • Gesundheit als Ressource für das tägliche Leben	• Ob positives oder negatives Konzept bleibt offen. • Situationsfaktoren beeinflussen die gesundheitlichen Verhaltensweisen der Organisationsmitglieder.	• Ob positives oder negatives Konzept bleibt offen. • Mensch als Rollenträger (Organisationsmitglied) • Gesundheit als Zustand optimaler Leistungsfähigkeit zur Erfüllung von Aufgaben und Rollen	• positives Konzept • Mensch als Umwelt • Gesundheit als Anpassung auf verschiedenen Ebenen, Fähigkeit, Umwelt- und soziale Anforderungen und Belastungen zu bewältigen • Gesundheit wird zum Thema, wenn die Kommunikationsweise dem jeweiligen System angemessen ist.	• Ob positives oder negatives Konzept bleibt offen. • Kulturelle Faktoren beeinflussen den Wert, der Gesundheit beigemessen wird. • Gesundheit wird zum Thema, wenn sie mit den Zielwerten der Organisation kompatibel ist (z. B. Verantwortung, Wirtschaftlichkeit).

Fortsetzung ▶

Tab. 31.3 Fortsetzung

Ansätze, BGF-Variablen	Klassische Ansätze	Soziale Ansätze	Situative Ansätze	Moderne Ansätze	Systemisch-evolutionäre Ansätze	Kulturelle Ansätze
Arbeitsorganisation und Arbeitsbedingungen	• effiziente Arbeitsorganisation durch Arbeitsteilung und penibel kalkulierte Arbeitsabläufe • zu wenig vollständige Tätigkeiten (z. B. Monotonie) Zusatzaufwand, Dequalifizierung, Fremdbestimmung • hierarchischer Druck	• Gruppenarbeitskonzepte • Aufgabenerweiterung • soziale Unterstützung • Entscheidungs- und Kooperationsanforderungen • vollständige Tätigkeiten • Gratifikationen • Organisationsentwicklung, Humanisierung der Arbeit	• Unterschiedliche Organisationstypen und Arbeitsformen können je nach Situation mehr oder weniger erfolgreich sein.	• Komplexitäts- und Unsicherheitsreduktion durch Arbeitsteilung, Standardisierung, etc. • evtl. opportunistisches Verhalten der Führungskräfte gegenüber ihren Mitarbeitern • begrenzte Duldung gesundheitsgefährdender Arbeitsbedingungen	• Abgrenzung der Organisationsmitglieder vor der Umwelt (z. B. eigene Fehler, störende Einflüsse) • Organisationen können von ihren Mitgliedern sonst Unwahrscheinliches erwarten (z. B. konsequente Zielverfolgung). • Entscheidungsprämissen koordinieren und reduzieren Kontingenz und Komplexität.	• Kulturelle Faktoren beeinflussen Arbeitsorganisation und Arbeitsbedingungen. • Kulturell geprägte Arbeitsorganisation und Arbeitsbedingungen beeinflussen Gesundheitszustände (z. B. Tätigkeitsspielräume, Informations- und Kommunikationsspielräume, Lern- und Entwicklungsmöglichkeiten, Sinnstiftung).

Tab. 31.3 Fortsetzung

Ansätze, BGF-Variablen	Klassische Ansätze	Soziale Ansätze	Situative Ansätze	Moderne Ansätze	Systemisch-evolutionäre Ansätze	Kulturelle Ansätze
Führungsverständnis	• direktiver Führungsstil • Weisung und Kontrolle • hierarchischer Druck • Misstrauenskultur • Führung fördert „Non-Empowerment" und Abhängigkeit • monetäre Arbeitsanreize, (Prämien) als Belohnung • Bestrafungen	• mitarbeiterorientierter, partizipativer, kooperativer Führungsstil • „Management durch Integration und Selbstkontrolle" • kollektive Zielvereinbarungen • monetäre und nicht monetäre Belohnungen	• Führungskräfte gestalten Strukturen, Strukturen sichern die Macht der Führungskräfte. • Gestaltungsmöglichkeiten der Führungskräfte sind beschränkt, da die Strukturen einer „inneren Logik" unterworfen sind (Weiterentwicklungen).	• Anreiz- und Beitragssysteme • Indifferenzzone • kollektive Entscheidungsprozesse • symbolisches Management zur Zielorientierung	• Mitgliedschaft legitimiert zur Teilhabe und zieht die Grenze zur Umwelt. • Selbststeuerung • Ziele und rationales Handeln sind auf Organisationsebene nicht möglich. • Organisationale Entscheidungen sind das Ergebnis sozialer Kommunikation.	• Führungskräfte prägen die Organisationskultur (insbesondere Gründerpersönlichkeiten). • Führungskräfte beeinflussen Gesundheit, Wohlbefinden, Leistungsfähigkeit und -bereitschaft der Mitarbeiter. • Direkte Vorgesetzte beeinflussen am meisten.

31.3.1 Klassische Ansätze der Organisationstheorie und BGF

Zu den klassischen Ansätzen der Organisationstheorie zählen wir Webers Bürokratiemodell und Taylors Scientific Management. Bürokratische und tayloristische Prinzipien finden sich in vielen modernen Organisationen, ausgedrückt etwa in Qualitätsmanagementnormen, Wissensmanagementinstrumenten und Benchmarking. Rationalisierung und Effizienz, Standardisierung und Arbeitsteilung kennzeichnen diese Ansätze. Der Mensch wird als Maschine betrachtet. Das Wesen klassischer Ansätze kann mit dem Motto „Organisationen beschäftigen beliebig austauschbare Arbeitskräfte" charakterisiert werden.

Die Verknüpfung klassischer Ansätze mit BGF zeigt, welche gesundheitsschädlichen Wirkungen Arbeit haben kann. Somit bieten Organisationen, die klassischen Ansätzen folgen, keine optimalen Voraussetzungen für die Verbreitung von BGF. Klassische Organisationsprinzipien stehen mit langfristiger Ressourcenaufwendung für die Mitarbeitergesundheit im Widerspruch. Das Unterbinden eigenständigen Denkens und Disziplinierungsbestrebungen verhindern Partizipation und Empowerment. Allein zur Reduktion des Risikos von Schädigungen durch monotone Arbeitsbedingungen könnte BGF interessant sein. Die Arbeitsbedingungen selbst zu verändern, widerspricht dem Selbstverständnis klassischer Ansätze, da die Organisationsstruktur als gegebenes, unveränderliches Rahmengefüge angesehen wird und sich die Menschen der Organisation anzupassen haben, nicht umgekehrt [8].

31.3.2 Soziale Ansätze der Organisationstheorie und BGF

Die Human Relations-Bewegung und die Human Resources-Bewegung ordnen wir den sozialen Ansätzen der Organisationstheorie zu. Hier stehen informale soziale Beziehungen, menschliche Bedürfnisse, das Streben nach Selbstverwirklichung, Identität und persönlicher Reife sowie die Würde des Menschen im Vordergrund. Der Mensch wird als Persönlichkeit betrachtet. Im Gegensatz zu Organisationen, die nach dem Bürokratiemodell oder dem Scientific Management funktionieren und lediglich „beliebig austauschbare Arbeitskräfte" beschäftigen, die es nur solange zu fördern wert ist, solange sie ihre Arbeitskraft produktiv zur Verfügung stellen (können), bestehen Organisationen den sozialen Ansätzen zufolge „aus Menschen", deren berufliches wie privates Leben und deren soziale Beziehungen bedeutsam sind.

Die Verknüpfung sozialer Ansätze mit BGF zeigt, dass Arbeit auch in hohem Maße gesundheitsförderlich wirken kann. Soziale Unterstützung, die Förderung von Entfaltungsmöglichkeiten, Selbstständigkeit und Eigeninitiative gewinnen an Bedeutung. Den Menschen wird Verantwortungs- und Verausgabungsbereitschaft, Urteilsvermögen, Selbstdisziplin und -kontrolle zugebilligt. Vollständige Tätigkeiten, Aufgabenerweiterung und Gruppenarbeitskonzepte treten an die Stelle von Monotonie, Arbeitsteilung und klassischer Reihenfertigung. Somit bieten soziale Ansätze nahezu perfekte Anknüpfungspunkte für BGF, insbesondere für verhältnisbezogene Interventionen zur Veränderung von Arbeitsbedingungen und für Organisationsentwicklung. Kritiker könnten einwenden, dass Organisationen, die sozialen Ansätzen folgen, keinerlei BGF-Interventionen benötigen und somit auch kein Interesse an BGF haben, da sie per se gesundheitsförderlich sind. Es darf jedoch davon ausgegangen werden, dass auch bereits gesundheitsförderliche Organisationen dazu in der Lage sind, ihr gesundheitsförderliches Potenzial zu steigern und dass BGF schlicht deshalb wenig verbreitet ist, weil solche Organisationen selten sind [8].

31.3.3 Situative Ansätze der Organisationstheorie und BGF

Zu den situativen Ansätzen der Organisationstheorie fassen wir die Kontingenztheorie und Organisationstypologien (z. B. Blaus und Scotts „Cui bono", Etzionis Willfährigkeitskategorien, Mintzbergs Strukturtypen) zusammen. In diesen wird die Situationsabhängigkeit (Kontingenz) von Organisationen betont. Parallel existierende Organisationen werden hinsichtlich verschiedener Faktoren typisiert (z. B. Größe, Branche, Region, wirtschaftliche Lage). Es wird deutlich, dass es die eine, optimale Organisationsgestaltung nicht gibt, sondern dass je nach Situation verschiedenste Organisationsformen erfolgreich sein können. Das Wesen situativer Ansätze kann demnach mit dem Motto „Organisationen werden von ihrer jeweiligen Realität bestimmt" charakterisiert werden.

Die Verknüpfung situativer Ansätze mit BGF verdeutlicht, dass die jeweilige Situation, in der sich eine Organisation gerade befindet, in der Konzeption von BGF-Projekten berücksichtigt werden sollte. Wenn also unterschiedliche situative Faktoren unterschiedliche Organisationsstrukturen bewirken, sind je nach Situation unterschiedliche Organisationsformen erfolgreich, für welche infolgedessen unterschiedliche BGF-Maßnahmen angeboten werden sollten. Schon **vor** dem Start eines BGF-Projekts bedarf es also einer Typisierung der jeweiligen Organisation, um ihre BGF-Reife zu analysieren und die „richtigen" – also die zur Organisation passenden – BGF-Maßnahmen auszuwählen. Hierdurch erhöhen sich wohl die Realisierungschancen von BGF, sowohl in Projektform als auch als Daueraktivität, und folglich auch ihre Verbreitung [8].

31.3.4 Moderne Ansätze der Organisationstheorie und BGF

Die Verhaltenswissenschaftliche Entscheidungstheorie und die Neue Institutionenökonomik zählen wir zu den modernen Ansätzen der Organisationstheorie. Hier stehen rationale Handlungen und Entscheidungen im Vordergrund. Menschen werden als begrenzt rational, sich opportunistisch verhaltend und risikoneutral charakterisiert. Im Grunde geht es in den modernen Ansätzen aber gar nicht um Menschen, zumindest nicht um Menschen als Ganzheiten, sondern schlicht um die Koordination menschlicher Aktivitäten zur besseren Organisationsgestaltung. Das Wesen moderner Ansätze kann mit dem Motto „Organisationen bestehen **nicht** aus Menschen, sondern aus koordinierten Aktivitäten" beschrieben werden.

Die Verknüpfung moderner Ansätze mit BGF erbringt die geringsten Erträge, zeigt sie doch, dass Menschen als Ganzheiten und folglich auch ihre Gesundheit nicht bedeutend genug sind, um in diesen Ansätzen thematisiert zu werden. Es gelingt nicht zufriedenstellend, Bezüge zur Mitarbeitergesundheit herzustellen, da hier für BGF wesentliche Themen wie Arbeitsorganisation, Arbeitsbedingungen und Führung außen vor gelassen werden. Die Koordination menschlicher Aktivitäten zur besseren Organisationsgestaltung schließt Verantwortungsübernahme für die Mitarbeitergesundheit oder Sich-Kümmern um das Wohlbefinden der Rollenträger eben nicht mit ein. Somit stellen die modernen Ansätze der Organisationstheorie für BGF und ihr Ziel, *„Healthy People in healthy Organisations"* [8], kein ergiebiges Feld dar [8].

31.3.5 Systemisch-evolutionäre Ansätze der Organisationstheorie und BGF

Organisationstheorien, die auf system- und evolutionstheoretischen Überlegungen beruhen, verdichten wir zu den systemisch-evolutionären Ansätzen. Hierzu zählen der Populationsökologische Ansatz, Weicks Organisationsprozessmodell und Luhmanns Systemtheorie über Organisationen. Gemeinsam ist diesen Ansätzen, dass sie sich vom rationalen Organisationsverständnis klassischer und situativer Ansätze distanzieren, am Gedankengut moderner Ansätze anknüpfen und – für BGF wiederum ungünstig – Menschen als Ganzheiten außer Acht lassen. Das Wesen systemisch-evolutionärer Ansätze kann mit dem Motto „Organisationen bestehen **nicht** aus Menschen, sondern aus der Kommunikation von Entscheidungen" charakterisiert werden.

Die Verknüpfung systemisch-evolutionärer Ansätze mit BGF verdeutlicht, dass BGF, sofern sie nachhaltig sein soll, an die Kommunikationsweise der jeweiligen Organisation angepasst werden sollte. Ebenso wie die modernen Ansätze stellen die systemisch-evolutionären Ansätze kein ergiebiges Feld für BGF dar. Auch hier gelingt es nicht zielführend, Bezüge zur Mitarbeitergesundheit herzustellen, da wiederum weder Arbeitsorganisation noch Arbeitsbedingungen oder Führung – geschweige denn Gesundheit – in ausreichendem Maße thematisiert werden. Allerdings findet sich in Luhmanns Systemtheorie über Organisationen ein wichtiger Hinweis für die praktische Umsetzung der BGF. Demnach gilt es zu beachten, dass Gedanken, Ideen und Visionen von Personen erst dann umgesetzt werden können, wenn sie in eine Kommunikationsweise transformiert werden, die dem jeweiligen System angemessen ist. Soll die Verbreitung von BGF gesteigert werden, muss also darauf Acht gegeben werden, dass BGF in den Regel- und Entscheidungskontext der Organisation integriert wird [8].

31.3.6 Kulturelle Ansätze der Organisationstheorie und BGF

Zu den kulturellen Ansätzen der Organisationstheorie zählen wir das Organisationskulturkonzept in seinen verschiedenen Ausprägungen, Organisationskulturtypologien (z. B. Deals und Kennedys Kulturtypologie, Handys und Harrisons Kulturtypen) und die institutionensoziologischen Ansätze der Organisationstheorie. Soll das soziale System **Organisation** möglichst realistisch erfasst werden, reicht es den kulturellen Ansätzen zufolge – im Unterschied zu allen anderen organisationstheoretischen Ansätzen – nicht aus, nur die beobachtbare Realität in einer Organisation zu studieren. Vielmehr müssen subtile, nicht sichtbare, nicht rational begreifbare und schon gar nicht einfach objektivierbare kulturelle Faktoren mitberücksichtigt werden. Den sozialen Ansätzen folgend, kann das Wesen kultureller Ansätze mit dem Motto „Organisationen bestehen aus Menschen mit gemeinsamen Werten, Überzeugungen und Regeln" beschrieben werden.

Die Verknüpfung kultureller Ansätze mit BGF fällt sehr ergiebig aus, da den Mitarbeitern, ihren Beziehungen untereinander, ihrem Verhältnis zu den Führungskräften und ihren geteilten Annahmen hohe Bedeutung zukommt, höhere als in allen anderen Ansätzen der Organisationstheorie. Im Vergleich zu den anderen Ansätzen ist das Organisationskulturkonstrukt darüber hinaus für empirische Zugänge zu Organisationsfragen eher anwendbar. Organisationskultur per se ist jedoch weder gut oder schlecht noch förderlich oder hemmend für BGF. Die Analyse kultureller Ansätze insgesamt informiert lediglich darüber, welche Themen hier von Bedeutung sind und welche eben nicht. Erst die Unterscheidung verschiedener Organisationskulturtypen – und somit die Berücksichtigung der jeweiligen Realität einer Organisation – gibt Aufschluss darüber, ob eine Kultur förderlich oder hemmend für BGF ist.

Unter Rückgriff auf Weissmanns empirisches Kultur-Modell [8] unterscheiden wir vier Organisationskulturtypen. Diese ordnen wir entlang eines **Kontinuums der Gesundheitsförderlichkeit von Organisationskulturen** vom Pol **gesundheitsförderliche Organisationskultur** zum Pol **nicht gesundheitsförderliche Organisationskultur** in der Reihenfolge **Community – Taskforce – Patriarchat – Bürokratie** an. Als Querverbindung zu den anderen Ansätzen der Organisationstheorie sei hier angemerkt, dass in der **Community** die Person das zentrale Element darstellt, in der **Taskforce** die Aufgabe, im **Patriarchat** die Macht und in der **Bürokratie** die Rolle. Grob lässt sich sagen, je selbstorganisierter eine Organisation ist, desto näher ist sie dem gesundheitsförderlichen Pol und desto mehr Anknüpfungspunkte bietet sie für BGF. In Abhängigkeit von den gesundheitsbezogenen Einstellungen und Werten der Mitarbeiter ist BGF hier sowohl in verhaltens- als auch in verhältnisbezogener Form, als Organisationsentwicklungsinstrument ebenso wie als Managementinstrument (BGM) einsetzbar. Je hierarchischer eine Organisation hingegen ist, desto näher befindet sie sich am nicht gesundheitsförderlichen Pol und desto weniger Anknüpfungspunkte für BGF bietet sie. Wenig komplexe, verhaltensbezogene BGF-Maßnahmen dürften hier am ehesten umzusetzen sein, da diese weder eine Gefahr für den Machtanspruch der Führungsperson in **Patriarchaten** bedeuten noch die gewohnten Organisationsabläufe in **Bürokratien** in Frage stellen. Um BGF für Organisationen erstrebenswert zu machen und damit ihre Verbreitung zu erhöhen, bedarf es also einer **gesundheitsförderlichen Organisationskultur**: einer Kultur also, in der Gesundheit einen Wert darstellt [8].

31.4 Schlussfolgerungen und Fazit

Die Verbreitung von BGF in Deutschland ist aus den hier dargestellten Untersuchungen letztlich nicht exakt zu beziffern. Neben Problemen der Begriffsbestimmung, was denn nun zu BGF zu zählen ist und was nicht, dürften forschungsmethodische Ursachen die zum Teil stark variierenden Angaben zur Verbreitung erklären. Warum Maßnahmen der Gesundheitsförderung in Unternehmen der gleichen Branche und Größe unterschiedlich vorzufinden sind, ist weitgehend ungeklärt.

Vor dem Hintergrund des gegenwärtigen Wissensstandes über **BGF und Organisationen** geben die kulturellen Ansätze der Organisationstheorie aber sinnvolle Hinweise für die Verbreitung von BGF. Die Ursache für die Stagnation liegt wohl in den Organisationen selbst begründet. Organisationen unterscheiden sich unabhängig von ihrer Größe, Branche, Region oder wirtschaftlichen Lage anhand von kulturellen Merkmalen, die nicht willentlich verändert werden können, sondern durch grundlegende Annahmen, Werte, Normen, Überzeugungen, Einstellungen und Regeln der Menschen, die das soziale System **Organisation** bilden, geprägt werden. Nicht alle Organisationen verfügen über gleich günstige Rahmenbedingungen für BGF. Nicht alle Organisationen verwenden dieselben Gesundheitsbegriffe. Auch liegt nicht allen Organisationen dasselbe Menschenbild zugrunde. Daraus folgt, dass Arbeitsorganisation und Arbeitsbedingungen in unterschiedlichen Organisationen höchst unterschiedlich gestaltet sind und die Führungsverständnisse der Leitungspersonen teils weniger, teils erheblich variieren. Einige Organisationen sind an der Gesundheit, dem Wohlbefinden oder den Bedürfnissen ihrer Mitarbeiter interessiert, andere nicht. Einige Organisationen betonen die gemeinsame Verantwortung für die Mitarbeitergesundheit, viele dagegen betonen die **Eigenverantwortung** der Individuen. Einige Organisationen investieren in ihre Mitarbeiter, weil sie etwa Lohnkosten durch zu hohe Ausfallzeiten reduzieren oder die Mitarbeiter an sich binden möchten, andere nicht. Die Beispiele zeigen, dass der Wert, der dem Thema **Gesundheit** in unterschiedlichen Organisationen beigemessen wird – und damit die Realisierungschancen für BGF – in hohem Maße kulturell geprägt ist.

Die im vorigen Kapitel eingangs formulierte These, dass ein hohes Sozialkapital einer Organisation die Bereitschaft für BGF fördert, gilt also wohl auch im umgekehrten Fall. Wenn BGF zur Kultur einer Organisation passt, erhöhen sich ihre Realisierungschancen; wenn BGF hingegen nicht mit der vorherrschenden Kultur kompatibel ist, verringern sie sich. Soll die Verbreitung von BGF gesteigert werden, müssen künftig also die organisationalen Voraussetzungen der Organisationen in der Konzeption von BGF-Projekten berücksichtigt werden. Um den Organisationen nicht ohne Beachtung ihres Kontexts und den Menschen nicht ohne Berücksichtigung ihrer Überzeugungen **Standard-BGF-Projekte** aufzuoktroyieren, ist es wichtig, die Gesundheit der Menschen und Organisationen um ihrer selbst willen zu fördern und gleichzeitig zu akzeptieren, dass schlicht nicht alle sozialen Systeme dazu bereit und gewillt sind.

Abschließend kann resümiert werden, dass die kulturellen Ansätze der Organisationstheorie zur Diskussion über Ursachen für die stagnierende Verbreitung von BGF einen systematischen Beitrag leisten können. Mit Blick auf BGF bedarf der Organisationskulturansatz jedoch zweifelsohne einer Weiterentwicklung in Richtung einer „gesundheitsförderlichen Unternehmenskultur".

31.5 Literatur

[1] Alpers S. Beanspruchung, Ressourcen und Gesundheit von mittleren Führungskräften [Dissertation]. Karlsruhe: Universität Karlsruhe; 2009
[2] Ansmann L, Jung J, Nitzsche A et al. Zusammenhänge zwischen der Betriebsstruktur und Betrieblichem Gesundheitsmanagement in der Informationstechnologie- und Kommunikationsbranche. Gesundheitswesen 2012; ohne Seitenzahl, DOI: 10 1055/s-0031-1 271 714
[3] Bechmann S, Jäckle R, Lück P, Herdegen R. IGA-Report 20. Motive und Hemmnisse für Betriebliches Gesundheitsmanagement (BGM). Umfrage und Empfehlungen (2010). Im Internet: http://www.iga-info.de/fileadmin/Veroeffentlichungen/iga-Reporte_Projektberichte/iga_report_20_Umfrage_BGM_KMU_final_2011.pdf; Stand: 29.01.2012
[4] Beck D, Schnabel PE. Verbreitung und Inanspruchnahme von Maßnahmen zur Gesundheitsförderung in Betrieben in Deutschland. Gesundheitswesen 2010; 72: 222–227
[5] Bödeker W, Hüsing T. IGA-Report 12. Einschätzungen der Erwerbsbevölkerung zum Stellenwert der Arbeit, zur Verbreitung und Akzeptanz von betrieblicher Prävention und zur krankheitsbedingten Beeinträchtigung der Arbeit – 2007 (2008). Im Internet: http://www.iga-info.de/fileadmin/Veroeffentlichungen/iga-Reporte_Projektberichte/iga-Report_12_iga-Barometer_Umfrage_Beschaeftigte_Stellenwert_Arbeit_Praeventionsmassnahmen_Praesentismus.pdf; Stand: 29.01.2012
[6] Faller G. Wie verbreitet ist die Betriebliche Gesundheitsförderung wirklich? Prävention 2011; 34: 75–79
[7] Frey D. Ergebnisbericht der Arbeitsgruppe 4: Auftrag, Problemverständnis und Handlungsschwerpunkte betrieblicher Akteure – Implementierung des betrieblichen Gesundheitsmanagements in Klein-, Mittel- und Großunternehmen. In: Bertelsmann Stiftung, Hans-Böckler-Stiftung, Hrsg. Zukunftsfähige betriebliche Gesundheitspolitik. Vorschläge der Expertenkommission. 4. Aufl. Gütersloh: Bertelsmann Stiftung; 2004
[8] Goldgruber J. Organisationsvielfalt und betriebliche Gesundheitsförderung: Eine explorative Untersuchung. Wiesbaden: Gabler; 2012
[9] Graf H, Grote V. Betriebliche Gesundheitsförderung als Personal- und Organisationsentwicklung in Klein- und Mittelunternehmen aus Sicht von Führungspersonen (2003). Im Internet: http://www.top-in-form.at/media/Vpc_Basic_DownloadTag_Component/9-228-370-downloadTag/default/ad789cc371a0b46a04 525baa587e2af5/1 291 249 500/Studie_BGF.pdf; Stand: 20.01.2012
[10] Gröben F, Wenninger S. Betriebliche Gesundheitsförderung im öffentlichen Dienst: Ergebnisse einer Wiederholungsbefragung von Führungskräften in Hessen und Thüringen. Präv Gesundheitsf 2006; 1: 94–98
[11] Hollederer A. Betriebliche Gesundheitsförderung in Deutschland – Ergebnisse des IAB-Betriebspanels 2002 und 2004. Gesundheitswesen 2007; 69: 63–76
[12] Jung J, Nitsche A, Ernstmann N et al. The relationship between perceived social capital and the health promotion willingness of companies: a systematic telephone survey with chief executive officers in the information and communication technology sector. J Occup Environ Med 2011; 53: 318–323
[13] Kliche T, Kröger G, Meister R. Die Implementation Betrieblicher Gesundheitsförderung in Deutschland: Stand, Hürden und Strategien – ein Überblick. In: Kirch W, Middeke M, Rychlick R, Hrsg. Aspekte der Prävention. Stuttgart: Thieme; 2010: 224–235

[14] Köhler T, Janßen C, Plath S et al. Determinanten der betrieblichen Gesundheitsförderung in der Versicherungsbranche: Ergebnisse einer Vollerhebung bei deutschen Versicherungen im Jahr 2006. Gesundheitswesen 2009; 71: 722–731

[15] Plath S, Köhler T, Krause H et al. Prevention, health promotion and worksite health management in German banks: Results from a nationwide representative survey. J Public Health 2008; 16: 195–203

[16] Schnell R, Hill PB, Esser E. Methoden der empirischen Sozialforschung. 9. Aufl. München: Oldenbourg; 2011

[17] Siegrist J, Dragano N. Berufliche Belastungen und Gesundheit. In: Wendt C, Wolf C, Hrsg. Soziologie der Gesundheit. Wiesbaden: VS; 2006: 109–124

[18] Ulmer J, Groeben F. Work place health promotion – a longitudinal study in companies placed in Hessen and Thueringen. J Public Health 2005; 13: 144–152

[19] Zelfel RC, Alles T, Weber A. Gesundheitsmanagement in kleinen und mittleren Unternehmen – Ergebnisse einer repräsentativen Unternehmensbefragung. Gesundheitswesen 2011; 73: 515–519

[20] Zok K. Stellenwert und Nutzen betrieblicher Gesundheitsförderung aus Sicht der Arbeitnehmer. In: Badura B, Schröder H, Vetter C, Hrsg. Fehlzeiten-Report 2008: Betriebliches Gesundheitsmanagement: Kosten und Nutzen. Heidelberg: Springer; 2009: 85–100

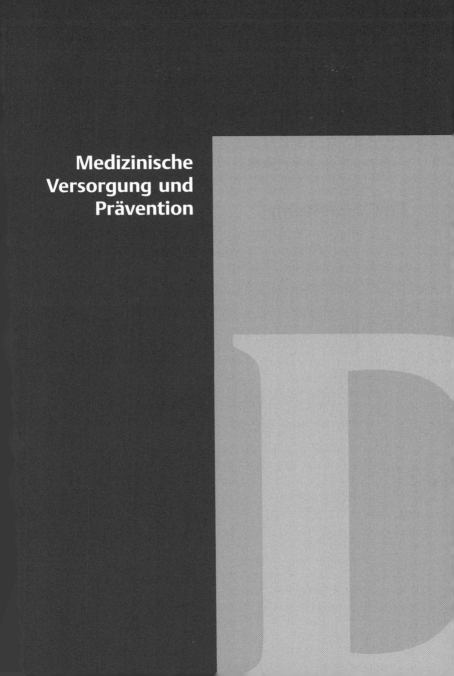

Medizinische Versorgung und Prävention

32 Patientenorientierte Versorgungsforschung – Grundlagen, Methoden und Perspektiven

Dominik Ose, Tobias Freund, Eva Winkler, Sabine Ludt

32.1 Einleitung

Mit dem Bedeutungsgewinn von Versorgungsforschung seit Ende der 1990er Jahre war auch die Hoffnung verbunden, die Rolle des Patienten in der gesundheitlichen Versorgung nachhaltig zu stärken. Diese Erwartung wurde auch dadurch getragen, dass sich mit der Gesundheitsreform 2000 ein Umdenken in der Gesundheitspolitik zeigte. Während Reformen zuvor auf die Steuerung der Gesundheitsversorgung durch die Beeinflussung der Angebotsseite abzielten, wurde mit dieser Reform der Versuch unternommen, Patientenbedürfnisse stärker zu berücksichtigen. Maßnahmen dazu waren etwa die gesetzliche Festschreibung von unabhängiger Patientenberatung oder die Förderung von Patientenschulungen für chronisch Kranke. Diese und andere Entwicklungen haben bis heute dazu geführt, dass im Selbstverständnis des Gesundheitssystems in Deutschland an die Stelle einer paternalistischen Arzt-Patienten-Beziehung ein partnerschaftliches Verhältnis und an die Stelle einer anbieterorientierten eine patientenorientierte Gesundheitsversorgung getreten sind.

Sind wir also gerüstet für die Gesundheitsversorgung von 2030? Häufig übersehen wird leider, dass bis heute kein anerkanntes Konzept einer patientenorientierten Gesundheitsversorgung existiert. Einigkeit besteht oftmals nur darüber, was Patientenorientierung bzw. Patientenzentrierung nicht ist: Arztzentriert, krankheitszentriert, technologiezentriert, krankenhauszentriert [23]. (In der englischsprachigen Literatur wird anstelle des in Deutschland etablierten Begriffs „Patientenorientierung" eher von „Patient centred Care" gesprochen. Konzeptionell liegen den jeweiligen Begriffen aber ähnliche Überlegungen zugrunde. Zur Gewährleistung der Nachvollziehbarkeit wird im Nachfolgenden immer der Begriff Patientenorientierung verwendet.)

Aber was bedeutet das für die weitere Entwicklung? Welche Rolle soll und kann die Versorgungsforschung übernehmen? Diesen und anderen Fragen soll im Folgenden nachgegangen werden. Dazu werden zunächst der Entwicklungsstand von Patientenorientierung und Versorgungsforschung in den Blick genommen, Problemfelder benannt und abschließend Perspektiven zur Weiterentwicklung aufgezeigt.

32.2 Patientenorientierung

Nicht selten wird die Frage danach, was „Patientenorientierung" denn nun eigentlich bedeutet, sehr unterschiedlich beantwortet. In Abhängigkeit vom Ansprechpartner werden Aspekte wie Kundenorientierung, Selbstbestimmung oder Patienteninformation genannt. Eine Ursache für diese Situation ist auch, dass unserem heutigen Verständnis von Patientenorientierung unterschiedliche Entwicklungslinien zugrunde liegen, deren Einflüsse bis heute viel Spielraum für Interpretationen ermöglichen. Retrospektiv betrachtet können – wenn auch nicht trennscharf – eine eher ethisch und demokratisch orientierte und eine eher ökonomisch und wettbewerbsorientierte Entwicklung unterschieden werden.

Ausgangspunkt für eine eher ethisch und demokratisch orientierte Entwicklung sind bürgerliche Protest- und Selbsthilfebewegungen mit Beginn der 1970er Jahre. Deren Kritik richtete sich gegen die Bevormundung durch Experten im Gesundheitssystem [13] und gegen die verkrusteten Strukturen des gesundheitlichen Versorgungswesens. Seit Anfang der 1980er Jahre stellten die aus der Protestbewegung hervorgegangen Patienten- und Selbsthilfeverbände die Forderung auf, als gleichberechtigte Partner in der gesundheitlichen Versorgung akzeptiert und aktiv an Gestaltungs- und Entscheidungsprozessen im Gesundheitswesen beteiligt zu werden [21]. Schließlich forderte auch der Sachverständigenrat für die konzertierte Aktion im Gesundheitswesen (SVR), den Patienten in den Mittelpunkt des für ihn unterhaltenen Gesundheitssystems zu stellen [19].

Ausgangspunkt einer wettbewerbsorientierten ökonomischen Entwicklung sind die Bemühungen des Gesetzgebers den Finanzierungs- und Qualitätsdefiziten im Gesundheitswesen durch zahlreiche Gesetze zur Kostendämpfung und die Einführung von Marktmechanismen im Gesundheitswesen zu begegnen. Die mit Beginn der 1990er Jahre forcierte wettbewerbs- und marktorientierte Umstrukturierung des Gesundheitswesens beschleunigte diesen Trend und wurde von tiefgreifenden Wandlungsprozessen auf der Mikroebene der gesundheitlichen Versorgung begleitet [12]. Im „Dienstleistungssektor Gesundheitswesen" werden Patienten nun zu Kunden erklärt und sollen die Leistungserbringer die Bedürfnisse von Patienten stärker berücksichtigen.

Kunden- bzw. patientenorientiertes Qualitätsmanagement wird so zum gesundheitspolitischen Leitthema der 1990er Jahre [3].

Wenn auch auf den ersten Blick nicht offensichtlich, weisen beide Entwicklungslinien konzeptionelle und sprachliche Überschneidungen auf. Insbesondere das Recht auf Selbstbestimmung und die Unterstützung durch Information und Beratung im Gesundheitswesen sind wesentliche Grundannahmen beider Diskurse. Allerdings liegen ihnen sehr unterschiedliche Vorstellungen zugrunde. Während in einem ökonomischen Verständnis Selbstbestimmung eine Voraussetzung zur Auswahl von Gesundheitsleistungen ist, zielt Selbstbestimmung in einem demokratischen Verständnis auf die Beteiligung und Mitgestaltung im Gesundheitssystem ab. Ähnliche Unterschiede lassen sich auch für Information und Beratung beschreiben.

So können diese aus der Perspektive demokratischer Entwicklungstendenzen einen Beitrag zur Auflösung von Informationsasymmetrien zwischen Patienten und Professionellen leisten und gelten als wichtige Grundlage für Selbst- und Mitbestimmung des Patienten im Gesundheitswesen. Demgegenüber übernehmen Information und Beratung aus einer ökonomischen Perspektive eher eine Maklerfunktion zwischen Anbieter und Nachfrager und sind damit eine wesentliche Voraussetzung für Wettbewerb und einen funktionierenden Gesundheitsmarkt.

Prinzipielle Unterschiede bestehen zudem in der generellen Ausrichtung beider Ansätze. Während in der ökonomischen Debatte die Systemperspektive im Vordergrund steht, werden mit dem demokratisch orientierten Diskurs Reformziele aus der Patientenperspektive formuliert. Entsprechend ist aus dieser Perspektive die Etablierung des Patienten als gleichberechtigter Partner im Gesundheitssystem das zentrale Ziel der Reformbemühungen. Demgegenüber sind Effizienz und Qualität des Gesundheitssystems aus der Systemperspektive das übergeordnete Ziel (▶ Tab. 32.1).

Mit dem Gutachten „Bürgerorientierung im Gesundheitswesen", welches sich selbst als „der Versuch einer neuen Synthese zwischen markt- und sozialliberalen Positionen" [1] versteht, wurde Ende der 1990er versucht, beide Ansätze zusammenzuführen. Ein breiter Konsens zum Verständnis von Patientenorientierung wurde allerdings erst mit dem SVR-Gutachten „Optimierung des Nutzerverhaltens durch Kompetenz und Partizipation" erreicht. Mit diesem werden grundlegende Ansätze demokratischer Reformbemühungen mit der Qualität und Wirtschaftlichkeit des Gesundheitswesens verknüpft und die Bezeichnung „Nutzer" als Sammelbegriff für Bürger, Versicherter, Patient, Kunde und Konsument eingeführt [20].

Allerdings ist eine stärkere Nutzerorientierung im Gesundheitswesen mit der Anforderung verbunden, den Nutzer in die Lage zu versetzen, „die Einrichtungen des Gesundheitswesens sinnvoll zu nutzen, selbst zum Erfolg der Be-

32 Patientenorientierte Versorgungsforschung – Grundlagen ...

Tab. 32.1 Entwicklungslinien von Patientenorientierung.

	Ethisch, demokratisch orientiert	Ökonomie-, wettbewerbsorientiert
Perspektive	Patient	System
Leistungsempfänger	Bürger und Patient	Kunde
Zielsetzung	Patienten als gleichberechtigte Partner im Gesundheitssystem	Effizienz und Qualität des Gesundheitssystems
Ausgestaltung	Beteiligung und Mitgestaltung	Gesundheitsmarkt und Wettbewerb
Selbstbestimmung	Grundlage für Beteiligung und Mitgestaltung auf allen Ebenen des Gesundheitssystems	Grundlage zur Auswahl von Gesundheitsleistungen
Partizipation	Grundlage für partnerschaftliches Verhältnis zwischen Patienten und Professionellen	Steigerung der Effizienz durch Externalisierung von Leistungen
Information, Beratung	• Gewährleistung von Transparenz • Auflösung der Informationsasymmetrie zwischen Patienten und Professionellen • Voraussetzung für Selbst- und Mitbestimmung	• Gewährleistung von Transparenz • Maklerfunktion zwischen Anbieter und Nachfrager (Kunde) • Voraussetzung für einen funktionierenden Gesundheitsmarkt

handlung beizutragen und dadurch die Leistungsfähigkeit des Systems zu verbessern" [20]. Entsprechend werden Kompetenz und Partizipation als Schlüsselqualitäten des Nutzers für die Inanspruchnahme des Gesundheitswesens und zur Steuerung der gesundheitlichen Versorgung definiert (▶ Abb. 32.1).

Seit dem Gutachten des SVR ist die Diskussion zur inhaltlichen Ausgestaltung und Konkretisierung von Patientenorientierung auf der Ebene des Gesundheitssystems wenig vorangekommen. Zumindest aber hat sich in den letzten Jahren die Debatte zur Umsetzung patientenorientierter Konzepte im Krankenhaus intensiviert. So existieren mittlerweile umfangreiche Arbeiten zur Gestaltung patientenorientierter Versorgungsprozesse [2], der Weiterentwicklung patientenorientierter Kommunikationsstrukturen [6] oder zur Bedeutung von Patienten-Informations-Zentren [15].

In welchem Zusammenhang und mit welchen Inhalten Patientenorientierung verwendet wird, ist nach wie vor allerdings sehr heterogen. Je nach

D Medizinische Versorgung und Prävention

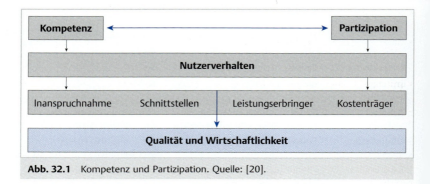

Abb. 32.1 Kompetenz und Partizipation. Quelle: [20].

Kontext wird der Begriff unterschiedlich gefasst. Eher verengt wird Patientenorientierung dabei aus der medizinischen Perspektive betrachtet. Das Ärztliche Zentrum für Qualitätssicherung in der Medizin (ÄZQ) definiert Patientenorientierung als das Bemühen, in einem therapiekonformen Betreuungsprozess die Erwartungen und Bedürfnisse der Patienten kennenzulernen und zu erfüllen [5]. Mit dieser Definition wird die Reichweite von Patientenorientierung deutlich eingeschränkt. So wird Patientenorientierung auf das „Bemühen", individuelle Bedürfnisse zu berücksichtigen, und auf einen „therapiekonformen" Betreuungsprozess reduziert.

Deutlich weiter geht die Sichtweise von Patientenorientierung als „Wahrnehmung der spezifischen Interessen und Bedürfnisse des erkrankten Menschen" sowie seinen Einbezug „in das Geschehen rund um seine Krankheit" [10]. Mit dieser Sichtweise stehen die Einbeziehung und Beteiligung des Patienten als wesentliche Elemente von Patientenorientierung im Mittelpunkt der Betrachtung. Ergänzend zu dieser Sichtweise wird in anderen Publikationen zudem die Bedeutung von Selbstbestimmung betont. Patientenorientierung bedeutet in diesem Zusammenhang „alles dafür zu tun, die Grenzen der Patientenautonomie, wie sie etwa durch Leiden, Schmerzen, Bewusstseinseintrübung usw. bedingt sind, zu erkennen und zu berücksichtigen" [11].

Stärker praxisorientiert und weniger theoriegeleitet werden patientenorientierte Konzepte in der englischsprachigen Literatur diskutiert. Die inhaltliche Ausgestaltung ist dabei immer eng mit den Bedürfnissen und Anforderungen der Patienten verknüpft. Wie zahlreiche Arbeiten zeigen konnten, haben Patienten sehr konkrete Vorstellungen, was Patientenorientierung aus ihrer Perspektive bedeutet. Patienten wollen eine Versorgung, die

- den individuellen Bedarf des Patienten an Behandlung und Versorgung genau betrachtet.

- dem damit verbundenen Bedürfnis nach Information nachgeht und diesem entspricht.
- nach einem ganzheitlichen Verständnis der Lebenssituation des Patienten sucht, d. h. den ganzen Menschen mit seinen emotionalen Bedürfnissen und Lebensfragen in den Blick nimmt.
- mit dem Patienten eine gemeinsame Grundlage und eine gemeinsame Strategie zur Bearbeitung des gesundheitlichen Problems erarbeitet.
- eine kontinuierliche Beziehung zwischen Arzt und Patient fördert [23].

Im Sinne dieser Überlegungen nimmt die individuelle Kommunikation zwischen Professionellen (häufig dem Arzt) und Patienten einen besonderen Stellenwert ein. Allerdings beinhaltet Patientenorientierung mehr als die Fähigkeit des Arztes, empathisch auf den Patienten einzugehen. Vielmehr muss diese Form der Arzt-Patienten-Kommunikation in Versorgungsstrukturen eingebettet sein, welche auch tatsächlich eine partnerschaftliche Beziehung von Ärzten und Patienten ermöglichen.

Insbesondere in den USA entwickelte Konzepte zur Weiterentwicklung regional und kommunal orientierter Versorgungstrukturen haben diesen Ansatz schon im letzten Jahrzehnt aufgegriffen und als wesentlichen Bestandteil integriert. Die bekanntesten Konzepte sind in diesem Zusammenhang das „Chronic Care Model" oder das „Medical Home". Gemeinsam ist diesen Ansätzen, dass grundsätzliche Überlegungen zur konzeptionellen Ausgestaltung im Sinne einer Best Practice aus Studienergebnissen abgeleitet wurden. Auch wenn diese Konzepte noch nicht flächendeckend etabliert werden, zeigen sie zumindest eine Perspektive zur Weiterentwicklung auf.

32.3 Versorgungsforschung

In den letzten Jahren hat sich Versorgungsforschung in Deutschland zu einem eigenständigen Forschungsgebiet entwickelt. Zwar wurden auch schon zuvor versorgungswissenschaftliche Fragestellungen, etwa von Medizinsoziologen oder im Rahmen der Public-Health-Forschung, untersucht. Allerdings zeichnet sich ein zunehmender Bedarf erst seit dem Ende der 1990er Jahre ab [17].

Zentraler Gegenstand der Versorgungsforschung ist die Frage, wie gewährleistet werden kann, dass wissenschaftliche Erkenntnisse zur Gesundheitsversorgung auch tatsächlich beim Patienten ankommen. Im Unterschied zu klinisch kontrollierten Studien (überprüfen medizinische Innovationen unter idealen Bedingungen) betrachtet Versorgungsforschung die Behandlung der Patienten unter Alltagsbedingungen („Real-World"-Studien). Entsprechend ist die Versorgungsforschung kein Ersatz, sondern eine Ergänzung der klinischen Forschung [22].

Welche Aufgaben und Inhalte sich daraus für die Versorgungsforschung ergeben, wird insbesondere im englischsprachigen Ausland schon lange diskutiert. In Deutschland hat sich bis heute folgende Definition durchgesetzt: „Versorgungsforschung ist ein fachübergreifendes Forschungsgebiet, das die Kranken- und Gesundheitsversorgung und ihre Rahmenbedingungen beschreibt und kausal erklärt, zur Entwicklung wissenschaftlich fundierter Konzepte beiträgt, die Umsetzung neuer Konzepte begleitend erforscht und die Wirksamkeit von Versorgungsstrukturen und -prozessen unter Alltagsbedingungen evaluiert" [16]. Entsprechend ist Versorgungsforschung keine eigene Wissenschaft im engeren Sinne, sondern ein Forschungsfeld, das sich methodisch anderer wissenschaftlicher Disziplinen bedient. Dabei haben neben der Medizin insbesondere die Epidemiologie, die Soziologie, die Lernpsychologie und Kommunikationsforschung, Public Health und Pflegewissenschaften eine besondere Bedeutung [17].

Diese interdisziplinäre Perspektive ist notwendig, da medizinische Behandlungsergebnisse nicht monokausal erklärt werden können, sondern immer das Resultat des Zusammenwirkens unterschiedlicher Einflussfaktoren (z. B. medizinische Behandlung, Patientenverhalten, institutionelle Aspekte) sind. Insbesondere institutionelle und organisatorische Faktoren haben bei der Implementierung von Innovationen eine besondere Bedeutung. Nicht selten sind Umsetzungsdefizite im konkreten Versorgungskontext ein Grund dafür, dass wissenschaftliche Erkenntnisse im Versorgungsprozess nicht berücksichtigt werden [22]. Entsprechend sind folgende Fragestellungen mit der Versorgungsforschung verbunden [14]:
- Welche Kranken- und Gesundheitsversorgung ist gegeben?
- Welche Ursachen sind für die gegebene Kranken- und Gesundheitsversorgung verantwortlich?
- Welche sinnvollen Versorgungskonzepte bzw. Interventionen lassen sich auf der Grundlage versorgungswissenschaftlicher Theorien und Ergebnisse entwickeln?
- Welche Implementations- und Umsetzungsprobleme treten bei der Umsetzung der Intervention in das Versorgungssystem auf?
- Wie wirksam sind die Interventionen im Versorgungssystem unter Alltagsbedingungen?

Zur wissenschaftlichen Analyse der Umsetzung von Versorgungskonzepten wird in der Versorgungsforschung oftmals das sogenannte Throughput-Modell verwendet. Dieses ermöglicht eine systematische Betrachtung des Versorgungsbedarfs und der Inanspruchnahme (Input), der Versorgungsstrukturen und -prozesse (Throughput), der erbrachten Versorgungsleistung (Output) und den Zugewinn an Gesundheits- bzw. Lebensqualität (Outcome) [16]. Grundgedanke dieses Ansatzes ist, dass das „Versorgungssystem" als Blackbox Input (etwa Personal, Geld, Patienten) aufnimmt, und diesen durch interne Verarbeitungsprozesse (Throughput) so verändert, dass die gewünschte Versorgungsleistung entsteht (Output) [14].

Insgesamt muss Versorgungsforschung dabei als zyklischer Prozess verstanden werden, an dessen Anfang immer eine Beschreibung der Ausgangssituation steht. Aufbauend darauf ist Gegenstand der Versorgungsforschung, Innovationen in neue Versorgungskonzepte zu übersetzen, deren Umsetzung zu begleiten und die Wirksamkeit zu evaluieren [7].

32.4 Herausforderungen

32.4.1 Patientenorientierung: Ökonomie und Wettbewerb vs. Ethik und Demokratie?

In der kritischen Auseinandersetzung mit Patientenorientierung im Gesundheitswesen steht speziell das Konzept der Nutzerorientierung im Mittelpunkt. Insbesondere mit der Wissens- und Informationsorientierung dieses Ansatzes sind wesentliche Kritikpunkte verbunden. So wurde wiederholt darauf hingewiesen, dass mit bildungsorientierten Konzepten am ehesten mittlere und höhere soziale Schichten erreicht werden. Untere soziale Schichten, die zudem die größere Krankheitslast tragen, werden durch solche Ansätze systematisch ausgegrenzt. Argumentiert wird zudem, dass Information und Beratung zwar eine notwendige, aber keineswegs eine hinreichende Grundlage der Arzt-Patienten-Beziehung sein können. Kranke und pflegebedürftige Menschen müssen auch die Möglichkeit haben, sich schwach zu fühlen und passiv zu verhalten. In dieser Situation möchten sie keine Informationen, sondern eine sorgende und begleitende Unterstützung, Anteilnahme und gesteigerte Aufmerksamkeit [3].

Diese Tatsache wurde bisher in der konzeptionellen Ausgestaltung des Nutzerkonzepts unzureichend berücksichtigt. So sind schon heute folgenreiche Konsequenzen einer zunehmenden Informationsorientierung zu erkennen. Sichtbar wird diese etwa im Verlauf der Krankenhausbehandlung an einer Fülle von Gesprächen zur Aufklärung, an Formularen, Infozetteln und Checklisten und letztendlich dem Unterschreiben der Einverständniserklärung. Nicht selten tritt dabei die Stärkung der Autonomie hinter die formale Absicherung des Krankenhauses zurück. Information in diesem Verständnis dient nicht dem

Interesse des Patienten, sondern schafft Ablaufsicherheit für das Krankenhaus [9].

Schwierigkeiten mit der Einbeziehung des Patienten in Behandlungsentscheidungen zeigen sich zunehmend aber auch in anderen Zusammenhängen. So erfordert die moderne Medizin eine begründete Entscheidung zum Verzicht auf lebensverlängernde Maßnahmen, da sie sonst Gefahr läuft, in unerwünschter Weise das Sterben zu verhindern oder zu verzögern. Während Möglichkeiten zum Schutz vor einer Übertherapie im Zentrum der Diskussion über Entscheidungen am Lebensende stehen, hat die Frage bislang kaum Beachtung gefunden, inwieweit Patienten in die ärztliche Entscheidung zum Therapieverzicht einbezogen werden und ob sie dem Therapieverzicht zustimmen. Die meisten Studien zu Entscheidungen am Lebensende erfassen Einstellungen von Patienten oder Verhaltensabsichten von Ärzten, aber nicht ihr tatsächliches Verhalten [24].

Nicht geklärt ist bis heute auch die Frage, wie Ärzte damit umgehen, wenn therapeutische Entscheidungen von ökonomischen Überlegungen beeinflusst werden. Im Sinne der Einbeziehung des Patienten in die Behandlungsentscheidung müssen Ärzte diese Überlegungen transparent machen. Allerdings ist die Ärzteschaft weder auf die „Rolle des Rationierers" vorbereitet noch stehen bislang ethisch und sozial akzeptierte Lösungen zum Umgang mit dieser Situation zur Verfügung [12]. Entsprechend wird in den letzten Jahren zunehmend gefordert, Ärzte bei ethisch schwierigen Entscheidungssituationen zu unterstützen.

Auch vor diesem Hintergrund gewinnen Ethikberatungsangebote im Gesundheitswesen langsam an Bedeutung. Internationale Erfahrungen zeigen, dass klinische Ethik dabei nicht nur auf fallbezogene Problemlösung limitiert sein darf, sondern Probleme in der Patientenversorgung nachhaltig gelöst werden müssen. Um dies zu gewährleisten, sollten mit der Ethikberatung auch die institutionellen Rahmenbedingungen, Traditionen und Denkmuster der jeweiligen Einrichtung in den Blick genommen werden. Die Frage nach der moralischen Verantwortung des Krankenhauses als Organisation gegenüber ihren Patienten ist daher eine relativ neue. Erst in den letzten 10 Jahren wird diese in der Medizin unter dem Begriff der Organisationsethik erörtert [25].

Deutlich absehbar ist aber, dass diese und andere Fragen zum Umgang mit dem im Konzept der Patientenorientierung angelegten Spannungsverhältnis zwischen Ethik und Ökonomie in Zukunft weiter an Bedeutung gewinnen werden. Insbesondere die Leistungserbringer stehen dabei vor großen Herausforderungen. Während politisch in den letzten 20 Jahren Schritt für Schritt markt- und wettbewerbsorientierte Elemente etabliert wurden, hat sich am gemeinwohlorientierten Anspruch gegenüber den Leistungserbringern wenig verändert. Schon heute ist mit dieser Situation für viele Leistungserbringer ein Zielkonflikt verbunden [15].

Auffällig ist an der öffentlichen Diskussion zum Thema Patientenorientierung auch, dass der Kernprozess medizinischer Leistungserstellung nicht betrachtet wird. Stattdessen stehen häufig Aspekte der Serviceorientierung oder des Qualitätsmanagements im Blickpunkt. Während sich in diesen Bereichen in den letzten Jahren einiges getan hat, wurden Aspekten wie der Etablierung von multiprofessionellen Teams oder einer stärkeren Prozessorientierung weniger Aufmerksamkeit geschenkt. Zwar werden seit über 30 Jahren Veränderungen in diesem Bereich gefordert. Getan hat sich bis heute im Behandlungsprozess aber wenig.

Im Verständnis dieser Sichtweise sollte zukünftig nicht nur der Behandlungsprozess innerhalb einer Einrichtung in den Blick genommen werden, sondern muss Versorgung stärker als Prozess unterschiedlicher Versorgungsangebote und -einrichtungen betrachtet werden. Die Entwicklung von Konzepten, welche diese Anforderungen erfüllen und gleichzeitig die Einbeziehung des Patienten ermöglichen, ist eine wichtige Herausforderung an die Weiterentwicklung patientenorientierter Versorgungsstrukturen.

32.4.2 Versorgungsforschung: Systemperspektive versus Patientenperspektive?

Im Vergleich zu anderen Industrienationen ist Deutschland im Bereich der Versorgungsforschung bis heute ein Entwicklungsland. Zwar wurde in den letzten Jahren viel erreicht, der Grad der Konzeptualisierung bietet dennoch viel Spielraum für die weitere Entwicklung. Fraglich ist beispielsweise, ob und inwieweit die im theoretischen Throughput-Modell angelegte Verengung der Perspektive auf das Versorgungssystem der tatsächlichen Versorgungsrealität entspricht.

Insgesamt auffällig ist an der deutschen Debatte, dass sehr häufig die Systemperspektive eingenommen wird, wenn Ziele und Inhalte von Versorgungsforschung benannt werden. Am deutlichsten ist dies an der deutschen Definition von Versorgungsforschung erkennbar (vgl. [16]). Der Begriff „Patient" wird in dieser nicht verwendet. Aber auch ansonsten wird die aktuelle Debatte zur Stärkung von Versorgungsforschung in Deutschland sehr durch Begrifflichkeiten wie „Effizienz", „Qualität" oder „Ressourcenallokation" geprägt.

Mit dieser Ausrichtung von Versorgungsforschung folgt Deutschland einem internationalen Trend. Zunehmend wird in englischsprachigen Publikationen der Begriff Gesundheitssystemforschung (Health System Research) synonym für Versorgungsforschung (Health Services Research) verwendet. Am Konsequentesten wird diese Entwicklung derzeit von der WHO (World Health Organisation) verfolgt. In ihrem Konzept [18] zur Systematisierung von Forschungsansätzen zur Verbesserung von Gesundheitssystemen (Research to improve Health Systems) taucht der Begriff Versorgungsforschung nur noch am Rande auf.

Ähnliches gilt aber auch für die Entwicklung in der EU. Im aktuellen Abschlussbericht (Mai 2011) des Projektes „Health Services Research into European Policy and Practice" ist ein ganzes Kapitel dem Thema „Health System Research in Europe" gewidmet. Eine Auseinandersetzung mit der Patientenperspektive findet sich demgegenüber nicht. Stattdessen wird – auch in einem eigenen Kapitel – die Bedeutung von Versorgungsforschung zur Information der Politik thematisiert [8]. Auch zu diesem Thema gibt es in Deutschland eine sich entwickelnde Debatte.

Angesprochen wird in diesem Zusammenhang wiederholt die Frage ob und inwieweit Versorgungsforschung von der Politik oder anderen Interessengruppen beeinflusst wird. Einigkeit scheint darin zu bestehen, dass Versorgungsforschung „im Gravitationsfeld unterschiedlicher und zum Teil auch widerstreitender Interessen agiert und gelegentlich auch ganz offen parteiisch sein soll und ist" [17]. Verwiesen wird in diesem Zusammenhang auch auf die Besonderheit von Versorgungsforschung, deren Tätigkeitsfeld quasi per Definition eng mit den Interessen von Leistungserbringern, der Industrie oder politischen Instanzen verknüpft ist. Entsprechend notwendig sei es, mögliche Interessenskonflikte offenzulegen [4].

Einen Schritt weiter geht noch die Forderung, Politik- und Interessensnähe als „konstitutives Element von Versorgungsforschung" zu verstehen [4]. Im Kern ist gegen diese Forderung nichts einzuwenden. Wenn man allerdings bedenkt, dass mit „Interessensnähe" die Nähe zu den Geldgebern (Krankenkassen, Industrie, Klinikketten) gemeint ist, bleibt die Frage offen, wer in diesem Verständnis die Perspektive der Patienten vertritt.

Selbstverständlich und vollkommen zu Recht kann man gegen diese Argumentation einwenden, dass Versorgungsforschung, auch wenn sie aus der Systemperspektive agiert, den Patienten immer im Blick hat. Dennoch bleibt die Tatsache unumstößlich, dass abhängig davon, aus welcher Perspektive Dinge betrachtet werden, andere Schwerpunkte gesetzt werden. In dieser Schwerpunktsetzung ist die Perspektive des Patienten derzeit unterrepräsentiert.

32.5 Perspektiven

Die zurückliegenden Ausführungen sollten zwei Dinge zeigen. Erstens: Bis heute ist oftmals unklar, was patientenorientierte Gesundheitsversorgung tatsächlich bedeutet. Zwar wurde mit dem Konzept der Nutzerorientierung versucht, ethische und ökomische Überlegungen zusammenzuführen. Immer deutlicher werden aber Konfliktfelder erkennbar, die mit diesem Spannungsfeld verbunden sind. Zweitens: Mit dem Bedeutungsgewinn von Versorgungsforschung in Deutschland wurden in den letzten Jahren wichtige Grundlagen geschaffen, Versorgungsaspekte stärker in den Blick zu nehmen. Allerdings steht dabei oftmals eher die Systemperspektive als die Patientenperspektive im Vordergrund.

Entsprechend ist dieser Beitrag ein Plädoyer für eine patientenorientierte Versorgungsforschung und einen Perspektivwechsel. Nicht die Effizienz des Gesundheitssystems, sondern der Patient, seine Lebenswelt, seine Sicht auf das Gesundheitssystem und seine Behandlungsprozesse sowie Möglichkeiten zu seiner Unterstützung stehen im Mittelpunkt patientenorientierter Versorgungsforschung. Diese Sichtweise beinhaltet auch, der Frage nachzugehen, wie Versorgungsstrukturen patientenorientiert weiterentwickelt werden können. Ob und inwieweit patientenorientierte Versorgungsforschung dabei einen Beitrag zur konzeptionellen Ausgestaltung von „Patientenorientierung" leisten kann, wird sich zeigen. Sicher ist aber, dass Konfliktfelder an der „Nahtstelle" zwischen Ethik und Ökonomie und deren Konsequenzen für den Patienten wichtige Schwerpunkte patientenorientierter Versorgungsforschung sind.

Insbesondere die Einrichtungen der Gesundheitsversorgung müssen dabei stärker in den Blick genommen werden. Moderne Kliniken, Klinikverbünde und Versorgungszentren sind heute komplexe Institutionen, die mit anderen Großunternehmen mehr gemeinsam haben als mit der traditionellen Arztpraxis: Sie sind hierarchisch organisiert, hoch spezialisiert und basieren daher auf einer ausdifferenzierten Arbeitsteilung, die klare Entscheidungsregeln und Verantwortungsbereiche notwendig macht. Wie diese Institutionen mit ethischen Fragestellungen umgehen und welche Bedeutung dabei die Ethikberatung hat, bedarf näherer Betrachtung. Zudem muss die Frage beantwortet werden, wie in diesen Institutionen gewährleistet werden kann, dass Patienten und Angehörige bei ethischen Fragestellungen adäquat, d. h. entsprechend ihrer Bedürfnisse und Fähigkeiten, einbezogen werden.

Den Patienten in den Mittelpunkt der Betrachtung zu stellen, bedeutet auch, deren Sichtweise bei der Beurteilung von „guter Qualität" zu berücksichtigen. Obwohl mittlerweile geeignete Instrumente existieren, steht die systematische Betrachtung der Patientenperspektive erst am Anfang. Mit sogenannten „Patient Reported Outcome Measures" (PROMs) können beispielsweise Aspekte wie die gesundheitsbezogene Lebensqualität oder die Versorgungsqualität aus Patientenperspektive gemessen werden. Allerdings beschreiben diese PROMs nur einen Endpunkt einer gesamten Versorgungskette. Eine detaillierte Bewertung der Gesundheitsversorgung, der zahlreichen Prozesse und Abläufe innerhalb der Versorgungskette aus Patientensicht wird durch diese Instrumente allerdings nicht ermöglicht.

Gerade diese detaillierte Betrachtungsweise wäre jedoch im Hinblick auf die Abbildung der Versorgungsrealität und -qualität, der Identifikation von Defiziten und der Ableitung von Maßnahmen von großer Bedeutung. Ein auf die nationalen Besonderheiten der sektorenübergreifenden Versorgung zugeschnittenes Assessment-Instrument für Patienten (PRAM) steht derzeit weder national noch international zur Verfügung. Patientenorientierte Versorgungsforschung kann an dieser Stelle einen Beitrag zur Weiterentwicklung leisten.

Neben den bisher genannten Perspektiven patientenorientierter Versorgungsforschung können und müssen noch weitere Handlungsfelder benannt und bearbeitet werden. Deutlich werden sollte mit diesem Beitrag zunächst, was patientenorientierte Versorgungsforschung leisten kann: die Stärkung der Patientenperspektive in der Gesundheitsversorgung. Gelingt dies, ist das Gesundheitssystem im Jahr 2030 vielleicht tatsächlich patientenorientiert.

32.6 Literatur

[1] Badura B, Schellschmidt H. Bürgerorientierung im Gesundheitswesen. Herausforderung und Chance für das Arzt-Patienten-Verhältnis. Feuerstein G, Kuhlmann E, Hrsg. Neopaternalistische Medizin. Der Mythos der Selbstbestimmung im Arzt-Patient-Verhältnis. Bern: Huber; 1999: 153–162
[2] Dahlgaard K, Stratmeyer P. Patientenorientiertes Management der Versorgungsprozesse im Krankenhaus. Pflege & Gesellschaft 2005; 10: 142–149
[3] Dierks ML, Schwartz FW, Walter U. Konsumenteninformation und Patientensouveränität. In: von Reibnitz C, Schnabel P-E, Hurrelmann K, Hrsg. Der Mündige Patient. Konzepte zur Patientenberatung und Konsumentensouveränität im Gesundheitswesen. Weinheim, München: Juventa; 2001: 71–82
[4] Donner-Banzhoff N, Schrappe M, Lelgemann M. Studien zur Versorgungsforschung. Eine Hilfe zur kritischen Rezeption. ZEFQ 2007; 7: 463–471
[5] Gramsch E, Hoppe J-D, Jonitz G. Kompendium Q-M-A: Qualitätsmanagement in der ambulanten Versorgung. Köln: Zentrum für Ärztliche Qualitätssicherung in der Medizin. Deutscher Ärzte-Verlag; 2008
[6] Hoefert HW, Härter M. Patientenorientierung im Krankenhaus. Göttingen: Hogrefe; 2010
[7] Hoffmann F, Glaeske G. Versorgungsforschung mit Routinedaten in der Onkologie. Med Klinik 2010; 6: 409–415
[8] HSR-Europe. Health Services Research into European Policy and Practice. Final report of the HSREPP project. Utrecht: NIVEL, 2011

[9] Friesacher H. Nutzerorientierung. Zur normativen Umcodierung des Patienten. In: Paul B, Schmidt-Semisch H, Hrsg. Risiko Gesundheit. Wiesbaden: VS Verlag für Sozialwissenschaften, 2010: 55 – 72
[10] Keil A. Patientenorientierung – Aber wie? zph-info 2004; 4:1
[11] Kranich C. Patientenorientierung - was ist das Eigentlich? Dokumentation 12. bundesweiter Kongress Armut und Gesundheit. Berlin 2007
[12] Kuhlmann E. Im Spannungsfeld zwischen Informed Consent und konfliktvermeidender Fehlinformation: Patientenaufklärung unter ökonomischen Zwängen. Ergebnisse einer empirischen Studie. Ethik in der Medizin 1999; 11: 146–161
[13] Lecher S, Satzinger W, Trojan A et al. Patientenorientierung durch Patientenbefragungen als ein Qualitätsmerkmal der Krankenversorgung. Bundesgesundheitsbl, Gesundheitsforsch, Gesundheitsschutz 2002; 45: 3–12
[14] Neugebauer EAM, Pfaff H, Schrappe M et al. Versorgungsforschung: Konzept, Methoden und Herausforderungen. In: Kirch W, Badura B, Pfaff H. Prävention und Versorgungsforschung: Ausgewählte Beiträge des 2. Nationalen Präventionskongresses und 6. Deutschen Kongresses für Versorgungsforschung. Heidelberg: Springer; 2008: 81–94
[15] Ose D. Patientenorientierung im Krankenhaus: Welchen Beitrag kann ein Patienten-Informations-Zentrum leisten? Wiesbaden: VS Verlag für Sozialwissenschaften; 2011
[16] Pfaff H. Versorgungsforschung. Begriffsbestimmung, Gegenstand und Aufgaben. In: Pfaff H, Schrappe M, Lauterbach KW et al. Gesundheitsversorgung und Disease Management: Grundlagen und Anwendungen der Versorgungsforschung. Bern: Huber; 2003: 13–23
[17] Raspe H, Pfaff H, Härter M et al. Versorgungsforschung in Deutschland: Stand–Perspektiven–Förderung. Bonn: Deutsche Forschungsgemeinschaft (DFG) 2010
[18] Remme JHF, Adam T, Becerra-Posada F et al. Defining research to improve health systems. PLoS Med 2010; 11: e1 001 000
[19] Sachverständigenrat für die Konzertierte Aktion im Gesundheitswesen (SVR). Gutachten 1992: Ausbau in Deutschland und Aufbruch nach Europa. Bonn: Bundesministerium für Gesundheit; 1992
[20] Sachverständigenrat für die Konzertierte Aktion im Gesundheitswesen (SVR). Gutachten 2000/2001: Bedarfsgerechtigkeit und Wirtschaftlichkeit. Berlin 2002
[21] Schaeffer D, Dierks ML. Patientenberatung in Deutschland. In: Schaeffer D, Schmidt-Kaehler S, Hrsg. Lehrbuch Patientenberatung. Bern: Hans Huber; 2006: 71–93
[22] Schrappe M, Pfaff H. Versorgungsforschung: Konzept und Methodik. Dtsch Med Wochenschr 2011; 136: 381–386
[23] Stewart M. Towards a global definition of patient centred care. BMJ 2001; 24: 444 – 445
[24] Winkler EC. Ist ein Therapieverzicht gegen den Willen des Patienten ethisch begründbar? Ethik in der Medizin 2010; 2: 89–102
[25] Winkler EC. Die institutionelle moralische Verantwortung der Klinik. In Salomon F, Hrsg. Praxisbuch Ethik in der Intensivmedizin. Berlin: MWV; 2009: 99–105

33 Neukonzeption der Bedarfsplanung auf der Basis des Versorgungsstrukturgesetzes

Thomas Kopetsch, Sebastian John

33.1 Entwicklung der Bedarfsplanung in Deutschland

Die Bedarfsplanung in Deutschland hat ihre aktuelle gesetzliche Verankerung in den §§ 99-105 Sozialgesetzbuch (SGB) V, die durch die Bedarfsplanungsrichtlinie des Gemeinsamen Bundesausschusses näher ausgestaltet wird. Die Bedarfsplanung soll der Sicherstellung der vertragsärztlichen Versorgung durch eine Ziel- und Orientierungsplanung auf der Basis eines allgemeinen bedarfsgerechten Versorgungsgrades dienen. Letztendlich bildet die Bedarfsplanung ein Instrumentarium, um im Rahmen der Gesetzlichen Krankenversicherung (GKV) die Heranziehung von Vertragsärzten zu planen und zu steuern.

33.1.1 Die Bedarfsplanung seit 1993

Einen der tiefgreifendsten Einschnitte in die vertragsärztliche Versorgung hat die völlige Neuordnung der Bedarfsplanung im Gesundheitsstrukturgesetz (GSG) zum 01.01.1993 mit sich gebracht. Der Kernpunkt dieser Regelung betraf die Definition und Feststellung von Überversorgung sowie die daraus resultierende arztgruppenbezogene Sperrung von Planungsbereichen, da mittlerweile aufgrund der Niederlassungsfreiheit der Vertragsärzte Überversorgungssituationen entstanden waren. Diese stringentere Form der Bedarfsplanung wurde als unverzichtbar angesehen, um die Finanzierbarkeit der Gesetzlichen Krankenversicherung zu erhalten. Der Gesetzgeber ging davon aus, dass die steigende Zahl der Vertragsärzte maßgeblich die Kostenentwicklung im Gesundheitswesen mit verursacht. Denn der Vertragsarzt entscheidet neben dem Umfang seiner Leistungen auch z. B. über die Arzneimittelversorgung, die Zahlung von Krankengeld und die Krankenhauseinweisung. Ein Vertragsarzt verordnet Leistungen zu Lasten der Gesetzlichen Krankenversicherung, die im Durchschnitt das Vierfache seines Honorars betragen. Die Bedarfsplanung sollte letztlich gewährleisten, dass sich weniger Ärzte als in der Vergangenheit niederlassen (können).

Das auf dem GSG fußende Konzept der neuen Bedarfsplanungsrichtlinie, die vom Bundesausschuss der Ärzte und Krankenkassen erarbeitet wurde, lässt sich in fünf Schwerpunkten zusammenfassen:
- Berechnung der Verhältniszahlen,
- Definition der Planungsbereiche als Kreise und kreisfreie Städte,
- „Überschreibungsmöglichkeiten" der internistischen in die allgemeinärztliche Versorgung und umgekehrt,
- Ausnahmeregelungen hinsichtlich qualitätsbezogener Sonderbedarfsfeststellungen und schließlich
- Übergangsregelungen für die neuen Länder.

Für die neuen Länder mit ihrer andersartigen Arztstruktur (mehr Allgemeinärzte, weniger Internisten, sehr viel mehr Kinderärzte, weniger Orthopäden, Urologen und Radiologen) wurden Übergangsbestimmungen mit einer stufenweisen Anpassung an die Verhältniszahlen der alten Länder vorgesehen.

Neue Rechengrößen: Gegliederte Verhältniszahl und Neubestimmung des Planungsbereichs zur Feststellung von Überversorgung

Ziel für die Ermittlung der Verhältniszahlen war, ähnlich strukturierte Kreise jeweils zu Gruppen zusammenzufassen und für jede Gruppe eine eigene Verhältniszahl zu errechnen. Das Konzept der Bedarfsplanungsrichtlinie geht somit von einer gegliederten Verhältniszahl aus. Damit hoffte man, die tatsächliche Versorgung „vor Ort" besser berücksichtigen zu können, als dies mit der alten Verhältniszahl möglich war. In Anlehnung an das Raumgliederungsmodell des Bundesamtes für Bauwesen und Raumordnung (ehemals Bundesforschungsanstalt für Landeskunde und Raumordnung) ergeben sich folgende Regionstypen mit insgesamt neun Regionen, die um eine zusätzlich definierte Sonderregion ergänzt worden sind:

Typ 1: Agglomerationsräume:
- Kernstädte
- hochverdichtete Kreise
- verdichtete Kreise
- ländliche Kreise

Typ 2: verstädterte Räume:
- Kernstädte
- verdichtete Kreise
- ländliche Kreise

Typ 3: ländliche Räume:
- ländliche Kreise höherer Dichte
- ländliche Kreise geringerer Dichte

Typ 4: Sonderregion Ruhrgebiet

(Das Ruhrgebiet, das infolge seiner Struktur in keine der so gebildeten Gruppen passte, erhielt eigene Verhältniszahlen.)

Dieser Raumgliederung entsprechen auch die neuen Planungsbereiche. Der Planungsbereich ist somit in der Regel als Kreis oder kreisfreie Stadt definiert. Anschließend wurde eine Verhältniszahl auf der Grundlage der neuen Raumgliederung für die zehn verschiedenen Typisierungsräume berechnet, indem die Summe der Vertragsärzte aller gleichen Kreistypen zum Stichtag des 31.12.1990 addiert und durch die Summe der dort lebenden Bevölkerung dividiert wurden. Auf diese Weise ergaben sich zehn Verhältniszahlen pro Arztgruppe (100%-Soll), die in der ▶ Tab. 33.1 dargestellt sind. Einbezogen waren zunächst zwölf Arztgruppen, da Verhältniszahlen nur für Arztgruppen gebildet werden, deren Zahl die kritische Größe von 1000 Ärzten überschreitet. Mit dem 01.01.1999 sind zwei weitere Arztgruppen hinzugekommen. Zum einen wurde die Bedarfsplanung der Anästhesisten notwendig, da ihre Zahl die kritische Grenze überschritten hatte. Zum anderen trat das Psychotherapeutengesetz in Kraft und damit wurde die Gruppe der Psychotherapeuten in die Bedarfsplanung aufgenommen.

Die aktuelle, zum Stichtag festgestellte Einwohner-Arzt-Relation des jeweiligen Planungsbereiches, bezogen auf die Arztgruppe, wird vom zuständigen Landesausschuss mit der allgemeinen Verhältniszahl verglichen. Daraus ergibt sich der Versorgungsgrad in Prozent. Im Gesundheitsstrukturgesetz ist festgelegt, dass ein Planungsbereich mit einem Versorgungsgrad von mindestens 110%, vom zuständigen Landesausschuss zu sperren ist. Alle übrigen Planungsbereiche mit einem Versorgungsgrad von unter 110% gelten als „offen". In ihnen können sich Vertragsärzte frei niederlassen. Zulassungen in gesperrten Bereichen sind nur noch im Wege der Praxisnachfolge möglich oder ausnahmsweise, wenn im Einzelfall die Zulassung eines weiteren Arztes für die Versorgung „unerlässlich" ist (regionaler oder qualitativer Sonderbedarf).

Hausärztliche und fachärztliche Versorgung

Für die hausärztliche bzw. fachärztliche Versorgung sah das Konzept der Bedarfsplanungsrichtlinie folgende Anrechnung vor: Bei Überversorgung der Internisten konnten die über 110% hinausgehenden Arztzahlen mit einem Faktor von 0,8 auf die allgemeinärztliche Versorgung angerechnet werden. Dies galt umgekehrt entsprechend. Zum 01.01.2001 wurden die neuen Bedarfspla-

Tab. 33.1 Einwohner/Arztrelation (allgemeine Verhältniszahlen) für die Raumgliederungen der Bedarfsplanungsrichtlinien. Quelle: Bedarfsplanungsrichtlinie des Gemeinsamen Bundesausschusses.

Raumgliederung	Anästhesisten	Augenärzte	Chirurgen	Fachä.tät. Internisten	Frauenärzte	HNO-Ärzte	Hautärzte	Kinderärzte	Nervenärzte	Orthopäden	Psychotherapeuten	Radiologen	Urologen	Hausärzte
Agglomerationsräume														
1 Kernstädte	25 958	13 177	24 469	12 276	6916	16 884	20 812	14 188	14 864	13 242	2577	25 533	26 647	1585
2 hochverdichtete Kreise	60 689	20 840	37 406	30 563	11 222	28 605	40 046	17 221	30 212	22 693	8129	61 890	49 814	1872
3 verdichtete Kreise	71 726	23 298	44 367	33 541	12 236	33 790	42 167	23 192	34 947	26 854	10 139	83 643	49 536	1767
4 ländliche Kreise	114 062	23 195	48 046	34 388	13 589	35 403	51 742	24 460	40 767	30 575	15 692	67 265	53 812	1752
verstädterte Räume														
5 Kernstädte	18 383	11 017	21 008	8574	6711	16 419	16 996	12 860	11 909	13 009	3203	24 333	26 017	1565
6 verdichtete Kreise	63 546	22 154	46 649	31 071	12 525	34 822	41 069	20 399	28 883	26 358	8389	82 413	52 604	1659
7 ländliche Kreise	117 612	25 778	62 036	44 868	14 701	42 129	55 894	27 809	47 439	34 214	16 615	156 813	69 695	1629
ländliche Räume														
8 ländl. Kreise höherer Dichte	53 399	19 639	44 650	23 148	10 930	28 859	35 586	20 189	30 339	20 313	10 338	60 678	43 026	1490
9 ländl. Kreise geringerer Dichte	137 442	25 196	48 592	31 876	13 697	37 794	60 026	26 505	46 384	31 398	23 106	136 058	55 159	1474
Sonderregionen														
10 Ruhrgebiet	58 218	20 440	34 591	24 396	10 686	25 334	35 736	19 986	31 373	22 578	8743	51 392	37 215	2134

nungsarztgruppen der Hausärzte und der fachärztlich tätigen Internisten geschaffen (Stichtag zur Berechnung dieser Verhältniszahlen war der 31.12.1995). In deren Folge mussten sich die Internisten ohne Schwerpunkt entscheiden, ob sie an der hausärztlichen Versorgung teilnehmen oder in der fachärztlichen Versorgung verbleiben wollten. Die neue Arztgruppe der Hausärzte umfasst somit Allgemeinärzte, Praktische Ärzte sowie hausärztlich tätige Internisten. Für diese beiden neu gebildeten Gruppen erfolgt keine gegenseitige Anrechnung mehr.

Qualitätsbezogene Sonderbedarfsfeststellungen

In der Bedarfsplanungsrichtlinie werden auch qualitative Aspekte der Versorgung berücksichtigt. So wird in den Maßstäben für qualitätsbezogene Sonderbedarfsfeststellungen zum Beispiel auf die Möglichkeit einer Zulassung in einem überversorgten Planungsbereich bei nachweislich bestehendem lokalen Versorgungsbedarf in Teilen des Planungsbereiches abgestellt. Damit soll einer möglichen unausgewogenen Arztverteilung in überversorgten Planungsbereichen begegnet werden. Ein weiteres Kriterium ist die Feststellung, dass in einem ansonsten überversorgten Bereich ein spezielles ärztliches Leistungsangebot nicht oder nicht ausreichend zur Verfügung steht. Auch in diesem Falle ist eine Zulassung in diesem Bereich noch möglich. Aspekte der Versorgungsqualität sind schließlich angesprochen, wenn die Zulassung eines Vertragsarztes, der spezielle ärztliche Tätigkeiten ausübt, die Bildung einer ärztlichen Gemeinschaftspraxis mit speziellen Versorgungsaufgaben ermöglicht. Auch in solchen Fällen sollen Zulassungen in einem ansonsten überversorgten Planungsbereich möglich sein.

Der Sonderbedarf wird vom zuständigen Zulassungsausschuss festgestellt. Sonderbedarfsfeststellungen ziehen allerdings Einschränkungen dahingehend nach sich, dass der zugelassene Arzt entweder an den Ort der Niederlassung gebunden ist oder in Bezug auf sein ärztliches Leistungsspektrum auf besondere Leistungen beschränkt bleibt, die als Begründung des Ausnahmetatbestands dienten.

33.1.2 Erfahrungen mit der Bedarfsplanungsrichtlinie und aktuelle Entwicklungen

Die Ankündigung von Zulassungssperren hat in den ersten drei Quartalen des Jahres 1993 zu einer erheblich höheren Zahl von Zulassungen geführt, die noch bedarfsunabhängig gewährt werden mussten. Bei einem Bestand von 94 900

Ärzten kamen 11 600 Ärzte brutto neu ins System (netto, nach Abzug der Abgänge: 9600). Damit wurde die „normale" durchschnittliche Nettozuwachsrate der Arztzahlen bis einschließlich 1995/1996 vorweggenommen. Die Absicht des Gesetzgebers wurde insoweit – zumindest mittelfristig – schon bei Inkrafttreten des GSG in das Gegenteil verkehrt.

Grundsätzlich jedoch greift die Bedarfsplanung. Seit 1994 hat sich die Arztzahlentwicklung abgeflacht. So beträgt die durchschnittliche jährliche Zuwachsrate der Arztgruppen, die der Bedarfsplanung unterliegen, im Zeitraum 1994 bis 2010 rund 0,6 %. In dem gleich langen Zeitraum 1976 bis 1992 vor Inkrafttreten der neuen Bedarfsplanung hat die jährliche Zuwachsrate im Schnitt 2,5 % betragen.

Weiterhin lässt sich im Vergleich dazu die durchschnittliche Zuwachsrate der Arztgruppen, die nicht der Bedarfsplanung unterliegen, anführen: Diese betrug im Zeitraum 1994 bis 2010 7,4 %. Allerdings umfassen diese Arztgruppen nur 4,6 % aller Vertragsärzte. Die räumliche Verteilung der Ärzte hat sich angeglichen, da Ärzte auf nicht gesperrte Planungsbereiche ausweichen müssen, wollen sie ihren Niederlassungswunsch realisieren. Eine bestehende lokale Überversorgung in einigen Gebieten (z. B. Großstädte) konnte durch die Bedarfsplanungsrichtlinie jedoch nicht beseitigt werden, da kein Instrumentarium vorgesehen ist, um Praxen in überversorgten Gebieten zu schließen bzw. beim Ausscheiden eines Vertragsarztes nicht wiederzubesetzen.

Zum 01.01.1999 sollte das Überversorgungsinstrumentarium der Bedarfsplanungsrichtlinie durch die gesetzliche Bedarfszulassung (§ 102 SGB V) abgelöst werden. Dieser Zeitpunkt wurde durch das GKV-Gesundheitsreformgesetz 2000 auf den 01.01.2003 verschoben. Ziel dieses Regelungsauftrags war es, das Überversorgungsinstrumentarium durch die Bedarfszulassung abzulösen, um hierdurch einer weiter steigenden Überversorgung mit Ärzten wirksam entgegenzuwirken und gleichzeitig das Verhältnis von Hausärzten und Fachärzten gesetzlich festzulegen. Bei der gesetzlichen Umsetzung sollten die zwischenzeitlich eingetretenen Entwicklungen der Arztzahlen und die dann vorliegenden Erfahrungen mit der Bedarfsplanung nach § 101 SGB V berücksichtigt werden. Der Grund dafür, dass dieser Regelungsauftrag bereits 1993 im Gesundheitsstrukturgesetz niedergelegt worden ist, war sicherzustellen, dass sich die Betroffenen bei ihren Planungen rechtzeitig auf die Neuregelung hätten einstellen können. Als Grundlage für die Einführung der gesetzlichen Bedarfszulassung wurde vom Bundesgesundheitsministerium ein wissenschaftliches Gutachten in Auftrag gegeben, das die Kriterien für den Bedarf an Ärzten objektiv bestimmen sollte. Dieses Gutachten wurde im April 2002 vorgelegt [4]. Die in der gesundheitsökonomischen Literatur aufgestellte These, dass sich der Bedarf an medizinischen Leistungen und damit der Bedarf an Ärzten nicht objektiv feststellen lässt, wurde bestätigt. Es können nur Indikatoren für den medizinischen Bedarf herangezogen werden, die alle subjektiv ausgewählt und damit natürlich einer gewissen Willkür unterworfen sind. Die durch das Gutachten ermittelten neuen Verhältniszahlen würden bei der Umsetzung in die Praxis dazu führen, dass rund 10 000 Ärzte zusätzlich ins System kommen könnten. Die vorgeschlagenen größeren Raumordnungsregionen als Planungsraum für alle Ärzte der fachärztlichen Versorgung würden darüber hinaus erhebliche Probleme bei der Befriedigung des lokalen Versorgungsbedarfs verursachen. Weiter wurde deutlich, dass es kein Instrumentarium gibt, die bestehende Überversorgung in Großstädten wirksam und justiziabel abzubauen. Folglich war nicht damit zu rechnen, dass das geplante bzw. angedachte Konzept der gesetzlichen Bedarfszulassung umgesetzt wird. Tatsächlich wurde die einschlägige Regelung mit dem GKV-Wettbewerbsstärkungsgesetz zum 01.04.2007 aus dem SGB V gestrichen.

Jahrelang wurde von einer Überversorgung mit Ärzten in Deutschland gesprochen. In einer Studie der Kassenärztlichen Bundesvereinigung, die im Januar 2002 erstmals der Öffentlichkeit vorgestellt wurde, konnte aufgezeigt werden, dass Deutschland – insbesondere in den neuen Bundesländern – in einen Ärztemangel hinein gleitet, wenn nicht rechtzeitig und nachhaltig gegengesteuert wird [3]. Diese Entwicklung hat zwei Gründe: Erstens die recht ungünstige, gemeint ist eine „hecklastige", Altersstruktur und zweitens ein zeitgleiches Wegbrechen des medizinischen Nachwuchses. Diese Entwicklungen machen es notwendig, sich mit dem Problem der Unterversorgung auseinander zu setzen.

33.1.3 Fazit

Bei den in der Bedarfsplanungsrichtlinie festgelegten Normen handelt es sich eher um eine Kapazitäts- und Verteilungsplanung als eine Bedarfsplanung. Nicht der Versorgungsbedarf anhand der Nachfrage der Patienten oder anhand der Morbidität der Bevölkerung wird „gemessen", sondern das Angebot an Leistungserbringern wird in Bezug auf die Bevölkerungszahl festgelegt.

Die Bedarfsplanung in Deutschland kann insoweit als erfolgreich bezeichnet werden, da die Arztzahlentwicklung gebremst wurde. Das Ziel, die sogenannte Ärzteschwemme in den Griff zu bekommen, konnte erreicht werden. Allerdings zu einem hohen Preis. Die Einführung der Bedarfsplanung in ihrer heutigen Form im Zusammenwirken mit der Budgetierung der ärztlichen Gesamtvergütung (die zu einem Punktwertverfall führte) sowie der zunehmenden Bürokratisierung der vertragsärztlichen Tätigkeit haben bewirkt, dass die Niederlassung als Vertragsarzt für Nachwuchsmediziner zunehmend unattraktiv wird. Dabei ist der bereits spürbare Ärztemangel in Deutschland nicht durch eine Flucht von Medizinern aus dem System bedingt, sondern durch die abnehmende Bereitschaft junger Ärzte, im kurativen Bereich tätig zu werden.

Die jetzige Form der Bedarfsplanung ist in Zeiten des Ärztemangels nicht in der Lage, ihrem Namen gerecht zu werden. Ein Blick in die Tiefe, nämlich die Beurteilung der individuellen Situation vor Ort, gelingt in der Bedarfsplanung nicht. So ist vermehrt die Situation zu beobachten, dass in einzelnen Orten aufgrund von Praxisaufgaben und schlechten infrastrukturellen Bedingungen Ärzte und Psychotherapeuten nicht mehr in zumutbarer Entfernung für die Patienten zur Verfügung stehen, obwohl der Planungsbereich einen Versorgungsgrad aufweist, der keine Unterversorgung vermuten lässt.

Selbst in einigen Planungsbereichen, die wegen Überversorgung gesperrt sind, ist die Versorgung gleichwohl nicht überall sichergestellt, weil z. B. die infrastrukturelle Anbindung schlecht ist und sich Ärzte ausschließlich in städtischen Regionen konzentrieren. Damit wird deutlich, dass eine isolierte Betrachtung der Versorgungsgrade nicht (mehr) ausreicht, um eine an der Versorgung orientierte Bedarfsplanung durchzuführen.

Nicht nur die in der Bedarfsplanungsrichtlinie festgelegten Unterversorgungsgrenzen müssen demzufolge als Interventionspunkte infrage gestellt werden, sondern die gegenwärtige Bedarfsplanung als solche. Denn eine Sicherstellung der vertragsärztlichen Versorgung kann nicht gewährleistet werden, wenn Unterversorgung bereits flächendeckend eingetreten ist.

Damit ergeben sich folgende Problemfelder:
- Die isolierte Betrachtung der Versorgungsgrade suggeriert bislang deutschlandweit bis auf wenige Ausnahmen eine ausreichende Versorgung. Trotz statistisch an sich ausreichender Versorgung muss bereits jetzt in vielen Teilbereichen von Unterversorgung ausgegangen werden.
- Verfahren zur Messung von Ungleichverteilungen kommen nicht zum Einsatz. Es wird kein Blick auf die räumliche Verteilung der Vertragsarztsitze gerichtet.
- Die in der Bedarfsplanung zum Einsatz kommende Messziffernmethode zur Beurteilung der Versorgungssituation stößt dort an ihre Grenzen, wo überregionale Versorgungsbeziehungen eine Rolle spielen und gleichzeitig präzise Aussagen auf tiefer regionaler Ebene gefordert sind (z. B. Standortplanung für niedergelassene Ärzte, Bewertung lokaler und regionaler Versorgungsdisparitäten). Dies ist deshalb der Fall, weil die jeweils mitversorgte Region in der Regel eine scheinbar zu niedrige Versorgungsdichte, die mitversorgende Region eine scheinbar zu hohe Versorgungsdichte aufweist, wobei sich aber in Wahrheit oft eine gegenseitige Kompensation ergibt.
- Der tatsächliche Beitrag eines Arztes zur Versorgung wird nicht erfasst. Dabei ist die Versorgungswirksamkeit der Ärzte und Psychotherapeuten keineswegs homogen, sondern hängt von einer Vielzahl von Faktoren (z. B. Sprechstundenzeiten, Inanspruchnahme durch Patienten) ab. Zur Berechnung des Versorgungsgrades wird die absolute Anzahl an Ärzten herangezogen. Ohne Berücksichtigung von Arztvollzeitäquivalenten, die beispielsweise durch Vergleich der arztindividuellen Fallzahl mit der Durchschnittsfallzahl einer Arzt-

gruppe ermittelt werden könnten, muss infrage gestellt werden, ob die Versorgungsqualität angemessen abgebildet wird. Ebenso verhält es sich mit der Bewertung der dem Versorgungsangebot gegenübergestellten potenziellen Nachfrage. Auch hier bildet die absolute Anzahl der Bevölkerung die Rechengrundlage. Ein Faktor, der die Morbidität der Bevölkerung berücksichtigt, fließt in die Berechnung der Versorgungsgrade nicht ein, obwohl empirische Analysen ergeben haben, dass das Morbiditätsrisiko als Maß der erwarteten relativen Behandlungskosten einer Person räumlich breit streut. Festzuhalten bleibt, dass regionale Unterschiede sowohl auf Angebots- als auch auf Nachfrageseite in der Bedarfsplanung keine Berücksichtigung finden.
- Die Bedarfsplanung, die derzeit zur Anwendung kommt, ist für ein Unterversorgungsszenario nicht ausgelegt, da sie auf den Status Quo ausgerichtet ist. Prospektive Elemente (Arztzahl- und Bevölkerungsentwicklung), die die künftige Versorgungssituation erfassen können, fehlen.

33.2 Notwendigkeit einer Bedarfsplanung

Mitunter werden Stimmen laut, die Bedarfsplanung ersatzlos abzuschaffen und die freie Niederlassungswahl für Vertragsärzte zu ermöglichen – wie im zahnärztlichen Sektor bereits durch das GKV-WSG zum 01.04.2007 geschehen.

Dabei zeigt ein Vergleich zwischen der räumlichen Ärzteverteilung in Deutschland und Österreich, dass es bei freier Standortwahl der Ärzte zu einer erheblichen Ungleichverteilung der Ärzte in der Fläche kommt. In beiden Ländern gibt es eine Bedarfsplanung für niedergelassene Ärzte. Vergleicht man die Ergebnisse dieser Bedarfsplanungen, erhält man für beide Länder eine ähnliche, in etwa gleichmäßige Verteilung der Ärzte in der Fläche – d. h. die Bedarfsplanungen in beiden Ländern greifen. Allerdings gibt es in Österreich die Institution des Wahlarztes. Ein Wahlarzt ist ein Arzt, der keinen Vertrag mit der (Gebiets-)Krankenkasse erhalten hat, sich aber dennoch niederlassen kann. Ein solcher Arzt kann von jedem gesetzlich krankenversicherten Bürger in Anspruch genommen werden, allerdings erhält dieser dann von seiner Krankenkasse nur 80% der Behandlungskosten erstattet. Ein solcher Arzt kann sich an seinem Wunschstandort niederlassen, da er nicht der Bedarfsplanung unterliegt. Die Analyse hat ergeben, dass sich Wahlärzte dort niederlassen, wo die Arztdichte ohnehin schon recht hoch ist [2]. Sie erhöhen damit die regionale Ungleichverteilung der Ärzte. Wahlärzte nehmen folglich bei ihrer Standortwahl bewusst in Kauf, weniger Honorar zu generieren, bei freier Wahl des Niederlassungsorts.

Es ist sehr wahrscheinlich, dass es mit einer generellen Abschaffung der Bedarfsplanung in Deutschland zu ähnlichen Reaktionen kommen wird. Dies zeigt auch das nachfolgende Beispiel aus Berlin.

In Berlin bildeten bis zum 31.05.2003 die zunächst 24, später 12 Stadtbezirke die Planungsbereiche. Da fast alle Bezirke für fast alle Arztgruppen gesperrt waren, konnten die Ärzte ihren Praxissitz grundsätzlich nur innerhalb des jeweiligen Bezirks verlagern. Zum 01.06.2003 hat der Gemeinsame Bundesausschuss die Planungsbereiche auf der Bezirksebene aufgehoben und somit bildet seitdem – ähnlich wie in Hamburg – das gesamte Stadtgebiet den Planungsbereich.

Dies hat zur Folge, dass Vertragsärzte bei Praxisverlagerungen nicht mehr an die Bezirksgrenzen gebunden sind, sondern problemlos innerhalb Berlins umziehen können. Eine Analyse von Daten des Bundesarztregisters hat nun ergeben, dass die Zuzüge in die attraktiven Bezirke die Wegzüge dort erheblich übersteigen. Umgekehrt ist der Wanderungssaldo in die weniger attraktiven Bezirke negativ. Zugleich wird deutlich, dass die Zuzüge vor allen Dingen in die Bezirke erfolgen, deren Arztdichte bereits recht hoch ist. Damit verstärkt sich die räumliche Ungleichverteilung der Vertragsärzte.

Insgesamt haben in dem Zeitraum 01.07.2003 bis 31.12.2007 560 Vertragsärzte ihren Praxissitz verlagert (▶ Tab. 33.2). Dies sind 7,5 % aller Vertragsärzte in Berlin. Interessant in diesem Zusammenhang ist, dass vor allem Psychotherapeuten und auch Hausärzte von den bezirksübergreifenden Umzugsmöglichkeiten regen Gebrauch gemacht haben.

Aus den Erfahrungen mit Österreich und Berlin lässt sich nur schlussfolgern, dass weiterhin eine Form der Bedarfsplanung benötigt wird, soll es nicht zu einer ungleichmäßigen und damit wohnortfernen Versorgung der Bevölkerung mit ambulanten ärztlichen Leistungen kommen.

33.3 Die Modifikation der Bedarfsplanung durch das Versorgungsstrukturgesetz

33.3.1 Zielsetzung des Versorgungsstrukturgesetzes

Mit dem Gesetz zur Verbesserung der Versorgungsstrukturen in der gesetzlichen Krankenversicherung (GKV-VStG) sollen laut Gesetzgeber Weichenstellungen in Versorgungsstrukturen erfolgen, damit das deutsche Gesundheitswesen auch in Zukunft allen Menschen eine hochwertige, bedarfsgerechte, wohnortnahe medizinische Versorgung gewährleisten kann. Das Gesetz zur Verbesserung der Versorgungsstrukturen im Gesundheitswesen zielt daher darauf ab,

- auch zukünftig eine flächendeckende wohnortnahe medizinische Versorgung zu sichern.
- das System der vertragsärztlichen Vergütung durch Zurücknahme zentraler Vorgaben zu flexibilisieren und zu regionalisieren.
- die Verzahnung der Leistungssektoren zu verbessern.
- einen schnellen Zugang zu Innovationen sicherzustellen.
- mit einer Stärkung wettbewerblicher Instrumente Qualität und Effizienz der medizinischen Versorgung weiter zu erhöhen.

Ein Schwerpunkt des Gesetzes betrifft den Bereich Sicherstellung der ambulanten ärztlichen Versorgung. In der Gesetzesbegründung heißt es, der Siche-

Tab. 33.2 Umzüge von Vertragsärzten und -psychotherapeuten zwischen den Bezirken Berlins im Zeitraum vom 01.07.2003 bis zum 31.12.2007 nach Bezirken. Quelle: Bundesarztregister, Statistisches Landesamt Berlin.

Bezirk	Umzüge			Strukturdaten		
	Zuzüge	Wegzüge	Saldo	Einkommen*	Sozialhilfeempfänger**	Arztdichte***
Charlottenburg-Wilmersdorf	126	57	69	1625	59	3,0
Steglitz-Zehlendorf	81	37	44	1900	40	2,4
Tempelhof-Schöneberg	80	65	15	1500	69	2,1
Mitte	80	69	11	1300	132	2,2
Friedrichshain-Kreuzberg	47	44	3	1225	130	1,9
Reinickendorf	23	26	−3	1625	76	1,7
Pankow	30	39	−9	1400	52	1,8
Marzahn-Hellersdorf	17	26	−9	1600	73	1,7
Spandau	18	32	−14	1600	97	1,7
Lichtenberg	18	36	−18	1475	60	1,7
Treptow-Köpenick	17	38	−21	1625	43	1,6
Neukölln	23	91	−68	1300	143	1,6
Gesamt	560	560	0	1475	81	2,0

*Mittleres monatliches Haushaltseinkommen in Euro 2003; **Empfänger von laufender Hilfe zum Lebensunterhalt je 1000 Einwohner 2004; ***niedergelassene Ärzte je 1000 Einwohner 2003.

rung einer wohnortnahen, flächendeckenden medizinischen Versorgung diene insbesondere eine zielgenauere und regionalen Besonderheiten Rechnung tragende flexible Ausgestaltung der Bedarfsplanung mit erweiterten Einwirkmöglichkeiten der Länder.

Zur Sicherstellung einer flächendeckenden bedarfsgerechten Versorgung wird in verschiedenen Bereichen, auf unterschiedlichen Ebenen und in unterschiedlicher Verantwortung ein Bündel von Maßnahmen umgesetzt. Dabei soll die Bedarfsplanung durch folgende Maßnahmen weiterentwickelt werden:

- Flexibilisierung der Planungsbereiche: Planungsbereiche müssen künftig nicht mehr wie bisher den Stadt- und Landkreisen entsprechen. Dem Gemeinsamen Bundesausschuss wird vorgegeben, die Planungsbereiche innerhalb einer vorgesehenen Frist so zu gestalten, dass sie einer flächendeckenden Versorgung dienen.
- Berücksichtigung von Demografie bei der Anpassung der Verhältniszahlen: Dem Gemeinsamen Bundesausschuss wird gesetzlich aufgegeben, bei der Anpassung der Verhältniszahlen die demografische Entwicklung zu berücksichtigen.
- Erweiterung der Möglichkeiten zur Erteilung von Sonderbedarfszulassungen: Die sogenannte Sonderbedarfszulassung als Instrument zur Feinsteuerung der Versorgungssituation wird zielgerichtet weiterentwickelt.

Mit dem Versorgungsstrukturgesetz ist somit die Hoffnung verbunden, die Versorgungsstrukturen so zu gestalten, dass die bereits bestehenden Lücken in der vertragsärztlichen Versorgung geschlossen werden können bzw. nicht größer werden.

Die konkrete Ausgestaltung der Neukonzeption der Bedarfsplanung erfolgt im Gemeinsamen Bundesausschuss. In der Bedarfsplanungsrichtlinie werden die Vorgaben des Gesetzgebers konkretisiert. Im Folgenden wird daher der Vorschlag, den die Kassenärztliche Bundesvereinigung Anfang 2012 in die Beratungen des Unterausschusses Bedarfsplanung zur Modifikation der Bedarfsplanung eingebracht hat, vorgestellt.

33.3.2 Reformvorschlag der Kassenärztlichen Bundesvereinigung zur Bedarfsplanung

Mit dem Versorgungsstrukturgesetz hat der Gesetzgeber dem Gemeinsamen Bundesausschuss den Auftrag erteilt, im Rahmen einer Neukonzeption der Bedarfsplanungsrichtlinie die vorhandenen Defizite der aktuellen Bedarfsplanung zu beheben. Für die KBV stehen bei der Reform der Bedarfsplanung folgende Prämissen im Vordergrund:

- Sicherstellung eines gleichmäßigen Zugangs zur ambulanten medizinischen Versorgung für alle GKV-Versicherten
- Vereinfachung der Versorgungsplanung
- Stärkung der relativen Planungssicherheit für Vertragsärzte und -psychotherapeuten bei der Niederlassung
- Versorgungsplanung auf Basis von empirischen Befunden aus der Versorgungs- und Regionalforschung
- zentraler Regelungsrahmen, der gleichzeitig regionalen Gestaltungsspielraum zulässt

Die Neukonzeption der Bedarfsplanungsrichtlinie muss im Wesentlichen vier Kernfragen beantworten:
- Einteilung der Planungsgruppen – In welchen Gruppen werden Ärzte und Psychotherapeuten beplant?
- Neugliederung der Planungsbereiche – Wie sind die Planungsräume der einzelnen Planungsgruppen in Zukunft geschnitten und welche Planungsgruppen werden in welchen Planungsräumen beplant?
- Neufestlegung der Verhältniszahlen – Welches Verhältnis (Einwohner je Arzt bzw. Psychotherapeut) soll in Zukunft in den Planungsbereichen gelten?
- Neuregelung des Sonderbedarfs – Auf Basis welcher Kriterien soll in Zukunft eine Zulassung aufgrund von Sonderbedarf erfolgen?

Obgleich alle vier Fragestellungen stark interdependent sind, werden die Grundüberlegungen zu jeder der Fragen im Folgenden einzeln dargestellt.

Planungsgruppeneinteilung

In einer Planungsgruppe werden auf Basis fachlicher und versorgungsorientierter Erwägungen Ärzte und Psychotherapeuten bestimmter Fachgruppen zusammengefasst und gemeinsam als Gruppe beplant. Die Einteilung der Planungsgruppen kann grob (viele Fachgruppen werden gemeinsam beplant) oder detailliert (alle Fachgruppen werden einzeln beplant) erfolgen. Während die Bedarfsplanung von 1993 mit 14 Planungsgruppen arbeitet, ist der aktuelle Einheitliche Bewertungsmaßstab (EBM) nach über 30 Fachgruppen gegliedert. Neben dieser Frage der „Breite" der fachlichen Beplanung kann bei der Definition der Planungsgruppen auch die „Tiefe" der Planung berücksichtigt werden: So können Fachgruppen entweder auf der Ebene der Facharztkompetenzer oder entsprechend ihrer Schwerpunkte beplant werden.

Das KBV-Konzept sieht vor, künftig alle Ärzte und Psychotherapeuten in die Planung einzubeziehen. Um gleichzeitig den administrativen Aufwand der Planung überschaubar zu halten, soll die Bedarfsplanung auf Ebene der Facharztkompetenzen erfolgen, sodass deren Schwerpunkte nicht weiter berücksichtig

33 Neukonzeption der Bedarfsplanung auf der Basis ...

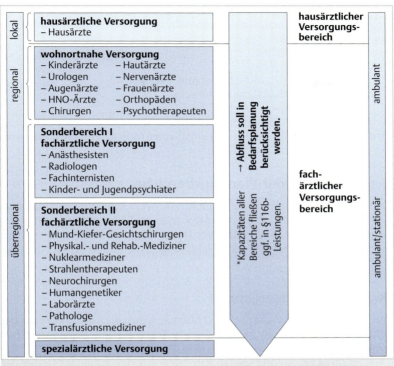

Abb. 33.1 Zuordnung der Planungsgruppen zu den Versorgungsebenen. *gemäß § 101 SGB V.

werden. Die Sicherstellung der versorgungsadäquaten Verteilung der Schwerpunkte einer Fachgruppe innerhalb einer Planungsregion soll Aufgabe der regionalen Zulassungsausschüsse sein. Vor diesem Hintergrund werden im KBV-Reformkonzept der Bedarfsplanung 24 Fachgruppen berücksichtigt.

Die Beplanung dieser 24 Fachgruppen soll gemäß VStG so erfolgen, dass eine „flächendeckende Versorgung sichergestellt ist". Diesem Ziel Rechnung tragend schlägt die KBV in ihrem Reformkonzept vor, künftig die Fachgruppen in unterschiedlich großen Planungsräumen zu beplanen. Dabei soll die Größe des Planungsraums mit zunehmender Spezialisierung einer Fachgruppe wachsen als Voraussetzung für eine angemessene, fachgruppenbezogene Erreichbarkeit für die Patienten. Während also z. B. Hausärzte relativ kleinräumig beplant würden, würden Strahlentherapeuten einen größeren Raum versor-

gen. Insgesamt werden im KBV-Konzept vier Versorgungsebenen identifiziert, die auf unterschiedlichen räumlichen Gliederungsebenen beplant werden sollen. Dies sind:
- hausärztliche Versorgung
- wohnortnahe Versorgung
- Sonderbereich I fachärztliche Versorgung
- Sonderbereich II fachärztliche Versorgung

Die Zuordnung der 24 Fachgruppen zu den vier Versorgungsebenen erfolgt auf Basis empirischer Analysen aus den ambulanten Versorgungsdaten und stellt sich wie folgt dar:

Neugliederung der Planungsbereiche

Den vier Versorgungsebenen sollen im KBV-Konzept konkrete Raumtypen zugewiesen werden. Dabei stützt sich das Konzept auf die Arbeiten des Bundesinstituts für Bau-, Stadt- und Raumforschung (BBSR) und verzichtet bewusst auf die Entwicklung eigener Raumtypisierungen, die im Zweifel juristisch angreifbarer wären.

Hausärztliche Versorgung

Insbesondere in der hausärztlichen Versorgung haben die Erfahrungen aus der bisherigen Bedarfsplanung gezeigt, dass die Kreise für eine Beplanung dieser Gruppe vielfach zu groß geschnitten sind. Gleichzeitig erweisen sich die Gemeinden meist als zu klein und zu heterogen, um eine stabile Beplanung der Hausärzte zu ermöglichen. Vor diesem Hintergrund schlägt die KBV die Gemeindeverbände als Raumtyp für die Planung der hausärztlichen Versorgung vor. Die Größe (Fläche und Einwohnerzahl) der 4628 Gemeindeverbände ist vergleichsweise homogen, sodass sie stabile Einheiten für die Planung der Hausärzte bilden. Gleichzeitig erkennt das KBV-Konzept an, dass einige Gemeindeverbände zur groß (v. a. Städte > 100 000 Einwohner) oder zu klein (Gemeindeverbände < 5000 Einwohner) geschnitten sind. Hier sollten die regionalen Landesausschüsse vor Ort entscheiden, ob eine weitere Untergliederung bzw. Zusammenlegung sinnvoll erscheint.

Empirische Untersuchungen zeigen, dass im hausärztlichen Bereich nur geringe Mitversorgungseffekte zwischen den unterschiedlichen Regionen bestehen. Einzelne Gebiete müssen also nicht mehr Ärzte vorhalten, um andere Regionen mit zu versorgen, die dann mit weniger Ärzten ausgestattet sein könnten. Deshalb geht das KBV-Konzept davon aus, dass der Beplanung der Hausärzte eine deutschlandweit einheitliche Verhältniszahl zugrunde gelegt werden kann.

Wohnortnahe Versorgung

Die wohnortnahe Versorgung in Deutschland ist von starken Mitversorgereffekten der Städte für das Umland geprägt, sodass die Städte mehr und das Umland weniger Ärzte und Psychotherapeuten dieser Versorgungsebene benötigen. Die Raumgliederung und die Verhältniszahlen müssen deshalb diese lokoregionalen Verknüpfungen zwischen den Gebieten möglichst genau abbilden. Obgleich die Kreise mit Blick auf ihre Größe (Fläche und Einwohner) oft eine angemessene Erreichbarkeit für die Patienten und ausreichend große Einzugsbereiche der Ärzte und Psychotherapeuten sicherstellen, bilden sie die konkreten Mitversorgereffekte nur begrenzt ab.

Die KBV schlägt deshalb vor, sich auf dieser Versorgungsebene an den Pendlerregionen des BBSR zu orientieren. Für die Abgrenzung dieser Regionen werden seit 1987 die Pendlerströme aller sozialversicherungspflichtigen Beschäftigten kontinuierlich analysiert, um vier (bzw. fünf) Regionstypen zu identifizieren:
- *Kernstädte* mit mehr als 100 000 Einwohnern
- *Ergänzungsgebiete* mit einer hohen Tagesbevölkerung und mit einer großen Zahl an Ein- und Auspendlern
- *engerer Pendlerverflechtungsraum*, aus dem über 50 % der Pendler heraus pendeln in die Kernstädte oder das Ergänzungsgebiet
- *weiterer Pendlerverflechtungsraum und ländlicher Raum* mit nur noch geringen bzw. keinen Pendlerbeziehungen zu den Kernstädten

Dabei können sich innerhalb eines Kreises z. T. mehrere Regionstypen befinden, sodass auch die innerkreislichen Verflechtungen berücksichtigt werden.

Empirische Analysen der Arzt-Patienten-Beziehungen zeigen, dass die Pendlerströme und die Ströme der Patienten hoch kongruent sind, da sich z. B. auch der öffentliche Nahverkehr oder die Einkaufsmöglichkeiten stark an den Pendlerströmen orientieren. Da das Pendlerkonzept die Mitversorgungseffekte gut abbildet, ergeben sich folgende Arzt-/Psychotherapeutenverteilungen, die über vier Verhältniszahlen abgebildet werden:
- Kernstädte weisen das höchste Versorgungsangebot auf.
- Ergänzungsgebiete bieten die zweithöchste Arzt-/Psychotherapeutendichte.
- Der engere Pendlerverflechtungsraum soll aufgrund der Mitversorgereffekte die niedrigste Arzt-/Psychotherapeutendichte aufweisen.
- Im ländlichen Umland soll eine versorgungsadäquate Arzt-/Psychotherapeutenzahl sichergestellt werden.

Bei Bedarf soll auch hier für die Landesausschüsse die Möglichkeit bestehen, Städte mit mehr als 100 000 Einwohnern weiter zu untergliedern.

Sonderbereiche I und II fachärztliche Versorgung

Die Fachgruppen, die den Sonderbereichen I und II zugewiesen wurden, werden grundsätzlich nur von einem geringen Anteil der Bevölkerung in Anspruch genommen oder sind nicht von einem direkten Patientenkontakt geprägt. Sie sind deshalb von großen Einzugsbereichen gekennzeichnet. Ziel der Beplanung der Ärzte dieser Gruppe ist es, eine möglichst gute Erreichbarkeit sicherzustellen, sodass die „Zentralen Orte" der Raumplanung hier in den Fokus rücken. Die KBV schlägt für die Beplanung der Arztgruppen dieser Versorgungsebenen die Raumordnungsregionen (Sonderbereich I) bzw. die KV-Regionen (Sonderbereich II) vor. Beide Raumtypen bilden in sich relativ geschlossene Raumkonstrukte, die über entsprechende „Zentrale Orte" und das dazu gehörige Umland verfügen und die sich im Wesentlichen selbst versorgen. Vor diesem Hintergrund sind die Mitversorgereffekte bei beiden Planungstypen (außer bei den Stadt-KVen) eher gering, sodass die Beplanung analog zum hausärztlichen Bereich auf Basis einer bundesweit einheitlichen Verhältniszahl erfolgen soll.

Neufestlegung der Verhältniszahlen

Basis für die Neufestlegung der Verhältniszahl kann entweder ein Stichtag sein, an dem die Versorgung als „angemessen" definiert wird, oder ein wissenschaftliches Gutachten, das ein versorgungsadäquates Verhältnis Einwohner je Arzt/Psychotherapeut (differenziert nach Fachgruppen) festlegt. Mit Blick auf Letzteres muss festgestellt werden, dass die Versorgungsforschung weltweit bisher keine evidenzbasierten Verhältniszahlen Einwohner je Arzt/Psychotherapeut definieren konnte.

Vor diesem Hintergrund plädiert die KBV für die Festlegung eines Stichtags, an dem die Zahl und die räumliche Verteilung der Ärzte und Psychotherapeuten einer Fachgruppe als Ausgangspunkt für die weitere Bedarfsplanung definiert werden. Unabhängig vom Datum des Stichtags sollte in jedem Fall die demografische Entwicklung nach dem festgelegten Stichtag (z. B. über einen Demografiefaktor) berücksichtigt werden.

Neuregelung des Sonderbedarfs

Die Zulassung auf Basis von Sonderbedarf soll in der Neukonzeption der Bedarfsplanungsrichtlinie neu gefasst werden. Im Vordergrund steht dabei die Schaffung einheitlicher, verbindlicher und objektiver Kriterien, an denen sich die Zulassungsausschüsse orientieren können.

Das KBV-Konzept sieht hier den Einsatz von Geoinformationssystemen (GIS) vor, um die regionale Versorgungssituation transparent zu machen. Dabei sollen die räumlichen Interaktionen zwischen Ärzten/Psychotherapeuten und Pa-

tienten berücksichtigt werden. Folgende vier Fragestellungen sollen so geprüft werden.
- Besteht eine unterdurchschnittliche Versorgungslage (z. B. lange Wegezeiten, zu viele Patienten pro Arzt/Psychotherapeut, etc.)?
- Erfüllt ein Standort bestimmte strukturelle Mindestbedingungen (z. B. Einwohnerzahl, Zentralität, etc.)?
- Wären an einem Standort für den Arzt/Psychotherapeuten ausreichend Patienten zu versorgen (je nach Fachgruppe)?
- Würden umliegende Arzt-/Psychotherapeutenstandorte übermäßig viele Patienten an den neuen Standort verlieren (je nach Fachgruppe)?

Jeder Sonderbedarfszulassung soll eine Analyse dieser vier Kriterien durch den Zulassungsausschuss vorausgehen. Ob eine Zulassung aufgrund von Sonderbedarf ausgeprochen wird, entscheidet dann allein der Zulassungsausschuss aufgrund regionaler Erwägungen.

Fazit

Das Reformkonzept der KBV sieht eine Beplanung aller Ärzte und Psychotherapeuten in Deutschland in 21 relativ weit gefassten Fachgruppen vor. Die Beplanung soll sich regional differenziert an vier Versorgungsebenen orientieren. Dabei werden spezialisierte Fachgruppen großräumig, weniger spezialisierte Gruppen (z. B. Hausärzte) kleinräumiger beplant. Dort wo es erforderlich ist, werden Mitversorgereffekte auf Basis der Pendlerbeziehungen oder die Zuordnung durch entsprechend große Planungsräume abgebildet. Sowohl die Anzahl als auch die Bandbreite der verschiedenen Verhältniszahlen wird im Vergleich zur bestehenden Bedarfsplanung deutlich reduziert. Zur Ermittlung des Versorgungsbedarfs im Sinne einer Verhältniszahl schlägt die KBV eine Stichtagsregelung vor, die die demografische Entwicklung berücksichtigt. Für den Sonderbedarf werden eindeutige und objektive Kriterien auf Basis von interaktionalen Raumanalysen geschaffen, die die Entscheidungen der Zulassungsausschüsse erleichtern und vereinheitlichen.

33.3.3 Literatur

[1] Fülöp G. Raumplanung der Gesundheitsfürsorge in Österreich: Analyse und Steuerung regionaler Ungleichheiten in der gesundheitlichen Versorgung. Wien; 1999
[2] Fülöp G, Kopetsch T, Hofstätter G et al. Regional distribution effects of ‚needs planning' for office-based physicians in Germany and Austria – Methods and empirical findings. J Pub Health 2008; 18: 447–455
[3] Kopetsch T. Gehen dem deutschen Gesundheitswesen die Ärzte aus? Studie zur Altersstruktur- und Arztzahlentwicklung. Köln; 2001
[4] Potthoff P, Schneider M. Bedarfsplanung in der vertragsärztlichen Versorgung – Endbericht. München und Augsburg; 2002

D Medizinische Versorgung und Prävention

34 Vertrauen in der Arzt-Patient-Beziehung

Burkhard Gusy, Jochen Drewes

Der Interaktion zwischen Patient und Arzt kommt bei der Entscheidungssuche nach passenden Behandlungsoptionen eine zunehmend größere Bedeutung zu. Im tradierten (paternalistischen) Behandlungsmodell wurden Krankheiten als lokalisierbare Störungen der Körperfunktion betrachtet, bei denen es nicht erforderlich war, die psychischen und sozialen Kontexte der Patienten zu berücksichtigen. Der Arzt entschied allein über diagnostische und therapeutische Maßnahmen, die zur Wiederherstellung der Gesundheit erforderlich sind und vermittelte dem Patienten das aus Sicht des Arztes notwendige Wissen, um seine Zustimmung und Mitarbeit zu erwirken. Die Mitwirkung des Patienten war lediglich im Anamnesegespräch und in der Befolgung der Therapieempfehlungen des Arztes gefordert.

Neuere Versorgungsansätze forcieren die Mitwirkung des Patienten in der Behandlung und durchbrechen tradierte Rollenmuster. Informationen zur Symptomatik, Optionen zur Diagnose und Behandlung werden dabei zwischen Patient und Arzt ausgetauscht mit dem Ziel, dem Patienten die Auswahl einer Behandlungsoption zu ermöglichen, entweder eigenständig (Informed Choice) oder gemeinsam mit dem behandelnden Arzt (Shared Decision Making). Dies setzt eine offene Arzt-Patient-Kommunikation voraus, in denen der Arzt dem Informationsbedürfnis des Patienten nachkommt, und der Patient psychische und soziale Kontexte der Krankheit sowie eigene Wertvorstellungen thematisieren kann, die in der Entscheidung zugunsten einer angemessenen Therapie berücksichtigt werden. In dieser neuen Konstellation kommt dem Vertrauen, das der Patient dem Arzt entgegenbringt, eine bedeutende Rolle zu. Vertrauen wird zum Prüfstein der Arzt-Patient-Kommunikation, und erstreckt sich nicht nur auf die diagnostische und therapeutische Kompetenz, sondern auch auf die Art und Weise der Entscheidungsfindung, in der Patienteninteressen ausreichend berücksichtigt werden.

34.1 Vertrauen in der Arzt-Patient-Beziehung – ein Überblick

Vertrauen stellt eine grundlegende Bedingung des Zusammenlebens von Menschen dar. Trotz oder gerade wegen dieser zentralen Bedeutung sowie einem wachsenden wissenschaftlichen Interesse an diesem Begriff finden sich in der einschlägigen Literatur unzählige Definitionen, von denen allerdings bisher keine allgemein akzeptiert ist [8]. Es können jedoch einige gemeinsame Merkmale der verschiedenen Definitionen identifiziert werden. So wird das Vorliegen eines Risikos und einer Vulnerabilität als Grundbedingung für das Entstehen von Vertrauen verstanden. Vertrauen setzt eine Situation voraus, die für den Vertrauenden unkontrollierbar, riskant, unsicher ist. Vertrauen in einer solchen Situation beinhaltet eine optimistische Ergebnis-Erwartung und eine positive Bewertung der Motive, der Intentionen und des zukünftigen Verhaltens der zu vertrauenden Person [13]. Je riskanter die Situation für den Vertrauenden ist, je größer und weitreichender die Folgen eines potenziellen Bruchs des Vertrauens wären, umso stärker ist in der Regel auch das Vertrauen ausgeprägt.

Gerade in der Arzt-Patient-Beziehung sind diese Voraussetzungen von Vertrauen gegeben. Der Patient befindet sich gegenüber dem Arzt in einer vulnerablen, riskanten, unsicheren Situation. Er muss auf die Kompetenzen und ihm gegenüber wohlmeinenden Motive und Intentionen des Arztes vertrauen. Entsprechend können wir das Vertrauen des Patienten in seinen Arzt (Patient-Arzt-Vertrauen) definieren, als eine auf die Zukunft gerichtete, überdauernde Erwartung, dass sich der Arzt dem Patienten gegenüber kompetent, wohlwollend, verlässlich und integer verhält, vor allem in Situationen, die durch Vulnerabilität und einen Mangel an Kontrolle des Patienten gekennzeichnet sind. Andere Autoren konzipieren das Patient-Arzt-Vertrauen zum Beispiel als die Überzeugung, dass der Arzt im besten Interesse des Patienten arbeitet oder als die optimistische Akzeptanz einer vulnerablen Situation, in der der Patient überzeugt ist, dass der Arzt in seinem Interesse handelt [8]. Diese Definitionen sind weniger differenziert als die von uns vorgelegte, stimmen aber stark mit den Konzeptualisierungen von Patienten überein, die gebeten wurden zu erläutern, was sie unter Vertrauen in der Arzt-Patient-Beziehung verstehen. So definieren Patienten Vertrauen zum Beispiel als die Erwartung, dass der Arzt als Fürsprecher ihrer Interessen fungiert, aufrichtiges Interesse am Patienten zeigt oder diesen respektvoll behandelt [6].

Vertrauen in der Arzt-Patient-Beziehung wird sowohl ein intrinsischer als auch ein instrumenteller Wert zugewiesen. Vertrauen stellt auf der einen Seite eine Kerncharakteristik der Beziehung zwischen Patient und Arzt dar, die ihr

Sinn, Bedeutung und Substanz verleiht. Instrumentellen Wert erhält das Patient-Arzt-Vertrauen durch eine Reihe erwünschter Einstellungen und Verhaltensweisen von Patienten. Zusammenhänge mit der Bereitschaft, ärztliche Hilfe in Anspruch zu nehmen, dem Offenbaren sensibler Informationen, der Adhärenz, der Zufriedenheit mit dem Arzt sowie der Bereitschaft, den Arzt zu wechseln, sind bereits empirisch belegt [8]. Vermittelt über Prozessvariablen, führt Vertrauen auch zu verbesserten Behandlungsergebnissen [13]. Entsprechend weitreichend dürften die Probleme sein, die ein Vertrauensbruch bzw. ein generell niedriges Vertrauen dem Arzt gegenüber mit sich bringen.

Die Unterscheidung zwischen Patientenzufriedenheit und Patientenvertrauen ist von besonderer Wichtigkeit für das Verständnis von Vertrauen, vor allem, weil beide Konstrukte in einem engen Zusammenhang stehen. Zufriedenheit und Vertrauen unterscheiden sich dabei vor allem hinsichtlich der Zeitperspektive. Während Zufriedenheit eine starke evaluative Komponente umfasst, die sich auf die Vergangenheit bezieht, ist Vertrauen eine Erwartung, die auf die Zukunft gerichtet ist.

34.2 Instrumente zur Erfassung von Vertrauen des Patienten in seinen Arzt

Zum gegenwärtigen Zeitpunkt liegen eine Reihe von englischsprachigen Instrumenten zur Messung des Vertrauens des Patienten zu seinem Arzt vor [1, 7, 9, 14, 15], von denen nur für die Trust in Physician Scale eine deutschsprachige Version (ViA, [5]) existiert. Eigenentwicklungen im deutschen Sprachraum gibt es mit der „Kölner Vertrauensskala", und einem weiteres Instrument, welches die Autoren dieses Artikels entwickelt haben (Vertrauen von Patienten in ihren Arzt).

In der folgenden Übersicht werden sechs Instrumente vorgestellt:
- Trust in Physician Scale (TPS) [1]
- Safran Trust Subscale (STS) [15]
- General Trust in Physician (GTP) [7]
- Patients Trust in their Physician PTP [14]
- Kölner Vertrauensskala [16]
- Vertrauen von Patienten in ihren Arzt [3]

Anderson und Dedrick (1990) fokussierten die Interpersonal Trust Scale von Rotter (1967) auf die Arzt-Patient-Beziehung. Vertrauen wird darin gefasst als die persönliche Überzeugung in die Verlässlichkeit und Glaubwürdigkeit der Aussagen und Handlungen des behandelnden Arztes [1]. Ursprünglich hatte das Instrument 25 Items, die sich auf drei Dimensionen verteilten: die Zuversicht, dass der Arzt im Interesse der Patienten interveniert, der Glaube an das Wissen und die Fertigkeiten eines Arztes und die Verlässlichkeit der Informationen des Arztes. Von den 25 Items wurden nach Itemanalysen elf in die Endversion übernommen. Fragen, die das Behandlungsergebnis oder die -zufriedenheit erfassten oder psychometrischen Anforderungen nicht genügten, wurden ebenso ausgeschlossen. Die elf Items sind nur einer Dimension zugeordnet. In einer anschließenden Validierungsstudie wurden Zusammenhangsmaße zwischen der Vertrauensskala und den verschiedenen Dimensionen des „Health Locus of Control" sowie des „Desire of Control" Instruments berechnet. Die Autoren bewerten die Höhe und Richtung der gefundenen Korrelationen als Bestätigung für die Konstruktvalidität ihres Instruments. Kao et al. [11] nutzten das Instrument von Anderson und Dedrick als Vorlage, formulierten einige Items sprachlich um und erweiterten den Inhaltsbereich um die Überweisung des Hausarztes an Fachärzte zur Weiterbehandlung sowie die Vermittlung von Wissen zu Behandlungsalternativen. Die nunmehr 16 Fragen umfassende Skala erwies sich nach Darstellung der Autoren als eindimensional mit hoher interner Konsistenz (Cronbachs Alpha = 0,90). Eine deutsche Version dieses Instruments legten Glattacker, Gülich, Farin und Jäckel [5] vor.

Der Primary Care Assessment Survey (PCAS) von Safran et al. [15] umfasst sieben Domänen der medizinischen Primärversorgung mit elf Subskalen. Eine dieser Subskalen misst das Vertrauen des Patienten in seinen behandelnden Arzt. Dieses wird definiert als die Überzeugung des Patienten in die Integrität, die Kompetenz und die anwaltliche Rolle des Arztes bezogen auf die Patienteninteressen. Die Skala erwies sich in Faktorenanalysen als homogen, die Reliabilität ist mit einem Cronbachs Alpha von 0,86 als sehr gut einzustufen.

Hall et al. [7] stellen ein Instrument vor (GTP), welches das Vertrauen in Ärzte allgemein erfasst. Redlichkeit, Kompetenz, Offenheit und Vertraulichkeit sind das Vertrauen konstituierende Aspekte. Auch diese im Ergebnis von 25 auf elf Items verkürzte Version erwies sich als eindimensionale, hoch reliable Skala, die in weiteren Studien eingesetzt wurde. Die ursprünglich benannten vier Aspekte sind in der Endversion jeweils mindestens durch ein Item vertreten. Im gleichen Jahr veröffentlichten Hall et al. [9] die ebenfalls eindimensionale, hoch reliable Wake Forest Physician Trust Scale mit zehn Items (Cronbachs Alpha = 0,93), in der die Item-Inhalte weitgehend ähnlich, die Formulierungen hingegen auf einen spezifischen Arzt statt auf „Ärzte allgemein" ausgerichtet sind.

Das am weitesten ausdifferenzierte Instrument zur Erfassung von Vertrauen des Patienten in seinen Arzt mit 51 Items legten Leisen et al. [14] vor. Wohlwollen und fachliche Kompetenz sind die beiden zentralen Dimensionen von Vertrauen. Wohlwollen beinhaltet die Berücksichtigung der Erfahrungen und des sozialen Kontexts des Patienten (1), Mitgefühl (2), klare und vollständige Kommunikation (3), partnerschaftliche (4), respektvolle und aufrichtige (5) Interaktion sowie Vertraulichkeit (6). Unter fachlicher Kompetenz fassen die Autoren eine sorgfältige Diagnose (1), eine adäquate, effektive Behandlung (2) sowie von Patienten präferierte Merkmale der Person des Arztes (wie z. B. Alter, Geschlecht) (3) und der Praxis (z. B. höfliche Mitarbeiter) (4). Die Reliabilitäten der Subskalen sind zufriedenstellend (Cronbachs Alpha > 0,80), die Faktorstruktur mit Wohlwollen und fachlicher Kompetenz als Faktoren zweiter Ordnung ist ebenso mit den Daten vereinbar. Für das mit 51 Items auch nach Einschätzung der Autoren zu lange Instrument wurde eine leider bis dato nicht publizierte Kurzversion in Aussicht gestellt.

Die beiden ausschließlich in deutscher Sprache vorliegenden Instrumente zum Vertrauen des Patienten in seinen Arzt stammen von Scheibler et al. [16] und von Drewes & Gusy [3]. Die Kölner Vertrauensskala ist eine Subskala des Kölner Patientenfragebogens (KPF) und erfasst das Vertrauen in die behandelnden Krankenhausärzte. Verschiedene Aspekte des Vertrauens werden mit jeweils einem Item erfragt (z. B. „Die Ärzte waren offen und ehrlich zu mir."). Das zu messende Vertrauen wird in einem Item auch direkt angesprochen. Die aus fünf Items bestehende Skala erwies sich in Faktorenanalysen als eindimensional und sehr zuverlässig (Cronbachs Alpha = 0,93). Für die Skala von Drewes und Gusy [3] wurde die Mehrzahl der Items theoriegeleitet neu entwickelt. Vertrauen wird dabei im Sinne der im zweiten Abschnitt genannten Definition verstanden. Die Skala umfasst in der Endversion 11 Items mit guten Verteilungseigenschaften, Faktorladungen von 0,70 und größer auf einem gemeinsamen Faktor sowie eine sehr gute Reliabilität (Cronbachs Alpha = 0,93). Validierungsstudien zu dieser Skala stehen noch aus (▶ Tab. 34.1).

Diese Auflistung zeigt, dass es überwiegend englischsprachige Instrumente zur Erfassung von Vertrauen des Patienten in seinen Arzt gibt, die in empirischen Studien eingesetzt werden können. Für den deutschen Sprachraum gibt es mittlerweile immerhin drei nutzbare Instrumente. Diese werden trotz der Bedeutung der Thematik für die Gesundheitsversorgung bislang nur wenig eingesetzt.

34.3 Empirische Befunde zum Vertrauen in der Arzt-Patient-Beziehung

In bisherigen Studien, in denen das Vertrauen von Patienten gegenüber ihrem Arzt erfasst wurde, zeigt sich, dass dieses Vertrauen generell eher hoch ausgeprägt ist. Hall et al. [8] stellen fest, dass der Durchschnittswert auf einer

Tab. 34.1 Übersicht über Messinstrumente, die Vertrauen des Patienten in den Arzt erfassen.

Name	Trust in Physician Scale	Primary Care Assessment Survey (PCAS)	General Trust in Physician Scale (GTP)	Patients Trust in their physician	Kölner Vertrauensskala	Vertrauen von Patienten in ihren Arzt
Autor/en	Anderson & Dedrick (1990)	Safran et al. (1998)	Hall et al. (2002)	Leisen (2001)	Scheibler et al. (2011)	Drewes & Gusy (2011)
Inhalt	Verlässlichkeit und Glaubwürdigkeit der Aussagen und Handlungen des behandelnden Arztes	Überzeugung des Patienten in die Integrität, die Kompetenz und die anwaltliche Rolle des Arztes	Allgemeines Vertrauen in Ärzte soll die Aspekte Redlichkeit, Kompetenz, Offenheit und Vertraulichkeit abbilden	Wohlwollen (6 Faktoren); fachliche Kompetenz (4 Faktoren)	Vertrauen meint die Erwartung, dass Personen ihre Verantwortung gegenüber anderen Personen wahrnehmen.	Erwartung, dass sich der Arzt kompetent, wohlwollend, verlässlich und integer verhält
Σ Items/Faktoren	11/1	8/1	11/1	51/10	5/1	11/1
Cronbachs Alpha	0,90	0,86	0,89	> 0,80	0,93	0,93
Weiterentwicklungen durch	Kao et al. (1998) Deutsche Version: Glattacker et al. (2007)		Wake Forest Physician Trust Scale			

Skala von 1 = starkes Misstrauen bis 5 = starkes Vertrauen in der Regel um den Wert 4 liegt und 90% der befragten Patienten zumindest ein gewisses Maß an Vertrauen gegenüber ihrem Arzt berichten. Auch Hillen et al. [10] bestätigen diese grundsätzliche Tendenz in ihrem Review zum Arzt-Patient-Vertrauen in onkologischen Settings, verweisen aber auch auf Patientengruppen, die ein geringer ausgeprägtes Vertrauen aufweisen, wie z. B. Patienten, die auf Alternativtherapien zurückgreifen und Patienten in Palliativbehandlung. Für Deutschland liegen nur wenige Ergebnisse vor. Hillen et al. [10] berichten von einer kleinen internationalen Vergleichsstudie bei Onkologiepatienten, in denen das Vertrauen der deutschen Patienten gegenüber ihrem Arzt auf diversen Einzelitems am höchsten ausgeprägt war, deutlich höher als bei französischen, italienischen und britischen Patienten und knapp höher als bei den US-amerikanischen Patienten. Auch in einer umfangreichen Studie mit chronisch kranken Patienten in Deutschland äußerten über 80% der Befragten großes Vertrauen zu ihrem Arzt [19].

Obwohl die meisten Studien hohe Vertrauenswerte berichten, wird aufgrund der Umstrukturierungen des Gesundheitssystems in vielen westlichen Industrieländern eine Erosion des Patient-Arzt-Vertrauens befürchtet. Mangels systematischer Langzeitstudien existieren international jedoch keine empirischen Belege für diese Hypothese.

Eine Reihe von Studien beschäftigt sich mit Prädiktoren des Patient-Arzt-Vertrauens. Dabei kommen Merkmale des Patienten, des Arztes sowie situationale Aspekte bzw. Merkmale der Arzt-Patient-Beziehung als möglichen Variablen, die mit dem Vertrauen in Zusammenhang stehen infrage. Von den untersuchten Eigenschaften des Patienten stand dem Review von Hall et al. [8] zufolge nur das Alter der Patienten in einem moderat positiven Zusammenhang mit dem Grad des Vertrauens. Andere Variablen, wie Geschlecht, ethnische Herkunft oder Bildungshintergrund, weisen über verschiedene Studien hinweg nur geringe bzw. inkonsistente Zusammenhänge auf. Dasselbe gilt für Persönlichkeitseigenschaften bzw. Einstellungen wie generelles Vertrauen, Zynismus oder die Präferenz für direktive bzw. gemeinsame Entscheidungsfindung, die offenbar in keinem oder nur in geringem Maß in Zusammenhang mit dem Vertrauen in der Arzt-Patient-Beziehung stehen. Auf der Seite des Arztes kommen den zwischenmenschlichen Fähigkeiten und dem Kommunikationsstil, neben der wahrgenommenen technischen Kompetenz, große Bedeutung zu. Demografische Merkmale, wie Alter und Ethnie des Arztes, spielen dagegen keine oder nur eine untergeordnete Rolle.

Zu dem am besten untersuchten Zusammenhang, der Länge bzw. Kontinuität der Beziehung zwischen Arzt und Patient, liegen ebenfalls inkonsistente Befunde vor, sodass wenn überhaupt nur ein geringer Zusammenhang mit dem Patient-Arzt-Vertrauen angenommen werden kann. Hall et al. [8] folgern daraus, dass das Vertrauen bereits relativ früh zu Beginn der Beziehung zwischen Patient und Arzt aufgebaut wird und in der Regel konstant bleibt. Entsprechend zeigen sich Aspekte der Arztwahl, wie z. B. die Wahrnehmung, dass die Wahl des Arztes eine freie, eigene Entscheidung war oder ob die Arztwahl auf einer Empfehlung anderer Patienten erfolgte, in einigen Studien als Prädiktoren des Vertrauens.

Die Bedeutung des Konstrukts Vertrauen in der Arzt-Patient-Beziehung wird durch Befunde zu Zusammenhängen mit Prozess- und Ergebnisvariablen der ärztlichen Versorgung unterstrichen. Am besten untersucht ist der Zusammenhang von Vertrauen mit der Akzeptanz von und Adhärenz zu therapeutischen Maßnahmen [4, 2]. Studien konnten auch zeigen, dass Vertrauen die Inanspruchnahme medizinischer Versorgung erleichtert [2, 20]. Einen Zusammenhang mit Selbstwirksamkeitserwartungen finden Lee und Lin [13]. Haes et al. [6] berichten von verschiedenen Studien, die zeigen, dass Vertrauen zum Onkologen mit weniger Ängsten und Sorgen in Bezug auf den Verlauf der Behandlung und der Krankheit einhergeht. Auch die Kommunikation mit dem Arzt wird durch ein vertrauensvolles Verhältnis erleichtert.

Deutliche Zusammenhänge finden sich zwischen verschiedenen Aspekten von Zufriedenheit und dem Arzt-Patient-Vertrauen, wie der Bereitschaft, den Arzt weiterzuempfehlen und der Intention, den Arzt nicht zu wechseln [9]. Besonders hoch ist der Zusammenhang zwischen Vertrauen und der Zufriedenheit mit dem Arzt. Thom und Kollegen [18] berichten von einer Korrelation in Höhe von $r = 0{,}73$. Die Autoren können in ihrem längsschnittlichen Design auch zeigen, dass der Zusammenhang zwischen Vertrauen auf der einen Seite und Adhärenz und Therapiekontinuität auf der anderen Seite stärker ist als der zwischen Patientenzufriedenheit und den beiden Prozessvariablen. Aufgrund derartiger empirischer Ergebnisse wird von verschiedenen Autoren die Frage aufgeworfen, inwieweit Vertrauen als gleichwertiges Element bei der Evaluation von ärztlichem Handeln erhoben werden sollte und ob das umstrittene Konzept der Patientenzufriedenheit nicht sogar besser durch die Erhebung von Patientenvertrauen ersetzt werden sollte.

In dem bisher einzigen Versuch, das Vertrauen von Patienten durch die Veränderung von vertrauensrelevanten Verhaltensweisen von Ärzten zu steigern, konnten die Autoren keine signifikanten Effekte in Bezug auf das Vertrauen durch ihre eintägige Intervention messen [17].

34.4 Schlussfolgerungen

Das Thema Vertrauen in der Arzt-Patient-Beziehung wird auch in Deutschland zu einem zunehmend wichtigeren Thema der Versorgungsforschung; der Schwerpunkt liegt aktuell auf dem Vertrauen des Patienten in den Arzt. Die im Rahmen dieses Beitrags vorgestellten Messinstrumente machen das Thema empirisch fassbar; von dieser Möglichkeit wird bislang jedoch noch zu wenig Gebrauch gemacht. Dabei ist der Nutzen einer empirischen Messung von Vertrauen als Seismograf des sensiblen Verhältnisses von Arzt und Patient kaum zu unterschätzen.

Trotz zunehmender Forschungsbemühungen ist der Forschungsbedarf hinsichtlich des Vertrauens in der Arzt-Patient-Beziehung groß. Es fehlen Längsschnittstudien, die Auskunft über die Auswirkungen von Veränderungen des Gesundheitssystems und neuen Versorgungskonzepten, wie zum Beispiel telemedizinische Anwendungen, auf das Vertrauen geben können. Populationsdifferenzierende Untersuchungen des Vertrauens von benachteiligten Gruppen, wie Patienten mit Migrationshintergrund oder Patienten mit einem niedrigen sozioökonomischen Status, können Ansatzpunkte für eine Verbesserung des Arzt-Patient-Verhältnis innerhalb dieser Patientengruppen geben. Auch konzeptuelle Studien werden benötigt, die zum Beispiel das Verhältnis der Konstrukte Patientenzufriedenheit und Patientenvertrauen differenzierter klären. Inhaltliche Fragestellungen sollten die Bedeutung des Patientenvertrauens für weitere zentrale medizinische Prozesse klären, wie zum Beispiel den Placebo-Effekt.

Vertrauen kann darüber hinaus nicht nur in konkreten Interaktionen erfasst, sondern auch in Bezug auf spezifische Einrichtungen des Gesundheitssystems wie z. B. Krankenhäuser, Krankenversicherungen sowie das Gesundheitssystem global gemessen werden.

Voraussetzungen hierfür wären allerdings in der Regel Längsschnitt- oder Kohortenstudien, mit denen sich Änderungen des Vertrauens im Zeitverlauf feststellen ließen.

34.5 Literatur

[1] Anderson LA, Dedrick RF. Development of the Trust in Physician scale: a measure to assess interpersonal trust in patient-physician relationships. Psychol Rep 1990; 67: 1091–1100
[2] Calnan MW, Sanford E. Public trust in health care: the system or the doctor? Quality and Safety in Health Care 2004; 13: 92–97
[3] Drewes J, Gusy B. Vertrauen in der Arzt-Patient-Beziehung. Berlin; 2011, unveröffentlicht

[4] Dugan E, Trachtenberg F, Hall MA. Development of abbreviated measures to assess patient trust in a physician, a health insurer, and the medical profession. BMC Health Serv Res 2005; 5: 64

[5] Glattacker M, Gülich M, Farin E et al. Vertrauen in den Arzt („VIA") - Psychometrische Testung der deutschen Version der „Trust in Physician Scale". Phys Rehab Kur Med 2007; 17: 141–148

[6] Haes HCJM de, Smets EMA, Hillen MA. Cancer patients' trust in their physician – A review. Psycho-Oncology 2011; 20: 227–241

[7] Hall MA, Camacho F, Dugan E et al. Trust in the medical profession: Conceptual and measurement issues. Health Serv Res 2002; 37: 1419–1439

[8] Hall MA, Dugan E, Zheng B et al. Trust in physicians and medical institutions: what is it, can it be measured, and does it matter? Milbank Q 2001; 79: 613–639

[9] Hall MA, Zheng B, Dugan E et al. Measuring patients' trust in their primary care providers. Med Care Res Rev 2002; 59: 293–318

[10] Hillen MA, Haes HCJM de, Smets EMA. Cancer patients' trust in their physician – a review. Psycho-Oncology 2011; 20: 227–241

[11] Kao AC, Green DC, Davis NA et al. Patients' trust in their physicians: effects of choice, continuity, and payment method. J Gen Intern Med 1998; 13: 681–686

[12] Kassebaum UB. Interpersonelles Vertrauen: Entwicklung eines Inventars zur Erfassung spezifischer Aspekte des Konstrukts [Dissertation]. Hamburg: Universität Hamburg; 2004

[13] Lee Y, Lin JL. The effects of trust in physician on self-efficacy, adherence and diabetes outcomes. Soc Science Med 2009; 68: 1060–1068

[14] Leisen B, Hyman MR. An improved scale for assessing patients' trust in their physician. Health Mark Q 2001; 19: 23–42

[15] Safran DG, Kosinski M, Tarlov AR et al. The Primary Care Assessment Survey: tests of data quality and measurement performance. Med Care 1998; 36: 728–739

[16] Scheibler F, Kasper J, Turjalei A et al. Entwicklung und Validierung der Skala „Vertrauen in den Arzt" im Kölner Patientenfragebogen (KPF). Klinische Diagnostik und Evaluation 2011; 4: 63–77

[17] Thom DH, Bloch DA, Segal ES. An intervention to increase patients' trust in their physicians. Stanford Trust Study Physician Group. Acad Med 1999; 74: 195–198

[18] Thom DH, Ribisl KM, Stewart AL et al. Further validation and reliability testing of the Trust in Physician Scale. The Stanford Trust Study Physicians. Med Care 1999; 37: 510–517

[19] Vonneilich N, Altenhöner T, Böcken J et al. Soziale Ungleichheit in der wahrgenommenen Qualität der Arzt-Patienten-Beziehung bei chronisch Kranken. Gesundheitswesen 2011; 73: 211–216

[20] Whetten K, Leserman J, Whetten R et al. Exploring lack of trust in care providers and the government as a barrier to health service use. Am J Public Health 2006; 96: 716–721

35 Herausforderungen für die hausärztliche Versorgung und Lösungsansätze zum Umgang mit drohender medizinischer Unterversorgung

Romy Heymann, Barbara Buchberger, Jürgen Wasem

35.1 Einleitung

Das Gesundheitswesen in Deutschland steht vor der Herausforderung, wachsende medizinische Bedarfe aufgrund demografischer Veränderungen befriedigen zu müssen. Angesichts einer relativen Knappheit verschiedener Ressourcen im Gesundheitsbereich, z. B. finanzieller Mittel, sind demzufolge ein Umdenken und eine Neugestaltung der Strukturen für die medizinische Versorgung der Bevölkerung unvermeidbar. Der Gesetzgeber fordert eine effektivere und effizientere Allokation der Ressourcen im Gesundheitswesen. Die medizinische Versorgung der Bevölkerung soll dabei nicht nur auf dem Status quo gehalten, sondern auch verbessert werden. In diesem Zusammenhang werden zunehmend neue Instrumente, Maßnahmen und Strukturen gesucht, mit denen den Herausforderungen begegnet werden kann.

Im Folgenden werden Strukturen, basierend auf hausärztlicher Entlastung und Unterstützung durch speziell qualifiziertes Fachpersonal wie durch das AGnES-Konzept, aber auch Maßnahmen der Kassenärztlichen Vereinigungen (KVen) wie Aus- und Weiterbildungsprogramme oder Anreize des Hausärzteverbandes in Form einer finanziellen Studienförderung für angehende Mediziner vorgestellt. Ebenfalls werden einige wesentliche Punkte im GKV-Versorgungsstrukturgesetz (GKV-VStG) zur ambulanten medizinischen Versorgung aufgezeigt. Das Ziel dieser Ansätze ist die Sicherung der ambulanten medizinischen Versorgung insbesondere in ländlichen Regionen.

Der sinkende Bevölkerungsanteil arbeitstätiger Menschen sowie die Zunahme des Anteils der über 60-Jährigen an der Gesamtbevölkerung auf 36,8 % bis 2050 tragen zu einer Zuspitzung der Knappheit finanzieller Mittel im Gesundheitswesen bei [32]. Ein weiterer Aspekt des Ressourcenproblems begründet sich durch eine verlängerte Lebenserwartung bei chronisch degenerativen Erkrankungen, die wiederum den Bedarf einer zunehmend effizienteren medizinischen Versorgung bedingt. Folglich wächst die Inanspruchnahme medizinischer Versorgung und verstärkt das Ressourcenproblem zusätzlich.

35.2 Aktueller Stand der hausärztlichen Bedarfsdeckung

Mit Sorge wird die Entwicklung der ambulanten medizinischen Versorgung von den politischen Akteuren, der Bundesärztekammer (BÄK) und der Kassenärztlichen Bundesvereinigung (KBV) beobachtet. Das Problem liegt nicht darin, dass im Rahmen der kassenärztlichen Planungsgebiete weniger niedergelassene Ärzte tätig sind als es der Bedarf vorsieht, sondern das Gegenteil ist der Fall. Für Hausärzte liegt der gesamtdeutsche Versorgungsgrad bei 107,5 %. Lediglich in Brandenburg (99,3 %) und Sachsen-Anhalt (96,2 %) liegt der Versorgungsgrad unter 100 % [16]. Im Bundesdurchschnitt sind dementsprechend mehr Hausärzte tätig als im Rahmen der Bedarfsplanung vorgesehen sind. Allerdings gibt es hier erhebliche Verteilungsprobleme in der Versorgungsdichte. Es ist sowohl eine Ost-West-Diskrepanz als auch ein Stadt-Land-Gefälle zu beobachten. So weisen bereits einige ländlichere Bedarfsplanungsgebiete vor allem in den neuen Bundesländern einen Versorgungsgrad von unter 90 % auf [37]. Ein Indikator für drohende und sich verschlimmernde medizinische Unterversorgung durch Ärztemangel ist das durchschnittliche Alter der berufstätigen Hausärzte. Ein anderer Indikator sind die offenen Arztstellen, die nicht wieder besetzt werden können. Das durchschnittliche Alter der Hausärzte lag im Jahr 2005 bei 52,4 Jahren. Zu diesem Zeitpunkt waren bereits 33 % der Hausärzte älter als 59 Jahre. Die Altersgrenze für die vertragsärztliche Berufsausübung beträgt zwar 68 Jahre, jedoch liegt den Ergebnissen einer Studie der BÄK und der KBV zufolge das Alter für die Rückgabe der Zulassung bei 63 Jahren (Median) [20]. Im Vergleich zum Jahr 2006 werden bis zum Jahr 2015 mehr als 40 % der Hausärzte in den neuen Bundesländern ihre Zulassung für vertragsärztliche Tätigkeiten zurückgeben [24]. Der Bedarf an Hausärzten, der durch frei werdende Arztsitze entsteht, kann bereits heute nicht gedeckt werden.

Ein Rückgang der Arztzahlen im ambulanten hausärztlichen Versorgungsbereich, die demografische Entwicklung in der Ärzteschaft und das zunehmende Wiederbesetzungsproblem offener Hausarztsitze, insbesondere durch Allokationsprobleme in ländlichen Regionen, sind die Herausforderungen in der ambulanten medizinischen Versorgung, denen es zu begegnen gilt. Obwohl die Gesamtzahl der Vertragsärzte seit 1990 von ca. 88 000 auf 139 612 im Jahr 2009 stetig angestiegen ist und sich die Bewerberzahlen für ein Medizinstudium in den vergangenen Jahren deutlich erhöht haben, kommt es nicht nur aufgrund von ungünstiger Verteilung zum Ärztemangel [16]. Ebenso tragen fehlende Anreizbedingungen für die Niederlassung in ländlichen und dünn besiedelten Gebieten zum Ärztemangel bei.

In den 395 Planungsbezirken deutet beim Vergleich der Versorgungsgrade der einzelnen Arztgruppen kaum etwas auf einen medizinischen Versorgungsengpass im ambulanten Sektor hin. Deutschland belegt im internationalen Vergleich einen Spitzenplatz in der Ärztedichte (397 Ärzte, davon 168 Vertragsärzte, auf je 100 000 Einwohner, Stand: 2009) [16]. Seit 1991 stieg die Ärztedichte deutschlandweit um 30,8 % [16].

Bei den Fachärzten lag im Jahr 2009 mit einem Versorgungsgrad von mehrheitlich 110 % bis über 150 % nach der Bedarfsplanungsrichtlinie sogar größtenteils eine Überversorgung vor [16]. Im hausärztlichen Sektor zeigt sich eine etwas andere Situation der Versorgung. Im Jahr 2010 waren hier 182 Planungsgebiete vollkommen für Neuniederlassungen von Hausärzten gesperrt (Versorgungsgrad größer als 110 %). 193 Planungsgebiete waren teilweise für die Niederlassung von Hausärzten geöffnet (Versorgungsgrad zwischen 90 % und 110 %) und 83 Planungsbereiche lagen mit einem Versorgungsgrad von weniger als 100 % unter dem Plansoll. In 20 Planungsbereichen mit einem Versorgungsgrad von unter 90 % lag sogar eine Unterversorgung vor [16]. Von diesen wies 2006 ein Planungsbereich in Sachsen-Anhalt einen Versorgungsgrad von unter 75 % auf (Saalekreis: 68 %). Bis zum Jahr 2010 sank der Versorgungsgrad in diesem Landkreis weiter auf 64,8 % [16]. Ein Hausarzt betreute dort im Jahr 2007 durchschnittlich 2330 Einwohner (Hausärzte: 87, Einwohner: 202 676) und lag damit deutlich über dem Versorgungsdurchschnitt. Nach der Definition des Bundesamtes für Bauwesen und Raumordung (BBR) wird diese Region den verstädterten Räumen mit verdichteten bzw. ländlichen Kreisen zugeordnet. Dieser Regionstyp sieht für einen Hausarzt eine durchschnittliche Betreuung von 1629 Einwohnern vor [27]. Insgesamt waren im Jahr 2009 deutschlandweit 46,1 % der Planungsbereiche für eine Niederlassung von Hausärzten geöffnet [16].

35.3 Herausforderungen für die hausärztliche Versorgung

35.3.1 Demografische Herausforderungen in der Bevölkerung

Die Lebenserwartung in Deutschland ist seit 1900 um mehr als 30 Jahre gestiegen. Den Daten der im Jahr 2006 veröffentlichten 11. koordinierten Bevölkerungsvorausberechnung ist zu entnehmen, dass bis zum Jahr 2050 der Anteil der über 65-Jährigen in Deutschland von 15,9 Millionen auf über 23,5 Millionen, unter der Annahme gleichbleibender Geburtenhäufigkeit (1,4 Kinder pro Frau) und Lebenserwartung sowie einem Wanderungssaldo von 100 000 Personen pro Jahr, ansteigen wird. Das bedeutet, dass 33 % der Gesamtbevölkerung in Deutschland dann 65 Jahre oder älter sein werden [31].

Die demografische Entwicklung der vergangenen 40 Jahre stellt eine Herausforderung für die Sicherstellung der medizinischen Versorgung nicht nur vor dem Hintergrund der wirtschaftlichen Entwicklungen in der Bundesrepublik Deutschland dar. Die starke Verringerung der Geburtenzahlen und die steigende Lebenserwartung der Bevölkerung sind für drohende Versorgungslücken im medizinischen Bereich ursächlich. Besonders verschärft wird die Situation durch die hohen Wanderungsverluste vor allem junger Menschen in den östlichen Bundesländern. Bis zum Jahr 2030 werden in Deutschland vor allem die geburtenstarken Jahrgänge der 1950er und 1960er Jahre wesentlich dazu beitragen, dass die Zahl der nicht erwerbstätigen Personen zunimmt und einer abnehmenden Anzahl von Personen im erwerbsfähigen Alter gegenübersteht. Diese Entwicklung führt zu einer schwierigen Situation hinsichtlich der wirtschaftlichen Ressourcen und der medizinischen und pflegerischen Versorgung der Bevölkerung [12].

Die demografische Entwicklung wird neben Veränderungen in der Geburtenentwicklung und der Lebenserwartung ebenfalls durch die starke Wanderungsbewegung der Bevölkerungsgruppe im erwerbsfähigen Alter beeinflusst. Der Wanderungstrend geht dabei von strukturschwachen Regionen im Osten und Norden Deutschlands hin in Richtung Süden und Westen. Der Wanderungssaldo (Differenz aus Abwanderung und Zuwanderungen) hat sich in den Jahren 1991 bis 2005 wellenförmig entwickelt. In der Folge sinken die Geburtenzahlen in den Regionen mit einer hohen Nettoabwanderung weiter, was den Einfluss auf den Altersdurchschnitt der Bevölkerung in den betreffenden Regionen zusätzlich verstärkt. Dies führt dazu, dass immer mehr Men-

D Medizinische Versorgung und Prävention

schen vor allem in den hohen Altersklassen alleine leben und nur noch bedingt auf familiäre Unterstützung zurückgreifen können.

Mit steigendem Durchschnittsalter der Bevölkerung nimmt auch die Morbidität zu. Der Bedarf an medizinischer Versorgung wächst. Ebenso erhöht sich das Risiko einer Erkrankung im höheren Lebensalter. Im Verlauf von Herz-Kreislauf-Erkrankungen beispielsweise nimmt die Häufigkeit eines Schlaganfalls mit steigendem Alter zu: 85% aller Schlaganfälle treten in der Altersgruppe der über 60-Jährigen auf [30]. Auch die Wahrscheinlichkeit, an einer psychischen Erkrankung zu leiden, steigt mit wachsendem Alter. Die Prävalenz von Demenz liegt in der Bevölkerungsgruppe der über 65-Jährigen bei sechs bis neun Prozent [17]. Während heute ca. 1,2 Millionen Personen an einer demenziellen Erkrankung leiden, könnte sich diese Zahl bis 2050 verdoppeln [12]. Mit zunehmendem Alter steigt damit auch das Risiko, auf Hilfe bzw. Unterstützung angewiesen zu sein. Durch den demografischen Wandel bedingt, wird die Zahl der Pflegeempfänger in den nächsten Jahren von 1,3 Millionen im Jahr 2006 auf über 3,4 Millionen im Jahr 2030 ansteigen. Unter den über 80-Jährigen betrugt der Anteil der Pflegeempfänger im Jahr 2007 annähernd 45% [2].

Eine besondere Situation zeichnet sich zudem in den neuen Bundesländern ab. Die Abwanderungsraten liegen hier deutlich über denen der alten Bundesländer [32]. Besonders problematisch für die neuen Bundesländer ist, dass vor allem junge Menschen in der Altergruppe der 15- bis 30-Jährigen abwandern, Frauen häufiger als Männer, was in den betroffenen Regionen zu einem „Fertilitätsverlust" führt. Trotz der sinkenden Einwohnerzahlen ist aufgrund des steigenden Anteils der älteren Bevölkerung mit einer Zunahme des medizinischen und pflegerischen Versorgungsbedarfs zu rechnen. Bedingt durch die veränderte Altersstruktur, eine höhere Morbidität der Patienten und eine geringere Arztdichte in den neuen Bundesländern werden Arztkontakte steigen [5]. Die neuen Bundesländer wiesen ferner insbesondere im Bereich der chronischen Erkrankungen wie z. B. Hypertonie und Diabetes mellitus höhere Erkrankungsraten auf [38]. Diese sind mit einer verstärkten Behandlungsintensität verbunden, die mit einer höheren Kostenlast einhergeht. Für die ambulante medizinische und pflegerische Versorgung bedeutet dies in der Folge eine im Vergleich zu den alten Bundesländern erhöhte Arbeitsbelastung und Betreuungsintensität für die Leistungsanbieter in der ambulanten Versorgung [12]. Bereits heute betreut ein Hausarzt in den neuen Bundesländern bis zu 30% mehr Patienten als sein Kollege in den westlichen Bundesländern. Im Jahr 2007 betrugen Behandlungsfälle je Hausarzt in den neuen Bundesländern 4274 und in den alten 3353 [38].

Diese kurze Darstellung der Auswirkungen, die mit der Alterung der Gesellschaft in Deutschland einhergehen, verdeutlicht, dass sich der medizinische

Versorgungsbedarf vor allem bei den altersassoziierten Erkrankungen verändert. Um diesem Bedarf zu begegnen, ist die Entwicklung innovativer Konzepte unumgänglich.

35.3.2 Demografische Entwicklung im hausärztlichen Sektor

Ein Rückgang der Arztzahlen im ambulanten hausärztlichen Versorgungsbereich, die demografische Entwicklung in der Ärzteschaft und das zunehmende Problem der Wiederbesetzung offener Hausarztstellen insbesondere durch Allokationsprobleme in ländlichen Regionen führen zu Herausforderungen in der ambulanten medizinischen Versorgung.

Überalterung der Ärzteschaft

Die demografische Entwicklung der niedergelassenen Ärzte folgt dem gleichen Trend wie dem der Gesamtbevölkerung. Ursächlich für den stetigen Anstieg des Durchschnittsalters ist das Wiederbesetzungsproblem aufgrund mangelnder Bereitschaft junger Ärzte zur Niederlassung als Hausarzt [21]. Für diese ist der steigende bürokratische Aufwand ein Grund, sich in einem anderen medizinischen Bereich als der hausärztlichen Versorgung, insbesondere in einer dünn besiedelten, ländlichen Region (mit weniger als 100 Einwohnern je km^2), niederzulassen. Insbesondere der administrative Aufwand durch eine steigende Fülle von Parallelsystemen zur ambulanten Versorgung der Bevölkerung (Pflegedienste, betreutes Wohnen etc.) und die damit verbundenen Transaktionskosten zur Feststellung der besten Versorgung für den Patienten führen zu einer zunehmenden Belastung der Mediziner [3].

Die Zahl der Hausärzte wird sich laut Prognosen der KBV im Jahr 2017 von heute 53 171 auf ca. 49 000 verringert haben. Bereits im Jahr 2009 waren 22,9 % (n = 11 874) der Hausärzte in Deutschland 60 Jahre und älter [16]. Während das Durchschnittsalter von Hausärzten im Jahr 1993 noch 46,6 Jahre betrug, stieg es bis 2009 auf 51,7 Jahre an [18]. In den kommenden Jahren wird eine Vielzahl der in der Primärversorgung tätigen Ärzte in den Ruhestand gehen und ihre Niederlassungserlaubnis an die KV zurückgeben. Laut einer Aussage des Vorstandsvorsitzenden der KBV werden bis zum Jahr 2012 ca. 15 376 der niedergelassenen Hausärzte ihre Praxis altersbedingt aufgeben. Insbesondere ist die hausärztliche Versorgung in den neuen Bundesländern dadurch betroffen. Bis zum Jahr 2015 werden dort ca. 40 % der im Jahr 2005 noch tätig gewesenen Hausärzte ihre Praxis aufgeben [24]. Der Anteil der Hausärzte, die im Jahr 2007 60 Jahre oder älter sind, liegt hier deutlich höher als im gesamtdeutschen Durchschnitt mit 17,5 % (Thüringen 32,4 %, Sachsen 31,1 %, Brandenburg 30,4 %, Sachsen-Anhalt 29,1 %, Mecklenburg-Vorpommern 28,2 % und Berlin 26,4 %) [18]. Problematisch ist dabei, dass nicht alle Hausarztsitze auch wieder besetzt werden können.

Im Jahr 2009 waren bereits 55,8 % der Ärzte über 50 Jahre und 6 % über 60 Jahre [18]. Deutschlandweit gab es Ende 2010 insgesamt 1935 offene Hausarztsitze [18].

Probleme der Wiederbesetzung von Arztsitzen

Die alleinige Betrachtung absoluter Zahlen verdeckt die teils erheblichen Versorgungsunterschiede zwischen Arztgruppen sowie innerhalb von Planungsbereichen. In einigen zumeist ländlichen Regionen können trotz intensiver Bemühungen, z. B. durch finanzielle Anreize wie Umsatzgarantien, keine Praxisnachfolger gefunden werden (§ 105 Abs. 1 Satz 1 SGB V) Die mangelnde Bereitschaft junger Mediziner zur Niederlassung ist hier der Hauptgrund für die erfolglose Wiederbesetzung von Arztsitzen. Trotz konstanter Zahlen bei Studienanfängern im Bereich der Humanmedizin sinkt die Anzahl der Absolventen in diesem Fach kontinuierlich [18]. Während im Jahr 1994 noch 11 978 Medizinstudenten erfolgreich ihr Studium abschlossen, waren es im Jahr 2006 lediglich 8724. (Die Zahl der Absolventen ist in den Jahren 2007 und 2008 wieder leicht angestiegen [9574 und 9857], jedoch postulieren Kopetsch et al., dass es sich dabei um einen statistischen Effekt beim Übergang der Ärzte-Approbationsordnung [ÄAppO] 1987 zur ÄAppO 2002 handelt.) [18] Zusätzlich wandern junge Ärzte ins Ausland ab und die Tatsache, dass viele junge Mediziner nicht mehr im kurativen Bereich arbeiten, sondern eine Beschäftigung in der Wissenschaft, Industrie oder Verwaltung vorziehen, erschwert die Wiederbesetzung offener Arztsitze. Allein durch Zugänge ausländischer Ärzte kann diese Problematik nicht gelöst werden. Gründe dafür, warum sich viele der Nachwuchsmediziner weniger häufig in ländlichen Gebieten niederlassen wollen, sind unter anderem in dem geringeren Anteil an Privatpatienten, der höheren Arbeitsbelastung (mehr Patienten, mehr Notdienste) und den daraus resultierenden längeren Arbeitszeiten, den weiten Wegen zu den Patienten bei Hausbesuchen, der schlechteren Infrastruktur (Verkehrsanbindung, Bildungs- und Freizeitangebote, Einkaufsmöglichkeiten) und damit auch in den schlechteren Wiederverkaufsmöglichkeiten der Arztpraxis zu suchen.

Der Anreiz, sich in den neuen Bundesländern niederzulassen, wird zusätzlich dadurch gemindert, dass die Inanspruchnahme medizinischer Leistungen hier höher ist als in den alten Bundesländern [38]. Hausärzte in den neuen Bundesländern müssen ca. 17 % mehr Arbeitsstunden leisten als ihre Kollegen in den westlichen Bundesländern [36]. Trotz höherer Patientenzahlen beträgt der Verdienst eines Hausarztes in den neuen Bundesländern durch die geringere Anzahl an Privatpatienten und die Begrenzung des Regelleistungsvolumens (RLV) im Vergleich zu niedergelassenen Hausärzten in den westlichen Bundesländern nur ca. 80 % [21]. Im Hinblick auf diese Entwicklung wird die angewandte Methodik der Bedarfsplanungsrichtlinie mittlerweile kritisch gesehen, da sie kein wirkungsvolles Steuerungselement für die vertragsärztliche Versorgung ist. In der Bedarfsplanung ist zudem die Versorgungsrealität nur ungenügend abgebildet. Einflussfaktoren wie der Anteil der Hochbetagten an der Bevölkerung, Geschlecht und Morbidität werden unberücksichtigt gelassen [19].

Die hausärztliche Versorgung steht vor allem in ländlichen und dünn besiedelten Regionen vor einer erheblichen Herausforderung. Mit jedem Hausarzt, der in den Ruhestand geht, wachsen der Versorgungsradius und die Patientenzahlen der verbleibenden Kollegen. Hausärzte in ländlichen Regionen stehen so dauerhaft vor der Herausforderung, beispielsweise durchschnittlich mehr Hausbesuche durchführen zu müssen als ihre Kollegen in urbanen Regionen [10]. Diese Belastung kann absehbar nicht mehr durch einen normalen Praxisbetrieb aufgefangen werden. Die Wartezeiten für Arztkonsultationen oder bestimmte diagnostische Verfahren werden steigen. Der verzögerte Behandlungsbeginn führt zu individuell schlechteren Prognosen sowie zu aufwendigeren, langwierigeren und damit auch kostenintensiveren Behandlungstherapien [12].

35.3.3 Infrastrukturelle Herausforderungen

Die sich stetig verschlechternde Infrastruktur, insbesondere in den dünn besiedelten und ländlichen Regionen, erschwert für Teile der Bevölkerung die Erreichbarkeit der primärärztlichen ambulanten Versorgung und kann zu einem verzögerten Behandlungsbeginn führen [26].

Der demografische Wandel und die Abwanderungsraten führen dazu, dass sich für viele Gemeinden und Kreise die Vorhaltung von Infrastruktur, wie beispielsweise der Öffentliche Personennahverkehr (ÖPNV), die Abfallwirtschaft oder die Energie- und Wasserversorgung wirtschaftlich nicht mehr rechnen. Vorschriften regeln, dass ein Mindestmaß an Infrastruktur durch die öffentliche Hand vorgehalten werden muss [15]. Die damit verbundenen hohen Fixkosten bzw. die Unteilbarkeit der Ressourcen führen dazu, dass die Gesamtkosten trotz rückläufiger Nachfrage auf einem hohen Niveau gehalten werden [9]. Die mit der Bereitstellung von Infrastruktur verbundenen Kosten können von den Gemeinden und Landkreisen nicht refinanziert werden.

Hinsichtlich der Bevölkerungsdichte Deutschlands zeigt sich, dass die Anzahl der Einwohner je Quadratkilometer von Süd-West nach Nord-Ost außerhalb der Ballungszentren Berlin und Hamburg stark abnimmt.

Unter dem Aspekt der medizinischen Versorgung ist besonders die zunehmende Einstellung von Teilen des ÖPNV-Netzes in dünn besiedelten Regionen mit Sorge zu betrachten. Der geringe Bevölkerungsanteil geht mit einer sehr niedrigen Verkehrsnachfrage einher. Der hohe Flächenanteil bedeutet folglich eine teurere Beförderung. Die finanzielle Sicherstellung der Erreichbarkeit von medizinischen Einrichtungen bzw. medizinischer Versorgung wird dadurch erschwert bzw. kann in Teilen nicht mehr gesichert werden. In vielen ländlichen Regionen ist der Hauptzweig des ÖPNV der Schülerbeförderungsverkehr [1]. Dieser macht in einigen dünn besiedelten Gebieten bis zu 90% aller Beförderungsfälle im Netz des ÖPNV aus [9]. Für den Teil der Bevölkerung in den betroffenen Regionen, der kein privates Fahrzeug zum Personentransport nutzen kann (d. h. zumeist für die ältere Bevölkerung), ist der Schülerbeförderungsverkehr die einzige Mobilitätsmöglichkeit und unterliegt dabei vor allem in der Ferienzeit großen Beschränkungen.

Zukünftig wird die Nachfrage nach Angeboten des ÖPNV weiter sinken, da die Gruppe der Personen, die auf ihn angewiesen sind, wie z. B. Schüler, sich weiter verringert. Zum Teil hat der motorisierte Individualverkehr (MIV), also die Mitnahme von Personen in einem PKW, die Systemfunktion des ÖPNV im ländlichen Raum übernommen. Diejenigen, die sich von Verwandten, Nachbarn oder Freunden fahren lassen können, greifen auf diese private Beförderungsmöglichkeit zurück [1]. Allerdings weist diese Art des Transportsystems Limitationen hinsichtlich der generellen Verfügbarkeit im Bedarfsfall auf. Vor allem für chronisch Kranke sowie multimorbide Patienten könnte der erschwerte Zugang zur medizinischen Versorgung eine zu große Hürde darstellen. Damit blieben latente Versorgungsbedarfe unentdeckt. Ärzte könnten dieses Problem durch Hausbesuche abmildern. Dafür müssten den Ärzten jedoch Anreize geschaffen werden. Die langen Fahrtzeiten müssten entsprechend vergütet werden und es müssten genügend Ärzte in den betroffenen Regionen angesiedelt werden, da sich aufgrund der Fahrwege die Zahl der Patienten, die ein Hausarzt pro Tag behandeln kann, reduziert [33].

35.4 Lösungsansätze zur Sicherung der hausärztlichen Versorgung in ländlichen Regionen

Zur Überwindung der vielschichtigen Problematik im deutschen Gesundheitswesen aus demografischer Entwicklung, Wiederbesetzung von Hausarztsitzen und infrastruktureller Entwicklung in ländlichen Gebieten werden innovative Lösungsansätze gesucht. Im Folgenden werden beispielhaft verschiedene Ansätze aus dem GKV-VStG sowie Initiativen der KVen, Ärztekammern und Hausärzteverbände vorgestellt.

35.4.1 GKV-Versorgungsstrukturgesetz

Mit Inkrafttreten des GKV-VStG zum 01.01.2012 wurden Regelungen zur vertragsärztlichen Versorgung getroffen, die insbesondere niedergelassenen Medizinern in ländlichen Regionen Entlastungen bringen sollen. Ein Schwerpunkt des GKV-VStG ist die Sicherstellung der ambulanten ärztlichen Versorgung mit einer wohnortnahen, flächendeckenden medizinischen Versorgung der Bevölkerung. Im Einzelnen bedeutet dies, dass die Bedarfsplanung mit einer erweiterten Einwirkungsmöglichkeit der Länder (§ 101, SGB V) flexibilisiert werden soll. Diese soll sich zukünftig am tatsächlichen medizinischen Bedarf orientieren und an die jeweilige Region angepasst (gestaltet) werden. Dazu werden durch den Gemeinsamen Bundesausschuss (G-BA) unter Berücksichtigung der demografischen Entwicklung neue Verhältniszahlen zur Relation von Ärzten zu Einwohnern in einer Region ermittelt. Ebenfalls dürfen die Grenzen der ursprünglichen Planungsbereiche flexibler gestaltet werden. Die neue Bedarfsplanung soll bis zum Jahr 2013 neu festgelegt werden. Im Rahmen des GKV-VStG werden außerdem die Weiterentwicklung von Instrumenten zur Sicherstellung der ärztlichen Versorgung mit entsprechenden Anreizen auch im Vergütungssystem gefördert. So werden beispielsweise zukünftig Strukturfonds für unterversorgte Gebiete oder Planungsbereiche mit einem festgestellten zusätzlichen lokalen Versorgungsbedarf nach § 100, Abs. 1 oder 3, SGB V gebildet. Die Mittel des Strukturfonds sollen insbesondere für Zuschüsse zu den Investitionskosten bei der Niederlassung oder der Gründung von Zweigpraxen, für Zuschläge zur Vergütung und zur Ausbildung von ärztlichen Nachwuchskräften sowie für die Vergabe von Stipendien verwendet werden (§ 105, Abs. 1a, SGB V). Ebenfalls werden Ärzte in Gebieten mit einer medizinischen Unterversorgung von der Abstaffelung des RLV ausgenommen (§ 87 b SGB V).

Wenn der Landesausschuss der Ärzte und Krankenkassen einen Beschluss nach § 100 Abs. 1 oder 3 trifft, so sind Ärzte der betroffenen Arztgruppe von der Fallzahlbegrenzung des RLV bzw. Fallwertminderung bei der Behandlung von Patienten aus den entsprechenden Gebieten befreit. Zusätzlich erhalten regionale Vertragspartner die Möglichkeit, Preiszuschläge zu vereinbaren, z. B. für besonders förderungswürdige Anstrengungen von Leistungserbringern in strukturschwachen Gebieten wie z. B. dem Erreichen einer höheren Versorgungsqualität.

Ein weiterer Ansatz des GKV-VStG ist die (Weiter-)Entwicklung mobiler Versorgungskonzepte sowie die Implementierung von Maßnahmen zur besseren Vereinbarkeit von Familie und Beruf. Zukünftig wird die Eröffnung einer Filialpraxis bzw. die Tätigkeit an weiteren Orten außerhalb der Primärpraxis ermöglicht. Dafür muss lediglich ein Nachweis erbracht werden, dass die Beschäftigung am Zweigstandort die medizinische Versorgung verbessert ohne dabei die Versorgung im Umfeld der Primärpraxis zu verschlechtern (§ 24 Abs. 3 SGB V). Die sogenannte „Residenzpflicht" für Ärzte wird aufgehoben. Auch erhalten kommunale Träger (Städte, Gemeinden, Landkreise) nach Zustimmung durch die KV oder die KVen selbst in begründeten Ausnahmefällen die Möglichkeit zum Betrieb eigener Einrichtungen. Hinsichtlich der Vereinbarkeit von Familie und Beruf können Vertragsärztinnen nun bis zu zwölf Monaten nach der Entbindung eine Vertretung beschäftigen. Darüber hinaus kann ein Entlastungsassistent für die Erziehungszeit von Kindern bis zu 36 Monate sowie für die Pflege von Anhörigen für bis zu sechs Monate gewährt werden. Den KVen steht es offen, diesen Entlastungszeitraum zu verlängern (§ 32 Abs. 2 SGB V). Mit diesen neuen Regelungen durch das GKV-VStG soll erreicht werden, dass Ärzte ihre erbrachten Leistungen wieder vermehrt als Einzelleistungen statt nach Pauschalen abrechnen können. Zusätzlich werden die Versichertenpauschalen stärker nach Alters- und Krankheitsstruktur der Versicherten differenziert ausgerichtet sowie nach Erst- und Folgekontakt unterschieden [14].

35.4.2 Kassenärztliche Vereinigungen

Die KVen erhalten durch das GKV-VStG die Möglichkeit, die Honorarverteilung eigenständig durchzuführen. Diese Kompetenz wird durch das GKV-VStG von der Bundesebene auf die Länderebene übertragen. Durch die KBV werden lediglich die Rahmenbedingungen vorgegeben, die Verteilung des Honorars liegt dann bei den einzelnen KVen, die dafür einen Honorarverteilungsmaßstab (HVM) erstellen. Durch die ab 2013 geltende Hoheit der KVen auf Länderebene über die Verhandlungen mit den Krankenkassen (derzeit noch Aufgabe des Bewertungsausschusses) zur Höhe der Gesamtvergütung wird der Gestaltungsspielraum der KVen ebenfalls erweitert. Damit können die KVen Einfluss auf regionale Besonderheiten nehmen, um die medizinische Versorgung flächendeckend sicherzustellen. Eine schrittweise Weiterentwicklung des Einheitlichen Bewertungsmaßstabs (EBM) soll den Versorgungsbedarf der Patienten besser berücksichtigen und das Leistungsspektrum niedergelassener Ärzte klarer abbilden [14].

Neben den Änderungen im SGB V finden weitere Bemühungen der Ärzteschaft statt, die Situation der niedergelassenen Ärzte zu verbessern und damit den Arztberuf insbesondere in ländlichen Regionen wieder attraktiver zu gestalten. Die Anforderungen an die ambulante medizinische Versorgung sind hoch. Die Zulassungsverordnung für Vertragsärzte sieht zahlreiche strukturelle sowie finanzielle Maßnahmen zur Vorbeugung medizinischer Unterversorgung vor [7]. Die KVen haben im Rahmen ihres nach dem SGB V erteilten Auftrages zur Sicherstellung der medizinischen Versorgung so genannte Sicherstellungsstatuten verfasst. Dazu gehören unter anderem:

- Umsatzgarantien für Arztpraxen nach § 105 Abs. 1 Satz 1 SGB V
- Genehmigungen von Zweigpraxen nach § 15 a BMV-Ä und Anstellung von Ärzten als Sicherstellungsassistenten des Vertragsarztes gemäß § 32, ZV-Ä
- Darlehen zur Vorfinanzierung von Praxisneugründungen nach § 105 Abs. 1 Satz 1 SGB V
- Förderung der Sicherstellung des ambulanten Notfalldienstes
- Sicherstellungszuschläge z. B. für die Subventionierung von Praxisausgaben oder Zuschläge zum Honorar
- Zulassungsoptionen nur für unterversorgte Planungsbezirke nach § 100 Abs. 2 SGB V in Verbindung mit § 16 ZV-Ä
- Änderung der Altersregelungen im Sinne einer Aufhebung der Altersgrenze von 68 Jahren unter bestimmten Voraussetzungen (§ 95 Abs. 7 SGB V) bzw. Zulassung zur vertragsärztlichen Tätigkeit nach dem 55. Lebensjahr (§ 98 Abs. 2 Satz 12 SGB V)

Ebenso sehen die Sicherstellungsstatuten vor, die Aus- und Weiterbildung von Ärzten zu fördern (Art. 8 GKV-SolG) bzw. diese attraktiver zu gestalten. Unter anderem wurde im Oktober 2004 der Berufseinstiegszeitraum des „Arzt im Praktikum" abgeschafft und damit das Einstiegsgehalt für Absolventen des Medizinstudiums erhöht.

Die Umsetzung der Sicherstellungsstatuten variiert von KV zu KV: Zur Steigerung der Attraktivität des auf dem Land ausgeübten Arztberufs bieten verschiedene KVen weitere Lösungsansätze an. Beispielhaft seien im Folgenden ausgewählte Ansätze der KVen Niedersachsens, Thüringens, Sachsens, Mecklenburg-Vorpommerns und Schleswig-Holsteins aufgeführt.

So besteht eine Maßnahme der KV Niedersachsen aus einer kostenlosen Beratung für die Niederlassung oder Praxisgründung sowie einer betriebswirtschaftlichen Beratung für die Praxisführung. „Durch die Praxisberatung soll die Möglichkeit einer kostenlosen, neutralen, sachkundigen und selbstverständlich vertraulichen Beratung gegeben werden."

Bei der KV Thüringen werden paritätisch mit den Thüringer Krankenkassen Praxisneugründungen oder Praxisübernahmen mit einer Investitionskostenpauschale in Höhe von 60 000 Euro und die Eröffnung einer Zweigpraxis mit 15 000 Euro gefördert. Ältere Ärzte, die über das durchschnittliche Abgabealter (älter als 65 Jahre) hinaus weiterhin in nennenswertem Umfang Patienten (mindestens 75% der durchschnittlichen Fallzahl der Facharztgruppe des Vorjahresquartals) behandeln, erhalten eine Förderung in Höhe von 1500 Euro pro Quartal. Diese finanziellen Zuschüsse sind an das Einhalten von Mindestsprechzeiten sowie an die Behandlung einer bestimmten Anzahl von Patienten geknüpft. Weiterhin fördert die KV Thüringen Ärzte in der Weiterbildung mit Zulagen, die in unterversorgten (500 Euro) oder von Unterversorgung bedrohten Gebieten (250 Euro) tätig sind. Ebenfalls wird ein Stipendium für Ärzte in der Weiterbildung zum Facharzt für Allgemeinmedizin durch die „Stiftung zur Förderung der ambulanten ärztlichen Versorgung im Freistaat Thüringen" in Höhe von 250 Euro für maximal 60 Monate angeboten. Daneben werden Blockweiterbildungsmodelle für Allgemeinmedizin und Koodinierungsstellen mit allen beteiligten Organisationen zur Weiterbildung im Fachbereich Allgemeinmedizin eingerichtet [13].

Ärzte in Sachsen werden durch die KV Sachsen ähnlich wie in Thüringen mit einem Investitionskostenzuschuss in Höhe von 60 000 Euro bei Gründung einer Praxis gefördert, jedoch bei Eröffnung einer Zweigpraxis nur mit 6000 Euro bezuschusst. Auch diese Investitionskostenzuschüsse sind an bestimmte Bedingungen wie Bindung an ein Praxisprofil, Verpflichtung zur Erbringung von Mindestfallzahlen und 25 Sprechstunden pro Woche gebunden. Ebenfalls garantiert die KV Sachsen einen Mindestumsatz für Praxen in unterversorgten oder von Unterversorgung bedrohten Regionen. Dieser Mindestumsatz garantiert dem Praxisinhaber einen Umsatz in Höhe des durchschnittlichen Umsatzes der Arztgruppe in Sachsen gemäß dem Honorarverteilungsmaßstab. Initiiert durch gesetzliche Krankenkassen, die KV Sachsen und das Sächsische Staatsministerium für Soziales und Verbraucherschutz wurde ein Programm zur Studienbeihilfe für Medizinstudenten in Höhe von 300 bis 600 Euro pro Monat entwickelt. Die Medizinstudenten verpflichten sich im Gegenzug, nach Beendigung der Facharztausbildung für vier Jahre in einer unterversorgten Region Sachsens als Hausärzte tätig zu werden. Die Studierenden gehen dafür eine Patenschaft zur fachspezifischen Begleitung des Studiums mit einer geeigneten Arztpraxis ein [8].

In Mecklenburg-Vorpommern bietet die KV ähnlich wie die KV Thüringen betriebswirtschaftliche Praxisberatungen an. Auch Investitionskostenzuschüsse für Praxisneugründungen oder -übernahmen werden von der KV Mecklenburg-Vorpommern in Höhe von 50 000 Euro gewährt. Diese sind jedoch an die Bedingung geknüpft, dass der Vertragsarzt sich verpflichtet, für mindestens fünf Jahre am Zulassungsort tätig zu sein; er muss im ersten Abrechnungsquartal mindestens 50 %, im zweiten mindestens 75 % und im dritten und vierten mindestens 85 % der durchschnittlichen Behandlungsfallzahlen der Arztgruppe erreicht haben, darf zum Zeitpunkt der Zulassung nicht älter als 50 Jahre sein, muss Sprechstunden in ausreichender Zahl abhalten und erforderliche Hausbesuche durchführen. Zusätzlich werden niedergelassenen Hausärzten, bei denen nach § 100, Abs. 1 und 3, SGB V manifeste oder drohende Unterversorgung festgestellt wurde, fallzahlabhängige Bonuszahlungen in Höhe von 10 Euro bei Überschreitung der Fallzahlbegrenzung des RLV je überschrittenen Behandlungsfall im Quartal gewährt [22].

Mit einer Internet-Initiative will die KV Schleswig-Holstein den Hausarztberuf auf dem Land wieder interessant machen. Die Initiative nennt sich „Land.Arzt.Leben!" und ist unter der Adresse http://landarztleben.de/wp-content/uploads/2011/04/landarztplaner.pdf präsent [Stand: 26.01.2012]. Hier wirbt die KV mit den Vorzügen eines Lebens und Arbeitens in ländlichen Regionen. Ebenfalls gewährt die KV Schleswig-Holstein jungen angehenden Fachärzten für Allgemeinmedizin eine monatliche Förderung in Höhe von 3500 Euro. Zusätzliche 700 Euro erhalten Ärzte mit Weiterbildung in der Allgemeinmedizin. Diese müssen ihre Weiterbildung aber bei einem weiterbildungsberechtigten Arzt, der mindestens 58 Jahre alt ist, ableisten; die Weiterbildungspraxis muss in Schleswig-Holstein liegen, darf aber nicht in Flensburg, Kiel, Neumünster oder Lübeck angesiedelt sein [23].

Auf den Internetseiten der KBV ist ein umfassender Überblick zu den einzelnen Ansätzen der KVen auf Länderebene zur Sicherung der flächendeckenden wohnortnahen medizinischen Versorgung der Bevölkerung gegeben [14].

35.4.3 AGnES, VERAH und ähnliche Initiativen

Das GKV-VStG räumt die Delegation ärztlicher Tätigkeiten an nicht ärztliche Fachkräfte als Möglichkeit zur Entlastung der Hausärzte explizit ein. Die KBV und die gesetzlichen Krankenkassen sollen in den ersten sechs Monaten nach Inkrafttreten des VStG eine Liste mit Tätigkeiten erstellen, die durch nicht ärztliche Fachkräfte durchgeführt werden können. Mit dem Pflegeweiterentwicklungsgesetz wurde bereits zum 1.1.2009 eine Regelung getroffen, nach der ärztlich angeordnete Hilfeleistungen durch nicht ärztliche Fachkräfte nach

§ 87, Abs. 2b, SGB V, die in der Häuslichkeit der Patienten in Abwesenheit des Arztes erbracht werden, vergütet werden können. Diese Gesetzesänderung führte zur Einführung der EBM-Abrechnungsziffern 40 870 und 40 872. Damit können vertragsärztlich tätige Hausärzte seitdem unter bestimmten Voraussetzungen (drohende oder bereits manifeste Unterversorgung) auf ärztliche Anordnung Hausbesuche durch nicht-ärztliches Praxispersonal durchführen lassen und abrechnen. Initiale Studie zur Definition des Aufgabenspektrums für diese speziell qualifizierte nicht-ärztliche Fachkraft war die „Arztentlastende, Gemeindenahe, E-Health gestützte, Systemische Intervention" (AGnES).

Das AGnES-Konzept wurde als Studie durch das Institut für Community Medicine der Universität Greifswald entwickelt und durchgeführt. Das Aufgabenspektrum und die Einsatzmöglichkeiten einer speziell geschulten AGnES-Fachkraft wurden in unterschiedlichen Studienregionen und Settings untersucht. Die Anbindung der AGnES-Fachkraft an eine einzelne oder mehrere Hausarztpraxen sowie an ein medizinisches Versorgungszentrum wurde in über 10 000 Hausbesuchen evaluiert. Im Hinblick auf die ambulante Versorgung der Patienten war das Grundprinzip der durchgeführten AGnES-Studien die Delegation hausärztlicher Tätigkeiten an nicht ärztliches, aber medizinisch speziell geschultes und weitergebildetes Praxispersonal bzw. an eine Fachkraft, die sogenannte AGnES-Fachkraft. Vor dem Hintergrund abnehmender Hausarztzahlen insbesondere in ländlichen Regionen war das Ziel des AGnES-Konzepts die Unterstützung des Hausarztes bei der flächendeckenden, patientennahen Versorgung. Der Hausarzt soll von Tätigkeiten wie Hausbesuchen oder organisatorischen Aufgaben im Zusammenhang mit Hausbesuchen durch die Einbeziehung einer nicht ärztlichen, aber speziell qualifizierten Fachkraft entlastet werden. Der Einsatz der AGnES-Fachkraft sollte durch die zeitliche Entlastung des Hausarztes die Voraussetzung für eine Erweiterung seines Versorgungsradius schaffen. Nicht mehr vom Arzt selbst durchgeführte Hausbesuche und die damit verbundenen eingesparten Fahrt- und Besuchszeiten sollten zeitliche Ressourcen hervorbringen. Im Rahmen von Modellprojekten wurden zudem die Funktionalitäten und Möglichkeiten eines IT-gestützten engen Informationsaustauschs zwischen einer peripher agierenden „ärztlichen Helferin" und dem behandelnden Arzt unter realistischen Randbedingungen umgesetzt und evaluiert. Ziel des AGnES-Konzepts war es, die AGnES-Fachkraft strukturell in die hausärztliche Praxistätigkeit einzubinden [11, 34, 35]. Neben dem Standardhausbesuch, der in erster Linie die vom Hausarzt delegierten Tätigkeiten umfasst, insbesondere die Einschätzung des Allgemeinzustandes bzw. die Überprüfung des Vitalstatus durch z. B. Blutdruck- und Blutzuckermessungen, zählten auch eine Sturzprophylaxe, Medikamentenanamnese und ein Medikamenten-Interaktions-Check zu den zusätzlich angebotenen Präventionsmodulen im Rahmen des AGnES-Konzepts. Weiterhin wurden in der Häuslichkeit der Patienten Therapie unterstützende Telecare-Geräte eingesetzt. Es kamen z. B. digitale Waagen, EKG-Geräte, Blutdruck- und/oder Blutzuckermessgeräte mit verbesserten Vernetzungsmöglichkeiten zum Einsatz [11]. Im Rahmen der AGnES-Studien konnten hinsichtlich der Tätigkeiten und Leistungen, die durch speziell qualifizierte Fachkräfte im Rahmen hausärztlicher Entlastung möglich sind, wesentliche Erkenntnisse gewonnen werden, die Basis für die Implentierung zukünftiger Maßnahmen sind. Ebenso wurde gezeigt, dass speziell geschulte Fachkräfte gemäß § 87, Abs. 2b, SGB V für die Erbringung ärztlich angeordneter Hilfeleistungen in der Häuslichkeit der Patienten die geforderten Qualifikationsvoraussetzungen erfüllen können [11, 34].

Nach erfolgreicher Implementierung des AGnES-Konzepts wurden weitere ähnlich angelegte Konzepte, teilweise in Kooperation mit den Greifswalder Wissenschaftlern, entworfen und erprobt. Dazu gehören z. B. VERAH (**Ver**sorgungs**A**ssistentin in der **H**ausarztpraxis), EVA (**E**ntlastende **V**ersorgungs**A**ssistentin) oder MoPrA (**Mo**bile **Pr**axis**A**ssistentin). Die Qualifikation zur VERAH wird durch das Institut für hausärztliche Fortbildung im Deutschen Hausärzteverband e. V. (IHF) angeboten. Als VERAH qualifizierte Fachkräfte werden z. B. bereits von den Hausärzteverbänden in Sachsen, Sachsen-Anhalt, Niedersachsen, Hessen, Mecklenburg-Vorpommern, Baden-Württemberg oder Bayern anerkannt. Etwa 3000 dieser Versorgungsassisteninnen sind derzeit in Deutschland tätig [28]. Die zertifizierte Qualifikation zur EVA kann bei den Ärztekammern Nordrhein und Westfalen-Lippe erworben werden.

Für einen weiteren Lösungsansatz zur Sicherstellung der medizinischen Versorgung auch in ländlichen Regionen wirbt das Land Hessen. Hier sollen die Kommunen zur Unterstützung der Versorgungssicherheit stärker einbezogen werden. Der CDU-Politiker Stefan Grüttner fordert z. B. Pendel- und Begleitdienste, mit denen ältere Menschen den Arzt erreichen sollen. Zeitintensive Besuche durch die Hausärzte könnten so reduziert bzw. vermieden werden. Qualifizierungsmaßnahmen und Gründungshilfen für ehrenamtliche Mobilitätsdienste sollen durch das Bundesland angeboten und auf regionaler Ebene koordiniert werden [29].

Eine Steigerung der Mobilität auf Seiten der Ärzteschaft ist im Hinblick auf die verschlechterten Bedingungen des Nahverkehrsnetzes insbesondere in ländlichen Regionen gleichfalls denkbar. Wissenschaftler der Universität Greifswald stellten in diesem Zusammenhang das Konzept „De führ'n Dokter" vor. Mit diesem Konzept sollen Krankenhäuser stärker in die ambulante medizinische Versorgung einbezogen werden. Ein Krankenhaus von der Größe eines Maximalversorgers könnte einen Pool von Fach- und Allgemeinärzten flexibel einsetzen, dessen Leistungen von kleineren medizinischen Versorgungseinrichtungen wie einem Medizinischen Versorgungs-Zentrum (MVZ), wo die Vorhaltung vieler Fach- oder Allgemeinärzte nicht wirtschaftlich ist, bei Bedarf in Anspruch genommen werden. Die Behandlung der Patienten kann dann in den Räumen der medizinischen Einrichtung erfolgen oder in Form einer mobilen Praxis. Insbesondere in ländlichen Regionen mit einer in ihrer Mobilität eingeschränkten, älteren Bevölkerung kann dann die medizinisch notwendige Behandlung direkt vor Ort erbracht werden [6].

35.5 Fazit

Vor wenigen Jahren war das Thema Hausärztemangel und ambulante medizinische Unterversorgung mehr oder weniger eine Randnotiz, obwohl vor dem Hintergrund der demografischen Entwicklung die massiven Versorgungslücken in einigen Regionen bereits absehbar waren. Derzeit ist die Diskussion um das Thema (haus-) ärztliche Unterversorgung nicht zuletzt durch die aktuelle Gesetzesinitiative des GKV-VStG mit dem Ziel, dieser Problematik zu begegnen, sehr präsent. Vor dem Hintergrund der demografischen Entwicklung, der Altersstruktur unter niedergelassenen Ärzten und dem stetig zunehmenden Kostendruck im deutschen Gesundheitswesen ist die Aufrechterhaltung der primärärztlichen Versorgungssicherheit insbesondere in ländlichen Regionen mit erheblichen Anstrengungen verbunden. Landärzte müssen spezifisch unterstützt und von zeitraubenden Tätigkeiten entlastet werden, um hierfür Freiräume zu gewinnen. Die Unterstützung des Hausarztes durch speziell geschultes Fachpersonal wie der AGnES-Fachkraft oder VERAH sind erfolgsversprechende zentrale Schritte in diese Richtung. Ein einheitlich anerkanntes deutschlandweites Konzept mit einer entsprechend gesicherten und evaluierten Ausbildung dieser Fachkräfte wäre wünschenswert. Der Gesetzgeber unternimmt mit der Erstellung einer Tätigkeitenliste delegierbarer Aufgaben bereits einen ersten Anlauf dahin gehend. Bei der Spezialisierung von Fachkräften zur Arztentlastung sollte es jedoch nicht bleiben, denn wenn kein Arzt mehr in einer medizinisch unterversorgten Region niedergelassen ist, dann bieten auch die arztentlastenden Konzepte mit nicht ärztlichen Fachkräften keine Lösung.

Die Problematik zur Sicherung der wohnortnahen medizinischen Versorgung wird sich in den kommenden Jahren noch weiter zuspitzen. Aus diesem Grund sollten insbesondere die Anreizsysteme zur Niederlassung in ländlicher Regionen weiter ausgebaut und neue Ansätze entwickelt werden. Dabei spielen auch die infrastrukturellen und kulturellen Angebote in den betroffener

Regionen eine erhebliche Rolle hinsichtlich der Attraktivität für die Niederlassung des Arztes und seiner Familie.

35.6 Literatur

[1] Blümel H, Canzler W, Knie A et al. Zukunftsfähige Mobilitätsangebote für schrumpfende Regionen: Der ÖPNV in der Demografiefalle - Problemdiagnose und Reformbedarf. InnoZ-Bausteine: Nr 2. Innovationszentrum für Mobilität und gesellschaftlichen Wandel GmbH. Berlin 2007

[2] BMG. Vierter Bericht über die Entwicklung der Pflegeversicherung. Bundes Ministerium für Gesundheit, Hrsg. 2008. Im Internet: http://bagso.de/fileadmin/Aktuell/Aus_den_Ministerien/4-berichtentwicklung-pflegeversicherung.pdf; Stand: 9.11.2008

[3] Eichhorn P. Arbeitsbelastung und Bürokratie plagen die Hausärzte. Ergebnisse des GfK Ärzteklima-Index für das zweite Quartal 2007. Pressemitteilung vom 16.08.2007, Gesellschaft für Konsumforschung (GfK), Hrsg. Nürnberg: 2007. Im Internet: http://www.gfk.com/imperia/md/content/presse/pm_gfk_aerzteklimaindex_2-07_dclean.pdf; Stand: 23.08.2008

[4] Europäische Kommission. Entwicklung des ländlichen Raums. GAP 2000. Arbeitspapier. Generaldirektion Landwirtschaft (GD VI), Hrsg. Brüssel: 1997. Im Internet: http://www.bbaw.de/bbaw/Forschung/Forschungsprojekte/Land/bilder/arbeitspapier2.pdf; Stand: 13.04.2009

[5] Fendrich K, Hoffman W. More than just aging societies: the demografic change has an impact on actual numbers of patients. IJPH 2007; 15 (5): 345–351

[6] Fleßa S, Haugk S, Müller J. et al. De Führ'n Dokter – Ärzte auf Achse in medizinisch unterversorgten Gebieten? Krankenhaus Umschau 2007; 76: 406–408

[7] Gemeinsamer Bundesausschuss, Pressestelle. Verbesserungsmöglichkeiten der Versorgungssituation in den neuen Ländern beraten (22.04.2004). Gemeinsamer Bundesausschuss, Hrsg. Siegburg: Im Internet: http://www.g-ba.de/institution/presse/pressemitteilungen/51/; Stand: 02.02.2012

[8] Hausärzteverband Sachsen. Programm zur Durchführung der Studienbeihilfte. Anlage 1 zur „Vereinbarung zur Durchführung des Programms zur Förderung von Medizinstudenten mit dem Ziel, die hausärztliche Versorgung in unterdurchschnittlich versorgten Gebieten im Freistaat Sachsen zu verbessern (Studienbeihilfe)". Im Internet: http://www.hausarztsachsen.de/5studenteninfo/pdf/studienbeihilfe.pdf; Stand: 27.01.2012

[9] Heinz W. Öffentlicher Verkehr und demografischer Wandel: Chancen für Norddeutschland. In: Berlin-Brandenburgische Akademie der Wissenschaften, Stefan Beetz, Hrsg. Die Zukunft der Infrastrukturen ländlicher Räume. Materialien Nr.14 der Interdisziplinären Arbeitsgruppe zukunftsorientierter Nutzung ländlicher Räume - Landinnovationen. Berlin 2007: 21–37

[10] Heymann R, Weitmann K, Weiß S, et al. Bevölkerungsdichte, Altersverteilung und Urbanität als Einflussfaktoren der Hausbesuchshäufigkeit - eine Analyse für Mecklenburg Vorpommern. Das Gesundheitswesen, 2009; 71 (7): 423–428

[11] Heymann R. Fachkräfte zur Arztentlastung. Das AGnES-Modell zur Entlastung von Hausärzten, empirische Darstellung der Kapazitäten und Analyse der wirtschaftlichen Rahmenbedingungen. Reihe: Wirtschaftswissenschaften Bd. 63. Marburg, Greifswald: Tectum; 2012

[12] Hoffmann W, Berg van den N, Siewert U et al. Der demografische Wandel als Herausforderung für die Medizin. In:Roth M, Schmidt J, Hrsg. Gesundheit Humanwissenschaftliche, historische und theologische Aspekte. Band 10. Leipzig: Evangelische Verlagsanstalt; 2008: 149–161

[13] KBV. Ärztemangel. Im Internet: http://www.kbv.de/37305.html; Stand: 26.01.2012

[14] KBV. Versorgungsstrukturgesetzt. Welche Auswirkungen haben die neuen Regelungen für die vertragsärztliche Versorgung? 2011. Im Internet: http://www.kbv.de/39452.html; Stand: 26.01.2012

D Medizinische Versorgung und Prävention

[15] Keim K.-D. Die Diskussion um Mindeststandards in ihrem Verhältnis zu Governance-Aspekten. In: Berlin-Brandenburgische Akademie der Wissenschaften, Stefan Beetz, Hrsg. Die Zukunft der Infrastrukturen in ländlichen Räumen. Materialien der Interdisziplinären Arbeitsgruppe: Zukunftsorientierte Nutzung ländlicher Räume - Landinnovation. Berlin 2007: 83–92
[16] Klose J, Rehbein I. Ärzteatlas 2011. Daten zur Versorgungsdichte von Vertragsärzten. Berlin: WIdO; 2011
[17] Knauf A-F. Demenz und pflegende Angehörige - Eine Intervention zur Steigerung der Lebensqualität von pflegenden Angehörigen [Dissertation]. Köln: Heilpädagogische Fakultät, Universität Köln; 2004
[18] Kopetsch T. Dem deutschen Gesundheitswesen gehen die Ärzte aus! Studie zur Altersstruktur- und Arztzahlenentwicklung. 5. Aufl. Berlin: August 2010. Im Internet: http://www.bundesaerztekammer.de/downloads/Arztzahlstudie_0 309 2010.pdf; Stand: 1.02.2012
[19] Kopetsch T. Personalmanagement in Arztpraxen und Ärztenetzen. In: Busse R, Schreyögg J, Gericke C,Hrsg., Management im Gesundheitswesen. Berlin Heidelberg: Springer; 2006: 301–313
[20] Kopetsch T. Studie zur Alterstruktur- und Arztzahlenentwicklung, Daten, Fakten, Trends. 3. Aufl. KBV, Hrsg. Berlin 2007
[21] Korzilius H. Hausärztemangel in Deutschland: Die große Landflucht. Deutsches Ärzteblatt, 2008; 8 (105): A373–A374
[22] KV Mecklenburg-Vorpommern. Investitionskostenzuschüsse und Sicherstellungszuschläge ab 1. Januar 2011. Investitionskostenzuschüsse und Sicherstellungszuschläge bei Unterversorgung. Im Internet: http://www.kvmv.info/aerzte/27/20/index.html; Stand: 26.01.2012
[23] KV Schleswig-Holstein. Förderung Ärzte in Weiterbildung. Finanzielle Unterstützung für den ärztlichen Nachwuchs. Im Internet: http://www.kvsh.de/index.php?StoryID=616; Stand: 26.01.2012
[24] Maus J. Ambulante Versorgung, Kein Arzt mehr weit und breit. Dtsch Ärztebl 2006; 103 (11): 662–663
[25] Meiritz A. Zu wenig Nachwuchs: Massenruhestand verursacht alarmierenden Ärztemangel. Spiegel Online am 25.03.2008. Im Internet: http://www.spiegel.de/politik/deutschland/0,1518,543 265,00.html; Stand: 19.1.2009
[26] Michel H, Schulz V. Demografischer Wandel und Anpassungsstrategien in strukturschwachen ländlichen Räumen Brandenburgs. In: Michel H, Scholz V, Bucher H, Hrsg. Alterung im Raum: Auswirkungen der Bevölkerungsalterung unter besonderer Berücksichtigung regionaler Aspekte. Norderstedt: IFAD; 2007: 257-282
[27] Nagel E. Das Gesundheitswesen in Deutschland. Struktur, Leistungen, Weiterentwicklung. 4. Aufl. Köln: Deutscher Ärzteverlag; 2007
[28] Pressemitteilung. VERAH vertritt den Doktor. Speziell ausgebildete Praxismitarbeiterinnen entlasten Ärzte von Hausbesuchen (21.01.2012). Das PatientenMagazin "HausArzt" gibt der Deutsche Hausärzteverband in Kooperation mit dem Wort & Bild Verlag heraus. Die Ausgabe 1/2012 wird bundesweit in Hausarztpraxen an Patienten abgegeben Wort und Bild - HausArzt - PatientenMagazin Pressemappe: Im Internet: http://www.presseportal.de/pm/68 062/wort-und-bild-hausarzt-patientenmagazin; Stand: 02.02.2012
[29] Pressemittteilung. Kampf gegen Hausärztemangel. Kommunen sollen mithelften. Im Internet: http://www.morgenweb.de/nachrichten/politik/2 012 0126_mmm0 000 002 78 8069.html; Stand: 02.02.2012
[30] Robert-Koch-Institut. Gesundheit in Deutschland - Gesundheitsberichterstattung des Bundes. Robert-Koch-Institut in Zusammenarbeit mit dem Statistischen Bundesamt, Hrsg. Berlin 2006
[31] Statistisches Bundesamt. 11. Koordinierte Bevölkerungsvorausberechnung. Statistisches Bundesamt, Hrsg. Wiesbaden 2006
[32] Statistisches Bundesamt. Bevölkerungsentwicklung: Zunehmende Kluft zwischen alten und neuen Bundesländern. Wiesbaden: Bildungsspiegel 2007. Im Internet: http://www.bildungsspiegel.de

news-zumthema/bevoelkerungsentwicklung-zunehmende-kluft-zwischen-altenund-neuen-bundeslaendern.html?Itemid=518; Stand: 23.02.2011
[33] SVR. Sondergutachten, Koordination und Integration - Gesundheitsversorgung in der Gesellschaft des längeren Lebens. Sachverständigenrat zur Begutachtung der Wirtschaftlichkeit im Gesundheitswesen, Hrsg. Baden-Baden 2009
[34] van den Berg N, Kleinke S, Heymann R et al. Überführung des AGnES-Konzeptes in die Regelversorgung – Juristische Bewertung, Vergütung, Qualifikation. Das Gesundheitswesen 2010; 72: 285–292, DOI: 10 1055/s-0029-1 233 472
[35] van den Berg N, Meinke C, Heymann R et al. AGnES: Supproting General Practitioners With Qualified Medical Practice Personnel. Model Project Evaluation Regarding Quality and Acceptance. Dtsch Ärztbl Int 2009; 106: 3–9
[36] Weber I. Alte und neue Bundesländer. Mehr Patienten, weniger Ärzte und geringere Finanzmittel. Dtsch Ärztbl 2005; 12: 540–541
[37] Wegner M. Infrastruktur in ländlichen Räumen - Drucksache 4/637 Landtag Brandenburg. Magdeburg Forum 3. Magdeburg: Medizinische Versorgung; 2007
[38] Zenker M. Die Situation der ambulanten medizinischen Versorgung in den neuen Bundesländern. Kassenärztliche Vereinigung Thüringen, Hrsg. Dresden: 2006. Im Internet: http://www.kv-ost.de/SituationAmbVersorgnL2005_version1.pdf; Stand: 12.03.2011

36 Versorgungsmanagement in der Hausarztpraxis im Spannungsfeld zwischen Individualisierung und Standardisierung

Tobias Freund, Sabine Ludt, Dominik Ose

36.1 Anforderungen an die hausärztliche Versorgung im 21. Jahrhundert

Eine stetig wachsende Zahl (mehrfach) chronisch erkrankter Patienten steht einer seit Jahren abnehmenden Zahl von Hausärzten gegenüber. Bereits heute gelten definitionsgemäß mehr als die Hälfte aller Patienten in der Hausarztpraxis als „multimorbid", d. h. sie weisen zwei oder mehr chronische Erkrankungen zur selben Zeit auf [2]. Die Zahl multimorbider Patienten mit komplexen Anforderungen an die Gesundheitsversorgung wird allein aufgrund der demografischen Entwicklung auch zukünftig weiter zunehmen, da zunehmendes Alter als einer der bedeutendsten „Risikofaktoren" für Multimorbidität gilt. Gleichzeitig ist seit Jahren der Trend einer Verringerung hausärztlicher Arbeitskraft zu beobachten. Als Ursache gelten dabei neben der demografischen Entwicklung in der Hausärzteschaft auch eine Zunahme von Teilzeitbeschäftigten sowie eine mangelnde Attraktivität des Berufs für angehende Mediziner. Im Resultat weisen deutsche Hausarztpraxen bereits heute im internationalen Vergleich hohe Kontaktfrequenzen von 50 Patienten pro Tag sowie konsekutiv kurze Konsultationszeiten von im Mittel neun Minuten je Patient auf [6]. Zusätzlich erhöhen sich auch im ambulanten Bereich zunehmend die Anforderungen seitens der Kostenträger, Versorgung möglichst kosteneffizient zu gestalten. In der Folge erleben heute insbesondere chronisch kranke Patienten auch in Deutschland ihre Versorgung als unkoordiniert. Sie berichten von langen Wartezeiten bei Fachspezialisten, Doppeluntersuchungen, mangelndem Informationsfluss zwischen Hausarzt und Spezialist, fehlendem Entlass-Management aus dem Krankenhaus und einer mangelnden Kooperation mit nicht ärztlichen Leistungserbringern. Zudem bemängeln sie zu wenig Informationen und Schulungen dazu, wie sie mit ihrer chronischen Erkrankung im Alltag umgehen sollen [11]. Auf der anderen Seite ist ein Großteil der Hausärzte mit ihren Arbeitsbedingungen unzufrieden. Gründe sind insbesondere die hohe Arbeitsbelastung, der steigende Verwaltungsaufwand sowie eine aus ihrer Sicht nicht leistungsgerechte Vergütung.

Angesichts dieser Entwicklungen stellt sich die Frage, wie sich hausärztliche Versorgung so organisieren lässt, dass sowohl eine hohe Behandlungszufriedenheit und -qualität auf Seiten der Patienten als auch eine hohe Arbeitszufriedenheit bei den Hausärzten entsteht. In diesem Beitrag sollen Grundlagen, Beispiele und Zukunftsperspektiven hausärztlichen Versorgungsmanagements dargestellt und kritisch diskutiert werden.

36.2 Hausärztliches Versorgungsmanagement – Ein „hölzernes Eisen"?

Das klassische Bild des Hausarztes als rund um die Uhr verfügbaren medizinischen Universalgelehrten, welcher für jeden seiner Patienten ausreichend Zeit und Mittel zur Verfügung hat, um eine einfache, aber effektive Lösung seiner medizinischen und nicht medizinischen Probleme zu finden, scheint angesichts der Herausforderungen in Gegenwart und Zukunft kaum realisierbar zu sein. Andererseits sind es gerade die langjährige intensive Beziehung zwischen Arzt und Patient, das breite medizinische Wissen und eine individualisierte Vorgehensweise im Umgang mit (nicht) medizinischen Problemen, die sowohl den Reiz des Faches für angehende Mediziner [13] als auch die Effektivität primärärztlicher Versorgung ausmachen [12]. Dem Begriff „hausärztliches Versorgungsmanagement" mag vor diesem Hintergrund unterstellt werden, ein „hölzernes Eisen", d. h. ein Widerspruch in sich, zu sein, impliziert doch „Versorgungsmanagement" mindestens im zweiten Wortteil auf den ersten Blick eine ökonomische Dimension. Versorgung steht in diesem Sinne in der Kritik, zur „bloßen" Dienstleistung zu werden. Die Arzt-Patient-Beziehung träte in diesem Fall hinter Effizienzmaximen zurück. Betrachtet man Dienstleistung jedoch als kooperativen Prozess, in welchem Arzt und Patient gemeinsam zum Erfolg beitragen, so eröffnet sich eine integrative Sichtweise, welche ökonomische Aspekte nicht länger im Widerspruch zur patientenorientierten Versorgung sieht [9]. Betrachtet man zusätzlich den etymologischen Ursprung des Wortes „Management", so ergibt sich mindestens in einer der beiden denkbaren Wortwurzeln mit dem lateinischen Ursprung *Manus agere* = „An der Hand führen" eine Interpretationsalternative, welche dem hausärztlichen Patientenzugang in keiner Weise entgegensteht. Versorgungsmanagement kann somit im übergeordneten Sinn definiert werden als *strukturierte Anleitung und Begleitung des Patienten zur Wahrnehmung von Versorgungsangebo-*

ten, welche für den optimalen Umgang mit seiner individuellen gesundheitlichen Situation sinnvoll sind.

Im Folgenden soll dieser Begriff (hausärztlichen) Versorgungsmanagements vor dem Hintergrund zweier gegenläufiger Entwicklungen in der Medizin – Standardisierung und Individualisierung – in den aktuellen Versorgungskontext in Deutschland gesetzt und hinsichtlich zukünftiger Anforderungen weiterentwickelt werden.

36.3 Standardisierung vs. Individualisierung in der Medizin

Medizinische Praxis bewegt sich seit je her im Spannungsfeld zwischen Standardisierung und Individualisierung: Dabei stehen patienteneigene Bedürfnisse und Präferenzen empirischen und organisatorischen Standards gegenüber. Medizinische Versorgung erfordert dabei sowohl auf der Mikroebene (einzelner Arzt-Patient-Kontakt) als auch auf der Mesoebene (Praxisorganisation, Krankenhäuser) und Makroebene (Public Health) stets einen Kompromiss zwischen beiden Orientierungen.

36.3.1 Standardisierte Medizin

Spätestens mit dem Beginn einer systematischen empirischen Forschung stellte sich die Medizin der Herausforderung, allgemeingültige, d.h. auf eine Vielzahl von Patienten mit einer bestimmten Erkrankung anwendbare, Erkenntnisse in Bezug auf diagnostische und therapeutische Strategien zu generieren. Randomisierte kontrollierte klinische Studien an einer definierten Zielpopulation lösten Fallserien ab und wurden zum Goldstandard für das Gewinnen medizinischer Erkenntnis erklärt. Mit der Zunahme der Zahl qualitativ (mehr oder weniger) vergleichbarer Studien nahm auch die Zahl widersprüchlicher Studienergebnisse zu. In der Folge wurden systematische Verfahren zur Zusammenfassung von primären Studiendaten in Form von Metaanalysen entwickelt und hinsichtlich ihrer Aussagekraft über den bisherigen Goldstandard der einzelnen randomisierte kontrollierten Studie erhoben. Bereits in den ersten Anfängen der evidenzbasierten Medizin wurde jedoch deutlich gemacht, dass systematisch erhobene – standardisierte – Evidenz nur bedingt auf den einzelnen Patienten anwendbar sei. David Sackett selbst sprach von einem dreidimensionalen Konzept der evidenzbasierten Medizin, welches stets die beste verfügbare externe Evidenz (aus Studienergebnissen) mit der ärztlichen

Erfahrung und den individuellen Patientenpräferenzen in Einklang bringen muss [10].

Basierend auf den Erkenntnissen aus Einzelstudien und Metaanalysen wurde in den vergangenen zwei Jahrzehnten eine Vielzahl von Behandlungsleitlinien entwickelt. Neben Studienerkenntnissen fließen bei fehlender externer Evidenz auch Expertenmeinungen in die Empfehlungen mit ein. Dabei erfüllen qualitativ hochwertige Leitlinien vorgegebene Standards hinsichtlich Transparenz in Bezug auf finanzielle oder ideelle Konflikte und die herangezogenen Quellen. Auch für die Anwendung von Leitlinien gilt das Grundprinzip der evidenzbasierten Medizin, wonach definierte Behandlungsstandards grundsätzlich der kritischen Überprüfung vor dem Hintergrund eigener Erfahrungen sowie patientenseitiger Präferenzen unterliegen sollten.

Unter dem zentralen Grundsatz medizinischer Praxis – *Primum nihil nocere* – entwickelte sich parallel zur evidenzbasierten Medizin das Bestreben, medizinische Versorgungsqualität mess- und darstellbar zu machen. Hierfür ergibt sich naturgemäß die Notwendigkeit, Standards zu definieren, welche mit vorhandenen Datenquellen messbar sind. Oberste Priorität hatte dabei zunächst die Patientensicherheit. Mit der Zeit erweiterten sich die Ziele medizinischen Qualitätsmanagements. Dabei rückten vermehrt Bestrebungen in den Fokus, bestehende Leitlinien als Versorgungsstandards zu implementieren und mittels Qualitätsindikatoren messbar zu machen. Auch im Bereich des Qualitätsmanagements stellt sich jedoch zunehmend die Frage, inwieweit Standards auf die individuelle Situation einzelner Patienten adaptiert werden müssen, um Verzerrungen in der Darstellung von Versorgungsqualität zu vermeiden. Insbesondere die Situation multimorbider Patienten wird in aktuellen Leitlinien nur unzureichend erfasst, eine unkritische Anwendung auf Einzelerkrankungen basierender Leitlinien im Rahmen des Qualitätsmanagements birgt sogar das Potenzial, selbst die Patientensicherheit zu gefährden [1].

36.3.2 Individualisierte Medizin

Neben dem Trend einer zunehmenden Standardisierung der Medizin zeichnet sich insbesondere in den vergangenen zwei Jahrzehnten eine Hinwendung zur individualisierten Medizin ab. Wenngleich bis dato keine einheitliche begriffliche Definition existiert, kann individualisierte oder auch personalisierte Medizin ganz allgemein als *eine auf den individuellen Patienten bzw. eine Person abgestimmte Medizin bzw. Gesundheitsversorgung verstanden werden* [7]. Dabei finden sich verschiedene Entwicklungen. Zum einen gewinnen individualisierte Diagnostik, Prädiktion und Prävention zunehmend an Bedeutung. Hierbei werden insbesondere genetische Informationen genutzt, um den Erfolg einer

Behandlung vorhersagen zu können und so eine individualisierte Therapie ermöglichen zu können. Zudem können auf diese Weise auch Risikogruppen identifiziert werden, um Präventionsangebote gezielt anpassen zu können. Insbesondere der Bereich der individualisierten medikamentösen Therapie wird als Zukunftsfeld gesehen; in einigen Fällen wird dabei gar personalisierte bzw. individualisierte Medizin mit Pharmakogenetik gleichgesetzt. Zum anderen existieren neben der Vision einer „maßgeschneiderten", auf das individuelle Genom eines Patienten abgestimmten medikamentösen Therapie weitere Anwendungsgebiete etwa in der Medizintechnik, in denen unmittelbar auf den Patienten ausgerichtete Produkte und Dienstleistungen die Versorgungsqualität erhöhen sollen (Beispiele sind die Prothetik, assistierende Systeme im häuslichen Umfeld oder Telemedizinanwendungen). Insgesamt scheint vor dieser eher technisch orientierten Interpretation personalisierter Medizin die individuelle Betreuung im Rahmen einer Arzt-Patient-Beziehung eher in den Hintergrund zu treten.

36.3.3 Versorgungsmanagement als Bindeglied zwischen Standardisierung und Individualisierung

Im Bereich der Versorgungsorganisation existiert eine Vielzahl unterschiedlichster Konzepte, deren Terminologie einer babylonischen Sprachverwirrung gleicht. Allerdings lassen sich die unterschiedlichen Ansätze sowohl hinsichtlich ihrer System- bzw. Patientenorientierung als auch hinsichtlich ihres Grades an Standardisierung bzw. Individualisierung übersichtlich gegenüberstellen (▶ Abb. 36.1).

Als erstes seien als Beispiel eines standardisierten systemorientierten Versorgungsmodells die Modelle zur integrierten Versorgung nach § 140 a Sozialgesetzbuch V genannt. Das Grundprinzip der integrierten Versorgung wurde mit dem Gesetz zur Modernisierung der Gesetzlichen Krankenversicherung (GMG) im Jahr 2004 eingeführt und bis Ende 2008 mit einer Anschubfinanzierung gefördert. Auf Basis dieser gesetzlichen Grundlagen können Krankenkassen und Leistungserbringer Einzelverträge zur integrierten Versorgung abschließen. Ziel dieser Verträge ist die standardisierte und strukturierte Zusammenarbeit von Leistungserbringern verschiedener Sektoren bei der Versorgung insbesondere chronisch erkrankter Patienten. Bis Ende 2008 wurden mehr als 6000 solcher Verträge zur integrierten Versorgung geschlossen, die meisten von ihnen bezogen sich dabei auf klar definierte Einzelerkrankungen. Dabei werden zum Teil leitliniengestützte Versorgungspfade als Behandlungsstandard etabliert (Care Pathways). Ein Teil der Verträge wird in Ärztenetzen realisiert. Hierin sind unter Umständen weitere – individualisierte – Versor-

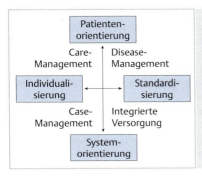

Abb. 36.1 Gegenüberstellung der unterschiedlichen Ansätze zur Versorgungsorganisation im Hinblick auf ihre System- versus Patientenorientierung bzw. Standardisierung versus Individualisierung.

gungsmodelle wie Case Management eingebettet, um das übergeordnete Ziel einer kosteneffizienten Versorgung zu realisieren. Als Beispiel sei an dieser Stelle das Projekt „Gesundes Kinzigtal" genannt. Dieses Projekt gründet auf einem Vertrag zwischen der AOK und der LKK Baden-Württemberg und verfolgt einen bevölkerungsorientierten Vollversorgungsansatz.

Zu den standardisierten patientenorientierten Programmen gehören die im Jahre 2003 in Deutschland eingeführten Disease Management Programme (DMP). Ziel dieser krankheitsspezifischen Programme ist es, den Verlauf chronischer Erkrankungen durch eine strukturierte und prozessorientierte Versorgung zu verbessern. Seit ihrer Einführung wurden bis heute ca. 5,5 Millionen Versicherte mit den Indikationen Diabetes mellitus Typ 1 oder Typ 2, koronare Herzkrankheit, Asthma bronchiale, chronisch obstruktive Lungenerkrankung oder Brustkrebs eingeschrieben. Die DMP basieren inhaltlich im Kern auf Leitlinienempfehlungen. Wesentliche Elemente sind regelmäßige Kontrolluntersuchungen, Patientenschulungen sowie eine umfassende Verlaufsdokumentation. Finanzielle Anreize für Krankenkassen und teilnehmende Ärzte sorgten insbesondere anfangs dafür, dass die Einschreibequoten trotz großer Kritik an der zugehörigen Dokumentation bis zum Jahr 2009 stetig angestiegen sind. Der zahlenmäßig größte Anteil der DMP-Teilnehmer leidet an Diabetes mellitus Typ 2. Bisher konnte insbesondere für das DMP des Diabetes mellitus Typ 2 im Rahmen von Evaluationsstudien eine Verbesserung der Prozessparameter gezeigt werden (z. B. Anteil der Patienten mit jährlicher Überprüfung der Nierenfunktion). Zusätzlich weisen etwa die Ergebnisse aus Begleitevaluationen auf eine verbesserte Lebensqualität von DMP-Teilnehmern hin [8]. Es wird aktuell diskutiert, inwiefern krankheitsspezifische DMP in der Lage sind, den vielfältigen medizinischen und nicht medizinischen Problemen multimorbider Patienten Rechnung zu tragen. Zusätzlich ergibt sich aus den Einschlusskriterien der DMP ein fundamentales Problem: Es sollen nur solche Patienten in die Programme eingeschlossen werden, von denen erwartet wird, dass sie aktiv mitarbeiten. Somit werden gerade die Patienten systematisch ausgeschlossen, die bisher keinen optimalen Umgang mit ihrer Erkrankung pflegen. Obwohl es wahrscheinlich ist, dass ein Großteil dieser Patienten das freiwillige Angebot einer DMP-Teilnahme gar nicht annehmen würde, bleibt offen, was das DMP bei dieser Zielgruppe erreichen könnte.

Ein individualisiertes Versorgungsprogramm mit überwiegender Systemorientierung stellt das Case Management dar. Die Grundidee des Case Managements findet sich bereits Ende des 19. Jahrhunderts, als die US-amerikanische Krankenschwester Clara Burton verwundete Soldaten systematisch aufsuchte und versorgte. Dabei berücksichtigte sie sowohl medizinisch-pflegerische als auch soziale Bedarfe. In der Folgezeit erfuhr das Konzept des „Fall-Managements" seinen größten Aufschwung im Zuge der sogenannten Deinstitutionalisierungsbewegung, bei der psychisch erkrankte Patienten aus psychiatrischen Einrichtungen in die Gemeinden „entlassen" wurden. So sinnvoll die Idee einer wohnortnahen Versorgung psychiatrischer Patienten war, so unkoordiniert waren die Angebote für diese vulnerable Patientengruppe. Gerade die am schwersten erkrankten Patienten waren selbst nicht in der Lage, geeignete Versorgungsangebote zu finden und wahrzunehmen. In der Folge brauchte es mit dem Case Management ein aufsuchendes Konzept, welches insbesondere koordinative Funktionen für solche Patienten erfüllte, die als besonders hilfsbedürftig galten. Dabei sollten die im System vorhandenen Ressourcen optimal für den einzelnen Patienten nutzbar gemacht werden. Insbesondere in den USA wurde zwischen 1970 und 1985 sozialarbeiterisches und medizinisches Case Management flächendeckend eingesetzt. In Deutschland findet sich dieses Versorgungsmodell in vielfältiger Form sowohl im pflegerischen Bereich als auch im stationären (z. B. Transplantationsmanagement) oder sozialarbeiterischen Setting (z. B. Jugendhilfe).

In Abgrenzung zum systemorientierten, koordinativen Case Management etablierte sich seit den 1990er Jahren international parallel das Konzept des Care Managements. Im Gegensatz zum Case Management orientiert sich Care Management primär an patientenseitigen Problemen und Präferenzen und bezieht dabei insbesondere Aspekte der medizinischen Versorgung mit ein. Entgegen dem systemorientierten Ansatz des Case Managements sollen hier weniger geeignete Patienten für ein bestehendes Angebot als vielmehr geeignete Angebote für Patienten mit besonderem Hilfebedarf identifiziert und vermittelt werden. Das anfangs skizzierte Konzept hausärztlichen Versorgungsmanagements findet sich somit am ehesten im Ansatz des Care Managements wieder. In seiner individualisierten, patientenorientierten Ausrichtung wird es im Idealfall den vielfältigen medizinischen (und nicht medizinischen) Problemen multimorbider Patienten gerecht und behält doch aufgrund der festgelegten Struktur des Versorgungsprozesses ein gewisses Maß an Standardisierung. In seinen Grundzügen findet sich dieser Ansatz bereits als Bestandteil hausärztlicher Routinetätigkeit, wenngleich in der Regel weniger strukturiert bzw. systematisch [3].

Im Grundsatz beinhaltet Care Management in der Regel fünf zentrale Komponenten: Case Finding (d. h. Aufsuchen von Patienten mit besonderem Hilfebedarf), umfassendes Assessment medizinischer und nicht medizinischer Probleme, gemeinsame Hilfeplanung mit dem Patient (und seinen Angehörigen), Durchführung geplanter Maßnahmen, sowie regelmäßiges Monitoring medizinischer Probleme (z. B. akute Symptomverschlechterung) bzw. des Erreichens der Ziele des Care Managements (▶ Tab. 36.1) [4].

Ein wesentliches Interventionselement ist die Schulung des Patienten und seiner Angehörigen, wie mit krankheitsbedingten Einschränkungen und insbesondere mit akuten Verschlechterungen des Gesundheitszustandes umgegangen werden kann. Grundsätzlich orientiert sich Care Management dabei an den vorhandenen patientenseitigen Ressourcen sowie an regionalen und überregionalen Versorgungsangeboten.

Wesentliches Charakteristikum des Case Managements wie des Care Managements ist seine multiprofessionelle Ausrichtung. So übernehmen die Rolle des Case bzw. Care Managers in der Regel Angehörige nicht ärztlicher Gesundheitsberufe. Während in dieser Funktion im angloamerikanischen Raum ambulant wie stationär überwiegend speziell ausgebildete Pflegekräfte eingesetzt werden, stehen im hausärztlichen Bereich in Deutschland nahezu ausschließlich Medizinische Fachangestellte für diese Aufgabe zur Verfügung. Hierin liegen sowohl Chancen als auch Barrieren für eine breite Implementierung dieses Versorgungsmodells. Auf der einen Seite könnte der Einbezug von medizinischen Fachangestellten in die Versorgung chronisch kranker Patienten Hausärzte in ihrer Tätigkeit entlasten, auf der anderen Seite sind auch die zeitlichen Ressourcen Medizinischer Fachangestellter nicht unerschöpflich. Hinzu kommt, dass Medizinische Fachangestellte im Rahmen ihrer Ausbildung verhältnismäßig wenige medizinische Inhalte vermittelt bekommen, sodass insbesondere die Versorgung komplexer multimorbider Patienten für sie eine Herausforderung darstellt. Erste Projekte zum Hausarztpraxis-basierten Case Management in Deutschland konnten jedoch bereits zeigen, dass speziell geschulte Medizinische Fachangestellte die Versorgung chronisch kranker Patienten verbessern können. Im Rahmen des Vertrages zur Hausarztzentrierten Versorgung der AOK Baden-Württemberg werden zudem seit 2009 erstmals Medizinische Fachangestellte, die eine Zusatzqualifikation zur Versorgungsassistentin in der Hausarztpraxis (VERAH) absolviert haben, im Rahmen der Regelversorgung als Care Managerinnen eingesetzt und zusätzlich vergütet.

Tab. 36.1 Kernelemente hausärztlichen Versorgungsmanagements.

Beteiligte Personen	Kernelemente	Beschreibung
Akteure		hausärztliche Praxisteams unter Einbeziehung speziell geschulter Medizinischer Fachangestellter
Zielgruppen		Patienten mit erhöhtem Hilfebedarf (z. B. multimorbide ältere Patienten, Patienten mit erhöhtem Hospitalisationsrisiko, Suchtpatienten, Patienten mit Migrationshintergrund)
	Case Finding	Aufsuchen geeigneter Patienten für eine intensivierte Einzelfallbetreuung (z. B. anhand eines Patientenregisters in der Praxissoftware, durch prädiktive Modelle)
	Assessment	umfassende, strukturierte Erhebung medizinischer und nicht medizinischer Probleme sowie patientenseitiger Ressourcen (z. B. soziales Umfeld)
	Planning	gemeinsame Hilfeplanung mit Patient (und Angehörigen). Transparente Kommunikation der Ziele des Versorgungsmanagements mit allen beteiligten Akteuren (z. B. über elektronische Patientenakte)
	Action	Vermittlung an geeignete regionale und überregionale Versorgungsangebote, Patientenschulung etc.
	Monitoring	regelmäßige, strukturierte Erhebung des Gesundheitszustands und des Erreichens der Ziele des Hilfeplans mit der Möglichkeit, rechtzeitig unterstützend eingreifen zu können

Aufbauend auf diesem Konzept wird derzeit ein umfassendes Hausarztpraxis-basiertes Care Management für multimorbide Patienten erprobt und im Rahmen einer clusterrandomisierten Studie wissenschaftlich evaluiert [5]. Gelänge es, Medizinische Fachangestellte auf diese Weise zu Akteuren hausärztlichen Versorgungsmanagements werden zu lassen, indem im Team eine strukturierte Anleitung und Begleitung des Patienten erfolgt, die ihn befähigt, solche Versorgungsangebote wahrzunehmen, wie sie für den optimalen Umgang mit seiner individuellen gesundheitlichen Situation sinnvoll und notwendig sind, so hätte dieser Ansatz das Potenzial, sowohl Behandlungsqualität und -zufriedenheit auf Seiten der Patienten als auch die Arbeitszufriedenheit im hausärztlichen Team zu verbessern.

36.4 Literatur

[1] Boyd CM, Darer J, Boult C et al. Clinical practice guidelines and quality of care for older patients with multiple comorbid diseases: implications for pay for performance. JAMA 2005; 294: 716–724
[2] Fortin M, Bravo G, Hudon C et al. Prevalence of multimorbidity among adults seen in family practice. Ann Fam Med 2005; 3: 223–228
[3] Freund T, Geißler S, Mahler C et al. Case Management in der Hausarztpraxis - „Alter Wein in neuen Schläuchen"? Z Allg Med 2011; 87: 324–331
[4] Freund T, Kayling F, Miksch A et al. Effectiveness and efficiency of primary care based case management for chronic diseases: rationale and design of a systematic review and meta-analysis of randomized and non-randomized trials [CRD 3 200 910 0316]. BMC Health Serv Res 2010; 10: 112
[5] Freund T, Peters-Klimm F, Rochon J et al. Primary care practice-based care management for chronically ill patients (PraCMan): study protocol for a cluster randomized controlled trial [ISRCTN5 610 4508]. Trials 2011, 12: 163 doi: 10 1186/1745-6215-12-163
[6] Koch K, Miksch A, Schürmann C et al. The German Health Care System in international comparison: the primary care physicians´ perspective. Dtsch Arztebl Int 2011; 108: 255–261
[7] Niederlag W, Lemke HU, Rienhoff O. Personalisierte Medizin und individuelle Gesundheitsversorgung. Bundesgesundheitsbl 2010; 53: 776–782
[8] Ose D, Miksch A, Urban E et al. Health related quality of life and comorbidity. A descriptive analysis comparing EQ-5 D dimensions of patients in the German disease management program for type 2 diabetes and patients in routine care. BMC Health Serv Res 2011; 11: 179
[9] Ose D. Patientenorientierung im Krankenhaus. 1. Aufl. Wiesbaden: Verlag für Sozialwissenschaften Springer Fachmedien; 2011
[10] Sackett DL, Rosenberg WMC, Gray JAM et al. Evidence based medicine: What it is and what it isn't - It's about integrating individual clinical expertise and the best external evidence. Br Med J 1996; 312: 71–72
[11] Schoen C, Osborn R, How SK et al. In chronic condition: experiences of patients with complex health care needs, in eight countries, 2008. Health Aff (Millwood) 2009; 28: w1–16
[12] Starfield B. Primary care: balancing health needs, services and technology. New York: Oxford University Press; 1998
[13] Steinhäuser J, Paulus J, Roos M, et al. „Allgemeinmedizin ist trotzdem ein schönes Fach" – eine qualitative Studie mit Ärzten in Weiterbildung. Z Evid Fortbild Qual Gesundhwesen 2011; 105: 89–96

›
37 Nicht ärztliche Gesundheitsberufe in der Hausarztpraxis von morgen: Ein Diskussionsbeitrag zu Chancen und Lösungswegen aus hausärztlicher und professionssoziologischer Sicht

Susanne Grundke, Andreas Klement

37.1 Einführung: hausärztlicher Versorgungsbedarf und nicht ärztliche Gesundheitsfachberufe

Der Anteil älterer Menschen an der Gesamtbevölkerung der Bundesrepublik Deutschland wächst ständig. Gerade ältere und mehrfach erkrankte Menschen benötigen qualitativ hochwertige (haus-) ärztliche Langzeitversorgung in der Umgebung ihres Wohnortes, um den Erhalt der „eigenen vier Wände", vertrauter sozialer Beziehungen und Selbstbestimmung zu ermöglichen. Die mit dem demografischen Wandel einhergehende Veränderung des Morbiditätsspektrums bringt trotz abnehmender Bevölkerungszahl einen Mehrbedarf an hausärztlicher Betreuung mit sich [23]. Gleichzeitig ist jedoch absehbar die nachhaltige Sicherstellung hausärztlicher Versorgung gefährdet durch eine infolge Nachwuchsmangels zunehmende Arbeitsbelastung in Hausarztpraxen [4, 19]. Gerade strukturschwache Regionen Deutschlands mit niedriger Bevölkerungsdichte werden in den nächsten Jahren verstärkt von Hausärztemangel betroffen sein [4]. Ob durch die Reformen des Vertragsarztrechtänderungsgesetzes 2007 die von der Bundesregierung ausdrücklich erklärten Ziele erreicht werden, nämlich die Tätigkeit in der ambulanten Versorgung z. B. durch neue Kooperationsformen (z. B. MVZ), Angestelltenverträge und Teilzeitzulassungen attraktiver und die Versorgungssituation sicherer zu machen, ist noch nicht absehbar [12]. Regionaler (Haus-)Ärztemangel bei gleichzeitig bundesweit zunehmenden Arztzahlen ist sowohl durch Verteilungs- als auch Mentalitätsänderungen bedingt: Ärzte suchen verstärkt ein Lebensumfeld in städtischen Wachstumsregionen, besonders der westdeutschen Bundesländer, und arbeiten wegen des Arbeitszeitgesetzes und gestiegener Erwartungen an Lebensqualität und Vereinbarkeit von Familien- und Berufsleben – bei steigendem Anteil an Ärztinnen – insgesamt mit kürzerer Lebensarbeitszeit und weniger Wochenarbeitsstunden [14]. Nachwuchsmangel in patientennahen ärztlichen Tätigkeitsfeldern lässt den Bedarf an nicht ärztlichen Fachkräften ansteigen – nicht nur im Krankenhaus, sondern auch in der Hausarztpraxis [1]. Brauchen wir also „neue" Gesundheitsberufe? Kann eine Erweiterung des Kompetenzprofils nicht ärztlicher Fachkräfte und eine Erweiterung von Delegationsmöglichkeiten eine Chance sein, nicht ärztliche Gesundheitsberufe stärker in die hausärztliche Primärversorgung einzubeziehen?

In diesem Beitrag wird der Frage nachgegangen, ob mit der Übernahme ärztlich delegierbarer Leistungen durch speziell geschulte nicht ärztliche Fachkräfte wie medizinische Fachangestellte (MFA/Arzthelferinnen) tatsächlich eine spürbare Entlastung des Hausarztes erwartet werden und die Bewältigung hausärztlichen Versorgungsmangels gelingen kann oder ob dieser Weg Gefahr läuft, in eine (berufsprofessionelle und versorgungspolitische) Sackgasse zu führen.

37.2 Hausärztliches Selbstverständnis im Wandel: Vom tradierten Rollenverständnis zum „primärärztlichen Spezialisten" in arbeitsteiligen Versorgungsformen

Die Allgemeinmedizin sieht ihre Aufgabe analog der Fachdefinition der Deutschen Gesellschaft für Allgemeinmedizin und Familienmedizin (DEGAM) in der Akut- und Langzeitbehandlung von kranken Menschen mit körperlichen und seelischen Gesundheitsstörungen und der ärztlichen Betreuung Gesunder, unabhängig von Alter und Geschlecht, unter besonderer Berücksichtigung der Gesamtpersönlichkeit, der Familie und des sozialen Umfelds. Auf der Grundlage eines hermeneutischen Fallverständnisses erklärt die DEGAM: „Die Arbeitsgrundlagen der Allgemeinmedizin sind eine auf Dauer angelegte Arzt-Patienten-Beziehung und die erlebte Anamnese, die auf einer breiten Zuständigkeit und Kontinuität in der Versorgung beruhen" [6].

Ein wichtiger Teil der besonderen Qualität medizinischer Primärversorgung entsteht aus Sicht niedergelassener Hausärzte durch Niedrigschwelligkeit und Wohnortnähe eines Versorgungsangebotes und möglichst eine dauerhafte persönliche Arzt(praxis)-Patient-Beziehung. Dauerhafte persönliche Beziehungen entstehen und bestehen in überschaubaren Versorgungseinheiten – z. B. hausärztlichen Einzel- oder kleineren Gemeinschaftspraxen – leichter und kennzeichnen das Selbstverständnis der Ärzte ebenso, wie die von den Ärzten erlebten Erwartungen der Patienten [18]. Das professionelle Selbstverständnis der Hausärzte unterliegt jedoch aus vielfältigen, z. B. ökonomischen und berufsbiografischen Gründen einem Wandel: Ein traditionelles Hausarztbild mit dem Ideal dauerhafter Erreichbarkeit, langjähriger Familienbetreuung, umfassender Zuständigkeit, Autorität, individueller Erfahrung und Intuition des einzelnen Arztes kontrastiert spannungsreich mit dem Zukunftsbild eines „primärmedizinischen Spezialisten" in arbeitsteiligen, kooperativen und vernetzten Versorgungsformen mit evidenzbasierten und extern qualitätsgesicherten Behandlungskonzepten [9, 10].

Die gesundheits-, sozial- und berufspolitischen Diskussionen um die Alterung unserer Gesellschaft sowie steigende Nachfrage nach Gesundheitsleistungen haben in den Diskussionen um Arztentlastung in der Primärversorgung durch nicht ärztliche Fachkräfte für eine neue Dynamik gesorgt [4]. So weist das Sondergutachten des Sachverständigenrates zur Begutachtung der Entwicklung im Gesundheitswesen (SVR) aus dem Jahr 2009 nachdrücklich darauf hin, dass die Konzeption zielgerichteter Interventionen zur bedürfnisspezifischen Versorgung chronisch und mehrfach erkrankter (hoch-)betagter Patienten perspektivisch die wichtigste Aufgabe der Gesundheitsversorgung sei [19]. Laut Beschluss der 84. Gesundheitsministerkonferenz der Länder (GMK) wird vorgeschlagen, wissenschaftliche Analysen zur Ermittlung des Fachkräftebedarfs in nicht ärztlichen Gesundheitsberufen und nicht nur bestehende ärztliche Verhältniszahlen der Bedarfsplanung zugrunde zu legen, vor allem auch die Krankheitslast der Bevölkerung festzustellen und Möglichkeiten zu erforschen, wie nicht ärztliche Gesundheitsberufe bzw. medizinische und pflegerische Fachberufe stärker in die Gesundheitsversorgung (arztentlastend) einbezogen werden können [2].

Der Sachverständigenrat zur Beurteilung der Entwicklung im Gesundheitswesen (SVR) regte bereits im Jahr 2007 in seinem Gutachten Modelle zur kooperativen Leistungserbringung zwischen Hausärzten und Pflegefachkräften in geteilter Verantwortung in „multiprofessionellen ambulanten Teams" an [20]. Diese Forderungen wurden im Sondergutachten zum Thema „Koordination und Integration – Gesundheitsversorgung in einer Gesellschaft des längeren Lebens" noch umfassender aufgegriffen und münden in der Empfehlung, Hausarztpraxen zu sogenannten Primärversorgungspraxen weiterzuentwickeln [19].

Im Beschluss des Gemeinsamen Bundesausschusses von Ärzten und Krankenkassen (G-BA) vom 20. 10. 2011 wurde ein Katalog von delegationsfähigen ärztlichen Tätigkeiten aufgestellt, der im Rahmen von Modellvorhaben auf Berufsangehörige der Kranken- und Altenpflege übertragen werden kann [3]. Die Ausweitung der Fachkompetenzen im Bereich der arztentlastenden delegierbaren Leistungen und die Verleihung heilkundlicher Kompetenz an Angehörige nicht ärztlicher Berufe birgt – neben einer Vielzahl anderer Probleme, z. B. bei der juristischen Umsetzung und Vergütung – vor allem auch strafrechtliche Risiken, die beispielsweise mit den Grenzen der Versorgungskompetenzen nicht ärztlicher Fachkräfte assoziiert sind (v. a. Behandlungsvertrag Haftungsverantwortung). Bislang ungeklärt ist auch die Gestaltung der vertraglichen Beziehung zwischen nicht ärztlichen Fachkräften als Leistungserbringer und den Krankenkassen als Kostenträgern (Leistungserbringerrecht) [21].

37.3 Delegation (haus-) ärztlicher Leistungen an nicht ärztliche Gesundheitsberufe – tatsächlich eine Chance?

In Deutschland existieren gegenwärtig sechs unterschiedliche Qualifizierungsmaßnahmen von MFA in der Primärversorgung. Fünf Qualifizierungsmaßnahmen führen zur Erstattungsfähigkeit von durch MFA erbrachten Leistungen (z. B. präventiven Hausbesuchen) innerhalb der GKV-Regelleistungen, da sie den Vorgaben der Delegationsvereinbarung zwischen Ärzten und dem Spitzenverband der gesetzlichen Krankenkassen (GKV) entsprechen. Vier Qualifizierungsmaßnahmen fußen auf dem Curriculum der Bundesärztekammer für „nicht ärztliche Praxisassistenten". Nur eine Qualifizierungsmaßnahme ist für spezifische Verträge außerhalb der GKV-Regelleistungen anerkannt [11].

Ein bundeseinheitliches Curriculum existiert nicht. Lehrinhalte und Lehrziele werden nicht untereinander angepasst [11].

Das Institut für Community Medicine in Greifswald erprobte einen Arztpraxen-übergreifenden, aufsuchenden Schwestern-Hausbesuchsdienst als „Arzt-entlastende, Gemeinde-nahe, E-Health-gestützte Systemische Intervention" (AGnES) [1]. In Sachsen-Anhalt wurde anstelle der praxisübergreifend arbeitenden AGnES das Modell einer jeweils praxisintern beauftragten „Mobilen Praxisassistentin" (MoPra) für die Entsendung zu Hausbesuchen erprobt [13]. Das Institut für Allgemeinmedizin der Universität Frankfurt entwickelte zusammen mit dem Hausärzteverband ein Fortbildungsmodul zur „Versorgungsassistentin in der Hausarztpraxis" (VERAH) mit dem Aufgabenfeld Case-, Praxis- und Wund-Management sowie Präventionsarbeit [7]. Allen Projekten gemeinsam ist, dass die Rolle des Hausarztes sich ändert: Statt die Behandlung insbesondere chronisch kranker älterer Patienten vollständig selbst durchzuführen, wird er zum Koordinator eines multidisziplinären Praxisteams, dessen einzelne nicht ärztliche Mitarbeiter mehr Versorgungsverantwortung übernehmen.

Die Kassenärztliche Bundesvereinigung und die Bundesärztekammer vertreten hierzu einheitlich die Position: „Delegation ja – Substitution nein". Eine erhebliche Erweiterung von Delegationsmöglichkeiten ist denkbar und baut den bisher bestehenden Arztvorbehalt schrittweise ab, ist aber unzulässig, wenn professionelles ärztliches Fachwissen in den Kernbereichen der Diagnostik und Therapie erforderlich ist oder werden könnte [8]. Ein Review der Cochrane Collaboration zur Substitution hausärztlicher Versorgungsaufgaben durch nicht ärztliches Personal zeigte: In definierten Teilbereichen hausärztlicher Alltagstätigkeit vermag ausgebildetes nicht ärztliches Personal vergleichbare Versorgungsqualität zu erbringen. Ob dies zu einer Reduktion ärztlicher Arbeitsbelastung oder der Gesamtgesundheitskosten führt, ist jedoch nicht schlüssig belegt. Die Autoren der Studie folgern: *„Doctors workload may remain unchanged either because nurses are deployed to meet previously unmet need or because nurses generate demand for care where previously there was none. Savings in cost (...) may be offset by the lower productivity of nurses compared with doctors"* [16].

Aus hausärztlicher Sicht jedoch kann die Unterstützung durch über die Ausbildung zur MFA hinaus besonders qualifizierte nicht ärztliche Fachkräfte durchaus hilfreich und punktuell entlastend wirken. Diese mögliche Entlastungswirkung bezieht sich im Wesentlichen auf die im G-BA-Beschluss vom 20.10.2011 zur „Heilkundeübertragung" genannten „einzelnen übertragbaren ärztlichen Tätigkeiten" und deren „Qualifikationsanforderungen", geht jedoch über die fünf genannten Diagnosen (Diabetes mellitus 1 + 2, Hypertonie, Demenzverdacht und chronische Wunden) weit hinaus [3]:
- Beobachtung und Übermittlung des physischen, psychischen und psychosozialen Befindens besonders zuwendungsbedürftiger Patienten an den betreuenden Hausarzt (z. B. chronisch Kranke, psychisch Kranke, immobile oder Hausbesuchspatienten)
- eigenständige Beratungs- und Koordinierungsarbeit in der Funktion eines Bindeglieds zwischen Hausarzt und Patient (z. B. Patienten nach Krankenhausentlassung, in ambulanten Rehabilitationsprogrammen oder geriatrischer Behandlung)
- Umsetzung des ärztlichen Behandlungsplans (z. B. Versorgung chronischer Wunden, Wiedervorstellungstermine, häusliche Blutentnahmen)

- Gesundheitsförderung und Vorsorge bzw. Krankheitsprävention (z. B. Recall-Funktion zu Vorsorgeuntersuchung und Impfterminen oder Verlaufsdokumentation von chronischen Erkrankungen)
- Steigerung des Selbstaktivierungsgrades bzw. der Alltagskompetenz der Patienten, insbesondere in Hinblick auf deren häusliches und soziales Umfeld (z. B. Kommunikation mit Angehörigen)
- Unterstützung der Gesundheitsbildungsarbeit (z. B. Ernährungsberatung, Schulungsprogramme besonderer chronisch-kranker Patientengruppen wie Zucker-, Bluthochdruck- oder Asthma-Kranker, Information über Krebsvorsorgeprogramme)

Der *State of the Art* im Handlungsfeld der MFA und auf Basis der o. a. Zusatzqualifikationen besteht in einer respektvollen, verantwortungsvollen und ganzheitlichen Wahrnehmung der psychosozialen, seelisch-geistigen und physischen Bedürfnisse der Patienten – dies auch in Anlehnung an die Intentionen der DEGAM hinsichtlich einer dauerhaften Arzt-Patienten-Beziehung und erlebter Anamnese. Gerade mobile nicht ärztliche Fachkräfte (wie VERAH, MoPra und AGnES) haben durch ihre besondere Patientennähe die biografischen Besonderheiten und die aktuelle Lebensführung sowie Alltagsroutinen der Patienten im Blick. Wertvolle Informationen und handlungsleitende Problemkonstellationen können so dem Hausarzt übermittelt werden, die für die ärztliche Behandlung ebenso wichtig sind wie für eine erfolgreiche und befriedigende Kommunikation zwischen Arzt bzw. MFA/Praxis als Organisationseinheit und Patient. So optimierte multilaterale Informationsflüsse verbessern nicht nur die Patientensicherheit durch Reduktion von Fehlern und Beinahefehlern (z. B. in der Polypharmakotherapie); sie stellen vielmehr auch eine tragfähigere Basis für eine gemeinsame Entscheidungsfindung („Shared Decision making") und den Aufbau von „therapeutischen Bündnissen" [4].

Der G-BA-Beschluss bezeichnet als Zielgruppe zur selbstständigen Ausübung von Heilkunde im Rahmen von Modellvorhaben ausdrücklich nur Berufsangehörige der Alten- und Krankenpflege, nicht jedoch medizinische Fachangestellte [3]. Gerade vor dem Hintergrund, dass die hausärztliche Versorgung in enger Zusammenarbeit mit der MFA geschieht und diese Zusammenarbeit weithin als wichtige Ressource für eine gute und effektive Patientenversorgung verstanden wird [11], gibt diese Beschränkung im Hinblick auf die „Hausarztpraxis von morgen" eine irreführende Richtung der Modellvorhaben vor.

Im Handlungsfeld der nicht ärztlichen Gesundheitsberufe hat sich eine besondere ethische und wissenschaftlich begründete Sinnwelt entwickelt, die für das Handeln orientierungsgebend ist [17]. Innerhalb dieser Sinnwelt sind die Orientierungstendenzen jedoch nicht harmonisch, sondern durch eine Vielzahl von Konfliktfeldern bestimmt: Dem Professionalisierungsstreben nicht ärztlicher Fachkräfte stehen – ebenso wie bei den Ärzten – schwierige gesundheitspolitische Rahmenbedingungen diametral gegenüber [5, 22]. Die Ökonomisierung der medizinischen Versorgung und damit Kosten- und Rationalisierungsdruck werden von Hausärzten als schrittweise Demontage der eigenen Professionalität erlebt [5]. In diesem Zusammenhang bleibt zu befürchten, dass auch nicht ärztliche Fachkräfte von einem „Demoralisierungsprozess" erfasst werden.

In der ethischen Reflexion des eigenen beruflichen Handelns – vor dem Hintergrund gesellschaftlicher, ökonomischer und arbeitsorganisatorischer Rahmenbedingungen – zeigen sich nicht ärztliche Fachkräfte bemüht um aktive Auseinandersetzung mit den Berufskodizes, was als Ausdruck eines professionellen Selbstverständnisses verstanden werden kann. Paradoxerweise besteht die Gefahr, dass nicht ärztliche Fachkräfte gerade durch diese professionelle Auseinandersetzung ein Orientierungsdilemma erleben. Auf der einen Seite geben Berufskodizes und das Berufsethos als Teil der (berufs-) biografischen Identität eine Handlungsorientierung für Situationen vor, in denen das eigene berufliche Handeln überprüft und eventuell geändert werden muss [17]. Auf der anderen Seite begrenzt gerade die Ökonomisierung des Gesundheitswesens den Möglichkeits- und Handlungsrahmen des berufsethisch orientierten Handelns nicht ärztlicher Fachkräfte [5]. Dieses Orientierungsdilemma im Charakter einer Demoralisierungstendenz entfaltet bzw. verstärkt sich gerade in der Situation, in der sich ein professionelles Selbstverständnis unter den nicht ärztlichen Fachkräften etabliert hat [5].

Aus hausärztlicher Sicht wird die zusätzliche Qualifikation von MFA oder anderer nicht ärztlicher Fachkräfte allein langfristig nicht nachhaltig zur Bewältigung drohender Versorgungsengpässe beitragen, selbst wenn der einzelne Hausarzt kurz- und mittelfristig merklich entlastet würde. Hierfür wären komplexere Eingriffe in das bestehende Gesundheitssystem erforderlich als sie die politische Willensbildung in Deutschland gegenwärtig zulässt (z. B. Primärarztsystem mit z. B. Wegfall der Praxisgebühr in der gegenwärtigen Form und flächendeckende Versorgungssicherung durch Vergütungssysteme nach Versorgungsleistung statt nach Einzelleistungen bzw. Behandlungsfällen) sowie intensivierte Förderung kooperativer Versorgungsformen mit Budgetverantwortung im Rahmen von Verträgen zur integrierten Versorgung (z. B. „gesundes Kinzigtal"). Die kritische Ressource der medizinischen Versorgung besonders in ländlichen Regionen bleibt die knappe Zahl der Hausärzte, wie effektiv deren Arbeitszeit durch zusätzliche nicht ärztliche Fachkräfte auch genutzt werden mag. Mehr junge Ärzte für die Weiterbildung zum „Hausarzt" zu gewinnen und dann zur Niederlassung in unterversorgten Regionen zu motivieren, wird durch zusätzlich qualifizierte MFA und andere nicht ärztliche Fachkräfte nicht wesentlich erleichtert werden, wohl aber durch das Angebot kooperativer und arbeitsteiliger Versorgungsformen als Ausweg aus dem „Hamsterrad" der Einzelpraxis [18].

37.4 Zusammenfassung

Eine Qualifizierungsoffensive nicht ärztlicher Fachkräfte allein wird nicht ausreichen, um dem drohenden hausärztlichen Versorgungsmangel zu begegnen. Die Übernahme ärztlich delegierbarer Leistungen durch speziell geschulte nicht ärztliche Fachkräfte bewirkt zwar eine temporäre und zweifellos auch spürbare Entlastung des einzelnen Hausarztes. Wenn jedoch die gesundheitspolitischen Rahmenbedingungen für Hausärzte unverändert bleiben, droht auch den „neuen Gesundheitsberufen", in den Sog der „Deprofessionalisierung" (nicht) ärztlicher Arbeit hineingezogen zu werden. Die Kernprobleme, die im Handlungsschema nicht ärztlicher Fachkräfte auch in der Primärversorgung absehbar als systematische Irritationen auftauchen werden, sind zahlreich – besonders hervorzuheben sei jedoch die Diskrepanz zwischen dem Professionalisierungsstreben (die theoretische Wissensbasis nicht ärztlicher Fachkräfte wächst kontinuierlich) und strukturellen Deprofessionalisierungstendenzen (für das berufliche Handeln nicht ärztlicher Fachkräfte stehen immer weniger materielle, personelle und Zeit-Ressourcen zur Verfügung). Deutlich wird das insbesondere in der zunehmenden Tendenz zur Einzelfall-Pauschalierung (und damit Ökonomisierung) ärztlicher Leistungen in der hausärztlichen Versorgung, wodurch betreuungsaufwändige Patienten hinsichtlich Zeit-, Honorar- und Medikamenten- bzw. Heilmittel-Budget nicht ausreichend berücksichtigt werden. Typische mögliche Aufgabenfelder nicht ärztlicher Fachkräfte in der Hausarztpraxis wie z. B. Angehörigenkontakte, Präventionsaufklärung, Koordinationsleistungen, Pflegeverordnungen und Verlaufsdokumentation oder (präventive) Hausbesuche werden von den Kostenträgern ebenfalls weitgehend als „in der Pauschale enthalten" angesehen; diese beträgt zur Zeit im Bundesdurchschnitt ca. 40,- Euro für drei Monate. Es ergibt sich daher die aus Sicht des einzelnen Praxisinhabers betriebswirtschaftlich notwendige Tendenz zur Selektion des eigenen Patientenstammes und der Betreuungsangebote. Betreuungsintensive Patienten wie ältere, polymorbide, immobile oder psychisch kranke Patienten sind in der Hausarztpraxis ökonomisch wenig attraktiv.

Diese Diskrepanz zwischen „Anspruch und Wirklichkeit" erzeugt seitens nicht ärztlicher Fachkräfte Zielkonflikte zwischen stark zeitlich strukturierter sowie ökonomisch orientierter Organisation der Berufsarbeit einerseits und dem beruflichen Selbstverständnis sowie der berufsethischen Grundhaltung andererseits.

Wenn es um die Verbesserung der gesundheitspolitischen Rahmenbedingungen für hausärztliche Arbeit geht, sollten auch neue bildungspolitische Rahmenbedingungen für die Zusatzqualifizierung nicht ärztlicher Fachkräfte, die über die bisherige duale Ausbildung zur MFA hinausgehen, geschaffen werden. Für eine qualitätsgesicherte Zusatzqualifizierung nicht ärztlicher Fachkräfte im Tätigkeitsfeld der hausärztlichen Versorgung sind unerlässlich: bundeseinheitliche Ausbildungsstruktur und Ausbildungsstandards sowie Zugangsvoraussetzungen, die der verantwortungsvollen Tätigkeit nicht ärztlicher Fachkräfte in der hausärztlichen Versorgung angemessen sind. Auf diesem Fundament könnten dann „neue Gesundheitsberufe" als nicht ärztliche Fachkräfte zur Entlastung der Hausärzte beitragen und das ärztliche professionelle Selbstverständnis um eine wichtige Facette bereichern: der des „Team-Spielers".

37.4.1 Lösungs- und Diskussionsvorschläge:

- Überprüfung und Erweiterung der Regelungen zur Vergütung delegationsfähiger Leistungen mit besonderen Qualifikationsanforderungen durch Kostenträger
- Überarbeitung der gemeinsamen Grundsätze der KBV und BÄK zu delegationsfähigen Leistungen im Hinblick auf „multidisziplinäre Teams" in der Primärversorgung
- Überprüfung und Ausweitung der diagnoseübergreifenden Kompetenzen für nicht ärztliche Gesundheitsberufe z. B. bezogen auf die pflegerische Versorgung (Behandlungspflege durch Pflegefachkräfte) und „Case-Management" (Versorgungskoordination durch gesondert qualifizierte MFA)
- Anpassung der Ausbildungsinhalte und -ziele der MFA-Ausbildung an die gewachsenen Herausforderungen der hausärztlichen Primärversorgung
- bundeseinheitliches Curriculum für Zusatzqualifikationen für MFA
- versicherungs- und haftungsrechtliche Absicherung für haftungs- und strafrechtliche Probleme der Delegation ärztlicher Leistungen
- Gleichstellung von MFA und Pflegeberufen im Hinblick auf Qualifizierungsmaßnahmen im Rahmen von Modellversuchen
- MFA-analoge Qualifizierung der Pflegefachkräfte, die delegationsfähige Leistungen in der Primärversorgung nach G-BA-Katalog ausführen sollen

37.5 Literatur

[1] Berg vd N, Meinke C, Heymann R et al. AGnES: Hausarztunterstützung durch qualifizierte Praxismitarbeiter. Dtsch Arztebl Int 2009; 106(1 – 2): 3-9
[2] Beschluss der 84. Gesundheitsministerkonferenz der Länder vom 30.6.2011. Wissenschaftliche Analysen zur Ermittlung des zukünftigen medizinischen und pflegerischen Fachkräftebedarfs. Im Internet: http://www.gmkonline.de/?&nav=beschluesse_84&id=84_09.01, Stand: 30.01.2012
[3] Beschluss des gemeinsamen Bundesausschusses über eine Richtlinie über die Festlegung ärztlicher Tätigkeiten zur Übertragung auf Berufsangehöriger der Alten- und Krankenpflege zur selbstständigen Ausübung von Heilkunde im Rahmen von Modellvorhaben nach § 63 Abs. 3 c SGB V vom 20. Oktober 2011. (G-BA) vom 20.10.2011, Im Internet: http://www.g-ba.de/informationen/beschluesse/1401/, Stand: 29.01.2012
[4] Beyer M, Erler A, Gerlach FM. Ein Zukunftskonzept für die hausärztliche Versorgung in Deutschland. 1. Grundlagen und internationale Modelle. Eine Darstellung anhand der Vorschläge des Sachverständigenrats Gesundheit 2009. Online-ZFA. DOI 10 3238/zfa.2010 0159
[5] Boegemann-Grossheim E. Zum Verhältnis von Akademisierung, Professionalisierung und Ausbildung im Kontext der Weiterentwicklung pflegerischer Berufskompetenz in Deutschland. In: Pflege & Gesellschaft 2004; 3: 100–107
[6] Deutsche Gesellschaft für Allgemeinmedizin und Familienmedizin (DEGAM), Fachdefinition, Im Internet: http://www.degam.de/index.php?id=303, Stand: 29.01.2011
[7] Deutscher Hausärzteverband. Im Internet: http://www.verah.de/a7f7cf2f-df4e-4921-a1ff-2c901a12cde8.html?1252318927244 Stand: 01.02.2012
[8] Flintrop J, Merten M, Gerst T. Delegation ärztlicher Leistung: Mangel macht vieles möglich. Dtsch Arztbl 2008; 105 (19): A-979–81
[9] Gerlach FM, Beyer M, Muth C et al. Neue Perspektiven in der allgemeinmedizinischen Versorgung chronisch Kranker – Wider die Dominanz des Dringlichen. Teil 1: Chronische Erkrankungen als Herausforderung für die ärztliche Versorgungspraxis. Z Arztl Fortbild Qualitatssich. 2006;100(5): 335–343
[10] Gerlach FM, Beyer M, Saal K et al. Neue Perspektiven in der allgemeinmedizinischen Versorgung chronisch Kranker – Wider die Dominanz des Dringlichen. Teil 2: Chronic Care-Modell und Case-Management als Grundlagen einer zukunftsorientierten hausärztlichen Versorgung. Z Arztl Fortbild Qualitatssich. 2006;100(5): 345–352
[11] Gerlach I, Brenk-Franz K, Gensichen J. Qualifizierung von MFA für delegierbare Tätigkeiten in der häuslichen Umgebung von allgemeinärztlichen Patienten. Z Allg Med 2011; 87 (6): 280
[12] Gesetzentwurf der Bundesregierung zum Vertragsarztrechtsänderungsgesetz vom 30.08.2006. Bundestagsdrucksache 16/2474 (2006). Im Internet: http://dip.bundestag.de/btd/16/024/1602474.pdf, Stand: 20.08.2008
[13] Kassenärztliche Vereinigung Nordrhein. Im Internet: http://www.kvno.de/downloads/iqn/iqn_kongresse/5_iqnkongress/WorkshopIII_Bausch.pdf, Stand: 01.02.2012
[14] Kopetsch T. Entwicklung der Arztzahlen: Zahl der angestellten Ärzte im ambulanten Bereich steigt. Dtsch Arztbl 2008; 105 (19): A-985–987
[15] Korzilius H. Hausarztmangel in Deutschland: Die große Landflucht. Dtsch Arztbl 2008; 105 (8): 22
[16] Laurant M, Reeves D, Hermens R et al. Substitution of doctors by nurses in primary care. Cochrane Database Syst Rev. 2005;(2):CD 001 271
[17] Lay R. Ethik in der Pflege. Ein Lehrbuch für die Aus-, Fort- und Weiterbildung. Hannover: Schlütersche Verlagsgesellschaft. 2004
[18] Niehus H, Berger B, Stamer M et al. Die Sicherstellung der hausärztlichen Versorgung in der Perspektive des ärztlichen Nachwuchses und niedergelassener Hausärztinnen und Hausärzte (Abschlussbericht). Im Internet: /www.akg.uni-bremen.de/pages/download.php?ID=6&SPRACHE=de&TABLE=AP&TYPE=PDF, Stand: Zugriff 20.08.2008

D Medizinische Versorgung und Prävention

[19] Sachverständigenrat zur Begutachtung der Entwicklung im Gesundheitswesen. Koordination und Integration – Gesundheitsversorgung in einer Gesellschaft des längeren Lebens. Sondergutachten SVR 2009:421ff; Im Internet: http://www.svr-gesundheit.de/Gutachten/Uebersicht/GA2009-LF.pdf; Stand: 28.01.2012

[20] Sachverständigenrat zur Begutachtung der Entwicklung im Gesundheitswesen. Kooperation und Verantwortung. Voraussetzungen einer zielorientierten Gesundheitsversorgung – Kurzfassung Sondergutachten 2007. Im Internet: http://www.svr-gesundheit.de/Gutachten/Gutacht07/Kurzfassung%202007.pdf, Stand: 30.01.2012

[21] Schirmer HD. Arbeitspapier „Nichtärztliche Heilberuf" und erweiterte Kompetenzentwicklung vom 23.08.2012. Bundesärztekammer. Arbeitsgemeinschaft der deutschen Ärztekammern/Rechtsabteilung. Im Internet: http://www.svr-gesundheit.de/Gutachten/Uebersicht/Anhoerung%20Berufsverbaende/Bundesaerztekammer-Expertise.pdf, Stand: 28.01.2012

[22] Vilmar K. Der Arzt im Spannungsfeld zwischen Ethik und Kostendruck. Z Evid Fortbild Qual. Gesundheitswesen 2009:103 (10), S. 621–625

[23] 81. Gesundheitsministerkonferenz (GMK). Bericht der Arbeitsgemeinschaft der Obersten Landesgesundheitsbehörden zur Sicherstellung der hausärztlichen Versorgung in Deutschland. Im Internet: http://www.gmkonline.de/_beschluesse/Protokoll_81-GMK_Top0501_Anlage_AOLG-Bericht.pdf, Stand: 2.01.2012

38 Versorgungsbedarf und -strukturen von Kindern und Jugendlichen in Deutschland 2050 – Hochrechnung am Beispiel von Asthma bronchiale

Birgit Babitsch, Janina Frank

38.1 Einleitung

Kaum ein anderes Thema wird so häufig im Kontext des deutschen Gesundheitssystems aufgegriffen wie das des demografischen Wandels. Als Folge der prozentualen Verschiebungen in der Alterszusammensetzung, insbesondere des prozentualen Zuwachses der älteren Bevölkerung, werden grundlegende Fragen der Systemangemessenheit und Fragen der Finanzierbarkeit berührt. Nach aktuellen Hochrechnungen des Statistischen Bundesamtes ist der Trend ungebrochen und von einer weiteren Abnahme bei Kindern und Jugendlichen und einer Zunahme der über 60-jährigen und insbesondere der über 80-jährigen auszugehen. Allerdings differieren die Bevölkerungsprognosen nach der jeweils zugrunde liegenden Modellvariante, die grundsätzlich folgende Indikatoren nutzt: Lebenserwartung bei Geburt, Geburtenrate (Kinder je Frau) und Wanderungssaldo (Personen pro Jahr) [16].

Für das Jahr 2050 wird von folgenden Veränderungen im Vergleich zum Referenzjahr 2008 ausgegangen: der prozentuale Anteil in der Altersgruppe unter 20 Jahren reduziert sich um 26,5 % und in der Altersgruppe 20 bis 65 Jahre um 26,2 %; in der Altersgruppe über 65 Jahre erhöht sich der prozentuale Anteil um 36,5 % [16]. Zugrunde liegt diesen Annahmen die Variante 1-W2 („mittlere Bevölkerung, Obergrenze" [16]).

Das Augenmerk in der gesundheitspolitischen Debatte wie auch in der wissenschaftlichen Auseinandersetzung lag primär auf dem prozentualen Zugewinn der älteren Bevölkerung und den hieraus resultierenden Veränderungen im Morbiditätsspektrum der Bevölkerung (u. a. [2, 11]). Indes ist die Bewertung, welche Konsequenzen für die Gesundheit der Bevölkerung und die gesundheitliche Versorgung zu erwarten sind, an unterschiedliche und sich widersprechende theoretische Grundannahmen geknüpft. Vornehmlich stehen zwei Hypothesen, die Kompressionshypothese und die Morbiditätshypothese, im Vordergrund. Einen eindeutigen wissenschaftlichen Beleg für die Gültigkeit der einzelnen Hypothesen gibt es bis dato nicht, obgleich die Kompressionshypothese als empirisch besser belegt gilt [5]. Aufgrund des gegenwärtigen Wissensstands scheint die auf einer Synthese beider Modelle beruhende Bi-Modalitätshypothese theoretisch überzeugend [3].

Der Fokus auf das Kindes- und Jugendalter findet sich meist in anderen Zusammenhängen, wie in Bezug auf die geringe Geburtenzahl in Deutschland bzw. die Veränderungen in der Morbidität (Stichwort: „neue Morbidität"). Nur vereinzelt liegen Publikationen vor, die sich mit den Folgen des demografischen Wandels für die gesundheitliche Versorgung von Kindern und Jugendlichen auseinandersetzen [19]. Eine weit verbreitete Annahme ist, dass mit sinkender Zahl der Kinder und Jugendlichen auch der Bedarf an kinder- und jugendmedizinischer Versorgung abnehmen wird, ohne dass hierfür ein ausreichender wissenschaftlicher Beleg vorliegt. Diese Frage wird mit diesem Beitrag aufgriffen und exemplarisch für das Krankheitsbild Asthma bronchiale analysiert. Konkret wird untersucht, welchen Einfluss der demografische Wandel, die Entwicklung des Krankheitsbildes Asthma bronchiale und die Veränderungen in den kinder- und jugendmedizinischen Versorgungsstrukturen im Jahr 2050 haben. Hierzu wurden zwei Szenarien entwickelt.

38.2 Rahmenbedingungen: Gesundheit und medizinische Versorgung von Kindern und Jugendlichen

Erstmalig liegen mit dem Kinder- und Jugendgesundheitssurvey (KiGGS, [12]) repräsentative Zahlen zur Gesundheit und zu den Erkrankungen in dieser Altersgruppe vor. Mit den Ergebnissen werden Veränderungen im Morbiditätsspektrum deutlich. Zum einen lässt sich ein Rückgang bestimmter Krankheitsbilder erkennen, zum anderen findet sich ein Anstieg bei der sogenannten „neuen Morbidität", die sich in psycho-, sozio- und ökosomatischen Störungen und chronischen Erkrankungen niederschlägt [17].

Die KiGGS-Daten zeigen, dass die Mehrzahl der 0- bis 17-jährigen gesund sind, sich jedoch Unterschiede nach sozialem Status und Migrationshintergrund finden. Irgendeine chronische gesundheitliche Einschränkung hatten insgesamt 38,7% der Kinder und Jugendlichen (39,4% Mädchen, 38,0% Jungen); mindestens eine der 15 spezifisch erfragten Gesundheitsprobleme im KiGGS gaben 31,5% der Kinder und Jugendlichen (31,6% Mädchen; 31,5% Jungen) an [14]. Die Lebenszeitprävalenz des Asthmas bronchiale liegt insgesamt bei 4,7 % [15]; es lassen sich jedoch Unterschiede zwischen den Altersgruppen erkennen (▶ Tab. 38.1). Mit dem Altersgang erhöhen sich die Prävalenzen von 0,5 % in der jüngsten auf 7 % in der ältesten Altersgruppe. In allen Altersgruppen haben Jungen eine höhere Lebenszeitprävalenz für Asthma bronchiale als Mädchen (5,5 % vs. 3,9 % [15]).

Im Unterschied zu vielen anderen allergischen Erkrankungen zeigt sich bei Asthma bronchiale ein schwach ausgeprägter sozialer Gradient, d. h. höhere Asthma-Prävalenzen mit einem abnehmenden Sozialstatus. Ein Migrationshintergrund ist mit einer geringeren Asthma-Prävalenz assoziiert [15].

In Deutschland wird von einer ausreichenden Betreuung der Kinder und Jugendlichen durch die kinder- und jugendmedizinische Versorgung ausgegangen. Insgesamt betrachtet ist jedoch die Zahl an Fachärzten für Kinder- und Jugendmedizin seit 1995 um 12,3 % zurückgegangen. Obwohl 65,8 % der vertragsärztlich tätigen Fachärzte für Kinder- und Jugendmedizin älter als 50 Jahre sind und mit einem Durchschnittsalter von 53,86 Jahren aktuell die ältesten im Gesundheitssystem darstellen, wird im Rahmen der Bedarfsplanung die medizinische Versorgung der Kinder und Jugendlichen in Zukunft als nicht gefährdet betrachtet. Denn rein rechnerisch konnte aufgrund von rückläufigen Kinderzahlen das Arzt-Kind-Verhältnis optimiert werden, da aktuell jeder Facharzt für Kinder- und Jugendmedizin weniger Kinder zu betreuen hat als in den Jahren zuvor [8]. Weitere Faktoren, wie die Veränderungen im Morbiditätsspektrum der Kinder und Jugendlichen und dem hieraus ggf. modifizierten Versorgungsbedarf auf Seiten der Nutzer sowie Veränderungen in der Beschäftigungssituation von Ärzten im Allgemeinen bzw. den Kinderärzten im Besonderen auf Seiten der Anbieter, bleiben dabei jedoch unberücksichtigt.

Nur wenige Trendanalysen liegen für das Gesundheitssystem in Deutschland insgesamt vor; spezifische, auf das Kindes- und Jugendalter ausgerichtete Analysen gibt es nur vereinzelt. Eine der wenigen Publikationen analysiert den

Tab. 38.1 Lebenszeitprävalenz des Asthmas bronchiale bei Kindern und Jugendlichen (0 bis 17 Jahre, Angaben in Prozent und 95 %-KI). Quelle: [15].

Altersgruppe	Mädchen	Jungen	Gesamt
0 bis 2 Jahre	0,3 (0,1 – 0,9)	0,8 (0,4 – 1,5)	0,5 (0,3 – 0,9)
3 bis 6 Jahre	1,8 (1,2 – 2,6)	3,6 (2,8 – 4,6)	2,7 (2,2 – 3,4)
7 bis 10 Jahre	3,7 (2,8 – 4,9)	5,6 (4,7 – 6,7)	4,7 (4,0 – 5,5)
11 bis 13 Jahre	5,4 (4,2 – 6,9)	8,6 (7,2 – 10,3)	7,0 (6,1 – 8,2)
14 bis 17 Jahre	6,7 (5,5 – 8,2)	7,2 (6,0 – 8,6)	7,0 (6,0 – 8,0)

Einfluss demografischer Veränderungen auf die stationäre Versorgung von Kindern und Jugendlichen [19]. Westphal et al. zeigen für die stationäre Versorgung eine analog zum Bevölkerungsrückgang reduzierte stationäre Behandlungshäufigkeit auf [19]. Allerdings werden die Prognosen durch den Mangel an Längsschnittstudien im Kindes- und Jugendalter eingeschränkt, die die entscheidende Grundlage für eine Trendberechnung darstellen würden. Mit der Veröffentlichung der KiGGS Welle 1 werden erstmals solche Trenddaten vorliegen [13].

38.3 Methodik

Der Effekt der demografischen Veränderung für die ambulante Versorgung von Kindern und Jugendlichen wird exemplarisch für das Krankheitsbild Asthma bronchiale bestimmt. Als Prognosezeitraum wird das Jahr 2050 ausgewählt, das Referenzjahr für die Berechnung ist 2009. Bei der Entwicklung der Asthmaerkrankung werden folgende zwei Szenarien angenommen:

Szenario 1: Die Prävalenz bleibt 2050 im Vergleich zu 2009 unverändert.
Szenario 2: Die Prävalenz nimmt 2050 im Vergleich zu 2009 zu.

Bei Szenario 2 wurde eine Steigerungsrate berechnet, die dem Trendverlauf in der Asthma-Prävalenz für Kinder und Jugendliche entspricht. Hierzu wurden die in Studien berichteten zeitlichen Trends der Asthma-Prävalenz und der aus diesen Ergebnissen errechnete Mittelwert als Basiswert für Szenario 2 verwendet.

38.3.1 Grundannahmen der Prognoseszenarien

In die Szenarien gehen folgende Grundannahmen ein (ausführliche Beschreibung siehe [6]):

Bevölkerungsprognose für das Jahr 2050

Für die Bevölkerungsprognose wurde die Variante 1-W2 ausgewählt [16]. Im Jahr 2009 lebten 13 473 000 Kinder und Jugendliche zwischen 0–17 Jahren in Deutschland. 2050 reduziert sich ihre Anzahl auf 10 220 000 (-24%).

Festlegung der Basis-Prävalenzrate für Asthma bronchiale

Die 2006 im Rahmen der KiGGS-Ergebnisse ermittelte Asthma-Prävalenz von 4,7 % wird auch für das Jahr 2009 angenommen und durch Multiplikation mit der Besetzungshäufigkeit im Jahr 2009 die für dieses Jahr gültige absolute Krankheitshäufigkeit ermittelt.

Ermittlung des Trendverlaufs in der Asthma-Prävalenz

Um eine Trendaussage über die Entwicklung der Asthma-Prävalenz machen zu können, wird der Mittelwert aus den Steigerungsraten vier unabhängiger Untersuchungen kalkuliert (▶ Abb. 38.1). Bei den Untersuchungen handelt es sich

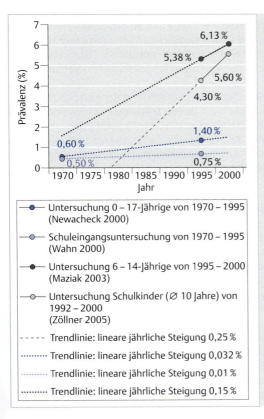

Abb. 38.1 Trends der Asthma-Prävalenz.

um eine nationale [18] und eine internationale [10] Langzeitanalyse der Jahre 1970 bis 1995 sowie um zwei nationale Untersuchungen der Jahre 1992 bis 2000 [20] und 1995 bis 2000 [9]. Unter der Annahme einer linearen Steigung ergaben die Langzeituntersuchungen eine jährliche Steigerungsrate von 0,01 % und 0,032 %. Die kurzfristigen Untersuchungen ergaben eine jährliche Steigerungsrate von 0,15 % und 0,26 %. Der hieraus errechnete Mittelwert liegt bei einer jährlichen Steigerungsrate von 0,1 %, die als jährlicher Trend im Rahmen des Prognosemodells angenommen wird.

Ermittlung aktueller ambulanter Versorgungskapazitäten

Für die Ermittlung einer vollständigen aktuellen Übersicht der teilnehmenden Ärzte, die für die ambulante Versorgung von Kindern und Jugendlichen erforderlich sind, werden zwei Quellen der Kassenärztlichen Bundesvereinigung (KBV) herangezogen (Um an der vertragsärztlichen Versorgung teilzunehmen, ist neben einer Registrierung bei der Bundesärztekammer (BÄK) eine Erfassung bei der Arztregister-Stelle der jeweiligen Kassenärztlichen Vereinigungen (KV) erforderlich.).

- Bundesarztregister KBV 2009: Tabelle 1 (statisch): An der vertragsärztlichen Versorgung teilnehmende Ärzte nach ihrem Teilnahmestatus – Statistische Information aus dem Bundesarztregister, KBV, 31.12.2009 [1].
- Zusatzweiterbildungen KBV 2009: An der vertragsärztlichen Versorgung teilnehmende Fachärzte Kinder- und Jugendmedizin mit Zusatzweiterbildung. Statistische Information aus dem Bundesarztregister, KBV, 31.12.2009 (Sonderauswertung) [21].

Die erste Quelle enthält Informationen über die Gebiets-, Facharzt- und Schwerpunktbezeichnung und die zweite Quelle über Zusatzweiterbildungen. Neben den zwei Gebieten Kinder- und Jugendmedizin und Kinder- und Jugendpsychiatrie und -psychotherapie werden für eine vollständige Zusammensetzung aller kinder- und jugendmedizinisch tätiger Ärzte jene Arztgruppen eingeschlossen, die in ihrer Bezeichnung den Zusatz „Kinder-," oder „Kinder- und Jugend" beinhalten. Für die Identifizierung von Arztgruppen, die speziell für asthmaerkrankte Kinder und Jugendliche relevant sind, wurde eine Stellungnahme der Gesellschaft für Pädiatrische Pneumologie e.V. herangezogen. Darin werden für eine optimale ambulante Versorgung asthmakranker Kinder und Jugendlicher der Facharzt Kinder- und Jugendmedizin und der Facharzt Kinder- und Jugendmedizin mit Schwerpunkt- bzw. Zusatzweiterbildung Kinder-Pneumologie empfohlen [4]. Die vollständige Datenbasis wird entsprechend der Empfehlungen auf diese Arztgruppen reduziert.

Ermittlung zukünftiger ambulanter Versorgungskapazitäten

Die Ermittlung zukünftiger ambulanter Versorgungskapazitäten, die für asthmakranke Kinder und Jugendliche relevant sind, erfolgt in Anlehnung an die Bedarfsplanungsrichtlinie des Gemeinsamen Bundesausschusses (G-BA) [7]. Diese legt durch die Allgemeine Verhältniszahl (AVZ) auf Gebietsebene bzw. Facharztebene fest, wie viele Kassenärzte je Arztgruppe in bestimmten Regionen auf wie viele Einwohner kommen dürfen (§ 99 Bedarfsplan Abs. 1 SGB V). Die durch den G-BA vorgegebene AVZ für den Facharzt Kinder- und Jugendmedizin berücksichtigt allerdings nicht die Tatsache, dass die Population der Kinder und Jugendlichen lediglich eine Teilmenge der Gesamtbevölkerung darstellt (Bevölkerungsorientierung) noch Erkenntnisse über bestimmte Krankheitshäufigkeiten in dieser Subpopulation (Morbiditätsorientierung). (Auch die mit Inkrafttreten des Versorgungsstrukturgesetzes im Januar 2012 geplante reformierte Bedarfsplanung berücksichtigt diesen Aspekt bislang nicht.) Das methodische Vorgehen dieser Arbeit berücksichtigt beide Aspekte, die getrennt voneinander berechnet und dargestellt werden.

38.3.2 Berechnungsgrundlage für die Prognoseszenarien

Die in **Szenario 1** festgelegten Annahmen wurden wie folgt umgesetzt:
- Die durch die KiGGS-Studie ermittelte Asthma-Prävalenz wird auf die Bevölkerungsgröße der 0- bis 17-jährigen in 2050 projiziert (projizierte absolute Krankheitshäufigkeit 2050).
- Die projizierte absolute Krankheitshäufigkeit 2050 wird mit der der absoluten Krankheitshäufigkeit in 2009 (Berechnung siehe oben) verglichen.

In die Berechnung des **Szenario 2** gingen ein:
- die Ermittlung der Asthma-Prävalenz für das Jahr 2050 entsprechend des ermittelten Trends gemäß [1] (prognostizierte krankheitsspezifische Prävalenz (P_t) = 9,1 % für das Jahr 2050) (Gemäß Formel 1 wird die Prävalenz aus 2006 [P_{t0}] mit dem Produkt aus der Anzahl der Zeiteinheiten [$t-t_0$] und der jährlichen Steigerungsrate [P_{Trend}] summiert.)
- die Berechnung der prognostizierten absoluten Krankheitshäufigkeit 2050
- ein Vergleich der projizierten absoluten Krankheitshäufigkeit in 2050 mit der absoluten Krankheitshäufigkeit in 2009 (Berechnung siehe oben)

Für die Berechnung wurde folgende Formel verwendet:

$$P_t = (t-t_0) \cdot P_{Trend} + P_{t0} \quad (1)$$

D Medizinische Versorgung und Prävention

Den Einfluss der Szenarien auf die medizinische Versorgung wurde mit einer bevölkerungsbezogenen und morbiditätsbezogenen Hochrechnung bestimmt.

Die **bevölkerungsbezogene Hochrechnung** der zukünftigen Ärztezahlen ergibt sich aus der Projektion der „bevölkerungsbezogenen AVZ zum Ausgangszeitpunkt 2009" ($BAVZ_{t0}$) auf das Jahr 2050. Angelehnt an die AVZ-Formel des G-BA ist gemäß (2) die $BAVZ_{t0}$ der Quotient der „Zahl der Kinder- und Jugendlichenpopulation" ($KuJP_{t0}$) und der „Zahl der teilnehmenden Ärzte" (TA_{t0}) zum Stand 31.12.2009.

$$BAVZ_{t0} = \frac{KuJP_{t0}}{TA_{t0}} \quad (2)$$

Für die Hochrechnung wird davon ausgegangen, dass die $BAVZ_{t0}$ aus 2009 angemessen ist. Zur Feststellung der „zukünftig notwendigen bevölkerungsbezogenen teilnehmenden Ärzte" ($TA_{t,Bev}$) in 2050 wird analog der Formel AVZ100% und gemäß (3) der Quotient aus der „zukünftigen Kinder- und Jugendlichenpopulation in 2050" ($KuJP_t$) und der $BAVZ_{t0}$ 2009 bestimmt.

$$TA_{t,Bev} = \frac{KuJP_t}{BAVZ_{t0}} \quad (3)$$

Die **morbiditätsbezogene Hochrechnung** der zukünftigen Ärztezahlen ergibt sich aus der Projektion der „morbiditätsbezogenen AVZ zum Ausgangszeitpunkt 2009" ($MAVZ_{t0}$) auf das Jahr 2050. Gemäß (4) ist die $MAVZ_{t0}$ der Quotient der „absoluten Krankheitshäufigkeit" (AKH_{t0}) von Asthma bronchiale und TA_{t0} mit Stand 31.12.2009.

$$MAVZ_{t0} = \frac{AKH_{t0}}{TA_{t0}} \quad (4)$$

Für die Hochrechnung wird davon ausgegangen, dass $MAVZ_{t0}$ aus 2009 angemessen ist. Zur Feststellung der „zukünftigen notwendigen morbiditätsbezogenen teilnehmenden Ärzte" ($TA_{t,Morbi}$) in 2050 wird analog der Formel AVZ100% und gemäß (5) der Quotient aus der „zukünftigen absoluten Krankheitshäufigkeit" (AKH_t) von Asthma bronchiale 2050 und der $MAVZ_{t0}$ aus 2009 bestimmt.

$$TA_{t,Morbi} = \frac{AKH_t}{MAVZ_{t0}} \quad (5)$$

38.4 Ergebnisse

Der aktuelle Versorgungsbedarf 2009 sowie eine Hochrechnung des zukünftigen Versorgungsbedarfs 2050 ist in ▶ Tab. 38.2 zu entnehmen. Bei einer Asthma-Prävalenz von 4,7 % waren in 633 231 Kinder und Jugendliche zwischen 0 und 17 Jahren 2009 erkrankt. Signifikante Unterschiede wurden beim Geschlecht und über den Altersverlauf festgestellt. Szenario 1 ermittelt, dass bei einer konstanten Asthma-Prävalenz in 2050 wie zum Zeitpunkt 2009 noch 480 340 (Prävalenz 4,7 %) asthmakranke Kinder und Jugendliche zwischen 0 und 17 Jahren zu versorgen wären. Szenario 2 ermittelt, dass bei einer jährlichen Zunahme der Asthma-Prävalenz von 0,1 % über alle Altersgruppen und unabhängig vom Geschlecht 2050 absolut 930 020 (Prävalenz 9,1 %) asthmakranke Kinder und Jugendliche zwischen 0 und 17 Jahren zu versorgen wären (▶ Tab. 38.2).

Die aktuelle ambulante vertragsärztliche Versorgung für Kinder und Jugendliche ist aus ▶ Tab. 38.3 ersichtlich. Demnach wird diese 2009 hauptsächlich von Fachärzten für Kinder- und Jugendmedizin (7081 teilnehmende Ärzte) sichergestellt. 72 % der Fachärzte für Kinder- und Jugendmedizin arbeiten ohne einen Schwerpunkt (absolut 5094). Bei den restlichen 28 % (absolut 1987) konzentrieren sich 80 % der Ärzte auf die vier Schwerpunkte Neonatologie (absolut 586), Kinder-Pneumologie (absolut 363), Neuropädiatrie (absolut 340) und Kinder-Kardiologie (absolut 308).

Eine Hochrechnung 2050 erforderlicher teilnehmender Ärzte kann ▶ Tab. 38.4 entnommen werden. Ausgehend von angemessenen KuJP/Arzt-Verhältniszahlen 2009 würde aufgrund rückläufiger Kinderzahlen die erforderliche Anzahl an Fachärzten bei der *bevölkerungsbezogenen Hochrechnung* 2050 zurückgehen. 2050 würden noch 5371 Fachärzte für Kinder- und Jugendmedizin und 275 Kinder Pneumologen erforderlich sein. Bei einer *morbiditätsbezogen Hochrechnung* sind die notwendigen Arztzahlen für asthmakranke Kinder und Jugendliche 2050 analog Szenario 1 der ▶ Tab. 38.4 bzw. analog der Angaben der bevölkerungsbezogenen Hochrechnung und werden daher nicht erneut beschrieben. Nehmen die Krankheitshäufigkeiten aufgrund eines wachsenden Morbiditätsaufkommens trotz rückläufiger Kinderzahlen analog Szenario 2 zu, dann würden bis 2050 insgesamt 10 400 Fachärzte für Kinder- und Jugendmedizin und 533 Kinder-Pneumologen benötigt.

Tab. 38.2 Aktueller und zukünftiger Versorgungsbedarf bei 0- bis 17-jährigen jugendlichen Asthmatikern (in 1000). Quellen: [15], [16].

Geschlecht	2006	2009		2050 Szenario 1		2050 Szenario 2	
	Lebenszeitprävalenz[1]	Population[2]	abs. KH[3]	Population[2]	abs. KH[3]	prognostizierte Lebenszeitprävalenz[1]	abs. KH[3]
weiblich	3,9 %	6559	256	4969	194	8,3 %	412
männlich	5,5 %	6911	380	5248	289	9,9 %	520
gesamt	4,7 %	13 473	633	10 220	480	9,1 %	930

[3]Berechnungsweg für die absolute Krankheitshäufigkeit siehe Methodik (gerundet). LP: Lebenszeitprävalenz; P: Population; abs. KH: absolute Krankheitshäufigkeit; PLP: prognostizierte Lebenszeitprävalenz.

Tab. 38.3 Ambulante vertragsärztliche Versorgung 2009. Anzahl der Ärzte nach Teilnahmestatus. Quellen: [1], [21].

Kinder- und jugendmedizinisch tätige Arztgruppe[2]	Teilnehmende Ärzte insgesamt	Vertragsärzte	Partnerärzte	Angestellte Ärzte	Ermächtigte Ärzte
1) Gebiet Chirurgie					
FA Kinderchirurgie	69	38		2	29
2) Gebiet Kinder- und Jugendmedizin					
FA Kinder- und Jugendmedizin insgesamt	7081	5726	123	371	861
davon ohne SP	5094	4627	110	348	8
davon mit SP insgesamt:	1987	1099	13	23	853
Hämatologie und Onkologie	66	19	0	0	47
Kardiologie	308	213	2	6	87
Neonatologie	586	308	9	8	261
Neuropädiatrie	340	183	2	3	152
Endokrinologie und Diabetologie[1]	135	57	0	2	76
Gastroenterologie	73	23	0	1	49
Infektiologie	22	10	0	0	12
Pneumologie	363	256	0	1	106
Nephrologie	37	12	0	1	25
Rheumatologie	57	18	0	1	38

Fortsetzung ▶

Tab. 38.3 Fortsetzung

Kinder- und jugendmedizinisch tätige Arztgruppe[2]	Teilnehmende Ärzte insgesamt	Vertragsärzte	Partnerärzte	Angestellte Ärzte	Ermächtigte Ärzte
3) Gebiet Kinder- und Jugendpsychiatrie und -psychotherapie					
FA Kinder- und Jugendpsychiatrie und –psychotherapie	843	745	0	50	48
4) Gebiet Nervenheilkunde					
FA Neurologie und Psychiatrie mit SP Kinderneuropsychiatrie	18	17	0	0	1
5) Gebiet Radiologie					
FA Radiologische Diagnostik mit SP Kinderradiologie	74	27	0	3	44

SP: Schwerpunkt; ZWB: Zusatzweiterbildung; [1]inklusive der Ärzte, die laut Quelle in diesem Bereich eine ZWB haben; [2]Konsolidierung der Arztgruppen analog Methodikteil.

Tab. 38.4 Bevölkerungs- und morbiditätsbezogene Hochrechnung der 2050 erforderlichen teilnehmenden Kinder- und Jugendmediziner. Quelle: [15].

Kinder- und jugendmedizinisch tätige Arztgruppe	2009 Teilnehmende Ärzte[1]	Verhältniszahl[2]	2050 Teilnehmende Ärzte Szenario 1 TA_{Bev}[2]	Szenario 2 TA_{Morbi}[3]
[2]**Gebiet Kinder- und Jugendmedizin**				
FA Kinder- und Jungenmedizin insgesamt	7 081	89	5 371	10 400
davon ohne SP	5 094	124	3 864	7 482
davon mit SP Kinder-Pneumologie	363	1 744	275	533

Quelle:
[1] siehe Tabelle 38.3
[2] siehe Abschnitt Methodik. Das Verhältnis gibt die Anzahl zu betreuender Kinder pro Arzt an.
[3] TA_{Bev} bzw. TA_{Morbi} = notwendige bevölkerungs-, bzw. morbiditätsbezogene Arztzahlen 2050 (siehe Abschnitt Methodik).

38.5 Diskussion

Ziel dieser Arbeit war die Hochrechnung des Versorgungsbedarfs asthmakranker Kinder und Jugendlicher für 2050 sowie die Berechnung dafür notwendiger zukünftiger Versorgungsstrukturen. Bei der Hochrechnung werden als Einflussfaktoren der demografische Wandel und eine konstante bzw. zunehmende Asthma-Prävalenz berücksichtigt.

▶ **Hochrechnung Szenario 1:** Szenario 1 beschreibt den Einfluss der Bevölkerungsentwicklung auf die Entwicklung der absoluten Krankheitshäufigkeit unter der Annahme einer konstanten Prävalenz in der Zukunft wie zum Ausgangszeitpunkt. Aufgrund des Rückgangs der Kinder- und Jugendlichenpopulation von 2009 bis 2050 um 24 % müssten 2050 anstelle von 633 231 nur noch 480 340 an Asthma bronchiale Erkrankte versorgt werden (analog [19] für den stationären Bereich). Aufgrund der gesunkenen Populationszahlen würden bei angenommenen gleichen Verhältniszahlen 2009 wie 2050 nur noch 5 371 Fachärzte für Kinder- und Jugendmedizin benötigt. Da die ermittelte Verhältniszahl bei der morbiditätsbezogenen Hochrechnung ebenso den Rückgang der Bevölkerung als Grundlage hat, sind die Ergebnisse identisch mit der bevölkerungsbezogenen Hochrechnung.

Dieses Ergebnis bestätigt die gesundheitspolitische Diskussion insofern, dass weniger Kinder in der Zukunft auch eine Reduktion der Kinderarztzahlen mit sich ziehen, da es die unmittelbaren Auswirkungen des demografischen Wandels auf den Versorgungsbedarf und die mittelbaren Auswirkungen auf die benötigten Arztzahlen quantifiziert. Mit Blick auf die Ergebnisse aus Szenario 2 wird schnell klar, dass Szenario 1 zu kurz greifen könnte.

▶ **Hochrechnung Szenario 2:** Szenario 2 beschreibt die Einflussnahme der Bevölkerungsentwicklung und der jährlichen Zunahme der Asthma-Prävalenz um 0,1 % auf die Entwicklung der absoluten Krankheitshäufigkeit 2050. Aufgrund des Rückgangs der Kinder- und Jugendlichenpopulation analog Szenario 1 um 24 % sowie gestiegener Prävalenzen, müssten anstelle von 633 231 im Jahr 2009 nun 930 020 asthmakranke Kinder und Jugendliche im Jahr 2050 versorgt werden. Szenario 2 macht deutlich, dass – trotz eines Rückgangs der Kinder- und Jugendlichenpopulation – aufgrund einer jährlichen Zunahme der Krankheitswahrscheinlichkeiten insgesamt mit einem Anstieg des Versorgungsbedarfs asthmakranker Kinder und Jugendlicher um 32 % gerechnet werden muss. Bei gleichen morbiditätsbezogenen Verhältniszahlen wie 2009 erfordert der gestiegene Versorgungsbedarf 2050 nun 10 400 Fachärzte für Kinder- und Jugendmedizin. In 2050 wären 47 % mehr Fachärzte erforderlich, um die zunehmende Krankheitslast der jungen Bevölkerung medizinisch zu versorgen.

Dieses Ergebnis beeinflusst die Schlussfolgerung des Szenarios 1 und entzieht dem gesundheitspolitischen Diskurs die Grundlage. Der Bevölkerungsrückgang kann demnach nicht mehr ausschließlich als Indikator für die Berechnung zukünftiger Versorgungsstrukturen angesehen werden (siehe Fazit).

38.5.1 Grenzen der Methode

Die Herausforderung dieser Arbeit liegt im methodischen Vorgehen, da keine Vergleichsarbeiten bekannt sind. Bei der Hochrechnung der Versorgungsstrukturen konnte sich an der Vorgehensweise des Gemeinsamen Bundesausschuss (G-BA) orientiert werden. Für die Hochrechnung der Versorgungsbedarfe wurde ein Prognosemodell entwickelt, welches die in der Zielstellung geforderten Einflussfaktoren berücksichtigte. Dabei muss auf folgende methodische Grenzen hingewiesen werden.

▶ **Bevölkerungsentwicklung:** Die Prognose der zukünftigen Bevölkerungszahlen 2050 erfolgte durch das Statistische Bundesamt unter der Berücksichtigung bestimmter Annahmen. Die Kombination bestimmter Annahmen ergibt zwölf mögliche Varianten zur Vorausberechnung der Bevölkerungszahlen. Die Varianten schwanken zwischen 8,4 Millionen und 11,9 Millionen Kindern und Jugendlichen 2050 [16]. Durch vielfältige unvorhersehbare globale oder gesellschaftliche Entwicklungen können sich diese Annahmen und damit die tatsächlichen Kinderzahlen über die Zeit verändern. Die Vorausberechnung ist demnach mit vielen Unsicherheiten behaftet. Die zugrunde liegenden Zahlen dieser Arbeit entsprechen Variante 1-W2 und sind mit 10,2 Millionen Kindern und Jugendlichen in etwa der Durchschnitt. Doch unabhängig von der gewählten Variante ist in jedem Fall ein Rückgang der Kinder- und Jugendlichenpopulation im Vergleich zu heute zu erwarten.

▶ **Trendprojektion:** Die Trendprojektion hat basierend auf vergangenen Studien über die Entwicklung der Asthma-Prävalenz durchschnittliche lineare jährliche Steigerungsraten ermittelt. Die zugrunde liegenden Studiendesigns sind jedoch uneinheitlich und die Werte breit gestreut. Unterschiedliche Messmethoden, uneinheitliche Stichprobengrößen sowie unterschiedliche Selektionskriterien der Studienpopulation führen dazu, dass die Studienergebnisse nur begrenzt vergleichbar sind (Bei der Asthma-Trendanalyse waren die Stichproben zwischen 2387 und 7445 und beim Alter wurden einmal alle 0- bis 17-jährigen oder nur die 6- bis 14-jährigen berücksichtigt). Leider konnten keine vergleichbaren Studien gefunden werden. Die daraus ermittelten durchschnittlichen jährlichen Steigerungsraten bauen/basieren auf den repräsentativen KiGGS-Prävalenzen aus dem Jahr 2006 auf. Somit kann von validen Ausgangswerten der Trendprojektion ausgegangen werden. Mit den 2011 finalisierten Ergebnissen der KiGGS-Welle 1 können mittels eines Vergleichs der damaligen und der aktuellen Querschnittsdaten Trendaussagen über die Entwicklung der gesundheitlichen Lage von Kindern und Jugendlichen erstellt und repräsentative Trendaussagen gemacht werden.

Da keine Untersuchungen über rückläufige Entwicklungen der Asthma-Prävalenzen gefunden wurden, scheint sich die medizinische Fachwelt darüber einig zu sein, dass die Krankheitslast künftig zunehmen wird. Dennoch wäre die Darstellung eines Szenarios 3 möglich gewesen, das sowohl den demografischen Wandel als auch eine Verbesserung der gesundheitlichen Lage berücksichtigt. Aber erst wenn Präventionsmaßnahmen auf ihre Wirksamkeit hin evaluiert wurden, kann in Zukunft auch von niedrigeren Krankheitshäufigkeiten ausgegangen werden.

38.5.2 Grenzen der Ergebnisse

▶ **Modellcharakter:** Die Ergebnisse dieser Arbeit unterliegen vielen Annahmen (Trendprojektion, Bevölkerungsfortschreibung und -vorausberechnung), die mit zunehmender Vorausberechnungsdauer immer ungenauer werden. Aufgrund der Länge des Betrachtungszeitraums von 41 Jahren (2009 bis 2050) haben die Ergebnisse lediglich einen Modellcharakter.

▶ **Regionale Besonderheiten:** Die Ergebnisse berücksichtigen keine regionalen Unterschiede. Die Anzahl der Kinder und Jugendlichen und die Anzahl der Ärzte sind in der Realität nicht gleichmäßig verteilt. So kann es zu deutlichen regionalen Unterschieden der erwarteten Hochrechnungen in Deutschland kommen. Bei der Hochrechnung des Versorgungsbedarfs muss berücksichtigt werden, dass überwiegend junge Menschen, also potenzielle Eltern, in die alten Bundesländer abgewandert sind und die Geburtenrate dort somit höher ausfallen kann. Obwohl die Grundlage der Methodik zur Hochrechnung der Versorgungsstrukturen für die Feststellung der AVZ raumordnungsspezifische Planungskategorien berücksichtigt (Kernstädte, ländliche Kreise etc.), konnten aufgrund der Tatsache, dass die aktuellen Versorgungsstrukturen im Rahmen dieser Arbeit nur deutschlandweit abgebildet wurden, keine regionalen Besonderheiten berücksichtigt werden.

▶ **Angemessenheit der Verhältniszahlen:** Die KBV hat ein Verhältnis von mindestens 14 188 Einwohnern je Kinderarzt in Kernstädten und maximal 27 809 Einwohnern je Kinderarzt in ländlichen Kreisen berechnet. Diese Berechnung wurde nie auf ihre Angemessenheit hin untersucht und berücksichtigt nicht die Tatsache, dass die Pädiatrie neben der Geriatrie das einzige altersbegrenzte medizinische Fachgebiet ist, das nur einer Teilmenge der Gesamtbevölkerung zur Verfügung steht. Werden Bedarfsplanungen unabhängig von der altersspezifischen Population der Kinder und Jugendlichen erstellt, führt dies bei einer Nichtbeachtung zu Fehlplanungen. Nach der neuen Berechnungsmethode dieser Arbeit ergeben sich mit 1 903 Kindern und Jugendlichen je Facharzt für Kinder- und Jugendmedizin, weitaus niedrigere Verhältniszahlen als berichtet. Obwohl die Ergebnisse dieser Arbeit sowohl die Kinder- und Jugendlichenpopulation als auch absolute Krankheitshäufigkeiten berücksichtigen, spiegeln auch diese Verhältniszahlen lediglich eine durchschnittliche Versorgungsdichte im Bundesgebiet wider, unabhängig davon, ob zum Zeitpunkt 2009 zu wenige oder zu viele Ärzte für die Versorgung der Kinder- und Jugendlichenpopulation vorhanden waren.

38.6 Fazit

Der Wert dieser Hochrechnung besteht nicht darin, die künftige Entwicklung des Versorgungsbedarfs und somit notwendiger Versorgungsstrukturen für die Kinder und Jugendlichen exakt vorherzusagen. Die Hochrechnung soll zeigen, dass die Diskussion über die Auswirkungen des demografischen Wandels und damit verbundener Anforderungen für das Gesundheitssystem differenzierter geführt werden muss als bisher. Gesundheitspolitische Weichenstellungen sollten kritisch vor dem Hintergrund dieser Hochrechnung erfolgen. Denn die beste Datenbasis, wie sie die KiGGS-Studie liefert, ist zwecklos, wenn zukünftige Maßnahmen davon unabhängig bleiben.

In Bezug auf die Bedarfsplanung sind bislang wenige Richtlinienänderungen vorgenommen worden, die eine Entwicklung der jungen Generation berücksichtigen. Die aktuellen Bedarfsplanungsrichtlinien des G-BA zur Festlegung von Unter- oder Überversorgung berücksichtigen weder die Subpopulation der Kinder und Jugendlichen noch ihr Morbiditätsaufkommen. Es wird daher empfohlen, die zukünftige Bedarfsplanung der vertragsärztlichen Versorgung bevölkerungs- und morbiditätsorientiert durchzuführen.

Zusätzlich wird empfohlen, die Angemessenheit des Verhältnisses zwischen registrierten Ärzten und der aktuellen Kinder- und Jugendlichenpopulation zu überprüfen. Da die aktuelle Bedarfsplanungsrechnung der KBV auf Verhältniszahlen aus 1990 basiert und dies bereits damals weniger einer adäquaten bedarfsgerechten Versorgung entsprach als vielmehr der Verteilung vorhandener Ärzte, kann diese Verhältniszahl nicht ohne weitere Untersuchungen als angemessen betrachtet werden. Hierzu könnten qualitative und quantitative Studien untersuchen, ob aktuelle Versorgungskapazitäten, vor allem in Bezug auf die Schwerpunkte und Zusatzweiterbildungen der Fachärzte für Kinder- und Jugendmedizin, den Anforderungen neuer Morbiditäten gewachsen sind.

38.7 Literatur

[1] Bundesarztregister KBV: An der vertragärztlichen Versorgung teilnehmende Ärzte nach ihrem Teilnahmestatus (Tabelle 1). Statistische Information aus dem Bundesarztregister, KBV, 31.12.2009. Im Internet: http://www.kbv.de/2394.html, Stand: 25.8.2010

[2] BMI - Bundesministerium des Innern Demografiebericht der Bundesregierung. 2011. Im Internet: http://www.bmi.bund.de/DE/Themen/PolitikGesellschaft/DemographEntwicklung/Demografiebericht/demografiebericht_node.html; Stand: 5.2.2012

[3] Deutscher Bundestag. Schlussbericht der Enquête-Kommission „Demografischer Wandel – Herausforderungen unserer älter werdenden Gesellschaft an den Einzelnen und die Politik". Drucksache 14/8800, Stand: 28.03.2002

[4] Friedrichs F, Szczepanski R. Disease-Management-Programms für Asthma bronchiale im Kindes- und Jugendalter – Eine gemeinsame Stellungnahme. Aachen, Osnabrück, Wangen, im Oktober 2002

[5] Fries JF, Bruce B, Chakravarty E. Compression of Morbidity 1980–2011: A Focused Review of Paradigms and Progress. J Aging Res. 2011. doi:10 4061/2011/261 702, 6. 2. 2012

[6] Frank J. Hochrechnung des Versorgungsbedarfs und der notwendigen Versorgungsstrukturen von Kindern und Jugendlichen in Deutschland für die Jahre 2030 und 2050 - am Beispiel von Adipositas und Asthma. Unveröffentlichte Masterarbeit. 2010. Charité - Universitätsmedizin. Berlin School of Public Health. Berlin

[7] G-BA – Gemeinsamer Bundesausschuss. Richtlinie des Gemeinsamen Bundesausschusses über die Bedarfsplanung sowie die Maßstäbe zur Festlegung von Überversorgung und Unterversorgung in der vertragsärztlichen Versorgung (Bedarfsplanungs-Richtlinie). Veröffentlicht im Bundesanzeiger 2010; in Kraft getreten am 19.06.2010.

[8] Kopetsch T. Dem deutschen Gesundheitswesen gehen die Ärzte aus! Studie zur Altersstruktur und Arztzahlentwicklung. 5. Aufl. Berlin: Bundesärztekammer und Kassenärztliche Bundesvereinigung; 2010

[9] Maziak W, Behrens T, Brasky TM, Duhme H et al. Are asthma and allergies in children and adolescents increasing? Results from ISAAC phase I and phase III surveys in Munster, Germany. Allergy 2003; 58: 572–579

[10] Newacheck PW, Halfon N. Prevalence, impact, and trends in childhood disability due to asthma. Arch Pediatr Adolesc Med 2000; 154: 287–293

[11] Peters E, Pritzkuleit R, Beske F, Katalinic A. Demografischer Wandel und Krankheitshäufigkeiten. Eine Projektion bis 2050. Bundesgesundheitsbl 2010; 53: 417–426

[12] RKI – Robert Koch-Institut: Lebensphasenspezifische Gesundheit von Kindern und Jugendlichen in Deutschland. Bericht für den Sachverständigenrat zur Begutachtung der Entwicklung im Gesundheitswesen. Berlin: Robert Koch Institut; 2008

[13] RKI – Robert Koch-Institut: Beiträge zur Gesundheitsberichterstattung des Bundes KiGGS – Kinder- und Jugendgesundheitsstudie Welle 1 Projektbeschreibung. Berlin: Robert Koch-Institut; 2011

[14] Scheidt-Nave C, Ellert U, Thyen U, Schlaud M. Versorgungsbedarf chronisch kranker Kinder und Jugendlicher. Bundesgesundheitsbl-Gesundheitsforsch-Gesundheitsschutz 2008; 51: 592–601

[15] Schlaud M, Atzpodien K, Thierfelder W. Allergische Erkrankungen. In: Bundesgesundheitsblatt – Gesundheitsforschung – Gesundheitsschutz 2007; 50: 701–710

[16] Statistisches Bundesamt: Bevölkerung Deutschlands bis 2060 – 12. koordinierte Bevölkerungsvorausberechnung. Wiesbaden: Begleitmaterial zur Pressekonferenz am 18. November 2009 in Berlin.

[17] Thyen U: Der Kinder- und Jugendgesundheitssurvey (KiGGS) 2003-2006 – ein Meilenstein für die Kinder- und Jugendmedizin in Deutschland. Bundesgesundheitsbl-Gesundheitsforsch-Gesundheitsschutz 2007; 50: 529–530

[18] Wahn U, Wichmann H E. Spezialbericht Allergien. Gesundheitsberichterstattung des Bundes. Statistisches Bundesamt Hrsg. Metzer und Poeschel, Stuttgart 2000. Im Internet: http://www.gbebund.de/gbe10/ergebnisse.prc_pruef_verweise?p_uid=gast&p_aid=3 329 9967&p_fid=4317&p_ftyp=TXT&p_pspkz=D&p_sspkz=&p_wsp=&p_vtrau-=4&p_hlp_nr=2&sprache=D&p_sprachkz=D&p_lfd_nr=17&p_news=&p_modus=2&p_window=&p_j-anein=J" Stand: 25. 8. 2010

[19] Westphal C, Scholz R, Doblhammer G. Die Zukunft der Kinderkrankenhäuser - Die demografische Entwicklung der 0- bis 15-jährigen Kinder in Deutschland bis 2050. Zentralbl Chir 2008; 133: 525–530

[20] Zöllner I K, Weiland S K, Piechotowski I et al. No increase in the prevalence of asthma, allergies, and atopic sensitisation among children in Germany: 1992–2001. Thorax 2005; 60: 545–548

[21] Zusatzweiterbildungen KBV: An der vertragsärztlichen Versorgung teilnehmende Fachärzte Kinder- und Jugendmedizin mit Zusatzweiterbildung. Statistische Information aus dem Bundesarztregister, KBV, 31. 12. 2009. Sonderauswertung auf Anfrage bei Dr. Kopetsch

39 Einflussfaktoren bei der Angabe von physischen und psychischen Symptomatiken im Kindes- und Jugendalter

Arnold Lohaus, Marc Vierhaus, Anne Katharina Schmitz

39.1 Einführung

Das Kindes- und Jugendalter kann als eine Lebensphase gelten, die durch eine relativ geringe Morbiditäts- und Mortalitätsrate charakterisiert ist. Dementsprechend wird auch der subjektive Gesundheitszustand von vielen Kindern und Jugendlichen überwiegend positiv wahrgenommen. Dies lässt sich beispielsweise durch die internationale HBSC-Studie (HBSC = Health Behaviour in School-aged Children) belegen, in der mehr als 200 000 Kinder und Jugendliche aus 41 Ländern und Regionen im Alter von 11, 13 und 15 Jahren nach ihrer Gesundheit und ihrem Gesundheitsverhalten befragt wurden [1]. Ihren Gesundheitszustand beschreiben dabei (über alle Länder und Regionen hinweg) lediglich 12% der 11-Jährigen, 15% der 13-Jährigen und 18% der 15-Jährigen als schlecht bis sehr schlecht. Neben den erkennbaren Altersunterschieden zeigen sich deutliche Geschlechtsunterschiede, wobei der eigene Gesundheitszustand von Mädchen im Durchschnitt schlechter beurteilt wird als von Jungen. Insgesamt lässt sich aus diesen Zahlen jedoch schließen, dass der überwiegende Anteil der Kinder und Jugendlichen ihren Gesundheitszustand als positiv wahrnimmt.

Dies zeigt sich ebenso, wenn nach der Lebenszufriedenheit gefragt wird. Eine hohe Lebenszufriedenheit wird von 88% der 11-Jährigen, von 85% der 13-Jährigen und von 82% der 15-Jährigen berichtet. Auch hier finden sich sowohl Alters- als auch Geschlechtseffekte, wobei die Lebenszufriedenheit von den Mädchen weniger positiv eingeschätzt wird. Die Kinder und Jugendlichen wurden in der HBSC-Studie weiterhin gefragt, ob und wie häufig sie eine Reihe von Symptomen (wie Kopf- und Bauchschmerzen, Schlafprobleme etc.) in den vergangenen sechs Monaten erlebt hatten. Multiple Beschwerden wurden dabei von 29% der 11-Jährigen, 33% der 13-Jährigen und 37% der 15-Jährigen angegeben. Auch hier fanden sich neben Alterseffekten Geschlechtsunterschiede mit höheren Anteilen bei den Mädchen. Nach Ravens-Sieberer,

Thomas und Erhart [8] wird am häufigsten über Müdigkeit und Erschöpfung berichtet (24,9 % der Kinder erleben dies fast täglich oder mehrmals in der Woche). Als zweithäufigstes Symptom werden Einschlafschwierigkeiten genannt (15,7 % fast täglich oder mehrmals pro Woche). Ein Anteil von 12,3 % der Befragten gab an, fast täglich oder mehrmals in der Woche Kopfschmerzen zu haben, und bei Rücken- und Bauchschmerzen gilt dies für weitere 8,4 % bzw. 7,4 %. Allgemein dominieren diffuse Beschwerdebilder, die vielfach nicht auf spezifische akute oder chronische Erkrankungen zurückzuführen sind [7].

Auch wenn der überwiegende Teil der Kinder und Jugendlichen sich gesund fühlt, eine hohe Lebensqualität verspürt und wenig Beschwerden erlebt, gibt es ebenso einen Anteil, der erste Gesundheitseinschränkungen wahrnimmt. Vor allem in den Fällen, bei denen akute oder chronische Erkrankungen auszuschließen sind, stellt sich die Frage, wie die Wahrnehmung subjektiver Beschwerden erklärt werden kann. Diese Frage ist deshalb relevant, weil gerade subjektive Symptomangaben von großer Bedeutung für die medizinische Diagnosestellung sowie für das Krankheitsverhalten (z. B. Inanspruchnahmeverhalten, wahrgenommene Lebensqualität etc.) sind [5, 11]. Es kann also sinnvoll sein, nach möglichen Einflussfaktoren zu suchen, die mit der Angabe von subjektiven Beschwerden assoziiert sind, um gegebenenfalls Einfluss auf das gesundheitsbezogene Erleben von Kindern und Jugendlichen nehmen zu können. Da bereits im Kindes- und Jugendalter wichtige Grundlagen für die spätere Gesundheitswahrnehmung und das spätere Gesundheitsverhalten gelegt werden, soll der Schwerpunkt im Folgenden auf mögliche Einflussfaktoren in den frühen Lebensabschnitten gelegt werden.

Ein wichtiger Einflussfaktor, der bereits in früheren Studien mit Schmerzwahrnehmungen und Symptomangaben in Verbindung gebracht wurde, ist das Bewältigungsverhalten im Umgang mit Körpersignalen, die auf ein körperliches Unwohlsein hindeuten [2]. Als Bewältigungsverhalten werden dabei Maßnahmen zusammengefasst, die dazu genutzt werden können, besondere Anforderungssituationen zu meistern. Die besonderen Anforderungssituationen beziehen sich in diesem Fall auf Körpersignale, die als unangenehm wahrgenommen werden. Obwohl theoretisch eine Vielzahl an Bewältigungsformen zum Umgang mit negativen Körpersignalen in Frage kommt, haben sich einige spezifische Bewältigungsstrategien in empirischen Studien als besonders bedeutsam herausgestellt. In einem aktuellen Fragebogenverfahren für das Kindesalter (dem Pain-Related Questionnaire for Children, PRQ-C) werden vor allem drei potenziell relevante Bewältigungsstrategien unterschieden:

- Katastrophisieren
- Problemlösen
- Selbstermutigung [3]

Nach Hermann und Hohmeister [2] versteht man unter Schmerzkatastrophisieren die überdauernde Tendenz, Schmerz als aversiv-bedrohliches Ereignis zu erleben, dem man mehr oder weniger hilflos ausgesetzt ist und über das man wiederholt und intensiv grübelt. Beim Problemlösen steht eine problemorientierte Herangehensweise im Vordergrund, um das schmerzauslösende Ereignis zu beeinflussen, während bei der Selbstermutigung positive Selbstinstruktionen zur Bewältigung des Schmerzereignisses eingesetzt werden. Die zentrale Annahme ist dabei, dass diese drei Strategien bei der Schmerzbewältigung von besonderer Bedeutung sind. Im Folgenden wird über eine Studie berichtet, die die Bezüge zwischen Symptomangaben und Bewältigungsstrategien sowohl querschnittlich als auch längsschnittlich analysiert. Es wird dabei sowohl das schmerzbezogene als auch das allgemeine (schmerzunabhängige) Bewältigungsverhalten erfasst, um abzuklären, ob der Spezifität des Bewältigungsverhaltens (schmerzbezogen oder schmerzunabhängig) eine besondere Rolle zukommt.

39.2 Symptomangaben und Coping-Strategien im Querschnitt

Die Bezüge zwischen Symptomangaben und Coping-Strategien wurden zunächst querschnittlich in einer Studie mit 1021 Kindern und Jugendlichen der Klassenstufen 4 bis 9 analysiert [9]. Das Altersspektrum der Kinder und Jugendlichen variierte zwischen 9 und 17 Jahren. Zur Erhebung der Symptomangaben kamen die Symptomskalen aus dem Fragebogen zur Erhebung von Stress und Stressbewältigung im Kindes- und Jugendalter (SSKJ 3-8) zum Einsatz [9]. Mit sechs Items werden in dem Fragebogen körperliche Symptomatiken (wie die Häufigkeit des Erlebens von Kopfschmerzen) abgefragt. Mit weiteren 12 Items werden zusätzlich psychische Beschwerden (wie beispielsweise die Häufigkeit des Erlebens von Unruhe) erhoben.

Das Bewältigungsverhalten wurde mit der deutschen Version des PRQ-C [3] erhoben. Die Skala zum Katastrophisieren wird dabei mit fünf Items erfasst (wie beispielsweise: „Wenn ich Schmerzen habe, dann mache ich mir viele Sorgen über den Schmerz"). Die Skala zum Problemlösen besteht ebenso wie die Skala zur Selbstermutigung aus vier Items (Beispiele: „Wenn ich Schmerzen habe, dann überlege ich mir verschiedene Möglichkeiten, wie ich mit den Schmerzen umgehen könnte" bzw. „Wenn ich Schmerzen habe, sage ich zu mir selbst, dass es ja gar nicht so schlimm ist"). Neben der deutschen Version des PRQ-C wurden die Coping-Skalen aus dem SSKJ 3-8 eingesetzt [6]. In diesem Fragebogen werden allgemeine Bewältigungsstrategien im Umgang

mit Anforderungssituationen erfasst, die nicht spezifisch auf Schmerzsituationen ausgerichtet sind. Mit jeweils sechs Items werden erfasst:
- die Suche nach sozialer Unterstützung,
- die problemorientierte Bewältigung,
- die vermeidende Bewältigung,
- die konstruktiv-palliative Emotionsregulation und
- die destruktiv-ärgerbezogene Emotionsregulation

Die Items zu den Bewältigungsstrategien können für eine leistungsbezogene Situation (Probleme mit den Hausaufgaben) und für eine soziale Situation (Streit mit einem Freund) beantwortet werden. Um die Item-Anzahl überschaubar zu halten, wurde für diese Studie die Entscheidung getroffen, die Bewältigungsstrategien nur für die soziale Situation zu erheben. Die Kinder und Jugendlichen sollten sich also die Situation vorstellen („Du hast dich mit einem guten Freund oder einer guten Freundin total gestritten") und vor diesem Hintergrund die Items beantworten. Als Beispiel-Items können genannt werden:
- Suche nach sozialer Unterstützung („dann erzähle ich jemandem aus meiner Familie, was passiert ist")
- problemorientierte Bewältigung („dann denke ich darüber nach, wie ich das Problem lösen kann"
- vermeidende Bewältigung („dann gehe ich dem Problem aus dem Weg")
- konstruktiv-palliative Emotionsregulation („dann versuche ich, etwas zur Entspannung zu tun")
- destruktiv-ärgerbezogene Emotionsregulation („dann werde ich sauer und knalle die Tür hinter mir zu")

Mit dem Einbezug der Bewältigungsskalen des SSKJ 3-8 wird ein breiteres Spektrum potenzieller Bewältigungsstrategien berücksichtigt, welches über die schmerzbezogene Spezifität des Bewältigungsverhaltens beim PRQ-C hinausgeht.

Die Bezüge zwischen den Coping-Dimensionen und den Symptomangaben wurden regressionsanalytisch ausgewertet. Dabei zeigte sich als Ergebnis, dass neben Alter und Geschlecht nur die Bewältigungsskalen zum Katastrophisieren und zu destruktiv-ärgerbezogener Emotionsregulation signifikante Prädiktoren für die Symptomangaben waren, wobei dies für die somatischen und die psychischen Symptomatiken gleichermaßen galt. Um zu prüfen, ob dieses Muster konsistent für unterschiedliche Altersabschnitte gilt, wurden drei Altersgruppen gebildet (9- bis 11-Jährige, 12- bis 14-Jährige und 15- bis 17-Jährige). Für die drei Altersgruppen wurden im Anschluss separate Regressionsanalysen mit den Prädiktoren, die sich in der Gesamtstichprobe als signifikant erwiesen hatten, gerechnet. Die Ergebnisse sind in der ▶ Tab. 39.1 zusammengefasst.

Wie die Tabelle zeigt, sind Katastrophisieren und ärgerbezogene Emotionsregulation relativ konsistent bedeutsame Prädiktoren für die Symptomangaben in unterschiedlichen Altersgruppen. Die einzige Ausnahme bildet die höchste Altersgruppe der 15- bis 17-Jährigen. Hier zeigt sich offenbar ein differenzielles Bild für somatische und psychologische Symptomangaben. Während das Katastrophisieren hier (wie in allen anderen Altersgruppen) bedeutsam für die somatischen Symptomangaben ist, scheint die Relevanz für die psychologischen Symptomangaben in dieser Altersgruppe geringer zu sein. Umgekehrt erhält sich die Bedeutung der ärgerbezogenen Emotionsregulation für psychologische Symptomangaben, während die Rolle des Katastrophisierens für psychologische Symptomangaben eher abnimmt. Wie man an der Tabelle erkennen kann, spielt das Geschlecht ebenfalls eine Rolle. Die durch das Geschlecht erklärte Varianz an den Symptomangaben beträgt jedoch (über die Altersgruppen zunehmend) nur zwischen 0 % und 17 %, während die aufgeklärten Varianzanteile für die beiden Coping-Strategien (über die Altersgruppen abnehmend) zwischen 10 % und 24 % liegen.

Man kann also an dieser Stelle die Schlussfolgerung ziehen, dass Tendenzen zum Katastrophisieren und zu einer ärgerbezogenen Emotionsregulation (weitgehend altersunabhängig) in einer bedeutsamen Beziehung zur Angabe sowohl von somatischen als auch psychologischen Symptomen stehen. Allerdings lässt das gewählte querschnittliche Datenerhebungsdesign keine Aufschlüsse darüber zu, wie stabil die Bewältigungstendenzen über die Zeit hinweg sind. Längerfristige Folgen können die Bewältigungstendenzen erst dann haben, wenn sie stabil über die Zeit hinweg auftreten. Es wurde daher die Konsequenz gezogen, die Stichprobe längsschnittlich weiter zu verfolgen. Darüber hinaus lässt das Längsschnittdesign nicht nur Aussagen über die Stabilität der Bewältigungsstrategien zu, sondern kann auch erste Hinweise auf eine Kausalrichtung der Einflüsse geben. Es stellt sich dabei also die Frage, ob Katastrophisierungstendenzen und eine ärgerbezogene Emotionsregulation zum Erleben von körperlichen oder psychischen Symptomen beitragen oder ob sie umgekehrt als Folge des Symptomerlebens auftreten. Beispielsweise zeigten Vervoort et al. [12], dass das Ausmaß des Schmerzkatastrophisierens die (durch Baseline-Werte statistisch kontrollierte) Schmerzintensität von Schülerinnen und Schülern über einen Zeitraum von sechs Monaten vorhersagen konnte. Andererseits geben frühgeborene Schulkinder, die über mehrere Wochen schmerzhaften medizinischen Prozeduren ausgesetzt waren, ein signifikant höheres Ausmaß des Schmerzkatastrophisierens an als Kontrollkinder. Dies werten Hohmeister et al. [4] als einen Hinweis auf die reaktive Natur des Schmerzkatastrophisierens. Beide Wirkrichtungen sind also denkbar und

Tab. 39.1 Regressionsanalysen zur Bedeutung des Geschlechts und der Bewältigungsdimensionen Katastrophisieren und ärgerbezogene Emotionsregulation bei der Prädiktion somatischer und psychologischer Symptomangaben in unterschiedlichen Altersgruppen zum ersten Messzeitpunkt (2010).

	Somatische Symptome				Psychologische Symptome			
	B	SE	β	p	B	SE	β	p
9- bis 11-jährige								
Geschlecht	−0,019	0,053	−0,022	> 0,01	−0,016	0,053	−0,018	> 0,01
Katastrophisieren	0,127	0,032	0,257	< 0,001	0,087	0,032	0,174	< 0,01
ärgerbezogene Emotionsregulation	0,113	0,028	0,234	< 0,001	0,161	0,028	0,333	< 0,001
12- bis 14-jährige								
Geschlecht	−0,193	0,042	−0,221	< 0,001	−0,141	0,042	−0,153	< 0,01
Katastrophisieren	0,137	0,027	0,260	< 0,001	0,127	0,027	0,229	< 0,001
ärgerbezogene Emotionsregulation	0,081	0,022	0,166	< 0,001	0,200	0,022	0,391	< 0,001
15- bis 17-jährige								
Geschlecht	−0,393	0,080	−0,392	< 0,001	−0,306	0,076	−0,324	< 0,001
Katastrophisieren	0,153	0,043	0,267	< 0,01	0,072	0,041	0,134	> 0,01
ärgerbezogene Emotionsregulation	0,028	0,041	0,047	> 0,01	0,213	0,039	0,380	< 0,001

$R^2 = 0,20$, $R^2 = 0,21$ und $R^2 = 0,27$ für somatische Symptome, $R^2 = 0,21$, $R^2 = 0,28$, $R^2 = 0,25$ für psychologische Symptome jeweils in den

schließen sich nicht gegenseitig aus, sodass ebenfalls Hinweise auf eine Wechselwirkung gegeben sein könnten.

39.3 Symptomangaben und Coping-Strategien im Längsschnitt

Die ursprünglich querschnittlich erfasste Stichprobe wurde im Abstand von einem Jahr nochmals befragt. Es wurden erneut die Erhebungsinstrumente zur Erfassung der somatischen und psychischen Symptomatik sowie der Bewältigungsstrategien eingesetzt. ▶ Tab. 39.2 gibt zunächst – analog zur ▶ Tab. 39.1 – die regressionsanalytischen Zusammenhänge zwischen dem Geschlecht, den beiden Coping-Strategien und den somatischen und psychologischen Symptomen zum zweiten Messzeitpunkt wieder. Es ist deutlich zu sehen, dass die Ergebnisse, die sich beim ersten Messzeitpunkt ergeben hatten, repliziert werden können. Das Zusammenhangsmuster kann damit innerhalb der beiden Messzeitpunkte jeweils als äußerst konsistent bezeichnet werden.

Wie bereits erwähnt, verfolgten die weiteren Analysen die Beantwortung der Frage, inwieweit sich bezüglich der Symptomangaben sowie der Bewältigungstendenzen eine zeitliche Stabilität zeigt. Dazu lässt sich konstatieren, dass sowohl die Angaben zur physischen als auch zur psychischen Symptomatik über den Zeitraum eines Jahres relativ stabil sind. Die Stabilitätskoeffizienten liegen zwischen $r = 0,51$ und $r = 0,58$ für die somatischen Symptome und zwischen $r = 0,45$ und $r = 0,55$ für die psychologischen Symptome (in den Altersgruppen der 9- bis 11-, 12- bis 14- und 15- bis 17-Jährigen, in allen Fällen $p < 0,01$). Beim Katastrophisieren liegen die entsprechenden Werte zwischen 0,41 und 0,53, während sich bei der ärgerbezogenen Emotionsregulation eine zeitliche Stabilität zwischen $r = 0,42$ und $r = 0,59$ ergibt (auch hier durchweg $p < 0,01$).

Der längsschnittliche Ansatz sollte neben den Stabilitäten außerdem Hinweise auf mögliche kausale Einflüsse liefern. Aus diesem Grund wurde auf der Basis beider Erhebungszeitpunkte ein Cross-lagged-Panel Modell (▶ Abb. 39.1) analysiert. Als Ergebnis fällt zunächst auf, dass zwar innerhalb jedes Messzeitpunkts eine Prädiktionskraft der ärgerbezogenen Emotionsregulation auf die Symptomangaben besteht, dass jedoch keine Prädiktion von der ärgerbezogenen Emotionsregulation vom ersten Messzeitpunkt auf die Symptomangaben zum späteren Messzeitpunkt zu erkennen ist. Anders sieht dies für das Katastrophisieren aus, wobei die Ergebnisse der entsprechenden Cross-lagged-Panel-Analyse in der ▶ Abb. 39.1 zu sehen sind.

Tab. 39.2 Regressionsanalysen zur Bedeutung des Geschlechts und der Bewältigungsdimensionen Katastrophisieren und ärgerbezogene Emotionsregulation bei der Prädiktion somatischer und psychologischer Symptomangaben in unterschiedlichen Altersgruppen zum zweiten Messzeitpunkt (2011).

	Somatische Symptome				Psychologische Symptome			
	B	SE	β	p	B	SE	β	p
ehemals 9- bis 11-Jährige								
Geschlecht	0,021	0,082	0,022	>0,01	-0,032	0,076	-0,036	>0,01
Katastrophisieren	0,229	0,059	0,351	<0,001	0,179	0,055	0,287	<0,01
ärgerbezogene Emotionsregulation	0,111	0,047	0,202	>0,01	0,168	0,044	0,319	<0,001
ehemals 12- bis 14-Jährige								
Geschlecht	-0,231	0,051	-0,242	<0,001	-0,168	0,050	-0,173	<0,01
Katastrophisieren	0,143	0,034	0,234	<0,001	0,115	0,034	0,184	<0,01
ärgerbezogene Emotionsregulation	0,071	0,028	0,142	<0,001	0,175	0,027	0,343	<0,001
ehemals 15- bis 17-Jährige								
Geschlecht	-0,388	0,103	-0,384	<0,001	-0,322	0,111	-0,316	<0,01
Katastrophisieren	0,247	0,069	0,359	<0,001	0,112	0,074	0,161	>0,01
ärgerbezogene Emotionsregulation	0,091	0,062	0,146	>0,01	0,210	0,067	0,335	<0,01

R^2=0,19, R^2=0,17 und R^2=0,42 für somatische Symptome, R^2=0,24, R^2=0,24, R^2=0,34 für psychologische Symptome jeweils in den Altersgruppen der (zum ersten Messzeitpunkt) 9- bis 11-, 12- bis 14- und 15- bis 17-Jährigen.

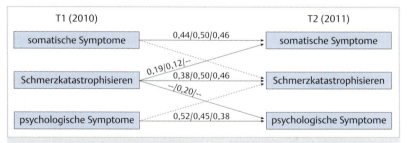

Abb. 39.1 Cross-lagged-Panel Modell zum Zusammenhang zwischen Bewältigungsstrategien und somatischen und psychologischen Symptomen über zwei Messzeitpunkte. Dargestellt sind standardisierte Pfadkoeffizienten für die drei Altersgruppen (durch Schrägstriche getrennt).

Wie aus der ▶ Abb. 39.1 zu ersehen ist, steht das Ausmaß des Schmerzkatastrophisierens zum ersten Messzeitpunkt in einem signifikanten Zusammenhang mit den selbstberichteten Symptomen zum zweiten Messzeitpunkt. Andererseits können die selbstberichteten Symptomangaben zum ersten Messzeitpunkt nicht das Ausmaß des Schmerzkatastrophisierens zum zweiten Messzeitpunkt vorhersagen (gestrichelte Linien in ▶ Abb. 39.1). Entsprechend wird der Schluss nahegelegt, dass das Schmerzkatastrophisieren eine stärkere Wirkung auf die selbstberichteten Symptome hat als umgekehrt. Dies gilt insbesondere für die beiden jüngeren Altersgruppen der Stichprobe (9- bis 14-Jährige zu T 1), da die Zusammenhänge in der ältesten Gruppe nicht signifikant werden. Entsprechend kann das Schmerzkatastrophisieren vor allem in den jüngeren Altersgruppen zu einem erhöhten Symptomerleben und zu einer Konsolidierung der erlebten somatischen und psychologischen Symptome beitragen.

39.4 Schlussfolgerungen

Aus den quer- und längsschnittlichen Befunden lässt sich die Schlussfolgerung ziehen, dass Coping-Strategien in einem bedeutsamen Zusammenhang zu den physischen und psychischen Symptomangaben von Kindern und Jugendlichen stehen. Eine besondere Bedeutung scheint dabei dem Katastrophisieren zuzukommen, mit dem eine Aufmerksamkeitslenkung auf Signale des Unwohlseins verbunden ist [10]. Die Signale werden dadurch verstärkt und erhalten eine zunehmende subjektive Bedeutung. Umgekehrt können die durch das Katastrophisieren verstärkten Signale die Katastrophisierungstendenz weiter verstärken. Es kann dadurch also zu Aufschaukelungsprozessen kommen. Diese bidirektionale Wirkung kommt in den relativ hohen querschnittlichen Zusammenhängen zwischen den Katastrophisierungstendenzen und den somatischen und psychischen Symptomangaben an jedem der beiden Messzeitpunkte zum Ausdruck. Wenn Ursache-Wirkungs-Zusammenhänge erkennbar sind, dann weisen sie am ehesten in die Richtung, dass Katastrophisierungstendenzen erhöhte Symptomangaben auslösen. Diese Wirkrichtung ist längsschnittlich (zumindest in den jüngeren Altersgruppen) nachweisbar, während die umgekehrte Wirkrichtung längsschnittlich nicht auftritt.

Neben Katastrophisierungstendenzen scheint vor allem eine ärgerbezogene Emotionsregulation Bedeutung für die Angabe psychischer und physischer Symptomangaben zu haben. Es gibt auch aus früheren Studien Hinweise darauf, dass eine negative Affektivität mit erhöhten Symptomangaben verbunden ist [11]. Auch hier bestehen jedoch zwei mögliche Wirkrichtungen. Zum einen kann das Vorhandensein von Ärgeremotionen dazu führen, dass als Folge somatische und psychische Symptome entstehen, zum anderen kann jedoch ebenso das Vorhandensein von Symptomen zu Ärgeremotionen führen. Da beide Wirkrichtungen plausibel sind, ist auch die Entstehung von bidirektionalen Aufschaukelungsprozessen denkbar. Anders als bei den Katastrophisierungstendenzen gibt es bei der ärgerbezogenen Emotionsregulation keine längsschnittlichen Hinweise auf Ursache-Wirkungs-Richtungen. Das Fehlen einer eindeutigen Ursache-Wirkungs-Richtung und das Vorhandensein von deutlichen Bezügen zwischen ärgerbezogener Emotionsregulation und Symptomangaben innerhalb jedes Messzeitpunkts unterstützt hier eher die Annahme eines bidirektionalen Wirkmechanismus.

Die Bezüge zwischen Coping-Strategien und Symptomangaben treten weitgehend unabhängig vom Geschlecht auf und gelten dementsprechend für beide Geschlechtsgruppen.

Allgemein lässt sich aus den vorliegenden Befunden die Schlussfolgerung ziehen, dass die somatischen und psychischen Symptomangaben von Kindern und Jugendlichen relativ stabil über die Zeit hinweg sind. Um eine weitere Stabilisierung bis in das Erwachsenenalter hinein sowie das damit potenziell verbundene Krankheits- und Inanspruchnahmeverhalten zu verhindern, ist es sinnvoll, frühzeitig präventiv zu intervenieren. Wegen der engen Bezüge zu Coping-Variablen bieten sich präventive Zugänge an, die auf das Bewältigungsverhalten fokussieren. Besondere Unterstützung erhalten durch die vorliegenden Ergebnisse Zugänge, die auf die Reduzierung von Katastrophisierungstendenzen und ärgerbezogenen Emotionsregulationen ausgerichtet sind. Dies könnte beispielsweise durch das Training von kognitiven Umstrukturierungen und positiven Selbstinstruktionen erreicht werden, um dadurch negative Körpersignale weniger negativ zu bewerten. Weiterhin bieten sich Maßnahmen an, mit denen alternative Formen der Emotionsregulation trainiert werden können. Auch wenn ein präventiver Ansatz bei Katastrophisierungstendenzen und ärgerbezogener Emotionsregulation ein erfolgversprechender Weg sein dürfte, ist jedoch nicht auszuschließen, dass noch weitere Bewältigungsstrategien im Zusammenhang mit Symptomwahrnehmungen von Bedeutung sind. Ob dies der Fall ist, lässt sich nur mit Studien klären, die ein noch breiteres Spektrum an Bewältigungsstrategien umfassen.

39.5 Literatur

[1] Currie C, Gabhainn SC, Godeau E et al. Inequalities in young people's health: Health Behavior in School-aged Children (HBSC) international report from the 2005/2006 survey. Copenhagen: World Health Organization; 2008
[2] Hermann C, Hohmeister J. Schmerzkatastrophisieren bei Kindern und Jugendlichen: Konzepte, Messinstrumente und klinische Relevanz. Zeitschrift für Gesundheitspsychologie 2012; 20: 39 – 50
[3] Hermann C, Hohmeister J, Zohsel K et al. The assessment of pain coping and pain-related cognitions in children and adolescents: Current methods and further development. J Pain 2007; 8: 802–813
[4] Hohmeister J, Demirakca S, Zohsel K et al. Responses to pain in school-aged children with experience in a neonatal intensive care unit: Cognitive aspects and maternal influences. Eur J Pain 2009; 13: 94–101
[5] Kroenke K. Studying symptoms: Sampling and measurement issues. Ann Intern Med 2001; 134: 844–853
[6] Lohaus A, Eschenbeck H, Kohlmann CW et al. Fragebogen zur Erhebung von Stress und Stressbewältigung im Kindes- und Jugendalter (SSKJ 3-8). Göttingen: Hogrefe; 2006
[7] Lohaus A & Seiffge-Krenke I. Stresssymptomatik. In: Seiffge-Krenke I, Lohaus A, Hrsg. Stress und Stressbewältigung im Kindes- und Jugendalter. Göttingen: Hogrefe; 2007: 177–188
[8] Ravens-Sieberer U, Thomas C & Erhart M. Körperliche, psychische und soziale Gesundheit von Jugendlichen. In: Hurrelmann K, Klocke, A, Melzer W et al, Hrsg. Jugendgesundheitssurvey. Internationale Vergleichsstudie im Auftrag der Weltgesundheitsorganisation WHO. Weinheim: Juventa; 2003: 19–98
[9] Schmitz AK, Lohaus A, Vierhaus M. Sex differences in symptom reports of children and adolescents: The influences of psychological gender, pain sensitivity and coping (eingereicht)
[10] Sullivan, MJL, Thorn B, Haythornthwaite, JA et al. Theoretical perspectives on the relation between catastrophizing and pain. Clin J Pain 2001; 17: 52–64
[11] Van Diest I, De Peuter S, Eertmans A et al. Negative affectivity and enhanced symptom reports: Differentiating between symptoms in men and women. Soc Sci Med 2005; 61: 1835–1845
[12] Vervoort T, Eccleston C, Goubert, L et al. Children's catastrophic thinking about their pain predicts pain and disability 6 months later. Eur J Pain 2010; 14: 90–96

40 Eintrag von Antibiotika in die Umwelt und deren Abbau

Klaus P. Kühn, Sara Vanessa Afonso Reis Teixeira, Florian Pump, Gianaurelio Cuniberti

40.1 Einleitung

Nach der Entdeckung des Penicillins durch Alexander Fleming (1928) dauerte es fast 20 Jahre, bis er für diese, die Medizin revolutionierende, Entdeckung den Nobelpreis erhielt (1945) [5]. Inzwischen ist man sich, neben der gewünschten Wirkung der Antibiotika, auch immer mehr der negativen Auswirkung auf die Umwelt und den Menschen bewusst. Parallel stieg die Zahl der Publikationen zu diesem Thema in den vergangenen 20 Jahren stark an [12]. Neben der direkten toxischen Wirkung und den Konsequenzen für das natürliche Gleichgewicht wird das zunehmende Auftauchen resistenter Keime verstärkt der Umweltbelastung mit Antibiotika zugeschrieben [6, 13]. Dass sie überhaupt in der Umwelt auftauchen, wird auf folgende Hauptursachen zurückgeführt:
- Viele Antibiotika werden durch herkömmliche Reinigungsmechanismen in Kläranlagen nicht wirkungsvoll entfernt.
- In der Landwirtschaft und in der Aquakultur gelangen sie ohne Kläranlagenpassage in den natürlichen Wasserkreislauf oder in den Boden [10, 12].

In der europäischen Landwirtschaft wird der Einsatz von Antibiotika daher seit 2006 stark eingeschränkt [4]. Um die Entfernung von Antibiotikarückständen in Kläranlagen wirkungsvoller zu gestalten, wurde an Erweiterungen der Klärverfahren, vor allem durch „Advanced Oxidation Processes (AOP)", geforscht. AOPs weisen neben hoher Effektivität jedoch hohe Energiekosten auf, sodass verstärkt an alternativen Verfahren geforscht wird, die mit erneuerbaren Energien (v. a. mit Sonnenlicht) betrieben werden können, so die photokatalytische Oxidation vor allem mittels Titandioxid [3, 7, 8, 9, 11].

In diesem Artikel werden zunächst die weltweite Verwendung und Verbreitung von Antibiotika als Arzneistoffe diskutiert und deren unerwünschtes Auftreten in natürlichen Kreisläufen thematisiert. Im Anschluss werden die Auswirkungen dieser Verunreinigungen der Umwelt des Menschen dargestellt und verschiedene Ansätze zum Abbau der Antibiotika vorgestellt und hinsichtlich Effektivität und Wirtschaftlichkeit verglichen.

40.2 Chemie der Antibiotika

Bis heute wurden viele hundert verschiedene Antibiotika entweder in Mikroorganismen entdeckt, diese verändert oder synthetisiert. Derzeit befinden sich ca. 250 davon auf dem deutschen Arzneimittelmarkt [12]. Zu den natürlich vorkommenden zählen das von Fleming 1928 entdeckte Penizillin [5] aus dem Pilz Penicillium oder Streptomyzin aus Bakterien des Genus Streptomyces [12]. Heute werden Antibiotika hauptsächlich durch chemische Vollsynthese oder durch Modifikation natürlicher Vorläufer hergestellt [10, 12].

Antibiotika sind der Überbegriff für, chemisch gesehen, ungefähr 20 verschiedene Stoffklassen, wie zum Beispiel die β-Lactame (z. B. Amoxizillin etc.), die Linkosamide (z. B. Clindamyzin etc.), die Makrolide (z. B. Vankomyzin etc.), die Quinolone (z. B. Ziprofloxazin etc.), die Tetrazykline (z. B. Doxyzyklin etc.), oder die Sulfonamide (z. B. Sulfamethoxazol etc.) [8, 12]. Eine gute Zusammenstellung über den Einsatz beim Menschen und bei Tieren ist im Übersichtsartikel von Kemper zu finden [10]. Der Nachweis aus Umweltproben geschieht mit Hilfe der chemischen Spurenanalytik. Eine Übersicht über die bevorzugten Methoden der Aufreinigung und Detektion ist im Übersichtsartikel von Petrovic et al. [15] gegeben.

40.3 Weltweite Verwendung von Antibiotika

Über die weltweite Verwendung von Antibiotika sind genaue, vergleichbare und belastbare Daten selten und schwer zugänglich. Auch variiert das Spektrum der Antibiotika, die in den einzelnen Ländern verwendet werden, stark [12, 16].

Nach jüngsten Erhebungen [12] werden weltweit pro Jahr zwischen 100 000 und 200 000 Tonnen verabreicht (Schätzung 2002). In der EU wurden 1996 ca. 10 000 Tonnen verbraucht, davon ca. die Hälfte in der Veterinärmedizin, vor allem noch als Wachstumsbeschleuniger [12].

In einer europaweiten Studie wurde zwischen 1998 und 2005 die humanmedizinische Verwendung von Antibiotika erhoben [14]. Dabei ergab sich, dass β-Laktame mehr als 60 % aller angewandten Antibiotika darstellen. Als zweitwichtigste Klasse wurden die Linkosamide und die Makrolide eingesetzt (▶ Abb. 40.1).

In Europa sind die Verschreibungen an Antibiotika von der geografischen Lage abhängig: In den Staaten im Süden der EU (Portugal, Spanien, Griechen-

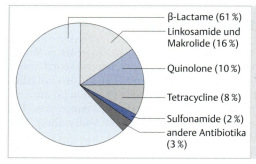

Abb. 40.1 Verteilung der Stoffklassen auf den Gesamtantibiotikaverbrauch in der Humanmedizin zwischen 1998 und 2005 in Europa Quelle: [14].

land oder Frankreich) wurde fast die vierfache Menge an Antibiotika verschrieben wie in nördlichen Ländern (Dänemark, Holland oder Deutschland) [12]. Die Auswirkungen dieser Praxis auf das Auftauchen von Resistenzen werden weiter unten in diesem Artikel beschrieben. Auch innerhalb Deutschlands gibt es Unterschiede in der Häufigkeit der Verschreibungen: In den neuen Bundesländern werden signifikant weniger Antibiotika verordnet als in den alten [6].

Auch das Spektrum der verschriebenen Antibiotika ist von der Lage innerhalb Europas abhängig: während in Dänemark hauptsächlich Schmalbandantibiotika wie Penizilline und Makrolide verordnet werden, sind es Breitbandantibiotika, die zum Beispiel in Italien als bevorzugtes Mittel der Wahl herangezogen werden [12].

25% der Antibiotika, die in Deutschland in den Kläranlagen ankommen, stammen aus Krankenhäusern; die Hauptmenge stammt jedoch aus Haushalten, Pharmabetrieben oder dem Agrarsektor. Auch wenn der Anteil der Krankenhäuser, verglichen mit der Einleitung von Haushalten, gering ist [12], erscheint dessen Entfernung direkt an der Quelle lohnenswert: Mit relativ geringem Aufwand kann man den Einleitungen aus den, verglichen mit der hohen Anzahl an Haushalten, wenigen Krankenhäusern effektiv entgegenwirken und könnte auf diese Weise einen merklichen Prozentsatz der in der Umwelt ankommenden Antibiotika zerstören.

Auf allen Gebieten der Tierzucht und Landwirtschaft wurden seit den frühen 50er Jahren des 20. Jahrhunderts Antibiotika eingesetzt, sei es in der Viehhaltung als Therapeutikum und Wachstumsbeschleuniger, in der Fischzucht, der Bienenhaltung oder in der Pflanzenzucht [2, 10, 12, 16]. Die Mengen sind nur grob schätzbar, aber für 1999 wird angenommen, dass 6% aller verwendeten Antibiotika der Wachstumsbeschleunigung in der Viehhaltung (insbesondere bei Schweinen und Geflügel) und 29% veterinärtherapeutischen Zwecken dienten (die restlichen 65% wurden humanmedizinisch eingesetzt) [10]. Bei anderen Untersuchungen werden ähnliche Daten angeführt, allerdings ergab sich hier ein höherer Anteil des veterinärmedizinischen Einsatzes [12].

Um den weltweiten Bedarf an Speisefisch und anderen Meerestieren, der wegen der Überfischung der Meere nicht mehr zu decken ist, zu bedienen, gewinnt die Aquakultur zunehmend an Bedeutung. Durch die unnatürliche Enge in den Gehegen und die unhygienischen Verhältnisse, vor allem in Plantagen in sich entwickelnden Ländern, wachsen die Fische unter großem Stress auf, was zu einer Schädigung ihres Immunsystems führt. Um Infektionen, die sich unter den Platz- und Verteilungsverhältnissen schnell bestandsweit verbreiten würden, zu verhindern, werden große Mengen an Antibiotika, meist direkt mit dem Futter, prophylaktisch verabreicht. In Industrieländern gibt es inzwischen Restriktionen über den ungehemmten Einsatz von Antibiotika in der Fischzucht, was in Entwicklungsländern noch nicht gegeben ist [2].

Über die Mengen, die in der Aquakultur verwendet werden, gibt es, wie für andere Einsatzgebiete auch, nur wenige gesicherte Zahlen. Aus Chile, einem Land mit intensiver Fischhaltung, ist bekannt, dass sich alleine zwischen 1998 und 2002 die eingesetzte Menge an Fluoroquinolonen mit einem Anstieg von 30 auf 100 Tonnen pro Jahr mehr als verdreifacht hat [2].

Auch beim Pflanzenanbau werden Antibiotika eingesetzt. So ist in einzelnen Ländern (zum Beispiel in den USA) Streptomyzin bzw. Oxytetrazyklin zur Vorbeugung und Behandlung des Feuerbrands (Erreger: Erwinia amylovora) erlaubt, was zu Funden dieser Antibiotika in Honig führte. In Deutschland darf nur in einzelnen begründeten Fällen auf Antrag behandelt werden [12].

Die Erkenntnis, dass die Verwendung von Antibiotika bei Tieren auch menschlich pathogene Keime für ein bestimmtes Antibiotikum resistent macht, hat bereits 1969 dazu geführt, dass das Swann-Komitee (ein von der britischen Regierung eingesetzter unabhängiger Beraterkreis zur Untersuchung der Folgen der Verwendung antimikrobieller Wirkstoffe als Wachstumsförderer und in der Veterinärmedizin für die Gesundheit von Mensch und Tier) empfohlen hat, Antibiotika, die auch für den menschlichen Gebrauch verwendet werden, nicht mehr in der Viehhaltung einzusetzen [10]. Ab 2006 ist in der EU der Gebrauch von Antibiotika als Wachstumsbeschleuniger untersagt [4], was in nachfolgenden Jahren zu einer Abnahme der jährlichen Verbrauchsmengen an Antibiotika in der EU führte [10].

40.4 Auftauchen von Antibiotika in natürlichen Kreisläufen

Der Ursprung der Antibiotika liegt in Mikroorganismen, die Stoffe dieser Art herstellen, um mit ihrer Hilfe im Kampf um Ressourcen Konkurrenten zu eliminieren. Welcher Anteil der im Wasser oder Sedimenten gefundenen Antibiotika aus diesen natürlichen Quellen stammt, ist nicht bekannt. Sicher ist man hingegen bei den nachgewiesenen synthetischen Formen, die, wie bereits oben beschrieben, entweder aus der Anwendung beim Menschen stammen oder Emissionen aus Produktionsanlagen des Agrarsektors (Fauna und Flora) darstellen [12].

Für die in der Humanmedizin eingesetzten Therapeutika wird geschätzt, dass ca. 70% der applizierten Mengen unverändert im Abwasser und damit in Kläranlagen ankommen. Diese 70% werden nur teilweise in herkömmlichen Kläranlagen entfernt. Der verbleibende Rest wird mit dem geklärten Wasser in den Vorfluter eingeleitet und lässt sich im Oberflächen- und Grundwasser sowie in Sedimenten nachweisen [12]. Rückstände wurden in allen Systemen gemessen, im Allgemeinen im unteren µg/l-Bereich. In der Arbeit von Kümmerer findet man eine umfangreiche Zusammenstellung aus der Literatur des letzten Jahrzehnts [12]. Auch der Artikel von Kemper enthält umfangreiche Zusammenstellungen über gemessene Konzentrationen in Umweltproben [10]. In Trinkwasser jedoch konnten bis jetzt noch keine Antibiotikarückstände detektiert werden [12]. Interessanterweise sind, entgegen der Verteilung der aufgenommenen Antibiotika (Abbildung. 1), β-Laktame bei den Umweltproben unterrepräsentiert. Bis jetzt sind die Gründe hierfür noch unbekannt [12].

Im Veterinärbereich stammen die Antibiotika zum einen vom Einsatz bei Landtieren (als Wachstumsbeschleuniger, zur Prophylaxe oder zur Therapie), deren Exkremente als Dünger auf Felder aufgebracht werden. Damit ist der Eintritt der Substanzen in den Wasserkreislauf direkt gegeben. Es wird geschätzt, dass durch diese Art der Düngung mehrere Kilogramm Antibiotika pro Hektar Feldfläche ankommen [10, 12]. Zum anderen gelangen Antibiotika aus den Aquakulturen direkt in das Oberflächenwasser in Seen oder Meeren. Dieser Pfad wird immer wichtiger: In den letzten 25 Jahren hat sich die Nutzung industrieller Aquakultur mehr als vervierfacht [2, 10, 12].

Es ist wenig darüber bekannt, ob in der Natur selbst nennenswerte Mengen abgebaut werden. Mögliche, jedoch bis heute weitgehend unerforschte Eliminationswege aus dem aquatischen Kompartiment, sowohl der Ausgangsverbindungen als auch ihrer Derivate, sind Biodegradation (durch Bakterien und Pilze), Sorption im Sediment und Boden, Photolyse lichtempfindlicher Spezies an Oberflächen, Hydrolyse oder Thermolyse [12].

40.5 Auswirkungen von Antibiotika in der Umwelt

In allen Teilen unserer Umwelt wurden Rückstände im µg/l-Bereich gefunden, deren Auswirkungen auf das Ökosystem in vielen Studien nachgewiesen wurden [10, 12, 15]. Betrachtet wurden in diesen Arbeiten die akute und die längerfristige Toxizität, der Einfluss auf das natürliche Gleichgewicht und vor allem die Ausbildung von Antibiotikaresistenzen bei Human- und Veterinärkeimen.

40.5.1 Toxizität und natürliche Balance

Mehrere Studien belegen die Toxizität bereits der geringen Konzentrationen an künstlichen Antibiotika, die in der Umwelt gemessen wurden. Bei diesen Untersuchungen wurde der Schwerpunkt auf die Langzeitwirkungen (und nicht auf die akut toxischen) auf Mikroorganismen, wie zum Beispiel das Leuchtbakterium Vibrio fisheri, gelegt [12]. In Kläranlagen werden Antibiotika nicht nur unvollständig abgebaut, sondern können auch deren biologische Stufe schädigen. Experimente in einer Modellkläranlage haben gezeigt, dass Konzentrationen, wie sie in Krankenhausabwässern vorkommen, die Population der Mikroorganismen innerhalb der biologischen Stufe verändern können [12]. Toxisch sind Antibiotika (primär) für Bakterien, Pilze und Mikroalgen. So sind die toxisch wirkenden Mengen bei weiter entfernteren Arten entlang der Nahrungskette etwa zwei bis drei Größenordnungen höher als bei Bakterien [12]. Dies bedeutet jedoch nicht, dass Antibiotika in der Umwelt nur auf dem Niveau der Mikroorganismen betrachtet werden können, denn durch die Bildung von Resistenzen und durch die Auswirkungen auf die Balance der Arten, kann es auch zu Störungen bis hinauf zum Menschen kommen. So sind negative Effekte auch auf Mikroalgen und höhere Pflanzen nicht auszuschließen, da auch in Pflanzen Rezeptoren für Antibiotika vorhanden sind [12]. Besonders bei der Verwendung in Aquakulturen wird daher vor einer Verschiebung des natürlichen Gleichgewichts in ihrer Nähe gewarnt [2, 10].

40.5.2 Resistenzentwicklungen

Resistenzen werden dadurch verursacht, dass ein Mikroorganismus wiederholt einer nicht letalen Dosis von Antibiotika ausgesetzt wird [10]. Dies bedeutet, dass Resistenzen einerseits a) aus falsch verordneten oder falsch eingenommenen Antibiotika direkt im Organismus (hauptsächlich beim Menschen) entstehen und diese resistenten Mikroorganismen in die Umwelt abgegeben werden, andererseits aber auch, b) dass, resultierend aus dem geringen Abbau im Körper, sub-letale Konzentrationen sowohl in die biologischen Stufen der Kläranlagen als auch in die Umwelt gelangen. Eine dritte Quelle stellen die Antibiotika aus der Landwirtschaft und den Aquakulturen dar [10].

Alle Autoren sind sich einig, dass die Ausbildung von Resistenzen bei Krankheitskeimen (von Mensch und Tier) zu den schwerwiegendsten Auswirkungen der Antibiotikaverwendung zählt [2, 6, 10, 12, 13, 16]. Konsens herrscht auch darüber, dass die Resistenzen ständig anwachsen und dass immer mehr neue Problemkeime auftauchen, die nur sehr schwer zu therapieren sind. Besonders in Krankenhäusern führen sie allein in Deutschland zu jährlich zehntausenden von Todesfällen. Am bekanntesten, auch in der Tagespresse, sind MRSA (Methizillin-resistente Staphylococcus aureus), VRE (Vankomyzin-resistente Enterokokken) oder auch mehrfach resistente Pseudomonas aeruginosa, die oft Verursacher nosokomialer Infektionen sind. Ein weiteres Beispiel, das direkt die Auswirkungen der Resistenzbildung durch Antibiotikaanwendung zeigt, ist die Choleraepidemie 1992 in Lateinamerika: Man nimmt an, dass der Erreger Vibrio cholerae seine Antibiotikaresistenz durch den Kontakt mit resistenten Keimen aus der Garnelen-Aquakultur in Ecuador erworben hat [2]. Insgesamt gesehen ist die Ausbildung von Resistenzen von komplexer Natur und bis heute noch nicht vollständig verstanden [13].

Natürlich sind Antibiotika bei verschiedenen Mikroorganismen zu finden, die damit Konkurrenten um Nährstoffe verdrängen können. Um selbst durch ihre eigenen Toxine nicht geschädigt zu werden, entwickelten sich parallel Abwehrmechanismen, was zu einem Selektionsvorteil führte. Ein Bespiel ist Pseudomonas aeruginosa, das gegen Penicillin G resistent ist [13]. Die Gene für Resistenzen liegen hauptsächlich auf mobilen genetischen Elementen: innerhalb des Chromosoms auf Transposons oder Integrons und außerhalb auf Plasmiden, was zu einem Gentransfer und damit zur Übertragung der Resistenz auf einen anderen Organismus führen kann. Auch Bakteriophagen sind an der Resistenzübertragung beteiligt [2, 10, 13], was insbesondere im Meerwasser von Aquakulturen eine größere Rolle spielt, da verglichen mit anderen Gewässern, in Meerwasser besonders hohe Konzentrationen an Viren gefunden werden [2].

Im September 2000 wurde in 26 europäischen Ländern die Resistenz gegen β-Laktame von Streptococcus pneumoniae als Indikatorkeim aus Patientenisolaten bestimmt. Es ergab sich eine direkte lineare Korrelation zwischen der Zahl der ambulant verordneten DDD (Angenommene Mittlere Tagesdosis) pro 1000 Einwohner und den logarithmierten Resistenzquoten gegen β-Laktame einzelner europäischer Länder [1]. Veranschaulicht werden die Ergebnisse in

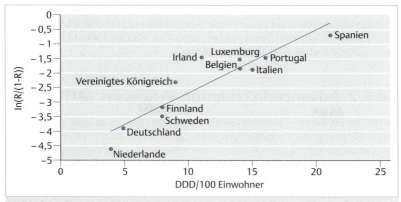

Abb. 40.2 Resistenz (gemessen als ln(R/(1-R)) von Streptococcus pneumoniae aus Patientenisolaten einzelner europäischer Länder im September 2000 gegen β-Laktame als Funktion der DDD (angenommene mittlere Tagesdosis) pro 1000 Einwohner. Quelle: [1].

▶ Abb. 40.2. So treten zum Beispiel in Deutschland bei wenig verordneten β-Laktam-Dosen nur wenige Resistenzen auf, während in Italien oder Portugal, wo etwa dreimal mehr DDD/1000 Einwohner eingesetzt werden, eine wesentlich höhere Anzahl an Resistenzen gefunden wurden.

40.6 Abbau von Antibiotika

40.6.1 Traditionelle Verfahren in Kläranlagen

Es ist bekannt, dass Antibiotika in traditionellen biologischen Stufen (aerobe Belebungsbecken) der Kläranlagen zu den abbauresistenten Substanzen gehören. Nur wenige Antibiotika lassen sich in einer anaeroben biologischen Stufe entfernen [8]. In einigen Kläranlagen durchläuft das Abwasser zusätzlich noch Adsorptionsstufen oder chemische bzw. physikalische Oxidationsstufen. Diese Stufen sind zum Teil schon erforscht oder gehören zu den heute aktuellen Forschungsschwerpunkten auf dem Gebiet der Abwassertechnologie [8, 12]. Der große Nachteil dieser Adsorptionsstufen ist, dass die Umwelttoxine nicht abgebaut, sondern nur gesammelt werden und sie in einem anschließenden

Prozess weiter entsorgt werden müssen. Der Vorteil der Oxidationsstufen ist jedoch, dass sie die organischen Moleküle in kleinere (und oft unschädlichere oder leichter abbaubare) Verbindungen umbauen oder im Idealfall komplett zu Kohlendioxid und Wasser oxidieren [8, 9].

40.6.2 Advanced Oxidation Processes (AOP)

Advanced Oxidation Processes (AOP) sind moderne Oxidationsprozesse, die durch energiereiche Verbindungen oder Lichtenergie den normalen Vorgang der Oxidation mit Sauerstoff enorm beschleunigen. Zu den wichtigsten Verfahren gehören hierbei die Ozonierung, die Behandlung mit Wasserstoffperoxid (fakultativ mit Eisenionen als Fentonreaktion oder mit Eisenionen und UV-Strahlung als Photo-Fentonreaktion), die UV-Bestrahlung (UVC) und die Photokatalyse mit Halbleitern (mit künstlichen Strahlungsquellen (UVC – UVA) oder Sonnenlicht). Der in der Desinfektion von Trink- und Badewasser verbreitete klassische Oxidationsprozess der Chlorung wird nur wenig bearbeitet, da dabei oft noch toxischere, chlorierte Verbindungen entstehen. In der Arbeit von Homem und Santos findet man eine Zusammenstellung der auf diesem Gebiet publizierten Arbeiten der Jahre 2000 bis 2010, sowohl der AOP als auch der klassischen Oxidationsverfahren und der physikalischen Prozesse wie der Adsorption oder diverser Filtrationstechniken. Ebenso aufgelistet ist, welche Prozesse für welche Antibiotikaklasse angewandt wurden und wie viele Publikationen über die einzelnen Prozessvarianten erschienen sind [8].

Bei allen AOPs bilden sich aus den zugesetzten Oxidationsmitteln (bei der UV-Bestrahlung und der Photokatalyse in situ) eine ganze Kaskade von reaktiven Sauerstoffspezies (ROS), die oft radikalischer Natur sind. Eine zentrale Rolle spielt hier das Hydroxylradikal (OH·), das nach Fluor das zweithöchste Oxidationspotenzial besitzt. Welche dieser ROS beim jeweiligen AOP gebildet werden, ist in den Übersichtsartikeln und der dort zitierten Literatur ausführlich beschrieben [8, 9, 11]. Dort zu finden sind auch Verfahrenskombinationen aus den AOPs, mit denen man die Nachteile einzelner Verfahren kompensieren möchte.

Ozonierung

Ozon kann sowohl selbst als Oxidationsmittel wirken, benötigt hierzu aber bestimmte Eigenschaften im Zielmolekül, als auch selbst zu ROS reagieren, die ihrerseits ungerichtet organische Verbindungen angreifen. Allerdings sind die Anschaffungskosten und der Unterhalt für dieses Verfahren sehr hoch [8]. Darüber hinaus ist Ozon selbst sehr toxisch, d. h. die technischen Vorkehrungen gegen ein Austreten von Ozon sind sehr aufwändig. In einigen Ansätzen wird die Ozonierung kombiniert mit der UV-Bestrahlung, Wasserstoffperoxid oder Katalysatoren [8, 9]. Die Ozonierung gehört zu den am häufigsten untersuchten AOPs [8].

Negativ bei diesem Verfahren ist, dass die Mineralisation bei der Ozonierung nicht vollständig abläuft und dass oft die Reaktionsprodukte noch toxischer als die Ausgangsverbindungen sind, so auch bei der Behandlung von Antibiotika [8, 11, 12].

Fenton- und Photo-Fentonreaktion

Die in der Literatur am zweithäufigsten beschriebenen AOPs sind die beiden Fentonreaktionen [8]. Hier bilden sich aus Wasserstoffperoxid (mit Hilfe katalytisch wirkender Eisenionen) Hydroxylradikale. Eine Erweiterung stellt die Photo-Fentonreaktion dar, bei der die Effizienz durch die Einstrahlung von UV-Strahlung erhöht wird. Ansätze, die Reaktion mit Sonnenlicht zu betreiben und damit Kosten zu sparen, gibt es bereits [8].

Photolyse

Bei einer reinen Photolyse wird das Abwasser mit energiereicher UV-Strahlung (UVC) behandelt, bei der sich die ROS aus dem Wasser selbst bilden oder organische Verunreinigungen, wie die Antibiotika, die Energie der UV-Strahlung aufnehmen und anschließend zerfallen. Verglichen mit den anderen oben beschriebenen AOP-Verfahren werden hier nur wenig ROS gebildet und die Methode ist nur effektiv, wenn die Zielmoleküle selbst die Energie aufnehmen können. Der Vorteil der Photolyse ist, dass auf den Einsatz von zusätzlichen Chemikalien verzichtet werden kann und dass der Betrieb sehr konstant gefahren werden kann; der Nachteil sind die hohen Energiekosten. Zielversprechender sind Methoden, die die reine Bestrahlung mit chemischen Prozessen kombiniert [8].

Photokatalyse

Seit der legendären Veröffentlichung von Fujishima und Honda 1972 in „Nature", steigt die Anzahl der Publikationen, die sich mit Photokatalyse allgemein beschäftigt, exponentiell an. Heute werden jährlich viele hundert Artikel darüber veröffentlicht. Es gibt zahlreiche Übersichtsartikel; als einer der umfassendsten gilt der von Henderson [7], der auf über 100 Seiten nahezu jeden Aspekt referiert und mehr als 1800 Zitate nachweist. Speziell den Techniken der photokatalytischen Wasserbehandlung widmen sich Chong et al. [3].

Bei diesem AOP-Verfahren nimmt der Halbleiter Titandioxid (TiO_2) in der Anatas-Modifikation Strahlung im UVA-Bereich auf und wird damit elektronisch angeregt. Es entsteht ein ungepaartes Elektron und ein Elektronenloch, beides hochreaktive und instabile Zustände. Diese reagieren mit Wasser und Sauerstoff und produzieren eine Kaskade an ROS, bzw. greifen auch das Zielmolekül direkt an. Am Ende der ROS-Kaskade steht das Hydroxylradikal, das die organische Belastung des Wassers effektiv oxidiert. Läuft der Prozess lange genug ab, entstehen über sehr viele Zwischenstufen aus organischen Substanzen, wie den zu entfernenden Antibiotika, am Ende nur Kohlendioxid und Wasser [7].

Von großem Vorteil ist der Einsatz des Titandioxids als Nanoteilchen, da bei diesen das Verhältnis aus Oberfläche zu Volumen besonders hoch ist und damit die Effektivität des Prozesses optimiert wird. Nachdem in den ersten Ansätzen zur Anwendung dieser Methode der Katalysator als Pulver dem zu reinigenden Wasser zugegeben wurde, finden in den letzten Jahren Verfahren zu seiner Immobilisierung verstärkt Eingang in die Literatur. Der Vorteil der Immobilisierung besteht in einer optimaleren Reaktorauslegung und in der wegfallenden aufwändigen Abtrennung der nanoskaligen Teilchen aus dem gereinigten Wasser [7].

Eine Möglichkeit, die Energiekosten des Prozesses deutlich zu senken, ist der Betrieb von photokatalytischen Reaktoren mittels Sonnenlicht. Die Überlappung des Anregungsspektrums von reinem Titandioxid und dem Sonnenspektrum ist jedoch nur gering, daher können nur 4% der Energie genutzt werden; der Prozess ist also in diesem Fall als ineffektiv zu betrachten. Deshalb wird vermehrt daran gearbeitet, die Absorptionseigenschaften des Titandioxids hin zu sichtbarem Licht zu erweitern. Dies geschieht durch den gezielten Einbau von Fremdatomen (z. B. Stickstoff, Eisen, Silber, Gold, etc.), dem sogenannten „Dotieren". Damit konnte inzwischen eine Energieeffizienz von rund 25% erreicht werden [3, 7].

Es gibt zahlreiche Anwendungen photokatalytischer Verfahren zum Abbau von Schadstoffen; diese reichen von der Entfärbung von Textilabwässern über die Desinfektion von Trinkwasser oder Oberflächen und der Zersetzung von Antibiotika bis hin zur Entfernung von Luftschadstoffen [3, 7, 8]. Die Umsetzung dieser Ansätze in den Markt beginnt aber nur allmählich.

Für die Jahre 2000 bis 2010 zählen Homem und Santos 14 Artikel, die sich mit der photokatalytischen Oxidation von Antibiotika befassen. Den Schwerpunkt bilden in diesen Untersuchungen die Sulfonamide, die in mehreren Beiträgen bearbeitet werden. Es wird berichtet, dass mit Behandlungszeiten ab 30 Minuten auch sehr hohe, in dieser Stärke in der Umwelt nie gemessene, Antibiotikakonzentrationen im zweistelligen mg/l-Bereich abgebaut werden können (ein Grund für die hohen Konzentrationen ist ihre einfachere Detekti-

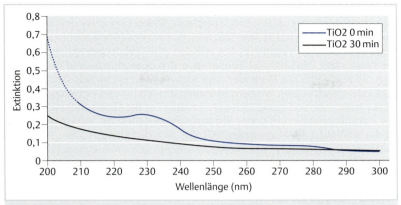

Abb. 40.3 Photokatalytischer Abbau von Amoxizillin (15 mg/l) mit Titandioxid (Aeroxide TiO2 P25/Evonik, 1 mg/ml). Gezeigt sind die UV-Spektren vor und nach 30 min Photokatalyse (UVA 365 nm). Kontrollen wurden mitgeführt und waren unauffällig.

on ohne Aufreinigung). Einen weiteren Schwerpunkt bilden die β-Laktame, vor allem Amoxicillin bis in den Bereich von 100 mg/l, die sich leicht abbauen ließen. Ferner wurde in einer Studie dotiertes Titandioxid verwendet, das zum Abbau von Antibiotika mit Sonnenlicht bestrahlt wurde [8].

Ein Beispiel der Zerstörung eines in Wasser vorhandenen Antibiotikums zeigt ▶ Abb. 40.3, in der das UV-Spektrum von Amoxicillin vor und nach einer 30-minütigen photokatalytischen Behandlung dargestellt wird. Am Ende des Behandlungsschrittes ist im Spektrum die für diese Substanz charakteristische Absorption bei 228 nm nahezu verschwunden; es ist aber noch eine Restabsorption, wahrscheinlich durch kleinere Moleküle, vorhanden.

40.7 Ausblick

In der Fachliteratur ist ein großes Problembewusstsein über das Auftreten von Antibiotika in der Umwelt vorhanden. Gestützt wird es durch das zunehmende Auftreten von resistenten und mehrfach resistenten Keimen, von denen bei einigen der Transfer der Resistenz durch andere Arten aus der Umwelt als gesichert gelten kann. Dort erwarben diese ihre Resistenz durch sub-letale Konzentrationen an eingebrachten Antibiotika [2, 12, 13]. Mit den üblichen

Verfahren lassen sich Antibiotika nicht effektiv in Kläranlagen entfernen; es wird sogar vermutet, dass deren biologische Stufen sich unter den belasteten Abwässern verändern [12]. Dies führte zu einem verstärkten Nachdenken über ergänzende Behandlungsmethoden wie den AOPs [8], insbesondere der photokatalytischen Oxidation [3], bei der man sich ökonomische und ökologische Vorteile verspricht. Die Methoden sind schon so weit entwickelt, dass einzelne Pilotanlagen mit echten Wässern betrieben werden [3] und vielversprechende, schon heute zur Verfügung stehende Ansätze für die Gesundheitsversorgung der Zukunft darstellen. In dieser Richtung am weitesten zur Marktreife gelangt ist das SOWARLA SUN-System der DLR, das 2008 den Energy Globe „The World Award for Sustainability" des Europaparlaments gewinnen konnte [17].

40.8 Literatur

[1] Bronzewaer SL, Cars O, Buchholz U et al. A European study on the relationship between antimicrobial use and antimicrobial resistance. Emerg Infect Deseas 2002; 8(3): 278–282
[2] Cabello FC. Heavy use of prophylactic antibiotics in aquaculture: a growing problem for human and animal health and for the environment. Environmental Microbiol 2006; 8(7): 1137–1144
[3] Chong MN, Jin B, Chow CWK et al. Recent developments in photocatalytic water treatment technology: A review. Water Research 2010; 44: 2997–3027
[4] European Commission (EC). Regulation (EC) No. 1831/2003 of the European Parliament and of the Council of 22 September 2003 on Additives for Use in Animal Nutrition. Official Journal of the European Union 2003; 18(10). 29–43
[5] „Sir Alexander Fleming - Nobel Lecture". Nobelprize.org. Internet: http://www.nobelprize.org/nobel_prizes/medicine/laureates/1945/fleming-lecture.htm, Stand: 05.03.2012
[6] GERMAP 2010. Antibiotika-Resistenz und -Verbrauch. Bericht über den Antibiotikaverbrauch und die Verbreitung von Antibiotikaresistenzen in der Human- und Veterinärmedizin in Deutschland. 1. Aufl. Berlin: Bundesamt für Verbraucherschutz und Lebensmittelsicherheit; 2011
[7] Henderson AM. A surface science perspective on TiO_2 photocatalysis. Surface Science Reports 2011; 66. 185–297
[8] Homem V, Santos L. Degradation and removal methods of antibiotics from aqueous matrices – A review. Journal of Environmental Management 2011; 92: 2304–2307
[9] Ikehata K, Naghashkar NJ, Ei-Din MG. Degradation of aqueous pharmaceuticals by ozonation and advanced oxidation processes. A review. Ozone-Science & Engineering 2006; 28(6): 353–414
[10] Kemper N. Veterinary antibiotics in the aquatic and terrestrial environment. A review. Ecological Indicators 2008; 8: 1–13
[11] Klavarioti M, Mantzavinos D, Kassinos D. Removal of residual pharmaceuticals from aqueous systems by advanced oxidation processes. Environ Int 2009; 35: 402–417
[12] Kümmerer K. Antibiotics in the aquatic environment – A review – Part I. Chemosphere 2009; 75: 417–434
[13] Kümmerer K. Antibiotics in the aquatic environment – A review – Part II. Chemosphere 2009; 75: 435–441
[14] Muller A, Coenen S, Monnet DL, Goossens H. European Surveillance of Antimicrobial Consumption (ESAC): outpatient antibiotic use in Europe 1998-2005. Euro Surveillance 2007; 12(41):pii=3284. Im Internet: http://www.eurosurveillance.org/ViewArticle.aspx?ArticleId=3284

[15] Petrovic M, Hernando MD, Díaz-Cruz MS et al. Liquid chromatography-tandem mass spectrometry for the analysis of pharmaceutical residuesin environmental samples: a review. J Chromatography A. 2005; 1067: 1–14.

[16] Sarmah AK, Meyer MT, Boxall ABA. A global perspective on the use, sales, exposure pathways, occurrence, fate and effects of veterinary antibiotics (VAs) in the environment. Chemosphere 2006; 65: 725–759

[17] SOWARLA SUN-System, Im Internet: http://www.sowarla.de/demonstrationsanlage.html, Stand: 05.03.2012

41 Das Recht auf Gesundheit und Zugang zu essenziellen Medikamenten – Eine globale Perspektive

Hans Jochen Diesfeld

41.1 Das Recht auf Gesundheit

Vor nunmehr 12 Jahren, am 8. September des Jahres 2000, proklamierte die Vollversammlung der Vereinten Nationen, die Gunst des Jahrhundertwechsels nutzend, acht Millennium-Entwicklungsziele im Kampf gegen Armut, Hunger und Krankheit [19]. Aus gesundheitspolitischer Sicht war dies keineswegs ein Jahrhundertereignis. Das Bemerkenswerte daran war eher die hohe politische Ebene, auf der das **Recht auf Gesundheit und ihre Wechselwirkung mit Entwicklung** diskutiert wurde.

Auf ihrer Gründungskonferenz in San Francisco 1948 erklärte die Generalversammlung der Vereinten Nationen unter dem Schock des Zweiten Weltkriegs und seiner Folgen für die Gesundheit der Völker und in einer internationalen Aufbruchstimmung in Artikel 25 Gesundheit als Teil der universellen Menschenrechte: *„Everyone has the right to a standard of living adequate for the health and well-being of himself and his family, including food, clothing, housing and medical care and the right to security in the event of sickness and disability"* [18].

Recht auf Gesundheit wird verschieden definiert: philosophisch, ethisch, moralisch, aber auch juristisch. Der Begriff „Menschenrechte" stammt aus der aufgeklärten Naturrechtslehre des 18. Jahrhunderts und bezeichnet die dem Menschen aufgrund seiner Würde zustehenden unverletzlichen und unveräußerlichen Rechte [14]. Unter diesem Einfluss postulierte Rudolf Virchow (1821-1902) 1848 das konstitutionelle Recht des Bürgers, ein gesundes Leben zu führen. Mitte des 19. Jh., also noch vor der Ära der Mikrobiologie, hatte er die Wechselwirkung von Armut, Krankheit und Unterentwicklung erkannt, Lösungen aufgezeigt und diese politisch gegen erhebliche Widerstände durchgesetzt. Von ihm stammt der Begriff **„öffentliche Gesundheitspflege"**, den wir heute mit dem Begriff Public Health umschreiben müssen. Von ihm stammen die Feststellungen: „Die Ärzte sind die natürlichen Anwälte der Armen und die soziale Frage fällt zu einem erheblichen Teil in ihre Jurisdiktion" sowie „Medizin ist eine soziale Wissenschaft und die Politik ist weiter nichts als Medizin im Großen" [1]. Rudolf Virchow gilt nicht nur als Begründer der Zellularpathologie (1858), sondern vor allem auch von Public Health.

41.2 Gründung der WHO 1948

100 Jahre nach Virchow wurde 1948 die „Weltgesundheitsorganisation" (WHO) als „Specialized Agency" des Systems der Vereinten Nationen gegründet. In der Präambel zur Verfassung wurde in Übereinstimmung mit der Charta der Vereinten Nationen festgestellt:

"The enjoyment of the highest attainable standard of health is one of the fundamental rights of every human being without distinction of race, religion, political belief, economic or social condition".

Die Erreichung des höchstmöglichen gesundheitlichen Niveaus aller Völker wird als ihr Ziel proklamiert. Vier zentrale Prinzipien liegen dieser Vision persönlicher, nationaler und globaler Gesundheit zugrunde:
- Gesundheit als Zustand des kompletten physischen, mentalen und sozialen Wohlbefindens und nicht nur als Abwesenheit von Krankheit und Gebrechlichkeit wird als Menschenrecht definiert.
- Fortschritt und Chancengleichheit in Gesundheit werden als übernationales Anliegen und Voraussetzung für globale Sicherheit und Frieden angesehen.
- Armut wird als eine mittelbare Ursache von Krankheit erkannt.
- Als weitere Voraussetzung für verbesserte Gesundheit wird die Ausweitung des Nutzens medizinischer und entsprechender Kenntnisse auf alle Menschen und die Mitbeteiligung einer informierten Gesellschaft gesehen [24].

Nur in Verbindung mit einer entsprechenden Gesundheitsgesetzgebung erhält der Begriff konkrete Bedeutung. Dies ist die primäre Verantwortlichkeit eines Staates, wie dies schon Virchow gefordert hatte, obwohl er dem seinerzeitigen preußischen Staat äußerst kritisch gegenüber stand. In Bezug auf die Sicherung einer Gesundheitsversorgung ist die Verantwortung ziemlich klar, während sie z. B. in Bezug auf Arzneimittelforschung und -entwicklung durch eine privatwirtschaftlich organisierte Pharmaindustrie keineswegs klar ist. Hier wird deutlich, dass ein Anspruch nur nach Maßgabe der jeweiligen gesetzlichen, politischen und ökonomischen Möglichkeiten eingefordert werden kann.

41.3 Das Konzept von Primary Health Care 1978

Nachdem die WHO sich in den ersten 20 Jahren mehr technischen Fragen der Krankheits- und Seuchenbekämpfung gewidmet hatte, nahm sie sich erst Mitte der 70er Jahre auch ihres weiter gefassten gesundheitspolitischen Mandats an. Die internationale Diskussion um Chancengleichheit im Entwicklungsprozess ließ auch in der Weltgesundheitsversammlung und ihren nachgeordneten Behörden die Erkenntnis reifen, dass es, entsprechend der in der Präambel festgeschriebenen Ziele, ihre Aufgabe auch sein sollte, Gesundheitsversorgungssysteme in ihrem sozialpolitischen Kontext zu berücksichtigen und gesundheitspolitische Konzepte und Normen zu entwickeln und den Mitgliedsländern nahe zu legen. Als neues Paradigma von Gesundheit wurde Ende der 70er Jahre das **Konzept von Primary Health Care** in die internationale Debatte eingebracht, ein Gedanke, der sich bereits in der Präambel zur Konstitution der WHO 1948 findet. 1977 beschloss die Weltgesundheitsversammlung, dass das wichtigste soziale Ziel aller Regierungen und der WHO in den kommenden Dekaden sein sollte, *„ein Gesundheitsniveau zu erreichen, das es allen Bürgern der Erde erlauben sollte, ein sozial und ökonomisch produktives Leben zu führen" („Gesundheit für alle bis zum Jahr 2000: HfA/2000)"*. Dieser Prozess fand seinen Höhepunkt mit der internationalen Konferenz zu Primary Health Care in Alma Ata 1978 (damals Kasachische Sowjetrepublik). Delegierte aus 134 Ländern und 67 UN-Organisationen- und Nichtregierungsorganisationen unterzeichneten diese weltgesundheitspolitisch historische „Deklaration von Alma Ata" [23].

Die Definition von **Primary Health Care** (PHC) in der Alma-Ata-Deklaration lautet wie folgt (deutsche Übersetzung des Autors):

„Primäre Gesundheitspflege, gegründet auf praktischen, wissenschaftlich soliden und sozial annehmbaren Methoden und Techniken, ist wesentliche Gesundheitspflege, allgemein zugänglich für Individuen und Familien der Gemeinschaft durch ihre Teilhabe und zu Kosten, die das Gemeinwesen und das Land auf Dauer und zu jeglichem Stadium seiner Entwicklung im Geiste von Selbstvertrauen und Selbstbestimmung zu tragen imstande ist. Primäre Gesundheitspflege ist integraler Bestandteil des Gesundheitssystems des Landes, es bildet dessen Schwerpunkt, ist aber auch Bestandteil der gesamten sozialen und wirtschaftlichen Entwicklung".

Sieben Prinzipien, als praktische Grundlage für Demokratisierungsprozesse im Gesundheitswesen, bildeten die Basis des PHC-Konzepts:

Primäre Gesundheitspflege soll
- an den Lebensgewohnheiten und Bedürfnissen der Bevölkerung orientiert sein.
- integraler Bestandteil des nationalen Gesundheitssystems sein.
- integriert sein in Sektoren, die mit der Entwicklung des Gemeinwesens befasst sind (Landwirtschaft, Erziehung und Ausbildung, öffentliche Dienste) (**intersektoraler Ansatz**).
- die Bevölkerung sowohl an der Formulierung der Aufgaben als auch an der Problemlösung aktiv beteiligen (**Partizipation**).
- Gesundheitsdienste befähigen, größtmöglichen Gebrauch von den im jeweiligen Gemeinwesen vorhandenen Ressourcen zu machen.
- präventive, kurative und rehabilitative Maßnahmen mit Blick auf Individuum, Familie und Gemeinwesen integriert anbieten (**Integration**).
- Gesundheit fördernde Interventionen so dicht wie möglich an die Bevölkerung herantragen (**Dezentralisation**).

Acht wesentliche Elemente, Selbstverständlichkeiten aus dem Blickwinkel der öffentlichen Gesundheitspflege seit Virchow, wurden als Minimalforderung für PHC formuliert:
- Erziehung zur Erkennung, Vorbeugung und Bekämpfung der örtlichen Gesundheitsprobleme
- Nahrungsmittelversorgung und Sicherung der Ernährung
- Trinkwasserversorgung und sanitäre Maßnahmen
- Mutter- und Kind-Gesundheitsversorgung einschließlich Familienplanung
- Impfungen gegen die vorherrschenden Infektionskrankheiten
- Verhütung und Bekämpfung der örtlichen endemischen Krankheiten
- Behandlung gewöhnlicher Erkrankungen und Verletzungen in angemessener Form
- Versorgung mit essenziellen Medikamenten

Diese Prinzipien und Elemente haben für die einzelnen Länder und ihre sozioökonomischen Entwicklungsstadien unterschiedliche Inhalte und Ausprägungen. Sie können ebenso auf die Gesundheitsprobleme der Industrieländer angewendet werden wie auf die der Entwicklungsländer. Obwohl durch Unterschrift auf der Alma-Ata-Konferenz besiegelt, hat die „westliche Welt" dieses Konzept erst Mitte der 80er Jahre auf der Ottawa Conference on Primary Health Care zur Kenntnis genommen und dann auch nur sehr sporadisch aufgegriffen. Mehr Beachtung fand das Konzept im Zusammenhang mit der internationalen und bilateralen Entwicklungspolitik.

D Medizinische Versorgung und Prävention

Die praktische Seite der Umsetzung dieses Konzepts reduzierte sich auf zwei Ebenen:

▶ **A: PHC als gesundheitsorientiertes, multisektorales Entwicklungskonzept,** dessen zentrale Forderungen Teilhabe der Bevölkerung und soziale Gerechtigkeit (Partizipation und Chancengleichheit) sind und das weitere gesundheitsrelevante Bereiche wie Bildung, Wirtschaft, Infrastruktur, Verwaltung und Politik ebenso umfasst wie den Bereich des Gesundheitswesens, oder

▶ **B: PHC als Reformprozess der Gesundheitsdienste,** weg von einer damals einseitig kurativ und Krankenhaus-orientierten Medizin und staatlichen Krankheits-Bekämpfungsprogrammen.

In Ländern, denen das PHC-Konzept eine gesundheitspolitische Leitlinie bedeutet hat, war festzustellen, dass PHC auf drei Ebenen, auf der politisch-administrativen, der Ebene der Distriktgesundheitsdienste und auf Gemeindeebene akzeptiert und gelebt werden kann. Es hat sich aber auch im Gegensatz zur ursprünglichen Idee erwiesen, dass PHC in der Realität des politischen Alltags bisher nicht als gesamtgesellschaftliches Entwicklungskonzept mit dem Ziel Gesundheit verwirklicht werden kann, sondern dass es innerhalb des Gesundheitssektors angesiedelt blieb und bestenfalls auf Distrikt- oder kommunaler Ebene Chancen intersektoraler Zusammenarbeit gab.

Ein wesentliches Handicap, unabhängig vom konzeptionellen und ideologischen Streit um PHC, lag in der „verlorenen Entwicklungsdekade" der 80er Jahre, in der weltwirtschaftlichen Gesamtlage, im wirtschaftlichen und in vielen Entwicklungsländern auch im politischen Niedergang. Als das neue gesundheitspolitische Paradigma einsetzen sollte, war an eine Verwirklichung von PHC aus eigenen Kräften nicht mehr zu denken. Nicht nur das Konzept kam für die meisten Länder von außen, auch an eine Umsetzung war nur mit finanzieller Unterstützung von außen zu denken. Die eigentlichen Ziele von PHC, Unabhängigkeit, soziale Gerechtigkeit und Selbstverantwortlichkeit, wurden hierdurch grundsätzlich in Frage gestellt.

In seiner Abschlussrede von Alma Ata hatte der Generaldirektor der WHO, Halfdan Mahler, eindringlich darauf hingewiesen, dass der Erfolg des PHC-Konzepts im Wesentlichen vom politischen Willen der Staaten abhängt, ob man bereit sei, die entsprechenden Reformen des Gesundheitswesens durchzusetzen und die gesamte Entwicklungspolitik darauf auszurichten. Gesundheit müsse als wesentlicher Bestandteil sozioökonomischer Entwicklung verstanden werden.

Heute, 35 Jahre später, finden sich sehr viele Ideen und Komponenten von PHC in den verschiedenen Gesundheitsdiensten wieder, ohne dass noch explizit von PHC gesprochen wird. Dass das übergeordnete entwicklungspolitische

Konzept von PHC sich jedoch nicht durchsetzte, lag vor allem daran, dass die einzelnen Staaten die politischen Voraussetzungen nicht erfüllt haben, die Halfdan Mahler in seiner Schlusserklärung zur Alma-Ata-Konferenz so deutlich aufgezeigt hat. Ein wesentlicher Punkt dürfte gewesen sein, dass es damals die WHO und die nationalen Gesundheitsminister waren, die in Alma Ata zusammen gekommen waren. Bei dem notorisch schwachen politischen Gewicht der Gesundheits- wie Entwicklungsminister in den Geberländern konnte man auch keinen sektorübergreifenden Durchbruch des Konzepts erwarten.

Von hier aus entwickelte sich in den 80er Jahren, mit großen Hoffnungen beladen und gegen große Widerstände, eine neue Weltgesundheitspolitik, die vor allem für die Entwicklungsländer von entscheidender Bedeutung wurde. In den seither vergangenen 35 Jahren ist das Konzept heftig kritisiert und hinterfragt worden und es hat zahllose Modifikationen, Kompromisse und konzeptionelle Ausdünnungen erfahren. Die Kernaussagen dieser erstmaligen Welt-Gesundheitspolitik sind jedoch auch heute noch gültig, gerade im Zusammenhang mit den „Millennium Development Goals" der UN [19].

41.4 Die acht „Millennium-Ziele" der Vereinten Nationen (MDGs)

Als die Vollversammlung der Vereinten Nationen im September 2000 acht Ziele der Armutsbekämpfung als Voraussetzung für Gesundheit und Entwicklung (Millennium Development Goals) proklamierte [20], war man an Rudolf Virchows Forderungen von vor 150 Jahren ebenso erinnert wie an die Präambel der WHO 1948 oder an das Konzept von PHC 1978. Die Hoffnung, die sich mit den MDGs verband, war die hohe staatspolitische Ebene, auf der das Recht auf Gesundheit und der Kampf gegen Armut und Unterentwicklung ausgerufen wurden.

Die 8 Millennium-Entwicklungsziele der Vereinten Nationen (MDG) sind:
- Beseitigung der extremen Armut
- Verwirklichung der Primärschulbildung
- Gleichstellung der Geschlechter und Stärkung der Rolle der Frauen
- Senkung der Kindersterblichkeit
- Verbesserung der Gesundheit der Mütter
- Bekämpfung von HIV/AIDS, Malaria und anderer Krankheiten
- Sicherung der ökologischen Nachhaltigkeit
- Aufbau einer weltweiten Entwicklungspartnerschaft

Das Entscheidende und das Neue an der Liste der Ziele waren die detaillierten und relevanten Unterziele und dass mit *Ziel 8* „**weltweite Entwicklungspartnerschaft**" eingefordert wird, die zu leisten sich die reichen Nationen der Welt bereits in den 70er Jahren bereit erklärt hatten, wovon die meisten jedoch immer noch weit entfernt sind. Die OECD gab hierfür gerade für ihre hochindustrialisierten Mitgliedsländer klare Richtlinien vor [15]. In Ergänzung zu dieser Deklaration der Staats- und Regierungschefs legte die WHO im Dezember 2001 einen Bericht zu „Macro-Economics and Health" (MEH) vor, in dem die Wechselwirkung von Armut und Krankheit nicht nur epidemiologisch, sondern zum ersten Mal in ihren ökonomischen Konsequenzen für Familie, Gemeinde und nationale Ebene dargelegt wurde [25].

Als materieller Fixpunkt wird immer wieder ein entwicklungspolitischer Beitrag von 0,7% des BSP genannt. Lediglich die skandinavischen Länder, die Niederlande und Luxemburg übererfüllen die Zusagen und zwar schon seit Jahren. Die großen Volkswirtschaften, insbesondere die USA und Deutschland, haben sich dieses Ziel nie zu eigen gemacht. Diese Analyse brachte für sach- und regionalkundige Public-Health-Fachleute nichts, was nicht bereits Mitte der 60er Jahre zu Beginn der entwicklungspolitischen Diskussion um Gesundheit als Grundbedürfnis in Ansätzen erkennbar war und sich im Konzept von PHC wieder fand. Man wird wieder einmal an Virchow und seine Zeitgenossen erinnert.

Vorausgegangen waren in den 90er Jahren Analysen der Weltbank, die feststellten, dass nach wie vor und vielleicht deutlicher als bisher – hierzu hat die HIV/AIDS-Pandemie beigetragen – ein Großteil der Weltbevölkerung immer noch unter Armut, Hunger und Krankheit leidet, obwohl durchaus alle Mittel und Möglichkeiten vorhanden wären, diesem Übel zu begegnen [22]. Der Begriff „10/90 Gap" wurde eingeführt, der ausdrückt, dass 10% der Weltbevölkerung über 90% der Ressourcen verfügen bzw. 90% der Weltbevölkerung sich mit 10% der Ressourcen zufrieden geben müssen. Diese makabre Faustregel gilt auch für die globale Krankheitsbürde, für die Versorgung mit Gesundheitsdiensten und Arzneimitteln.

Sehr bald nach Verkündigung der MDGs wurden Zweifel angemeldet, ob es in dem gegebenen Zeitrahmen, insbesondere in Afrika, möglich sein würde, diese Ziele zu erreichen. In einigen Länder Asiens und Lateinamerikas, die inzwischen zu den wichtigsten Wachstumsregionen gehören, insbesondere in Brasilien, Indien und China, sind einige dieser Ziele in greifbare Nähe gerückt, auch wenn Armut in diesen Ländern immer noch erschreckend weit verbreitet ist.

Der Grund für die offensichtliche Unerreichbarkeit der Ziele bis zum Jahr 2015 in Afrika seien nicht nur die in vielen Ländern schwachen oder gar zerrütteten politischen und wirtschaftlichen Strukturen, sondern auch die mangelnde Bereitschaft der G8-Länder, ihr finanzielles Engagement zu erhöhen. Das achte Ziel, Aufbau einer weltweiten Partnerschaft, bezieht expressis Verbis die Pharmaindustrie mit ein. Die MDGs innerhalb von 15 Jahren, bis 2015, zu erreichen, kann wieder einmal getrost in das Reich der Utopie verlagert werden. Die Problematik der Wechselwirkung von Armut, Krankheit und Unterentwicklung wird also weiterhin, wie seit über 150 Jahren, dem Beginn der Gesundheitswissenschaften der Neuzeit, diskutiert und die Betroffenen warten weiter. Wir müssen heute feststellen, dass sich sowohl die Begründungen für die Millennium-Ziele der UN des Jahres 2000 als auch die für das Konzept von Primary Health Care der WHO des Jahres 1978 oder die Prinzipien der Weltgesundheitsorganisation in ihrer Präambel aus dem Jahr 1948 inhaltlich bereits in den Schriften von Rudolf Virchow und einigen seiner deutschen, französischen und englischen Zeitgenossen finden. All die Phänomene, die wir seit 60 Jahren in Entwicklungsländern beobachten, fanden sich in Europa im Zeitalter des explosionsartigen Wachstums der Städte, der Frühindustrialisierung, der Landflucht, der Massenmigration und all ihrer Begleiterscheinungen. Der gravierende Unterschied ist jedoch, dass damals, Mitte und Ende des 19. Jh., die wissenschaftlichen, sozialpolitischen und ökonomischen Voraussetzungen zur Bewältigung dieser Probleme erst Schritt für Schritt geschaffen werden mussten, während wir trotz der enormen wissenschaftlichen, wirtschaftlichen und auch politischen Voraussetzungen, die man unter dem Stichwort „Globalisierung" auch einmal positiv interpretieren könnte, heute nicht bereit sind, diese Errungenschaften so einzusetzen, wie es notwendig und möglich wäre. Hieran haben alle globalen Absichtserklärungen und Programme der letzten 30 Jahre wenig geändert.

Im Gegenteil: Wir sehen, dass nicht nur die „alten" Krankheiten als „Unfinished Agenda" auf der Tagesordnung bleiben, sondern dass neue hinzukommen. Nicht nur neue übertragbare Krankheiten wie die HIV/AIDS-Pandemie als größte Herausforderung und zahleiche neue Virusinfektionen, die auch Produkt der Globalisierung der Nahrungsmittelproduktion sind, sondern auch nicht übertragbare Krankheiten wie Herz-Kreislauf-Erkrankungen, Diabetes mellitus, maligne Tumoren und mentale Krankheiten und Zivilisationsseuchen wie Nikotin-, Drogen- und Alkoholabusus in unabschätzbarem Umfang kommen hinzu. Aufgrund der unzureichenden Gesundheits- und Krankenversorgungssysteme steht die Gesellschaft der Entwicklungsländer diesen Gesundheitsproblemen völlig hilflos gegenüber. Das Recht auf Gesundheit, so sehr seit Virchow gefordert, bleibt somit nach wie vor trotz aller internationaler Rhetorik, Programme und Projekte für einen Großteil der Menschheit weiterhin Utopie, wie die Erkenntnis des „10/90-gaps" deutlich zum Ausdruck bringt [4].

41.5 Vernachlässigte Infektionskrankheiten

Im Jahr 2006 veranstaltete die Europäische Kommission eine Internationale Konferenz zu „Neglected infectious Diseases" (NiD) mit dem Ziel, die internationale Forschungskooperation auf diesem Gebiet zu verbessern [7]. Das Thema wurde unter zwei Gesichtspunkten diskutiert: „Disease specific Research Needs" und „Health Systems specific Research Needs", das sind Krankheiten, die von der Forschergemeinde vernachlässigt werden und Krankheiten, die vom Gesundheitssystem vernachlässigt werden.

Schon 1975 hatte die WHO zusammen mit Weltbank, UNICEF, UNDP und anderen internationalen Organisationen, unterstützt durch zahlreiche bilaterale staatliche und private Sponsoren, das TDR-Programm („Special Programme for Research and Training in Tropical Diseases" [17] ins Leben gerufen. Dieses unterstützt im Bereich der klassischen „Tropenkrankheiten" wie Malaria, Leishmaniose, Trypanosomiosen, Filariosen, Schistosomiasis, Drakunkulose und Lepra nicht nur die nationalen Bekämpfungsprogramme in den betroffenen Ländern, sondern fördert vor allem Grundlagenforschung und angewandte Forschung auf diesem Gebiet. Heute wird das Aufgabenspektrum weiter gesehen und der Untertitel von TDR lautet „For Research on Diseases of Poverty".

So ist die WHO in vielen Gesundheitsprogrammen, die von internationalen Gebern finanziell mitgetragen werden, die „Executing Agency" mit den entsprechenden technischen und wissenschaftlichen Kapazitäten in Zusammenarbeit mit der internationalen Forschergemeinde.

Europäische Tropeninstitute sahen bereits in den 80er Jahren ihre Forschungsmittel für seit Jahrzehnten vernachlässigte tropische und parasitäre Krankheiten gefährdet und mobilisierten ihre politische Lobby auf der Ebene des Europäischen Parlaments. Dieses beauftragte 1983 die Europäische Kommission, vom Forschungs- und Entwicklungsdirektorat (STD) ein entsprechendes Programm entwickeln zu lassen.

Bei genauer Betrachtung wurde klar, dass „Neglected Diseases" (ND) ein sehr komplexes Problem darstellen: Wir sprechen nicht nur von vernachlässigten sogenannten Tropenkrankheiten, sondern auch von armutsassoziierten Massenkrankheiten, wir sprechen auch von seltenen und fast vergessenen Krankheiten (Orphan Diseases), die jedoch sehr ernste Konsequenzen für die Kranken und deren Familien haben. Wir sprechen aber vor allem auch von „vernachlässigten Gesundheitsstrukturen", Strukturen, ohne die Krankheiten nicht bewältigt werden können, selbst wenn die nötigen Kenntnisse und Instrumente bekannt wären. Dies hat eine neue Forschungsdimension eröffnet: „Gesundheitssystemforschung". Dieses Programm entwickelte sich zu einem sehr wichtigen und erfolgreichen Förderungsprogramm, das vor allem zum Ziel hatte, Forschungspartnerschaft auf Augenhöhe zwischen europäischen Forschungseinrichtungen und Instituten in Asien, Lateinamerika und Afrika zu entwickeln [6].

Nach fast 25 Jahren erfolgreicher Arbeit hat 2007 das Europäische Parlament beschlossen, das Programm in dieser Form auslaufen zu lassen, weil die europäische Forscherlobby der Meinung war, jetzt sei es genug der Kooperation mit Forschungseinrichtungen in Entwicklungsländern.

Was für NiDs gilt, gilt gleichermaßen für vernachlässigte nicht infektiöse Krankheiten (N-NiD). Diese beiden Gruppen verbindet eine gemeinsame Frage: Warum vernachlässigt? Dieses längst bekannte Phänomen wurde erst nach 2002 öffentlich diskutiert, als die „Großen Drei" HIV/AIDS, Tuberkulose und Malaria, früher ebenfalls jahrzehntelang vernachlässigt, plötzlich politisch „privilegiert" wurden und daraufhin mit großzügiger Aufmerksamkeit durch die Forscherlobby und Sponsoren, wie der Melinda and Bill Gates Foundation und vieler anderer, bedacht wurden. Im Vergleich hierzu waren viele andere infektiöse und nicht infektiöse Krankheiten die Verlierer, sogar mehr denn je vernachlässigt, denn jetzt gab es für diese kaum mehr Unterstützung. Aus Public-Health-Perspektive ist diese krankheitsorientierte Betrachtungsweise zu eng. Wir müssen vielmehr von **vernachlässigten Menschen und Gesellschaften** sprechen, ohne notwendige medizinische und Gesundheitsversorgung, ohne Forschungs- und Entwicklungsperspektive und ohne die notwendige politische Aufmerksamkeit. Insbesondere ethische und Menschenrechtsfragen wie Recht auf Gesundheit und Zugang zu Arzneimitteln kommen hier in Betracht. Zugang zu sicheren Arzneimitteln ist eine Voraussetzung zur Kontrolle vernachlässigter Krankheiten.

Wenn wir von Vernachlässigung sprechen, muss gefragt werden: Vernachlässigt durch wen? Krankheiten mögen aus verschiedenen Gründen „vernachlässigt" sein: Mangelhafte Infrastruktur des Gesundheitswesens, knappe Mittel, geringes politisches Gewicht der Betroffenen, Mangel an geeigneten, effektiven und bezahlbaren Arzneimitteln, mangelndes Interesse an entsprechender Arzneimittelforschung und -entwicklung, zu geringe Kaufkraft des entsprechenden Marktes. Auf der Konferenz wurde wieder deutlich: Die Hauptlast an „vernachlässigten Krankheiten" liegt bei den „Entwicklungsländern"; Forschung und Entwicklung hierfür sind aber inadäquat. Die oft zitierte „90/10 Kluft" zeigt auch hier dieses ungeheure Ungleichgewicht. Gerade einmal 10% der globalen Investitionen in Gesundheitsforschung gehen zugunsten von Krankheiten, die 90% der globalen Krankheitsbürde ausmachen [12].

41.6 Arzneimittelentwicklung

Die pharmazeutische Industrie ist ihrer eigenen Definition nach kein philanthropisches Unternehmen. Als private Unternehmen oder als Aktiengesellschaften ist ihr Hauptinteresse, die Gewinnerwartungen ihrer Eigentümer oder Aktionäre zu befriedigen. Arzneimittelforschung und -entwicklung sind hierfür die Instrumente, der Arzneimittelbedarf der Motor. Wenn es keinen profitablen Markt gibt, gibt es auch keine Forschung und Entwicklung. Das heißt: Forschungsprioritäten sind markt- und nicht problemorientiert. Zwischen 1975 and 2004 wurden 1556 neue Substanzen entwickelt. Nur drei neue Substanzen betrafen Tuberkulose, 18 betrafen Tropenkrankheiten, wovon drei gegen Malaria gerichtet waren [21]. Einige Arzneimittel gegen vernachlässigte infektiöse Krankheiten sind „archaisch" und toxisch. 50 Jahre lang fand hierzu keine weitere Entwicklung statt.

Neue und wirksame Substanzen oder Behandlungsschemata sind zu teuer oder zu aufwändig, um denjenigen zur Verfügung zu stehen, die davon betroffen sind, wie etwa Eflornithin gegen Schlafkrankheit. Erst als sich herausstellte, dass Eflornithin ein äußerst erfolgreiches Enthaarungsmittel ist, nahmen die Herstellerfirmen die Produktion wieder auf und erklärten sich bereit, das Mittel für Schlafkrankheit in den betroffenen Regionen kostenlos zur Verfügung zu stellen [11].

Es hat lange gedauert, bis es zu einer gewissen Zusammenarbeit (Public-private-Partnership, PPP) zwischen WHO und der privaten Pharmaindustrie kam. Die damalige Generalsekretärin der WHO, Gro Harlem Brundtland, ergriff hier die überfällige Initiative. Einige Firmen begannen in den 90er Jahren großzügig für bestimmte Krankheitsbekämpfungsprogramme die in PPP weiterentwickelten Präparate, wie z. B. Ivermectin gegen Onchozerkose, kostenlos abzugeben. Dafür konnten dann die gesamten Entwicklungskosten steuerlich begünstigt werden.

Eine besonders alarmierende Situation herrscht im Bereich der **chronischen nicht infektiösen** Erkrankungen. Dazu gehören mentale Erkrankungen, Diabetes mellitus, Bluthochdruck, koronare Herzerkrankung oder maligne Erkrankungen, deren Bedeutung zunehmend auch in armen Ländern erkannt wird. Die Industrieländer geben hierfür enorme Summen für Arzneimittelentwicklung und Konsum aus, ohne dass ein wesentlicher Effekt auf die Kontrolle dieser Erkrankungen zu erkennen ist. Gesamtgesellschaftlich gesehen ist Krankheit nach wie vor ein volkswirtschaftlicher Verlust, aber diese Krankheiten sind die „Energie" für den „Motor Gesundheitsindustrie" oder besser gesagt „Krankheitsindustrie". Krankheit ist heute eine Ware im großen Betrieb der modernen Gesundheitsindustrie. Patienten werden zu Klienten.

Gesundheitssysteme in sogenannten Niedriglohn-Ländern (LIC) sind bisher nicht in der Lage, chronischen Krankheiten mit den notwendigen Diensten und Medikamenten zu begegnen, abgesehen vielleicht von einem kleinen Sektor wohlhabender Betroffener, in dem private Anbieter einen wachsenden Markt sehen. Moderne Arzneimittel für diese Krankheitsgruppen werden so teuer angeboten, dass sie für die Masse der Betroffenen unerschwinglich sind.

Das Gesundheitssystem in diesen Ländern ist im Übrigen noch zu sehr auf Infektionskrankheiten ausgerichtet, als dass es diesem Komplex der chronischen nicht-infektiösen Krankheiten auch nur annähernd gerecht werden kann. Dessen Bedeutung nimmt im Zuge des rapiden Verhaltens-, Konsum- und demografischen Wandels zu.

41.7 Zugang zu Arzneimitteln und Arzneimittelsicherheit

Zugang zu Arzneimitteln bedeutet finanziellen, logistischen und kulturellen Zugang – ein großes politisches und organisatorisches Problem. Der Preis, den Patienten für Arzneimittel zu bezahlen haben, hat wenig mit deren Kosten zu tun. Die Produktionskosten stehen in keinem Verhältnis zu den Kosten für den Patienten. 2002 betrug z. B. der Anteil des Forschungs-und Entwicklungsetats der zehn größten pharmazeutischen Firmen 17 % des Budgets. 30 % entfielen auf Produktion, fast 40 % auf Vermarktung und Verwaltung [21]. Aber das Problem ist viel komplexer, es betrifft nicht nur die Forschungs- und Entwicklungskosten. Hinzu kommen Logistik und die Gewinnspannen auf den verschiedenen Ebenen. Ein besonderes lokales Problem sind Importzölle, auf die Finanzverwaltungen in vielen Ländern ungern verzichten.

Ein zunehmendes Problem sind gefälschte Arzneimittel, ineffektive oder nutzlose Produkte, die man nicht Arzneimittel nennen kann. Diese ziehen den Armen, und nicht nur diesen, das Geld aus der Tasche. Sie sind wegen ihrer Nutzlosigkeit, wenn nicht sogar wegen ihrer Toxizität, gefährlich. Dies ist ein Problem von großer politischer Bedeutung. Es gibt Ansätze, diese kriminelle Energie zu bekämpfen; aber das Problem liegt jenseits des Themas dieses Beitrags.

Nationale Arzneimittelgesetzgebung, ihre Durchsetzung und Qualitätskontrolle auf den verschiedenen Ebenen, so sie existieren, sind in diesen Ländern bisher zu schwach, um hier effektiv zu werden. Auch haben internationale Pharmafirmen in Bezug auf die Vermarktung obsoleter und irrationaler Arzneimittel eine schlechte Reputation, obwohl sich hier einiges getan hat. Schon seit Mitte der 60er Jahre geht die WHO gegen dieses Problem vor. Die Entwicklung und Propagierung von Listen essenzieller Arzneimittel und die Produktion und Vermarktung von Generika haben hier schon viel erreicht. Sie stoßen aber immer noch auf politisch-ökonomischen Widerstand. Nichtregierungsorganisationen, wie etwa Health Action International (HAI) oder in Deutschland die BUKO-Pharmakampagne, haben im Kampf gegen irrationale oder kriminelle Arzneimittelpraktiken in den vergangenen 30 Jahren beachtliche Arbeit geleistet [2].

41.8 Ethik und Menschenrechte

Ethik ist eine moralische und philosophische, Menschenrechte sind eine legalistische Kategorie. Ethische Richtlinien können in einen gesetzlichen Rahmen übertragen werden. Medizinische Ethik geht auf Hippokrates zurück; sie betrifft ursprünglich nur ärztliches Handeln und wurde bis auf den heutigen Tag weiter entwickelt. **Biomedizinische Forschungsethik** hat ihren Ursprung im Kodex von 1947, der im Gefolge der Nürnberger Ärzte-Prozesse entwickelt wurde. Bis zu diesem Zeitpunkt war es auch in anderen Ländern, vor allem in den USA, nicht unüblich, medizinische Experimente an Versuchspersonen durchzuführen, die nach heutigem Standard unvorstellbar und unzulässig wären. 1948 verabschiedete die Ethik-Kommission der World Medical Association das „Genfer Gelöbnis", das letztendlich 1964 zu der Helsinki-Deklaration führte, deren letzte Version 2008 veröffentlicht wurde [26].

Biomedizinische Forschungsethik hat in der Zwischenzeit ethische Standards entwickelt, die heute für öffentlich geförderte biomedizinische Forschung obligatorisch sind. Auch wurden diese Richtlinien auf sozialwissenschaftliche und anthropologische Forschung ausgedehnt, sofern Menschen Forschungsgegenstand sind. Internationale und nationale Forschungsorganisationen und -förderer, Universitäten, Forschungsstiftungen, die WHO, TDR, die Europäische Kommission, etc. folgen diesen Standards und entwickeln diese immer weiter. Gleichwohl wurde beobachtet, dass einige pharmazeutische Firmen versuchen, diese Barrieren ethischer Kontrolle zu umgehen, indem sie so genannte „Contract Research Organizations" (CRO) einschalten, die sich nicht an diese Richtlinien halten müssen. Herausgeber prominenter wissenschaftlicher Zeitschriften haben dies 2001 heftig kritisiert und verweigern Autoren, die nicht sicherstellen können, dass sie sich an die ethischen Normen gehalten haben, die Publikation ihrer Ergebnisse [13]. Aufgrund dieser Sanktionen sind es heute gerade diese CROs, die strikt auf die Einhaltung der Richtlinien drängen.

Während medizinische Ethik zunächst nur in der „westlichen" Hemisphäre diskutiert wurde, hat biomedizinische Forschungsethik seit der Deklaration von Helsinki eine globale Dimension. Andererseits dauerte es bis zur Wende zum 21. Jahrhundert, bis in Afrika nationale Ethikkommissionen gebildet wurden, welche auf Einhaltung forschungsethischer Richtlinien bestanden, die ebenso für ausländische Forschergruppen gelten, gleichgültig ob diese bereits ihre Genehmigung durch die eigenen nationalen und institutionellen Ethikkommissionen erhalten haben. 2001 fand die erste afrikanische Konferenz zur Ethik in der Gesundheitsforschung statt („1st Conference on Health Research Ethics in Africa" in Tansania) [16]. 2002 wurde von der WHO eine „Ethics and Health Initiative" ins Leben gerufen. Die Harvard School of Public Health hält regelmäßig "Ethical Workshops" ab, in denen trans- und interkulturelle Aspekte der Forschungsethik diskutiert werden [9]. Das Centre de Recherche en Santé Nouna in Burkina Faso hat im Rahmen seiner bevölkerungsbasierten Forschungsprogramme ein lokales Ethik-Komitee gegründet, zusätzlich zu den üblichen nationalen, universitären und Forschungsförderer-basierten Ethikkommissionen [3].

Auf der Ebene der Vereinten Nationen und ihr nahestehender Organisationen wird die Menschenrechtsdiskussion weitergeführt. Obwohl die UN eine internationale Institution von weltweiter Bedeutung ist, wird immer noch die Debatte geführt, inwieweit die Idee der Menschenrechte, die der christlich-abendländischen Philosophie entstammt, auch für andere Kulturräume Gültigkeit haben soll. Dieser Diskurs enthält natürlich eine Reihe von hochpolitischen Elementen [3, 5].

41.9 Verteilungsethik

„Verteilungsethik" [11] betrifft ethische Standards von Vermarktungsstrategien für Arzneimittel. Hier kommen wieder Menschenrechte, das Recht auf Zugang zu medizinischer Versorgung der Allgemeinbevölkerung und nicht nur von Studienpopulationen zu Forschungszwecken zum Tragen. Hierunter verstehen wir Zugang zu medizinischer Versorgung, zu Arzneimitteln oder Gesundheitsinformationen. Wie werden die gutgemeinten internationalen Versprechungen in der Peripherie der Bevölkerung wahrgenommen? Das „Recht auf Gesundheit" ist in der Praxis immer noch weit von der Realität entfernt. Die WHO hat sich bereits in den 70er Jahren mit der Nahrungsmittelindustrie auf einen Ethikkodex zu Vermarktungsstrategien von Säuglingsnahrung in Niedriglohnländern verständigt, der auf großen öffentlichen Druck umgesetzt wurde. Für Arzneimittelvermarktung fehlen solche Verhaltenskodizes noch immer.

Die Pharmaindustrie weltweit, aber besonders in Europa und den USA, versucht systematisch, die Bemühungen zu unterbinden, dass preiswerte Arzneimittel durch die Produktion von Generika auf den Markt kommen. Die Europäische Kommission unterstützt sogar diese Bemühungen, indem sie Patentrechte über die Bestimmungen der Welthandelsorganisation hinaus auszudehnen versucht. Während sie europäische ökonomische Interessen vertritt, macht sie sich selbst zum Lakaien der Pharmaindustrie und unterläuft damit die Millennium-Entwicklungsziele, die sie selbst mit unterzeichnet hat [8].

Die Hochkommissarin für Menschenrechte von 1997 bis 2002, Mary Robinson, hat festgestellt, dass die Bemühungen um Menschenrechte auf diesem Gebiet bei weitem hinter den gesteckten Zielen zurückgeblieben sind. Die UN-Kommission für Menschenrechte (Human Rights Council) hat daher zwischen 2002 und 2008 einen Gutachter beauftragt, diesen Dingen auf den Grund zu gehen.

2008 wurden die **Human Rights Guidelines for Pharmaceutical Companies in relation to Access to Medicines** (Menschenrechtsrichtlinien für pharmazeutische Unternehmen in Bezug auf den Zugang zu Arzneimitteln) vorgelegt [10].

In neun Kapiteln wurden 47 Richtlinien empfohlen, die alle Aspekte der Menschenrechtsdiskussion im Zusammenhang mit Arzneimittelversorgung umfassen, u. a.:
- benachteiligte Personen, Gemeinschaften und Bevölkerungen
- Transparenz, differenzierte Preisgestaltung
- Management, Überwachung und Verantwortlichkeit
- Korruption
- Einflussnahme auf Politik, Begünstigung und Lobbyarbeit
- Qualität
- klinische Studien
- vernachlässigte Krankheiten
- Patentierung und Lizenzvergabe

Hierin sind konkret die Probleme der Verteilungsethik angesprochen. Die Pharmaindustrie ließ sich hiervon nicht beeindrucken. „Die Patente sind das Kronjuwel unserer Gesellschaft" war die Antwort eines CEO einer großen internationalen Pharmafirma in der Diskussion mit dem Gutachter. Dies zeigt das grundsätzliche Verständnis der Rolle der forschenden Pharmaindustrie in Bezug auf die Entwicklung essenzieller lebensrettender Medikamente. Es sollte wenigstens ein Mindestmaß an sozialer, medizinischer oder Public-Health-Verantwortung auch in der forschenden Pharmaindustrie vorhanden sein, war die Ansicht der UN Kommission. Solange den Regierungen und der Industrie die nötige Einsicht fehlt, ist die **Zivilgesellschaft** aufgerufen, die Initiative zu ergreifen und entsprechende Lobbyarbeit zu betreiben, eine bemerkenswerte Empfehlung einer UN-Organisation. Dies ist in der Tat der Fall und es werden noch viele arme Länder und Bevölkerungen hierauf angewiesen sein, so wie dies über die letzten 40 Jahre, seit der Diskussion um Generika und essenzielle Arzneimittellisten, der Fall ist.

41.10 Lösungen und Empfehlungen

Die Sicherstellung der Versorgung mit Arzneimitteln für vernachlässigte Bevölkerungen – nicht nur gegen vernachlässigte Krankheiten – ist Teil des Zusammenspiels der verschiedenen Partner, vom Hersteller von Arzneimitteln bis zum Patienten. Dazwischen steht das öffentliche und private medizinische Versorgungssystem. Es ist eine politische, gesamtgesellschaftliche Aufgabe hier angemessene und nachhaltige Lösungen zu finden. Die Globalisierung und Liberalisierung der Märkte und Dienstleistungen hat den Zugang zu Arzneimitteln zwar vereinfacht und verbessert, aber sicher nicht im nötigen Umfang für Länder und Menschen am Ende der ökonomischen Skala.

Viele internationale Organisationen und private Initiativen versuchen seit Jahren, dieses Dilemma der Ungleichverteilung von Chancen und Versorgung zu vermindern [5], so zum Beispiel:
- 2000: Ecumenical Advocacy Alliance against AIDS (www.e-alliance/ch/en/s/hivaids)
- 2003: Drugs for neglected Diseases Initiative (DNDi) (www.dndina.org)
- 2006: Universities allied for essential Medicines (UAEM); (http://consensus.essentialmedicine.org)
- 2006: Access to essential Medicines: MsF (www.medecins.sans.frontière.org)
- 2008: Global Health Technology Coalition (www.ghtcoalition.org)
- 2009: Equitable Licensing Germany (BUKO/Charitè/ZERP), Medical Research: Science in the public Interest (www.med4all.org)

Hier wird auf unterschiedlichen Wegen durch private und zivilgesellschaftliche, universitäre und auch studentische Initiativen versucht, das öffentliche Bewusstsein sowie das Bewusstsein der Fachwelt, der Universitäten und vor allem der Studenten und damit der kommenden Forscher- und Ärztegeneration zu schärfen.

Noch ist die Frage offen, wie man den privaten Pharmasektor in das Boot einer globalen sozialen Verantwortung bekommt, um zu einer angemessenen Verteilungsethik zu kommen.

41.11 Literatur

[1] Ackerknecht AE. Rudolf Virchow, Arzt Politiker, Anthropologe. Stuttgart: Ferdinand Enke;1957
[2] BUKO Pharma-Kampagne. Daten und Fakten: Deutsche Medikamente in der Dritten Welt. Bielefeld: 2004
[3] Diesfeld HJ. Ethics for international health research and the North-South Dilemma. Medical Mission Dialogue, Würzburg, 28th February 2004: 11–23
[4] Diesfeld HJ Von Rudolf Virchow zu den Millennium-Entwicklungszielen. In: Razum O, Zeeb H, Laaser, U.: Globalisierung und Gerechtigkeit, Einführung in International Public Health. 1. Aufl. Zürich: Hans Huber; 2006: 9–26
[5] Diesfeld, HJ. Access to safe drugs for neglected diseases – An ethical and Human Right issue: Tanzanian German Programme to Support Health (TGPSH) International Symposium on the Hman Rights to Health. Ministry of Health and Social Welfare, Muhimbili University of Health and Allied Sciences and TGPSH, Dar es Salaam, 4th of May 2010
[6] European Commission. North South Partnership for Health Systems Research, 20 Years of Experience of European Commission Support
[7] Report to the European Commission, Summary Version, Brussels: 2004. Im Internet: http://europa.eu.int/comm/research/iscp/index
[8] European Commission. International Conference on Neglected Infectious Diseases, Brussels, Belgium 8-9 November 2006. Im Internet: http://ec.europa eu/research/research-eu
[9] HAI/Oxfam. Trading away access to medicines: How the European Union's trade agenda has taken the wrong turn. Im Internet: www.oxfam.org. 2006
[10] Harvard School of Public Health. Ethical Issues in International Health Research. 12th Annual Summer Workshop June 2011. Im Internet: www.hsph.harvard.edu/bioethics
[11] Hunt P, Rajat Khosla. Are Drug Companies Living up to Their Human Rights Responsibilities? The perspective of the former UN Special Rapporteur (2002 -2088). PLOS Medicine Sept 2010,Vol 7 Issue 9. Im Internet: www.plosmedicine.org
[12] Schirmer H. Moral und Verteilungsethik des medizinischen Fortschritts. In: Ethisierung – Ethikferne. Wie viel Ethik braucht die Wissenschaft? Hrsg. Becker K, Engelen EM, Vec M. Berlin: Akademie Verlag; 2003: p. 123–130
[13] The Commission on Health Research for Development. Health Research – Essential Link to Equity in Development. Oxford: University Press; 1990
[14] New England Journal of Medicine. Editorial: Sponsorship, Authorship and Accountability, N Engl J Med 2001; 345 (11)
[15] Nohlen D. Menschenrechte. In: Lexikon der Dritten Welt, Reinbek: rororo Nr. 61 468; 2002, 554
[16] OECD. The DAC Guidelines - Poverty Reduction, Paris: OECD; 2001
[17] Rugemalila J, Kilama B, Hrsg. Health Research Ethics in Africa. Proceedings of the Seminar on Health Research Ethics in Africa. Acta Tropica 2001; 78: 1–126
[18] TDR (2011) TDR For Research on Diseases of Poverty. Im Internet: http://apps.who.int/trd
[19] UN.General Assembly Resolution 217AIII-1948: Im Internet: www.un.org/eventhumanrights/2007
[20] UN. The Millennium Development Goals report 2011: Im Internet: www.un.org/millenniumgoals/11
[21] UNDP. Human Development Report 2003. New York: Oxford University Press; 2003
[22] Wagner-Ahlfs C. Arzneimittel für Entwicklungsländer. Die Verantwortung der öffentlichen Forschung. Freiburg: BUKO; 2008
[23] World Bank. World Development Report 1993: Investing in Health, New York: Oxford University Press; 1993
[24] World Health Organization. Primary Health Care: A joint WHO-UNICEF Report, Genf: World Health Organization; 1978

[25] World Health Organization: Basic Documents, 38th Edition, Genf: World Health Organization; 1990
[26] World Health Organization. Macro Economics and Health. Genf: World Health Organization; 2001
[27] World Medical Association. Declaration of Helsinki. Ethical Principles for Medical Research Involving Human Subjects, 59th WMA General Assembly, Seoul Korea, Oct 2008; Im Internet: http.//www.wma.net/en

42 Psychische Gesundheit: Perspektiven für Gesundheitsförderung und Prävention

Silke Gräser

42.1 Einleitung

Mit den steigenden Zahlen psychischer Störungen gewinnt psychische Gesundheit an Bedeutsamkeit und entwickelt sich zu einem drängenden Anliegen aus Public-Health-Perspektive. Auch internationale Organisationen wie die Weltgesundheitsorganisation (WHO) und die EU reagieren jetzt auf die zunehmende Relevanz im Kontext der nichtübertragbaren Erkrankungen, integrieren sie in eine intensivierte Gesundheitsberichterstattung und befördern sie nun auch auf die politische Agenda. Die WHO geht davon aus, dass 20% der Bevölkerung weltweit im Laufe ihres Lebens von psychischen Erkrankungen betroffen sind [1]. Auf EU-Ebene macht einer von zehn EU-Bürgern selbst Erfahrungen mit psychischen Problemen [2] und Studien schätzen, dass 27% der EU-Bevölkerung in den letzten 12 Monaten unter psychischen Störungen litten [3]; dabei sind Angststörungen, depressive, somatoforme Störungen und Substanzabhängigkeiten am häufigsten vertreten. 26% aller Fälle haben keine professionelle Hilfe in Anspruch genommen [3], und auch in Deutschland liegt die Inanspruchnahme professioneller Hilfe bei emotionalen und psychischen Problemen mit 12% (gegenüber 15% im Europäischen Durchschnitt) vergleichsweise niedrig und hat 2010 im Vergleich zu 2005 sogar um 2% abgenommen [2]. Gleichwohl also die Zahl der Erkrankungen zunimmt, scheint die Tendenz der Inanspruchnahme eher rückläufig zu sein und verweist auf die Bedeutung von Antistigmatisierungs- und Anti-Diskriminierungsaktivitäten im Kontext psychischer Erkrankungen.

Die epidemiologische Transition von den Infektionserkrankungen hin zu den nicht übertragbaren Erkrankungen ist vor allem in den einkommensstarken Ländern wie Deutschland zu beobachten, doch prospektive Studien gehen auch weltweit von einer Steigerung der Sterblichkeitsrate durch nichtübertragbare Erkrankungen von 59% 2002 auf 69% 2030 aus. Mit dem Einzug des global gängigen Maßes der DALYs (Disability-adjusted Life-Years) werden auch Parameter von krankheits- und behinderungsfreien produktiven Zeiten berücksichtigt und verdeutlichen damit die Ausmaße der Bedeutung von psychischer Gesundheit als Public-Health-Thema noch weiter. Mit derzeit 5,6 % liegen dabei unipolare depressive Störungen derzeit an dritter Stelle im Anteil an den Gesamt-DALYs; für 2030 rücken sie dann an die erste Stelle der projektierten zehn führenden Ursachen für DALYs in den einkommensstarken Ländern, gefolgt von Alzheimer und Demenz an dritter Stelle und Alkoholerkrankungen auf Platz vier [4]; und auch die WHO nimmt bereits für 2020 an, dass Depressionen die weltweit zweithäufigste Krankheitsursache in den entwickelten Staaten ist [1].

Auch aus gesundheitsökonomischer Perspektive zeigt sich die Brisanz psychischer Gesundheit; psychische Erkrankungen verursachen europaweit Kosten von geschätzten 3-4 % des Bruttoinlandsprodukts (BIP) und sind in Hinblick auf Frühberentung und Arbeitsunfähigkeitsrenten die führende Ursache [5]. Allein für Depressionen wurden 136,3 Milliarden Euro Gesamtkosten für den europäischen Wirtschaftraum angenommen mit einem Großteil der jährlich verursachten Kosten durch Erwerbsausfälle [6]. Auch in Deutschland sind psychische und Verhaltensstörungen 2010 die führende Ursache für Erwerbsunfähigkeitsrenten mit 39,3 % deutlich vor den Erkrankungen des Muskel-Skelett-Systems (14,7 %) und der Herz-Kreislauf-Erkrankungen (10 %) [7].

Die steigende Tendenz des Anteils psychischer Erkrankungen als Grund für Arbeitsunfähigkeit hat gerade auch im betrieblichen Kontext die Suche nach effektiven Maßnahmen zur Prävention psychischer Erkrankungen und zur Gesundheitsförderung im Bereich geistiger Gesundheit befördert. Seit 2000 und seit Einführung des ICD-10 verzeichnen die gesetzlichen Krankenkassen eine stetige Zunahme von psychischen Erkrankungen an den Arbeitsunfähigkeitstagen (AU-Tage); dabei ist dieser Anstieg vor allem der Zunahme von Fällen und nicht etwa längeren Krankschreibungszeiten geschuldet. Nach einer aktuellen Studie auf Basis der Daten gesetzlicher Krankenversicherer gehen derzeit 12 % der Arbeitsunfähigkeitszeiten auf das Konto psychischer Erkrankungen, die mit langen Ausfallzeiten von drei bis sechs Wochen einhergehen [8]. Stress am Arbeitsplatz ist ein zentraler Faktor für Wohlbefinden und psychische Gesundheit im betrieblichen Kontext und gilt als das zweithäufigste arbeitsbedingte Gesundheitsproblem mit 22 % aller Arbeitnehmer der EU-27 2005; in Deutschland leiden 16 % der Arbeitnehmer unter arbeitsbedingtem Stress [9]. Unternehmen und Organisationen stellt dies vor die Frage, wie sie auf die steigende Bedeutsamkeit von Stressbewältigung und psychischer Gesundheit mit Maßnahmen zur betrieblichen Gesundheitsförderung (BGF) reagieren können.

42.2 Psychische Gesundheit im Kontext von Gesundheitsförderung und Prävention

Psychische Gesundheit gewinnt auf Basis der steigenden Zahlen und mit Zunahme eines ganzheitlichen Verständnisses von Gesundheit zwar an Bedeutung, dennoch ist es als Aktionsfeld von Prävention und Gesundheitsförderung noch weit unterrepräsentiert. Dabei ist psychische Gesundheit seit 1946 essenzieller Bestandteil der WHO-Definition von Gesundheit; dort heißt es: *„Gesundheit ist der Zustand des vollständigen körperlichen, geistigen und sozialen Wohlbefindens und nicht nur des Freiseins von Krankheit und Gebrechen."* Trotz dieser frühen Integration in den Gesundheitsbegriff wird der psychischen Gesundheit aus Public-Health-Perspektive erst in letzter Zeit Aufmerksamkeit geschenkt und erst jetzt rücken auch Gesundheitsförderung und Prävention für psychische Gesundheit mehr in den Fokus. Auch im Kontext der nicht übertragbaren Erkrankungen taucht mittlerweile psychische Gesundheit als Handlungsfeld auf: zum einen mit Fokus auf die Prävention psychischer Erkrankungen, aber auch als „Ziel" im Sinne der WHO-Definition von Gesundheit und zusätzlich in der Verbindung mit anderen nichtübertragbaren Erkrankungen und damit verbundenen psychischen Beeinträchtigungen [10, 11]. Hier zeigt sich deutlich das gängige Verständnis von psychischer Gesundheit als Handlungsfeld für Public Health und Gesundheitsförderung und Prävention: So wird psychische Gesundheit vor allem pathologisch diskutiert, nämlich als Abwesenheit psychischer Krankheiten, die sich im Public-Health-Kontext eher auf die Prävention von Depressionen, Suiziden oder Alkohol- und anderen Abhängigkeitserkrankungen beziehen oder auf die Abwesenheit psychischer Störungen im Kontext anderer Erkrankungen. Die wechselseitige Beziehung zwischen Gesundheitsverhalten und psychischer Gesundheit befördert dabei eine Sichtweise, die zwischen Pathologisierung und Funktionalisierung schwankt. Aus Public-Health-Sicht und in Hinblick auf Gesundheitsförderung und Prävention für psychische Gesundheit zeigt sich so insgesamt eine Dominanz von Programmen, die sich vor allem auf die Prävention psychischer Erkrankungen richten oder aber für soziale Inklusion und gegen Diskriminierung und Stigmatisierung eintreten. Psychische Gesundheit selber bleibt aus Public-Health-Perspektive eher vage und unklar in Definition und Operationalisierung, den theoretischen Grundlagen, den Zielen und Indikatoren und auch evidenzbasierten Handlungsgrundlagen. Dabei spricht die WHO von psychischer Gesundheit als *„Zustand des Wohlbefindens, in dem der Einzelne seine Fähigkeiten ausschöpfen, die normalen Lebensbelastungen bewältigen, produktiv und fruchtbar arbeiten kann und imstande ist, etwas zu seiner Gemeinschaft beizutragen"* und formuliert damit einen positiven Gesundheitsbegriff

[1]. So steht in einem Verständnis von psychischer Gesundheit in einem holistischen Ansatz das Individuum in der Interaktion mit seiner Umwelt und als kollektives Mitglied einer Gemeinschaft im Zentrum ebenso wie die Bewältigungskompetenz im Umgang mit internen und externen Herausforderungen.

Die Weiterentwicklung des ehemals biomedizinischen zu einem biopsychosozialen und holistischen Modell von Gesundheit und die damit verbundene zunehmende Integration lebensweltlicher Faktoren in Modelle von Gesundheit und Krankheit führten sowohl in den Theorien des Gesundheitsverhaltens (z. B. HAPA-Modell) als auch in komplexeren Ansätzen im Sinne einer Gemeindespsychologie zur stärkeren Integration eines sozial-kognitiven Ansatzes im Verständnis von Gesundheit (z. B. soziales Lernen). So steht die Interaktion des Individuums mit der Lebenswelt und die Bewältigung von internen und externen Anforderungen, denen ein Individuum ausgesetzt ist, auch im Zentrum des salutogenetischen Modells von Antonovsky [12], das ursprünglich als Stressmodell konzipiert war. Die Bewältigung von Stressoren mit Hilfe der vorhandenen und verfügbaren internen und externen Ressourcen von Individuen wird als zentraler Mechanismus der Salutogenese und damit als wesentlich für die Entstehung und Aufrechterhaltung von Gesundheit verstanden. Die stringente Betrachtung der Entstehung von Gesundheit führte so zur Suche und Identifikation von protektiven Ressourcen und Schutzfaktoren, die im Sinne der Salutogenese zu einer gelingenden Bewältigung und somit zur Entstehung von Gesundheit beitragen können. Studien zum Sense of Coherence, einem zentralen Konstrukt auf Basis der Salutogenese, das Anforderungen der Lebenswelt als verstehbar, bewältigbar und sinnhaft einschätzt, zeigen ebenso wie ähnliche Konstrukte wie „Widerstandsfähigkeit" (Hardiness) oder Optimismus besonders hohe Korrelationen mit psychischer Gesundheit; darüber hinaus gibt es Anhaltspunkte, dass auch ein Setting-spezifischer SOC in Organisationen und Institutionen wie der Hochschule als Betrieb in Zusammenhang mit psychischer Gesundheit bedeutsam sein kann [13]. Ähnliche Konzepte wie das der Resilienz erfahren gerade in Kontexten von Gesundheitsförderung im frühen Kindesalter zunehmend Bedeutung. Zu diesen Schutzfaktoren gehören auch soziale Netzwerke und soziale Unterstützung als wichtige Ressourcen für psychische Gesundheit. So liegen zwar vielfältige Erkenntnisse zu potenziellen Schutzfaktoren vor, doch mangelt es noch an einer weiteren Integration in eine Public-Health-Perspektive; so bleiben Ansatzpunkte für die Förderung psychischer Gesundheit ungenutzt und auf individuelle Ansätze oder kleinere Projekte begrenzt.

42.3 Integrierte Gesundheitsförderung und Prävention

Gerade aber für Gesundheitsförderung und Prävention ist ein integrierter Multi-Ebenen-Ansatz mit einer kombinierten Verhaltens- und Verhältnisorientierung auch für den Bereich psychischer Gesundheit als Handlungsorientierung geeignet. Als Bezugssystem kann daher die Ottawa-Charta zur Gesundheitsförderung der WHO [14] mit den zentralen Handlungsfeldern und -strategien die zentralen Orientierungs- und Strukturierungsaspekte bieten, die auch auf Basis der recht wenigen spezifischen, auf psychische Gesundheit bezogenen Evaluationsstudien Evidenzen für Strategien bereitstellen. Dabei lassen sich die einzelnen Aktionsfelder und Strategien systematisch auch auf die psychische Gesundheit aus einer Public-Health-Perspektive beziehen, die als Mehrebenenansatz von der Mikroebene der Individuen über die Mesoebene des Settings oder der „Gemeinde" bis hin zur Makroebene gesellschaftlicher Dimensionen, des Systems und der politischen Grundlagen reicht.

Im Sinne einer integrierten Gesundheitsförderung und Prävention kommen so verhaltens- und verhältnisorientierte Maßnahmen in Kombination zum Tragen, die sowohl Komponenten des menschlichen Verhaltens in Form z. B. gesundheitspsychologischer Theorien in den Blick nehmen als auch die Umwelt in all ihren Facetten als konstituierende oder beeinflussende Größen integrieren. Dieser Paradigmenwechsel hin zu einer komplexen Sichtweise, einem holistischen Ansatz, taucht schon in der Ottawa-Charta auf. So fordert auch die Moskau-Deklaration zu gesunden Lebensstilen und Kontrolle nicht übertragbarer Erkrankungen in der Präambel den Paradigmenwechsel vom biomedizinischen Modell hin zu einem Verständnis von nichtübertragbaren Erkrankungen als beeinflusst bzw. verursacht durch eine Kombination von Verhaltensfaktoren, Umweltfaktoren, sozialen und ökonomischen Faktoren [15].

Integrierte Gesundheitsförderung basiert daher auf einem Maßnahmenverbund, der

- individuelle und kollektive Kompetenzen für psychische Gesundheit stärkt (z. B. Selbstwirksamkeit, Selbstbewusstsein, Kommunikationskompetenz).
- gesunde Lebenswelten und Settings (z. B. Kindergärten, Schulen, Hochschulen, Arbeitsplätze) schafft, die Bedingungen für Erhalt und Förderung psychischer Gesundheit bereitstellen und Gesundheitsaktivitäten unterstützen.
- eine Neuorientierung des Gesundheits- und Sozialsystems hin zu einem stärkeren Bewusstsein für psychische Gesundheit und deren Unterstützung durch Strukturen und Kapazitätsentwicklung anstrebt.

- eine Gesundheits- und Sozialpolitik entwickeln will, die legislative und politische Bedingungen für die Weiterentwicklung von psychischer Gesundheit schafft und Strukturen dazu bereitstellt.
- gesundheitsbezogene Gemeindeaktivitäten von Nichtregierungsorganisationen, Patientenvertretern oder anderen zivilgesellschaftlichen Verbünden einbezieht.

Grundsätzlich orientieren sich Programme zur psychischen Gesundheit an den klassischen Definitionen von Gesundheitsförderung und Prävention. So steht im Fokus der Gesundheitsförderung vor allem die Förderung der salutogenen Faktoren und protektiven Ressourcen und die Entwicklung und Förderung individueller und kollektiver Kompetenzen für psychische Gesundheit. Dazu gehören auch Maßnahmen wie Anti-Mobbing-Programme für Schüler, Psychoedukation z. B. zur Stärkung des Selbstwertgefühls und des Selbstbewusstseins, die Förderung sozialer Kompetenzen oder Stressbewältigung. Die primäre Prävention richtet sich vorrangig auf die Vermeidung psychischer Erkrankungen wie Depressionen und Suizidalität durch spezifische Präventionsprogramme, die sowohl auf der Reduktion von Risikofaktoren als auch auf der Stärkung von Ressourcen und protektiven Faktoren basieren. Maßnahmen der sekundären Prävention umfassen z. B. die Früherkennung von psychischen Erkrankungen und damit die Sicherstellung von Behandlung und Versorgung, Aufklärungskampagnen oder Schulungen von Fachkräften. Die tertiäre Prävention befasst sich vor allem mit der Vermeidung von Verschlimmerungen bei Vorliegen einer psychischen Erkrankung und kann Selbsthilfegruppen oder Patientenschulungen einschließen.

Zentrale Handlungsstrategien sind dabei auch für die Gesundheitsförderung im Bereich psychischer Gesundheit
- Vermitteln und Vernetzen durch Netzwerkarbeit und intersektorale Kooperation,
- Befähigen und Ermöglichen mittels Kapazitätsbildung durch die Vermittlung von Kompetenzen und Schaffung von Strukturen,
- Interessen vertreten durch anwaltschaftliches und partizipatives Handeln als professionelles Handlungsprinzip, das soziale Inklusion anstrebt.

So dient der Setting-Ansatz mittlerweile als zentrale Strategie in der Gesundheitsförderung und Prävention und verweist dabei auf die Geschichte von Gesundheitsförderung als stark beeinflusst durch Strömungen in der Psychologie wie der Sozial- und Gemeindepsychologie, die sich bereits in den 70er Jahren in den USA, aber auch in Deutschland zunehmend mit der Bedeutung sozialer und kollektiver Strukturen für Gesundheit auseinandergesetzt hat. In Abgrenzung zu einer als zu individualisiert kritisierten Perspektive in der

Psychologie entwickelten sich Konzepte wie Empowerment, Partizipation und Gemeindeorientierung als Handlungsstrategien in der Gesundheitsförderung [16].

Beispiele zur erfolgreichen Prävention von Depressionen und Suiziden auf Basis eines Multi-Ebenen-Ansatzes finden sich in der European Alliance Against Depression (EAAD), die unter deutscher Beteiligung auch in Deutschland ein Projekt umgesetzt hat, das sowohl individuell als auch gemeinde- und setting-basiert unter Partizipation von Betroffenen und populationsorientiert konzipiert ist. Es basiert auf einer Kombination erfolgreicher Strategien von Gesundheitsförderung und Prävention wie Aktivitäten in verschiedenen Settings wie Schulen und Arbeitsplätzen, die Durchführung von Trainings und Informationsaktivitäten, der Entwicklung von Leitlinien, Anti-Stigmatisierungskampagnen unter Einbeziehung massenmedialer Strukturen und Elemente intersektoraler Zusammenarbeit mit den unterschiedlichen Akteuren in und außerhalb des Gesundheitssystems wie Patienten- und Betroffenenorganisationen, Selbsthilfegruppen, Lehrern, Eltern, Journalisten oder Politikern unter Partizipation der Betroffenen. Dabei zeigen die ersten Evaluationsergebnisse positive Ergebnisse bei der Reduktion von suizidalem Verhalten [17].

42.4 Aktionsfelder der Gesundheitsförderung und Prävention für psychische Gesundheit

Aus Public-Health-Perspektive lässt sich Gesundheitsförderung und Prävention im Kontext psychischer Gesundheit in drei wesentliche Aktionsbereiche zusammenfassen:
- Prävention psychischer Erkrankungen
- Anti-Stigmatisierungskampagnen
- Förderung von salutogenen und protektiven Ressourcen für psychische Gesundheit (Positive Health Promotion)

Dabei umfassen aktuelle Aktionsfelder nach dem Ansatz der EU vor allem die Suizidprävention, die Prävention von Depressionen und mit chronischen Gesundheitsproblemen verbundene psychische Störungen und die Früherkennung psychischer Erkrankungen. Ethische Querschnittsaufgaben, die der Entwicklung eines integrierten Konzeptes von Gesundheitsförderung und Prävention zugrunde liegen, sind Antistigmatisierungs- und Antidiskriminierungs-

aktivitäten auf gesellschaftlicher Ebene für mehr soziale Inklusion und soziale Gleichheit. Entwicklungsbedarf zeigt sich besonders für eine positive ressourcenorientierte Perspektive, die salutogene und protektive Faktoren in den Fokus nimmt. Programme für Prävention und Gesundheitsförderung können dabei über die gesamte Lebensspanne jeweils zielgruppengerechte Maßnahmen umfassen, die sich an Kinder und Jugendliche, Erwachsene (mit spezifischen Zielgruppen wie z. B. Erwerbstätige, Arbeitslose, Migranten, Hoch-Risikogruppen oder Menschen mit psychischen oder anderen chronischen Erkrankungen) und ältere Menschen richten. So definierte der „EU PACT on Mental Health and Well-Being" [18] die fünf folgenden Aktionsbereiche als Schwerpunktthemen:
- Prävention von Depressionen und Suiziden
- Psychische Gesundheit für Jugend und Bildung
- Psychische Gesundheit im Setting Betrieb
- Psychische Gesundheit im Alter
- Kampf gegen Stigma und soziale Exklusion

Typische Settings und Aktionsfelder für Gesundheitsförderung und Prävention sind derzeit die Arbeitswelt und die Bildungsinstitutionen wie Schulen und Kindergärten, die oft kleinere Projekte entwickeln und implementieren. So richten sich in der Schule Projekte zur Förderung psychischer Gesundheit auf die Entwicklung positiver Selbstkonzepte, sozialer Kompetenzen, Selbstwirksamkeit, auf die Vermittlung von Stressbewältigungskompetenzen oder Anti-Mobbing-Projekte, die jedoch meist nicht in umfassendere Programme oder Strategien eingebunden sind. Hier bieten aber auch andere Settings wie Hochschulen und andere Organisationen, Gemeinden und Städte, Senioreneinrichtungen oder Familien Potenziale, die vermehrt genutzt werden können. Besonders im Rahmen der betrieblichen Settings erfährt psychische Gesundheit ein verstärktes Interesse und fördert so ein neues Aktionsfeld in der betrieblichen Gesundheitsförderung. Maßnahmen zur Förderung psychischer Gesundheit und zur Prävention umfassen in der aktuellen Praxis vor allem Angebote zur individuellen Stressbewältigung, Angebote der Sozial- oder Suchtberatung und Angebote im Rahmen des betrieblichen Eingliederungsmanagements (BEM) und nur vereinzelt Programme zur Sensibilisierung und Früherkennung psychischer Probleme oder Aufklärungskampagnen gegen Stigmatisierung. Gleichwohl ein ganzheitlicher Ansatz wie das salutogene Gesundheits-Management langsam in erste innovative Unternehmen einfließt und damit versucht, auf Basis einer ressourcenorientierten Sichtweise auch Themen der psychischen Gesundheit, der Arbeitsbedingungen und der Organisationskultur zu bearbeiten, fehlt auch hier noch die Integration theoretischer Konzepte, die systematisch Risikofaktoren wie auch salutogene Faktoren identifizieren und in Maßnahmen für die Unternehmen überführen. Dabei zeigt sich sogar aus gesundheitsökonomischer Sicht, dass Maßnahmen zur Prävention und Gesundheitsförderung für psychische Gesundheit nicht nur rentabel sein können, sondern sogar das Potenzial für einen hohen und schnellen Return on Investment (ROI) haben; dies gilt insbesondere für Maßnahmen der betrieblichen Gesundheitsförderung, der Förderung psychischer Gesundheit für Kinder, der Suizidprävention und der Früherkennung von Psychosen [6].

42.5 Perspektiven und Strategien für 2030

In den vergangenen Jahren wurde der Bedeutung von psychischer Gesundheit zunehmend Rechnung getragen und verschiedene politische Absichtserklärungen wurden auf europäischer und internationaler Ebene entwickelt und verabschiedet, um Richtungen für die zukünftigen Anforderungen auf europäischer und internationaler Ebene vorzugeben. Die Mental Health Declaration for Europe [19] fordert hier nicht nur die umfassende Versorgung psychisch Erkrankter, Antistigmatisierungs- und Antidiskriminierungsaktivitäten für mehr soziale Inklusion, die Prävention psychischer Krankheiten, sondern auch die Förderung psychischen Wohlbefindens. Eines der Basisdokumente im Europäischen Kontext ist das Grünbuch zur psychischen Gesundheit der Europäischen Kommission von 2005 [5], das Gesundheitsförderung und Prävention für psychische Gesundheit bereits in einem salutogenetischen Sinne versteht und Schulen und Betriebe als wichtige Settings begreift. So hat der holistische Gesundheitsbegriff nunmehr auch Eingang gefunden in das Verständnis internationaler und europäischer Institutionen, die sich mit dem EU PACT on Mental Health and Well-Being und der Resolution zur psychischen Gesundheit 2009 [18] das Ziel gesetzt haben, nationale Aktionsprogramme zur Förderung psychischer Gesundheit und Prävention psychischer Erkrankungen in den EU-Mitgliedsländern zu befördern. Dennoch ist aber eine Integration in die europäische Gesetzgebung bislang noch nicht gelungen und nur wenige Mitgliedsländer wie auch Deutschland können einen nationalen Aktionsplan zu psychischen Gesundheit und eine entsprechende Präventionsstrategie vorweisen.

Dabei lassen sich angelehnt an Forderungen des WHO-Berichts zur psychischen Gesundheit [1] aktuelle und zukunftsorientierte Aktionsfelder für die Gesundheitsförderung und Prävention definieren wie:
- Entwicklung und Implementierung einer nationalen Präventionsstrategie, eines Aktionsprogrammes sowie der legislativen Grundlagen

- Intersektorale Zusammenarbeit mit Sektoren wie z. B. Arbeit, Soziales, Bildung, Ausbildung, Justiz und mit Nichtregierungsorganisationen wie z. B. Patientenorganisationen
- Kapazitätsentwicklung im Gesundheitssystem durch Leitlinien und Training von Fachkräften im Gesundheitssystem und anderen relevanten Bereichen wie Sozialwesen oder Bildung, Fachkräfteausbildung, Integration von psychischer Gesundheit in Lehrpläne
- Förderung der gemeinde- und setting-basierten Ausrichtung von Prävention und Gesundheitsförderung
- Unterstützung der zielgruppenspezifischen Entwicklung von Maßnahmen mit Partizipation der Betroffenen (z. B. Patienten, Familien)
- Aufklärung der Bevölkerung (z. B. Kampagnen zur Früherkennung, Anti-Stigmatisierungskampagnen, Präventions- und Gesundheitsförderungskampagnen)
- Monitoring und Evaluation durch die Definition von psychischer Gesundheit und den Einsatz von Indikatoren (DALYs, QUALYs, zielspezifische Indikatoren)
- Forschungsförderung (epidemiologische Forschung, Präventionsforschung und Evaluation von Präventionsprogrammen, Identifikation salutogener Faktoren, gesundheitspolitische Forschung, Versorgungsforschung, gesundheitsökonomische Forschung)

Prävention und Gesundheitsförderung brauchen eine Neuorientierung vor allem auch in der nationalen Organisation und Struktur, die Kooperationsbeziehungen und Möglichkeiten zur intersektoralen Zusammenarbeit bieten. Die föderale Struktur Deutschlands stellt dabei eine zentrale Herausforderung dar, die gerade die Entwicklung gesundheitsfördernder Politik, aber auch die Neuorientierung des Gesundheitswesens in ihren Strukturen und die legislative Verortung sowie die Ressourcen, strukturell und in den Aspekten von Finanzierung und struktureller Verortung und Koordination beeinflussen. Die deutliche Forderung des EU-Positionspapiers nach Entwicklung nationaler und lokaler Aktionsprogramme mit Fokus auf psychischer Gesundheit und mit dem Ziel der Integration in ebenfalls weiter zu entwickelnde EU Strukturen gibt Perspektiven vor, die die Entwicklung von Gesundheitsförderung und Prävention im Kontext psychischer Gesundheit zu einer Zukunftsaufgabe machen [18].

Daraus ergibt sich die Forderung nach stärkerer intersektoraler Vernetzung und Kooperation z. B. zwischen Gesundheitsdiensten und sozialen Diensten, aber auch dem öffentlichen Sektor mit Patienteninitiativen und anderen Nichtregierungsorganisationen sowie darauf abgestimmte Managementsysteme und Organisationsstrukturen für Prävention; dazu gehören auch die entsprechenden gesetzlichen Grundlagen. Zuträglich für eine nachhaltige Gesundheitsförderung und Prävention für psychische Gesundheit ist im Gesundheitssystem auch die systematische Weiterentwicklung von Kapazität und Kompetenzvermittlung durch die Entwicklung von Leitlinien zur Versorgung und zur Prävention z. B. für Depressionen und Schizophrenie (Beispiel Niederlande) [20], die begleitet wird durch eine systematische Aus- und Weiterbildung von Fachkräften im Gesundheits- und Bildungssystem sowie im Sozialwesen.

Die Herausforderungen, die sich bis 2030 an Gesundheitsförderung und Prävention stellen, gehören daher vor allem in die Bereiche der Systematisierung und Koordinierung, der Evaluation, Qualitätssicherung und Evidenzbasierung und der Intensivierung von Forschung zu salutogenen Faktoren.

42.6 Evaluation und Qualitätssicherung

Zu den Grundlagen einer Weiterentwicklung von Gesundheitsförderung und Prävention für psychische Gesundheit gehören Evaluation und Qualitätssicherung. Auf Basis einer theoretischen Fundierung gilt es hier Indikatoren zu entwickeln, die die Effektivität der Interventionen überprüfen, und Erkenntnisse zur Wirksamkeit von Prävention und Gesundheitsförderung und somit zur Evidenzbasierung und zur weiteren Strategieentwicklung liefern können. Dabei stehen Evaluation und Monitoring vor der Aufgabe, Indikatoren zu definieren, die „psychische Gesundheit" unter Einbezug von Konzepten zur Lebensqualität messen und gleichzeitig die Multidimensionalität setting-orientierter Interventionen abbilden können. Auch zur Weiterentwicklung theoretischer Konzepte bedarf es einer engen Verzahnung mit der Praxis, um die Effekte von Interventionen auf den verschiedenen Ebenen erfassen zu können.

Neben der eher inhaltlichen Dimension von psychischer Gesundheit stellen sich Fragen der Qualitätssicherung auch in der Entwicklung und Umsetzung von Projekten. Planungsmodelle wie der Public Health Action Cycle mit seinen Phasen von
- Analyse/Bedarfserhebung/Problemdefinition/Assessment,
- Strategieentwicklung und Planung,
- Implementierung und Durchführung,
- Evaluation und Überprüfung

können Orientierung für einen systematisierten Zugang zur Entwicklung von Strategien, Projektleitlinien und zur Qualitätssicherung geben. Fragen von Qualität und Qualitätssicherung in Gesundheitsförderung und Prävention erfuhren vor allem in den letzten Jahren mehr Aufmerksamkeit, sodass nun Instrumente zur Qualitätssicherung vorliegen (z. B. EQUIHP, QUINTESSENZ), die orientiert an Planungsmodellen auch zur Konzeptqualität, Analysequalität, Prozessqualität, Strukturqualität und Ergebnisqualität und damit zur Qualitätssicherung und Evidenzbasierung beitragen können. So gehört auch die Identifikation von Modellen guter Praxis im Sinne erfolgreicher Handlungsstrategien und -ansätzen zu den wesentlichen Aufgaben, um Maßnahmen zur Gesundheitsförderung und Prävention für psychische Gesundheit weiterzuentwickeln und unter Zusammenführung vorliegender Erkenntnisse aus Psychologie, Soziologie, Psychiatrie und anderen Wissenschaften für die Praxis nutzbar zu machen.

42.7 Forschung zu psychischer Gesundheit, salutogenen Faktoren und Ressourcen

Die Theoriebasierung von Maßnahmen ist eine der grundlegenden Voraussetzungen für effektive und überprüfbare Gesundheitsförderung und Prävention, die auf Basis wissenschaftlicher Erkenntnisse auf die Entwicklung von effektiven Strategien und Methoden ausgerichtet ist. Neben der Bereitstellung von Evidenzen für wirkungsvolle Präventionsstrategien liegen daher weitere Herausforderungen in der Entwicklung der Indikatoren von psychischer Gesundheit und Lebensqualität. Derzeit genutzte Indikatoren sind heterogen und orientieren sich an unterschiedlichen Definitionen und Konzepten von psychischer Gesundheit. Die Bandbreite der zu bearbeitenden Themen ist dabei so vielfältig wie die gesundheitswissenschaftliche Forschung, die sich in der Regel auch eher nur randständig mit Fragen psychischer Gesundheit als Schwerpunktthema befasst. Wichtige Aufgaben für die Forschung liegen daher in der Weiterentwicklung von theoretischen Modellen zur psychischen Gesundheit, wie auch in einer intensivierten Forschung zu Risikofaktoren, salutogenen und protektiven Faktoren, um weitere Ansatzpunkte für die Förderung psychischer Gesundheit in unterschiedlichen Settings, Altersgruppen oder speziellen Zielgruppen zu identifizieren. Hier bietet sich ein breites Forschungsfeld, dessen Herausforderung vor allem in der Systematisierung, Strukturierung und Koordination der bereits vorliegenden Ergebnisse aus psychologischer, soziologischer, pädagogischer und anderer Sicht liegen. Für die Versorgung und auch die Prävention sind Forschungen zur Interaktion mit dem Gesundheitssystem wie zu den Zugangswegen und -barrieren oder Forschung zu Stigma und Diskriminierung und sozialer Inklusion als Querschnittsthemen zentral.

42.8 Koordinierung von Gesundheitsförderung und Prävention

Bislang fehlt eine übergeordnete klare Organisationsstruktur für die systematische Entwicklung von Gesundheitsförderung und Prävention psychischer Gesundheit. Dazu gehört auch die Entwicklung einer nationalen Präventionsstrategie unter Definition von Zielen, deren Operationalisierung durch messbare Indikatoren, Qualitätssicherung und Evaluation sowie angepasste systematisierte Aktivitätspläne, die spezifische Bereiche kontinuierlich und zielgerichtet weiterentwickeln. Dabei dient die Evaluation von Struktur-, Prozess- und Ergebnisqualität der Qualitätssicherung und Identifikation evidenzbasierter Maßnahmen. Voraussetzungen dafür sind auch eine entsprechende legislative Basis und eine Koordinierungsstelle, die Maßnahmen evaluiert, ihre Qualität sichert und eine nachhaltige Entwicklung hin zu wirksamen Präventionsstrategien befördert.

Aufgaben für die Zukunft bis 2030 liegen in der engeren Verzahnung relevanter Forschung und Forschungsergebnisse mit der Praxis im Rahmen einer nationalen Struktur, die die Kooperation von Akteuren aus Wissenschaft, Praxis und Entscheidungsträgern für eine nachhaltige Forschung für die Gesundheitsförderung und Prävention im Bereich der psychischen Gesundheit ermöglicht, regelmäßigen Austausch anregt und das Feld sowohl in der Wissenschaft als auch in der Praxis systematisch und zielgerichtet weiterentwickelt und ausbaut.

42.9 Literatur

[1] World Health Organization. World Health Report 2001: Mental Health: New understanding, New hope. Geneva: WHO; 2001
[2] European Commission. Special Eurobarometer 345 Mental Health Part 1. Brussels: EC; 2010
[3] Wittchen HU, Jacobi F. Size and burden of mental disorders in Europe – a critical review and appraisal of 27 studies. Eur Neuropsychopharmacol 2005; 15: 357–376
[4] Mathers CD, Loncar D. Projections of global mortality and burden of disease from 2002 to 2030. PLoS Med 2006; 2011 – 2030, DOI:10 1371/journal.pmed.0 030 442
[5] European Commission. Green Paper: Improving the mental health of the population: Towards a strategy on mental health for the European Union. Brussels: EC; 2005
[6] McDaid. Making the long-term economic case for investing in mental health to contribute to sustainability from a health, public sector and societal perspective. EU; 2011
[7] Bundesministerium für Arbeit und Soziales & Bundesanstalt für Arbeitsschutz und Arbeitsmedizin Sicherheit und Gesundheit bei der Arbeit 2010 – Unfallverhütungsbericht Arbeit. Berlin: BMAS & BAuA; 2011
[8] BundesPsychotherapeutenkammer. BPtK-Studie zur Arbeitsunfähigkeit Psychische Erkrankungen – Keine Frage des Alters. Berlin: BPtK; 2011

[9] European Foundation for the Improvement of Living and Working Conditions, Fourth European Working Conditions Survey, Office for Official Publications of the European Communities, Luxembourg, 2006. Im Internet: http://www.eurofound.europa.eu/ ewco/surveys/EWCS 2005/index.htm; 22.01.2012

[10] World Health Organization. Global Status Report on Noncommunicable Diseases 2010. Genf: WHO; 2011

[11] World Health Organization. UN High-level Meeting on NCDs. New York: WHO; 2011

[12] Antonovsky, A. Unraveling the mystery of health. San Francisco: Jossey-Bass; 1987

[13] Graeser S. Salutogenic factors for mental health promotion in work settings and organizations. Int Rev Psychiatry 2011; 23: 508–515

[14] World Health Organization. Ottawa-Charta zur Gesundheitsförderung. Genf: WHO; 1986

[15] World Health Organization. First Global Ministerial Conference on Healthy Lifestyles and Noncommunicable Disease Control. Moscow: WHO; 2011

[16] Bergold, J.B. Über die Affinität zwischen qualitativen Methoden und Gemeindepsychologie. Historical Social Research 2000; 30: 280–299

[17] Hegerl U, Wittenburg L, Arensman E. Optimizing suicide prevention and their implementation in Europe (OSPI Europe): an evidence-based multi-level approach. BMC Public Health 2009; 9: 428

[18] European Commission. Follow-Up to the European Parliament Resolution on Mental Health (21.04.2009). Brussels: EU

[19] World Health Organization. Mental Health Action Plan for Europe. Geneva: WHO; 2005

[20] Vieth H. Mental health policies in Europe. Euro Observer; 11, Copenhagen: WHO Europe; 2009

43 Migration von Health Professionals und Patientensicherheit

Monika Habermann, Henning Cramer

43.1 Einleitung

Mit Blick auf die Absicherung der Gesundheits- und Pflegeversorgung im Jahre 2030 werden in diesem Beitrag zwei viel diskutierte, aber bislang noch kaum je zusammengeführte Entwicklungen und Problemstellungen verbunden: die zunehmende Notwendigkeit des Einbezugs von Health Professionals aus dem Ausland, um die Versorgung der Bevölkerung schon jetzt, aber insbesondere auch zukünftig sicherzustellen und Fragen und Anliegen der Qualitätssicherung von Behandlungs- und Pflegeergebnissen, die damit verbunden sein könnten. Der Beitrag basiert auf einer repräsentativen Befragung zur Fehlerwahrnehmung, zum Fehlermanagement und zu Folgen von Fehlern unter Pflegemitarbeitern [7, 12]. Problemstellungen und deren Beantwortung werden somit im Hinblick auf die pflegerische Berufsgruppe entwickelt. Da Versorgungsleistungen zunehmend interdisziplinär erbracht werden und ähnliche Problemstellungen, die für Fachkräfte in der Pflege anhand der Studienergebnisse verdeutlicht werden, auch bei anderen Dienstleistern der Gesundheits- und Pflegeversorgung erkennbar sind, werden sowohl in der Problemdarstellung wie auch in Überlegungen zu deren Beantwortung Erkenntnisse und Belange anderer Health Professionals einbezogen. In diesem Sinne wird nach einer Einführung zu den Themen Migration von Health Professionals und relevanten Aspekten der Patientensicherheit die genannte Studie vorgestellt und anhand einiger Beispiele werden Unterschiede im Antwortverhalten von Befragten mit oder ohne Migrationshintergrund verdeutlicht. Mögliche Folgerungen bezüglich der Qualitätssicherung werden unter Einbezug auch anderer Berufsgruppen im Gesundheitswesen abschließend diskutiert.

43.2 Migrationshintergrund und Patient Safety – aktuelle Themenstellungen der Qualitätssicherung

Die demografische Entwicklung bedingt eine Nachfragezunahme an Gesundheits- und Pflegeleistungen bei gleichzeitiger Minderung der erwerbstätigen Bevölkerung [3]. Schon jetzt wird über einen erheblichen Fachkräftemangel berichtet. Vielerorts können freie Stellen für Ärzte und Pflegende nicht mehr besetzt werden [2, 18]. Der Fachkräftemangel wird sich in Zukunft noch deutlicher abzeichnen. Wenngleich Hochrechnungen von unterschiedlichen Szenarien ausgehen, was das notwendige Volumen an Versorgungsleistungen betrifft, besteht Einigkeit bei allen Experten, dass ohne eine erhebliche Ausweitung der Anzahl von Health Professionals eine Versorgung der Bevölkerung nicht sichergestellt sein wird. So stellten PricewaterCoupers/WifOR unter der Leitung von Bert Rürup [17] Berechnungen vor, nach denen im Jahr 2020 40 % des Bedarfes an Ärzten ohne Gegensteuerung nicht gedeckt sein werden. Bei den nicht ärztlichen Gesundheitsberufen, in erster Linie imponiert hier die große Zahl der Pflegekräfte und Pflegehilfskräfte mit einer zweijährigen Ausbildung, wird ein Defizit an Fachkräften von annähernd 150 000 Vollzeitkräften erwartet. Zur Gegensteuerung wird die Erhöhung der Ausbildungskapazitäten, die Steigerung der Attraktivität der Rahmenbedingungen der Tätigkeitsbereiche von Health Professionals, die Steigerung des Ansehens der Pflegeberufe wie auch der Einbezug bislang unterrepräsentierter Bevölkerungsgruppen in die Pflegeausbildung [9] betrachtet. Einig sind sich aber auch hier die Experten, dass ohne eine Rekrutierung von Fachkräften aus dem Ausland die absehbare Versorgungskrise nicht zu meistern sein wird. Schon jetzt sind zahlreiche Ärzte aus dem Ausland tätig, wie nachfolgende ▶ Abb. 43.1 verdeutlicht.

Vergleichbare Zahlen über die Pflegeberufe sind in Ermangelung von Pflegekammern, die in anderen Ländern entsprechende Daten vorhalten, bzw. aufgrund einer fehlenden migrationssensitiven Gesundheitspersonalstatistik des Statistischen Bundesamtes nur in Form von akkumulierten und damit angenäherten Daten des Mikrozensus einsehbar [13]. Hiernach sind beispielsweise 2006 11,6 % der im Gesundheits- und Pflegewesen beschäftigen Pflegekräfte und 15,5 % aller Krankenpflegehilfskräfte (zweijährige Ausbildung) selbst zugewandert [1]. Welche Anzahl an Fachkräften in der Pflege mit Zuwanderungsbiografie ihre Ausbildung in Deutschland selbst absolviert hat oder im Ausland mit Ausbildung angeworben wurden, kann aus diesen Zahlen nicht abgeleitet werden.

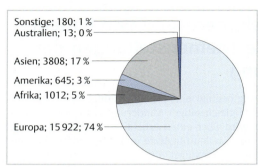

Abb. 43.1 Anzahl der berufstätigen ausländischen Ärzte in Deutschland nach Herkunft. Quelle [5].

Ohne eine schon jetzt erfolgende und zukünftig noch verstärkte, erhebliche Anwerbung und Zuwanderung von Health Professionals, so kann resümiert werden, wird selbst der grundlegende Versorgungsbedarf in der Gesundheits- und Pflegeversorgung nicht einlösbar sein. Stellen die bisherigen Überlegungen schon erhebliche Herausforderungen für eine angemessene Beantwortung durch die Politik und zentrale Akteure der Gesundheitsversorgung dar, wird diese Sachlage noch komplexer, betrachtet man sie unter Aspekten der Qualitätssicherung, insbesondere der Patienten- und Bewohnersicherheit im Versorgungswesen.

Seit dem Erscheinen des Berichtes „To err is human" des Instituts of Medicine [16] in den Vereinigten Staaten sind eine Vielzahl von Veröffentlichungen zu Fehlern und zur Fehlervermeidung im Gesundheitswesen erschienen. Die in dem Bericht errechneten Zahlen waren in der Tat alarmierend und forderten daher zu einer Neuausrichtung in der Qualitätssicherung von Gesundheits- und Pflegeeinrichtungen auf. Fast 100 000 potenzielle Tote jährlich wurden in diesem Bericht als Konsequenz von behandlungsbedingten Schädigungen alleine in der klinischen Versorgung in den Vereinigten Staaten errechnet, ebenso wie eine hohe Zahl von notwendigen Folgebehandlungen infolge unzureichender oder fehlerhafter therapeutischer und pflegerischer Behandlungen. Neben dem individuellen Leid, die solche Geschehnisse bereit halten, gerieten mit den Erkenntnissen des Berichtes auch Verlängerungen von Behandlungszeiten und kostspielige korrektive Maßnahmen in den Fokus der Qualitätssicherung. Auch in Anbetracht dieser erkennbaren wirtschaftlichen Verluste stellte der Bericht eine Aufforderung dar, knappe Mittel im Gesundheits- und Pflegesektor durch eine Priorisierung von Fehlervermeidung und Fehlermanagement in der Qualitätssicherung zu schützen.

Auch in anderen Ländern mit vergleichbar entwickelten Versorgungssystemen gerieten Häufigkeitsschätzungen und Fehleranalysen in das Blickfeld der

43 Migration von Health Professionals und Patientensicherheit

Qualitätssicherung und Kostenanalysen. So haben Befunde von etwa 12 000 jährlich anerkannten Behandlungsfehlern [6, 15] und auf Basis einer Auswertung von etwa 50 internationalen Studien geschätzte 17 000 vermeidbare Todesfälle im Gesundheitswesen [20] auch in der BRD eine intensive Beschäftigung mit dem Thema Fehler- und Risikomanagement im Gesundheits- und Pflegewesen ausgelöst. In der Europäischen Union befassen sich verschiedene Gremien mit der Patientensicherheit in Mitgliedstaaten und erarbeiten Empfehlungen [10]. Entsprechende Bemühungen sind auch unter Einbezug außereuropäischer Staaten bei der Weltgesundheitsorganisation aufgegriffen worden, beispielsweise mit der Umsetzung von Leitlinien und curricularen Empfehlungen [26, 27].

Patientensicherheit und in einem erweiterten Sinne auch die Sicherheit von therapie- und pflegebedürftigen Bewohnern von Alten- und Pflegeheimen stehen daher seit einem Jahrzehnt im Zentrum der qualitätsorientierten Weiterentwicklung der Versorgungssysteme. Ein Schwerpunkt der Forschung und Prozessoptimierung in Einrichtungen liegt dabei auf der Analyse von Medikamentenverordnungen und ihrer Verabreichung [20]. Weitere viel veröffentlichte Themenstellungen sind mit dem operativen Handlungsbereich und mit Sekundärinfektionen im klinischen Bereich befasst. Auch die hausärztliche Versorgung ist zur Stärkung der Patientensicherheit durch entsprechende internetbasierte Foren vertreten. Generell ist professionsbezogen vor allem der ärztliche Handlungsbereich vertreten; Fehleranalysen zum Handlungsfeld anderer Health Professionals sind unter den Veröffentlichungen noch seltener vertreten. Eine wichtige Ausnahme stellt hier der schnell wachsende Korpus an Studien zu Strukturmerkmalen und Outcome von Behandlungen in der klinischen Versorgung dar. So konnte gezeigt werden, dass die Anzahl der pflegerischen Fachkräfte in der klinischen Versorgung behandlungsinduzierte Fehler und Sekundärschäden beeinflusst [25].

Kaum untersucht ist hingegen das Themengebiet „Migration von Health Professionals und Patientensicherheit". Eine fokussierte Recherche in den elektronischen Datenbanken PUBMED und CINAHL förderte nur wenige Beiträge zutage, die sich zumindest ansatzweise mit dem Thema beschäftigen. Wie zu erwarten, wird in diesen ein Zusammenhang von Patientensicherheit und den kommunikativen Fähigkeiten von Health Professionals mit Migrationshintergrund thematisiert [21, 28]. Gregory et al. [11] berichten von erhöhten „Unsafe Patient Care Events" von Studenten aus dem Ausland, die in den USA ein Pflegestudium absolvieren, Bratland und Hunskar [4] berichten von einem statistischen Zusammenhang zwischen Beschwerden über norwegische Allgemeinärzte und deren Eigenschaft, nicht über Norwegisch als Muttersprache zu verfügen. Der fünfte relevante Beitrag [8] thematisiert die notwendige Internationalisierung von Regulierungen hinsichtlich internationaler Pflegender auch im Sinne der Sicherung der Patientensicherheit.

Weitere Forschungsergebnisse zum Zusammenhang eines Migrationshintergrundes mit Patientensicherheitsparametern sind vereinzelt zu finden. So weist beispielsweise der Befund von Sanghera et al. [19] darauf hin, dass Migration von Health Professionals in der Patientensicherheitsforschung thematisiert wird. Es wird berichtet, dass *„staff from other countries raised cultural differences as barriers for not reporting. An overseas-qualified anaesthetist thought that the culture of reporting was strange, describing it as some kind of disease"* [22]. Doch auch die beiden von den Datenbanken explizit mit den entsprechenden Schlagworten versehenen Publikationen zu konkreten Untersuchungen [4, 11] weisen kein auf den Einfluss eines etwaigen Migrationshintergrundes fokussiertes Design auf, sondern erfassen diesen als einen Faktor von vielen. Es kann daher davon ausgegangen werden, dass, gemessen an hohen Anteilen von Gesundheitspersonal mit Migrationshintergrund und teilweise starken Anwerbeaktivitäten einiger Staaten, unter anderen den USA [14], der Einfluss der Migration von Health Professionals auf das Auftreten sicherheitsrelevanter Ereignisse in der international umfangreichen Debatte zur Patientensicherheit vernachlässigt wird.

In Deutschland lag bis vor Kurzem keinerlei empirisches Material zum Zusammenhang von Migrationshintergrund von Health Professionals und Patientensicherheit vor. Im Rahmen der von 2007 bis 2010 durchgeführten Untersuchung „Pflegefehler, Fehlerkultur und Fehlermanagement in stationären Versorgungseinrichtungen" des Zentrums für Pflegeforschung und Beratung der Hochschule Bremen wurden jedoch erstmals auch Auswertungen zum Zusammenhang dieses vernachlässigten Merkmals mit Bezug zur Wahrnehmung von (Pflege-)Fehlern durchgeführt. Im folgenden Abschnitt sollen diese Ergebnisse – im Anschluss an eine kurze Darlegung des Untersuchungsdesigns und der verwendeten Methodik und Instrumente – skizziert werden.

43.3 Migration von Health Professionals und Pflegefehler in Einrichtungen der stationären Versorgung

In der Untersuchung wurde ein Querschnittsdesign umgesetzt. Basierend auf einer qualitativen Vorstudie in Form einer problemzentrierten semi-strukturierten Befragung von Pflegenden und einer extensiven Analyse relevanter, internationaler Literatur wurde unter Einbezug eines Expertenbeirats ein Fra-

43 Migration von Health Professionals und Patientensicherheit

gebogen entwickelt. Das Instrument erfasste verschiedene Aspekte des Themenkomplexes „Pflegefehler", so beispielsweise Fehlerursachen und die Häufigkeit bestimmter Pflegefehler sowie von Fehlern allgemein. Darüber hinaus wurden Fragen zum Meldeverhalten und zu Aspekten des Fehlerverständnisses wie auch zu Folgen von Fehlern gestellt. Anzumerken ist, dass im Rahmen einer retrospektiven Studie Ergebnisse vorliegen, die Einstellungen, Wahrnehmung und Häufigkeitserinnerungen der Teilnehmer zu den abgefragten Aspekten eines Fehlergeschehens darstellen. Aufgrund der thematischen Breite der gewählten Annäherung war dieses Vorgehen notwendig, da prospektive Studien Beobachtungseinheiten definieren müssen wie z. B. Medikamentengaben und/oder zeitnah zum Tagesgeschehen erfolgende Dokumentenanalysen und damit eine für das Anliegen dieser Studie unproduktive Problemfokussierung und Aufmerksamkeitslenkung vorwegnehmen.

Die Teilnehmer rekrutierten sich aus einer Zufallsauswahl von 3905 Pflegenden aus 46 norddeutschen Pflegeheimen und 30 norddeutschen Krankenhäusern mit jeweils mehr als 50 Plätzen bzw. Betten. Eingeschlossen waren Gesundheits- und Krankenpfleger, Gesundheits- und Kinderkrankenpfleger und staatlich anerkannte Altenpfleger. Im Pflegeheim waren darüber hinaus auch staatlich anerkannte Altenpflegehelfer sowie staatlich anerkannte Krankenpflegehelfer teilnahmeberechtigt.

Die Stichprobe bestand aus 1100 Pflegenden. Von diesen arbeiteten 724 im Krankenhaus und 376 im Pflegeheim. Insgesamt entspricht die Stichprobe der Grundgesamtheit der in den deutschen Krankenhäusern respektive Pflegeheimen in der direkten Versorgung arbeitenden Pflegepersonen hinsichtlich Geschlecht, Alter und Berufsausbildung [23, 24].

Im Zusammenhang des vorliegenden Beitrags ist der Aspekt des Migrationshintergrundes der Teilnehmer von zentraler Bedeutung. Definitionsgemäß [22] liegt ein Migrationshintergrund dann vor, wenn eine Person oder mindestens ein Elternteil nicht in Deutschland geboren ist und/oder in ihrem Haushalt kein Deutsch gesprochen wird. Dies traf auf insgesamt 126 Teilnehmer (11,5%) zu, wobei 66 (9,1%) dieser Teilnehmer im Krankenhaus und 60 (16,0%) im Pflegeheim arbeiteten.

Die folgenden Ergebnisse stellen den Vergleich des Antwortverhaltens von Teilnehmern mit bzw. ohne Migrationshintergrund dar. Generelle Ergebnisse zu den o. g. einzelnen Themenkomplexen und Fragestellungen sind anderen Publikationen zu entnehmen (7, 12; weitere in Vorbereitung).

Insbesondere die folgenden Befunde erachten wir als bemerkenswert (alle $p < 0{,}05$, wenn nicht anders angegeben):

Teilnehmer mit Migrationshintergrund schätzten die Häufigkeit von 27 von 32 vorgegebenen Fehlern in konkreten pflegerischen Tätigkeiten aus den Bereichen direkte Pflege (z. B. „Einem Patienten wird eine Mahlzeit zu schnell

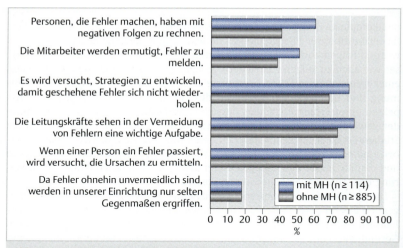

Abb. 43.2 Anteil der den genannten Statements zum Umgang mit Fehlern in ihrer Einrichtung (eher) zustimmenden Teilnehmer, getrennt dargestellt nach Migrationshintergrund.

gereicht"), Pflegeorganisation (z. B. „Der Arbeitsablauf wird falsch geplant"), Pflegedokumentation (z. B. „Protokolle werden fehlerhaft oder gar nicht geführt"), Medizin (z. B. „Medikamente werden falsch oder gar nicht gegeben") und übergeordnete Koordination bzw. Kooperation (z. B. „Es treten Fehler bei der Zusammenarbeit mit anderen Berufsgruppen in der Einrichtung auf") als geringer ein als ihre Kollegen ohne Migrationshintergrund.

Teilnehmer mit Migrationshintergrund äußern sich zu fünf von insgesamt 15 vorgegebenen Statements zu Einstellungen zu und dem Umgang mit Fehlern in ihrer Einrichtung positiver als ihre Kollegen ohne Migrationshintergrund (▶ Abb. 43.2).

Teilnehmer mit Migrationshintergrund benennen als Ursache von Fehlern in der Pflege häufiger zu wenig Personal und Schichtlänge, hingegen seltener eine mangelnde professionelle Einstellung und Informationsmangel als ihre Kollegen ohne Migrationshintergrund.

Im Pflegeheim benennen Teilnehmer mit Migrationshintergrund als Ursache von Fehlern häufiger Unterbrechungen und auch hier zu wenig Personal, hingegen seltener Fehler anderer Pflegender und wiederum eine mangelnde professionelle Einstellung als ihre Kollegen ohne Migrationshintergrund.

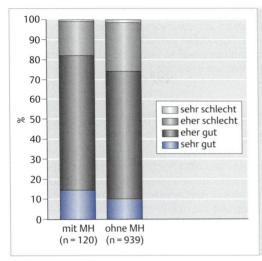

Abb. 43.3 Antwortverhalten der Teilnehmer auf die Frage „Wie schätzen Sie für sich persönlich Ihre Möglichkeiten ein, Fehler in Ihrem Arbeitsbereich zu verhindern oder zu reduzieren?", getrennt dargestellt nach Migrationshintergrund.

Teilnehmer mit Migrationshintergrund schätzen ihre persönlichen Möglichkeiten, Fehler zu verhindern oder zu reduzieren, als besser ein als ihre Kollegen ohne Migrationshintergrund (▶ Abb. 43.3).

Die Ergebnisse unserer Exploration lassen somit vermuten, dass der Migrationshintergrund eine belastbare Determinante in der Wahrnehmung, Einschätzung und Beurteilung von Fehlern und dem Umgang mit Fehlern sein könnte. Sie bestätigen bislang punktuell erhobene ähnliche Befunde wie die der einleitend vorgestellten Studien von Gregory et al. [11] und Bratland und Hunskar [4]. Wenngleich kein spezifischer Fokus auf den Zusammenhang des Migrationshintergrundes von Health Professionals und Patientensicherheit bzw. konkreter der Wahrnehmung von verschiedenen Aspekten der Fehlerthematik gelegt wurde, so stellen die vorgestellten Ergebnisse dieser ersten unter Pflegekräften durchgeführten, umfangreichen Studie doch eine breite Datenbasis zur Verfügung und weisen auf den notwendigen Einbezug des Migrationshintergrundes als einem relevanten Faktor für die Sicherheit von Patienten bzw. allgemein von Empfängern von Gesundheitsdienstleistungen hin.

Es ist auch anzunehmen, dass zumindest diese sehr allgemeine Schlussfolgerung auf andere Berufsgruppen transferiert werden kann. Es zeigen sich deutliche Unterschiede bei der Wahrnehmung der Häufigkeit von Fehlern sowie Tendenzen bei der Einschätzung von Fehlerursachen. Von Interesse ist auch die Tatsache, dass Pflegende mit Migrationshintergrund für sich größere Möglichkeiten einer Einflussnahme auf ein Fehlergeschehen sehen. Zusammengefasst betrachtet kann die Hypothese formuliert werden, dass Gesundheitsdienstleister mit Migrationshintergrund in Deutschland die Fehlerproblematik in der Tendenz weniger kritisch betrachten.

43.4 Schlussfolgerungen und Handlungsempfehlungen

Schon einleitend wurde vermerkt, dass die Verschränkung zweier derzeit und noch mehr zukünftig hoch relevanter Themenkomplexe, nämlich die notwendige Anwerbung von Fachkräften aus dem Ausland zur Absicherung der Gesundheits- und Pflegeversorgung und die drängenden Problemstellungen von Defiziten in der Behandlungs- und Pflegequalität in der Ausprägung der Patientensicherheit, einen Zuwachs an Komplexität beinhaltet. Möglicherweise erklärt dies auch die fehlende Abbildung des Migrationsstatus als Erhebungsmerkmal in den meisten der international verfügbaren Studien. Wenn in einigen Arbeitsfeldern der Pflege in den Vereinigten Staaten schon bis zu 25% der im Ausland ausgebildete Pflegekräfte tätig sind, stellt die zusätzliche Frage nach einer diesem Umstand geschuldeten Erhöhung der Fehleranfälligkeit in der Versorgung möglicherweise eine nicht einfach zu beantwortende Herausforderung dar. Die Vorstellung entsprechender Daten auf einem internationalen Kongress (1st Conference of the World Academy of Nursing Science, Kobe/Japan, 20. September 2009) hat noch weitergehende Überlegungen unter den Diskussionsteilnehmern erkennbar werden lassen, die möglicherweise eine Zurückhaltung der Forschung begründen: Unter dem Vorzeichen der Gleichberechtigung und migrationssensitiven Gestaltung der Gesundheitsversorgung könnte die Frage nach einem Migrationshintergrund in entsprechenden Fehlerstudien als unberechtigter Vorbehalt gegenüber der Qualität der Dienstleistungserbringung von Mitarbeitern aus dem Ausland bewertet werden und zu Problemen der Datenaufnahme und Einwerbung von Forschungsmitteln führen, so die Rückmeldung einiger Tagungsteilnehmer aus den Vereinigten Staaten. Deshalb sei an dieser Stelle explizit darauf verwiesen, dass es nicht darum gehen kann, Health Professionals mit Migrationshintergrund in Studien zu singularisieren und zu exponieren. Es geht vielmehr darum, Vorsorge zu treffen und der unumkehrbaren und notwendigen Entwicklung sinnvolle Maßnahmen zum Monitoring der Verschränkung beider Sachverhalte – Zuwanderung und Patientensicherheit – wie auch entsprechende Maßnahmen zur Vermeidung von unerwünschten Folgen zu entwickeln. In diesem Sinne erfolgen auf der Grundlage unserer Studienergebnisse im Weiteren einige Vorschläge und Überlegungen:

Forschungsbezogen schlagen wir vor, in zukünftigen Erhebungen zu Fehlern im Gesundheitswesen und der Patientensicherheit das Strukturmerkmal „Migrationshintergrund" unter den Health Professionals einzubeziehen. Wie eingangs vermerkt, wäre hier insbesondere auch die schnell wachsende Anzahl von aus dem Ausland angeworbenen **ärztlichen Mitarbeitern** zu beachten. Neben der notwendigen Orientierung an Ergebnissen der Behandlung durch Health Professionals sind Fragen der Wahrnehmung, der Häufigkeitseinschätzung und des Umgangs mit wahrgenommenen Fehlern ein zentraler Anknüpfungspunkt für die Optimierung der Versorgung. Gerade hier sind Unterschiede in der dargestellten Studie erkennbar und diese sind für die Prozessoptimierung in Organisationen und Teams aus in unterschiedlichen Ländern ausgebildeten Mitgliedern möglicherweise sehr relevant.

Auf bundesweiter, versorgungspolitischer Ebene ist zu fragen, ob die bisherige Datenlage auf der Grundlage akkumulierter Daten des Mikrozensus noch ausreichend sein kann. Die jährliche Veröffentlichung der Gesundheitspersonalstatistik durch das Statistische Bundesamt muss in Ermangelung entsprechender Grundlagen auf eine migrationssensitive Berichterstattung verzichten. Dies entspricht nicht den absehbaren Entwicklungen auf dem Gesundheitsmarkt und sollte unter dem Vorzeichen eines qualitätsgerechten Monitorings der aktuellen Entwicklungen diskutiert werden.

Sowohl in den **professionsbezogenen Diskursen** wie auch im **interdisziplinären Diskurs zur Qualitätssicherung** muss die Absicherung der Patientensicherheit aufgriffen werden und eine erhöhte Bereitschaft erkennbar werden, z. B. bundesweite Mindeststandards und Leitlinien für die Aufnahme einer Tätigkeit in der Gesundheits- und Pflegeversorgung von zugewanderten Health Professionals zu entwickeln. Wenngleich dies möglicherweise eine Erhöhung von Kosten in der Versorgung nach sich ziehen wird, z. B. in der Vorhaltung definierter Einarbeitungskonzepte und definierter sprachlicher Grundkenntnisse, könnte sich solches mit Blick auf die eingangs geschilderten, erkennbaren Folgekosten von Fehlern im Gesundheitswesen als ein hilfreicher Schritt erweisen, um effektiv und effizient mit knappen Ressourcen zu arbeiten.

Organisationsbezogen könnten die schon genannten Vorschläge Unterstützung bieten, um Maßnahmen der Qualitätssicherung zu erarbeiten, die erkennbar eine Einarbeitung und Absicherung der eingeworbenen Mitarbeiter aus dem Ausland sicherstellen. Unumgänglich erscheint auch hier, entsprechende Strukturdaten zunächst einmal als relevant für die Prozesse und Ergebnisse wahrzunehmen und sie dann auch vorzuhalten.

Die hier vorgestellten Schlussfolgerungen sind weitreichend. Sie beziehen sich zunächst auf die in diesem Beitrag vorgestellten, pflegebezogenen Studienergebnisse und erweitern diese um weitergehende Überlegungen zur Verschränkung der gewählten Themenstellungen Migration von Health Professionals und Patientensicherheit. Wir befinden uns hier international wie auch national noch am Anfang einer sicher auch zukünftig noch kontrovers geführten Diskussion, betrachtet man die o. a. einschränkenden Überlegungen angelsächsischer Forscher zur Themenstellung. Versorgungsbezogen erachten wir allerdings den Einstieg und eine Vertiefung der Thematik als unumgänglich und als wichtigen Ansatzpunkt für die Qualitätssicherung.

43.5 Literatur

[1] Afentakis A, Böhm K. Beschäftigte im Gesundheitswesen. Berlin: Robert Koch-Institut; 2009
[2] Blum K, Löffert S. Ärztemangel im Krankenhaus – Ausmaß, Ursachen, Gegenmaßnahmen. Im Internet: http://www.dki.de/PDF/Langfassung_Aerztemangel.pdf; Stand: 15.01.2012
[3] Böhm K, Tesch-Römer C, Ziese T, Hrsg. Gesundheit und Krankheit im Alter. Berlin: Robert Koch-Institut; 2009
[4] Bratland SZ, Hunskar S. [Medico-legal assessments of complaints against general practitioners]. Tidsskr Nor Laegeforen 2006; 12: 166–169
[5] Bundesärztekammer. Ausländische Ärztinnen und Ärzte. Im Internet: http://www.baek.de/special-downloads/Stat10Tab10.pdf; Stand: 22.08.2011
[6] Bundesärztekammer. Statistische Erhebung der Gutachterkommissionen und Schlichtungsstellen für das Statistikjahr 2010. Im Internet: http://www.bundesaerztekammer.de/downloads/Gesamtstatistik_2010.pdf; Stand: 26.01.2012
[7] Cramer H, Habermann M. Interessante Einblicke. Altenpflege 2010; 35: 26–28
[8] Cutcliffe JR, Bajkay R, Forster S et al. Nurse migration in an increasingly interconnected world: the case for internationalization of regulation of nurses and nursing regulatory bodies. Arch Psychiatr Nurs 2011; 25: 320–332
[9] El-Cherkeh T, Fischer M. Berufsausbildung in der Altenpflege: Einstellungen und Potenziale bei jungen Menschen mit Migrationshintergrund in Hamburg. Hamburg: Hamburgisches WeltWirtschaftsInstitut; 2010
[10] European Commission 2010 Patient Safety & Quality of Care Working Group. (Ohne Titel) Im Internet: http://ec.europa.eu/health/patient_safety/docs/ev_20111121_ag_en.pdf, Stand: 26.01.2012
[11] Gregory D, Guse L, Dick DD et al. What clinical learning contracts reveal about nursing education and patient safety. Can Nurse 2009; 105: 20–25
[12] Habermann M, Cramer H. Befragung in Krankenhäusern. Pflegefehler, Fehlerkultur und Fehlermanagement. Pflegezeitschrift 2010; 63: 552–555
[13] Habermann M, Schenk L. Brauchen wir eine migrationssensitive Pflegeberichterstattung? Problemstellungen und Ergebnisse eines Expertenworkshops. In: Die Beauftragte der Bundesregierung für Migration, Flüchtlinge und Integration, Hrsg. Migrationssensible Datenerhebung für Gesundheits- und Pflegeberichterstattung. Berlin: 2008: 83–93
[14] Habermann M, Stagge M. Nurse Migration: Challenge for the profession and health care systems. J Public Health (Springer) 2010; 18: 43–51

[15] Hansis ML, Hart D. Medizinische Behandlungsfehler in Deutschland. Berlin: Robert Koch-Institut; 2001
[16] Kohn LT, Corrigan JM, Donaldson MS, Hrsg. To err is human. Building a safer health system. Washington, D.C.: National Academy Press; 2000
[17] Ostwald DA, Ehrhard T, Bruntsch F et al. Fachkräftemangel Gesundheitswesen. Stationärer und ambulanter Bereich bis zum Jahr 2030. Frankfurt am Main: PricewaterCoopers; 2010
[18] Rheinisch-Westfälisches Institut für Wirtschaftsforschung, Hrsg. Faktenbuch Pflege – Die Bedeutung privater Anbieter im Pflegemarkt. Essen: Rheinisch-Westfälisches Institut für Wirtschaftsforschung; 2011
[19] Sanghera IS, Franklin BD, Dhillon S. The attitudes and beliefs of healthcare professionals on the causes and reporting of medication errors in a UK Intensive care unit. Anaesthesia 2007; 62: 53–61
[20] Schrappe M, Lessing C, Albers B et al. Agenda Patientensicherheit 2007. Witten: Aktionsbündnis Patientensicherheit; 2007
[21] Smith K, Milburn M, Mackenzie L. Poor command of English language: a problem in care homes? If so, what can be done? J Dementia Care 2008; 16: 37–39
[22] Statistisches Bundesamt. Bevölkerung und Erwerbstätigkeit. Bevölkerung mit Migrationshintergrund. Ergebnisse des Mikrozensus 2010. Wiesbaden: Statistisches Bundesamt; 2011
[23] Statistisches Bundesamt. Krankenhausstatistik. Basidaten. Wiesbaden: Statistisches Bundesamt; 2010
[24] Statistisches Bundesamt. Pflegestatistik 2007. Pflege im Rahmen der Pflegeversicherung. Deutschlandergebnisse. Wiesbaden: Statistisches Bundesamt; 2008
[25] Van den Heede K, Clarke SP, Sermeus W et al. International Experts' Perspectives on the State of the Nurse Staffing and Patient Outcomes Literature. J Nurs Scholarsh 2007; 39: 290–297
[26] World Health Organization. WHO guidelines on patient safety. Im Internet: http://www.who.int/publications/guidelines/patient_safety/en; Stand: 26.01.2012
[27] World Health Organization. WHO patient safety Curriculum guide. Im Internet: http://www.who.int/patientsafety/education/curriculum/en/; Stand: 26.01.2012
[28] Xu Y. Communicative competence of international nurses and patient safety and quality of care. Home Health Care Manag Pract 2008; 20: 430–432

44 Regionale Unterschiede in der Versorgungsqualität von Typ-2-Diabetikern – Befunde aus dem Disease-Management-Programm Diabetes mellitus Typ 2 in Nordrhein

Bernd Hagen

44.1 Hintergrund

Regionale Vergleiche sind seit vielen Jahren Gegenstand der wissenschaftlichen Forschung auf dem Gebiet des Diabetes mellitus. Der Fokus dieser Arbeiten liegt neben der Erkrankungsprävalenz vor allem auf den Unterschieden hinsichtlich der Stoffwechseleinstellung und der medikamentösen Versorgung der Patienten. Der Nachweis regionaler Unterschiede hat auch eine hohe Bedeutung für die Prävention chronischer Krankheiten oder deren Krankheitsfolgen: Gebiete, in denen dies gut gelingt, können eine Vorbildfunktion erfüllen und mögliche Wege zu einer Verbesserung der Versorgungsqualität aufzeigen. In jüngerer Zeit ist ein starker Anstieg des Interesses an Regionalvergleichen zu beobachten. Zum Teil wurden dabei ausgeprägte regionale Differenzen aufgezeigt.

Mit Bezug auf die deutsche Situation finden sich beispielsweise Analysen der Diabetes-Prävalenz nach den so genannten Nielsen-Gebieten (eine Aufteilung der Bundesländer in sieben unterschiedliche Regionen) in dem Bericht zu den Ergebnissen der GEDA-Studie 2009 des Robert Koch-Instituts (GEDA: Gesundheit in Deutschland aktuell) [7]. Unter den hier befragten etwa 21 000 Studienteilnehmern schwankte die regionale Diabetes-Prävalenz zwischen < 7,5 % und ≥ 10,5 %, wobei die höheren Prävalenzraten in den östlichen Regionen beobachtet wurden.

In der auf fünf regionalen Studien und einer nationalen Erhebung basierten Metaanalyse DIAB-CORE zur Prävalenz des Diabetes mellitus Typ 2 in Deutschland (DIAB-CORE: Diabetes – Collaborative Research of Epidemiologic Studies), die Daten von etwas mehr als 15 000 Patienten in dem Zeitraum zwischen

1997 und 2006 berücksichtigt, wurde die niedrigste Rate mit 5,8 % in der Region Augsburg und die höchste mit 12 % in Halle/Saale gefunden [18].

Innerhalb der DYSIS-Studie (DYSIS: Dyslipidemia International Study) zur Behandlung von Fettstoffwechselstörungen wurde nicht nur die Verordnung von Statinen, sondern auch die regionale Auftretenshäufigkeit der Begleiterkrankung Diabetes mellitus bei 4260 Patienten untersucht [2]. Die vier gebildeten Regionen Nord, Ost, West und Süd unterschieden sich allerdings nicht bedeutsam beim Auftreten eines Diabetes (zwischen 45 und 46,5 %), wohl aber bei dem einer Hypertonie oder einer manifesten koronaren Herzkrankheit bei Frauen.

Eine Studie auf Grundlage von Abrechnungsdaten der Barmer GEK [8] kommt zu dem Ergebnis, dass der Anteil medikamentös versorgter Diabetiker in den unterschiedlichen Bundesländern zwischen 29 und 38 % schwankt, wobei die niedrigsten Raten in Bayern und Nordrhein-Westfalen und die höchste in Mecklenburg-Vorpommern beobachtet wurden. Zudem zeigte sich in dieser Studie eine überdurchschnittliche Prävalenz schwerer Erkrankungsgrade eines Diabetes mellitus Typ 2 in den östlichen Bundesländern.

Zu ähnlichen Befunden gelangt eine Studie der Firma Insight Health auf der Basis von rund 40 Millionen anonymisierter Rezeptdaten [1]. Dort wurden ebenfalls in den beiden östlichen Bundesländern Sachsen-Anhalt und Mecklenburg-Vorpommern mit 275 – 293 GKV-Verordnungen von Insulin pro 1000 Versicherte gegenüber 130 – 148 in Bayern und Baden-Württemberg deutlich höhere Werte registriert.

Unter knapp 36 000 hausärztlich versorgten Patienten in der GEMCAS-Studie (GEMCAS: German Metabolic and Cardiovascular Risk Project) fand sich eine nach Alter und Geschlecht adjustierte Prävalenz des Typ 2-Diabetes zwischen 7,5 % in Hamburg und 15,8 % in Sachsen [6]. Für die Prävalenz eines metabolischen Syndroms kommt die gleiche Autorengruppe zu adjustierten Werten zwischen 16,4 % in Bremen und 23,5 % in Sachsen-Anhalt [9].

Auch hinsichtlich der Versorgungsstrukturen wurden Unterschiede nachgewiesen. So liegt die Zahl der Einwohner eines Bundeslandes in Relation zu den dort etablierten Diabetes-Schwerpunktpraxen zwischen 40 in Rheinland-Pfalz, im Saarland und in Sachsen sowie 90 in Schleswig-Holstein und 100 in Hamburg [20]. Auf die Anzahl der Schwerpunktpraxen pro 100 000 Einwohner umgerechnet ergeben sich Relationen zwischen 1,3 – 1,4 in Schleswig-Holstein, Westfalen-Lippe, Hamburg, Niedersachsen und Nordrhein sowie 2,6 – 2,7 in Mecklenburg-Vorpommern und Rheinland-Pfalz [11].

Für eine nach Wohnorten differenzierte Analyse der nach Alter und Geschlecht standardisierten Häufigkeit von Krankenhausbehandlungen bei Diabetes kommt das IGES-Institut zu einer, um die Extremwerte bereinigten,

Schwankungsbreite zwischen 0,6 und 1,7% mit höheren Quoten in den östlichen Kreisen und Gemeinden [12].

Besonders detaillierte regionalen Analysen zum Diabetes mellitus liegen schon seit mehreren Jahren aus einzelnen östlichen Bundesländern vor. Auswertungen der Daten von ca. 275 000 Patienten, die zwischen 1996 und 2001 im Rahmen der sächsischen Diabetes-Verträge hausärztlich betreut wurden, deuten darauf hin, dass in Regionen (Regierungsbezirken) mit frühzeitigen Überweisungen bei vergleichsweise niedrigen HbA_{1c}-Werten in der Folge auch dauerhaft niedrigere HbA_{1c}- und Blutdruckwerte nachweisbar sind [19].

Bei einem direkten Vergleich von insgesamt 2145 Patienten in Thüringen und Ostvorpommern mit Typ-2-Diabetes ergaben sich bedeutsame Unterschiede sowohl hinsichtlich der Therapiestrategien als auch im Hinblick auf Qualitätsindikatoren: Patienten in Thüringen erhielten signifikant häufiger eine Insulin-Monotherapie (20,6 vs. 17,7%), bei allerdings höherer Injektionshäufigkeit in Ostvorpommern (2,4 vs. 3,3%). Parallel hierzu erfolgte eine regelmäßige Blutdruck-Dokumentation häufiger in Thüringen (98,8 vs. 93,5%); entsprechend wurde eine unkontrollierte arterielle Hypertonie gleichfalls häufiger in Thüringen dokumentiert (61,3 vs. 54,1%). Während bei 18% der Patienten in Ostvorpommern die Mitbehandlung durch einen Diabetologen erfolgte, war dies jedoch nur bei 3,6% der Patienten in Thüringen der Fall [17].

Aber auch innerhalb des Bundeslandes Thüringen ließen sich zwischen den einzelnen Kreisen ausgeprägte Unterschiede hinsichtlich der Stoffwechseleinstellung bei insgesamt 59 702 HbA_{1c}-Testungen feststellen: so lag der Anteil von Testergebnissen mit einem HbA_{1c}-Wert $\geq 7\%$ in Kreisen mit mindestens 400 durchgeführten Messungen zwischen 22,5 und 48,1% [15]. In einer früheren Arbeit derselben Forschungsgruppe wurden auf der Grundlage von insgesamt 16 591 Testungen in Kreisen mit mindestens 100 Messungen mindestens zweifach erhöhte relative HbA_{1c}-Werte mit einer Häufigkeit zwischen 5,1 und 12,7% entdeckt [16]. Beide zuletzt genannten Arbeiten machen allerdings keine Aussagen zur Anzahl untersuchter Patienten und an welcher Art Diabetes diese erkrankt waren.

In einer späteren Arbeit konnte dagegen gezeigt werden, dass sich nach Einführung des Disease Management Programms die Unterschiede in der Versorgungsqualität der thüringischen Diabetespatienten in den drei Regierungsbezirken des Bundeslandes nivellierten. Bei mehr als 226 000 Patienten fanden sich im 4. Quartal 2002 nur noch unbedeutende Differenzen beim mittleren HbA_{1c}-Wert (6,6 – 6,8) sowie bei der antidiabetischen Therapie (nicht medikamentös: 32 – 34%, orale Antidiabetika allein oder kombiniert mit Insulin: 52 – 56%, intensivierte Insulintherapie: 11 – 16%) [14].

Ähnlich wie in Deutschland wurden auch für die Nachbarländer Österreich und die Schweiz Unterschiede bei der Diabetes-Prävalenz und der medikamentösen Versorgung auf regionaler bzw. kantonaler Ebene bestätigt [4, 13]. Während diese in ihrer Größenordnung dabei den hierzulande gefundenen stark ähneln, darf keinesfalls übersehen werden, dass ungleich größere Differenzen bei der Betrachtung der Prävalenz, der Komorbidität oder der Versorgungsqualität in Deutschland und in wirtschaftlich schwächer entwickelten Ländern [10], bei dem Vergleich unterschiedlicher Weltregionen [3] oder einzelner Länder weltweit [21] zu erkennen sind. Beispielsweise weist die International Diabetes Federation für das Jahr 2011 bezogen auf die jeweilige Landesbevölkerung allein hinsichtlich der Diabetes-Prävalenz Unterschiede zwischen 1,5 % in Mali und 16,2 % in Saudi-Arabien aus; Deutschland liegt dort bei einem Wert von 8 % [21]. Es ist allerdings prinzipiell zu hinterfragen, inwieweit derartige globale Regionalvergleiche zwischen Regionen mit sehr unterschiedlicher Lebenserwartung, Kindersterblichkeit und zusätzlicher Belastung durch Infektionskrankheiten und Umwelteinflüsse überhaupt methodisch zulässig sind.

Vor diesem Hintergrund ist bei allen nachfolgenden Aussagen zu berücksichtigen, dass in der hier vorgelegten Arbeit lediglich subtile Unterschiede in einem eher kleinräumigen Maßstab und innerhalb einer Region mit insgesamt hoher Versorgungsqualität der Patienten untersucht werden. Die vorliegende Arbeit stellt den ersten Versuch dar, genauer auf die Versorgungsqualität von Diabetikern im DMP innerhalb der Region Nordrhein einzugehen.

Darüber hinaus versucht diese Arbeit auch einer zentralen methodischen Schwäche vieler der oben vorgestellten Studien zu begegnen, indem dezidiert ein multivariater Ansatz für den regionalen Vergleich zugrunde gelegt wird. Dieser erlaubt es, die Größe regionaler Unterschiede gegenüber der Größe von gleichzeitig präsenten und eventuell bedeutsamen Unterschieden in der Alters- und Geschlechtsverteilung sowie des Auftretens von Komorbiditäten und der Art der fachärztlichen Betreuung zu bewerten.

Am 6. Mai 2003 vereinbarten die Vertragspartner in Nordrhein das Disease Management Programm (DMP) Diabetes mellitus Typ 2. Seit Juni 2003 können sich Ärzte und Krankenhäuser an dem Programm beteiligen und Versicherte in das DMP einschreiben.

Im Vertragstext (§ 1 Abs. 2) zu dem DMP Diabetes mellitus Typ 2 sind die folgenden Ziele festgelegt:
- Vermeidung von Symptomen der Erkrankung (z. B. Polyurie, Polydipsie, Abgeschlagenheit) einschließlich der Vermeidung neuropathischer Symptome, Vermeidung von Nebenwirkungen der Therapie (insbesondere schwere oder rezidivierende Hypoglykämien) sowie schwerer hyperglykämischer Stoffwechselentgleisungen
- Reduktion des erhöhten Risikos für kardiale, zerebrovaskuläre und sonstige makroangiopathische Morbidität und Mortalität

- Vermeidung der mikrovaskulären Folgekomplikationen (insbesondere Retinopathie mit schwerer Sehbehinderung oder Erblindung, Niereninsuffizienz mit der Notwendigkeit einer Nierenersatztherapie)
- Vermeidung des diabetischen Fußsyndroms mit neuro-, angio-, und/oder osteopathischen Läsionen und von Amputationen

Allgemein soll die Lebenserwartung der Patienten erhöht und die durch den Diabetes beeinträchtigte Lebensqualität erhalten oder verbessert werden. Abhängig vom Alter und eventuellen Begleiterkrankungen sind mit dem Patienten individuelle Therapieziele anzustreben.

Im Vordergrund der hier dargestellten Untersuchung steht die Beantwortung zweier zentraler Fragen:
- Zeichnen sich auch innerhalb der Region Nordrhein einzelne Kreise bzw. kreisfreie Städte durch eine unterschiedliche Versorgungsqualität der in das DMP eingeschriebenen Patienten aus?
- Sind solche Unterschiede auch dann noch bedeutsam, wenn man die Patientenmerkmale in den Analysen mitberücksichtigt?

44.2 Population und Methoden

Bis Ende 2010 waren 449 444 Patienten in das DMP eingeschrieben, die von 5030 Ärzten in 3603 Praxen (davon 125 diabetologischen Schwerpunktpraxen, DSP) betreut wurden. 92,8 % der Patienten wurden primär hausärztlich, 7,2 % vorrangig in einer DSP betreut. Das Durchschnittsalter der Patienten lag bei 67,6 ± 11,8 Jahren; 50,1 % der Patienten waren weiblich. Aufgrund des Wegfalls der Dokumentation des Manifestationszeitpunktes der Erkrankung können seit dem 2. Halbjahr 2008 keine Angaben zur Dauer der Diabetes-Erkrankung für das Gesamtkollektiv aller eingeschriebenen Patienten gemacht werden. Für Patienten, die vor dem 30. Juni 2008 eingeschrieben wurden, lag die mittlere Erkrankungsdauer bei 10,3 ± 6,9 Jahren. Die Patienten nahmen durchschnittlich seit 51,6 ± 28,6 Monaten am DMP teil. Die am häufigsten dokumentierten Begleiterkrankungen des Herz-Kreislauf-Systems waren eine arterielle Hypertonie (83,8 %), eine Fettstoffwechselstörung (65,2 %), eine koronare Herzkrankheit (27,1 %) und eine arterielle Verschlusskrankheit (10 %). Die häufigsten diabetischen Folgeerkrankungen waren eine Neuropathie (20,4 %), eine Retinopathie (10,7 %) bzw. eine Nephropathie (9,9 %). 27,4 % der Patienten wurden nicht medikamentös antidiabetisch behandelt, 60,6 % erhielten eine orale antidiabetische Medikation (OAD, als Monotherapie oder kombiniert mit Insulin), 23,8 % Insulin oder Insulinanaloga (ebenfalls als Monotherapie oder kombiniert mit OAD). Weitere ausführliche Analysen des hier zugrunde liegenden Patientenkollektivs enthält der Qualitätssicherungsbericht für die DMP in Nordrhein [5].

Für die Regionalanalysen wurden die Patienten anhand des Standortes ihrer Praxis einem der 27 Kreise (kreisfreie Städte und Landkreise) Nordrheins zugeordnet. Die seit dem 21. Oktober 2009 existierende Städteregion Aachen wird hierbei noch separat (Stadt Aachen vs. Kreis Aachen) betrachtet. Dieses Verfahren setzt natürlich voraus, dass Praxisstandort und Wohnsitz der Patienten benachbart sind, wovon aber in der hier betrachteten Patientenpopulation mit großer Wahrscheinlichkeit auszugehen ist.

Die Auswertung erfolgte mehrstufig. In einem ersten Schritt wurden zentrale Parameter festgelegt, die Morbidität, Betreuung, Überweisung, Schulung und Netzhautuntersuchung, Befunde und antidiabetische Therapien sowie das Erreichen der vertraglich definierten Qualitätsziele univariat untersucht, d. h. ohne Berücksichtigung der Korrelation dieser Variablen miteinander. Ziel dieser ersten Stufe ist die Beantwortung der Frage, ob sich relevante Unterschiede zwischen den Kreisen erkennen lassen und falls ja, wie groß deren jeweilige Spannweite ist. In einem zweiten Schritt wurden die 27 Kreise anhand ausgewählter Qualitätsziele statistisch mit Hilfe eines clusteranalytischen Modells gruppiert. Ziel dieses Vorgehens war die Schaffung eines Faktors „Region", der die Kreise anhand ihrer Ähnlichkeit oder genauer Nähe beim Grad der Qualitätszielerreichung beschreibt und somit die Komplexität der ursprünglichen Regionalvariablen mit ihren 27 verschiedenen Ausprägungen reduziert. In einem dritten und letzten Auswertungsschritt wurde dieser neu geschaffene Regionalfaktor innerhalb separater logistischer Regressionsmodelle auf seine statistische Bedeutsamkeit gegenüber den Faktoren Alter, Geschlecht, Betreuungszeit im DMP, Komorbidität und Betreuung in einer DSP überprüft. Als Kriterien wurden die Empfehlung sowie Wahrnehmung einer Diabetes-Schulung bzw. die Überweisung an eine diabetologische Schwerpunkteinrichtung oder an eine, auf die Behandlung des diabetischen Fußes spezialisierte, Einrichtung ausgewählt. Die multivariaten Regressionsmodelle erlauben es, den Einfluss des Regionalfaktors unter Berücksichtigung der Kovariaten zu quantifizieren. Mit Hilfe dieses Verfahrens lässt sich schließlich auch die zweite Frage beantworten, inwieweit regionale Einflüsse gegenüber unterschiedlich ausgeprägten Patientenmerkmalen in der untersuchten Region bedeutsam sind.

44.3 Ergebnisse

Zunächst ist festzustellen, dass gemessen an der Bevölkerungszahl bereits die Beteiligung am DMP Diabetes mellitus Typ 2 regional unterschiedlich ausfällt. Die Relation des Anteils der Patienten im DMP zu dem Anteil an der Gesamtbevölkerung schwankt zwischen 0,66 und 1,36. Die höchsten Beteiligungsraten werden in den Städten Duisburg, Essen, Oberhausen und Leverkusen sowie im Kreis Aachen beobachtet, die geringsten in den Städten Aachen und Bonn sowie im Kreis Kleve, dem Rheinisch-Bergischen sowie dem Rhein-Sieg-Kreis (▶ Tab. 44.1).

Hierzu übereinstimmend finden sich größere Unterschiede hinsichtlich des Alters, der Erkrankungsdauer und der Teilnahmedauer. So schwanken die Anteile von über 75 Jahre alten Patienten zwischen 23,8 und 30,6 %, die von 11 Jahre oder länger erkrankten zwischen 35,3 und 43,8 % und die von Patienten mit einer mindestens 6-jährigen DMP-Teilnahme zwischen 20,7 und 43,1 %. Aufgrund der Korrelation von Alter und Erkrankungsdauer weisen viele Kreise in beiden Bereichen gemeinsam hohe oder niedrige Raten auf. Die Anteile weiblicher Patienten unterscheiden sich zwischen den Kreisen dagegen kaum (48,7 – 52,2 %).

Auch hinsichtlich des Ausmaßes an diabetischen Folgeerkrankungen bzw. der fachärztlichen Betreuung unterscheiden sich die Kreise (▶ Tab. 44.2).

So liegen die Raten für Patienten, die an Folgeerkrankungen leiden, zwischen 24,8 und 35,7 % und die Rate der in DSP betreuten Diabetiker schwankt zwischen 2,6 und 14,2 %. Ebenfalls große Unterschiede sind bei den Indikatoren Überweisungen und Schulungen festzustellen: Bei Überweisungen an eine DSP liegt die Schwankungsbreite zwischen 6,9 und 17,6 %, bei Überweisungen an eine, auf die Behandlung des diabetischen Fußes spezialisierte Einrichtung zwischen 12,7 und 58,7 % (die Fußüberweisungsraten basieren allerdings auf sehr kleinen Fallzahlen pro Kreis). Auch bei der Wahrnehmung einer empfohlenen Diabetes-Schulung (46,1 – 59,9 %) unterscheiden sich die Kreise beträchtlich voneinander.

Regionale Unterschiede bestehen zudem auf der Ebene der Befunde (Übergewicht, HbA_{1c}, Blutdruck, Fußläsionen) sowie der medikamentösen antidiabetischen Therapie, hier exemplarisch für die Wirkstoffe Biguanide (Metformin) und Insulin ausgewiesen (▶ Tab. 44.3).

Nahe liegend erscheint vor diesem Hintergrund, dass sich selbstverständlich auch das Ausmaß zwischen den Kreisen unterscheidet, in dem jeweils die Qualitätsziele des DMP erreicht werden (▶ Tab. 44.2 und ▶ Tab. 44.4; die Ziele zum Vermeiden von Hypoglykämien und stationären Diabetes-Behandlungen wurden hierbei wegen ihrer Seltenheit vernachlässigt). So liegt die

Tab. 44.1 Basisparameter nach Kreisen. Alle Angaben außer bei Relation in Prozent.

	Bevölkerung	DMP	Relation	Geschlecht weiblich	Alter ab 76	erkrankt ab 11	Teilnahme ab 6
Düsseldorf	6,16	5,49	0,89	49,6	26,0	37,4	26,7
Duisburg	5,12	6,69	1,31	50,5	27,3	38,9	40,9
Essen	6,01	7,98	1,33	51,1	27,9	36,7	38,2
Krefeld	2,46	2,78	1,13	50,8	27,2	43,8	41,2
Mönchengladbach	2,70	2,95	1,09	50,8	24,5	38,3	31,7
Mülheim an der Ruhr	1,75	1,80	1,03	50,6	30,6	40,0	41,1
Oberhausen	2,23	2,55	1,14	52,0	26,9	39,9	38,6
Remscheid	1,16	1,13	0,98	50,1	24,4	37,9	20,7
Solingen	1,67	1,62	0,97	50,2	27,2	39,7	29,9
Wuppertal	3,66	3,73	1,02	50,4	24,3	38,4	28,7
Kleve	3,22	2,56	0,79	50,1	26,4	38,3	34,1
Mettmann	5,18	5,20	1,00	49,5	27,2	38,7	34,7
Rhein-Kreis Neuss	4,64	4,50	0,97	48,8	26,3	39,2	34,9
Viersen	3,14	3,43	1,09	49,2	26,5	37,9	34,2
Wesel	4,90	5,20	1,06	50,3	27,3	40,2	37,6
Aachen (Stadt)	2,71	2,00	0,74	51,3	27,8	38,0	33,3
Bonn	3,40	2,24	0,66	51,1	23,9	36,7	24,4
Köln	10,54	9,67	0,92	49,4	23,8	37,5	32,0

Fortsetzung ▲

D Medizinische Versorgung und Prävention

Tab. 44.1 Fortsetzung

	Bevölkerung	DMP	Relation	Geschlecht weiblich	Alter ab 76	erkrankt ab 11	Teilnahme ab 6
Leverkusen	1,68	2,29	1,36	50,7	28,6	40,2	38,7
Aachen (Kreis)	3,21	3,91	1,22	52,2	28,9	39,7	43,1
Düren	2,80	2,87	1,02	49,2	26,1	40,8	36,1
Rhein-Erft-Kreis	4,86	4,85	1,00	48,8	25,5	36,6	31,4
Euskirchen	2,00	1,80	0,90	49,5	25,8	35,3	30,2
Heinsberg	2,67	2,93	1,10	51,4	28,3	37,7	34,6
Oberbergischer Kreis	2,94	2,78	0,95	49,6	27,9	38,4	33,1
Rhein.-Bergischer-Kreis	2,90	2,21	0,76	48,7	26,9	37,9	31,2
Rhein-Sieg-Kreis	6,27	4,84	0,77	50,2	25,1	36,7	32,3
über alle Kreise	100,00	100,00	1,00	50,1	26,5	38,4	34,4

Bevölkerung: Gesamtbevölkerung; Relation: Anteil Patienten im DMP zu Anteil Gesamtbevölkerung; Alter, Erkrankungsdauer und DMP-Teilnahme: Maßeinheit Jahre; über alle Kreise: Mittelwert, Gesamtwert bei Bevölkerung und DMP.

Tab. 44.2 Morbidität, Betreuung, Überweisung, Schulung und Netzhautuntersuchung nach Kreisen. Alle Angaben in Prozent.

	Komorb. diab. Folg.	betreut in DSP	Überweisungen an DSP	Überweisungen an Fuß	Schulungen empfohlen	Schulungen wahrgenommen	Augen untersucht
Düsseldorf	29,0	3,4	9,2	49,4	48,4	55,1	69,0
Duisburg	29,1	7,6	8,3	35,6	42,1	51,7	74,6
Essen	30,2	11,1	9,4	24,8	40,0	49,0	68,0
Krefeld	28,2	3,6	7,6	22,2	37,5	47,0	65,2
Mönchengladbach	27,6	6,6	8,0	14,1	40,0	49,8	74,0
Mülheim an der Ruhr	30,7	7,8	13,4	51,6	39,3	53,7	75,4
Oberhausen	29,3	14,2	16,1	33,3	44,4	55,5	80,6
Remscheid	30,5	3,9	9,1	29,2	49,0	52,3	85,9
Solingen	33,0	11,2	6,9	37,9	34,2	49,5	69,9
Wuppertal	33,8	6,7	14,9	40,0	45,5	57,8	79,7
Kleve	30,6	10,4	6,9	12,7	43,6	50,1	64,1
Mettmann	31,0	4,7	11,1	39,4	48,3	49,5	75,1
Rhein-Kreis Neuss	32,6	6,8	14,2	34,1	45,2	55,2	74,7
Viersen	26,3	5,1	7,7	43,9	40,0	46,1	75,8
Wesel	31,7	8,9	7,6	31,8	45,6	54,6	75,4
Aachen (Stadt)	30,0	4,8	11,8	50,0	47,4	56,5	73,2

Fortsetzung ▶

Tab. 44.2 Fortsetzung

	Komorb. diab. Folg.	betreut in DSP	Überweisungen an DSP	Überweisungen an Fuß	Schulungen empfohlen	Schulungen wahrgenommen	Augen untersucht
Bonn	29,0	13,3	13,4	35,2	50,8	53,5	68,6
Köln	28,9	5,8	11,2	39,9	43,5	52,3	67,6
Leverkusen	29,6	5,2	13,0	20,5	42,1	52,4	70,2
Aachen (Kreis)	27,7	7,7	17,6	39,3	43,7	59,9	81,5
Düren	31,2	5,5	12,1	27,8	42,4	57,2	71,9
Rhein-Erft-Kreis	30,4	5,1	14,2	43,5	45,2	51,9	76,6
Euskirchen	35,7	6,9	12,1	25,0	44,6	57,2	80,4
Heinsberg	24,8	2,6	12,0	31,6	43,2	51,2	71,2
Oberbergischer Kreis	31,2	10,9	12,0	19,7	40,0	46,4	69,2
Rhein.-Bergischer Kreis	34,5	6,6	13,0	58,7	48,4	49,6	76,1
Rhein-Sieg-Kreis	35,4	10,6	11,4	34,0	45,4	51,9	74,7
über alle Kreise	30,3	7,2	11,1	35,0	43,8	52,5	73,0

Komorb: Komorbiditäten; diab. Folg.: diabetische Folgeerkrankung; Schulungen: Diabetes-Schulungen; DSP: diabetologische Schwerpunktpraxis; Fuß: auf die Behandlung des diabetischen Fußes spezialisierte Einrichtung.

Tab. 44.3 Befunde und antidiabetische Therapien nach Kreisen. Alle Angaben in Prozent.

	BMI ≥ 35	HbA$_{1c}$ >7,5	RR ≥ 160/100	Fußläsion	OAD (Metformin)	Insulin/ Analoga
Düsseldorf	16,8	24,2	9,4	4,3	52,9	21,3
Duisburg	19,6	25,2	7,7	2,3	48,8	26,2
Essen	16,9	22,3	8,5	3,0	47,5	18,1
Krefeld	17,6	25,9	8,7	3,1	50,9	23,3
Mönchengladbach	18,4	26,0	8,4	4,9	53,9	24,7
Mülheim an der Ruhr	17,7	22,2	7,5	1,3	45,5	22,7
Oberhausen	18,5	26,3	7,9	4,0	50,7	22,9
Remscheid	17,0	26,4	7,7	2,6	53,6	25,2
Solingen	19,5	25,3	7,4	3,5	48,5	26,6
Wuppertal	19,2	24,6	8,4	2,9	44,0	27,3
Kleve	18,9	25,5	9,8	2,9	49,3	26,0
Mettmann	16,2	23,2	8,7	3,1	49,8	23,4
Rhein-Kreis Neuss	18,9	24,7	9,9	4,6	53,1	23,5
Viersen	17,7	21,9	9,9	2,6	51,1	21,1
Wesel	18,3	24,3	9,5	3,2	49,7	24,6
Aachen (Stadt)	16,7	27,3	8,6	3,7	52,5	26,0
Bonn	17,1	23,2	12,5	4,5	56,4	23,9
Köln	19,0	25,3	9,3	4,1	52,7	22,8

Fortsetzung ▶

Tab. 44.3 Fortsetzung

	BMI ≥ 35	HbA$_{1c}$ >7,5	RR ≥ 160/100	Fußläsion	OAD (Metformin)	Insulin/ Analoga
Leverkusen	17,4	23,6	9,8	5,7	44,8	24,6
Aachen (Kreis)	18,3	20,6	5,7	4,8	50,3	23,8
Düren	18,5	23,5	8,2	2,8	48,9	27,4
Rhein-Erft-Kreis	19,1	24,6	8,3	4,6	52,2	25,9
Euskirchen	20,5	22,1	9,0	6,9	53,9	24,5
Heinsberg	19,1	20,9	7,1	2,6	50,6	24,9
Oberbergischer Kreis	17,8	25,1	11,4	4,0	51,9	25,6
Rhein.-Bergischer Kreis	16,7	23,6	9,2	4,8	49,9	25,5
Rhein-Sieg-Kreis	18,1	22,3	9,8	2,3	52,2	23,6
über alle Kreise	18,1	24,0	8,8	3,6	50,6	23,8

Anmerkungen: Maßeinheiten: Body-Mass-Index BMI in kg/m^2, HbA$_{1c}$ in %, Blutdruck in mmHg; Fußläsion mit Angaben zum Wagner-Stadium, OAD: orale Antidiabetika.

Quote augenärztlich untersuchter Patienten zwischen 64,1 und 85,9 %, diejenige der Patienten, die ihr individuelles HbA$_{1c}$-Ziel erreichen, zwischen 46,5 und 65,4 % und diejenige normotoner Patienten mit einer arteriellen Hypertonie zwischen 51,7 und 67,2 %. Bei anderen Qualitätszielen liegen die auf Kreisebene beobachteten Quoten jedoch deutlich enger zusammen, zum Beispiel bei der Untersuchung der Nierenfunktion (88,5 – 97,9 %) oder der Verordnung von Metformin bei übergewichtigen Patienten (80,2 – 87,3 %).

Zusammengefasst deuten diese Ergebnisse auf ausgeprägte regionale Unterschiede in einer Vielzahl relevanter Patientenmerkmale ebenso wie beim Erreichen der Qualitätsziele hin. Aus den vorliegenden Ergebnissen kann allerdings aufgrund vielfältiger Interkorrelationen der betrachteten Variablen noch kein unabhängiger Einfluss der Variable Region abgeleitet werden. Damit ein solcher nachweisbar wird, wurde in einem weiteren Analyseschritt das Ausmaß der Qualitätszielerreichung benutzt, um die 27 Kreise zu Gruppen mit unterschiedlich hohem Zielerreichungsgrad (Cluster) zusammenzufassen. Gesucht wurde nach Kreisen, die sich hinsichtlich des Anteils der Patienten gleichen, die einzelne Qualitätsziele erreichen (HbA$_{1c}$ unter 8,5 %, individueller HbA$_{1c}$-Zielwert, normotoner Blutdruck, Nierenfunktion überprüfen, TAH verordnen, Metformin verordnen, Netzhaut untersuchen). Als Ergebnis ist eine vierstufige Cluster-Gruppierung ausgewählt worden:

- Cluster 1: mittlere Zielerreichung 73,0 % (Düsseldorf, Essen, Köln, Krefeld, Leverkusen, Solingen, Bonn, Aachen, Kreis Kleve, Oberbergischer Kreis)
- Cluster 2: mittlere Zielerreichung 75,3 % (Duisburg, Oberhausen, Mülheim an der Ruhr, Mönchengladbach, die Kreise Mettmann, Rheinisch-Bergischer Kreis, Rhein-Kreis Neuss, Rhein-Erft, Rhein-Sieg, Viersen, Wesel, Düren, Heinsberg)
- Cluster 3: mittlere Zielerreichung 77,6 % (Wuppertal, Remscheid, Kreis Euskirchen)
- Cluster 4: mittlere Zielerreichung 79,7 % (Landkreis Aachen)

Diese Gruppierung wurde als vierstufiger Faktor in separaten logistischen Regressionsmodellen auf Basis aller Patienten mit validen Angaben eingesetzt zur Vorhersage

a. einer Empfehlung zur Diabetes-Schulung (▶ Abb. 44.1).
b. der Wahrnehmung einer solchen Empfehlung (▶ Abb. 44.2).
c. einer Überweisung zu einer diabetologischen Schwerpunktpraxis (▶ Abb. 44.3).
d. einer Überweisung an eine, auf die Behandlung des diabetischen Fußes spezialisierte Einrichtung (im Weiteren kurz Fußambulanz genannt) (▶ Abb. 44.4).

D Medizinische Versorgung und Prävention

Tab. 44.4 Qualitätszielerreichung nach Kreisen. Alle Angaben in Prozent.

	HbA$_{1c}$ <8,5	HbA$_{1c}$ Ziel erreicht	RR$_{Hypert.}$ <140/90	Nieren untersucht	TAH verordnet	Metformin bei Übergewicht
Düsseldorf	88,8	55,0	55,3	92,1	74,2	86,1
Duisburg	88,7	58,5	59,7	92,4	67,0	82,3
Essen	89,8	50,3	58,4	93,0	67,4	84,2
Krefeld	87,4	51,2	57,1	93,0	68,3	84,4
Mönchengladbach	88,4	53,5	57,5	96,1	71,9	86,2
Mülheim an der Ruhr	92,0	60,6	58,3	88,5	67,0	81,0
Oberhausen	88,5	52,4	57,5	92,0	66,2	83,2
Remscheid	88,1	56,8	60,8	97,9	75,9	84,8
Solingen	88,5	52,4	56,9	94,1	68,7	82,4
Wuppertal	89,6	53,7	59,1	95,4	74,1	83,3
Kleve	89,3	52,5	53,9	93,7	64,9	84,3
Mettmann	90,6	57,8	57,6	91,5	72,5	86,1
Rhein-Kreis Neuss	89,3	56,1	56,0	94,3	73,8	87,3
Viersen	90,4	59,0	55,6	95,3	67,3	86,6
Wesel	89,3	53,6	55,5	91,3	65,3	82,2
Aachen (Stadt)	87,6	46,5	53,8	91,4	70,5	83,3
Bonn	89,7	47,4	51,7	94,6	64,6	85,5
Köln	88,2	52,3	57,3	95,2	72,3	86,8
Leverkusen	89,9	55,5	54,7	91,9	70,7	80,2

Tab. 44.4 Fortsetzung

	HbA$_{1c}$ <8,5	HbA$_{1c}$ Ziel erreicht	RR$_{Hypert.}$ <140/90	Nieren untersucht	TAH verordnet	Metformin bei Übergewicht
Aachen (Kreis)	91,4	65,4	67,2	94,4	72,9	85,2
Düren	90,0	59,7	55,4	95,8	72,1	82,8
Rhein-Erft Kreis	89,2	54,9	57,6	94,2	74,8	85,3
Euskirchen	90,3	58,2	57,8	96,7	77,3	84,6
Heinsberg	90,9	58,5	61,3	92,5	76,3	86,5
Oberbergischer Kreis	89,2	52,6	52,5	96,1	73,7	81,7
Rhein.-Bergischer Kreis	91,1	56,2	57,6	91,7	73,5	83,8
Rhein-Sieg Kreis	90,0	56,1	54,8	95,8	70,1	85,5
über alle Kreise	89,4	55,0	57,2	93,7	70,8	84,6

Qualitätsziele: HbA$_{1c}$ <8,5%, HbA$_{1c}$-Zielwert erreichen, Blutdruck bei arterieller Hypertonie <140/90 mmHg, Nierenfunktion überprüfen, Thrombozyten-Aggregationshemmer bei spezifischen Indikationen verordnen, Metformin bei Übergewicht und oraler antidiabetischer Therapie verordnen.

D Medizinische Versorgung und Prävention

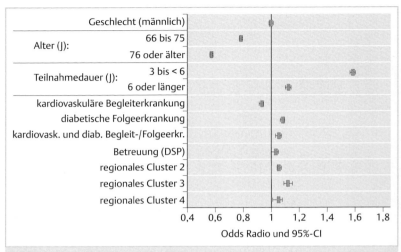

Abb. 44.1 Regressionsmodell für das Kriterium „Diabetes-Schulung empfohlen". Gültige Angaben von 431 179 Patienten. Alter der Referenzgruppe bis 65 Jahre; DMP-Teilnahme < 3 Jahre; Komorbidität: keine der betrachteten Begleiterkrankungen (kardiovaskulär: koronare Herzkrankheit, arterielle Verschlusskrankheit, Herzinfarkt, Schlaganfall; diabetisch: Neuro-, Retino-, Nephropathie, Erblindung, Amputation, Dialyse).

In den Modellen (a–d) wurden zusätzlich die Faktoren Alter, Geschlecht, Komorbidität und DMP-Teilnahmedauer berücksichtigt, in (a) und (b) außerdem noch die Art der Betreuung. In zwei Modellen ließ sich ein bedeutender Zusammenhang der qualitätszielgruppierten Regionalcluster mit den Zielvariablen nachweisen, in den beiden anderen nicht.

So erweisen sich eine Empfehlung zur Diabetes-Schulung (maximale Odds Ratio [OR]: 1,12; 95%-Konfidenzintervall [CI]: 1,09 – 1,15) ebenso wie eine Überweisung zur Fußambulanz (max. OR: 1,39; CI: 0,81 – 2,37) als weitgehend unabhängig oder lediglich schwach abhängig von dem Maß, in dem in der jeweiligen Region die übrigen Qualitätsziele erreicht werden. Bedeutsam sind hierbei vor allem die Faktoren Alter – je älter, desto seltener erfolgt eine Schulungsempfehlung (für ≥ 76 vs. ≤ 65 Jahre OR: 0,57; CI: 0,56 – 0,58) bzw. eine Fußüberweisung (für ≥ 76 vs. ≤ 65 Jahre OR: 0,65; CI: 0,51 – 0,82) – und Komorbidität – je morbider, desto eher erfolgt eine Fußüberweisung (max. OR: 1,84; CI: 1,22 – 2,77). Bei der Schulungsempfehlung spielt zudem auch die DMP-Teilnahmedauer eine bedeutsame Rolle: drei bis fünf Jahre im DMP be-

44 Regionale Unterschiede in der Versorgungsqualität von Typ-2-Diabetikern ...

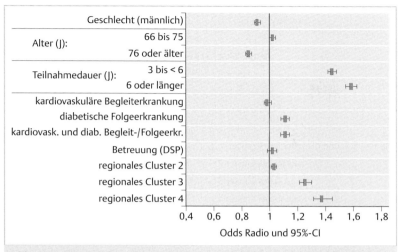

Abb. 44.2 Regressionsmodell für das Kriterium „Diabetes-Schulung wahrgenommen". Gültige Angaben von 188 653 Patienten, Referenzgruppe und Komorbiditäten wie in ▶ Abb. 44.1.

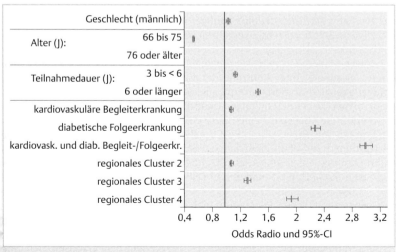

Abb. 44.3 Regressionsmodell für das Kriterium „an eine diabetologische Schwerpunktpraxis (DSP) überwiesen". Gültige Angaben von 400 241 Patienten, Referenzgruppe und Komorbiditäten wie in ▶ Abb. 44.1.

D Medizinische Versorgung und Prävention

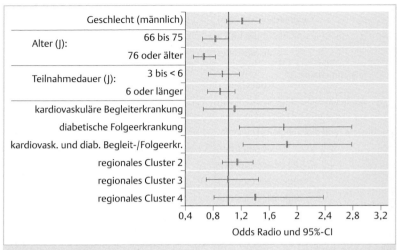

Abb. 44.4 Regressionsmodell für das Kriterium „an eine auf Diabetes spezialisierte Fußambulanz überwiesen". Gültige Angaben von 2154 Patienten, Referenzgruppe und Komorbiditäten wie in ▶ Abb. 44.1.

treuten Patienten wird deutlich häufiger eine Schulung empfohlen als Patienten, die erst seit höchstens zwei Jahren im DMP betreut werden (OR: 1,58; CI: 1,56 – 1,60).

Demgegenüber zeichnen sich die Regionen mit einer allgemein hohen Zielerreichungsquote unter Kontrolle der Faktoren Alter, Geschlecht, DMP-Teilnahmedauer und Komorbidität parallel auch durch eine hohe Wahrnehmung empfohlener Diabetes-Schulungen (max. OR: 1,37; CI: 1,31 – 1,44) sowie durch eine sehr hohe Chance für eine Überweisung an eine diabetologische Schwerpunktpraxis aus (max. OR: 1,95; CI: 1,87 – 2,04). Gleichzeitig bestehen hohe Korrelationen zwischen einer langen DMP-Teilnahme und einer Schulungswahrnehmung (max. OR: 1,58; CI: 1,54 – 1,62) sowie zwischen einer ausgeprägten Komorbidität und einer DSP-Überweisung (max. OR: 3,00; CI: 2,92 – 3,09).

In einer zusätzlichen Regressionsanalyse wurde ergänzend zu diesen Auswertungen die Rate der Fußüberweisungen zwischen den Städten Düsseldorf, Duisburg, Essen, Oberhausen, Mühlheim/Ruhr, Leverkusen, Köln, Bonn und Aachen verglichen. Bei diesen gezielten Paarvergleichen erweisen sich nur die Unterschiede zwischen Mülheim/Ruhr, der Stadt mit der höchsten Fußüberweisungsrate, und Essen (OR: 0,24; CI: 0,10 – 0,56) bzw. Leverkusen (OR: 0,21; CI: 0,09 – 0,47) unter Kontrolle des Alters, Geschlechts, der DMP-Teilnahmedauer und der Komorbidität der Patienten als signifikant. Dieser Befund basiert allerdings auf einer sehr geringen Fallzahl (n = 986).

44.4 Diskussion

Insgesamt kann Nordrhein im Hinblick auf die, durch das DMP Diabetes mellitus Typ 2 vorgegebenen, Qualitätsindikatoren als eine vergleichsweise homogen strukturierte Region mit einer guten Versorgungsqualität charakterisiert werden. So liegt die Spanne der mittleren Zielerreichungsrate für die hier betrachteten Indikatoren nur zwischen 73 und 80%. Ein ähnlich eindeutiger Trend, wie er für Deutschland in Form eines Nord-Ost- gegen Süd-West-Gefälles bei der Auftretenshäufigkeit, Schwere und Behandlung des Diabetes beschrieben wurde [1, 7, 8, 12, 18], zeigt sich für Nordrhein nicht. Die Ergebnisse der Analysen auf Kreisebene weisen jedoch erstmals im Rahmen der DMP-Evaluation auf Unterschiede innerhalb einer DMP-Region hin. Bereits die großen Spannweiten, die sich in den univariaten Auswertungen vor allem bei der Schulung und der Überweisung von Patienten zeigen, bestätigen diese Einschätzung. Dabei handelt es sich keinesfalls um ein methodisches Artefakt und somit eigentlich nur um Effekte einer regional unterschiedlichen Alters- und Morbiditätsstruktur. Dies zeigen die Ergebnisse der multivariaten Auswertungen unter Kontrolle zentraler und in der Tat zwischen den Kreisen unterschiedlich ausgeprägter Patientenmerkmale. In vielen der zitierten Studien bleibt unklar, ob solche Effekte bei den dort beschriebenen Regionalunterschieden hinreichend berücksichtigt werden konnten [1, 2, 8, 14, 15, 16, 17, 19]. Die große Bedeutung des Alters für Schulungen und der Komorbidität für Überweisungen von Diabetikern bestätigen die in dieser Arbeit erfolgten Analysen zusätzlich.

Die große Schwankungsbreite bei dem Qualitätsziel der jährlichen augenärztlichen Untersuchung deutet darauf hin, dass ein analog zu dem für Schulungen und Überweisungen aufgebautes Modell für die Augenarztuntersuchung als Zielkriterium wahrscheinlich auch signifikante Regionaleffekte erbrächte.

Somit lassen sich die beiden eingangs formulierten Fragen beide mit ja beantworten. Allerdings erklären die beobachteten bedeutsamen Korrelationen zwischen der allgemeinen (guten) Qualitätszielerreichung und einer hohen Wahrnehmungsrate empfohlener Schulungen bzw. einer hohen Rate an Überweisungen zu einer DSP nicht, warum diese Zusammenhänge existieren und warum sie im Falle der Schulungsempfehlungen und der Überweisungen zu einer Fußambulanz – außerhalb eines eingeschränkten Vergleichs einzelner Städte – keine bedeutende Rolle spielen. Mögliche Erklärungen böten beispielsweise Unterschiede in der ärztlichen Kooperation, den infrastrukturellen Gegebenheiten wie der Erreichbarkeit entsprechender Angebote, bei der Qualität der Qualitätszirkelarbeit oder in der Existenz besonderer, explizit die Versorgungsqualität beeinflussender Betreuungsnetzwerke. Derartige Faktoren lassen sich jedoch mittels der DMP-Dokumentationen nicht abbilden. Es ist aber davon auszugehen, dass solche Unterschiede existieren.

Ein einfaches Erklärungsmodell, das zum Bespiel lediglich auf die unterschiedliche Bevölkerungs- und Sozialstruktur von Großstädten und Landkreisen abhebt, erklärt die in Nordrhein sichtbaren Unterschiede auf jeden Fall nur unzureichend: Zwar dominieren in dem Gebiet mit der relativ geringsten mittleren Zielerreichung Großstädte, aber eher dünn besiedelte Landkreise sind dort gleichfalls repräsentiert.

Als Konsequenz aus den vorliegenden Ergebnissen sollte zum Beispiel auf der Ebene der ärztlichen Fortbildung und der lokalen Qualitätszirkel eine kritische Auseinandersetzung über bestehende Diskrepanzen zwischen der eigenen und den Nachbarregionen und deren mögliche Ursachen erfolgen. Prävention zielt im Zusammenhang mit dem bereits manifesten Vorliegen einer chronischen Erkrankung wie dem Diabetes mellitus Typ 2 vor allem auf das Verhindern oder zumindest Hinauszögern von Folgeschädigungen ab. Deshalb erscheint es durchaus ermutigend, dass gerade in Bereichen, die unmittelbare Folge einer direkten ärztlichen Intervention sind, wie den Patientenschulungen, den Überweisungen oder den regelmäßigen Check up-Untersuchungen, Möglichkeiten zu einer Intensivierung der eigenen Bemühungen bestehen.

44.5 Literatur

[1] Bensing C, Kleinfeld A. Insulin-Medikation unterschiedlich. INSIGHT Health zur Insulin-Versorgung nach Alter, Geschlecht und Region. Monitor Versorgungsfor 2011; 4 (3): 12–13
[2] Bestehorn K, Jünger C, Smolka W et al. Regionale Unterschiede in der Behandlung von Fettstoffwechselstörungen innerhalb Deutschlands? Ergebnisse der DYSIS-Studie. Dtsch Med Wochenschr 2011; 136: 512–518
[3] Danaei G, Finucane MM, Lin JK et al. National, regional, and global trends in systolic blood pressure since 1980: systematic analysis of health examination surveys and epidemiological studies with 786 country-years and 5,4 million participants. Lancet 2011; 377: 568–577
[4] Gerber PA, Spirk D, Brändle M et al. Regional differences of glycaemic control in patients with type 2 diabetes mellitus in Switzerland: a national cross-sectional survey. Swiss Med Wkly 2011; 141: w13218
[5] Hagen B, Altenhofen L, Groos S et al. Qualitätssicherungsbericht 2010 Disease-Management-Programme in Nordrhein. Düsseldorf: Nordrheinische Gemeinsame Einrichtung DMP; 2011

[6] Hauner H, Bramlage P, Lösch C et al. Übergewicht, Adipositas und erhöhter Taillenumfang: regionale Prävalenzunterschiede in der hausärztlichen Versorgung. Dtsch Ärztebl 2008; 105: 827–833

[7] Heidemann C, Du Y, Scheidt-Nave C et al. Diabetes mellitus in Deutschland. Zahlen und Trends aus der Gesundheitsberichterstattung des Bundes. GBE kompakt 2011; 2 (3): 1–7

[8] Lenzen H. Regionale Versorgungsunterschiede bei der Therapie des Diabetes mellitus. In: Repschläger U, Schulte C, Osterkamp N, Hrsg. BARMER GEK Gesundheitswesen aktuell 2011. Berlin: BARMER GEK; 2011: 296–313

[9] Moebus S, Hanisch J, Bramlage P et al. Regional unterschiedliche Prävalenz des metabolischen Syndroms. Dtsch Ärztebl 2008; 105: 207–213

[10] Morbach S, Lutale JK, Viswanathan V et al. Regional differences in risk factors and clinical presentation of diabetic foot lesions. Diabet Med 2004; 21: 91–95

[11] Nagel H, Baehring T, Scherbaum WA. Diabetesversorgung: Deutliche regionale Unterschiede. Dtsch Ärztebl 2006; 103: A394–A398

[12] Nolting HD, Zich K. Regionale Variationen im deutschen Gesundheitswesen – Was ist zu tun? Vortrag, Berlin, 28. September 2011. Berlin: IGES; 2011

[13] Rieder A, Rathmanner T, Kiefer I et al. Österreichischer Diabetesbericht 2004. Daten, Fakten, Strategien. Wien: Novo Nordisk Pharma; 2004

[14] Rothe U, Müller G, Schwarz PEH et al. Evaluation of a diabetes management system based on practice guidelines, integrated care, and continuous quality management in a federal state of Germany: a population-based approach to health care research. Diabetes Care 2008; 31: 863–868

[15] Sämann A, Kaiser J, Hunger-Dathe W et al. Population-based measurement of quality of diabetes care using HbA1c values in the state of Thuringia / Germany. Exp Clin Endocrinol Diabetes 2004; 112: 531–537

[16] Sämann A, Köhler S, Klinger R et al. HbA1c-Mapping zur Messung der Qualität der primären Versorgung von Patienten mit Diabetes mellitus in Thüringen. Z Ärztl Fortbild Qualitätssich 2002; 96: 615–620

[17] Schiel R, Netzer C, Junghänel J et al. Die Behandlungsqualität von Patienten mit Typ-1- und Typ-2-Diabetes-mellitus in der hausärztlichen Betreuung: Ergebnisse einer vergleichenden Untersuchung in Ostvorpommern und Thüringen. Z Evid Fortbild Qual Gesundhwes 2009; 103: 453–460

[18] Schipf S, Werner A, Tamayo T et al. Regional differences in the prevalence of known type 2 diabetes mellitus in 45–74 years old individuals: Results from six population-based studies in Germany (DIAB-CORE Consortium). Diabet Med 2012; 29: e88–95

[19] Schulze J, Rothe U, Müller G et al. Verbesserung der Versorgung von Diabetikern durch das sächsische Betreuungsmodell. Dtsch Med Wochenschr 2003; 128: 1161–1166

[20] Siegel E. Versorgungsstrukturen, Berufsbilder und professionelle Diabetesorganisationen in Deutschland. In: diabetesDE, Hrsg. Deutscher Gesundheitsbericht Diabetes 2011. Die Bestandsaufnahme. Mainz: Kirchheim; 2011: 23–33

[21] Whiting DR, Guariguata L, Weil C et al. IDF diabetes atlas: global estimates of the prevalence of diabetes for 2011 and 2030. Diabetes Res Clin Pract 2011; 94: 311–321

45 Möglichkeiten der Nutzung von Ergebnissen der Versorgungsforschung für Allokationsentscheidungen der medikamentösen Diabetestherapie

Johannes Knollmeyer

45.1 Stellenwert der Diabetes-Versorgungsforschung in Deutschland

Der hohe Stellenwert der Versorgungsforschung für die zukünftige Gestaltung der Gesundheitsversorgung ist in der 17. Legislaturperiode von der bürgerlichen Koalition anerkannt worden. Der Koalitionsvertrag enthält dazu:

„Die Gesundheitsforschung trägt dazu bei, mit Innovationen die Lebensqualität von Menschen aller Lebenslagen zu erhöhen und gleichzeitig die Finanzierbarkeit des Gesundheitssystems zu sichern. Erkenntnisse über das Versorgungsgeschehen unter Alltagsbedingungen sind dabei besonders wichtig, damit Qualität und Effizienz der Gesundheitsversorgung bei begrenzten Ressourcen weiter steigt."

Im deutschen Gesundheitswesen werden regulatorische Eingriffe auf die Auswahl, die Indikationsstellung sowie die Preisbildung therapeutischer Alternativen ausgeübt. Mit den Disease-Management-Programmen wurden erste Ansätze zur inhaltlichen Steuerung von Behandlungskonzepten unternommen und eine regelmäßige Evaluation programmiert. Bedingt durch die Ausgestaltung der Programme durch Rechtsverordnungen sind Ergebnisse aus der Versorgungsforschung nicht in ausreichendem Umfang berücksichtigt worden. Die Disease-Management-Programme hätten eine ideale Grundlage dafür geboten, auf der Basis von großen Datenmengen die Versorgungsgestaltung zu steuern und zielgerichtet weiter zu entwickeln. Denn der Versorgungsforschung fällt die Aufgabe zu, Ergebnisse aus klinischer Forschung durch Erkenntnisse aus dem Versorgungsalltag zu ergänzen und einen Zugewinn an Rationalität und Qualität zu ermöglichen. Seit vielen Jahren wird die Versorgung des Diabetes mellitus in Deutschland aus Routinedaten systematisch untersucht [6, 7]. Longitudinale Vergleiche ermöglichen die Detektion und Quantifizierung, die von Veränderungen der Behandlungskonzepte ausgelöst worden sind. Aus den Disease-Management-Programmen liegen seit 2004 Qualitätssicherungsberichte vor, die in begrenztem Umfang Rückschlüsse auf Veränderungen der Versorgungsqualität zulassen [9].

Mit einer Reihe von Versorgungsforschungsstudien können versorgungsrelevante Zusammenhänge in der Behandlungsroutine beschrieben werden. Die Nutzung der damit gewonnenen Erkenntnisse für Allokationsentscheidungen bietet noch viel Raum für weitere Verbesserungen. Für die Insulinbehandlung des Diabetes mellitus steht die Rationalität von Entscheidungprozessen und der darauf basierenden Versorgungsinhalte im Fokus regulatorischer Entscheidungen. Die seit 2004 vorliegenden Qualitätssicherungsberichte der Disease-Management-Programme lassen die schon erreichten Verbesserungen in der Versorgung der Diabetiker in Deutschland transparent werden [9]. Im Rahmen der Überprüfungen der Programme sind weitere Handlungsfelder vorgeschlagen worden und Defizite bei der Datenerhebung aufgezeigt worden.

Die Versorgungsforschung soll die Erkenntnislücke zwischen klinischer Forschung und der tatsächlichen Versorgung schließen. Der Transfer neuer Behandlungsmöglichkeiten kann erfasst und quantifiziert werden. Für Beweisführungen im statistischen Sinne sind Versorgungsforschungsstudien im Regelfall nicht geeignet. Erkenntnisse aus der Versorgungsforschung leisten wichtige Beiträge dazu, die Qualität und Wirtschaftlichkeit der Patientenversorgung und die Behandlungszufriedenheit Schritt für Schritt zu verbessern. Erkenntnisse aus dem Versorgungsalltag erleichtern den Zugang zum medizinischen Fortschritt besonders dann, wenn vergleichbare Behandlungsalternativen zu unterschiedlichen Preisen angeboten werden. Versorgungsforschung ermöglicht die Erfassung der realen Kosten in verschiedenen Leistungsbereichen im Alltag. Nachfolgend werden ausgewählte Ergebnisse aus ganz unterschiedlichen Versorgungsforschungsprojekten dargestellt. Die Translation der Resultate in die Routineversorgung ist mittels kassenindividueller Rabatt- und Mehrwertverträge forciert worden. Die erste Generation der Verträge regelte einen Ausgleich unterschiedlicher Apothekenverkaufspreise. Die zweite Vertragsgeneration sah einen komplexeren Kostenausgleich im Falle des Mehraufwandes eines Pakets aus Blutzuckermessung, Antidiabetika und Hilfsmitteln vor. Zudem wurde eine Begleitforschung durchgeführt, die als Basis für die Schlussabrechnung dient [12].

Die hohe Komplexität des Forschungsgebietes Insulinbehandlung des Diabetes mellitus verdeutlicht der Exkurs in die Einteilung der Erkrankung und deren leitliniengerechte Behandlung.

45.2 Diabetes mellitus Typ 1

Für die Behandlung des Typ-1-Diabetes ist die intensivierte Insulintherapie (ICT) der Behandlungsstandard. Da das Behandlungskonzept im Regelfall aus einem Basalinsulin und einem mahlzeitenbezogenen Bolusinsulin zusammengesetzt wird, erstreckt sich der Vergleich auf die derzeit in Deutschland zugelassenen Behandlungsalternativen Basalinsulin (NPH-Humaninsulin, Insulin glargin und Insulin detemir) sowie Bolusinsulin (humanes Normalinsulin, Insulin Lispro, Insulin Aspart und Insulin Glulisin).

Bei nicht erreichten Therapiezielen wird die Insulinpumpentherapie (CSII) eingesetzt. Mit der Insulinpumpe wird über einen Katheter kurzwirkendes Humaninsulin beziehungsweise alternativ die rasch wirkenden Insulinanaloga subkutan appliziert.

Die konventionelle Therapie mit der mehrfach täglichen Gabe von Mischinsulinen aus Basal- und Bolusinsulin wird mittlerweile bei der Behandlung des Typ-1-Diabetes nicht mehr verwendet. Die Analysen sind für Erwachsene Typ-1-Diabetiker sowie diabetische Kinder und Jugendliche getrennt durchzuführen.

45.3 Diabetes mellitus Typ 2

Die Behandlung des Diabetes mellitus Typ 2 ist ein gestuftes Vorgehen. Die erste Behandlungsstufe beginnt mit einer Änderung des Ernährungs- und Bewegungsverhaltens. Die zweite Behandlungsstufe enthält zusätzlich orale Antidiabetika, vorzugsweise Metformin, Sulfonylharnstoffe, aber auch DPP IV Hemmstoffe. Für die Insulinbehandlung des Typ-2-Diabetes-mellitus werden sehr unterschiedliche Behandlungskonzepte aus den vorbeschriebenen drei Verzögerungsinsulinen sowie den vier kurzwirkenden Insulinen sowie den Mischinsulinen aus Verzögerungs- und Bolusinsulinen eingesetzt. Alle Insuline sind mit den oralen Antidiabetika Metformin, Sulfonylharnstoffe und DPP IV Inhibitoren bei Typ-2-Diabetes-mellitus kombinierbar. Die am weitesten verbreiteten Behandlungskonzepte auf Basis einer Insulinanwendung sind:

- **b**asalunterstützte **o**rale **T**herapie (BOT)
  Bei unzureichender Behandlung mit oralen Antidiabetika werden die Tabletten belassen und nach dem Nüchternblutzucker titriert abendliche Gaben von Verzögerungsinsulin angewendet [11].

- supplementäre Insulintherapie (**SIT**)
  Die mehrfache tägliche Gabe kurzwirkender Insuline bzw. Insulinanaloga werden zu den Hauptmahlzeiten appliziert [1].
- konventionelle Insulintherapie (CT)
  Die konventionelle Therapie ist die zumeist zweimal tägliche Gabe eines Mischinsulins aus Verzögerungsinsulin und Normalinsulin. Das Mischungsverhältnis variiert zwischen 25–50% rasch wirkendem Insulin und 50-75 Prozent Verzögerungsinsulin [5]
- intensivierte konventionelle Insulintherapie (ICT)
  Die ICT besteht aus der aus Verzögerungsinsulin bestehenden Basalrate und dem zu den Mahlzeiten zusätzlich applizierten kurzwirkendem Insulin.
- kontinuierliche subkutane Insulininfusionstherapie (CSII)

Die Insulinpumpentherapie verwendet in programmierbaren Pumpen ausschließlich kurzwirkendes Insulin welches kontinuierlich subkutan infundiert wird. Zu den Mahlzeiten ruft der Diabetiker zusätzliche Insulinmengen ab, die auch zur Korrektur aktueller Blutzuckerwerte dienen.

Die Behandlungsalternativen BOT, SIT, CT, ICT werden alternativ im gleichen Krankheitsstadium angewendet. Die Behandlungsalternativen SIT, ICT und CSII sind zudem als eskalierende Therapie bei Versagen der BOT oder der CT etabliert. Die eingesetzte Therapie hat sich im Laufe der letzten 10 Jahre erheblich verändert. Die Insulinbehandlung wurde auch wegen der Alterung der Bevölkerung von 37% auf über 40% der medikamentösen Diabetes-Behandlungen ausgeweitet. Über 22% entfielen auf die konventionelle Therapie im Jahr 2000. Im Jahr 2009 ist die ICT mit einem Anteil von 17,5% am häufigsten verwendet. Auch die BOT und in geringerem Ausmaß die SIT wurden von den Ärzten häufiger angesetzt (▶ Tab. 45.1).

Tab. 45.1 Anteile der Insulintherapieregime an medikamentösen Diabetes-Behandlungen. Quelle: [6].

Jahr	ICT	CT	BOT	SIT	Rest	Gesamt
2000	7,5	22,1	0,8	0,6	6,1	37,1
2005	14,9	14,0	4,5	1,6	7,2	42,3
2009	17,5	9,2	5,0	1,9	6,8	40,4

100% aller Diabetiker mit antidiabetischer Therapie, keine Mehrfachnennungen.

45.4 Erkenntnisse und Überlegungen bei der Planung und Durchführung der Versorgungsforschungsstudien zur Insulintherapie

Die wesentlichen Unterschiede der Insuline liegen in der Pharmakokinetik. Mit der Pharmakokinetik verknüpfen sich zwei für die Versorgung relevante Eigenschaften. Mit der Wirkdauer ist unmittelbar die Applikationshäufigkeit verbunden. Auf Humaninsulin basierende intermediär wirkende Zubereitungen erreichen dosisabhängig eine Wirkdauer zwischen 12 und 16 Stunden. Mit den langwirkenden Insulinanaloga wurde das Ziel der über 24 Stunden gleichmäßig anhaltenden Wirkung verfolgt. Ein weiteres relevantes Merkmal sind die Wirkungsspitzen. Bei kurzwirkendem Insulin werden eine kurze Wirkdauer und ein ausgeprägtes Wirkungsmaximum angestrebt. Langwirkendes Insulin soll gleichmäßig über 24 Stunden blutzuckersenkend wirken.

Im Versorgungsalltag ergeben sich daraus drei kostenrelevante Aspekte:
- Applikationsfrequenz
  Die amtlichen Texte sehen für Insulin glargin einmal täglich, NPH-Insulin ein- bis zweimal, Insulin detemir ein- bis zweimal, Mischinsuline ein- bis zweimal und alle kurzwirkenden in der SIT dreimal tägliche Gabe vor.
- Unterzuckerungen
  Unterschiede bei der Verweildauer auf der weniger aufwendigen BOT werden durch gleichmäßige Wirkstofffreisetzung und damit weniger auftretende Unterzuckerungen erwartet.
- Zeitpunkt des zusätzlichen Gebrauchs von kurzwirkendem Insulin im Sinne einer Intensivierung der Insulintherapie
  Die gleichmäßige Wirkstofffreisetzung ermöglicht eine Höherdosierung des Insulin glargin, der Übergang zu intensivierten Behandlungskonzepten erfolgt später im Krankheitsverlauf.

Mit den Unterschieden der Applikationsfrequenz (► Tab. 45.2) sind Kosten für Injektionsnadeln, die Blutzuckerselbstkontrolle bestehend aus Teststreifen und Lanzetten zur Blutgewinnung und bei Fremdhilfe auch für die Injektion selbst verbunden.

Die Rangfolge der theoretischen Kosten der Behandlung ergeben zunehmende Kosten in der Reihenfolge BOT, CT, SIT, ICT und CSII. Die Kostenunterschiede resultieren im Wesentlichen aus den Kosten der Blutzuckermessung und bei

Tab. 45.2 Injektionsfrequenzen des Verzögerungsinsulins in Abhängigkeit vom Insulin und dem Insulinbehandlungskonzept. Quelle: [4]

Injektionsfrequenz /Tag	NPH-Insulin	Insulin glargin
BOT	1,5	1,1
ICT	1,4	1,1

der Insulinpumpentherapie (CSII) zusätzlich aus den Kosten der Verbrauchsmaterialien.

45.5 Fragestellungen an die Versorgungsforschung zur Insulinbehandlung des Diabetes mellitus

Ein in die Versorgungspraxis umgesetztes Resultat von Versorgungsforschung ist der Wechsel von Mischinsulinen auf basale und prandiale Insulinzubereitungen. Mit dem Präparatewechsel ist die Frage nach den klinischen Ergebnissen und der Wirtschaftlichkeit der aktuell bevorzugten Behandlungskonzepte zu beantworten (▶ Tab. 45.3).

Die Wirtschaftlichkeit der Versorgung war aus den Daten klinischer Studien allein nicht sachgerecht zu beurteilen. Erste Versorgungsforschungsstudien hatten deutliche Hinweise auf unterschiedlichen Ressourcenverbrauch der Insulinbehandlungskonzepte ergeben (▶ Abb. 45.1).

Bei longitudinalen Kostenvergleichen sind Eingriffe des Gesetzgebers in die Preisbildung zu beachten (▶ Tab. 45.4).

Die Kosten der Behandlungskonzepte steigen mit der Komplexität der Intervention und mit der Krankheitsdauer an. Auf der Behandlungsstufe Diät und Bewegung sowie bei der Anwendung blutzuckersenkender Tabletten wird die

Tab. 45.3 Prozentuale Insulinbehandlungsraten. Quelle: [6].

Jahr	kurzwirkend	Mischinsulin	langwirkend
2000	8,7	19,4	8,8
2005	16	13,5	17
2009	18	9,3	18,9
100% aller Diabetiker, Mehrfachnennungen, Stichtag 31.12. des Vorjahrs.			

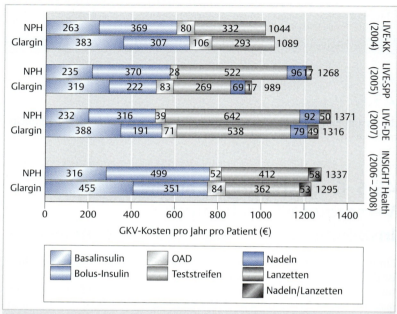

Abb. 45.1 Therapiekosten Lantus versus Humaninsulin. Jährliche Kosten für Blutzuckerteststreifen, Lanzetten, OADs, kurzwirksame Insuline. Quellen: [8], [15].

Tab. 45.4 Einfluss der Gesetzgebung auf die kostenrelevanten Preisbestandteile auf den Ebenen.

Hersteller	Großhandel	Apotheke	Patient
Rabatte	Rabatte	Rabatte	Zuzahlung
Festbetragsregelung	Aufschlagsätze	Aufschlagsätze	Härtefall und Überforderungsklauseln
Erstattungshöchstbetrag			
Verträge mit Kassen			

Blutzuckerselbstkontrolle nur in besonderen Situationen zu Lasten der GKV durchgeführt [6]. Der Aufwand für die Blutzuckerselbstkontrolle war stetig angestiegen und erreichte relevante Ausgabenvolumina. Deshalb erschien es geboten, neben der antidiabetischen Medikation auch die Verbrauchsmaterialien zur Blutzuckermessung zu erfassen. Die Ausgangshypothese war ein nach Insulinart und Behandlungskonzept verschiedener Verbrauch von Teststreifen, Lanzetten und bei differenter Injektionshäufigkeit auch der für die Injektion erforderlichen Verbrauchsmaterialien.

45.6 Publizierte Versorgungsforschungsstudien

Es liegen 24 veröffentlichte Studien und eine Übersicht zur Wirtschaftlichkeit langwirkender Insulinanaloga von Typ-1 und Typ-2-Diabetes-mellitus vor. Die Versorgungsforschungsstudien bestehen sowohl aus Modellierungen auf der Basis von Head-to-Head-Vergleichen wie auch aus Vergleichen unterschiedlicher Behandlungsregime. Als Ergebnis sämtlicher Untersuchungen ergab sich zumindest eine Kostenneutralität gegenüber anderen Verzögerungsinsulinen bzw. gegenüber den gleichwertigen alternativen Behandlungskonzepten (SIT,

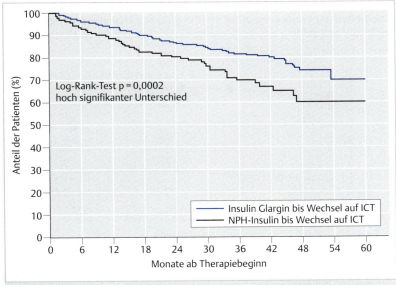

Abb. 45.2 Kaplan-Meier-Kurve zur Therapieumstellung auf eine intensivierte Diabetes-Therapie (ICT). Quelle: [13].

CT, ICT). Das jährliche Einsparpotenzial erstreckt sich über eine Spanne zwischen 45 und 767 Euro pro Patient bei Typ-2-Diabetes und 231 bis 424 Euro pro Patient bei Typ-1-Diabetes-mellitus [2, 3, 4] , [5, 8, 10, 14, 15].

In den ersten Real-Life-Projekten wurden unterschiedliche Verteilungen von Behandlungskonzepten festgestellt [4]. Daraus wurde die Hypothese generiert, dass der Übergang von der BOT zur ICT vom eingesetzten Verzögerungsinsulin abhängig ist. Auf der Basis der Daten des Disease Analyzers von IMS wurde die Vermutung bestätigt [11]. Eine weitere Bestätigung der Ergebnisse auf der Basis aller Verordnungsdaten der Apothekenrechenzentren verbreiterte die empirische Basis. Dabei wurde die erste Verordnung von Verzögerungsinsulin als Nullpunkt gesetzt und die Zeitdauer bis zum regelmäßigen zusätzlichen Gebrauch des Bolusinsulins als Indexereignis definiert. Das Ergebnis bestätigte die aus den frühen Studien abgeleitete Vermutung des späteren Therapiewechsels auf intensivierte bzw. teilintensivierte Behandlungskonzepte unter Insulin glargin (▶ Abb. 45.2) [13].

45.7 Veränderungen des Körpergewichts

Eine weitere im Versorgungsalltag zu überprüfende Hypothese ist der Einfluss der Insulinbehandlung auf die Körpergewichtsentwicklung. In klinischen Stu-

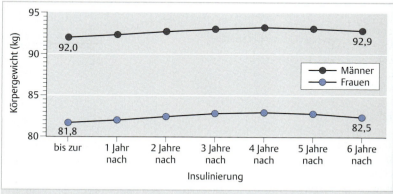

Abb. 45.3 Disease Management Programme (DMP) Diabetes mellitus Typ 2. Gewicht bis zur und nach der Insulinierung. Zahl der Patienten mit mindestens einer Folgedokumentation und Angaben zum Gewicht bis zur Insulinierung: 40 306; 1 Jahr danach: 39 896; 2 Jahre danach: 31 452; 3 Jahre danach: 21 814; 4 Jahre danach 13 707; 5 Jahre danach: 9164; 6 Jahre danach: 4146. Quelle: [9].

dien war besonders bei Patienten, die zweimal täglich Mischinsulin erhalten, sowie bei Diabetikern mit multiplen täglichen Injektionen kurzwirkenden Insulins eine signifikante Gewichtszunahme festgestellt worden. Aus einer großen DMP-Population kann eine relevante Gewichtszunahme unter Alltagsbedingungen nicht bestätigt werden (▶ Abb. 45.3) [9].

45.8 Aus den Ergebnissen der Versorgungsforschungsstudien abgeleitete Verträge zwischen Krankenkassen und Insulinherstellern

Die Übereinstimmung der Ressourcenverbräuche aus den unterschiedlichen Datenerhebungen war hoch und erhöhte die Bereitschaft bei den gesetzlichen Krankenkassen, in Gespräche über Verträge einzutreten. Den Krankenkassen konnte eine Kostengarantie für die auf Insulin glargin basierten Insulinregime bei Typ-2-Diabetes-mellitus eingeräumt werden. Der Insulinhersteller übernimmt das sich aus der Wahl des langwirkenden Analoginsulins resultierende Kostenrisiko. Überschreiten die Jahrestherapiekosten für das Insulinbehandlungspaket, bestehend aus Verzögerungsinsulin und Bolusinsulin, Blutzuckerteststreifen, Lanzetten und Nadeln zur Insulininjektion sowie für orale Antidiabetika bei den mit Insulin glargin behandelten Typ-2-Diabetiker'n das Kostenvolumen der mit humanem Verzögerungsinsulin behandelten Diabetiker, so wird der Unterschied durch den Insulinhersteller ausgeglichen. Die Kosten werden auf der Basis der Herstellerabgabepreise abzüglich gesetzlicher und kassenindividueller Herstellerrabatte nach § 130 a (8) SGB V berechnet. Dabei werden jeweils die oben beschriebenen Kostenarten aggregiert und durch die Anzahl der jeweiligen Patienten dividiert. Eine erste Umsetzung dieses Vertragsmodells wurde mit der Deutschen Angestellten Krankenkasse (DAK) im Jahr 2010 realisiert [12]. Im Laufe weniger Monate konnte eine nahezu vollständige Abdeckung über alle Kassenarten in Deutschland erreicht werden. Ärzten wurde damit die Auswahl des Insulins auf der Basis der Patientenpräferenzen ermöglicht. Bereits veröffentlichte kassenartenspezifische beziehungsweise kassenspezifische Analysen bestätigen die den Verträgen zu Grunde liegenden Ressourcenverbräuche und die auf dieser Basis errechneten Therapiekosten. Versorgungsforschungsstudien sind bei der Planung von Versorgungsverträgen ein unverzichtbares Instrument für die Ausgestaltung der einzelnen Vertragsbestandteile.

45.9 Ausblick

Die Versorgungsforschung legt die Versorgungsprozesse und die Kostenstrukturen der Routineversorgung offen. Aus einer erweiterten Datenlage lassen sich neue Vertragstypen zwischen den an der Versorgung beteiligten Vertragspartnern entwickeln. In erweiterte Behandlungsverträge können weitere Vertragspartner wie z. B. Ärzte, Krankenhäuser, Apotheker sowie weitere Leistungsträger im Gesundheitswesen einbezogen werden. Eine Voraussetzung stellt die Zusammenführung von systematischer Forschung mit Sekundärdaten dar. Für die Diabetes-Versorgungsforschung bietet der Zugang zu den im Rahmen der Disease Management Programme erhobenen Daten die Möglichkeit, die Ressourcenverbräuche mit medizinischen Outcomes und intermediären Outcomes zu korrelieren. Die Erhebung zusätzlicher Daten zum Beispiel zur Lebensqualität und zur Behandlungszufriedenheit stellen weitere sinnvolle Ergänzungen dar.

Die Stärkung der Akzeptanz von Ergebnissen aus der Versorgungsforschung bei regulatorischen Entscheidungen in Deutschland auf der Ebene des Gemeinsamen Bundesausschusses (G-BA) ist wünschenswert. Den Anforderungen an die Ergebnissicherheit sollten die Beteiligten bei der Weiterentwicklung der Methoden große Aufmerksamkeit widmen. Die bisher nahezu unüberwindbaren Anforderungen der Regulatoren sollten auf Ihre Erfordernis und Zweckmäßigkeit überprüft werden. Die für die Versorgungsforschung wegweisenden Verabredungen des Koalitionsvertrages bedürfen der weiteren Implementierung. Für die Diabetes-Behandlung ist die Etablierung einer routinemäßigen Versorgungsforschung zur Erreichung von mehr Qualität und Rationalität zu fordern. Eine Konsolidierung der etablierten Versorgungsforschungsprojekte zu einem jährlichen Bericht in einem ersten Schritt und die Abstimmung der mittel- und langfristig angelegten Einzelprojekte sind weitere wichtige Schritte bei der Erhöhung von Qualität und Wirtschaftlichkeit.

45.10 Literatur

[1] Bretzel RG et al. Comparison of treatment costs in inadequately controlled type 2 diabetes in Germany based on the APOLLO trial with insulin glargine. J Med Econom 2009; 12: 87–97
[2] Hagenmeyer EG et al. Gesundheitsökonomische Vergleiche zwischen Insulin glargin und Insulindetemir in der intensivierten Insulintherapie bei Typ 1 Diabetikern: ein systematischer Review. Diabetologie Stoffwechsel 2011; 6: 377–386
[3] Hagenmeyer EG et al. Ressourcen-Inanspruchnahme und Kosten der Behandlung von Typ-2-Diabetikern unter Insulin-glargin- oder Insulindetemir-Therapie (LIVE-KK): Analyse von Krankenkassen-Routinedaten mittels Propensity Score Matching. Gesundhökon Qualmanag 2010; 15: 121–126

[4] Hauner et al. Kosten für antihyperglykämische Arznei- und Verbrauchsmittel und Therapiezufriedenheit bei Typ-2-Diabetes. Dtsch med Wochenschr 2009; 134: 1207–1213
[5] Janka H, Högy B. conomic evaluation of the treatment of type 2 diabetes with insulin glargine based on the LAPTOP trial. Eur J Health Econom 2008; 9: 165–170
[6] Köster I, Schubert I. Diabetes-Barometer 2009. PMV forschungsgruppe. Köln 2012
[7] Köster I, Hauner H, von Ferber L. Heterogenität der Kosten bei Patienten mit Diabetes mellitus: Die KoDiM-Studie. Dtsch med Wochenschr 2006; 131: 804–810
[8] Middeke, M. Herausgeber. Basalinsuline in der Diskussion – klinische und gesundheitsökonomische Aspekte. Dtsch med Wochenschr 2008; 133: S 99–S 124
[9] Nordrheinische Gemeinsame Einrichtung Disease-Management-Programme GbR Herausgeber. Qualitätssicherungsbericht 2009. Düsseldorf 2010: 35–98
[10] Pfaff H et al. Versorgungsforschung: unverzichtbar bei Allokationsentscheidungen - eine Stellungnahme. Dtsch med Wochenschr 2011; 136: 2496–2500
[11] Pfohl M et al. Längere Verweildauer unter einer basalunterstützten oralen Therapie mit Insulin glargin (BOT) im Vergleich zu einer Kombinationstherapie aus NPH-Insulin und oralen Antidiabetika. Diabetologie Stoffwechsel 2009; 4: 166–171
[12] Rebscher H, Kaufmann S. Herausgeber. Innovationsmanagement in Gesundheitssystemen. Heidelberg: Medhochzwei; 2010
[13] Quinzler R, Ude M, Franzmann A et al. Treatment duration (persistence) of basal supported oral therapy (BOT) in Type-2 diabetic patients: comparison of insulin glargine with NPH insulin. Int J Clin Pharmacol Therapeut 2012; 50: 24–32
[14] Schöffski, O Pfohl M et al. Vergleichende Erhebung von Ressourcenverbräuchen bei Typ-2-Diabetes. Diabetes Stoffwechsel Herz 2012; 17: 459–465
[15] Schöffski O, Pfohl M et al. Wirtschaftlichkeit langwirksamer Insulinanaloga bei Diabetes mellitus Typ 2 in Deutschland. Gesundheitsökonomie Report 2010; 2: 1–46
[16] The ORIGIN Trial, I. Rationale, design, and baseline characteristics for a large international trial of cardiovascular disease prevention in people with dysglycemia: The ORIGIN Trial (Outcome Reduction with an Initial glargine Intervention). Am Heart J 2008; 155, 26. e 1-26. e 13

D Medizinische Versorgung und Prävention

46 Krankheitskosten bei Alzheimer Demenz

Peter Kiencke, Reinhard P. T. Rychlik

46.1 Einleitung

Die Alzheimer-Demenz ist eine chronisch progrediente Erkrankung, die mit einem fortschreitenden Verlust kognitiver und intellektueller Fähigkeiten wie Gedächtnis, Urteilsvermögen und abstraktem Denken verbunden ist. Sie ist die häufigste Form der neurodegenerativen Demenzerkrankungen mit einer im Alter exponentiell ansteigenden Prävalenz: Während bei den 65- bis 69-Jährigen lediglich etwa 1% unter einer Demenz leiden, sind es bei den über 90-jährigen bereits bis zu 30%. Es wird von einer Inzidenz von etwa 120 000 bei der Demenz des Alzheimer-Typs ausgegangen [1]. Unter der Annahme einer gleich bleibenden Steigerung der Erkrankungsfälle wird aufgrund der demografischen Entwicklung für das Jahr 2050 von einer Zahl von mehr als zwei Millionen Betroffener ausgegangen [2].

Für pflegende Bezugspersonen stellen die Demenz-assoziierten Verhaltensstörungen wie Apathie, Depression, Aggression, Agitation, Wahn, Misstrauen usw. jedoch die größten Probleme dar und machen eine Betreuung der Erkrankten im familiären Umfeld häufig nicht mehr möglich. So erklärt sich eine bis zu viermal höhere Prävalenzrate von Demenz-Erkrankungen unter Heimbewohnern [4].

Die Therapiemöglichkeiten haben in den letzten Jahren zugenommen. Sie lassen sich in drei Bereiche unterteilen: medikamentöse Therapie, psychologische und nicht medikamentöse Therapien sowie soziale Interventionen [3].

Die Alzheimer-Demenz führt mit fortschreitendem Krankheitsverlauf nicht nur zu einer Zunahme körperlicher und psychischer Symptome, sondern auch zu sozialen und ökonomischen Auswirkungen. Nach einer Krankheitskostenberechnung des Statistischen Bundesamtes entfielen im Jahr 2006 9,7 Milliarden Euro auf die Demenz [5]. Die höchsten Kosten dieser Erkrankung entstehen bei mittlerem und schwerem Krankheitsstadium [2, 7]. Eine umfassende Kalkulation der Kosten der Alzheimer-Demenz ist momentan jedoch für Deutschland nicht erhältlich.

In der vorliegenden Analyse der kompletten Abrechnungsdaten aus dem Jahre 2005 der Barmer Ersatzkasse (BEK) für Patienten mit der Diagnose Alzheimer-Demenz wird erstmalig für Deutschland umfassend dargestellt, wie sich die Kosten aus den Sektoren nichtstationäre Diagnostik und Therapie, Arzneimitteltherapie, stationäre Aufenthalte, Pflegekosten, Heil- und Hilfsmittelverbrauch verteilen. Als Arzneimittel für die moderate bis schwere Form der Alzheimer-Demenz ist in Deutschland nur Memantin als Antidementivum zugelassen [6].

Fokus der Auswertung der BEK-Daten ist der Vergleich der Gesamtkosten und der Kostenstruktur zwischen unterschiedlich therapierten Patienten mit Alzheimer-Demenz in den drei Versorgungsgruppen Memantin, Therapie mit Psychopharmaka bzw. Sedativa und Hypnotika und keine Arzneimitteltherapie.

Ziel der vorliegenden Auswertung ist die Darstellung der Kosten aus den Sektoren nichtstationäre Diagnostik und Therapie, Arzneimitteltherapie, stationäre Aufenthalte, Pflegekosten, Heil- und Hilfsmittelverbrauch bei Alzheimer-Demenz auf Basis von Routinedaten der Barmer Ersatzkasse (BEK). Da die Abrechnungsdaten der Barmer Ersatzkasse keine klinisch-diagnostischen Informationen über den Schweregrad der Alzheimer-Demenz enthalten, wurde neben der Kostenanalyse eine Betrachtung der Verteilung der Pflegestufen bzw. Pflegeart vorgenommen.

46.2 Material und Methoden

46.2.1 Datenmaterial

Die Auswertung basiert auf einer retrospektiven Analyse von Routinedaten der gesetzlichen Kranken- und Pflegeversicherung der Barmer Ersatzkasse (BEK) aus dem Jahr 2005. Das vorliegende Datenmaterial enthielt alle versicherten Patienten mit Demenz (n = 48 322) sowie alle für diese Patienten im Jahr 2005 abgerechneten Leistungen: Sachkosten (517 385 Datensätze), Gebührenziffern (4 800 427 Datensätze), ICD-10-Diagnosen (2 570 332 Datensätze), Arzneimittelverordnungen und Hilfsmittel (1 457 830 Datensätze), Krankenhausfälle (n = 27 216 Datensätze), ICD-10-Krankenhauseinweisungsdiagnosen (313 921 Datensätze), Hilfsmittelverordnungen (90 530 Datensätze), Heilmittelverordnungen (49 542 Datensätze), Pflegestufen bzw. Pflegeart (39 453 Datensätze) und Renten (61 539 Datensätze).

Die Patientendaten wurden in anonymisierter Form (10-stelliger Buchstabencode je Patient, „PSEUDONYM") in einer ACCESS-Datenbank übergeben.

46.2.2 Patientenselektion

In die Analyse wurden nur die Patienten einbezogen, für die von Ärzten der Fachgruppen Nervenarzt, Neurologe, Psychiater, Neurochirurg, psychotherapeutische Medizin, Einrichtungen (Universitätskliniken, Krankenhäuser, Dialyse), Internist oder Allgemeinarzt bzw. praktischer Arzt Leistungen mit der ICD-10-Codierung F00 (Demenz bei Alzheimer-Krankheit) oder G30 (Alzheimer-Krankheit) erbracht wurden. Danach wurden aus der Grundgesamtheit der dementen Patienten (n = 48 322), n = 36 668 Datensätze selektiert. Davon wurden 945 Patienten ausgeschlossen, die über ein Familienmitglied bei der BEK versichert waren und 39, die im Laufe des Jahres 2005 aus der BEK nicht aufgrund ihres Todes ausschieden. Demnach umfasste die gesuchte Patientenpopulation 35 684 Patienten.

46.2.3 Zuordnung der Patienten zu den Behandlungsgruppen

Ziel der Analyse war der Krankheitskostenvergleich der Therapie der Alzheimer-Demenz mit Memantin gegen eine Therapie mit Psychopharmaka bzw. Sedativa und Hypnotika (PHS) und medikamentösen Nihilismus. Eine Einteilung erfolgte dazu in drei Behandlungsgruppen:
- Memantin-Gruppe: Patienten mit mindestens einer Memantin-Verordnung 2005, der zusätzliche Einsatz anderer Antidementiva, Psychopharmaka oder Hypnotika bzw. Sedativa war nicht erlaubt (1448 Patienten)
- PHS-Gruppe: Patienten, die mindestens ein Psychopharmakum oder Hypnotikum bzw. Sedativum, aber keine Antidementiva erhielten (12 561 Patienten)
- keine AM-Therapie: Patienten, die weder Antidementiva noch Psychopharmaka oder Hypnotika/Sedativa erhielten (7503 Patienten)

Insgesamt wurden damit 21 512 Patienten in den Gruppenvergleich einbezogen. 14 172 erfüllten die genannten Bedingungen nicht und konnten keiner dieser Gruppen zugeordnet werden.

46.3 Kostenanalyse

In die Kostenanalyse gingen Kosten aus folgenden Leistungsbereichen ein: ärztliche Leistungen, Arzneimittelkosten, stationäre Kosten, Pflegekosten, Heil- und Hilfsmittelverordnungen. Für die Kostenberechnung der ärztlichen

Leistungen (unterteilt in Demenz-assoziiert und sonstige Leistungen) wurden die Punktzahlen in Abhängigkeit vom Quartal der Leistungserbringung mit den von der BEK übergebenen durchschnittlichen Punktwerten (I/2005: 3,5063 Cent; II/2005: 3,3783 Cent; III/2005: 3,3683 Cent; IV/2005: 3,4952 Cent) multipliziert. Einbezogen wurden dabei die gesamte angegebene Punktzahl sowie die in Euro und Cent ausgewiesenen Sachkosten. Die für die Arzneimittelgruppen Memantin, PHS und sonstige Arzneimittel angegebenen Kosten je Verordnung wurden pro Patient summiert. Verordnungen von Memantin, Psychopharmaka und Hypnotika bzw. Sedativa konnten nur in den entsprechenden Gruppen auftreten. Verordnungen sonstiger Arzneimittel waren in allen Gruppen möglich. Angegebene Klinikkosten sowie Kosten für Heil- und Hilfsmittel wurden je Patient zusammengefasst, unabhängig von einem gesicherten oder vermuteten Kausalzusammenhang zur Demenz. Die Berechnung der Pflegekosten erfolgte anhand der von der BEK übermittelten Datensätze. Für die Berechnung wurde die Pflegedauer (Stufe von-bis) auf Monate umgerechnet und mit den für die jeweilige Pflegestufe und -art angegebenen Pflegesätzen multipliziert. Es wurde unterstellt, dass sowohl die Pflege als auch die Veränderungen der Pflegestufen auf der Demenz basieren.

46.3.1 Kostenarten

Es wurden zwei Kostenarten unterschieden.
- durchschnittliche Gesamtkosten nach Kostensektoren
- Kosten nach Pflegestufen und -art

46.3.2 Markov-Modelle

Um die Kosten für die Behandlungsgruppen in Abhängigkeit von der Art der Pflege über eine Periode von fünf Jahren zu explorieren, wurde ein Markov-Modell berechnet.

Die Datenselektion für das Markov-Modell erfolgte über eine Matched-Pairs-Analyse.

Matched-Pairs-Analyse

Die Matched-Pairs-Analyse erfolgte, um eine Vergleichbarkeit der Analysegruppen für folgende Matching-Kriterien zu erzielen:
- Alter
- Geschlecht

- Art der Pflege (01.01.2005)
- mindestens eine Verschreibung pro Quartal 2005 in der Memantin- und PHS-Gruppe; bis zum letzten Quartal oder bis zum Tod des Patienten

Das letzte Matching-Kriterium impliziert, dass nur Patienten, die 2005 Memantin kontinuierlich erhielten, in die Analyse einbezogen wurden. Insgesamt konnten 527 Patienten pro Gruppe für die Matched-Pairs-Analyse selektiert werden. Das Matching-Kriterium „Art der Pflege" war bedeutsamer als die Pflegestufe, weil die Art der Pflege eine Differenzierung zwischen ambulanter Pflege und stationärer Pflege erlaubt und diese Differenzierung einen erheblichen Einfluss auf die Kosten hat. Das deutsche Pflegearten-System unterscheidet zwischen drei Pflegeart-Typen:
- ambulante Pflege: Der Patient wird zu Hause gepflegt.
- teilstationäre Pflege: Der Patient wird zur Hälfte eines Tages oder nachts in der eigenen Wohnung und die verbleibende Zeit in einer Pflegeeinrichtung versorgt.
- stationäre Pflege: Der Patient wird ausschließlich in einer Pflegeeinrichtung versorgt.

Daten zu klinischen Parametern wie z. B. der Dauer oder dem Schweregrad der Alzheimer-Demenz oder Daten zur sozialen Integration der Patienten waren nicht in den Abrechnungsdaten enthalten. Relevante Begleiterkrankungen der Alzheimer-Demenz wie Diabetes mellitus, Herz-Kreislauf-Erkrankungen und Depressionen bzw. Psychosen konnten aus den Kassendaten identifiziert werden. Diabetes mellitus und Herzkreislauferkrankungen waren in den Vergleichsgruppen gleich häufig verteilt. Im Gegensatz dazu war die Anzahl der Psychosen und Depressionen dreimal höher in der PHS-Gruppe als in den anderen Behandlungsgruppen.

Nach dem statistischen Matching wurden die Daten zur ambulanten Diagnostik und Therapie, Pharmakotherapie, Krankenhausaufenthalte, Pflege, Heil- und Hilfsmittel wie auch die Art der Pflege analysiert.

Markov-Modell

Als Basis für das Modell dienen die Matching-Stichproben, d. h. es werden die drei unterschiedlichen Behandlungsstrategien verglichen:
- regelmäßige (quartalsweise) Behandlung mit Memantin und keine anderen Antidementiva, Psychopharmaka, Hypnotika oder Sedativa
- regelmäßige (quartalsweise) Behandlung mit Psychopharmaka, Hypnotika oder Sedativa und keine Antidementiva
- keinerlei medikamentöse Therapie der Alzheimer-Demenz

Die Patienten der drei Gruppen stimmten hinsichtlich des Geschlechts, des Alters und der Pflegeart (keine Pflege, ambulante, teilstationäre oder stationäre Pflege) am 01.01.2005 überein. Die Berechnungen basieren auf den Daten von 527 Patienten aus jeder Gruppe, die die vorstehenden Bedingungen erfüllen.

Die Modellrechnung wurde mit dem Programm TreeAge Pro 2008 (TreeAge Software, Inc., Williamstown MA) zunächst als Markov-Modell und anschließend als Monte-Carlo-Simulation durchgeführt.

Für die Modellierung wurden folgende Annahmen getroffen:

- Alle drei Gruppen starten mit der gleichen Anfangsverteilung der Pflegearten: 58,1% der Patienten erhielten keine Pflege, 29,0% ambulante, 0,9% teilstationäre und 12,0% stationäre Pflege.
- Daraus leiten sich die möglichen Zustände des Markov-Modells ab (in aufsteigender Reihenfolge nach der Schwere): keine Pflege, ambulante Pflege, teilstationäre Pflege, stationäre Pflege und Tod. Die Patienten können nach jedem Zyklus entweder in dem bisherigen Zustand bleiben oder in einen höheren (schwereren) Zustand wechseln. Der Tod ist ein adsorbierender Zustand.
- Die Zyklusdauer wird als ein Quartal festgelegt. Das gesamte Modell wird mit 20 Zyklen, also fünf Jahren, gerechnet.
- Die Kosten sind abhängig von der Pflegeart und der Gruppe, jedoch nicht von der Zeit, d h. auf eine Diskontierung wird verzichtet.
- Ein Nutzen oder Nutzwert wird nicht definiert, es werden ausschließlich die Kosten evaluiert. Da der Tod als ein möglicher Zustand in diesem Modell keine Kosten verursacht, die Todesraten in den drei Gruppen aber unterschiedlich hoch sind, würde ein hoher Anteil Gestorbener zu niedrigeren Kosten führen. Um dieses Missverhältnis auszuschalten, werden die Kosten abschließend als Kosten je Überlebender berechnet. Insofern ist der Anteil der Überlebenden ein klinischer Outcome-Parameter.
- Die Übergangswahrscheinlichkeiten pro Quartal sind für alle Zeitpunkte gleich (Markov-Eigenschaft).

46.4 Demografie, Begleiterkrankungen und Pflegebedürftigkeit (nach Matching)

In jeder Gruppe sind 327 Patienten (62,0%) weiblich. Das Durchschnittsalter beträgt 79,85 ± 6,24 Jahre, der Median liegt bei 80 Jahren. Die Hälfte der Patienten ist zwischen 76 und 84 Jahre alt. Der Anteil der Patienten mit Psychosen bzw. Depressionen in der PHS-Gruppe ist höher, als vor dem Matching, er liegt etwa dreimal so hoch wie in der Memantin- und zweieinhalb Mal so hoch wie in der Gruppe ohne Arzneimitteltherapie (p-Werte jeweils < 0,001 für Memantin bzw. keine AM vs. PHS, 0,105 für Memantin vs. keine AM; jeweils X^2-Test).

Zu Beginn des Jahres 2005 hatten 58,1% der Patienten keine Pflegestufe. 29,0% erhielten ambulante, 0,9% teilstationäre und 12,0% stationäre Pflege.

Aus der betrachteten Patientenpopulation verstarben im Jahr 2005 insgesamt 200 Patienten, was einer Sterberate von 12,7% entspricht. In der Memantin-Gruppe verstarben 54 (10,2%) und somit deutlich weniger Patienten als in den anderen beiden Gruppen, in denen die Sterberaten trotz Übereinstimmung von Alter und Geschlecht höher lagen (PHS-Gruppe: 81 Patienten entsprechend 15,4%; ohne Arzneimitteltherapie: 65 Patienten entsprechend 12,3%). Die Sterberate ist in der Memantin-Gruppe signifikant niedriger als in der PHS-Gruppe (p-Wert 0,013), der Unterschied zur Gruppe ohne Arzneimitteltherapie ist dagegen nicht signifikant (p-Wert 0,284).

46.4.1 Kosten

Die mit Abstand höchsten durchschnittlichen Gesamtkosten fallen in der PHS-Gruppe mit 10725 Euro an, gefolgt von den Patienten ohne Arzneimitteltherapie mit 7839 Euro. Die Patienten der Memantin-Gruppe verursachen mit 6962 Euro die geringsten Kosten (▶ Abb. 46.1). Die höheren Gesamtkosten in der PHS-Gruppe werden durch die deutlich höheren Pflege- und Klinikkosten verursacht. In allen drei Gruppen stellen die Pflegekosten den größten Kostenblock dar. In der Memantin-Gruppe haben die Arzneimittelkosten den zweitgrößten Anteil, in den beiden anderen Gruppen die Klinikkosten. Der Anteil der ärztlichen Behandlungskosten ist in allen drei Gruppen nahezu gleich (zwischen 6,7% in der Gruppe ohne Arzneimitteltherapie und 6,4% in der PHS-Gruppe). Den geringsten Anteil haben in allen Gruppen die Kosten für Heilmittel (▶ Abb. 46.2).

Die durchgeführte Berechnung beinhaltete die im Laufe des Jahres 2005 angefallenen Kosten je Patient. Eine Vergleichbarkeit der drei Gruppen hinsichtlich der Pflegeart war nur zu Jahresbeginn gegeben, danach wurden Veränderungen im Pflegestatus auch kostenwirksam, woraus sehr unterschiedliche durchschnittliche Pflegekosten resultierten. Für die spätere Modellierung, die als Markov-Modell mit stationären Übergangswahrscheinlichkeiten für den Parameter Pflegeart durchgeführt wird, sind jedoch die Kosten von Interesse, die in gleich bleibenden Pflegearten entstehen.

Die unterschiedlichen Pflegekosten im ambulanten Bereich werden durch die unterschiedlichen Pflegestufen determiniert, die kein Matching-Kriterium waren. Die PHS-Patienten weisen in allen Kategorien, mit Ausnahme der Arz-

46 Krankheitskosten bei Alzheimer Demenz

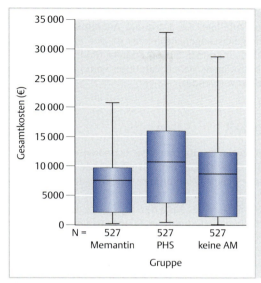

Abb. 46.1 Fehlerbalken: Gesamtkosten je Gruppe.

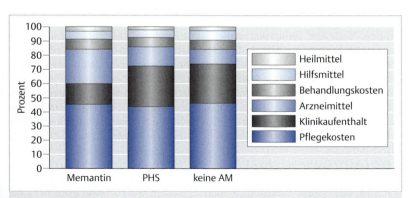

Abb. 46.2 Anteile der Kostenarten an den Gesamtkosten der einzelnen Behandlungsgruppen.

nei- und Heilmittelkosten, die höchsten Durchschnittskosten und dadurch auch die höchsten Gesamtkosten auf.

Die Ergebnisse der Berechnungen für den teilstationären Bereich sind aufgrund der geringen Fallzahlen zufälliger Art. Da in der Anfangsverteilung nur 0,9 % der Patienten diese Pflegeleistungen erhielten, ist der Einfluss dieses Bereichs auf das Gesamtergebnis marginal. Für die spätere Modellierung wird der Durchschnittswert der betroffenen sieben Patienten von 12 759,07 Euro für alle Gruppen gleichermaßen verwendet.

46.4.2 Markov-Modell

Auf der Basis der analysierten Daten der Barmer Ersatzkasse wird nachfolgend ein Modell vorgestellt, das die Entwicklung der Pflegezustände der Patienten und der Kosten in drei verschiedenen Behandlungsstrategien der Alzheimer-Demenz abbilden soll.

In einer Modellrechnung wurden auf der Basis der Ergebnisse des Matchings, ausgehend von einer einheitlichen Verteilung der Pflegezustände (58,1 % der Patienten erhielten keine Pflege, 29,0 % ambulante, 0,9 % teilstationäre und 12,0 % stationäre Pflege), mit den berechneten Übergangswahrscheinlichkeiten und Kosten je Pflegezustand, über einen Zeitraum von 20 Zyklen (Quartalen) die Verteilungen auf die einzelnen Zustände, einschließlich Tod simuliert, sowie die anfallenden Kosten mit einem Markov-Modell berechnet.

Das mit Abstand schlechteste Ergebnis erzielten die Patienten der PHS-Gruppe: Nach fünf Jahren waren 64,5 % der Patienten gestorben, 25,1 % befanden sich in stationärer, 1,1 % in teilstationärer und 5,4 % in ambulanter Pflege. Lediglich 3,9 % erhielten keine Pflege. Im Jahresdurchschnitt fielen 7954 Euro je Patient bzw. 13 110 Euro je überlebendem Patient an.

Von den Patienten ohne Arzneimitteltherapie verstarben im Betrachtungszeitraum 52,5 %, 20,6 % befanden sich in stationärer, 0,3 % in teilstationärer und 12,8 % in ambulanter Pflege. Für 13,8 % waren keine Pflegeleistungen erforderlich. Die jährlichen Kosten betrugen 6763 Euro je Patient bzw. 9929 Euro je Überlebendem.

Die besten Ergebnisse erzielten die mit Memantin therapierten Patienten. Nach fünf Jahren waren 47,0 % verstorben, 11,9 % wurden stationär, 4,4 % teilstationär und 19,8 % ambulant gepflegt. 16,9 % erhielten keine Pflegeleistungen. In der Memantin-Gruppe fielen durchschnittliche jährliche Kosten von 6117 Euro je Patient bzw. 8400 Euro je Überlebendem an.

Die mit 39 770 € höchsten Gesamtkosten verursachen trotz der höchsten Sterberate die Patienten der PHS-Gruppe. Dies resultiert aus dem raschen Anwachsen des Anteils von Patienten mit kostenintensiver stationärer Pflege und einem Verbleib auf hohem Niveau. Werden die durchschnittlichen jährlichen Kosten je Überlebendem betrachtet, vergrößert sich der Abstand zu den

Tab. 46.1 Ergebnisse der Kostenberechnung nach 20 Quartalen.

Kosten	Memantin	PHS	keine AM
insgesamt (5 Jahre)	30 584 €	39 770 €	33 813 €
Jahresdurchschnitt	6117 €	7954 €	6763 €
je Überlebendem/Jahr	8400 €	13 110 €	9929 €

anderen beiden Gruppen aufgrund des niedrigsten Anteils Überlebender noch weiter (▶ Tab. 46.1).

46.4.3 Sensitivitätsanalyse

▶ Tab. 46.2 enthält die Ergebnisse der Monte-Carlo-Simulation mit 10 000 Patienten innerhalb des Markov-Modells. Diese Simulation bestätigt die Ergebnisse des Markov-Modells.

Bei den Modellannahmen wurde eine Diskontierung der anfallenden Kosten zunächst nicht vorgenommen. Dass eine Diskontierung keinen Einfluss auf die Unterschiede der Ergebnisse zwischen den betrachteten Gruppen hat, wurde mit einer Sensitivitätsanalyse überprüft und bestätigt. Dazu wurde die Diskontierungsrate zwischen 0 (wie im Modell) und 0,02 je Quartal (entspricht 8,2 % pro Jahr) variiert. Mit steigender Diskontierungsrate sinken die Gesamtkosten in allen Gruppen gleichmäßig, die in gesundheitsökonomischen Berechnungen verbreitete Methode der Abzinsung liefert in diesem Fall keine neuen Erkenntnisse.

Tab. 46.2 Ergebnisse der Monte-Carlo-Simulation.

Kenngröße	Memantin	PHS	Keine AM
Anzahl Patienten	10 000	10 000	10 000
Mittelwert	29 946 €	39 908 €	33 948 €
Standardabweichung	22 180 €	26 793 €	28 157 €
Minimum	0 €	0 €	0 €
25 %-Quartil	15 307 €	17 887 €	13 175 €
Median	22 937 €	35 773 €	23 767 €
75 % Quartil	45 727 €	62 040 €	54 375 €
Maximum	91 748 €	89 433 €	95 066 €
p-Wert (Memantin vs.)		< 0,001	0,039

46.5 Diskussion

Die vorliegende Arbeit basiert auf den Abrechnungsdaten der Barmer Ersatzkasse für das Jahr 2005. Anhand dieser Daten wurden Kostenberechnungen für Patienten mit Morbus Alzheimer durchgeführt und die Verteilungen auf die Pflegezustände zu Beginn des Jahres 2005 und deren Veränderungen im Laufe dieses Jahres vorgenommen. Dabei wurden drei Behandlungsstrategien unterschieden, wobei die Zuordnung der Patienten anhand der ausgewiesenen Arzneimittelverordnungen erfolgte. Die Beurteilung der klinischen Wirksamkeit der untersuchten Substanzgruppen konnte nicht Gegenstand der Untersuchung sein, da im vorliegenden Datenmaterial keine diesbezüglichen Angaben vorhanden waren. Ebenso fehlten Angaben zur Dauer und zum Schweregrad der Erkrankung sowie zum häuslichen Umfeld der Patienten. Diese Parameter können nur im Rahmen von klinischen oder nicht interventionellen Studien erhoben werden.

Der Zeitraum von einem Jahr erscheint für die Kostenberechnung ausreichend lang. Für die Darstellung von Behandlungsstrategien, die Entwicklung der Pflegezustände und der Überlebensraten nach Erstdiagnose für die einzelnen Patienten wäre die Auswertung eines deutlich längeren Zeitraums von Vorteil. So musste hier die Zuordnung der Patienten zu den Gruppen basierend auf den Angaben für das Jahr 2005 erfolgen, mögliche alternative Vortherapien waren unbekannt und konnten somit nicht berücksichtigt werden. Aufgrund der großen Fallzahlen erscheint die gewählte Vorgehensweise dennoch legitim. In die Kostenberechnung wurden alle von der BEK bezahlten Leistungen einbezogen, auch wenn diese, wie bei der betrachteten älteren und multimorbiden Patientenpopulation zu erwarten ist, nicht nur aufgrund der Alzheimer-Demenz erbracht wurden. Eine eindeutige kausale Zuordnung ist anhand der vorliegenden Daten jedoch zumeist nicht möglich. Außerdem ist zu erwarten, dass dieses Problem bei allen betrachteten Behandlungsgruppen gleichermaßen auftritt.

Das Heranziehen der Pflegeart als Indikator für den Schweregrad mangels klinischer Daten erscheint gerechtfertigt, da diese unmittelbar die finanzielle Belastung der Volkswirtschaft widerspiegelt. Außerdem haben Demenz-assoziierte Symptome, wie kognitive und emotionale Störungen oder Verhaltensauffälligkeiten, kaum Einfluss auf die Erteilung einer Pflegestufe in Deutschland; vielmehr stellen benötigte Hilfeleistungen bei den Aktivitäten des täglichen Lebens derzeit die stärksten Prädiktoren dar, wie in einer Untersuchung von Gräßel et al. [7] gezeigt wurde. An 390 Patienten mit ärztlich abgesicherter Demenzdiagnose leichten und mittleren Schweregrades aus der Region Mittelfranken erwies sich der Barthel-Index, der die Alltagskompetenz eines Patienten abbildet, in einer Regressionsanalyse als signifikanter Prädiktor für das Vorhandensein einer Pflegestufe, während der mit dem Mini-Mental-State-Test gemessene Grad der kognitiven Beeinträchtigung darauf keinen Einfluss hatte.

Zu berücksichtigen ist weiterhin, dass die Anerkennung oder Änderung einer Pflegebedürftigkeit ein administrativer Akt ist. Zwischen dem Eintritt der dafür notwendigen Voraussetzungen und dessen Vollzug kann durchaus ein längerer Zeitraum liegen.

In die vorliegenden Berechnungen wurden nur die direkten Kosten, die der Kranken- bzw. Pflegeversicherung entstanden sind, einbezogen. Indirekte Kosten, infolge Produktivitätsverlusts durch die Erkrankten selbst, dürften aufgrund der Altersstruktur entweder gar nicht anfallen oder vernachlässigbar gering sein. Allerdings ist zu erwarten, dass pflegende Angehörige oder Freunde indirekte Kosten durch verkürzte Arbeit oder Freistellung verursachen. Darüber kann in dieser Untersuchung jedoch keine Aussage getroffen werden, ebenso wenig über den Umfang und die monetäre Bewertung der von Personen aus dem Umfeld des Patienten erbrachten unbezahlten Pflegeleistungen.

So zeigten Wimo et al., dass 75% der gesamten Kosten für die medizinische Versorgung bei Alzheimer-Demenz im Stadium der schweren Demenz entstanden. Dies war hauptsächlich auf Einweisungen in Pflegeheime und den damit einhergehenden Kosten zurückzuführen [11, 12]. Auch Hallauer et al. zeigten für Deutschland, dass die Pflegekosten den größten Kostenfaktor in der Versorgung der Alzheimer-Demenz darstellen [8]. Die Leistungen der gesetzlichen Pflegeversicherung verursachten 29,6% der Gesamtkosten. Insgesamt fielen jedoch 67,9% der berechneten Gesamtkosten auf pflegende Familienangehörige. Unterschiede zu den BEK-Daten sind darauf zurückzuführen, dass sich die Erhebung von Hallauer et al. auf das Jahr 1998 bezieht und in diesem Zeitraum externe Pflege im Vergleich zur Familienpflege noch einen geringeren Anteil ausmachte.

Ergebnisse einer Kostenanalyse zeigten, dass die Verwendung von Memantin anstelle von Plazebo bei Patienten mit mittelschwerer bis schwerer Alzheimer-Demenz Kosten spart [11]. Eine gesamtgesellschaftliche Kosteneinsparung wurde hier auf die geringeren Heimaufnahmen und einen geringeren Zeitaufwand der Betreuer in der Memantin-Gruppe zurückgeführt.

Zu den vorgelegten Abrechnungsdaten der BEK könnte man die Hypothesen aufstellen, dass eine medikamentöse Behandlung der Alzheimer-Demenz mit Memantin das Fortschreiten zur schweren Alzheimer-Demenz hinauszögert und die Alltagsfähigkeiten der Patienten mit progressiver Alzheimer-Demenz verbessert. Zusätzlich werden die Gesamtkosten der medizinischen Versorgung der moderaten bis schweren Alzheimer-Demenz durch eine medikamentöse Behandlung mit Memantin gesenkt.

Diese Hypothesen können jedoch nur in prospektiven gesundheitsökonomischen Studien überprüft werden und lassen sich nicht aus den vorgelegten BEK-Routinedaten abschließend ableiten.

46.6 Literatur

[1] Bickel H. Dementia syndrome and Alzheimer disease: an assessment of morbidity and annual incidence in Germany. Gesundheitswesen 2000; 62 (4): 211–218
[2] Bickel H. Dementia in advanced age: estimating incidence and health care costs. Z Gerontol Geriatr 2001; 34 (2): 108–115
[3] Gesundheitsberichterstattung der Bundes-Themenhefte: Altersdemenz 2008; Heft 28 [cited 2008 Aug 26]
[4] Jakob A, Busse A, Riedel-Heller SG et al. Prevalence and incidence of dementia among nursing home residents and residents in homes for the aged in comparison to private homes. Z Gerontol Geriatr 2002; 35 (5): 474–481
[5] Statistisches Bundesamt. Krankheitskostenberechnung 2006. Statistisches Bundesamt Wiesbaden. Im Internet: http://www.destatis.de/jetspeed/portal/cms/Sites/destatis/Internet/DE/Content/Publikationen/Qualitaetsberichte/Gesundheitswesen/Krankheitskostenrechnung,property=file.pdf; Stand: 2010
[6] Vollmar C, Koch M, Löscher S et al. Demenz-evidenzbasierte Leitlinie zur Diagnose und Therapie 2005; Medizinisches Wissensnetzwerk evidence.de der Universität Witten/Herdecke
[7] Gräßel E, Donath C, Lauterberg J et al. Dementia patients and levels of care: do symptoms of the illness affect the grading? Gesundheitswesen 2008; 70 (3): 129–136
[8] Hallauer JF, Schons M, Smala A et al. Untersuchung von Krankheitskosten bei Patienten mit Alzheimer-Erkrankung in Deutschland. Gesundhökon Qualmanag 2000; 5: 73–79
[9] Kiencke P, Rychlik R, Grimm C et al. Krankheitskosten bei Alzheimer-Demenz. Medizinische Klinik 2010; 105 (5): 327–333
[10] Kiencke P, Rychlik R, Grimm C et al. Direct costs of Alzheimer's disease in Germany. Eur J Health Econom 2011; 12 (6): 533–539
[11] Wimo A, Winblad B. Health Economic Aspects of Alzheimer's Disease and its Treatment. Psychogeriatrics 2008; 1: 189–193
[12] Wimo A, Winblad B, Stoffler A et al. Resource utilisation and cost analysis of memantine in patients with moderate to severe Alzheimer's disease. Pharmacoeconomics 2003; 21 (5): 327–340

47 Antidementiva und Neuroleptika für Patientinnen und Patienten mit Demenz – Ergebnisse der Versorgungsforschung mit Sekundärdaten

Gerd Glaeske, Jana Schulze

47.1 Zur Ausgangssituation

Die größte aus Deutschland vorliegende Primärerhebung zur Prävalenz von Demenzen ist die 1997 – 1998 in Leipzig durchgeführte LEILA75+ (Leipzig Longitudinal Study of the Aged), bei der insgesamt 1692 Personen im Mindestalter von 75 Jahren inklusive 192 Bewohnern aus Pflegeheimen untersucht wurden [17]. Nach den Kriterien der International Classification of Diseases (ICD-10) zeigt sich bei den Prävalenzen eine erhebliche Altersabhängigkeit. Insgesamt wiesen 3,5% der 75- bis 79-Jährigen, 20,6% im Alter von 85 bis 89 sowie 38,1% der Personen ab dem Mindestalter von 95 Jahren eine Demenz auf. Nach einem im Rahmen eines per Delphi-Verfahren erzielten Konsenses von Experten wird weltweit von insgesamt 24,3 Millionen an Demenz Erkrankten ausgegangen; diese Zahl könnte im Jahr 2040 auf 81,1 Millionen ansteigen. Fortgeschrieben entwickelt sich alle sieben Sekunden ein neuer Fall [4]. Demenzen stellen damit eine erhebliche Herausforderung für die ärztliche und pflegerische Versorgung unserer alternden Gesellschaft dar. Für Deutschland geht Bickel [1] davon aus, dass es bei gleichbleibenden altersspezifischen Prävalenzen zu zusätzlich 35 000 Neuerkrankungen pro Jahr kommt, sodass sich bis zum Jahr 2050 aufgrund der demografischen Veränderungen die Anzahl Demenzerkrankter von derzeit ca. 1,1 Millionen auf ca. 2,6 Millionen mehr als verdoppeln kann.

Zwischen verschiedenen Demenzformen muss unterschieden werden. Als häufigste Form kommt die Alzheimer-Demenz vor, gefolgt von der vaskulären Demenz. Neben kognitiven Einschränkungen wie zum Beispiel in den Bereichen Gedächtnis, Orientierung, Sprechen und Urteilsvermögen [3] können psychopathologische, also nicht kognitive Symptome das klinische Bild des Demenzsyndroms prägen. Im englischen Sprachgebrauch werden diese seit der Konsensuskonferenz der International Psychogeriatric Association im Jahr 1996 als „Behavioural and Psychological Symptoms of Dementia" (BPSD) bezeichnet. Zu dieser heterogenen Gruppe von neuropsychiatrischen Symptomen zählen Aggressivität und Unruhe (häufig als Agitation zusammengefasst), Wahn, Halluzination, „Wandern", sich wiederholende Vokalisation, Schlafstörungen und Angst. Klinisch häufig unerkannt bleiben depressive Verstimmungen und Apathie. Die BPSD treten vermehrt in den schweren Stadien einer Demenzerkrankung auf und variieren in ihrer Dauer, Intensität und Häufigkeit. Körperliche Probleme wie Obstipation, Harnverhalt und Schmerzen können die BPSD weiter verstärken und bieten daher wichtige Anhaltspunkte in der Diagnostik und Therapie der Verhaltensstörungen. Die Prävalenzangaben zur BPSD bei Demenzerkrankten variieren je nach Methodik in der Literatur stark. So reichen die Angaben von 50 % bis zu 80 % der Demenzerkrankten, die im Verlauf ihrer Erkrankung Anzeichen der BPSD zeigen [8, 12]. Margallo-Lana und Kollegen [14] und Lyketsos und Kollegen [13] berichten über eine höhere Prävalenz der BPSD in Einrichtungen der professionellen Pflege im Vergleich zu ambulant versorgten Demenzerkrankten.

Die angeführten Prävalenzangaben der BPSD unterstreichen ihren hohen Stellenwert für die Behandlung von Demenzerkrankten. Für die Erkrankten sind sie mit einer deutlichen Beeinträchtigung in den Aktivitäten des täglichen Lebens, einem früheren geistigen Abbau und vermehrtem Stress sowohl für sich selbst als auch für die Angehörigen und Pflegekräfte verbunden. Die BPSD stellen daher einen wesentlichen Prädiktor für eine Heimunterbringung dar [22] und können die kognitiven Symptome sogar dominieren.

47.2 Sekundärdatenanalysen als Basis für Versorgungsforschung

Daten aus Krankenkassen bilden seit dem Jahr 2004 eine gute Basis für die Abschätzung der Häufigkeit von Krankheiten, die über ICD-10-Diagnosen erkannt werden können. Seit diesem Zeitpunkt liegen den Krankenkassen nämlich neben den Arznei-, Heil- und Hilfsmittelverordnungen in der ambulanten Versorgung auch die Diagnosen von Versicherten vor, die im vertragsärztlichen Bereich behandelt werden. Die stationären Diagnosen, sowohl die Einweisungs- als auch die Entlassungsdiagnosen, sind bereits seit den 90er Jahren Teil der Abrechnungsdaten bei den Krankenkassen. Daher sind auch Auswertungen möglich, mit denen Art, Umfang und Behandlungscharakteristika in der medizinischen Versorgung gezeigt werden können und die Hinweise auf Über-, Unter- und Fehlversorgung bieten. Es muss allerdings immer berücksichtigt werden, dass die bei den Krankenkassen verfügbaren Daten eigentlich für Abrechnungszwecke genutzt wurden. Die Anwendung im Rahmen wissenschaftlicher Auswertungen wird daher auch im Unterschied zu Primärdatenerhebungen, z. B. im Rahmen der Analysen von Patientendateien oder krankheitsbezogener Studien, als Sekundärdatenanalyse bezeichnet. Für die Versorgungsforschung sind diese Daten aber von besonderem Wert, weil sie in großen Datenbanken bei den Kassen vorliegen und nach den bisher vorliegenden Erfahrungen ein gutes Bild vom Behandlungsalltag in der Medizin vermitteln. Für diesen Beitrag werden Daten der Gmünder ErsatzKasse GEK genutzt, die als erste bundesweite gesetzliche Krankenkasse ihre Daten für wissenschaftliche Auswertungen zur Verfügung stellte und die Ergebnisse jährlich in verschiedenen Reporten publiziert (vgl. [20]).

47.3 Die Häufigkeit von Demenzdiagnosen und Daten zur Arzneimittelversorgung

Im Jahr 2006 waren von allen Versicherten der GEK 150 644 Personen mindestens 65 Jahre alt. Davon erhielten in dem betreffenden Jahr 3,43 % (5167 Personen) in mindestens drei von vier Quartalen eine Demenzdiagnose und gelten im Sinne der vorliegenden Statistik damit als Versicherte mit einer gesicherten Diagnose. Wie bereits häufig beschrieben, ist eine ansteigende Prävalenz demenzieller Erkrankungen, vor allem der Alzheimer Demenz, mit fortschreitendem Alter bei den Versicherten festzustellen (▶ Tab. 47.1). So leiden beispielsweise 0,8 % der 65- bis 69-Jährigen unter dieser Erkrankung, in der Gruppe der 70- bis 74-Jährigen sind es 2,1 %, in der Gruppe der 80- bis 84-Jährigen bereits 9,5 % und bei den über 90-Jährigen 32,2 %. Damit gehört die Demenz als neurodegenerative Erkrankung zu den altersbedingten Krankheiten, während z. B. viele Herz-Kreislauf- oder Stoffwechselerkrankungen (z. B. Diabetes mellitus) zu den alterskorrelierten zu zählen sind, deren Prävalenz durch eine konsequente Prävention verringert werden könnte. Die geschlechtsspezifische Verteilung der Demenz-Prävalenz zeigt übrigens, dass deren Häufigkeit zwischen Männern und Frauen stark variiert. Das Risiko, an Demenz zu erkranken, ist bei Frauen deutlich höher als bei Männern – unabhängig davon, dass wegen ihrer höheren Lebenserwartung Frauen absolut die größere Gruppe von Menschen mit Demenz darstellen.

Tab. 47.1 Versicherte mit Demenzdiagnose nach Alter und Geschlecht (2006).

	Anzahl der durchgängig GEK-Versicherten	Anzahl der Versicherten mit Demenz (sicher)	Prozentualer Anteil in der Altersgruppe
gesamt			
65 bis 69	67 897	542	0,80 %
70 bis 74	38 863	810	2,08 %
75 bis 79	23 688	1144	4,83 %
80 bis 84	13 537	1281	9,46 %
85 bis 89	4966	845	17,02 %
90 und älter	1693	545	32,19 %
gesamt	150 644	5167	3,43 %
Männer gesamt	87 039	2427	2,79 %
Frauen gesamt	63 605	2740	4,31 %

47.3.1 Behandlung mit Antidementiva

Bei der Behandlung der Demenz richtet sich das Interesse zumindest auf zwei Arzneimittelgruppen: zum einen auf Arzneimittel, die das Fortschreiten der Erkrankung verlangsamen sollen (Antidementiva) und zum anderen auf Arzneimittel, von denen bekannt ist, dass sie Menschen mit Demenz nicht nur nicht nutzen, sondern ihnen sogar schaden können (z. B. Neuroleptika). Bei den Antidementiva wird oftmals eine gewisse Unterversorgung beklagt, nachdem für einige Mittel Hinweise vorliegen, dass sich die Alltagsfunktionen und kognitiven Fähigkeiten von Menschen mit Demenz weniger schnell verschlechtern als bei unbehandelten Patientinnen und Patienten [9]. Die Auswertungen zeigen aber, dass nur ein relativ geringer Anteil der Demenzpatienten mit solchen Arzneimitteln behandelt wird, dass sich dieser Anteil aber im Vergleich der Jahre 2000 und 2007 deutlich erhöht hat. Insgesamt stieg der Anteil der Verordnungen aller Antidementiva bei den über 65-Jährigen bei den Männern von 0,66 % auf 1,32 % an (die Prävalenz für Männer lag aber im Jahre 2006 bei 2,79 % (siehe ▶ Tab. 47.1), bei den Frauen von 0,88 % auf 1,73 % (bei einer Prävalenz im Jahre 2006 von 4,31 %). Es werden also, insgesamt betrachtet, nur etwa 60 % der Menschen mit Demenz auch pharmakotherapeutisch behandelt.

Zur Behandlung angeboten werden vor allem
- die Cholinesterasehemmer wie Aricept (Wirkstoff Donepezil), Reminyl (Galantamin) und Exelon (Rivastigmin),
- die NMDA-Rezeptorantagonisten Axura und Ebixa (Wirkstoff Memantin),
- sonstige Antidementiva wie Mittel mit Ginkgoblätterextrakt (z. B. Gingium® oder Tebonin) oder Mittel mit Piracetam (z. B. Piracetam-Generika oder Nootrop).

Während für die Cholinesterasehemmer bei leichter bis mittelschwerer Demenz ein gewisser Nutzen im Hinblick auf den langsameren Abbau der kognitiven Leistungsfähigkeit und auf die Unterstützung der Aktivitäten des täglichen Lebens nachgewiesen ist, liegen für die krankheitsbezogene Lebensqualität und für das Ziel, die vollstationäre Pflege vermeiden zu können, keine ausreichend „belastbaren" Daten vor. Für Memantin-haltige Mittel scheint die vorliegende Evidenz weniger gut zu sein, es wird daher empfohlen, Mittel mit diesem Wirkstoff vor allem im Rahmen von klinischen Studien einzusetzen. Für die sonstigen Antidementiva gibt es keine begründeten Hinweise für einen therapeutischen Nutzen.

Diese Hinweise spiegeln sich auch in den Auswertungen der Arzneimittelverordnungen wider [7]: Im Vergleich der Jahre 2000 zu 2007 nimmt der Anteil der Verordnungen von Memantin kontinuierlich ab, während der Anteil der drei Cholinesterasehemmer entsprechend zunimmt (▶ Abb. 47.1). Im gleichen Zusammenhang zeigt sich, dass der Anteil der Verordnungen durch Allgemeinärzte zurückgeht und der Anteil von Verordnungen durch Fachärzte ansteigt (▶ Abb. 47.2): Offensichtlich sind die Cholinesterasehemmer eher die

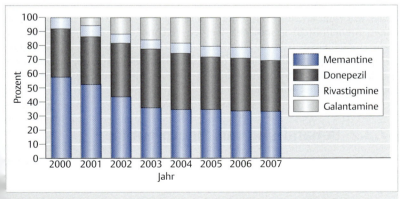

Abb. 47.1 Veränderung der Antidementivaanteile 2000-2007. Quelle: [7].

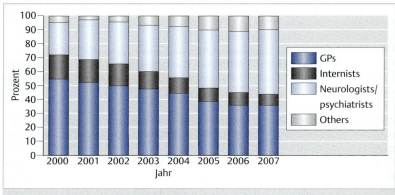

Abb. 47.2 Verordner von Antidementiva 2000 – 2007. Quelle: [7].

Mittel der „Spezialisten" wie Neurologen oder Psychiater. Das mag auch an den Tagesdosierungskosten für die jeweiligen Arzneimittelgruppen liegen: Cholinesterasehemmer kosten zwischen 3,92 Euro und 5,52 Euro pro Tag (obwohl sie therapeutisch als vergleichbar bewertet werden), während Memantin-haltige Mittel mit 3,86 Euro ein wenig preisgünstiger verordnet werden können. Betrachtet man die gesamte Menge dieser beiden Gruppen, dann könnten in Deutschland im Rahmen der gesetzlichen Krankenversicherung etwa 180 000 Menschen mit Demenz ganzjährig behandelt werden. Bei einer diagnostizierten Prävalenz bei den über 65-Jährigen von etwa 3,4 % (ca. 500 000) kann daher von einer erkennbaren Unterversorgung mit möglicherweise doch nützlichen Arzneimitteln gesprochen werden. Rechnet man die sonstigen, eher nicht empfehlenswerten Antidementiva hinzu, könnten weitere 90 000 Menschen mit Demenz behandelt werden. Dennoch bleibt die große Diskrepanz – nur knapp 60 % bekommen Arzneimittel, darunter aber auch solche, die besser gar nicht verordnet würden.

47.3.2 Behandlung mit Neuroleptika

Der zweite Befund mit Blick auf die Arzneimitteltherapie bei Menschen mit Demenz ist erheblich dramatischer [20, 21]. Der prozentuale Anteil an Versicherten mit mindestens einer Neuroleptika-Verordnung steigt mit zunehmendem Alter der Patienten zudem kontinuierlich an. Hinsichtlich der fünf am häufigsten bei Demenzerkrankten verordneten Neuroleptika unterschieden sich männliche und weibliche Versicherte nur in den Verordnungscharakteristika (bezogen auf die Menge an verordneten Tagesdosierungen DDD (Defined Daily Dose)) des atypischen Neuroleptikums Quetiapin (häufiger bei Männern) bzw. des Atypikums Olanzapin (häufiger bei Frauen), während bei beiden Geschlechtern Haloperidol, Melperon, Pipamperon und vor allem Risperidon zu den am häufigsten verordneten Neuroleptika zählten. Eine kürzlich publizierte Untersuchung zum Einsatz von Neuroleptika bei älteren Pflegeheimbewohnern in den USA ergab, dass im Jahr 2004 annähernd ein Viertel der Heimbewohner mit (fast ausschließlich atypischen) Neuroleptika behandelt wurde [10]. Die Analyse von 17 Placebo-kontrollierten, teils unveröffentlichten Studien ergab ungefähr zeitgleich, dass sich beim Einsatz einzelner atypischer Neuroleptika bei Demenzpatienten das Mortalitätsrisiko um den Faktor 1,6 bis 1,7 erhöht (vgl. [24]). Die Haupttodesursachen waren dabei akute Herzerkrankungen und überwiegend pulmonale Infekte. Inzwischen liegen zusätzliche Hinweise dafür vor, dass eine erhöhte Rate ischämischer Hirninfarkte nicht nur unter der Behandlung mit atypischen Neuroleptika, sondern auch unter den konventionellen Neuroleptika (z. B. Haloperidol) auftritt. Aufgrund der gegenwärtig mangelhaften Studienlage aus randomisierten kontrollierten Studien ist die Evidenz gerade auch für den Einsatz konventioneller Neuroleptika zur Behandlung von Verhaltensstörungen bei Demenzerkrankten insgesamt sehr dürftig. Deshalb wird von der amerikanischen Food and Drug Administration (FDA) generell keine Indikation mehr für den Einsatz von Neuroleptika bei Demenzerkrankten gesehen [23]. Die NICE-Leitlinie gibt an, dass Neuroleptika nur bei schweren nicht kognitiven Verhaltensstörungen zum Einsatz kommen sollten [15]. Eine kurzfristige Anwendung ist nur noch dann vertretbar, wenn ansonsten nicht beherrschbare Gefährdungen des Patienten selbst oder seiner Umgebung auftreten könnten. Die Ursachen hierfür liegen in einem erhöhten Stressempfinden bei den (überwiegend pflegenden) Betreuungspersonen, das von Hilflosigkeit, Überforderung, Ärger, Unzufriedenheit und körperlicher Bedrohung gekennzeichnet ist. Diese Strategie der Ruhigstellung modifiziert das Verhalten der Patienten jedoch nur kurzfristig, da psychische und/oder physische Bedürfnisse der Betroffenen unbefriedigt bleiben. Menschen mit Demenz werden durch eine solche Therapie lediglich auf ihre Symptome reduziert; ihre Verhaltensbotschaften bleiben bei Ärzten und Pflegepersonal dagegen überwiegend unerkannt.

Das Phänomen des „Herausfordernden Verhaltens" von Menschen mit Demenz gegenüber Betreuungspersonen ist in der Literatur noch nicht eindeutig definiert worden. Qureshi und Alborz [16] definieren es 1992 als ein Verhalten, welches

- zu einem bestimmten Zeitpunkt bei der Person selbst oder bei Drittpersonen zu mehr als geringfügigen Verletzungen geführt hat,
- zu einem bestimmten Zeitpunkt zu Zerstörungen in der direkten Wohn- oder Arbeitsumwelt geführt hat,
- diese Person in extreme Gefahr bringt bzw. das die Intervention von mehr als einer Betreuungsperson benötigt und mehr als einmal im Monat vorkommt,
- das Unterbrechungen in den Aktivitäten der umgebenden Personen von mehreren Minuten hervorruft und täglich mehrmals vorkommt.

Diese Verhaltensmerkmale führen schon jetzt zu erheblichen Therapiebrüchen; sie werden in Zukunft wegen der steigenden Anzahl von zu betreuenden und zu pflegenden Demenzpatienten zu einem noch größeren Problem werden. Daher ist es dringend erforderlich, schon heute neue Strategien im Umgang mit sowie im Zugang zu demenziell erkrankten Personen zu entwickeln.

Um die Auswirkungen einer Gabe von Neuroleptika auf die Kognition von Demenzerkrankten abschließend beurteilen zu können, bedarf es weiterer und länger dauernder Untersuchungen. Grundsätzlich sollte die Anwendung psychotroper Arzneimittel mit anticholinerger Wirkung vermieden werden [2], weil der bei Demenzerkrankungen immanente Mangel an Acetylcholin zur Minderung kognitiver Funktionen führt und durch Arzneimittel mit einer anticholinergen Wirkung noch verstärkt wird.

In einer Studie mit Routinedaten wurde die Verordnung von Neuroleptika bei neuerkrankten (inzidenten) Demenzpatienten im Jahr der Neuerkrankung im Vergleich zu einer gematchten Kontrollpopulation ohne eine Demenzerkrankung untersucht [19]. Es konnte gezeigt werden, wie vergleichsweise hoch die Verordnungsprävalenzen bei den Demenzerkrankten in den Jahren 2005 und 2006 ausfallen, trotz der beschriebenen Gefährdung der Patienten bei der Anwendung der Mittel.

Bemerkenswert ist, dass die inzident Demenzerkrankten ca. sechsmal häufiger als die Kontrollpopulation ein Neuroleptikum erhalten (25 % versus 4 %). Hierbei steigt mit dem Alter und Zunahme der Schwere der Pflegebedürftigkeit die Verordnungsprävalenz deutlich an. Der Vergleich zwischen den beiden Populationen zeigt, dass Demenzerkrankte deutlich prädisponiert sind, ein Neuroleptikum zu erhalten [19]. Die ▶ Tab. 47.2 fasst die Verordnungsprävalenzen der Demenz- und Kontrollpopulation im Jahr der Neuerkrankung sowie das dazu gehörige Odds Ratio mit dem 95 %igen Konfidenzintervall zusammen.

Die Analysen zeigten, dass Demenzerkrankte ca. 18 % typische und 12 % atypische Neuroleptika verordnet bekamen. Diese Relation steht im Gegensatz zu Patienten gleichen Alters ohne Demenzdiagnose, die nur 3,2 % typische und 1,5 % atypische Neuroleptika erhielten. Ein Demenzpatient erhielt also ca.

Tab. 47.2 Verordnungsprävalenz der Neuroleptika in der Demenz- und Kontrollkohorte im Inzidenzjahr Quelle: [20].

	Demenzerkrankte	Kontrollen	Odds Ratio (95%-CI)
Alter			
65 bis 74	22,6% (n = 128)	2,1% (n = 48)	13,45 (9,50 – 19,03)
75 bis 84	24,1% (n = 210)	4,3% (n = 151)	7,04 (5,62 – 8,82)
85 und älter	31,8% (n = 131)	7,2% (n = 117)	6,05 (4,57 – 8,00)
Geschlecht			
männlich	22,2% (n = 215)	2,5% (n = 98)	10,99 (8,55 – 14,13)
weiblich	28,9% (n = 254)	6,2% (n = 218)	6,14 (5,03 – 7,50)
Pflegestufe			
keine Pflegestufe	10,5% (n = 108)	2,6% (n = 167)	4,41 (3,43 – 5,67)
Pflegestufe I	39,3% (n = 150)	10,5% (n = 59)	5,50 (3,92 – 7,72)
Pflegestufe II	47,1% (n = 161)	20,6% (n = 67)	3,44 (2,44 – 4,84)
Pflegestufe III	51,6% (n = 50)	35,4% (n = 23)	1,94 (1,02 – 3,71)
gesamt	25,4% (n = 469)	4,3% (n = 316)	7,61 (6,52 – 8,87)

sechsmal häufiger Neuroleptika jedweder Art als ein Patient ohne Demenzdiagnose. Andere Studien zur Verordnung von Neuroleptika bei Demenzerkrankten zeigen vergleichbare Ergebnisse. Eine auf administrativen Daten einer großen amerikanischen Krankenkasse beruhende Analyse von Neuroleptikaverordnungen bei Demenzerkrankten, die im häuslichen Umfeld leben, zeigte Verordnungsprävalenzen von 27%. Es wurden vor allem atypische Neuroleptika verordnet [11]. Explizit bei der Erkrankung Demenz bemängeln Guthrie und Kollegen [6] in ihrer retrospektiven, populationsbezogenen Studie zur Verordnung psychotroper Arzneimittel bei Demenzerkrankten im Vergleich zur allgemeinen älteren Bevölkerung über 65 Jahre eine unzureichende Studienlage zur Verordnung psychotroper Arzneimittel. Im Untersuchungszeitraum erhalten 17,7 % der Demenzerkrankten Neuroleptika, im Vergleich dazu nur ein Prozent der allgemeinen Altenbevölkerung über 65 Jahre. Weitere Verordnungsanalysen beziehen sich vor allem auf den Gebrauch von Neuroleptika im Setting „Heim". Eine repräsentative Stichprobe von Pflegeheimen und Heimbewohnern des „National Nursing Home Survey" aus dem Jahr 2004 zeigt Verordnungsprävalenzen von ca. 25 %, wobei die atypischen Neuroleptika Olanzapin und Risperidon die häufigsten Verordnungen ausmachen [10]. Rochon und Kollegen [18] weisen auf die hohe Variationsbreite von 20 % bis 44 % der Verordnungsprävalenzen in Heimen hin und auf die Wichtigkeit, begründende Faktoren für dieses Verordnungsverhalten zu identifizieren.

Die Analysen für den Zeitraum 2004 bis 2009 zeigen einen geringfügigen Rückgang der Verordnungsprävalenz der gesamten Neuroleptika von 35,5 % auf 32,2 % der demenzerkrankten Versicherten in den Jahren bis 2006. Bis zum Jahr 2009 stagniert das Verordnungsniveau bei ca. 32,5 %. Bei den atypischen Neuroleptika ist ab dem Jahre 2006 ein leichter Aufschwung bis zum Jahr 2009 zu erkennen. Der Anteil an demenzerkrankten Versicherten, die mindestens eine Verordnung eines atypischen Neuroleptikums im Jahr 2009 erhalten, liegt bei ca. 18 %. Der Anteil der Versicherten mit mindestens einer Verordnung für ein typisches Neuroleptikum fällt seit 2004 von ca. 27 % auf ca. 23 % im Jahr 2009 ab und nähert sich damit der Prävalenz der atypischen Neuroleptika an (▶ Abb. 47.3).

Betrachtet man die Verordnung der Neuroleptika differenziert nach Alter, Geschlecht und Pflegestufe, so wird deutlich, dass sowohl mit Zunahme des

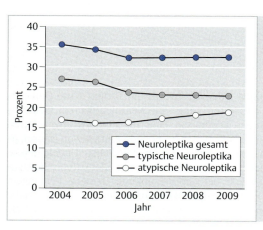

Abb. 47.3 Verordnungsprävalenz der Neuroleptika bei Demenzerkrankten in den Jahren 2004 bis 2009. Quelle: [20].

Alters als auch mit zunehmender Schwere der Pflegebedürftigkeit der Anteil an Versicherten mit mindestens einer Verordnung eines Neuroleptikums im Untersuchungsjahr zunimmt.

In den Alterskategorien der 65- bis 74-Jährigen und der mindestens 85 Jahre alten Versicherten kommt es im Verlauf der Jahre 2004 bis 2006 zu einem Rückgang der Verordnungsprävalenz. Nach dem Jahr 2006 lässt sich in beiden Kategorien jedoch wieder eine Zunahme der Prävalenz erkennen. So fällt in der ersten Alterskategorie die Verordnungsprävalenz von 28,3 % im Jahr 2004 auf knapp 25 % im Jahr 2006. Bis zum Jahr 2009 erreicht sie jedoch wieder den Wert von 28 % aus dem Jahr 2004. Auch in der höchsten Alterskategorie kommt es in den ersten drei Untersuchungsjahren zu einem Rückgang der Verordnungsprävalenz von ca. 42 % auf ca. 39 %; dieses Verordnungsniveau bleibt bis zum Jahr 2009 erhalten. Nur in der Alterskategorie der 75- bis 84-Jährigen fällt die Verordnungsprävalenz über den gesamten Untersuchungszeitraum von 36 % im Jahr 2004 auf 31 % im Jahr 2009. Es lässt sich über alle Jahresanalysen hinweg ein klarer Anstieg der Verordnungsprävalenz der Neuroleptika mit der Zunahme des Alters erkennen.

Die geschlechtsspezifische Analyse zeigt, dass zu allen Messzeitpunkten der Anteil an weiblichen demenzerkrankten Versicherten mit mindestens einer Neuroleptikaverordnung um ca. fünf Prozent höher liegt als bei den männlichen Demenzerkrankten. Die ▶ Tab. 47.3 fasst die differenzierte Verordnungsanalyse der Neuroleptikaprävalenz bei Demenzerkrankten im Jahresverlauf von 2004 bis 2009 zusammen.

Ein klarer Anstieg der Verordnungsprävalenz wird mit einer Zuweisung zu einer Pflegestufe erkennbar. Die Zuweisung zur Pflegestufe I, die Versicherte umfasst, die als „erheblich Pflegebedürftige" (§ 15 Abs. 1 Satz 1 SGB XI) bezeichnet werden, geht mit bis zu dreifach erhöhten Verordnungsprävalenzen einher. So erhalten beispielsweise 11,2 % der Demenzerkrankten im Jahr 2009 ein Neuroleptikum, ohne einer Pflegestufe zugeordnet zu sein, und ca. 35 % der Erkrankten in der Pflegestufe I. Nach einem Anstieg der Verordnungsprävalenz in der Pflegestufe I in den Jahren 2004 bis 2006 von ca. 34 % auf ca. 38 % bleibt ein Verordnungslevel von 35 % bis 2009 bestehen. Über 50 % der demenzerkrankten Versicherten erhalten in der Pflegestufe II (Versicherte, die als „schwerpflegebedürftig" beurteilt werden) (§ 15 Abs. 1 Satz 2 SGB XI) zu allen Messzeitpunkten mindestens eine Verordnung eines Neuroleptikums. Die Betrachtung der Verordnungsprävalenz über die Untersuchungsjahre zeigt einen leichten Rückgang von ca. 54 % im Jahr 2004 auf ca. 53 % im Jahr 2009. Mit der weiteren Zunahme der Schwere der Pflegebedürftigkeit bis zur Pflegestufe III, den „schwerstpflegebedürftigen" Versicherten (§ 15 Abs. 1 Satz 3 SGB XI), steigt die Verordnungsprävalenz weiter. Auch an dieser Stelle zeigt sich ein leichter Rückgang der Verordnungsprävalenzen zwischen 2004

Tab. 47.3 Verordnungsprävalenz der Neuroleptika bei Demenzerkrankten in den Jahren 2004 bis 2009 differenziert nach Alter, Geschlecht und Zuweisung zu einer Pflegestufe. Quelle: [20].

	2004	2005	2006	2007	2008	2009
Alter in Jahren						
65 bis 74	28,29%	28,20%	24,98%	26,06%	26,17%	28,28%
75 bis 84	36,09%	34,37%	32,50%	31,74%	31,87%	31,25%
85 und älter	41,99%	40,26%	38,75%	39,14%	39,68%	38,88%
Geschlecht						
männlich	32,40%	31,22%	29,41%	29,07%	29,82%	29,80%
weiblich	37,96%	36,96%	34,69%	35,14%	34,92%	35,02%
Pflegestufe						
keine Pflegestufe	13,39%	13,34%	11,04%	11,39%	11,06%	11,17%
Pflegestufe I	33,54%	36,45%	37,64%	34,41%	35,85%	34,58%
Pflegestufe II	54,43%	53,65%	53,22%	52,64%	52,74%	52,75%
Pflegestufe III	57,34%	55,52%	54,34%	57,61%	58,91%	57,88%
gesamt	35,49% (n=1228)	34,33% (n=1525)	32,21% (n=1666)	32,25% (n=1849)	32,45% (n=2024)	32,49% (n=2613)

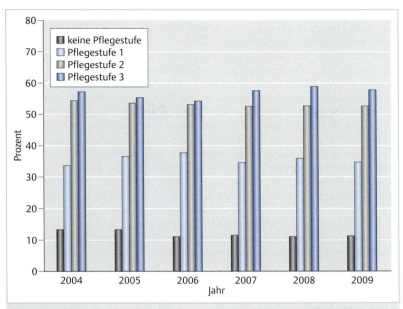

Abb. 47.4 Anteil prävalent Demenzerkrankter mit mindestens einer Verordnung eines Neuroleptikums differenziert nach der Zuweisung zu einer Pflegestufe in den Jahren 2004 bis 2009. Quelle: [20].

bis 2006 von 57% auf 54% und ein darauf folgender Anstieg auf Werte um 58%. ▶ Abb. 47.4 veranschaulicht diese Entwicklung.

47.4 Fazit

Zusammenfassend muss gesagt werden, dass einer ohnehin stark morbiditätsbelasteten Patientengruppe Arzneimittel verordnet werden, die ein erhöhtes Mortalitätsrisiko aufweisen, deren Wirksamkeit zum Teil nicht belegt ist oder nur moderat ausfällt, deren Folgen auf die Kognition nicht gänzlich geklärt sind und deren Auswirkungen bei einer Langzeitgabe nicht hinlänglich bekannt sind; viele dieser Mittel werden also „Off-Label" (außerhalb der zugelassenen Indikation) eingesetzt. Umso wichtiger ist es, Demenzerkrankte erst dann mit Neuroleptika zu behandeln, wenn alle nicht medikamentösen Maßnahmen nicht ausreichend wirken. Die Behandlung sollte dann nur über einen kurzen Zeitraum, in geringen Dosen und unbedingt unter stetiger Wirksamkeits- und Verträglichkeitskontrolle erfolgen.

Als Alternative zur pharmakologischen Therapie haben Fossey und Kollegen [5] den Einfluss einer gesteigerten psychosozialen Betreuung auf die Verordnungsprävalenz bei Demenzerkrankten in Heimen untersucht. In ihrer Clusterrandomisierten Studie konnten sie zeigen, dass nach zwölf Monaten spezifischer Betreuung eine Reduktion der Verordnungen in der Interventionsgruppe um fast 20% erzielt werden konnte. Dieses Ergebnis sollte eine Diskussion darüber anstoßen, welche Qualifikationen die an der Versorgung von Demenzerkrankten Beteiligten aufweisen sollten, um eine effiziente, effektive, altersgerechte und verträgliche Versorgung zu ermöglichen, genauso aber auch darüber, welche Hilfestellung die im System Tätigen benötigen, um die Forderungen nach einem würdevollen Altern auch bei Demenz erfüllen zu können.

Frühzeitige aktivierende Pflege und konsequent angewendete Rehabilitation könnten viele der pharmakologischen „Hilfsmittel" unnötig machen; den Menschen mit Demenz wäre auf diese Weise oftmals eher geholfen. Dass dies zu wenig geschieht, liegt auch an der mangelnden Koordination und Integration der Leistungen in der gesetzlichen Kranken- und Pflegeversicherung – diese Schnittstellenprobleme wirken sich noch immer zu Lasten der Menschen mit Demenz aus. Veränderungen sind dringend erforderlich, um die Lebensqualität dieser Menschen zu verbessern.

47.5 Literatur

[1] Bickel H. Das Wichtigste. Die Epidemiologie der Demenz (06 2008). Im Internet: http://www.deutsche-alzheimer.de/fileadmin/alz/pdf/factsheets/FactSheet01.pdf; Stand: 22.2.2012

[2] Deutsche Gesellschaft für Psychiatrie, Psychotherapie und Nervenheilkunde, Deutsche Gesellschaft für Neurologie (Hg.). S3-Leitlinie „Demenzen" (23.11.2009). Im Internet: http://www.dggpp.de/documents/s3-leitlinie-demenz-kf.pdf; Stand: 22.02.2012

[3] Deutsches Institut für Medizinische Dokumentation und Information. Kapitel V. Psychische und Verhaltensstörungen (F00-F99). Organische, einschließlich symptomatischer psychischer Störungen (F00-F09). In: ICD-10_GM Version 2009 (24.09.2008). Im Internet: www.dimdi.de/static/de/klassi/diagnosen/icd10/htmlgm2009/block-f00-f09.htm; Stand: 02.10.2010

[4] Ferri CP, Prince M, Brayne C et al. Global prevalence of dementia: a Delphi consensus study. Lancet 2005; 366: 2112–2117

[5] Fossey J, Ballard C, Juszczak E et al. Effect of enhanced psychosocial care on antipsychotic use in nursing home residents with severe dementia: cluster randomised trial. BMJ 2006; 332: 756–761

[6] Guthrie B, Clark SA, McCowan C. The burden of psychotropic drug prescribing in people with dementia: a population database study. Age Ageing 2010; 39: 637–642

[7] Hoffmann F, vd Bussche H, Glaeske G et al. Eight-year prescription trend of memantine and cholesterase inhibitors among persons 65 years an older in Germany. Int Clin Psychopharmacol 2010; 25: 29–36

[8] Howard R, Ballard C, O´Brien J, Burns A. Guidelines for the management of agitation in dementia. Int J Geriatr Psychiat 2001; 16: 714–717
[9] Institut für Qualität und Wirtschaftlichkeit im Gesundheitswesen. Cholinesterasehemmer bei Alzheimer Demenz (07.02.2007). Im Internet: https://www.iqwig.de/download/A05-19A_Abschlussbericht_ Cholinesterasehemmer_bei_Alzheimer_Demenz.pdf; Stand: 23.02.2012
[10] Kamble P, Chen H, Sherer J et al. Antipsychotic drug use among elderly nursing home residents in the United States. Am J Geriatr Pharmacother 2008; 6: 187–197
[11] Kolanowski A, Fick D, Waller JL et al. Outcomes of antipsychotic drug use in community-dwelling elders with dementia. Arch Psychiatr Nurs 2006; 20: 217–225
[12] Lyketsos CG, Lopez O, Jones B et al. Prevalence of Neuropsychiatric Symptoms in Dementia and Mild Cognitiv Impairment. Results from the Cardiovascular Health Study. JAMA 2002; 25: 1475–1482
[13] Lyketsos CG, Steinberg M, Tschanz JT et al. Mental and behavioral disturbances in dementia: findings from the Cache County Study on Memory in Aging. Am J Psychiat 2000; 157: 708–714
[14] Margallo-Lana M, Swann A, O'Brien J et al. Prevalence and pharmacological management of behavioural and psychological symptoms amongst dementia sufferers living in care environments. Int J Geriatr Psychiat 2001; 16: 39–44
[15] National Institute for Health and Clinical Excellence-Social Care Institute for Excellence (2011). Dementia: A NICE–SCIE Guideline on Supporting People with Dementia and Their Carers in Health and Social Care (11 2006). Im Internet: http://www.nice.org.uk/nicemedia/live/10 998/30 318/30 318.pdf; Stand: 20.01.2012
[16] Qureshi H, Alborz A. Epidemiology of challenging behaviour. Mental Handicap Research 1992; 5: 130–145
[17] Riedel-Heller SG, Busse A, Aurich C et al. Prevalence of dementia according to DSM-III-R and ICD-10: results of the Leipzig Longitudinal Study of the Aged (LEILA75+) Part 1. Br J Psychiat 2001; 179: 250–254
[18] Rochon PA, Stukel TA, Bronskill SE et al. Variation in nursing home antipsychotic prescribing rates. Arch Intern Med 2007; 167: 676–683
[19] Schulze J. Neuroleptika in der Versorgung von Demenzpatienten – Eine Routinedatenauswertung mit Kontrollgruppe. [Masterarbeit]. Bremen, Deutschland: Universität Bremen; 2011: 117
[20] Schulze J. Zur Versorgung von Demenzpatienten mit Neuroleptika. In: Glaeske G, Schicktanz C: BARMER GEK Arzneimittelreport 2011. St. Augustin: Asgard; 2011: 73–88
[21] Sieberer M. Antidepressiva und Neuroleptika bei älteren Menschen mit Demenzerkrankungen. In: Glaeske G, Schicktanz C, Janhsen K. GEK-Arzneimittelreport 2009. St. Augustin: Asgard; 2009: 136–148
[22] Stern Y, Tang MX, Albert MS et al.. Predicting time to nursing home care and death in individuals with Alzheimer disease. JAMA 1997; 277: 806–812
[23] U.S. Food and Drug Administration. Information for Healthcare Professionals: Conventional Antipsychotics. FDA ALERT (16.06.2008). Im Internet: http://www.fda.gov/Drugs/DrugSafety/PostmarketDrugSafetyInformationforPatientsandProviders/ucm124 830.htm; Stand: 22.02.2012
[24] U.S. Food and Drug Administration. Public Health Advisory: Deaths with Antipsychotics in Elderly Patients with Behavioral Disturbances (04.11.2005). Im Internet: www.fda.gov/Drugs/DrugSafety/PostmarketDrugSafetyInformationforPatientsandProviders/DrugSafetyInformationforHeathcare-Professionals/PublicHealthAdvisories/UCM053 171; Stand 22.02.2012

Interessenkonflikt: Gerd Glaeske und Jana Schulze erhalten Drittmittel von Kassen für die Durchführung von Sekundärdatenanalysen.

48 Sozioökonomische Determinanten der stationären Versorgung in Deutschland

Markus Kiesel, Stefan Gruber

48.1 Einleitung

Der Krankenhaussektor stellt den wichtigsten Arbeitgeber und zugleich den größten Ausgabenfaktor des Gesundheitswesens dar. Trotz eines zunehmenden Bettenabbaus und einer rückläufigen Anzahl an Kliniken ist der Bereich von hoher Bedeutung für die medizinische Versorgung der Bevölkerung. Aufgrund des demografischen Wandels ist künftig sogar mit einem Anstieg der stationären Behandlungen sowie einer damit einhergehenden Verschiebung in der Nachfrage der verschiedenen Fachabteilungen zu rechnen. In den zurückliegenden Jahren war die Krankenhausversorgung Gegenstand zahlreicher Reformversuche. Die Bemühungen richteten sich überwiegend auf die Senkung der Kosten sowie die Gewährleistung einer hochwertigen Versorgung.

In der jüngeren Vergangenheit haben sowohl die gesellschaftliche Aufmerksamkeit als auch die wissenschaftliche Forschung zu Ungleichheiten in der gesundheitlichen Versorgung zugenommen, wobei die Qualität der Versorgung zunehmend mit individuellen Ressourcen in Verbindung gebracht wird. Während die Mehrzahl der nationalen und internationalen Studien zunächst das Einkommen als entscheidenden Einflussfaktor erachtete, wird zunehmend der Versicherungsstatus als entscheidende Determinante fokussiert.

Als Indikator für ungleiche Zugangsmöglichkeiten wird vor allem die Wartezeit bis zum Beginn einer Behandlung herangezogen. Im Bereich der stationären Versorgung sind im Rahmen einer Studie durch die wissenschaftliche Hochschule Lahr 687 Testanrufe in akutstationären Plankrankenhäusern durchgeführt worden, in denen ein Behandlungstermin für Personen mit Krankheitsbildern vereinbart werden sollte, die nicht lebensbedrohlich sind, aber einen zeitnahen medizinischen Eingriff erfordern (Stenose, Knöchelbruch, Krebsverdacht). Hierbei zeigt sich, dass 25 % der Krankenhäuser den Versicherungsstatus abfragen. In diesen Einrichtungen erhalten privat Versicherte einen Behandlungstermin signifikant schneller als gesetzlich Versicherte. Die Autoren schlussfolgern daher, dass der Zugang zu kurzfristigen stationären Leistungen vom Versicherungsstatus abhängen kann [14].

Im Vergleich zum ambulanten Bereich spielt bei der stationären Versorgung der Bedarf, also der individuelle Gesundheitszustand, eine noch entscheidendere Rolle für die Inanspruchnahme. Das Robert Koch-Institut [12] nennt im Rahmen der Gesundheitsberichterstattung des Bundes als weitere Faktoren, die einen Krankenhausaufenthalt beeinflussen, die Erreichbarkeit und das Einweisungsverhalten der behandelnden Ärzte sowie die individuelle Präferenz der Patienten. Darüber hinaus sei im jüngeren gebärfähigen Alter ein Krankenhausaufenthalt bei Frauen wesentlich wahrscheinlicher als bei Männern gleichen Alters. In einer 12-Monats-Prävalenz weisen zudem Personen mit geringem Bildungsstatus häufiger einen oder mehrere Krankenhausaufenthalte auf als Personen mit vergleichsweise hohem Bildungsniveau.

Eine Studie des Instituts für Sozialmedizin der Universität Magdeburg findet Hinweise darauf, dass bereits die dem Krankenhausaufenthalt vorgeschaltete medizinische Behandlung zu Selektionen führen kann [13]. Die Ergebnisse der Befragung von niedergelassenen Ärzten und Krankenhausärzten bei vorgelegten Fallkonstellationen zeigen, dass Krankenhausärzte die ihnen vorgestellten Patienten gleichen Schweregrades häufiger stationär behandeln wollen als die niedergelassenen Ärzte, was nach Ansicht der Autoren für unterschiedliche institutionelle Referenzrahmen der beiden Arztgruppen spricht. Zudem neigen Fachmediziner – bei den vorgelegten Vignetten mit Oberbauch- bzw. Unterbauchbeschwerden handelt es sich um Internisten – eher zu einer Einweisung ins Krankenhaus als Allgemeinmediziner.

Der vorliegende Beitrag will die bisherigen Kenntnisse zu sozioökonomischen Einflussfaktoren der stationären Versorgung in Deutschland erweitern. Detaillierteres Wissen zu Versorgungsungleichheiten existiert bisher überwiegend für den ambulanten Bereich. In der Forschung zur Inanspruchnahme ambulanter Leistungen greift man in der Regel auf die Kontaktfrequenz zwischen Arzt und Patient als Maß für die Leistungsnutzung zurück [1]. Eine Analyse von Allgemeinarztkonsultationen verweist darauf, dass Privatversicherte eine um zwei Drittel geringere Chance auf mindestens einen Kontakt zum Allgemeinarzt haben als gesetzlich Versicherte und dass zudem ihre erwartete Konsultationsanzahl im Fall der Nutzung geringer ist [7]. Dies entspricht den institutionell gesetzten Anreizen, denn seit dem Jahr 2000 haben die gesetzlichen Krankenkassen die Möglichkeit bzw. seit 2004 sind sie dazu verpflichtet, ein Hausarztmodell anzubieten, in dem der Hausarzt die Erstdiagnose stellt und den Zugang zur weiteren fachmedizinischen Versorgung steuert. Bei der Konsultation von Fachärzten ließ sich für männliche Patienten hingegen feststellen, dass ein privater Versicherungsschutz eine höhere Kontaktfrequenz zur Folge hat [6]. Für den ambulanten Sektor deuten die Ergebnisse darauf hin, dass privat Versicherte einen leichteren Zugang zu fachmedizinischen Leistungen haben, wohingegen der allgemeinmedizinische Bereich stärker von gesetzlich Versicherten genutzt wird. Neben dem Versicherungsstatus werden als weitere Einflussfaktoren das Bildungsniveau und der Erwerbsstatus identifiziert, wobei vor allem Selbständige im Erwerbsalter eine besonders geringe Inanspruchnahme ambulanter Leistungen aufweisen.

Im Folgenden soll auf Basis der bisherigen Kenntnisse aus dem ambulanten Sektor die Frage erörtert werden, welche sozioökonomischen Faktoren Krankenhausaufenthalte beeinflussen. Hierzu wird zunächst auf den institutionellen Kontext der stationären Versorgung in Deutschland eingegangen. Anschließend werden theoriegeleitete Hypothesen aufgestellt, die es im Folgenden empirisch zu überprüfen gilt, sowie die Datengrundlage und Variablen beschrieben. Schließlich werden die Ergebnisse der Hürdenregression, einer besonders für die Inanspruchnahme medizinischer Leistungen geeigneten Methode, dargestellt und abschließend diskutiert. Der Fokus auf ältere Menschen als Personengruppe mit strukturell hohem Bedarf und wachsender demografischer Bedeutung eignet sich dabei besonders zur Analyse etwaiger Versorgungsungleichheiten. Datenbasis der Untersuchung ist die erste Welle des Survey of Health, Ageing and Retirement in Europe (SHARE) des Jahres 2004.

48.2 Institutioneller Kontext der stationären Versorgung in Deutschland

Einen ausführlichen Überblick über das deutsche Gesundheitssystem und die stationäre Versorgung gibt Simon (2011), worauf sich folgende Ausführungen im Wesentlichen beziehen [15]. Hinsichtlich des Versicherungsstatus gilt, dass in Deutschland jeder Bürger krankenversichert sein muss – ob gesetzlich oder privat. Somit sollte es für den Bedarfsfall keine materiellen Hindernisse für den Zugang zu medizinisch notwendigen Leistungen geben.

Rund 90% der deutschen Bevölkerung sind gesetzlich krankenversichert als Pflichtversicherte, freiwillig Versicherte oder mitversicherte Familienangehörige. Vom Versicherungszwang der gesetzlichen Krankenversicherung (GKV) ausgenommen sind Personen mit einem Einkommen oberhalb der jährlich festgelegten Versicherungspflichtgrenze sowie bestimmte Berufsgruppen wie Selbständige oder Beamte. Die Beiträge in der GKV richten sich nach der wirtschaftlichen Leistungsfähigkeit und nicht nach Aspekten der individuellen Inanspruchnahme. Mit der Intention, die sehr unterschiedlichen Mitglieder- und Risikostrukturen zu nivellieren, wurde 1996 die freie Wahl der Krankenkasse eingeführt, wobei die einzelnen Kassen – bis auf wenige Ausnahmen – verpflichtet sind, ihre Bewerber aufzunehmen. Nach wie vor bestehende Finanzierungsungleichheiten sollen durch einen Risikostrukturausgleich beseitigt werden. Somit sind die Beitragssätze und die Leistungskataloge in den einzelnen Krankenkassen in etwa gleich, wobei die Versorgung der Patienten nach dem Sachleistungsprinzip verläuft. Gemäß Sozialgesetzbuch V gewährleistet die GKV eine adäquate, Bedarfs- und Wirtschaftlichkeitsaspekten genügende Gesundheitsversorgung. Gesetzlich Versicherte haben dementsprechend einen rechtlichen Anspruch auf Krankenhausbehandlung in einem zugelassenen Krankenhaus, sofern diese erforderlich ist und das Behandlungsziel nicht durch andere Formen der Versorgung erreicht werden kann.

Im Zuge des Gesundheitsmodernisierungsgesetzes (GMG) wurden seit 2004 die Akzente wirtschaftlicher Anreize in der GKV erhöht. Neben der Einführung der Praxisgebühr wurde im stationären Bereich die Eigenbeteiligung bei Krankenhausaufenthalten auf 10 Euro pro vollstationärem Behandlungstag für längstens 28 Tage in einem Kalenderjahr erhöht. Diese Zuzahlung der Patienten ist zwar an die Krankenhäuser zu entrichten, muss von diesen aber an die jeweilige Mitgliedskrankenkasse weitergeleitet werden.

Die private Krankenversicherung (PKV) hat im Wesentlichen zwei Versicherungsfelder in Deutschland: zum einen die Vollversicherung der Personen, die vom Versicherungszwang der gesetzlichen Krankenkassen ausgenommen sind, zum anderen das Angebot von privaten Zusatzversicherungen, die für gesetzlich Versicherte zur Verfügung stehen. In der PKV werden die Beiträge nicht einkommensabhängig berechnet, sondern risikoäquivalent, d. h. sie variieren in Abhängigkeit von individuellen Merkmalen wie Alter, Geschlecht sowie medizinischer Vorgeschichte zum Zeitpunkt des Vertragsabschlusses. Im Vergleich zur GKV folgt sie nicht solidarischen sondern individualistischen Prinzipien der Absicherung. Gesundheitliche Versorgung folgt dabei dem Kostenerstattungsprinzip. Kurzfristig müssen Versicherte ihre Behandlungskosten daher selbst tragen, bevor die PKV die Leistung auf Basis der eingereichten Rechnung erstattet. Bei stationären Behandlungen rechnet das Krankenhaus jedoch oftmals direkt mit den privaten Versicherungsunternehmen ab. Ebenso wie bei den gesetzlichen Krankenkassen gibt es auch im privaten Setting Bonusprogramme, um die Attraktivität von Vorsorgeuntersuchungen zu steigern. Der Leistungskatalog für Personen mit privater Vollversicherung ist i. d. R. umfangreicher als bei gesetzlich Versicherten, wobei insbesondere Selbständige oftmals eine hohe Eigenbeteiligung für medizinische Leistungen aufweisen.

Die institutionellen Rahmenbedingungen für Krankenhäuser haben sich in den letzten Jahren vor allem durch zahlreiche Reformen der Krankenhausfinanzierung verändert. Im Jahre 1993 wurde eine bis heute geltende Budgetdeckelung eingeführt. Die Budgetsteigerung der Krankenhäuser ist seitdem an die Entwicklung der beitragspflichtigen Einnahmen der GKV-Mitglieder angebunden. Bis Mitte der 90er Jahre fand die Krankenhausfinanzierung durch einen allgemeinen tagesgleichen Pflegesatz statt, der unabhängig davon berechnet wurde, wie hoch der Behandlungsaufwand für den einzelnen Patienten tatsächlich war. Damit war für die Krankenhäuser ein Anreiz gegeben, Patienten eventuell auch über das medizinisch notwendige Maß hinaus im Krankenhaus zu behalten. Für eine leistungsgerechtere Vergütung wurde 1995 mit der Umstellung auf ein Mischsystem aus Basispflegesatz, Abteilungspflegesätzen, Sonderentgelten und Fallpauschalen begonnen. Seit 2003 wird ein Fallpauschalen-System auf Basis der Diagnostic Related Groups (DRG) verwendet, wie es in den USA, Australien sowie in etlichen europäischen Staaten bereits Anwendung fand. Die Höhe der DRG-Fallpauschalen richtet sich seither insbesondere nach Krankheitsart, Notwendigkeit einer Operation sowie dem Schweregrad der Erkrankung. Ein Patient mit leichter Erkrankung zahlt somit weniger als ein Patient mit aufwändig zu behandelnden Beschwerden. Das DRG-System übt grundsätzlich einen Anreiz aus, die Verweildauer der Patienten im Interesse des Krankenhauses zu verkleinern und damit medizinisch nicht erforderliche Liegezeiten zu verkürzen.

Auch im DRG-System gibt es Budget- und Pflegesatzverhandlungen. Nach dem Krankenhausfinanzierungsgesetz (KHG) finden die Verhandlungen für den stationären Sektor – im Unterschied zur ambulanten ärztlichen Versorgung – nach dem Individualprinzip statt, d. h. jedes Krankenhaus hat Anspruch auf ein eigenes, mit den Sozialleistungsträgern verhandeltes Budget. Im Zentrum der Verhandlungen, die prospektiv für das folgende Kalenderjahr geführt werden, steht die Anzahl an Leistungen, die ein Krankenhaus auf Kosten der gesetzlichen Krankenkassen erbringen darf.

Die Leistungen und die Vergütungsniveaus für stationäre Behandlungen im Krankenhaus sind für gesetzlich und privat Versicherte prinzipiell gleich. Eine Sonderstellung im DRG-System haben die Wahlleistungsentgelte inne, die dem Krankenhaus zusätzliche Einnahmen ermöglichen. Neben der Behandlung durch einen Chefarzt gehört hierzu auch die Unterbringung in einem Ein- oder Zweibettzimmer. Eine Privatvollversicherung schließt die Kostenübernahme der Wahlleistungen häufig ein. Gesetzlich Versicherte müssen dagegen die Kosten für diese Angebote selbst tragen, es sei denn, sie versichern sich zusätzlich privat.

Neben der Finanzierung der Wahlleistungen bestehen Unterschiede zwischen GKV und PKV hinsichtlich der Freiheit in der Krankenhauswahl. Die privat Versicherten genießen vollständige Wahlfreiheit unter allen Krankenhäusern. Für gesetzlich Versicherte ist die freie Krankenhauswahl hingegen eingeschränkt. Krankenhauseinweisungen für GKV-Patienten sind in Plan- oder Vertragskrankenhäuser möglich. Zwar gehört die überwiegende Mehrheit der deutschen Krankenhäuser zu dieser Gruppe, der GKV-Versicherte braucht allerdings, mit Ausnahme von Notfällen, eine ärztliche Einweisung und ist dabei an das Krankenhaus gebunden, das in der Einweisung genannt ist.

48.3 Theoretischer Rahmen und Hypothesen

Ein theoretisches Modell, das die individuellen und gesellschaftlichen Einflussfaktoren der Inanspruchnahme von medizinischen Leistungen beschreibt und ordnet, wurde von Ronald M. Andersen in den späten 60er Jahren entworfen und in den Folgejahren weiterentwickelt [2]. Es gilt bis heute als Bezugsrahmen in der gesundheitsökonomischen Forschung und spielt insbesondere für die Auswahl und Operationalisierung der Variablen eine wichtige Rolle.

Als gesellschaftliche Bedingungen der gesundheitlichen Versorgung werden neben sozialen Faktoren auch institutionelle Strukturen des Gesundheitssystems identifiziert. Die sozialen Faktoren – verfügbare medizinische Technologie und soziale Normen – wirken hierbei kausal auf das System der Gesundheitsversorgung, in dem die verfügbare Medizintechnik ihre Anwendung findet und Definitionen von Intensität und Adäquanz der Versorgung praktisch umgesetzt werden. Diese gesellschaftlichen Bedingungen bestimmen wiederum das Ausmaß, in dem die medizinische Versorgung durch individuelle Faktoren beeinflusst wird.

Die Determinanten auf individueller Ebene werden nach Andersens Modell in der Dreiteilung von Neigung (Predisposing), Fähigkeit (Enabling) und Bedarf (Need) strukturiert. Dabei stehen die Kategorien in einer hierarchischen Reihenfolge hinsichtlich ihrer Bedeutung für die Inanspruchnahme medizinischer Leistungen: Geben die Merkmale erst nur einen Hinweis auf die grundsätzliche Neigung eines Individuums, Leistungen in Anspruch zu nehmen, so steht der Bedarf, der auf dem individuellen Gesundheitszustand beruht, in unmittelbarer kausaler Beziehung zu einer Nutzung von Gesundheitsleistungen.

Die Neigung einer Person ist zu einem großen Anteil durch soziodemografische Variablen wie Alter, Geschlecht und Bildungsniveau bestimmt sowie durch Einstellungen zu bzw. Wissen über Gesundheit und das Versorgungssystem. Bei den zum Zugang befähigenden Merkmalen sind das Einkommen und der Versicherungsstatus ebenso wesentlich für individuelle Zugangsmöglichkeiten wie die Struktur des Gesundheitssystems. Hierbei determinieren vor allem regionale Spezifika wie der Urbanisierungsgrad, die Patientendichte und das Preisniveau für medizinische Leistungen die Handlungsspielräume des Einzelnen. Die unmittelbare Motivation der Inanspruchnahme ist schließlich bestimmt durch den Bedarf bzw. den Gesundheitszustand, wobei zwischen subjektiver Befindlichkeit und objektiviertem Gesundheitszustand zu unterscheiden ist.

Andersens Modell liefert einen strukturierten Überblick über die wichtigsten Determinanten der gesundheitlichen Versorgung. Es bedarf jedoch konkreter inhaltlicher Hypothesen, denn Art und Richtung des Einflusses der Variablen bleiben unspezifisch. Vor allem bei stationären Behandlungen ist davon auszugehen, dass der individuelle Gesundheitszustand den wohl unmittelbarsten Einfluss auf die Inanspruchnahme von Leistungen hat. Krankenhausaufenthalte dürften jedoch auch von weiteren Faktoren beeinflusst werden. Der Versicherungsstatus wird hierbei als zentrale Einflussgröße erachtet, denn sowohl im gesetzlichen als auch im privaten Versicherungskontext finden sich Anreize, die unnötiger Leistungsnutzung entgegenwirken.

Inanspruchnahme von medizinischen Leistungen kann für privatversicherte Patienten mittel- und langfristig zu Beitragserhöhungen führen, da die Beiträge risikoäquivalent gebildet werden. Bei ausbleibender Inanspruchnahme können Privatversicherte zudem mit einer Beitragsrückzahlung rechnen, die eine Höhe von mehreren Monatsbeiträgen betragen kann. Neben diesen Anreizen gegen Moral Hazard ist im privaten Setting jedoch auch angebotsinduzierte Nachfrage denkbar für diejenigen Patienten, deren Versicherungsschutz die Kosten für Wahlleistungen abdeckt. Dies würde sich in medizinisch unnötigen Behandlungen und längeren Verweildauern äußern. Wahlleistungen könnten allerdings auch mit einer qualitativ hochwertigeren Versorgung einhergehen, die u. U. den Genesungsprozess positiv beeinflusst und einen kürzeren Aufenthalt im Krankenhaus bedingen könnte. Die Überweisung ins Krankenhaus betreffend, besteht auf Seiten der Ärzte grundsätzlich der Anreiz, Privatpatienten aufgrund einer höheren Vergütung möglichst lange im ambulanten Versorgungsbereich zu halten. Gesetzliche Krankenkassen setzen durch die Eigenbeteiligung der Versicherten an den Kosten der Behandlung in Höhe von 10 Euro pro Behandlungstag einen finanziellen Anreiz gegen Moral Hazard. Da sich die Beiträge der GKV nicht nach der individuellen Inanspruchnahme, sondern nach der wirtschaftlichen Leistungsfähigkeit des Einzelnen richten, gibt es im Gegensatz zur PKV keine beitragsbezogenen Anreize.

Da mit Ausnahme der Eigenbeteiligung nahezu alle Kosten der Inanspruchnahme durch die Krankenversicherung abgedeckt sind, kann davon ausgegangen werden, dass das Einkommen keinen grundlegenden Effekt auf stationäre Behandlungen zeigt. Hingegen hat der Bildungsstatus als wesentlicher Indikator für Milieuzugehörigkeit eine zentrale Bedeutung für Gesundheit und gesundheitsrelevantes Verhalten [10]. Bildungsferne Schichten charakterisiert generell ein ungünstiger Gesundheitslebensstil sowie erhöhtes Morbiditäts- und Mortalitätsrisiko. Ein weiteres sozio-ökonomisches Merkmal, das für die Nachfrage nach medizinischen Leistungen relevant ist, stellt die berufliche Stellung dar [6, 7]. Hierbei verweisen bisherige Forschungsergebnisse vor allem auf die spezifische Situation von Selbständigen, für die eine krankheitsbedingte berufliche Fehlzeit meist mit direkten Einkommenseinbußen assoziiert ist. Weiterhin erwarten wir, dass der Übergang in den Ruhestand einen verstärkenden Effekt für Krankenhausaufenthalte hat, da in dieser Lebensphase gesundheitliche Belange eine zunehmend wichtigere Rolle spielen könnten. So ist beispielsweise denkbar, dass nicht zwingend notwendige Operationen, die während der Erwerbsphase aufgeschoben wurden, im Ruhestand nachgeholt werden.

48.4 Datengrundlage und Variablenbeschreibung

Um die Anzahl der Krankenhausnächte zu untersuchen, ziehen wir die deutsche Teilstudie der ersten Welle des Survey of Health, Ageing and Retirement in Europe (SHARE) heran, die zwischen April und Oktober 2004 erhoben wurde [3, 4]. Der Survey bietet – neben diversen sozioökonomischen Variablen – umfangreiche, repräsentative Informationen über die gesundheitliche Verfassung und Versorgung über 50-jähriger Personen und ihrer Partner.

Da der Fokus der Untersuchung auf älteren Menschen liegt, werden im Folgenden die Partner der Befragten, die unter 50 Jahre alt sind, nicht berücksichtigt. Zudem schließen wir statistische Extremfälle wie über 90-Jährige sowie die ersten und letzten Perzentile der Einkommensverteilung aus, um die Samplehomogenität und somit die Effizienz der Schätzung zu erhöhen.

Als abhängige Variable verwenden wir die Anzahl der Nächte, die während der letzten zwölf Monate insgesamt im Krankenhaus verbracht wurden. Rund 16 % des Samples geben diesbezüglich an, mindestens einmal stationär behandelt worden zu sein.

Die folgenden erklärenden Variablen werden von Verteilungsangaben begleitet, falls sie für die spätere Interpretation zentral sind. Privatversicherung wird nur im Hinblick auf die Relevanz für stationäre Versorgung berücksichtigt: Die Variable Krankenversicherung beinhaltet folgende Ausprägungen:
- GKV, mit einem Anteil von rund 83 % in der Sample-Population
- GKV plus private Zusatzversicherungen (freie Krankenhauswahl + volle Kostenübernahme bei Behandlung im Krankenhaus) mit 7 %
- PKV (inkl. freie Krankenhauswahl) mit 10 %

Weiterhin unterscheiden wir nach Berufsstellung:
- Arbeiter und Angestellte (rund 84 %)
- Beamte (7 %)
- Selbstständige (9 %)

Die Erwerbssituation wird durch folgende Ausprägungen abgebildet:
- erwerbstätig (30%)
- Rente (54%)
- berufsunfähig (6%)
- arbeitslos (3%)
- Hausmann/-frau (7%)

Finanzielle und kulturelle Ressourcen werden als Brutto-Haushaltseinkommen, welches nach der OECD-Äquivalenzskala gewichtet ist [8, 11] und als die Anzahl der Bildungsjahre (bis zum Universitätsabschluss) berücksichtigt. Ferner werden die binären Variablen „Partnerschaft" und „Geburtsland nicht Deutschland" als Indikatoren der sozialen Unterstützung und des sprachlich-kulturellen Vermögens betrachtet. Alter und Geschlecht, sowie Ost- versus Westdeutschland und der Urbanisierungsgrad, als Proxy für die Versorgungsdichte, werden als weitere Variablen herangezogen.

SHARE bietet umfangreiche Informationen über die Gesundheit der Befragten, die wir detailliert in die multivariate Analyse integrieren möchten, um die Effekte des Versicherungsstatus und anderer sozioökonomischer Variablen möglichst gut von einem Zusammenhang mit Morbidität zu bereinigen. Da die erfragten Beschwerden und Krankheiten zum Teil starke Multikollinearität aufweisen, führen wir einige der binär kodierten Variablen auf Basis einer Hauptkomponentenanalyse zu zwei- oder drei-stufigen Summenscores zusammen:

- **hilfsbedürftig**: Schwierigkeiten bei Alltagsverrichtungen (z. B. sich ankleiden)
- **chronisch**: langwierige Gesundheitsprobleme, Krankheiten oder Behinderungen
- **Blut**: Summenscore aus „Bluthochdruck", „hohe Cholesterinwerte" und „Diabetes mellitus"
- **Lunge**: Summenscore aus „chronische Erkrankungen der Lunge" und „Asthma bronchiale"
- **Herz**: Summenscore aus „Herzinfarkt (oder anderen Herzkrankheiten)" und „Schlaganfall (einschl. Durchblutungsstörungen im Gehirn)"
- **Knochen**: Summenscore aus „Arthritis (einschl. Osteoarthritis oder Rheuma)" und „Osteoporose"
- **Krebs**: Krebs oder bösartiger Tumor (ausschließlich kleinerer Hautkrebserkrankungen)
- **Magen**: Magengeschwür oder Zwölffingerdarmgeschwür
- **Schmerz**: Summenscore aus „Gelenkschmerzen" und „Probleme mit Magen und Darm"

- **Atemnot**: Summenscore aus „Herzprobleme", „Atemnot" und „hartnäckiger Husten"
- **Kreislauf**: Summenscore aus „Hinfallen", „Angst davor, hinzufallen" und „Schwindel, Ohnmacht, kurzzeitige Bewusstlosigkeit"
- **Beine**: geschwollene Beine
- **Schlaf**: Schlafstörungen
- **Inkontinenz**: Inkontinenz oder unkontrollierter Abgang von Urin

48.5 Ergebnisse

Zur Schätzung der Anzahl von Kliniknächten verwenden wir ein Hürdenmodell, das sich aus einer binären logistischen Regression und einer null-gestutzten Negativ-Binomial-Regression (ZTNB) zusammensetzt [4, 8]. Hierbei wird das Inanspruchnahmegeschehen in zwei Prozesse zerlegt. Der erste Prozess schätzt die generelle Wahrscheinlichkeit einer stationären Behandlung, was u. a. durch den einweisenden Arzt beeinflusst wird, während der zweite die vorausgesagte Anzahl der Krankenhausnächte **im Fall einer Behandlung** berechnet,. was u. a. von den Einschätzungen der stationären Ärzte abhängt. Der Einfluss der Variablen auf die Anzahl der stationären Behandlungen wird somit nur für diejenigen Befragten betrachtet, die die „Hürde" der ersten Inanspruchnahme genommen haben. Obwohl eine stationäre Versorgung überwiegend durch den Gesundheitszustand bedingt ist, könnten Unterschiede in den Koeffizienten der Regressionsgleichungen somit u. U. auf Anreizstrukturen zurückgeführt werden, die für das beteiligte professionelle Personal existieren. Die Daten lassen zwar keine Identifizierung von Behandlungsepisoden zu, was für eine klare Unterscheidung von Überweisung und Behandlungsdauer notwendig wäre; da jedoch der Großteil der Befragten im Falle stationärer Inanspruchnahme nur eine relativ geringe Anzahl an Krankenhausnächten aufweist – rund 70 % der stationär Behandelten verbringen unter 15 Nächte in einer Klinik – halten wir grundsätzlich an der Interpretation der Krankenhausnächte als Behandlungsdauer fest.

▶ Tab. 48.1 zeigt die Ergebnisse der Hürdenregression für die Anzahl der Kliniknächte während der letzten 12 Monate. In der ersten Spalte sind die erklärenden Variablen ersichtlich, wobei die lediglich der statistischen Kontrolle dienenden Indikatoren des Gesundheitsstatus nicht aufgeführt werden. In Spalte 2 stehen die Logit-Koeffizienten, welche die Veränderung der logarithmierten Wahrscheinlichkeit angeben, stationäre Leistungen in Anspruch zu nehmen, wenn die erklärende Variable um eine Einheit steigt. Die Koeffizienten der null-gestutzten Negativ-Binomial-Regression (ZTNB) in Spalte 3 zeigen den positiven bzw. negativen Einfluss der erklärenden Variablen auf die Anzahl der Kliniknächte im Fall einer stationären Behandlung an.

Es zeigt sich, dass sich PKV-Versicherte durch eine höhere Wahrscheinlichkeit auf einen Klinikaufenthalt auszeichnen, und privat zusatzversicherte GKV-Mitglieder im Fall einer Behandlung weniger Nächte im Krankenhaus verbringen als gesetzlich Versicherte. Privatversicherung scheint also generell mit dem Zugang und der Intensität stationärer Versorgung in Verbindung zu stehen. Zudem zeichnen sich Selbstständige durch eine geringere Verweildauer im Krankenhaus aus, während sie sich in der Zugangswahrscheinlichkeit zum stationären Sektor nicht von Arbeitern, Angestellten und Beamten zu unterscheiden scheinen.

Wir finden weder einen klaren Einfluss finanzieller und bildungsspezifischer Ressourcen auf die Anzahl der Krankenhausnächte noch eine deutliche Relevanz sozialer Unterstützung durch Partnerschaft oder sprachlich-kulturellen Vermögens aufgrund von Migration.

Das Alter der Befragten scheint ausschließlich Einfluss auf den Zugang zu stationärer Versorgung zu haben. Der Effekt erhöht sich zunächst von 50 bis etwa 62 Jahre, sinkt danach bis zu einem Alter von rund 77 Jahren, um dann wieder rapide anzusteigen. Die Wahrscheinlichkeit eines Klinikaufenthalts wäre somit, unabhängig von den anderen kontrollierten Faktoren, um das 62. und nach dem 77. Lebensjahr am höchsten.

Unterschiede nach Geschlecht liegen nur in leicht signifikanter Form vor. Frauen hätten demnach eine geringere erwartete Anzahl der Krankenhausnächte im Fall einer Behandlung. Die Erwerbssituation betreffend finden wir, dass Hausfrauen bzw. -männer bei einem Klinikaufenthalt eine signifikant höhere Verweildauer aufweisen als Erwerbstätige. Letztlich scheint die Chance einer stationären Überweisung in urbanen Zentren geringer zu sein als in ländlichen Gebieten.

Der Streuungsparameter Alpha ist signifikant, womit die Wahl des Negative-Binomial-Modells gegenüber eines alternativen Poisson-Modells bestätigt wird. Die Chi-Quadrat-Statistik zeigt, dass die von uns spezifizierten Logit- und ZTNB-Regressions-Modelle gleichermaßen signifikant sind.

Neben den Haupteffekten in ▶ Tab. 48.1 haben wir Interaktionen zwischen mehreren Variablen getestet. Die signifikante statistische Wechselbeziehung zwischen den Merkmalen Versicherung und Erwerbssituation wird anhand der folgenden Abbildung dargestellt. Der Zusammenhang zwischen erklärenden Variablen war nur im ZTNB-Modell signifikant, die geschätzte Anzahl der Kliniknächte muss also unter der Bedingung interpretiert werden, dass der Zugang zu stationärer Versorgung bereits gegeben ist.

In ▶ Abb. 48.1 wird die durchschnittliche Anzahl der Krankenhausnächte nach beruflicher Situation und Versicherung im Fall einer stationären Behand-

Tab. 48.1 Negativ-Binomial-Logit-Hürdenregression. Hürdenregression der Anzahl der Nächte im Krankenhaus in den letzten 12 Monaten.

Krankenhausnächte	Logit[a]	ZTNB[b]
GKV + freie Krankenhauswahl + Kostenübernahme	0,278	− 0,592***
PKV inkl. freie Krankenhauswahl	0,497*	0,026
Beamter	0,018	− 0,113
selbstständig	0,069	− 0,327*
Ln (Äquivalenz-Haushaltseinkommen, brutto)[c]	− 0,128	− 0,07
Bildungsjahre	-0,004	0,006
in Partnerschaft	− 0,007	− 0,058
Geburtsland nicht Deutschland	-0,208	0,173
Alter	2,105**	0,565
Alter^2	− 0,030**	− 0,007
Alter^3	0,000**	0,000
Geschlecht: weiblich	− 0,220	− 0,219*
Rente	− 0,014	0,289
berufsunfähig	0,169	− 0,332
arbeitslos	− 0,110	0,299
Hausmann/-frau	− 0,127	0,616**
neue Bundesländer	0,060	0,078
Großstadt	− 0,538**	− 0,157
Nahbereich Großstadt	0,040	0,168
Größere Stadt	− 0,583**	− 0,124
Kleinstadt	0,070	− 0,014
Variablen des Gesundheitsstatus kontrolliert		
Konstante	− 48,65**	− 10,49
Ln(alpha)[d]		− 0,252**
Wald chi2	194,30***	110,60***
n	2453	386

***p < 0,01, **p < 0,05, *p < 0,1; [a]Logit-Koeffizienten geben die Veränderung der logarithmierten Wahrscheinlichkeit an, stationäre Versorgung in Anspruch zu nehmen, wenn die erklärende Variable um eine Einheit steigt; [b]ZTNB-Koeffizienten geben den positiven oder negativen Einfluss der erklärenden Variable auf die Anzahl der Kliniknächte an, im Fall einer stationären Behandlung; [c]nat. Logarithmus von Einkommen; [d]Streuungsparameter der ZTNB-Regression

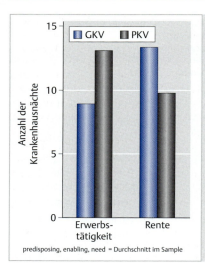

Abb. 48.1 Anzahl der Krankenhausnächte nach Erwerbstätigkeit und Versicherung im Fall einer stationären Behandlung.

lung präsentiert. In der erwerbstätigen Bevölkerung ab 50 Jahre zeichnen sich Privatversicherte durch eine höhere durchschnittliche Anzahl an Krankenhausnächten aus als gesetzlich Versicherte. Unter Rentnern findet sich ein umgekehrter Zusammenhang.

48.6 Diskussion

Werden die Ergebnisse zu den Einflussfaktoren für Kliniknächte in Relation gesetzt zu Forschungsergebnissen aus dem ambulanten Bereich [6, 7], zeigt sich, dass stationäre Versorgung wesentlich weniger mit Faktoren der Befähigung und Neigung assoziiert ist. So spielen Merkmale wie Bildungsniveau und Partnerschaft zwar für die Inanspruchnahme von allgemein- und fachmedizinischen Leistungen eine Rolle, jedoch nicht für Krankenhausaufenthalte. Ein weiteres Beispiel hierfür ist die Migrationserfahrung, die für die Konsultation von Fachärzten von Bedeutung ist, auf Kliniknächte jedoch keinen signifikanten Einfluss hat. Die stationäre Inanspruchnahme scheint somit deutlich weniger elastisch zu sein. Vielmehr sind Klinikaufenthalte vorwiegend auf den durch den Gesundheitszustand bedingten Bedarf zurückzuführen.

Trotz dieser Tendenz hat der Versicherungsstatus auch im stationären Sektor einen signifikanten Effekt – ein weiterer Hinweis darauf, dass gesundheitliche Versorgung in Deutschland in hohem Maß mit der Krankenversicherung zusammenhängt. Das Ergebnis, dass private Vollversicherung die generelle Wahrscheinlichkeit eines Krankenhausaufenthaltes erhöht, lässt sich auf den ersten Blick nicht direkt aus den institutionellen Strukturen ableiten. Eine höhere Vergütung der Ärzte im ambulanten Sektor würde sogar die Vermutung nahe legen, dass auf der Stufe der Einweisung ins Krankenhaus ein Anreiz für Ärzte besteht, die Privatpatienten möglichst lange und umfangreich ambulant zu behandeln, sofern eine stationäre Behandlung medizinisch nicht unmittelbar notwendig erscheint. Da eine Privatversicherung die Wahrscheinlichkeit auf fachmedizinische Behandlung deutlich erhöht [6], scheint das Ergebnis die Befunde von Sauerland et al. (2008) widerzuspiegeln, wonach Fachärzte eher zu einer Einweisung in ein Krankenhaus tendieren als Allgemeinmediziner [14]. Über die Gründe hierfür besteht Forschungsbedarf.

Im Fall einer Behandlung verbringen privat zusatzversicherte GKV-Mitglieder weniger Nächte im Krankenhaus als gesetzlich Versicherte, die keine Zusatzversicherung für den stationären Bereich haben. Da im DRG-System Leistungen und Vergütungsniveau für stationäre Behandlungen im Krankenhaus prinzipiell nicht nach Versicherungsstatus divergieren, ist davon auszugehen, dass dieses Ergebnis mit den Wahlleistungen zusammenhängt. Wahlleistungen, die durch einen privaten Versicherungsschutz abgedeckt sind, scheinen eine zeiteffizientere stationäre Behandlung zur Folge zu haben. Der finanzielle Anreiz in Form der Eigenbeteiligung von gesetzlich Versicherten, der auf die Anzahl der Kliniknächte eine reduzierende Wirkung haben müsste, scheint hingegen keinen Einfluss auf die stationäre Versorgung zu haben.

Selbständigkeit hat zwar keine Auswirkungen auf die generelle Wahrscheinlichkeit einer stationären Behandlung, jedoch verringert sie die Anzahl der Kliniknächte signifikant. Dies verweist abermals – den Befunden zur Inanspruchnahme im ambulanten Sektor entsprechend [6, 7] – auf die spezifische berufliche Situation von Selbständigen. Die Anzahl an Kliniknächten wird möglichst gering gehalten, um den mit krankheitsbedingtem Fehlen einhergehenden Gehaltsausfall zu reduzieren. In urbanen Gebieten ist die Wahrscheinlichkeit auf eine stationäre Behandlung geringer als in ländlichen. Dies kann darauf zurückgeführt werden, dass in Städten eine größere Vielfalt an fachmedizinischen Einrichtungen vorhanden ist. Während in städtischen Regionen eine stationäre Behandlung nicht notwendig wird, da der medizinische Bedarf durch Spezialisten gedeckt werden kann, fehlt in ländlichen Gebieten diese Möglichkeit oftmals. Hier führen Krankheitsbilder, die nicht durch einen Allgemeinarzt behandelt werden können, meist direkt zu einer Überweisung in eine Klinik.

Die Interaktion in ▶ Abb. 48.1 zeigt, dass sich in der erwerbstätigen Bevölkerung ab 50 Jahre Privatversicherte durch eine höhere durchschnittliche Anzahl an Krankenhausnächten auszeichnen als gesetzlich Versicherte. Unter Rentnern findet sich ein umgekehrter Zusammenhang. Dies könnte möglicherweise auf ein unterschiedliches Timing stationärer Behandlungen in GKV und PKV hinweisen. Da Ärzte im ambulanten Sektor für Behandlungen von Privatversicherten und die gestellten Diagnosen höher vergütet werden als für die gleiche Versorgung von gesetzlich Versicherten und da ein Arzt für die Behandlung von GKV-Mitgliedern am Ende eines Abrechnungsquartals u. U. überhaupt nicht vergütet wird, besteht ein institutioneller Anreiz für arztinduzierte Nachfrage bei PKV-Mitgliedern. Diese intensivere ambulante Behandlung könnte dazu führen, dass stationär zu behandelnde Krankheitsbilder bei privat Versicherten früher erkannt werden, während sie bei gesetzlich Versicherten später erkannt werden. Wenn wir davon ausgehen, dass die beiden Versichertengruppen, unter Kontrolle der Kovariaten, einen ähnlichen Versorgungsbedarf haben, so könnte eine frühe, hohe stationäre Behandlungsdichte von Patienten zu einer abgesenkten Behandlungsdichte im späteren Lebenslauf führen und vice versa. Dieses Muster lässt sich zwar nicht für die Überweisung ins Krankenhaus mit hoher statistischer Sicherheit finden, aber für die Verweildauer in der Klinik.

Die vorliegende Studie geht der Frage nach, inwiefern stationäre Versorgung in Deutschland durch soziökonomische Merkmale beeinflusst wird. Die Befunde bestätigen, wie bereits bei der ambulanten Versorgung, einen Zusammenhang zwischen der Inanspruchnahme stationärer Leistungen und dem Versicherungsstatus. Weiterhin verweisen die Befunde auf die spezifische Versorgungssituation der Selbständigen, auf den Einfluss eines urbanen Wohnumfeldes sowie auf eine Veränderung der Inanspruchnahme vor und nach Eintritt in den Ruhestand. Es gilt, die Erkenntnisse zu Ungleichheiten in der Versorgungssituation mit Studien im Längsschnittdesign zu erweitern. Auch ein internationaler Ländervergleich kann dazu beitragen, die Ergebnisse für Deutschland einzuordnen.

48.7 Literatur

[1] Andersen HH, Schwarze J. Angebotsinduzierte Nachfrage bei zunehmendem Wettbewerb. Eine empirische Analyse der Inanspruchnahme ambulanter ärztlicher Leistungen. Berlin: Berliner Zentrum Public Health; 1997
[2] Andersen RM. Revisting the behavioral modal to medical care: does it matter? J Health and SocBehav 1995; 36: 1–10.
[3] Börsch-Supan A, Brugiavini A, Jürgens H et al., Hrsg. Health, Ageing and Retirement in Europe – First Results from the Survey of Health, Ageing and Retirement in Europe. Mannheim Research Insitute for the Economics of Aging (MEA); 2005
[4] Börsch-Supan A, Jürges H. The Survey of Health, Ageing and Retirement in Europe – Methodology. Mannheim Research Institute for the Economics of Aging (MEA); 2005
[5] Cameron AC, Trivedi PK. Regression Analysis of Count Data. Cambridge: Cambridge University Press; 1998
[6] Gruber S, Kiesel M. Inequalities of ambulant health care in Germany? Theoretical and empirical evidence for specialist consultation. Journal of public health 2010; 18, Nr.4: 351–365
[7] Gruber S, Kiesel M. Wer konsultiert den Allgemeinarzt in Deutschland? Eine Analyse zum Einfluss von Versicherung und anderen sozialen Merkmalen auf die Inanspruchnahme allgemeinmedizinischer Leistungen im Alter. In: Engelhardt-Wölfler H, Hrsg. Bamberger Beiträge zur Soziologie Band 1: Altern in Europa – Empirische Analysen mit dem Survey ofHealth, AgeingandRetirement in Europe. Bamberg: University of Bamberg Press; 2009: 94–143
[8] Hagenaars A, de Vos K, Ziadi MA. Poverty statistics in the late 1980 s: research based on micro data. Luxemburg: Office for Official Publications of the European Communities; 1994
[9] Long JS, Freese J. Regression models for categorical dependent variables using STATA. Texas: Stata Press; 2006
[10] Mielck A. Soziale Ungleichheit und Gesundheit. Bern: Huber; 2005
[11] OECD. What are equivalence scales? 2009; Im Internet: http://www.oecd.org/dataoecd/61/52/35411111.pdf; Stand: 27.01.2012
[12] Robert Koch-Institut. Beiträge zur Gesundheitsberichterstattung des Bundes – Daten und Fakten: Ergebnisse der Studie „Gesundheit in Deutschland aktuell 2009". Berlin: Robert Koch Institut; 2009
[13] Robra BP, Kania H, Kuss O et al. Determinanten der Krankenhausaufnahme – eine Untersuchung mit Fallvignetten. Gesundheitswesen 2006; 68: 32–40
[14] Sauerland D, Kuchinke BA, Wübker A. Warten gesetzlich Versicherte länger? Zum Einfluss des Versicherungsstatus auf den Zugang zu medizinischen Leistungen im stationären Sektor. Diskussionspapier Nr. 11, Wissenschaftliche Hochschule Lahr, 2008
[15] Simon M. Das Gesundheitssystem in Deutschland. Eine Einführung in Struktur und Funktionsweise. 3. Aufl. Bern: Huber; 2011

49 Ermittlung von Wahrscheinlichkeiten von chronischen Erkrankungen – ein Prognosemodell mit Routinedaten der gesetzlichen Krankenversicherung

David Matusiewicz, Gerald Lux, Jürgen Wasem, Rebecca Jahn

49.1 Hintergrund

Chronische Erkrankungen dominieren zunehmend nicht nur die Krankheitslast der Bevölkerung, sondern auch den medizinischen Versorgungsbedarf innerhalb der Gesetzlichen Krankenversicherung (GKV). Durch den demografischen Wandel ist in allen Industrienationen mit einer kontinuierlichen Zunahme an chronischen Erkrankungen zu rechnen. Bereits im Jahr 2000 waren ca. 46 % aller Erkrankungen chronisch und bis zum Jahr 2020 wird ein Anstieg des Anteils chronischer Krankheiten an der Gesamtmorbidität auf 60 % erwartet [1]. Einer Untersuchung von Lauterbach und Kollegen zufolge wiesen im Jahr 2001 25 % der GKV-Versicherten eine oder mehrere der folgenden chronischen Krankheiten auf: Asthma bronchiale, Herzinsuffizienz, Hypertonie, koronare Herzerkrankung, Brustkrebs sowie Schlaganfall [2]. Die Versorgung von Patienten mit chronischen Erkrankungen macht ca. drei Viertel der gesamten Gesundheitskosten in Deutschland aus [3]. Laut Angaben des Statistischen Bundesamtes waren Herz- und Kreislauferkrankungen im Jahre 2010 mit 41,4 % analog zu den Vorjahren die häufigste Todesursache bei Frauen und Männern in Deutschland [4].

Die Versichertenpopulation mit einer oder mehreren chronischen Erkrankungen rückt seit Jahren immer mehr in den zentralen Blickpunkt der Krankenkassen. Nicht erst seit der Einführung von Disease-Management-Programmen (DMP) durch den Gesetzgeber im Jahr 2002, sondern bereits seit Mitte der neunziger Jahre, versuchen Krankenkassen durch spezifische Versorgungsprogramme die Behandlung von Patienten mit chronischen Erkrankungen nachhaltig zu steuern und die Qualität der Versorgungslage zu verbessern.

Ziel solcher Versorgungsprogramme – zum Beispiel in Form von Modellvorhaben oder integrierten Versorgungsprogrammen – ist es, die Steuerung der Versorgung von chronisch kranken Versicherten mit gleichzeitiger Verbesserung der Versorgungsqualität sicherzustellen. Die Anbindung der DMPs an den Risikostrukturausgleich durch den Gesetzgeber diente als ein erster Schritt auf dem Weg, die Morbiditätsstruktur der Versicherten im Risikostrukturausgleich (RSA) zwischen den Krankenkassen zu berücksichtigen. Chronische Erkrankungen stellen insgesamt ein hohes Ausgabenrisiko für die GKV dar. Es bestehen jedoch auch Möglichkeiten der Primär- und der Sekundärprävention. Der vorliegende Beitrag entstand aus einem gemeinsamen Forschungsprojekt des Lehrstuhls für Medizinmanagement und der Novitas BKK – einer überregionalen Betriebskrankenkasse. Hintergrund war es, die Krankenkasse empirisch bei der Identifizierung von Versicherten mit einem erhöhten potenziellen Risiko zur Ausbildung einer chronischen Erkrankung zu unterstützen und die Prognoseergebnisse im Folgejahr zu validieren. Ziel des Forschungsprojekts war, die Versicherten aufgrund der Risikoprognose für die Entwicklung einer chronischen Erkrankung frühzeitig durch entweder präventive Maßnahmen vor der Entwicklung einer chronischen Erkrankung zu bewahren oder die medizinische Versorgungsqualität dieser Versicherten durch Entwicklung spezifischer Versorgungsmodelle nachhaltig zu verbessern.

49.2 Methodik

Zur Versichertenidentifikation mit einem erhöhten potenziellen Risiko zur Ausbildung einer chronischen Erkrankung wurde ein zweistufiges methodisches Vorgehen – bestehend aus einem systematischen Literaturreview bzw. klassischen Risikofaktoren zur Entwicklung von chronischen Erkrankungen und einer empirischen Analyse von GKV-Routinedaten – gewählt. Im Rahmen von Praktikabilitätsuntersuchungen wurde das methodische Vorgehen beispielhaft an den Indikationen Diabetes mellitus Typ 2 und koronarer Herzkrankheit (KHK) analysiert.

49.2.1 Literaturreview

Vor der eigentlichen Analyse wurden mittels einer umfassenden Literaturrecherche klassische Risikofaktoren zur Entwicklung chronischer Krankheiten (Diabetes mellitus Typ 2 und KHK) identifiziert und deren Operationalisierbarkeit auf Basis eines Versichertendatensatzes bewertet. Nach Auswertung von 21 nationalen und internationalen Leitlinien (11 für Diabetes mellitus Typ 2, 10 für KHK) konnten insgesamt 30 unterschiedliche klassisch medizinische Risikofaktoren, die die Entwicklung eines Diabetes mellitus Typ 2 bzw. einer KHK beeinflussen, identifiziert werden. Sechs dieser Faktoren haben Einfluss auf die Entstehung beider chronischer Krankheitsbilder (Alter, körperliche Inaktivität, Adipositas, Hypertonie, Fettstoffwechselstörungen und psychische Faktoren). Zusätzlich wurden auf Grundlage von 16 Publikationen (6 für Diabetes mellitus Typ 2, 10 für KHK) insgesamt 12 soziale und soziökonomische Faktoren bzw. Merkmale erarbeitet, die einen nachhaltigen Einfluss auf die Entwicklung der ausgewählten chronischen Erkrankungen aufwiesen. Der soziökonomische Status, die Art des Beschäftigungsverhältnisses einer Person, ihr Bildungsstatus, das Haushaltseinkommen sowie die Art des Beschäftigungsverhältnisses der Eltern im Kindes- und Jugendalter, scheinen sich auf die Entstehung beider Erkrankungen auszuwirken. Daraufhin wurden spezifische Risikofaktoren (z. B. Alter, ethnische Zugehörigkeit, körperliche Inaktivität) für die zur Verfügung stehenden Versichertendaten operationalisiert.

49.2.2 Datengrundlage und empirische Analyse von GKV-Routinedaten

Bei den vorliegenden Datensätzen handelte es sich mehrheitlich um eine Vollerhebung der genutzten Versichertengemeinschaft der Novitas BKK – Gemeinsam Gesund. Im Jahr 2006 wurden 309 531 Versichertenpseudonyme in den Versichertenstammdaten gemeldet und 286 815 Versicherte in 2007. Die auswertbare Stichprobenpopulationsgröße im Rahmen der Berechnungen lag insgesamt bei 226 278 Versichertenpseudonymen, wobei die Geschlechterverteilung mit einem Frauenanteil von 113 199 Pseudonymen (50,0%) und einem Männeranteil von 113 079 Pseudonymen (50,0%) ausgeglichen war (▶ Tab. 49.1).

Für das erarbeitete statistische Modell konnten nur die Versichertenpseudonyme berücksichtigt werden, die sowohl 2006 (unabhängig davon ob unter- oder volljährig) als auch ganzjährig 2007 bei der Kasse versichert waren. Den

Tab. 49.1 Datensatzbeschreibung.

Variablen	
Anzahl Pseudonyme (n)	226 278
ø Alter	44,55 Jahre
Geschlechtsverteilung (m|w)	50,0%|50,0%

somit entstehenden Modellpopulationen lagen Versichertenmengen von 198 032 (Diabetes-mellitus-Typ-2-Modell) bzw. 203 539 (KHK Modell) zu Grunde. Die genutzten Routinedaten für die Bezugsjahre 2006 und 2007 wurden analog zum Format der Datenlieferungen gemäß § 30 RSAV nachgebildet. Die Identifizierung des Versichertenklientels unter Risiko erfolgte anhand statistischer Verfahren (multivariate logistische Regression). In den Analysen ist zwischen einem Lernmodell, auf Basis dessen die Einflussstärken der identifizierten Risikofaktoren aus 2006 auf die Erstdiagnose der beiden Zielkrankheiten 2007 ermittelt wurden, und einem Testmodell, in dem anschließend die gelernten Zusammenhänge für die Merkmale 2007 angewendet wurden, um individuelle Erkrankungswahrscheinlichkeiten für das Folgejahr 2008 zu prognostizieren, zu unterscheiden. Diese Prognosen wurden anschließend mit den tatsächlichen Erkrankungshäufigkeiten aus dem Jahr 2008 abgeglichen, um eine Validierung des jeweiligen Modells zu ermöglichen.

Grundlage des Lernmodells bildeten logistische Regressionsmodelle zur Ermittlung der jeweiligen Einflussstärken der Risikofaktoren (unabhängigen Variablen) auf die abhängige Variable Diabetes mellitus Typ 2 bzw. KHK. Es handelte sich dabei um ein prospektives Modell von 2006 auf 2007 mit Morbiditätsdaten, soziodemografischen und regionalen Informationen aus 2006 und einer Erstdiagnose von Diabetes mellitus Typ 2 bzw. einer KHK als abhängige Variable 2007. Neben den operationalisierten Risikofaktoren aus der Literatur wurden zusätzliche Variablen in das Modell mit aufgenommen, da neben den bereits durch bestehende Studien belegten Einflussfaktoren auch weitere Faktoren identifiziert werden sollten. Für die vorliegende Arbeit wurden verschiedene Modell-Varianten durchgespielt und hinsichtlich ihrer Performance verglichen. Das Signifikanzniveau der unabhängigen Variablen wurde auf 5% festgelegt. Die im Rahmen der logistischen Regression ermittelten Koeffizienten konnten durch Anwendung auf die Merkmale des Versichertenbestands im Folgejahr (2007) dazu genutzt werden, die Erkrankungswahrscheinlichkeiten für einen Diabetes mellitus Typ 2 bzw. eine KHK in 2008 zu bestimmen. Diese Wahrscheinlichkeiten können dann im weiteren Verlauf als Kriterium für die Identifikation der Versicherten unter Risiko genutzt werden. Um die Güte der Modelle abzubilden, wurde für beide Modelle ein Klassifikationstableau auf Basis von 2006 erstellt. Dabei wurde ein Klassifikationsschwellenwert von 2% angenommen, sodass Versicherte mit einer ermittelten Erkrankungswahrscheinlichkeit von mehr als 2% im Folgejahr als Diabetes-Erkrankter bzw. KHK-Erkrankter klassifiziert wurden. Neben der Identifikation von Versicherten unter Risiko zur Entwicklung einer chronischen Erkrankung, in diesem Falle eines Diabetes mellitus Typ 2 bzw. einer KHK, ist die spezifische Morbiditätsstruktur bzw. Komorbiditätsstruktur dieser Versicherten von besonderem Interesse. Zu diesem Zweck wurden die Komorbiditätsprofile der Ver-

49.3 Ergebnisse

49.3.1 KHK-Modell

Die zu analysierende Population im KHK-Modell bestand aus insgesamt 203 539 Versicherten mit einer Geschlechterverteilung von 102 701 Frauen (=50,5%) und 100 838 Männern (=49,5%). Hierbei handelt es sich um alle Versicherte exklusive der Personen, die bereits im Jahr 2006 eine KHK-Diagnose aufwiesen. Die Subpopulation des KHK-Modells enthielt 12 490 (=6,1%) freiwillig Versicherte, 7178 (=3,5%) Arbeitslosengeld-2-Empfänger und 1239 (=0,6%) Studenten. Ohne Berücksichtigung der Versicherten, die Interessent, Kandidat bzw. Teilnehmer eines KHK-DMP waren, enthielt die Subpopulation 622 (=0,3%) DMP-Interessenten, 27 539 (13,5%) DMP-Kandidaten und 12 548 (=6,2%) DMP-Teilnehmer. Das finale KHK-Modell weist ein Nagelkerkes R^2 von 15,3% (▶ Tab. 49.2) auf.

Nach den Ergebnissen weisen neben der HMG130 und HMG111 (Dialysestatus bzw. die Aspiration und näher bezeichnete bakterielle Pneumonien), die DxG_1011 (gestörte Glukosetoleranz) und die 2-stelligen PLZ-Variablen 24, 64 und 22 die stärksten negativen Effekte auf die Erstdiagnose einer KHK auf. So weist z. B. das Alter der Versicherten eine Odds Ratio (OR) von 1,0497 auf. Somit erhöht sich mit jedem Altersjahr die Chance der KHK-Erkrankung um knapp 5%.

Das Geschlecht hat dahingehend Einfluss, dass männliche Versicherte eine um gut 50% höhere Erkrankungschance aufweisen als die weiblichen Versicherten bei sonst gleichem Morbiditätsprofil. Neben den offensichtlichen Risikofaktoren der Adipositas und Hypertonie (Chancenerhöhung der Erkrankung um 31,08 bzw. 31,80%) weist auch die Depression (HMG058) eine Chancenerhöhung um den Faktor 1,66 auf. Eine zusätzlich vorliegende Diabetesvorerkrankung mit zusätzlichen neurologischen oder peripheren zirkulatorischen Manifestationen (HMG016) sorgt für einen Chancenanstieg von 34,92%. Die

Tab. 49.2 Modellgüte KHK Modell.

Schritt	-2 Log-Likelihood	Cox & Snell R-Quadrat	Nagelkerkes R-Quadrat
1	30 573,318(a)	0,025	0,153

49 Ermittlung von Wahrscheinlichkeiten von chronischen Erkrankungen ...

10% Versicherten mit dem höchsten KHK-Erkrankungsrisiko weisen ein durchschnittliches Alter von 75,65 Jahren mit einer Standardabweichung von 8,343 auf. Der jüngste Versicherte ist 37 Jahre alt, der älteste ist 106. Unter den 24 812 Hochrisikoversicherten für die Entwicklung einer KHK sind männliche Versicherte mit 14 025 (= 56,5%) gegenüber 10 787 Frauen (= 43,5%) in der Mehrheit. Bezüglich des Versichertenstatus der identifizierten Versicherten war lediglich der Status „freiwillig versichert" als signifikante Einflussgröße

Tab. 49.3 Relevante HMG-Risikotreiber für KHK.

HMGn	Anzahl	Prozent
HMG012 – andere schwerwiegende bösartige Neubildungen	2	0,01%
HMG015 – Diabetes mit renalen oder multiplen Manifestationen	213	0,86%
HMG016 – Diabetes mit peripheren zirkulatorischen Manifestationen oder Ketoazidose	815	3,28%
HMG017 – Diabetes mit sonstigen Komplikationen	176	0,71%
HMG018 – Diabetes mit ophthalmologischen. Manifestationen	411	1,66%
HMG019 – Diabetes ohne oder mit nicht näher bezeichneten Komplikationen	6984	28,15%
HMG020 – Typ 1 Diabetes mellitus	356	1,43%
HMG039 – Spinalkanalstenose	817	3,29%
HMG058 – Depression	2984	12,03%
HMG086 – erworbene Erkrankungen der Herzklappen und rheumatische Herzerkrankungen	1794	7,23%
HMG090 – hypertensive Herzerkrankung	869	3,50%
HMG091 – Hypertonie	10 811	43,57%
HMG092 – näher bezeichnete Arrhythmien	2721	10,97%
HMG104 – Atherosklerose mit Ulkus oder Gangrän	107	0,43%
HMG105 – periphere Gefäßerkrankungen	2233	9,00%
HMG106 – Atherosklerose, arterielles Aneurysma und sonstige, nicht näher bezeichneten Krankheiten der Arterien und Arteriolen	783	3,16%
HMG111 – Aspiration und näher bezeichnete bakterielle Pneumonien	90	0,36%
HMG130 – Dialysestatus	93	0,37%
HMG131 – Nierenversagen	1442	5,81%

mit reduzierendem Erkrankungsrisiko als signifikant erhalten geblieben. Insgesamt 219 (= 0,88%) Versicherte weisen diesen Status auf. Die häufigste Komorbidität bei diesen Hochrisikoversicherten ist die Hypertonie (HMG091), die mit 43,57% bei fast der Hälfte der identifizierten Versicherten zu beobachten ist. Etwa ein Drittel aller identifizierten Hochrisikoversicherten für eine KHK weist bereits eine entsprechende Diabetes-Erkrankung in Form von Morbiditätsgruppen im Rahmen des Morbi-RSA auf. Diese Morbiditätsgruppen (MGn) unterliegen einer Hierarchisierung, sodass nur die schwerste Ausprägung einer Krankheit (eines Krankheitsbildes) ausgewiesen wurde. Die hierarchisierten Morbiditätsgruppen (HMGn) weisen in den HMGn 15 bis 19 unterschiedliche Ausprägungen des Diabetes mellitus aus, die zur Identifikation eines Diabetes mellitus verwendet wurden (HMG015 bis HMG019). Zu den relevanten HMG-Risikotreibern für eine KHK siehe auch ▶ Tab. 49.3.

49.3.2 Diabetes-mellitus-Typ-2-Modell

Die zu analysierende Population im Diabetes-mellitus-Typ-2-Modell bestand aus insgesamt 198032 Versicherten mit einer Geschlechterverteilung von 99209 Frauen (=50,1%) und 98823 Männern (=49,9%). Hierbei handelt es sich um alle Versicherte exklusive der Personen, die bereits im Jahr 2006 eine Diabetes mellitus-Diagnose aufwiesen. Die Subpopulation des Diabetes-mellitus-Typ-2-Modell enthielt 12181 (=6,2%) freiwillig Versicherte, 6811 (=3,4%) Arbeitslosengeld-2-Empfänger und 1228 (=0,6%) Studenten. Ohne Berücksichtigung der Versicherten, die Interessent, Kandidat bzw. Teilnehmer eines Diabetes-DMP waren, enthielt die Subpopulation 414 (=0,2%) DMP-Interessenten, 31152 (15,7%) DMP-Kandidaten und 6486 (=3,3%) DMP-Teilnehmer.

Das finale Diabetes-mellitus-Typ-2-Modell weist ein Nagelkerkes R^2 von 8,4% (▶ Tab. 49.4) auf.

Nach den Ergebnissen weisen neben der HMG028 (Leberversagen, akute Lebererkrankung) die 2-stelligen PLZ-Variablen 95, 85 und 86 die stärksten negativen Effekte auf die Erstdiagnose eines Diabetes mellitus Typ 2 auf. So weist z. B. das Alter der Versicherten eine OR von 1,030 auf. Somit erhöht sich mit jedem Altersjahr die Chance der Diabetes mellitus Typ 2-Erkrankung um

Tab. 49.4 Modellgüte Diabetes-mellitus-Typ-2-Modell.

Schritt	-2 Log-Likelihood	Cox & Snell R-Quadrat	Nagelkerkes R-Quadrat
1	27071,189(a)	,012	,084

3 %. Das Geschlecht hat dahingehend Einfluss, dass männliche Versicherte ein um 25 % höhere Erkrankungschance aufweisen als die weiblichen Versicherten bei sonst gleichem Morbiditätsprofil. Neben den bereits bekannten Risikofaktoren der Adipositas und Hypertonie (Chancenerhöhung der Erkrankung um 62,4 bzw. 68,9 %) zeigen auch die zusätzlich mitberücksichtigten Statusvariablen der Versicherten signifikante Ergebnisse mit deutlichem Effekt. So sind Arbeitslosengeld-2-Empfänger mit einer um 47,7 % höheren Erkrankungschance behaftet als Beschäftigte. Studenten bzw. freiwillig Versicherte hingegen weisen eine nur 0,15- bzw. 0,87-fache Erkrankungschance auf. Die 10 % Versicherten mit dem höchsten Diabetes mellitus Typ 2-Erkrankungsrisiko weisen ein durchschnittliches Alter von 75,19 Jahren mit einer Standardabweichung von 9,482 auf. Der jüngste Versicherte weist ein Alter von 17 Jahren, der älteste ein Alter von 106 Jahren auf. Unter den 24 550 Hochrisikoversicherten für die Entwicklung eines Diabetes mellitus Typ 2 sind männliche Versicherte mit 13 582 (= 55,3 %) gegenüber 10 968 Frauen (= 44,7 %) in der Mehrheit. Hinsichtlich der Morbidität dieser Versicherten bezüglich der als relevant identifizierten HMG-Risikotreiber stellen sich Häufigkeiten gemäß unten stehender ▶ Tab. 49.5 dar. Die häufigste Komorbidität bei diesen Hochrisikoversicherten

Tab. 49.5 Relevante HMG-Risikotreiber für Diabetes-mellitus-Typ-2-Modell.

HMGn	Anzahl	Prozent
HMG025 – Terminale Lebererkrankung	134	0,55 %
HMG028 – Leberversagen, akute Lebererkrankung	13	0,05 %
HMG041 – Nicht postmenopausale Osteoporose	303	1,23 %
HMG080 – Herzinsuffizienz	3949	16,09 %
HMG090 – Hypertensive Herzerkrankung	871	3,55 %
HMG091 – Hypertonie	13 181	53,69 %
HMG092 – Näher bezeichnete Arrhythmien	3344	13,62 %
HMG101 – Diplegie der oberen Extremitäten, Monoplegie und andere Lähmungen	117	0,48 %
HMG109 – Chronische obstruktive Bronchitis / Emphysem (Alter > 17 Jahre), Asthma bronchiale, Status asthmaticus (Alter < 18 Jahre)	2871	11,69 %
HMG112 – Sonstige Pneumonien, Empyem, Lungenabszess	219	0,89 %
HMG152 – Schwerwiegende bakterielle Infektionen der Unterhaut und des Fettgewebes	393	1,60 %
HMG174 – Transplantation von Lunge, Graft-versus-Host-Krankheit, Registrierung zur Organtransplantation sonstige Organe	48	0,20 %

ist die Hypertonie (HMG091), die mit 53,69 % bei mehr als der Hälfte der identifizierten Versicherten zu beobachten ist.

49.4 Validierung

49.4.1 Diabetes-Validierung

Im angewendeten Diabetes-Modell (Testmodell) mit Daten aus 2007 und einem Abgleich mit den Informationen aus 2008 konnten von 4361 neuerkrankten Typ-2-Diabetikern 2008 insgesamt 2831 (64,9 %) korrekt vorhergesagt werden, 1530 Versicherte (35,1 %) wurden als nicht potenziell gefährdet für das Folgejahr eingestuft. Somit wurden insgesamt 64,9 % der tatsächlich an Diabetes mellitus Typ 2-Neuerkrankten korrekt identifiziert. Umgekehrt wurden die nicht Erkrankten (241 050 Versicherte) zu 83 % (200 000 Versicherte) korrekt und zu 17 % (41 050) für das Folgejahr falsch klassifiziert (▶ Tab. 49.6).

Die Validierungsergebnisse (64,9 statt 56,7 % und 83 statt 79,6 %) bestätigen die Modellgüte des auf Basis der Daten von 2006 und 2007 gebildeten Ein-Jahres-Modells und weisen sogar eine etwas höhere Zielgenauigkeit bei der Klassifizierung auf als das ursprüngliche Regressionsmodell.

Tab. 49.6 Validierung der Neuerkrankungen an Diabetes mellitus Typ 2 im Jahr 2008.

	Diabetes nicht aufgetreten	Diabetes aufgetreten
gesamt	241 050	4361
nicht vorhergesagt	41 050	1530
vorhergesagt	200 000	2831

49.4.2 KHK-Validierung

Im angewendeten KHK-Modell (Testmodell) mit Daten aus 2007 und Abgleich mit den Informationen aus 2008 konnten von 2791 neu an KHK Erkrankten 2008 insgesamt 2237 (80,2 %) korrekt vorhergesagt werden, 554 Versicherte (19,8 %) wurden als nicht potenziell gefährdet für das Folgejahr eingestuft. Somit wurden insgesamt 80,2 % der tatsächlich an KHK-Neuerkrankten korrekt identifiziert. Umgekehrt wurden die nicht Erkrankten (245 242 Versicherte) zu 78,4 % (192 289 Versicherte) korrekt und zu 21,6 % (52 953) für das Folgejahr falsch klassifiziert (▶ Tab. 49.7).

Tab. 49.7 Validierung der KHK-Neurerkrankungen im Jahr 2008.

	KHK nicht aufgetreten	KHK aufgetreten
gesamt	245 242	2791
nicht vorhergesagt	52 953	554
vorhergesagt	192 289	2237

49.5 Diskussion

Das **KHK-Modell** weist mit einem R^2 von mehr als 15% eine höhere Erklärungskraft auf im Vergleich zum Diabetes-mellitus-Typ-2-Modell mit 8,4%. Im KHK-Modell zeigen die neben den direkten Morbiditätsinformationen zusätzlich berücksichtigten Variablen deutliche Effekte – so sind Arbeitslosengeld-2-Empfänger mit einer um 47,7% höheren Erkrankungschance behaftet als Beschäftigte. Neben den bekannten Risikofaktoren (z. B. Adipositas und Hypertonie mit einer Chancenerhöhung der Erkrankung um 31,08 bzw. 31,80%) weist auch die Depression (HMG058) eine Chancenerhöhung um den Faktor 1,66 auf. Eine vergesellschaftete Diabetes mellitus-Vorerkrankung mit zusätzlichen neurologischen oder peripheren zirkulatorischen Manifestationen (HMG016) sorgt für einen Chancenanstieg von 34,92%. Durch Anwendung des KHK-Modells konnten 76,4% (2698) der im Folgejahr an einer KHK erkrankten Versicherten als potenziell gefährdet identifiziert werden. Von den nicht Erkrankten im Folgejahr wurden 74,9% (=149 808) als nicht potenziell gefährdet identifiziert. Die durchschnittliche Erkrankungswahrscheinlichkeit der Versicherten 2007 für eine KHK liegt bei 1,566% bei einer Standardabweichung von 2,5%.

Anhand des **Diabetes-mellitus-Typ-2-Modells** konnten 56,7% (1585) der im Folgejahr an Diabetes mellitus Typ 2 erkrankten Versicherten korrekt als potenziell gefährdet identifiziert werden. Das Modell erreicht ein R^2 von nur 8,4% und damit eine deutlich niedrigere Erklärungskraft als das vergleichbare KHK-Modell. Von den nicht Erkrankten im Folgejahr wurden 79,6% (=155 382) richtig identifiziert. Studenten bzw. freiwillig Versicherte hingegen weisen eine nur 0,15- bzw. 0,87-fache Erkrankungschance für einen Diabetes mellitus Typ 2 auf. Die durchschnittliche Erkrankungswahrscheinlichkeit der Versicherten 2007 für einen Diabetes mellitus Typ 2 liegt bei 1,301% bei einer Standardabweichung von 1,4%, wobei die Erkrankungswahrscheinlichkeit mit steigendem Alter zunimmt.

Die Ergebnisse zeigen, dass insbesondere im KHK-Modell aussagekräftige Ergebnisse erstellt werden konnten. Die Modellanpassung unter den gegebenen Umständen ist in erster Linie im KHK-Modell mit einem R^2-Wert von mehr als 15%, als zufriedenstellend zu bezeichnen. Die Ergebnisse zeigen ferner, dass in Abhängigkeit des gewählten Klassifikationsschwellenwerts eine adäquate Prognose von KHK-Erkrankungen im Folgejahr möglich ist. Die Wahl des Klassifikationsschwellenwerts ist abhängig davon, ob das Modell seinen Schwerpunkt vorrangig auf der Sensitivität oder Spezifität haben soll, also ob für eine höhere Trefferquote an richtig identifizierten Erkrankten eine höhere Fehlerquote bei der Identifizierung von nicht Erkrankten in Kauf genommen werden soll oder umgekehrt. Dieses Vorgehen erscheint adäquat mit Blick auf den Hintergrund des Vorhabens, durch gezielte präventive Strategien und entwickelte präventive Maßnahmen, für Patienten unter Risiko zur Ausbildung einer chronischen Erkrankung vor der Manifestation dieser Erkrankung zu bewahren oder den Manifestationszeitpunkt nachhaltig zu verzögern. Es ist davon auszugehen, dass der Einsatz gezielter Präventionsstrategien einen positiven Einfluss auf die gesamte Qualität der gesundheitlichen Versorgung des angesprochenen Versichertenklientels haben wird, auch wenn es sich hier möglicherweise um einen fälschlich als positiv, also unter Risiko zur Ausbildung einer chronischen Krankheit, identifizierten Versicherten handelt.

Insgesamt zeigen die identifizierten Risikotreiber beider Modelle keine größeren Überraschungen, sondern die bereits bekannten bzw. vermuteten klassischen Einflussfaktoren wurden in diesen Modellen identifiziert (z. B. steigendes Alter, Geschlecht, Adipositas). Das durchschnittliche Alter der 10% Versicherten mit dem höchsten Diabetes mellitus Typ 2- bzw. KHK-Erkrankungsrisiko betrug 75,2 Jahre (±9,5) bzw. 75,6 Jahre (±8,3). Die Mehrheit der Versicherten innerhalb der Diabetes-mellitus-Typ-2- bzw. KHK-Kohorte war männlichen Geschlechts (55,3% bzw. 56,5%). Die häufigste Komorbidität bei Hochrisikoversicherten für einen Diabetes mellitus Typ 2 bzw. eine KHK war jeweils die Hypertonie. Die zusätzlich identifizierten regionalen Risikotreiber (2-stellige Postleitzahlen (PLZ)) und der jeweilige Versichertenstatus (freiwillig versichert, Arbeitslosengeld-2-Empfänger, Student) bringen in diesen Modellen weitere Informationen ein, wobei diese Variablen als soziale und sozioökonomische Einflussfaktoren bereits in bestehenden Studien als relevant identifiziert wurden. Die Ergebnisse dieser Arbeit sind durch einige Faktoren limitiert und dementsprechend relativiert zu interpretieren. Limitierende Faktoren sind unter anderem die zeitliche Beschränkung des Analysezeitraumes auf insgesamt 24 Monate (Daten der Jahre 2006 und 2007), die relativ geringe Fallzahl von lediglich 226 000 Versicherten, die in die Analyse einbezogen werden konnten, sowie bekannte Einschränkungen in der Kodierungsqualität ambulanter Diagnosen. Die Validierungsergebnisse (80,2% statt 76,4% und

78,4 % statt 74,9 %) bestätigen die Modellgüte des auf Basis der Daten in 2006 und 2007 gebildeten Ein-Jahres-Modells und weisen sogar eine etwas höhere Zielgenauigkeit bei der Klassifizierung auf als das ursprüngliche Regressionsmodell.

49.6 Ausblick

Die Ergebnisse der vorliegenden Arbeit sollten insbesondere dazu beitragen, neben einem allgemein besseren Verständnis für Wirkungszusammenhänge bei der Entstehung eines Diabetes mellitus Typ 2 oder einer KHK eine Ableitung von Handlungsoptionen für eine zielgerichtete Versorgung zu ermöglichen. Somit könnten in Zukunft sowohl für die hier analysierten chronischen Erkrankungen als auch für viele andere chronische Erkrankungen eine Erstmanifestation oder eine Progression der Krankheit durch gezielte präventive Strategien verhindert bzw. verlangsamt werden. Zusammen mit der versichertenindividuellen Erkrankungswahrscheinlichkeit ist es möglich, Versicherte mit erhöhtem Erkrankungsrisiko zu identifizieren und mit entsprechenden Interventionen vor einer Manifestation einer chronischen Erkrankung zu bewahren oder den Manifestationszeitpunkt deutlich zu verzögern. Neben dem im augenblicklichen Morbi-RSA vermehrt zuweisungsorientierten Blickpunkt der Kassen sollte der Fokus vornehmlich auf die nachhaltige Verbesserung der Versorgungsqualität und die Prävention gerichtet sein – insbesondere im Hinblick auf eine zukunftsorientierte und proaktive Ausgestaltung des Versorgungsmanagements. Die Modelle auf Basis eines Ein-Jahreszeitraumes weisen mit einer eingeschränkten Informationsbasis entsprechende Limitationen im Bereich der statistischen Validität auf. Die erreichten Ergebnisse zeigen aber, dass solche Ansätze durchaus möglich sind und bereits über einen kurzen Beobachtungszeitraum zu passablen Ergebnissen führen können. Die Modellvalidierung auf Basis der 2008er Daten zeigt bei beiden Erkrankungen eine Bestätigung der Modellgüte – die Validierungsergebnisse fallen in beiden Fällen besser aus, als die Ursprungsmodelle es hätten vermuten lassen.

Insgesamt kann festgehalten werden, dass das angewendete methodische Vorgehen grundsätzlich dazu in der Lage ist, Versicherte unter Risiko zur Entwicklung einer chronischen Erkrankung anhand des genutzten Versichertendatensatzes zu identifizieren. Eine Übertragbarkeit des hier durchgeführten methodischen Vorgehens erscheint auf Teile des Krankheitsspektrums der chronischen zuweisungsrelevanten Krankheiten aus dem Morbi-RSA möglich. Nach einer Analyse der 106 im Morbi-RSA berücksichtigten HMGn erscheint das zweistufige methodische Modell, mit einer Erarbeitung klassischer Risikofaktoren zur Entwicklung einer chronischen Erkrankung basierend auf den Erkenntnissen aus nationalen und internationalen Studien oder Leitlinien und einer Identifikation weiterer einflussnehmender Faktoren mittels einer logistischen Regression anwendbar. Für eine nachhaltige Stärkung der Modellgüte der angewendeten Regressionen sowie deren Aussagekraft wäre eine mehrjährige Betrachtung mit Daten notwendig und der Einbezug möglicher weiterer Faktoren (z. B. Bildungsstand, Berufsbranche, Familienstand).

Anschließend an die Identifizierung von Versicherten unter Risiko zur Entwicklung einer chronischen Erkrankung wurden bei der Novitas BKK Konzepte und Strategien zur nachhaltigen Risikoreduktion mit gleichzeitiger kontinuierlicher Stärkung der Versorgungsqualität dieser Versicherten entwickelt. Auch wenn der Erfolg der Entwicklung und Umsetzung von Präventionskonzepten für die Krankenkasse nicht immer direkt messbar ist und einen langen Atem erfordert, sind Präventionsangebote für Chroniker insbesondere vor dem Hintergrund des demografischen Wandels – aus gesellschaftlicher Perspektive – zunehmend wichtiger.

49.7 Literatur

[1] Gensichen J, Muth C, Butzlaff M et al. Die Zukunft ist chronisch: das Chronic Care-Modell in der deutschen Primärversorgung – Übergreifende Behandlungsprinzipien einer proaktiven Versorgung für chronisch Kranke, Z. ärztl. Fortbild. Qual. Gesundh.wes. 2006; 100: 365–374

[2] Lauterbach K, Stock W. Zwei Dogmen der Gesundheitspolitik – Unbeherrschbare Kostensteigerung durch Innovation und demografische Wandel? – Gutachten für den Gesprächskreis Arbeit und Soziales der Friedrich-Ebert-Stiftung. Bonn 2006

[3] Sachverständigenrat. Gutachten 2000/2001 des Sachverständigenrates für die Konzentrierte Aktion im Gesundheitswesen, Bedarfsgerechtigkeit und Wirtschaftlichkeit Band III: Über-, Unter- und Fehlversorgung, 2001

[4] Statistisches Bundesamt. 2010: Herz-/Kreislauferkrankungen verursachten rund 41% aller Todesfälle, Pressemitteilung Nr. 354 vom 23.09.2011, 2011

50 Die Vorsorgeuntersuchung in Österreich – Darstellung ausgewählter Systemeffekte und Möglichkeiten der Weiterentwicklung

Michael M. Müller, Harald Ringhofer, Herwig Ostermann

50.1 Einleitung

Die Vorsorgeuntersuchung wird in Österreich seit 1974 angeboten und stellt eine der wichtigsten Präventionsmaßnahmen der sozialen Krankenversicherung dar. Im Jahr 2005 erfolgte eine inhaltliche Überarbeitung, wobei das Programm um wichtige neue Inhalte aus den Bereichen Lebensstilberatung und Prävention erweitert wurde.

Zielgruppe der Vorsorgeuntersuchung sind Personen ab dem 18. Lebensjahr, wobei man zwar einmal im Jahr Anspruch auf diese kassenärztliche Leistung hat, die Inanspruchnahme jedoch abhängig vom Alter alle zwei bis drei Jahre empfohlen wird (< 40 alle drei, > 40 alle zwei Jahre).

Entsprechend der internationalen Praxis richtet sich die Vorsorgeuntersuchung an Gesunde, weshalb sie auch häufig als Gesundenuntersuchung bezeichnet wird. Anhand eines standardisierten Leistungsspektrums wird vorwiegend von Allgemeinmedizinern oder Internisten der aktuelle Gesundheitszustand der Teilnehmer überprüft. In diesem Zusammenhang fungiert das Programm als Screening zur Früherkennung von Krankheiten (z. B. Diabetes mellitus, Krebs etc.) und ist als Maßnahme der Sekundärprävention zu verstehen [1, 4].

Zusätzlich sind auch Aspekte der Primärprävention in das Programm integriert. So werden gemeinsam mit den Teilnehmern Erkrankungsrisiken in den jeweiligen Lebenswelten identifiziert und deren Vermeidung durch Lebensstilveränderung diskutiert (Raucherentwöhnung, Alkoholkonsum, Ernährung etc.) wobei durch konkrete ärztliche Empfehlungen bezogen auf den Lebensstil das Erkrankungsrisiko verringert werden soll. Die Bereitschaft zur Lebensstilveränderung bei den Teilnehmern gilt ebenso als kritischer Erfolgsfaktor wie die auf individuelle Ansprüche abgestimmte Durchführung der Vorsorgeuntersuchung [7]. Gerade die Orientierung an den gesundheitlichen Defiziten bzw. Potenzialen der Patienten ist eine der größten Herausforderungen für standardisierte Programme, wobei davon auszugehen ist, dass sich eine hohe Kundenorientierung positiv auf den Outcome auswirkt [6, 9].

Bei der Gesamtbetrachtung des Programms gilt es, das variable Leistungsspektrum zu berücksichtigen. Die Bandbreite reicht hier vom allgemeinen Gesundheits-Check, der zumeist von Allgemeinmedizinern erbracht wird und im Wesentlichen eine internistische Abklärung von Augen, Ohren, Kreislauf, Lebensgewohnheiten etc. umfasst, bis zur geschlechterspezifischen Diagnostik bzw. Untersuchungen, die ausschließlich von Fachärzten erbracht werden (PAP-Abstrich, Koloskopie etc.). Zur Reduktion der Komplexität bei der Betrachtung der Systemeffekte wird im folgenden Beitrag die Datenanalyse auf die Vorsorgeuntersuchung-Allgemeinleistungen eingeschränkt, womit der zweite oben beschriebene Themenkomplex unberücksichtigt bleibt.

Die folgende Evaluationsrechnung der Gesundheitsförderungs- bzw. Präventionsmaßnahme „Vorsorgeuntersuchung" hat zum Ziel, allfällige Effekte dieses Programms auf das Leistungsinanspruchnahmeverhalten bzw. die Leistungserbringung auf Versichertenebene zu untersuchen. Hierfür sollen zunächst kurz das angewandte Verfahren der Evaluationsrechnung beschrieben und anschließend die entsprechenden Systemeffekte der Vorsorgeuntersuchung analysiert werden.

Folgende Forschungsziele sollen anhand einer Sekundärdatenanalyse der Abrechnungsdaten eines Sozialversicherungsträgers näher betrachtet werden:
- Erfüllt die Vorsorgeuntersuchung ihren Zweck als sekundärpräventive Maßnahme?
- Verändert sich die Inanspruchnahme von medizinisch-therapeutischen Leistungen als Folge einer Vorsorgeuntersuchung?

50.2 Forschungsfeld und Methode

Für die Studie stehen die Abrechnungsdaten der Sozialversicherung der gewerblichen Wirtschaft (SVA) des Jahres 2010 zur Verfügung. Die SVA führt bundesweit die Krankenversicherung und die Pensionsversicherung der Gewerbetreibenden und freiberuflich selbständig Erwerbstätigen durch.

Im Jahr 2010 nahmen 43 374 Versicherte der SVA (dies entspricht rund 9 % aller Versicherten) an der Vorsorgeuntersuchung teil (▶ Tab. 50.1), wobei das durchschnittliche Alter der untersuchten Population etwa 55 Jahre betrug (SVA-Versicherte gesamt 45 Jahre) und der Anteil der Männer mit rund 61 % größer war als jener der Frauen, jedoch die relative männliche Inanspruch-

Tab. 50.1 Inanspruchnahme nach Alter und Geschlecht.

Altersstufe	Männer	Frauen	gesamt
0–30	1154	1223	2377
31–50	11 946	6898	18 844
51–70	10 439	6222	16 661
über 70	2971	2494	5465
gesamt	26 510	16 837	43 347

Tab. 50.2 Inanspruchnahme nach Leistungserbringer.

Fachgebiet	Männer	Frauen	gesamt
Allgemeinmediziner	20 946	13 734	34 680
Internist	5123	2861	7984
sonstige	441	242	683
gesamt	26 510	16 837	43 347

nahme der Vorsorgeuntersuchung aufgrund des überproportionalen Anteils von Männern im SVA-Versichertenstock von über zwei Dritteln weiterhin unter jener der Frauen lag. Die im Vergleich zum österreichischen Bundesdurchschnitt recht niedrige Teilnahmerate im Allgemeinen (rund 13 %) ist ebenso auf die spezifische Geschlechterverteilung zurückzuführen; zudem kann davon ausgegangen werden, dass in Analogie zu geringeren Frequenzen bei der Inanspruchnahme niedergelassener ärztlicher Leistungen im Allgemeinen auch bei der Vorsorgeuntersuchung das Kollektiv der selbstständig Erwerbstätigen aufgrund hoher persönlicher Opportunitätskosten einen geringeren Anreiz zur Teilnahme hat.

▶ Tab. 50.2 zeigt die Verteilung der Inanspruchnahme nach Leistungserbringern, wobei die Fachgruppe der Allgemeinmediziner im Sample rund 80 % der Vorsorgeuntersuchungen erbrachten; an zweiter Stelle folgen Fachärzte für Innere Medizin mit 18 % vor den Ambulatorien mit lediglich 2 % der Gesamtmenge.

Um die Effekte der Vorsorgeuntersuchung auf das Leistungsverhalten evaluieren zu können, wurde die Entwicklung der Leistungsfrequenzen und der Gesamtkosten im niedergelassenen Bereich analysiert. Die Gesamtkosten errechnen sich aus den ärztlichen Honoraren für medizinische Einzelleistungen sowie den Heilmittelkosten pro Versicherten sechs Monate vor bis sechs Monate nach der Teilnahme, wobei die Vorsorgeuntersuchung den Beginn für den ersten Monat nach der Vorsorgeuntersuchung darstellt und somit sowohl als Leistung als auch als Aufwand in diese Periode eingeht. Zusätzlich zu den extramural in Anspruch genommenen Leistungen und Heilmitteln werden auch Anzahl der Krankenhausaufenthalte und deren Dauer vor bzw. nach der Vorsorgeuntersuchung mit berücksichtigt. Die Studie stellt eine Vollerhebung der 2010 absolvierten Vorsorgeuntersuchungen dar, welche als kassenärztliche Leistung im Jahr 2010 erbracht wurden. Von Patienten selbst finanzierte Vorsorgeuntersuchungen, die z. B. von Wahlärzten erbracht werden, bleiben ebenso unberücksichtigt wie weiterführende fachärztliche Untersuchungen (z. B. PAP-Abstrich, Koloskopie).

Anhand einer Gegenüberstellung der entsprechenden Zeiträume vor und nach der Vorsorgeuntersuchung kann analysiert werden, inwiefern im zeitlichen Verlauf dieser Präventionsmaßnahme neben der eigentlichen Leistung (Aufwand im Regelfall 75 Euro für die VU inkl. Laborblock) weitere durch die VU initiierte Inanspruchnahmen anfallen.

50.3 Ergebnisse

▶ Abb. 50.1 verschafft zunächst einen Überblick über die entsprechenden Leistungsverläufe im niedergelassenen Bereich vor bzw. nach der Vorsorgeuntersuchung. Die Darstellung beinhaltet das Leistungsverhalten in den Bereichen ärztliche Hilfe und Heilmittel im zwölfmonatigen Beobachtungszeitraum. Im Bereich Heilmittel sind alle Verordnungen berücksichtigt, die als kassenärztliches Rezept in einer Apotheke eingelöst wurden. In der kumulierten Betrachtung fällt auf, dass die Entwicklung des Heilmittelkonsums wesentlich geringere Schwankungsbreiten aufweist als die ärztliche Hilfe. Letztere zeigt gerade in den Monaten vor bzw. nach der Intervention einen starken Zuwachs, der nur teilweise auf die Kosten der Vorsorgeuntersuchung selbst zurückzuführen ist.

Analog zu den Leistungsverläufen zeigt auch die Entwicklung der Aufwände in den beiden Kategorien einen ansteigenden Trend in den Zeiträumen t-1 und t+1, also jenen Perioden, die unmittelbar vor bzw. nach der Vorsorgeuntersuchung liegen (▶ Abb. 50.2). Im Vorher-Nachher-Vergleich wird deutlich, dass die Inanspruchnahme von therapeutischen Leistungen im Anschluss an die Vorsorgeuntersuchung auf einem vergleichsweise etwas höheren Niveau bleibt.

Zur differenzierteren Betrachtung werden nun Fallwerte pro Person errechnet, wobei der Datenabgleich auf Personenebene durchgeführt wird, um die

50 Die Vorsorgeuntersuchung in Österreich ...

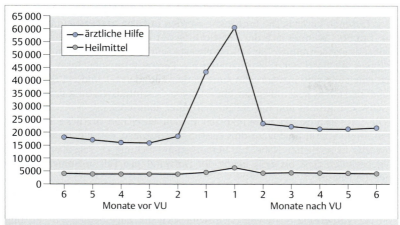

Abb. 50.1 Gesamtentwicklung der Leistungsinanspruchnahme (ärztliche Hilfe, Heilmittel).

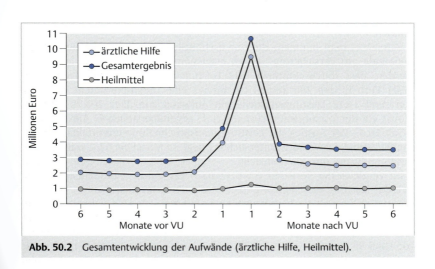

Abb. 50.2 Gesamtentwicklung der Aufwände (ärztliche Hilfe, Heilmittel).

Realität möglichst präzise abzubilden. Konkret bedeutet dies, dass in jeder Periode für die entsprechende Kategorie (ärztliche Hilfe, Heilmittel) die tatsächliche Inanspruchnahme ermittelt wird. Hierbei handelt es sich um eine

Vollerhebung aller medizinischen Einzelleistungen und Verordnungen im niedergelassenen Bereich. Die Ergebnisse werden in Folge aggregiert dargestellt.

▶ Tab. 50.3 widmet sich der Entwicklung der ärztlichen Hilfe während des Beobachtungszeitraums. Die Fallmittelwerte wurden in den einzelnen Altersgruppen auf Basis der Leistungsdaten pro Person errechnet. Auch hier lässt sich eine steigende Inanspruchnahme in den Perioden t-1 und t+1 feststellen, wobei der Effekt gegenüber der kumulativen Gesamtauswertung deutlich abgeschwächt ausfällt und mit steigendem Alter abnimmt.

Die Entwicklung der Gesamtkosten in den Bereichen ärztliche Hilfe und Heilmittel verläuft analog zu den Leistungsfrequenzen, mit einem deutlichen Zuwachs in zeitlicher Nähe zur Vorsorgeuntersuchung (▶ Tab. 50.4). In den Folgeperioden (t+2 bis t+6) bleibt der Aufwand pro Fall auf einem relativ höheren Niveau.

Die Leistungsfrequenz im Monat der Vorsorgeuntersuchung (t+1) mit durchschnittlich 14 abgerechneten Leistungen unterscheidet sich nicht wesentlich von der Vorperiode (t-1), wobei einschließlich der allgemeinen VU-Leistung ein Aufwand von 167,28 Euro entsteht (▶ Tab. 50.3 und ▶ Tab. 50.4). Berücksichtigt man das eigentliche Honorar der allgemeinen Vorsorgeuntersuchung von in der Regel 75 Euro, entstehen für den Versicherungsträger im Monat der Vorsorgeuntersuchung (t+1) sogar geringere Folgekosten als in späteren Zeiträumen.

Betrachtet man nunmehr die durchschnittlichen Leistungsfrequenzen und Aufwände pro Versichertem in den einzelnen Perioden, so kann festgestellt werden, dass durchschnittlich 9,32 Leistungen bzw. einem Aufwand von 86,01 Euro in den Zeiträumen t-6 bis t-2 eine durchschnittliche Frequenz von rund 14,12 Leistungen sowie ein Aufwand von über 103,79 Euro im Monat vor der Vorsorgeuntersuchung (t-1) gegenüberstehen (▶ Tab. 50.5 und ▶ Tab. 50.6). Der Anstieg der Leistungsinanspruchnahme unmittelbar vor der Durchführung der Vorsorgeuntersuchung liegt im Mittel bei 52%, während der Gesamtaufwand um 20,7% ansteigt.

Im Vergleich der Perioden vor bzw. nach der Vorsorgeuntersuchung, lässt sich das Leistungsverhalten wie folgt beschreiben. Im Anschluss an den oben ermittelten Anstieg der Inanspruchnahme pendelt sich das Leistungsniveau in den Monaten zwei bis sechs nach der Vorsorgeuntersuchung auf etwa 10,61 abgerechneten Leistungen ein, mit einem durchschnittlichen Gesamtaufwand von rund 97,70 Euro.

Beim Periodenvergleich verzeichnen medizinische Einzelleistungen einen Anstieg um 14% (▶ Tab. 50.7). Nahezu deckungsgleich verhält sich die Entwicklung des Gesamtaufwands mit einem Plus von 13,6% (▶ Tab. 50.7 und ▶ Tab. 50.8), wobei die Altersgruppe der 51- bis 70-Jährigen den relativ größten Zuwachs vorweist.

Tab. 50.3 Anzahl Leistungen pro Person – ärztliche Hilfe.

Altersstufe	t-6	t-5	t-4	t-3	t-2	t-1	t+1	t+2	t+3	t+4	t+5	t+6
0–30	7,88	8,97	7,50	6,65	7,77	14,31	10,76	7,74	7,67	8,89	9,49	8,49
31–50	7,05	7,02	6,78	6,92	7,79	12,92	11,76	8,39	7,98	7,91	7,81	8,12
51–70	9,02	8,63	8,81	8,11	9,00	13,85	15,03	10,29	10,58	10,39	11,12	10,30
über 70	16,39	15,20	12,62	12,87	14,12	18,03	20,45	15,05	15,15	15,25	15,21	17,10
gesamt	9,94	9,53	8,93	8,66	9,53	14,12	14,06	10,41	10,48	10,47	10,80	10,89

t: Vorsorgeuntersuchung; t+1: im Monat der Untersuchung usw.; t-1: im Monat vor der Vorsorgeuntersuchung usw.

Tab. 50.4 Aufwand pro Person – ärztliche Hilfe und Heilmittel.

Altersstufe	t-6	t-5	t-4	t-3	t-2	t-1	t+1	t+2	t+3	t+4	t+5	t+6
0–30	70,74	74,52	76,53	64,72	75,54	96,84	141,76	78,37	76,95	84,94	80,00	88,59
31–50	75,10	74,55	73,86	76,00	75,62	98,14	155,53	84,64	81,25	80,33	81,84	83,88
51–70	91,22	85,82	86,61	84,09	85,87	105,90	175,30	105,-68	100,-43	101,-62	103,-04	100,93
über 70	104,-01	102,-31	99,21	97,26	97,48	112,00	184,24	113,-34	113,-56	112,-94	108,-78	110,67
gesamt	89,09	86,22	85,63	84,20	84,88	103,79	167,28	99,75	96,62	97,15	97,31	97,65

t: Vorsorgeuntersuchung; t+1: im Monat der Untersuchung usw.; t-1: im Monat vor der Vorsorgeuntersuchung usw.

D Medizinische Versorgung und Prävention

Tab. 50.5 Entwicklung der Leistungen pro Person – ärztliche Hilfe vor der Vorsorgeuntersuchung.

Altersstufe	t-6 bis t-2	t-1	Differenz %
0 – 30	7,76	14,31	85 %
31 – 50	7,11	12,92	82 %
51 – 70	8,71	13,85	59 %
über 70	14,24	18,03	27 %
gesamt	**9,32**	**14,12**	**52 %**

t: Vorsorgeuntersuchung; t-1: im Monat vor der Vorsorgeuntersuchung usw.

Tab. 50.6 Entwicklung des Aufwands pro Person – ärztliche Hilfe und Heilmittel vor der Vorsorgeuntersuchung.

Altersstufe	t-6 bis t-2	t-1	Differenz %
0 – 30	72,41	96,84	33,7 %
31 – 50	75,03	98,14	30,8 %
51 – 70	86,72	105,90	22,1 %
über 70	100,06	112,00	11,9 %
gesamt	**86,01**	**103,79**	**20,7 %**

t: Vorsorgeuntersuchung; t-1: im Monat vor der Vorsorgeuntersuchung usw.

Tab. 50.7 Entwicklung der Leistungen pro Person – ärztliche Hilfe vor und nach der Vorsorgeuntersuchung.

Altersstufe	t-6 bis t-2	t+2 bis t+6	Differenz %
0 – 30	7,76	8,46	9 %
31 – 50	7,11	8,04	13 %
51 – 70	8,71	10,54	21 %
über 70	14,24	15,55	9 %
gesamt	**9,32**	**10,61**	**14 %**

t: Vorsorgeuntersuchung; t+1: im Monat der Untersuchung usw.; t-1: im Monat vor der Vorsorgeuntersuchung usw.

Tab. 50.8 Entwicklung des Aufwands pro Person – ärztliche Hilfe und Heilmittel vor und nach der Vorsorgeuntersuchung.

Altersstufe	t-6 bis t-2	t+2 bis t+6	Differenz %
0 – 30	72,41	81,77	12,9 %
31 – 50	75,03	82,39	9,8 %
51 – 70	86,72	102,34	18,0 %
über 70	100,06	111,86	11,8 %
gesamt	86,01	97,70	13,6 %

t: Vorsorgeuntersuchung; t+1: im Monat der Untersuchung usw.; t-1: im Monat vor der Vorsorgeuntersuchung usw.

Darüber hinaus kann bei differenzierter Betrachtung nach durchführender Fachgruppe (Allgemeinmediziner oder Facharzt für Innere Medizin) kein fachgruppenspezifischer Unterschied in der Frequenz bzw. Aufwandsentwicklung festgestellt werden.

Ausgehend von der oben dokumentierten Beobachtung, dass der Vorsorgeuntersuchung in vielen Fällen eine erhöhte Leistungsfrequenz in der Vorperiode vorangeht und in den Folgeperioden auf einem höheren Niveau verbleibt, sollen nun in einem weiteren Schritt die Effekte der Vorsorgeuntersuchung differenziert nach den Leistungsverhalten der Versicherten im intramuralen Bereich analysiert werden. Hierfür werden die Anzahl der Spitalaufnahmen und die damit verbundene Verweildauer der Personen ausgewertet, die im Jahr 2010 eine Vorsorgeuntersuchung absolvierten (► Abb. 50.3).

Von den insgesamt 43 347 Personen, die 2010 am Programm teilnahmen, absolvierten während des zwölfmonatigen Beobachtungszeitraums insgesamt 10 563 Personen einen Krankenhausaufenthalt (Ambulanzbesuche und Nulltagesaufenthalte sind nicht berücksichtigt; Mehrfachaufenthalte bzw. monatsüberschreitende Aufenthalte führen zu Doppelzählungen).

In den einzelnen Monaten vor bzw. nach der Vorsorgeuntersuchung kam es, bezogen auf die Grundgesamtheit aller Vorsorgeuntersuchungen, 2010 in 1 – 3 % der Fälle zu einer stationären Aufnahme (► Tab. 50.9).

Entgegen der Beobachtung eines steigenden extramuralen Inanspruchnahmeverhaltens in der Periode t-1 wird dieser Trend in Bezug auf die Krankenhausaufenthalte bzw. Belegtage nicht bestätigt, im Gegenteil: Unmittelbar vor der Intervention kommt es zu einem leichten Rückgang der Spitalaufenthalte.

Ein anderes Bild ergibt sich hingegen beim Vergleich der Perioden vor bzw. nach der Vorsorgeuntersuchung. Sowohl die Anzahl der Spitalaufenthalte als auch die Verweildauer steigen im Sample um rund 70 %, wobei in der alters-

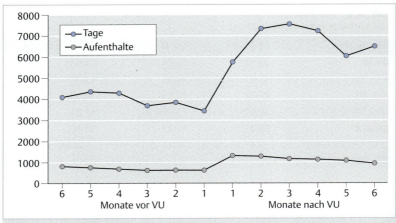

Abb. 50.3 Entwicklung KH Aufenthalte und Belegstage insgesamt.

Tab. 50.9 Entwicklung der Krankenhausaufenthalte vor und nach der Vorsorgeuntersuchung relativ zur Grundgesamtheit (n=43 347).

Altersstufe	t-6 bis t-2	t+2 bis t+6	Differenz %
0 – 30	0,0005	0,0006	41 %
31 – 50	0,0049	0,0077	58 %
51 – 70	0,0068	0,0125	85 %
über 70	0,0046	0,0075	63 %
gesamt	**0,0167**	**0,0283**	**70 %**

t: Vorsorgeuntersuchung; t+1: im Monat der Untersuchung usw.; t-1: im Monat vor der Vorsorgeuntersuchung usw.

spezifischen Betrachtung starke Unterschiede auffallen (▶ Tab. 50.9 und ▶ Tab. 50.10). Die Gruppe der 51- bis 70-jährigen Personen verzeichnet den stärksten Zuwachs, während sich die 0- bis 30-Jährigen hinsichtlich der Aufenthalte moderater entwickeln und was die Verweildauern anbelangt, sogar einen Rückgang um 30 % verzeichnen.

Tab. 50.10 Entwicklung der Krankenhausbelegtage vor und nach der Vorsorgeuntersuchung relativ zur Grundgesamtheit (n=43 347).

Altersstufe	t-6 bis t-2	t+2 bis t+6	Differenz %
0 – 30	0,005	0,003	-30,2 %
31 – 50	0,022	0,037	66,4 %
51 – 70	0,034	0,069	99,2 %
über 70	0,034	0,054	60,1 %
gesamt	**0,095**	**0,163**	**71,4 %**

t: Vorsorgeuntersuchung; t+1: im Monat der Untersuchung usw.; t-1: im Monat vor der Vorsorgeuntersuchung usw.

50.4 Diskussion

Die Vorsorgeuntersuchung stellt im österreichischen Gesundheitswesen die am häufigsten in Anspruch genommene Präventionsmaßnahme der sozialen Krankenversicherung dar. Um einen niederschwelligen Zugang zu gewährleisten, ist die Teilnahme am Programm kostenlos. Im Schnitt nehmen pro Jahr österreichweit ca. 13 % der Bevölkerung an der allgemeinen Vorsorgeuntersuchung teil, wobei im Vergleich ca. 80 % der Österreicher zumindest einmal jährlich ihren Hausarzt konsultieren und damit die Teilnahmequote an der Vorsorgeuntersuchung eher als ausbaubar einzustufen ist [12]. Die dargestellten Ergebnisse der Evaluationsrechnung zur Vorsorgeuntersuchung in Österreich zeigen im Wesentlichen zwei Effekte, die sich aus dem Leistungsinanspruchnahmeverhalten der teilnehmenden Personen ableiten lassen:

50.4.1 Die Vorsorgeuntersuchung als sekundärpräventive Maßnahme

Das Programm richtet sich zunächst an gesunde Menschen, deren aktueller Gesundheitsstatus in Form einer Ist-Aufnahme erfasst wird. Diese erfolgt im Rahmen eines standardisierten, evidenzbasierten Leistungsspektrums, welches im Wesentlichen eine basale, internistische Abklärung darstellt. Von seiner Ausrichtung als sekundärpräventive Maßnahme sollte der Anlass zur Durchführung einer Vorsorgeuntersuchung also willkürlich gewählt sein und nicht unmittelbar mit einer aktuellen Krankheitsepisode einhergehen.

Bei Betrachtung der Vorperiode der Vorsorgeuntersuchung und unter Berücksichtigung des Leistungsverhaltens fällt auf, dass in allen Altersgruppen im Vormonat die Inanspruchnahme ärztlicher Leistungen stark ansteigt. Je nach Altersgruppe liegt der Anstieg der Inanspruchnahme medizinischer Leistungen zwischen 27 % (▶ Tab. 50.5) Berücksichtigt man die Aufwandsentwicklung unter Einbeziehung des Medikamentenverbrauchs, liegt die Steigerungsrate zwischen 12 % und 33,7 %. Auffallend ist zudem die Tatsache, dass die größten Zuwächse in der Altersgruppe der 0- bis 30-Jährigen anfallen, während sich die über 70-Jährigen am moderatesten entwickeln.

Das vorliegende Ergebnis legt folglich den Schluss nahe, dass zumindest bei einem Teil der an der Vorsorgeuntersuchung teilnehmenden Personen im Vormonat der Untersuchung eine Krankheitsepisode durchlaufen wurde, welche ärztliche Hilfe erforderlich machte. Offenbar ist in diesen Fällen ein bereits aufgetretenes medizinisches Defizit der entscheidende Anstoß zur Durchführung einer Vorsorgeuntersuchung und damit wohl in der Mehrzahl der Fälle anbieterseitig initiiert. Dies ist insofern problematisch, als die Vorsorgeuntersuchung vor dem Hintergrund des gesundheitspolitisch motivierten Auftrags nicht in den Bereich der akutmedizinischen Primärversorgung fällt, auch wenn einzelne enthaltene Parameter adäquate diagnostische Verfahren darstellen. Auch wenn die Kostenträgerschaft in beiden Fällen der Krankenversicherung obliegt, stehen für die Akutversorgung im Krankheitsfall andere kurative Leistungen zur Verfügung als die von ihrem Umfang eher aufwendig gestaltete und daher auch besser entlohnte Vorsorgeuntersuchung.

Aufgrund der Informationsasymmetrie zwischen Arzt und Patient werden Entscheidungen über ärztliche Leistungen, wie in diesem Beispiel die Durchführung einer Vorsorgeuntersuchung, in der Regel von den Medizinern getroffen, was bei Kostenträgerschaft der Krankenversicherung und daraus resultierender mangelnder Kontrolle durch den Konsumenten zur Folge hat, dass die Produzenten der medizinischen Dienstleistungen einen erheblichen Einfluss auf die Nachfrage eben dieser nehmen können [2, 3, 10].

Ohne die Effekte der „angebotsinduzierten Nachfrage" von Vorsorgeuntersuchungen quantitativ genau festmachen zu können (hierfür wäre ein anderes Untersuchungsdesign wie etwa eine Primärbefragung erforderlich), kann abschließend doch festgestellt werden, dass nicht nur die Anzahl der erbrachten Vorsorgeuntersuchungen als Problemfeld erachtet werden kann, sondern auch der gewählte Zeitpunkt für die Durchführung Anlass für weitere Reformen in Richtung eines nachfrageorientierten Zugangs zum Programm geben könnte.

50.4.2 Verlauf der Leistungsinanspruchnahme in den Sektoren

Bei Vergleich der Zeitabschnitte vor bzw. nach der Vorsorgeuntersuchung lässt sich eine leichte Zunahme der Leistungsfrequenzen mit nahezu linearem Verlauf während der sechs Monate nach der Intervention feststellen (▸ Tab. 50.7). Der Anstieg des Gesamtaufwands beträgt 14 % im Verhältnis zu den Vorperioden und ist im Wesentlichen auf eine Steigerung der Inanspruchnahme medizinischer Leistungen zurückzuführen. Bezüglich der altersspezifischen Entwicklung erfährt die Gruppe der 51- bis 70-Jährigen mit 21 % bzw. 18 % die verhältnismäßig größte Steigerung (▸ Tab. 50.7 und ▸ Tab. 50.8). Ohne eine detaillierte Auswertung auf Einzelleistungsebene bzw. auf Basis der ATC Codes lässt sich das Ergebnis nur schwer interpretieren, deutet aber auf eine erweiterte Versorgung durch die Leistungserbringer im Anschluss an die Vorsorgeuntersuchung hin, die zumindest mittelfristig zu Kostensteigerungen führt. Die Differenzierung nach Heilmittelkonsum und medizinischen Einzelleistungen zeigte ebenso wenig Auffälligkeiten wie die Unterscheidung nach leistungserbringender Fachgruppe, wobei in die Auswertung sämtliche Fächer einbezogen wurden.

Die Analyse der Krankenhausdaten zeigte, gemessen an der Anzahl der Gesamtuntersuchungen, dass im Kontext der hohen Krankenhaushäufigkeit in Österreich (rund 27 Aufenthalte pro 100 Einwohner p. a.) nur bei einem geringem Anteil der Teilnehmer ein Krankenhausaufenthalt während des Beobachtungszeitraums notwendig ist. Im Zeitverlauf beobachtet man jedoch innerhalb dieser Gruppe einen signifikanten Anstieg an Krankenhausaufenthalten und Belegtagen (▸ Abb. 50.3). Wie schon bei der Inanspruchnahme extramuraler Leistungen kommt es auch hier in der Gruppe der 51- bis 70-Jährigen zu den größten Zuwachsen mit einer nahezu 100 %igen Steigerung der Belegtage und 85 % mehr Spitalaufenthalten (▸ Tab. 50.9 und ▸ Tab. 50.10).

Dieses Ergebnis deutet darauf hin, dass bei etwa 3 % der Teilnehmer im Rahmen der Vorsorgeuntersuchung größere gesundheitliche Defizite erkannt wurden, die stationäre Behandlungen erforderlich machten, wobei Ambulanzbesuche und Eintagesaufenthalte nicht in die Betrachtung eingeflossen sind.

Bemerkenswert ist auch die Tatsache, dass es sich hierbei zumindest um mittelfristig nachhaltige Effekte handelt. Auch sechs Monate nach der Vorsorgeuntersuchung verzeichnen die Spitalaufenthalte ein Plus von 66 %, während die Verweildauer 53 % über dem Vergleichswert der Periode t-1 liegt. Aufgrund der Wirkungsdauer und der durchschnittlichen Verweildauer von 6,2 Tagen lässt sich dieser Effekt nicht ausschließlich darauf zurückführen, dass als unmittelbare Folge der Vorsorgeuntersuchung weiterführende Abklärungsdiagnostik im intramuralen Bereich erbracht wird, sondern dass bei einer gewissen

Anzahl von Personen die Vorsorgeuntersuchung eine längere stationäre Behandlungsepisode einleitet. Zur Verifizierung dieser Annahme werden weitere diagnosebezogene Auswertungen auf Patientenebene empfohlen.

50.5 Ausblick

In Österreich erfolgt die Remuneration ärztlicher Dienstleistungen im ambulanten Sektor nach dem „Fee for Service" Prinzip in Form von Einzel- und Pauschalpositionen [5]. Abgesehen von einigen „gedeckelten" Positionen korreliert das Ärztehonorar positiv mit der Menge der erbrachten Leistungen bzw. mit der Anzahl der Arztkonsultationen. Das Honorarsystem determiniert durch seine spezifischen Anreize nicht nur die Kosten, sondern auch die Effektivität – also, ob das angestrebte Ziel, z. B. die Durchführung einer sekundärpräventiven Maßnahme, im gewählten Setting erreicht wird [8]. Alternative Entlohnungsformen, die ausgleichend wirken, wie beispielsweise „Regelleistungsvolumina" oder „Capitation", sind in Österreich derzeit nicht etabliert.

Auch die Vorsorgeuntersuchung repräsentiert eine potenzielle Einnahmequelle für den Leistungserbringer. Als kassenärztliche Einzelleistung kann sie pro Person einmal jährlich abgerechnet werden und ist im Vergleich zu anderen Einzelleistungen, nicht zuletzt aufgrund ihres Umfangs bzw. des vom Produzenten verlangten Aufwands, vergleichsweise gut dotiert. Anreize zur Steigerung der Teilnahmeraten erfolgen aktuell eher anbieterseitig, was einerseits dazu führt, dass nicht immer die richtigen Zielgruppen zur Teilnahme motiviert werden und andererseits das Programm zur Einkommenskompensation für niedergelassene Ärzte herangezogen werden kann. Die Betrachtung der Vorsorgeuntersuchung als Kostentreiber für die soziale Krankenversicherung verhält sich diametral zum angestrebten gesundheitsökonomischen Nutzen der Prävention – diese sollte in erster Linie dazu beitragen, Folgekosten durch Früherkennung von Krankheiten und Reduktion der Krankheitsrisiken zu verhindern [11].

Die derzeit etablierte Systematik mag zwar dazu dienen, etwaige Strukturdefizite im einzelleistungsbasierten Honorarsystem auszugleichen, trägt aber zur Zeit nur unzureichend zu einer nachhaltigen Stärkung des sekundärpräventiven Ansatzes in Österreich bei. Will man die Vorsorgeuntersuchung als Maßnahme der Sekundärprävention abseits der kurativen Medizin etablieren, gilt es den Nutzen des Programms für Teilnehmer sichtbar zu machen. Nur wenn die Bevölkerung die Sinnhaftigkeit und Wirkung des Präventionsprogramms entsprechend wahrnimmt, wird es zu entsprechender Nachfrage durch die Bevölkerung kommen. Möglichkeiten, das Nachfrageverhalten zu verändern, reichen von monetären Anreizen für Teilnehmer bis zu regelmäßigen Call-in-Lösungen. Die soziale Krankenversicherung als Betreiber von Präventionsprogrammen ist auf Basis kontinuierlicher Evaluierungsuntersuchungen gefordert, den Leitgedanken der kundenorientierten Versorgung als wichtigsten Planungsgrundsatz zu implementieren, um das Potenzial des Modells nachhaltig nutzbar zu machen.

Folgende Punkte sind bei der vorgestellten Analyse einschränkend anzumerken: Die Analyse der Systemeffekte erfolgt auf Basis der verfügbaren Daten. Da ausschließlich Abrechnungsdaten der SVA zur Verfügung stehen, können die Ergebnisse der Vorsorgeuntersuchungen ebenso wenig berücksichtigt werden wie die Diagnosen der Patienten. Systemeffekte werden demnach ausschließlich anhand der Folgekosten und ihren zugrunde liegenden Leistungsfrequenzen ermittelt, die Krankheitslast der Patienten bleibt unberücksichtigt. Nachdem die derzeitige gesetzliche und gesamtvertragliche Lage nicht vorsieht, dass Ärzte im niedergelassenen Bereich Diagnosen bekannt geben müssen, ist dieses Defizit auch in Zukunft nicht auszugleichen. Man geht jedoch davon aus, dass auf Basis der verordneten Medikamente Rückschlüsse auf die Krankheitslast der Patienten gezogen werden können. Dieser Zugang soll im Rahmen einer weiteren Studie Aufschluss darüber geben, welche Krankheitsbilder im Zuge der Vorsorgeuntersuchung identifiziert werden.

50.6 Literatur

[1] Caplan G. Principles of preventive psychiatry. New York: Basic Books; 1964
[2] Fuchs V. The supply of surgeons and the demand for operations. J Hum Resour 1978; 13: 35–56
[3] Green J. Physician-induced demand for medical care. J Hum Resour 1978; 13: 21–34
[4] Kirch W, Hillger Ch, Koyuncu A et al. Prävention und Gesundheitsförderung. In: Lauterbach KW, Lüngen M, Schrappe M, Hrsg. Gesundheitsökonomie, Management und Evidence-based Medicine. 3. Aufl. Stuttgart: Schattauer; 2010
[5] § 28 Honorarordnung für Ärzte für Allgemeinmedizin und Fachärzte
[6] Laine Ch. The annual physical examination: Needless ritual or necessary routine? Ann Intern Med 2002; 136: 701–703
[7] Lingfors H, Lindstöm K, Persson LG et al. Lifestyle changes after a health dialogue. Scand J Prim Health Care 2003; 21: 248–252
[8] Newhouse JP. Reimbursing health plans and health providers: Efficiency in production versus selection. J Econ Lit 1996; 34: 1236–1264
[9] Oboler SK, Prochazka AV, Gonzales R, et al. Public expectations and attitudes for annual physical examinations and testing. Ann Intern Med 2002; 136: 652–659
[10] Peacock SJ, Richardson JR. Supplier-induced demand: Re-examining identification and misspecification in cross-sectional analysis. Eur J Health Econ 2007; 8: 267–277
[11] Schulte Ch, Köberlein J, Grimm Ch, Rychlik R. Prävention unter Berücksichtigung ökonomischer Gesichtspunkte. In Kirch W, Middeke M, Rychlik R, Hrsg. Aspekte der Prävention. Stuttgart: Thieme; 2010
[12] Statistik Austria Gesundheitsbefragung 2006

51 Aktuelle Empfehlungen zur Malariaprophylaxe

Edgar A. Müller

51.1 Einleitung

Die Malaria gehört nach wie vor zu den weltweit bedeutendsten Infektionskrankheiten. Die Erkrankung ist in über 100 Ländern endemisch, insbesondere in Afrika südlich der Sahara [16]. Eine orientierende Angabe über die **Endemiegebiete** kann der Malariakarte der Deutschen Gesellschaft für Tropenmedizin und Internationale Gesundheit e. V. (DTG) entnommen werden (▶ Abb. 51.1). Die Erreger der Malaria (Plasmodien) werden beim Blutsaugen durch dämmerungs- und nachtaktive weibliche Stechmücken der Gattung Anopheles übertragen. Nach Vermehrung in der Leber und im Blut verursachen vier verschiedene Plasmodienarten (P. falciparum, P. vivax, P. ovale, P. malariae) drei verschiedene Krankheitsbilder: die Malaria tropica, Malaria tertiana und Malaria quartana. Die durch **P. falciparum verursachte Malaria tropica** ist die **gefährlichste Form** unter den Malariaerkrankungen und führt unbehandelt häufig zum Tode. Die anderen Malariaerkrankungen sind nur sehr selten tödlich. Die **Inkubationszeit** beträgt bei Malaria tropica minimal fünf bis sechs, typischerweise sieben bis zehn Tage, bei den anderen Malariaformen zwei bis drei Wochen. In Einzelfällen wurde auch von bis zu einem Jahr bei der Malaria tropica und bis zu mehreren Jahren bei Malaria tertiana und quartana berichtet. Nach Schätzungen der Weltgesundheitsorganisation (WHO) starben im Jahr 2009 ungefähr 780 000 Menschen an Malaria [16], vor allem Kleinkinder in Afrika. Die Ausbildung einer Teilimmunität ist langwierig und erfordert eine kontinuierliche Exposition [3].

Jedes Jahr reisen mehr als 125 Millionen Personen in malariaendemische Gebiete, davon ca. 5 Millionen aus Deutschland [6, 15]. Da Malaria häufig importiert wird und eine **potenziell lebensbedrohliche Erkrankung** darstellt, spielt sie in der Reisemedizin eine große Rolle [3]. In seltenen Fällen erfolgt eine Malariainfektion auch außerhalb ihrer Verbreitungsgebiete durch infizierte Anophelesmücken, die mit Flugzeugen bzw. im Gepäck mitgereist sind, meist in der Nähe von Großflughäfen („Airport-Malaria"). Die jährliche Anzahl an Malariaerkrankungen bei international nicht-immunen Reisenden wird auf 10 000 – 30 000 geschätzt; circa 150 Menschen sterben jedes Jahr an einer importierten Malaria tropica [15]. Ungefähr 90 % der Malariaerkrankungen

51 Aktuelle Empfehlungen zur Malariaprophylaxe

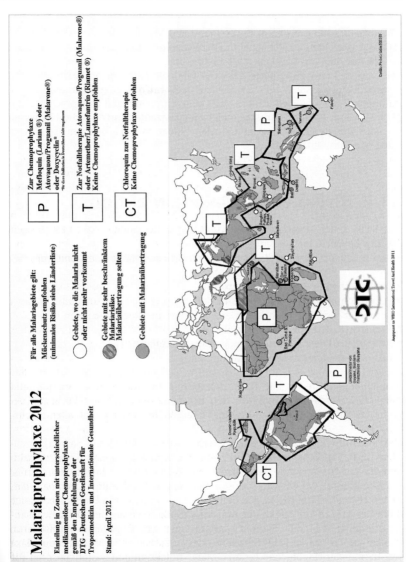

Abb. 51.1 Malariakarte der deutschen Gesellschaft für Tropenmedizin und internationale Gesundheit e. V. (DTG) als Entscheidungshilfe für die Malariaprophylaxe (www.dtg.org). Einteilung in Zonen mit unterschiedlicher medikamentöser Chemoprophylaxe gemäß den Empfehlungen der DTG. Quelle: Mit freundlicher Genehmigung der DTG e. V. Grafik: Pechel/InterMEDIS.

treten erst nach Reiserückkehr auf, meist innerhalb der ersten zwei Monate [6]. Im Jahr 2009 wurden in Deutschland 523 Malariafälle gemeldet [11]. Die Zahl der gemeldeten Fälle lag auf dem Niveau der drei Vorjahre. P. falciparum wurde mit 80% am häufigsten als Erreger diagnostiziert. Der größte Teil der Erkrankten (etwa 78%) hatte keinerlei Medikamente zur Malariaprävention verwendet. Diejenigen, die Prophylaxemedikamente eingenommen hatten, nahmen diese in vielen Fällen nicht den Empfehlungen entsprechend ein [11]. Vor dem Hintergrund steigender Fluggastzahlen in tropische Länder ist die konsequente Einhaltung individueller Präventionsmaßnahmen von unverminderter Aktualität.

51.2 Risiko einer Malariainfektion

Das Risiko einer Malariainfektion hängt von verschiedenen Faktoren ab [2, 5, 10, 13]. Beispiele hierfür sind:
- Aufenthaltsort (Reiseland; aber auch, ob Großstadtnähe oder ländliches Gebiet)
- vorherrschende Plasmodienarten
- Häufigkeit infizierter Anophelesmücken
- Jahreszeit (erhöhte Malariainzidenz während der Regenzeit)
- Reiseart (Hotel- oder Rucksacktourismus)
- Aufenthaltsdauer (Kurzurlaub oder Langzeitaufenthalt)
- lokales Resistenzmuster der Plasmodien

Empfehlungen, die für alle Reisenden gelten, sind daher nur eingeschränkt möglich. Es bedarf der **individuellen Beratung**, die auch das Vorliegen bestimmter Umstände oder chronischer Krankheiten berücksichtigen muss [5, 10, 13].

In endemischen Gebieten des tropischen Afrika (südlich der Sahara), Ozeaniens (z. B. Papua-Neuguinea und Salomonen) und einzelnen Gebieten Südamerikas ist für Reisende das Risiko einer Malaria-tropica-Infektion am größten. Die meisten Großstädte Südostasiens (außer Indiens) und Lateinamerikas gelten als malariafrei [6]. Wie in den Jahren zuvor, wurde in Deutschland auch 2009 der größte Teil (92%) der Malariaerkrankungen aus afrikanischen Ländern importiert [1, 11]. Bei den Ländern lagen Ghana, Nigeria und Kamerun wieder an der Spitze [11]. Fehlende oder unzureichende Malariaprophylaxe war hierbei der Hauptgrund für eine Malariainfektion und bestätigte somit die Beobachtungen vergangener Jahre [9].

Studien bei Reisenden haben die Gründe für eine fehlende oder unzureichende Malariaprophylaxe untersucht. Dabei zeigte sich, dass ein fehlendes Risikobewusstsein, Angst vor Nebenwirkungen einer medikamentösen Prävention, Kosten und kulturelle Perzeptionen wichtige Faktoren darstellen. **Mitbürger mit Migrationshintergrund** stellen in Deutschland – wie auch in den meisten nicht endemischen Ländern – die größte Patientengruppe dar [6]. Migranten aus Malariagebieten und deren Kinder sind oft besonders schlecht informiert, wenn sie ihre Verwandten oder Freunde im Herkunftsland besuchen [6]. So ist ihnen kaum bekannt, dass sie ihre in der Kindheit erworbene Teilimmunität gegen Malaria durch längere Aufenthalte in Europa verlieren. Außerdem wird übersehen, dass ihre hier geborenen Kinder keine Teilimmunität erwerben konnten. Prädisponiert für Malariaerkrankungen sind außerdem „Last-Minute"-Touristen [14].

51.3 Schutzmaßnahmen

Reisende in endemische Gebiete müssen auf die Möglichkeit einer Malariainfektion eindringlich hingewiesen werden. Es muss deutlich sein, dass die Erkrankung tödlich verlaufen kann und möglicherweise **erst Monate nach der Rückkehr auftritt**. Denjenigen Personen, die aus malariaendemischen Gebieten stammen und jetzt ihre Verwandten oder Freunde im Herkunftsland besuchen wollen, ist erhöhte Aufmerksamkeit zu schenken. Für sie gelten die gleichen Schutzmaßnahmen wie Mitbürgern, die hier in Deutschland geboren wurden [5, 10].

Die Prävention der Malaria basiert im Wesentlichen auf zwei Ansätzen, die das Infektionsrisiko nicht gänzlich eliminieren, aber doch erheblich senken können:
- **Expositionsprophylaxe** (Vermeidung von Insektenstichen)
- **Chemoprophylaxe** (Einnahme von Malariamedikamenten)

51.3.1 Expositionsprophylaxe

Schutzmaßnahmen vor Mückenstichen können das Risiko einer Malariaübertragung erheblich verringern. Sie umfassen die Anwendung von **Moskitonetzen** (möglichst mit Insektiziden imprägniert), das Einreiben unbedeckter Hautstellen mit mückenabwehrenden Substanzen (**Repellentien** mit den Wirkstoffen Diethyltoluamid oder Icaridin), das Tragen von heller, hautbedeckender, nicht anliegender **Kleidung** und den Aufenthalt in mückensicheren

Räumen [5, 10]. Gerade während der Dämmerung und nachts sollte man sich in geschlossenen Räumen aufhalten. Eine Expositionsprophylaxe ist immer sinnvoll, kann aber **nie** als **gleichwertige Alternative** zum Einsatz einer **medikamentösen Prophylaxe** gelten [8].

51.3.2 Chemoprophylaxe

Der Einsatz und die Auswahl von Medikamenten in der Malariaprävention richten sich nach dem **Expositionsrisiko** und dem Vorhandensein von **Resistenzen** gegen Malariamittel [5]. Beides kann je nach Reiseziel variieren und unterliegt einem raschen Wandel. Empfehlungen zum Einsatz der medikamentösen Prophylaxe gibt in Deutschland die DTG heraus, die sehr differenziert für alle malariaendemischen Länder ausgearbeitet und auf einem aktuellen Stand sind [5]. Die Empfehlungen beinhalten auch eine grafische Übersicht (▶ Abb. 51.1). Die konkrete Entscheidung über die **Art der Chemoprophylaxe** muss **Vorerkrankungen, Unverträglichkeiten und potenzielle unerwünschte Arzneimittelwirkungen** (UAW) der zur Verfügung stehenden Medikamente berücksichtigen.

Da P. falciparum für praktisch alle Todesfälle sowie die meisten schweren Verläufe verantwortlich gemacht wird, ist eine medikamentöse Prophylaxe bei Reisen in Gebiete mit hohem Übertragungsrisiko einer P.-falciparum-Malaria grundsätzlich empfehlenswert. Die Malaria tertiana und quartana verlaufen meist komplikationsarm; für sie entfällt für gewöhnlich eine medikamentöse Prophylaxe [13]. Dennoch bleibt festzuhalten, dass auch andere Plasmodienspezies, insbesondere P. vivax, zu schweren Krankheitsbildern führen können. Darüber hinaus sind sie in der Lage, Schlafformen (Hypnozoiten) in der Leber auszubilden. So können sie noch Monate bis Jahre nach der Infektion weitere Krankheitsschübe auslösen [2]. Die Chemoprophylaxe entspricht einer regelmäßigen, **präventiven Einnahme eines Malariamedikaments** [6]. Es wird dadurch zwar nicht die Plasmodienübertragung verhindert, jedoch ihr Vermehrungszyklus im menschlichen Organismus und damit die klinische Manifestation. Die Einnahme beginnt **vor der Abreise** und wird je nach Wirkstoff **ein bis vier Wochen nach der Rückkehr** aus dem Risikogebiet fortgesetzt. Prinzipiell ist auch eine Notfallselbstbehandlung möglich („**Stand-by-Therapie**"). Diese ist beim Auftreten malariaverdächtiger Symptome (meist Fieber) durchzuführen, wenn nicht innerhalb von 24 Stunden ein Arzt für eine Abklärung erreichbar ist. Die Selbstbehandlung ist besonders bei individualtouristischem Aufenthalt in Gebieten mit niedriger oder mittlerer Malariaverbreitung zu empfehlen [5, 13]. Sie stellt jedoch nur eine **Notfallmaßnahme** bis zum Erreichen ärztlicher Hilfe dar.

51 Aktuelle Empfehlungen zur Malariaprophylaxe

Entsprechend den **aktuellen Empfehlungen der DTG** kommen zur Malariaprävention verschiedene Medikamente in Betracht: solche, die kontinuierlich – entweder wöchentlich oder täglich – eingenommen werden müssen und solche, die im Rahmen einer notfallmäßigen Selbstbehandlung ("Stand-by-Therapie") eingesetzt werden, wobei es hierbei zu Überschneidungen kommt [5]. ▶ Tab. 51.1 gibt einen Überblick über die in Deutschland aktuell gebräuchlichen Wirkstoffe und ihre Dosierung bei Erwachsenen. Alle Medikamente soll-

Tab. 51.1 Aktuell gebräuchliche Malariamedikamente zur Prophylaxe und Notfallselbstbehandlung einer Malaria tropica bei Erwachsenen. Quellen: [1], [5].

Medikament[#]	Prophylaxe	Notfallselbstbehandlung
Artemether/Lumefantrin	nicht geeignet	80 mg/480 mg (= 4 Tbl.) initial, nach 8 h weitere 80 mg/480 mg, dann 2-mal tgl. 80 mg/480 mg an Tag 2 und 3 (insgesamt 24 Tbl.)
Atovaquon/Proguanil	250 mg/100 mg/d (= 1 Tbl.), 1–2 Tage vor bis 7 Tage nach Aufenthalt im Malariagebiet (bei KG über 40 kg)	1000 mg/400 mg (= 4 Tbl.) als Einmaldosis an 3 aufeinander folgenden Tagen (bei KG über 40 kg)
Doxyzyklin (Monohydrat)[*]	100 mg/d, 1–2 Tage vor bis 4 Wochen nach Aufenthalt im Malariagebiet	nicht geeignet
Mefloquin	250 mg/Woche (= 1 Tbl.), 1–3 Wochen[**] vor bis 4 Wochen nach Aufenthalt im Malariagebiet	nicht mehr empfohlen[##]

KG = Körpergewicht; [#]Weitere Angaben zu Dosierungen, Kontraindikationen, Neben- und Wechselwirkungen sind der Gebrauchsinformation bzw. Packungsbeilage zu entnehmen; [##]Wird von der Deutschen Gesellschaft für Tropenmedizin und Internationale Gesundheit e. V. (DTG) nicht mehr zur Notfallselbstbehandlung empfohlen (Ausnahme: schwangere Reisende); [*]in Deutschland nicht für diese Indikation zugelassen; [**]bei erstmaliger Anwendung 2-3 Wochen vor Abreise, um Verträglichkeit zu testen.

ten möglichst mit einer Mahlzeit eingenommen werden. Bei übergewichtigen Reisenden ist die Dosierung individuell anzupassen [5, 6]. Ist vom Reisenden die Beschaffung der Malariamedikation im Zielland geplant, gilt wegen möglichen **Medikamentenfälschungen** mit unkalkulierbarem Wirkstoffgehalt die größte Vorsicht; es wird davon abgeraten [5].

51.4 Antimalariamedikamente zur Chemoprophylaxe

Die gebräuchlichsten Medikamente für die Chemoprophylaxe sind **Atovaquon/ Proguanil, Doxyzyklin** und **Mefloquin** [6, 12, 14]. Sie verringern das Risiko einer **P.-falciparum-Malaria** erheblich, dennoch kann es – auch bei korrekter Einnahme – gelegentlich zur Malariaerkrankung kommen. **Sie bieten** also **keinen absoluten Schutz.** Der Reisende sollte entsprechend beraten werden. Ebenso müssen im Beratungsgespräch mögliche Malariasymptome und die Verhaltensregeln beim Auftreten dieser Symptome vermittelt werden. Chloroquin, auch in der Kombination mit Proguanil, ist wegen häufiger Resistenzen von P. falciparum im Allgemeinen nicht mehr zu empfehlen [2, 6]. Außerdem ist das UAW-Profil von Chloroquin verglichen mit den Alternativen ungünstig [8].

51.4.1 Atovaquon/Proguanil (Malarone)

Die fixe Kombination aus Atovaquon und Proguanil wirkt nicht nur gegen Blutstadien, sondern bereits gegen hepatische Formen von P. falciparum. Dies hat den Vorteil, dass das Medikament nur **ein bis zwei Tage vor Abreise und bis sieben Tage nach Rückkehr** eingenommen werden muss (einmal täglich). Es ist besonders geeignet für „Last-Minute"- und Kurzzeitreisen [5]. In Deutschland ist das Medikament nur für einen Aufenthalt von maximal vier Wochen zugelassen. In Ländern wie den USA oder Australien besteht diese Anwendungsbefristung nicht. Atovaquon/Proguanil ist meist gut verträglich. Das Profil der UAW umfasst vor allem leichte gastrointestinale Beschwerden (z. B. Bauchschmerzen oder Übelkeit) und Kopfschmerzen. Das Medikament ist bei Personen mit schweren Nierenfunktionsstörungen zur Prophylaxe der Malaria tropica kontraindiziert.

51.4.2 Doxyzyklin (diverse Monohydrat-Generika)

Das Antibiotikum Doxyzyklin wird **ein bis zwei Tage vor Reiseantritt und bis vier Wochen nach Reiserückkehr** täglich eingenommen. Obwohl es von der WHO und in anderen Ländern zur Malariaprophylaxe empfohlen wird, ist das Medikament in Deutschland für diese Indikation nicht zugelassen. Die Wirksamkeit und Verträglichkeit dieser Substanz sind jedoch gut belegt, sodass ein „Off-Label-Use" zur Malariaprävention als vertretbar gilt [2, 5]. Es ist zu dokumentieren, dass der Reisende auf die Nichtzulassung für diese Indikation hingewiesen wurde. Daten zur Malariaprophylaxe bis zu zwölf Monaten und darüber hinaus sind verfügbar [15]. Während der Einnahme können gehäuft Aphten, Verdauungsstörungen und Vaginalmykosen auftreten. Aufgrund potenzieller phototoxischer Reaktionen sollte immer ein guter Sonnenschutz stattfinden. Die tropische Mittagssonne sollte gemieden werden. Wegen der Gefahr von Ösophagus-Ulzera soll Doxyzyklin in aufrechter Position mit viel Flüssigkeit eingenommen werden. Das UAW-Profil wird aber insgesamt als günstig beurteilt [2, 6]. **Doxyzyklin ist kontraindiziert bei Kindern unter acht Jahren** und während der **Schwangerschaft** sowie bei schweren Funktionsstörungen der Leber.

51.4.3 Mefloquin (Lariam)

Wie Doxyzyklin wirkt Mefloquin auf die erythrozytären Stadien der Malariaparasiten. Das Medikament wird schon sehr lange in der medikamentösen Prophylaxe der Malaria tropica eingesetzt und ist gut dokumentiert. In einigen Gebieten Südostasiens wurden bereits hohe Resistenzraten bei P. falciparum beobachtet. Es sollte daher nur in Gebieten, wo überwiegend **Mefloquin-sensible P.-falciparum-Stämme** vorkommen, Einsatz finden [5]. Das Medikament kann prinzipiell über Jahre eingenommen werden. Entsprechende klinische Untersuchungen wurden durchgeführt [4]. Aufgrund seiner langen Halbwertszeit (zwei bis vier Wochen) wird Mefloquin zur Malariaprophylaxe nur einmal wöchentlich **bis vier Wochen nach Reiserückkehr** eingenommen. Die erste Dosis sollte mindestens eine Woche vor der Ankunft im Endemiegebiet eingenommen werden. Im Vergleich zu Atovaquon/Proguanil und Doxyzyklin ist Mefloquin schlechter verträglich, vor allem treten neuropsychiatrische UAW signifikant häufiger auf. Deshalb sollte mit der Mefloquin-Prophylaxe bei **erstmaliger Anwendung** bereits **zwei bis drei Wochen vor der Abreise** begonnen werden, um ggf. rechtzeitig auf ein anderes Medikament ausweichen zu können [5]. Bei hohen Anforderungen an die räumliche Orientierung und Feinmotorik (z. B. bei Piloten) sollte Mefloquin nicht verordnet werden. Das Medikament ist kontraindiziert bei Epilepsien, psychischen Erkrankungen und Unverträglichkeiten in der Vorgeschichte.

51.5 Antimalariamedikamente zur Notfallselbstbehandlung („Stand-by-Therapie")

Für die Notfallselbstbehandlung bei Reisen in Gebiete mit niedrigem oder mittlerem Malariarisiko stehen in erster Linie zwei Medikamente zur Verfügung: **Artemether/Lumefantrin und Atovaquon/Proguanil** [5]. In bestimmten wenigen Gebieten, wo keine Chloroquin-resistenten P. falciparum-Stämme vorkommen, kann auch Chloroquin als Notfallmedikation eingesetzt werden (in Zentralamerika, Hispaniola und im Nahen Osten). Eine neue fixe Kombination aus Dihydroartemisinin und Piperaquin befindet sich derzeit im Zulassungsverfahren. Mefloquin wird aufgrund seines Nebenwirkungsprofils und der vorhandenen Alternativen von der DTG nicht mehr zur Notfallselbstbehandlung empfohlen. Eine Ausnahme sind schwangere Reisende [5].

Die Kriterien und Vorgehensweise einer Notfallselbstbehandlung müssen mit dem Reisenden während der Beratung sorgfältig besprochen werden. Die Mitnahme eines Malaria-Schnelltests wird nur im Ausnahmefall bei Personen mit ausreichenden Kenntnissen und geübter, sicherer Handhabung empfohlen [5]. Zu groß ist im Allgemeinen das Risiko von Anwendungsfehlern mit möglichen falsch-negativen Ergebnissen und damit der Verschleppung einer adäquaten Diagnostik [2, 5]. Nach jeder Selbstbehandlung ist eine **ärztliche Kontrolle** dringend angeraten. Falls eine Malaria während oder nach einer medikamentösen Prophylaxe auftritt, sollte nicht das gleiche Medikament zur Therapie eingesetzt werden [8].

51.5.1 Artemether/Lumefantrin (Riamet)

Die gute Wirksamkeit der fixen Kombination aus Artemether und Lumefantrin wurde in zahlreichen Studien belegt. Nach Einnahme führt das Medikament zu einer raschen Senkung des Fiebers und der Parasitendichte [7]. Bei Personen mit einem Körpergewicht von mindestens 35 kg umfasst ein Behandlungszyklus sechs Dosen mit jeweils vier Tabletten über einen Zeitraum von 60

Stunden. An UAW wurden in erster Linie Verdauungsstörungen, Kopfschmerzen und Schwindel beobachtet. Bei QT-Verlängerungen im EKG ist das Mittel kontraindiziert [5].

51.5.2 Atovaquon/Proguanil (Malarone)

Die Kombination aus Atovaquon und Proguanil wird bei der Notfallselbstbehandlung über drei aufeinander folgende Tage eingenommen; beim Erwachsenen bedeutet dies vier Tabletten täglich als Einzeldosis. Häufigste UAW sind gastrointestinale Beschwerden, Kopfschmerzen und Husten [6].

51.6 Spezielle Personengruppen

51.6.1 Kinder

Die Malariaprävention bei Kindern sollte primär auf eine Expositionsprophylaxe abzielen, wobei von Urlaubsaufenthalten von Kindern unter fünf Jahren in Malariagebieten mit hohem Übertragungsrisiko abzuraten ist [5]. Atovaquon/Proguanil (Malarone Junior) ist in Deutschland für Kinder ab 11 kg Körpergewicht zur Prophylaxe zugelassen und kann ab einem Gewicht von 5 kg in der Therapie der Malaria eingesetzt werden. Mefloquin darf ab einem Gewicht von 5 kg und ab dem dritten Lebensmonat gegeben werden. Artemether/Lumefantrin wird zur Therapie einer Malaria tropica bei Kindern und Säuglingen mit einem Körpergewicht von mindestens 5 kg angewendet.

51.6.2 Schwangere

Da eine Malaria **während der Schwangerschaft** ein hohes Risiko für Mutter und Kind darstellt, ist von **Reisen in malariaendemische Gebiete dringend abzuraten** [6, 15]. Ist jedoch ein Aufenthalt unumgänglich, wird Mefloquin ab dem ersten Trimester der Schwangerschaft für die Prophylaxe oder eine Notfallselbsttherapie empfohlen [5]. In jedem Einzelfall sollte eine **strenge Nutzen-Risiko-Abwägung** erfolgen, da bei keinem der zur Verfügung stehenden Medikamente die Gewissheit einer Unbedenklichkeit besteht.

51.6.3 Auslandstätige

Nicht immunen Auslandstätigen und ihren Familien, die für länger als drei Monate in Gebieten mit hohem Malariarisiko leben, wird eine **Langzeit-Chemoprophylaxe** empfohlen [5, 12]. Diese wird jedoch häufig abgelehnt. Wenn keine Akzeptanz für eine Langzeitprophylaxe zu erreichen ist, wird ein abgestuftes Vorgehen nahegelegt. So sollte eine Chemoprophylaxe zumindest bei Reisebeginn und während den Hauptübertragungszeiten stattfinden. Außerdem sollte ein Medikament zur Notfallselbstbehandlung ständig verfügbar sein [5].

51.6.4 Immungeschwächte

Bei Splenektomierten und HIV-Infizierten oder bei Reisenden mit eingeschränkter, medikamentös bedingter Immunabwehr (z. B. nach Organtransplantation) ist auf eine **konsequente Expositions- und Chemoprophylaxe** hinzuweisen. Bei der Verordnung einer Malariaprophylaxe an Patienten unter antiretroviraler Therapie muss man möglichen Medikamenteninteraktionen (www.hiv-druginteractions.org) Beachtung schenken [5, 6].

51.7 Schlussfolgerung

In Deutschland werden jährlich über 500 Malariafälle gemeldet. Meist handelt sich um die Malaria tropica, eine akut lebensbedrohliche Erkrankung. Der größte Teil der Erkrankten nimmt keine bzw. nicht den Empfehlungen entsprechenden Medikamente zur Malariaprävention ein. Um diese Situation zu verbessern, bedarf es einer guten Aufklärung vor Reiseantritt durch die beratenden Ärzte. Der Schutz vor einer Malariainfektion bei Reisen in malariaendemische Gebiete besteht aus einer adäquaten Beratung (Schärfung des Risikobewusstseins), Expositions- und Chemoprophylaxe. Bei Reisen in Gebiete mit geringem oder mittlerem Infektionsrisiko kann die Mitnahme von Medikamenten zur Notfallselbstbehandlung in Betracht gezogen werden. Sie stellt jedoch nur eine Notfallmaßnahme bis zum Erreichen ärztlicher Hilfe dar. Mögliche Symptome einer Malariaerkrankung müssen hierbei bekannt sein. Schwangere Frauen und Kleinkinder unter fünf Jahren haben ein erhöhtes Gefährdungspotenzial bei Reisen in Malariahochrisikogebiete. Wird bei diesen Personengruppen eine medikamentöse Malariaprophylaxe durchgeführt, sind die Anwendungsbeschränkungen zu beachten.

51.8 Literatur

[1] Arbeitskreis Blut des Bundesministeriums für Gesundheit. Malaria. Stellungnahmen des Arbeitskreises Blut des Bundesministeriums für Gesundheit. Bundesgesundheitsbl Gesundheitsforsch Gesundheitsschutz 2008; 51: 236–249

[2] Burchard G, Ehrhardt S. Langzeitprophylaxe der Malaria. AVP 2007; 34: 69–71

[3] Burchard G. Malaria. Internist 2006; 47: 818–824

[4] Chen LH, Wilson ME, Schlagenhauf P. Prevention of malaria in long-term travelers. JAMA 2006; 296: 2234–2244

[5] Deutsche Gesellschaft für Tropenmedizin und Internationale Gesundheit. Empfehlungen zur Malariavorbeugung. Stand April 2011. Im Internet: http://www.dtg.org/uploads/media/Malaria_2011.pdf; Stand: 24.01.2012

[6] Hatz C, Nothdurft HD. Aktueller Malariaschutz bei Kurzzeitaufenthalt. Internist 2006; 47: 810–817

[7] Hatz C, Soto J, Nothdurft HD et al. Treatment of acute uncomplicated falciparum malaria with artemether-lumefantrine in nonimmune populations: a safety, efficacy, and pharmacokinetic study. Am J Trop Med Hyg 2008; 78: 241–247

[8] Hatz C. Prophylaxe und Therapie der Malaria in der Praxis. Internist 2004; 45: 677–683

[9] Löscher T, Nothdurft HD. Malaria als Importinfektion: Defizite und Handlungsbedarf. Dtsch Med Wochenschr 2005; 130: 935–936

[10] Nothdurft HD, Bialek R, Burchard G et al. Konsensus-Empfehlungen zur Malariaprophylaxe. Dtsch Med Wochenschr 2005; 130: 1392–1396

[11] Robert Koch-Institut. Reiseassoziierte Infektionskrankheiten 2009. Epid Bull 2010; 38: 379–390

[12] Schlagenhauf P, Petersen E. Malaria chemoprophylaxis: strategies for risk groups. Clin Microbiol Rev 2008; 21: 466–472

[13] Schubert S, Grimm M. Reisemedizin. Internist 2009; 50: 841–851

[14] Schulze MH, Stich A. Wirkstoffe zur Therapie und Prophylaxe der Malaria. Arzneimittel-, Therapie-Kritik 2010; 42: 109–127

[15] World Health Organization. International travel and health. 2011 Edition. Im Internet: http://www.who.int/ith/en/; Stand: 24.01.2012

[16] World Health Organization. World Malaria Report 2010. Im Internet: http://whqlibdoc.who.int/publications/2010/9789241564106_eng.pdf; Stand: 24.01.2012

# 52 Versorgung am Lebensende

Nils Schneider, Birgit Weihrauch, Katharina Klindtworth

52.1 Einführung: Hospizbewegung und Palliativversorgung in Deutschland

Fortschritte in Medizin und Technik haben im vergangenen Jahrhundert dazu geführt, dass die kurative Medizin ganz in den Vordergrund gerückt ist. Erst seit etwa 30 Jahren ist in Deutschland auf der Basis einer breiten gesellschaftlichen Bewegung, der Hospizbewegung, und mit der Entwicklung der Palliativmedizin und -pflege das Bewusstsein über die Bedeutung einer hospizlichen Begleitung und palliativen Versorgung von Menschen gewachsen, die mit einer unheilbaren, fortschreitenden Erkrankung konfrontiert sind. Ausgangspunkt der Hospizbewegung und Palliativmedizin sind die Arbeiten von Dr. Cicely Saunders, die im Jahre 1967 in London das erste stationäre Hospiz gründete.

Ziel sind der größtmögliche Erhalt der Lebensqualität in dieser letzten Lebensphase und ein Sterben in Würde und Selbstbestimmung. Dabei stehen die Wünsche und individuellen Bedürfnisse der schwerstkranken und sterbenden Menschen und ihrer Angehörigen im Mittelpunkt. Besondere Bedeutung haben die Linderung von Schmerzen und anderen belastenden körperlichen Symptomen sowie die psychosoziale und spirituelle Begleitung, Nähe und Zuwendung. Wichtig ist dabei die Einbeziehung der Familien und des sozialen Umfelds. Dies erfordert einen umfassenden multidimensionalen Ansatz der Begleitung und Versorgung und bei vielen Betroffenen multiprofessionelles Handeln im Team, unter Berücksichtigung der verschiedenen Berufsgruppen – insbesondere der Ärzte, Pflegenden, Sozialarbeiter, Seelsorger, Therapeuten u. a. Eine besondere Qualität hat die Begleitung und psychosoziale Unterstützung der Patienten und ihrer Familien durch qualifizierte Ehrenamtliche aus den ambulanten Hospizdiensten, die mit den Ärzten, Pflegenden und weiteren Berufsgruppen im Team zusammenarbeiten.

In den vergangenen rund 30 Jahren wurden in Deutschland differenzierte Strukturen einer vernetzten Hospiz- und Palliativversorgung – ambulante Hospizdienste, stationäre Hospize, Palliativstationen in Krankenhäusern und zuletzt verstärkt auch ambulante Palliativdienste (sogenannte SAPV-Teams) zur spezialisierten ambulanten Versorgung – aufgebaut und die dazu notwendigen Rahmenbedingungen zu deren Finanzierung und Qualitätsentwicklung geschaffen (▶ Tab. 52.1).

Tab. 52.1 Entwicklung der Hospiz- und Palliativversorgung in Deutschland.

Jahr	Meilensteine
1971	Das ZDF strahlt einen Film über das St. Christopher's Hospice aus („Noch 16 Tage")
1980 ff.	wachsenden Zahl von Publikationen (u. a. E. Kübler-Ross)
1983	Gründung der ersten Palliativstation an der Universitätsklinik Köln
1985	Christophorus Hospizverein München; „Omega – mit dem Sterben leben e. V."
1986	Gründung der stationären Hospize in Aachen und Recklinghausen
1992	Gründung der Bundesarbeitsgemeinschaft Hospiz e. V. (heute DHPV)
1994	Gründung der Deutschen Gesellschaft für Palliativmedizin e. V. (DGP)
1997	Implementierung des neuen § 39 a SGB V (stationäre Hospize)
1999	erster Lehrstuhl für Palliativmedizin in Deutschland (Bonn)
2001	Ergänzung des § 39 a SGB V um Abs. 2 (ambulante Hospizdienste)
2003	Beschluss des deutschen Ärztetags – Zusatzbezeichnung Palliativmedizin
2007/ 2009	umfassende Gesetzesänderungen (§§ 37b, 132 d, 39 a SGB V, Änderung der ÄAppO; Gesetz zu Patientenverfügungen)
2010	Charta zur Betreuung schwerstkranker und sterbender Menschen

52.2 Erkrankungsspektrum und palliativer Versorgungsbedarf am Lebensende

Jährlich versterben in Deutschland insgesamt ca. 850 000 Menschen, die meisten von ihnen in einem höheren Lebensalter. 42,5 % erreichen ein Alter von 60 bis 80 Jahren, 44 % ein Alter von über 80 Jahren. Die Sterberate in Deutschland steigt von jährlich rund 1,5 % (Frauen) bzw. 3 % (Männer) in der Altersgruppe der 65- bis 69-Jährigen auf ca. 25 % (Frauen) bzw. 27,5 % (Männer) in der Altersgruppe der über 90-Jährigen.

Die häufigste Todesursache sind Herz-Kreislauf-Erkrankungen mit jährlich ca. 350 000 Sterbefällen, gefolgt von bösartigen Neubildungen (ca. 225 000 Sterbefälle), wobei Herz-Kreislauf-Erkrankungen mit steigendem Alter zunehmend an Bedeutung gewinnen [10]. In den meisten Fällen gehen dem Tod Phasen chronisch-progredienter Krankheit und körperlichen und geistigen Abbaus voraus, die das Lebensende zu einem gewissen Grad absehbar erscheinen lassen. Dabei können drei charakteristische Verlaufsmuster (Illness Trajectories) unterschieden werden [11]:

- stetige Progression einer Erkrankung mit typischerweise recht klar umschriebener terminaler Phase (Sterbephase); dieses Verlaufsmuster findet sich z. B. oftmals bei unheilbaren Krebserkrankungen
- kontinuierlicher Abbau der Funktionalität mit wiederholt auftretenden Episoden akuter, notfallmäßiger Verschlechterung und intermittierenden Phasen der Erholung, anzutreffen beispielsweise bei nicht-malignen Organerkrankungen (Herzinsuffizienz, chronisch-obstruktive Lungenerkrankung, terminale Niereninsuffizienz u. a.)
- langandauernder, eher schleichender Abbau körperlicher und kognitiver Funktionen, typischerweise zu beobachten bei gebrechlichen alten Menschen (**Frail Elderly**) und Menschen mit Demenz

In der Versorgungswirklichkeit finden sich häufig Mischformen dieser Verläufe. Dennoch lassen sich bei genauer Betrachtung die Grundmuster wiedererkennen, was zu einem besseren Verständnis der Bedürfnisse der Betroffenen und zu einer vorausschauenden Planung der Versorgung beitragen kann. Dabei rücken nicht zuletzt aufgrund der demografischen Entwicklung mit einem weiteren Anwachsen der Lebenserwartung – und damit einhergehend einer Zunahme chronischer, alterstypischer Erkrankungen – Aspekte der Versorgung am Lebensende zunehmend in das Blickfeld. Ein zunehmender Bedarf an palliativ orientierten Versorgungskonzepten ergibt sich daraus, dass auch bei weiteren Fortschritten in Prävention und kurativer Medizin chronisch fortschreitende Erkrankungen wie Demenz, Krebs- und Herz-Kreislauf-Erkrankungen das Versorgungsgeschehen in Zukunft noch stärker prägen werden als es bereits heute der Fall ist [14].

52.3 Versorgungskonzepte und -strukturen

52.3.1 Primärversorgung

An der Versorgung von Menschen am Lebensende sind neben familiären Strukturen, soweit vorhanden, oftmals viele unterschiedliche Personen und Dienste beteiligt. Im häuslichen Umfeld betreuen vor allem Hausärzte und Pflegedienste den Großteil der Betroffenen im Rahmen der Primärversorgung. Die Primärversorgung ist auch zukünftig die Basis der palliativen Versorgung, deren Ziel es ist, die Menschen so weit wie möglich und, wo gewünscht, im häuslichen bzw. vertrauten Umfeld zu betreuen.

Für Patienten und Angehörige ist der Hausarzt der erste Ansprechpartner im professionellen Gesundheitssystem, auch (und gerade) im Falle einer unheilbaren, fortschreitenden Erkrankung. Die im Idealfall über Jahre gewachsene Arzt-Patient-Beziehung, einhergehend mit einem biopsychosozialen Grundverständnis von Gesundheit und Krankheit, bietet Hausärzten die Chance, die Patienten, ihr Umfeld und ihre Wertvorstellungen und Erwartungen – und deren Veränderungen über die Zeit und unter veränderten Voraussetzungen – auch schon vor Ausbruch einer unheilbaren Erkrankung zu kennen. Dieses Vorwissen und die gelebten Erfahrungen sind für eine patientenzentrierte Versorgung von großem Wert und die kontinuierliche Betreuung der Patienten bis zum Tod gehört zum hausärztlichen Selbstverständnis. Gegenwärtig allerdings stehen der optimalen Ausschöpfung der Potenziale hausärztlicher Versorgung einige Barrieren entgegen; dazu gehören Defizite in der Aus-, Fort- und Weiterbildung ebenso wie Fehlanreize in den Vergütungssystemen zu Lasten gesprächs- und zeitintensiver Langzeitbetreuung. Ebenso notwendig ist hinsichtlich Qualifizierung und Vergütung die Weiterentwicklung der ambulanten palliativen Pflege.

52.3.2 Merkmale einer modernen Palliativversorgung

Grundlage der Palliativversorgung ist heute ein modernes Verständnis von Palliative Care, das auch in der Definition der Weltgesundheitsorganisation (WHO) zum Ausdruck kommt. Unterschieden werden in einem abgestuften Konzept ein palliativer Versorgungsansatz (auch sog. allgemeine Palliativversorgung) und die spezialisierte Palliativversorgung [13]. Demnach ist der palliative Versorgungsansatz ein Weg, um Haltungen und Arbeitsweisen der Hospiz- und Palliativversorgung in Strukturen, die keinen expliziten palliativmedizinischen bzw. -pflegerischen Fokus haben (Hausärzte bzw. die oben beschriebene Primärversorgung, Pflegedienste, Pflegeheime, allgemeine Krankenhäuser u. a.) zu integrieren. Eine wesentliche Voraussetzung dafür ist die Qualifizierung aller relevanten Berufsgruppen. Davon zu unterscheiden ist die spezialisierte Palliativversorgung, die von Hospizen, Palliativstationen, Palliative Care Teams und anderen Einrichtungen erbracht wird, deren Organisation und Personal schwerpunktmäßig auf die Versorgung von Palliativpatienten spezialisiert sind. Nach Expertenschätzungen haben ca. 10–15 % der Betroffenen einen besonders aufwendigen Versorgungsbedarf, der Interventionen durch die spezialisierte Palliativ- und Hospizversorgung erfordert [13].

Palliative Care

Palliative Care ist ein Ansatz, mit dem die Lebensqualität der Patienten und ihrer Familien verbessert werden soll, die mit einer lebensbedrohlichen Krankheit konfrontiert sind. Dies geschieht durch Vorbeugung und Linderung von Leiden mittels frühzeitigen Erkennens und fehlerloser Erfassung und Behandlung von Schmerzen und anderen psychischen, psychosozialen und spirituellen Problemen.

Die Hospiz- und Palliativversorgung hat sich in Deutschland wie auch international von Anfang an ganz vorrangig auf Patienten mit unheilbaren onkologischen Erkrankungen konzentriert; sowohl auf Palliativstationen als auch in stationären Hospizen und – soweit schon evaluiert – auch in den ambulanten Palliative Care Teams sind dies nach wie vor rund 90 % der betreuten Personen. Zunehmend aber werden auch schwerstkranke und sterbende Menschen mit anderen Diagnosen, etwa mit neurologischen, nephrologischen oder kardiologischen Krankheitsbildern, und vor allem alte und hochbetagte Menschen einbezogen [1]. Dabei stehen bei Menschen im höheren Lebensalter weniger bestimmte Einzelerkrankungen als vielmehr chronische Mehrfacherkrankungen (Multimorbidität) und Gebrechlichkeit (Frailty) mit kontinuierlichem Abbau körperlicher und kognitiver Funktionen im Vordergrund. Allerdings haben ältere Menschen sowie Menschen mit nicht-onkologischen Diagnosen bislang vielfach einen erschwerten Zugang zu palliativen Versorgungskonzepten. Ein Grund dafür dürfte in den unterschiedlichen Krankheitsverläufen (siehe Abschnitt 2) liegen, die die Antizipation des Versorgungsbedarfs und das Bewusstsein für den lebenslimitierenden Charakter einer Erkrankung erschweren.

Während sich die Palliativversorgung in der Vergangenheit vor allem auf das Lebensende im engeren Sinne (Sterbephase) bezog, geht der moderne Ansatz weiter und schließt auch frühere Stadien chronischer, unheilbarer Erkrankungen ein. In der Kinderhospiz- und Palliativarbeit galt dies vor allem aufgrund der sich grundsätzlich unterscheidenden Krankheitsbilder bereits von Beginn an. Nun wird dieses erweiterte Verständnis durch neuere Forschungsergebnisse bei Patienten mit Lungenkrebs untermauert, wonach eine frühzeitige Integration von Palliative Care in die Versorgung, parallel zur routinemäßigen onkologischen und sonstigen Therapie, u. a. die Lebensqualität der Patienten verbessert, depressive Symptome reduziert und – obwohl nicht primär intendiert – sogar das mittlere Überleben verlängert [16].

Verbunden mit dem modernen Verständnis einer umfassenden, multiprofessionellen und teamorientierten Hospiz- und Palliativversorgung ist zudem die Arbeit in regionalen Netzwerken, in die alle wesentlichen Partner der allgemeinen und spezialisierten, ambulanten und stationären Versorgung einbezogen sind und die koordiniertes Handeln und Versorgungskontinuität für die Patienten ermöglicht.

52.3.3 Spezialisierte Palliativversorgung im deutschen Gesundheitswesen

Für die Versorgung im häuslichen Bereich, aber gültig auch für die Versorgung von Heimbewohnern, wurde mit der Gesundheitsreform 2007 erstmals ein Anspruch auf spezialisierte ambulante Palliativversorgung (**SAPV**) sozialgesetzlich verankert (§ 37 b SGB V). Je nach Bedarf kann SAPV in Form von Beratung, Koordination, Teil- oder Vollversorgung erbracht werden. Die Umsetzung in die Versorgungspraxis mittels konkreter Vertragsabschlüsse mit den Krankenkassen verlief zunächst allerdings eher schleppend: Bis Ende 2011 waren bundesweit rund 200 SAPV-Verträge zwischen Krankenkassen und Leistungsanbietern abgeschlossen (Schätzung aufgrund der von der Kassenärztlichen Bundesvereinigung (KBV) vergebenen sogenannten Betriebsstättennummern; nach Expertenschätzungen sind etwa 330 Palliative Care Teams zur Bedarfsdeckung erforderlich). Eine Flächendeckung ist demnach bislang bei weitem nicht erreicht, insbesondere in den ländlichen Versorgungsregionen gibt es aufgrund der grundsätzlich notwendigen konzeptionellen Variabilität z. T. große Defizite.

Die bestehenden SAPV-Verträge unterscheiden sich hinsichtlich ihrer Strukturmerkmale wie Multiprofessionalität und Personalstärke, ihrer inhaltlichen Leistungen sowie ihrer Vergütung zwischen den Bundesländern erheblich; u. a. aufgrund der auf Länderebene verorteten Vertragskompetenz der Krankenkassen. Dies führt dazu, dass zum jetzigen Zeitpunkt wenig Transparenz über das Versorgungsgeschehen und kaum Vergleichbarkeit zwischen den unterschiedlichen Verträgen und damit verbundenen konzeptionellen Ansätzen besteht [15]. Gegenstand der aktuellen Diskussion ist darüber hinaus in diesem Zusammenhang die notwendige Weiterentwicklung der Primärversorgung bzw. allgemeinen ambulanten Palliativversorgung im Hinblick auf deren Organisation, Qualifizierung und Vergütung – als die unabdingbare Basis für die SAPV.

Im **Krankenhaus** sind die gängigen Organisationsformen spezialisierter Palliativversorgung zum einen **Konsiliardienste,** die Patienten bei entsprechendem Bedarf auf Normalstationen (mit)behandeln, und zum anderen **Palliativstationen** (derzeit rund 230 in Deutschland). Dabei gelten prinzipiell die bestehenden Grundsätze der Vergütungen von stationärer Krankenhausbehandlung. Das heißt: Die individuelle Behandlungssituation des Betroffenen wird entsprechend der gültigen Fassung des Klassifikationssystems G-DRG kodiert und der resultierende Fallwert geltend gemacht. Die Besonderheiten der Palliativbetreuung werden dabei in der Form berücksichtigt, dass hier ein eigener Operations- und Prozedurenschlüssel (OPS Code 8-982) eingeführt wurde, der über inhaltliche Leistungsbeschreibung eine „palliativmedizinische Komplexbehandlung" definiert [15].

52.3.4 Ambulante und stationäre Hospizarbeit

Die Hospizarbeit ist wesentlicher Ausdruck der in Deutschland vor rund 30 Jahren gestarteten Hospizbewegung, auf deren Basis sich letztlich auch die Palliativmedizin dynamisch entwickelt hat. Der Begriff Hospiz bezeichnet nicht in erster Linie eine Institution, sondern steht vielmehr für eine Haltung, eine Kultur des Umgangs mit schwerstkranken und sterbenden Menschen in unserer Gesellschaft. Die Hospizarbeit hat von Beginn an das umfassende Verständnis des „Total Pain" mit dem multidimensionalen und multiprofessionellen Ansatz der ärztlichen, pflegerischen, psychosozialen und spirituellen Betreuung und Begleitung von Schwerstkranken und Sterbenden und ihrer Angehörigen – im Sinne des integrativen Ansatzes von Hospizkultur und Palliativkompetenz – zugrunde gelegt. Den Kern der Hospizarbeit bildet das Ehrenamt, in engem Zusammenwirken mit hauptamtlichen Strukturen. Schätzungsweise 80 000 Menschen engagieren sich in Deutschland ehrenamtlich für die Hospizarbeit. Dies spiegelt die Solidarität mit schwerstkranken und sterbenden Menschen in unserer Gesellschaft wider. Wichtige Organisationsformen sind stationäre Hospize und ambulante Hospizdienste, in den letzten Jahren zunehmend auch eigene Einrichtungen für Kinder und Jugendliche.

▶ **Stationäre Hospize** (derzeit rund 195 in Deutschland) sind der spezialisierten Hospiz- und Palliativversorgung zuzurechnen. Sie sind kleine Einrichtungen mit 8 bis 16 Betten, einem familiären Charakter und zugleich einer hoch qualifizierten und professionellen palliativpflegerischen und psychosozialen Betreuung. Die ärztliche Kompetenz wird durch Hausärzte, Fachärzte und die Palliativärzte der SAPV-Teams erbracht. Nach § 39 a Sozialgesetzbuch V haben gesetzlich krankenversicherte Patienten Anspruch auf stationäre oder teilstationäre Versorgung in Hospizen, wenn eine ambulante Versorgung nicht hinreichend möglich und eine Krankenhausbehandlung nicht erforderlich ist. Seit 1997 ist die Finanzierung der stationären Hospize durch die gesetzlichen Krankenkassen und Pflegekassen im Sozialgesetzbuch V (§ 39 a, Abs. 1 SGB V) geregelt; eine grundlegende Neuordnung dieser Regelungen, mit denen vor allem die Betroffenen selbst von einem Eigenbeitrag befreit wurden, erfolgte 2009. Das Gesetz sieht zudem vor, dass die stationären Hospize nach wie vor einen

Anteil von 10% (Kinderhospize 5%) des sog. Tagesbedarfssatzes selbst tragen, z. B. durch Einwerbung von Spendengeldern.

▶ **Ambulante Hospizdienste** (heute rund 1500 in Deutschland) haben ihren Schwerpunkt in der ehrenamtlichen Begleitung und psychosozialen Unterstützung der Betroffenen und ihrer Familien, vor allem zuhause, inzwischen aber auch zunehmend in den stationären Pflegeeinrichtungen, in Krankenhäusern und Palliativstationen. Voraussetzung für eine Förderung durch die gesetzlichen Krankenkassen ist die Koordination der vor allem ehrenamtlich tätigen Dienste durch eine Koordinationsfachkraft. Die Förderung der ambulanten Hospizdienste durch die gesetzliche Krankenversicherung wurde im Jahre 2002 im § 39a Abs. 2 SGB V geregelt und im Jahre 2009 zur Erreichung einer besseren Absicherung der Hospizdienste grundlegend neu geordnet. Sie richtet sich nach der Zahl der geleisteten Sterbebegleitungen und der Anzahl einsatzbereiter ehrenamtlicher Mitarbeiter. Auch hier gibt es keine Vollfinanzierung; gefördert werden die Vorbereitungskurse und die Personalkosten der hauptamtlichen Kraft.

Trotz einiger Umsetzungsprobleme bleibt insgesamt festzuhalten, dass die Zahl hospizlicher und palliativer Versorgungsstrukturen in den letzten Jahren insgesamt erheblich zugenommen hat. Bezüglich der Strukturmerkmale nimmt Deutschland im europäischen Vergleich einen Platz im oberen Drittel ein, Spitzenreiter ist Großbritannien [12]. Allerdings kann die positive Gesamtentwicklung nicht darüber hinweg täuschen, dass die Verfügbarkeit regional zwischen den einzelnen Bundesländern, aber auch zwischen den städtischen und ländlichen Regionen, sehr unterschiedlich ausfällt (mit teilweise sehr gut ausgebauten Strukturen in städtischen und wenigen Angeboten in vielen ländlichen Gebieten).

52.3.5 Spezifische Zielgruppe: ältere Menschen

Die meisten Menschen sterben heute im höheren oder hohen Lebensalter: etwa 70% im Alter von über 70 Jahren, fast 50% im Alter von über 80 Jahren. Viele alte und hochbetagte Menschen sterben einsam und bedürfen des wertschätzenden Umgangs und des Gefühls, „dass sie ihre Bedeutung für andere Menschen noch nicht verloren haben" [5]. Sie haben infolge der häufig vorhandenen Multimorbidität, ihrer Lebenssituation und ihrer spezifischen körperlichen und seelischen Belastungen in der Regel andere Bedürfnisse und Ansprüche an eine palliative Betreuung als Menschen mit einer onkologischen Erkrankung. Mit steigendem Lebensalter dominieren – weiter zunehmend – bei den Todesursachen Krankheiten des Kreislaufsystems vor Krebserkrankungen, wie zu Beginn dieses Kapitels ausgeführt. Ein differenziertes Bild ergibt sich, wenn man den Sterbeort berücksichtigt: So ist bei zu Hause lebenden Senioren davon auszugehen, dass etwa 19% im Rahmen eines Tumorleidens versterben, 21% durch eine chronische Organerkrankung (z. B. Herzinsuffizienz, COPD), 14% im Rahmen einer Demenz und 28% im Rahmen eines Gebrechlichkeitssyndroms [6].

In den letzten Jahren ist das Thema des würdigen Sterbens im Alter und der palliativen Geriatrie zunehmend thematisiert worden (z. B. [7, 8]). Im Fokus steht dabei häufig die stationäre Pflegeeinrichtung. Der Deutsche Hospiz- und PalliativVerband (DHPV) (damals Bundesarbeitsgemeinschaft Hospiz – BAG Hospiz) hat im Jahre 2006 Indikatoren und Empfehlungen zur „Hospizkultur und Palliativkompetenz im Alten- und Pflegeheim" herausgegeben (www.dhpv.de). In vielen stationären Pflegeeinrichtungen sind in den letzten Jahren entsprechende Organisationsentwicklungsprozesse sowie eine Qualifizierung der Mitarbeiter initiiert worden.

Eine stärkere Fokussierung palliativer Versorgungskonzepte auf ältere Menschen mit chronisch-progredienten Erkrankungen ist geboten; eine Forderung, die angesichts der demografischen Entwicklung zukünftig noch weiter an Bedeutung gewinnen wird [4].

52.3.6 Qualifizierung

Zur (Weiter-)Qualifizierung der Gesundheitsberufe, die schwerstkranke und sterbende Menschen betreuen, wurden in den letzten Jahren unterschiedliche Maßnahmen ergriffen. Bezogen auf die Ärzte hat der Deutsche Bundestag im Jahr 2009 die Approbationsordnung dahingehend überarbeitet, dass Palliativmedizin als neues Pflichtfach im Medizinstudium aufgenommen wurde. Konkret bedeutet die Neuerung, dass Medizinstudierende zum Beginn ihres praktischen Jahres ab August 2013 einen Leistungsnachweis in Palliativmedizin vorlegen müssen. Somit besteht die Aussicht, dass sich palliativmedizinisches Wissen und entsprechende Fertigkeiten zumindest mittelfristig in der Breite verbessern werden. Bereits praktizierende Ärzte können seit Einführung der Zusatzbezeichnung Palliativmedizin im Jahre 2003 nach Abschluss einer Facharztweiterbildung diese Zusatzbezeichnung erwerben und sich damit auf diesem Gebiet subspezialisieren.

Die palliative Pflege wurde 2003 in das Krankenpflegegesetz und darauf aufbauend auch in die Ausbildungs- und Prüfungsverordnung für die Berufe in der Krankenpflege aufgenommen. Eine strukturierte weiterführende Qualifikationsmöglichkeit für die Pflege existiert in Deutschland in Form des „Basiscurriculums Palliative Care". Die Qualifizierung der ehrenamtlichen Mitarbeiter ist in Deutschland verbindlich. Für das entsprechende Curriculum hat der DHPV (damals BAG Hospiz) Qualitätsanforderungen veröffentlicht. Darüber hinaus gibt es innerhalb der Deutschen Gesellschaft für Palliativmedizin (DGP) und des Deutschen Hospiz- und PalliativVerbands (DHPV) als federführende Organisationen unterschiedliche Initiativen und Arbeitskreise, die sich mit der Aus-, Fort- und Weiterbildung beispielsweise von Physiotherapeuten und psychosozialen Berufsgruppen beschäftigen.

52.4 Entscheidungsfindung am Lebensende

Den Bedürfnissen und dem Willen der Betroffenen gerecht zu werden, ist eine entscheidende Aufgabe für Ärzte sowie Pflegende bei der Versorgung von Menschen am Lebensende. Idealerweise besprechen der Patient, die Familie und die beteiligten Gesundheitsprofessionen frühzeitig einsetzend und kontinuierlich fortgesetzt die Planung und Umsetzung der Versorgung entlang dem Willen und den Möglichkeiten des Patienten, sodass sich aus einem Prozess kontinuierlicher Diskussion und Anpassung der individuelle, dem Krankheitsverlauf entsprechende, Versorgungsplan ergibt (Advanced Care Planning).

Nicht selten werden Entscheidungsfindung und Handlungsplanung durch nachlassende kognitive Leistungsfähigkeit der Patienten, einhergehend mit Defiziten, entsprechend erschwert. Wie bei der Charakterisierung der Krankheitsverlaufsmuster bereits ausgeführt, betrifft dies oftmals Menschen mit Demenz, kann aber auch im Rahmen von anderen Erkrankungen wie schwerer Herz-, Lungen- oder Niereninsuffizienz oder Krebserkrankungen auftreten.

52.4.1 Patientenverfügung

Hilfreiche Instrumente können Patientenverfügungen, gegebenenfalls in Verbindung mit Vorsorgevollmachten sein. Mit einer Patientenverfügung (PV) legt der Patient seinen persönlichen Willen zur Durchführung beziehungsweise Unterlassung medizinischer Untersuchungen und Behandlungen sowie lebensverlängernder Maßnahmen für den Fall fest, dass er selbst nicht mehr in der Lage ist, seinen Willen zu bekunden. Vorsorgevollmachten (VV) werden oftmals zusammen mit Patientenverfügungen verfasst. Mit ihnen wird ein (naher) Angehöriger beziehungsweise Bevollmächtigter bestimmt, der die Belange des Vollmachtgebers in kritischen Situationen, wenn der Betroffene nicht mehr handlungsfähig ist, vertreten soll.

Ob und gegebenenfalls in welcher Form der Umgang mit Patientenverfügungen gesetzlich geregelt werden sollte, war für lange Zeit Gegenstand kontroverser Diskussionen in Politik, Öffentlichkeit und Fachkreisen. 2009 schließlich hat der Deutsche Bundestag ein Gesetz zur Änderung des Betreuungsrechts verabschiedet, das die Verbindlichkeit von Patientenverfügungen mit den §§ 1901 a und 1901 b BGB regelt. Demnach ist eine von einer einwilligungsfähigen Person für den Fall des späteren Verlusts der Einwilligungsfähigkeit verfasste schriftliche Patientenverfügung verbindlich. Dies gilt unabhängig von Art und Stadium einer Erkrankung. *Zu prüfen ist*, so der Gesetzestext, *ob die Festlegungen auf die aktuelle Lebens- und Behandlungssituation zutreffen.* Ist dies nicht der Fall oder liegt keine Patientenverfügung vor, haben der behandelnde Arzt und der Betreuer den mutmaßlichen Willen des Patienten *aufgrund konkreter Anhaltspunkte* zu ermitteln, wobei *insbesondere frühere mündliche oder schriftliche Äußerungen, ethische und religiöse Überzeugungen und sonstige persönliche Wertvorstellungen* zu berücksichtigen sind. Nur in den Fällen, in denen zwischen behandelndem Arzt und Betreuer kein Einvernehmen über den Patientenwillen besteht, ist eine Entscheidung durch das Betreuungsgericht notwendig. Das Gesetz betont insbesondere auch die Einbeziehung Angehöriger und anderer Vertrauenspersonen in die Entscheidungsprozesse [3].

Nach einer neueren bevölkerungszentrierten Befragung [9] haben 17% der Menschen in Deutschland eine Patientenverfügung verfasst, vor allem Personen höheren Alters und von hohem Sozialstatus, sowie Personen, die in einer Partnerschaft leben. Die Befragten gaben als wesentlichen Grund für das Verfassen einer Patientenverfügung den Wunsch nach Selbstbestimmung an. Weiterhin spielen Erlebnisse im Familien- und Freundeskreis, die mit Krankheit oder Tod assoziiert sind, eine wichtige Rolle. Ein wesentlicher Grund, sich gegen das Verfassen einer Patientenverfügung zu entscheiden, ist das Vertrauen in Familie, Freunde und Ärzte. Rund ein Fünftel der Befragten gab an, sich nicht mit Fragen zur Patientenverfügung auseinandersetzen zu wollen.

Insgesamt scheint die Verbreitung von Patientenverfügungen in der Bevölkerung zugenommen zu haben, wenn man Vergleichsdaten des sozioökonomischen Panels (SOEP) heranzieht (10% im Jahr 2007). Dies könnte Folge der öffentlichen Diskussion im Zuge des Patientenverfügungsgesetzes sein. Andererseits ist festzuhalten, dass nur ein kleiner Teil der Menschen in Deutschland eine Patientenverfügung hat beziehungsweise entsprechenden Handlungsbedarf sieht. Eine Rolle dürften auch Informationsdefizite über rechtliche und organisatorische Fragen spielen (wie etwa Reichweite, Verbindlichkeit, Formalitäten).

52.5 Übergreifende gesellschafts- und gesundheitspolitische Initiativen

Unsere Gesellschaft steht vor großen Herausforderungen. Mit der Alterung der Bevölkerung und der Zunahme chronischer Erkrankungen wird der palliative Versorgungsbedarf weiter wachsen. Es gibt nach wie vor große Defizite, nicht nur bezogen auf die palliativen Versorgungsstrukturen und einen verbesserten Zugang für alle bedürftigen Gruppen, sondern auch bezogen auf den hohen Forschungsbedarf und den Ausbau einer verstärkt interdisziplinären Forschung, auch im Sinne einer Versorgungsforschung, deren Erkenntnisse für anstehende Weiterentwicklungen essenziell sind. Die politischen Strategien und Initiativen zur Weiterentwicklung der Palliativversorgung sind bislang häufig Einzelinitiativen, die punktuell erfolgen und wenig aufeinander abgestimmt sind. Abschließend werden zwei Initiativen vorgestellt, die mit unterschiedlichen Ansätzen das Ziel haben, die Rahmenbedingungen für eine Versorgung am Lebensende systematisch weiter zu entwickeln.

▶ **Gesundheitswissenschaftliches Forschungsprojekt:** In einem gesundheitswissenschaftlichen Forschungsprojekt wurden mit Hilfe der Delphi-Methode rund 330 Akteure auf der Meso- und Makroebene des deutschen Gesundheitswesens befragt (z. B. Repräsentanten von Fachgesellschaften, Selbstverwaltung, Patientenorganisationen, Krankenkassen), um Ziele und Maßnahmen zur Weiterentwicklung der Versorgung von Menschen am Lebensende zu formulieren. Als Zwischenergebnis wurden 14 Einzelmaßnahmen definiert, deren inhaltliche Schwerpunkte in den Bereichen Patientenorientierung sowie Zusammenarbeit und Qualifizierung von Gesundheitsberufen liegen. Deutlich wird auch der Entwicklungsbedarf der hausärztlich und pflegerisch getragenen Primärversorgung von Menschen am Lebensende. In der abschließenden Projektphase wurden die Maßnahmen priorisiert, um abgestufte Empfehlungen für politische Entscheidungsprozesse zu geben [2].

▶ **Charta zur Betreuung schwerstkranker und sterbender Menschen in Deutschland:** Die Deutsche Gesellschaft für Palliativmedizin, der Deutsche Hospiz- und PalliativVerband und die Bundesärztekammer haben die Charta zur Betreuung schwerstkranker und sterbender Menschen in Deutschland initiiert (www.charta-zur-betreuung-sterbender.de). Die Initiative geht zurück auf eine europäische Initiative, die Budapest Commitments, die unter Beteiligung von 19 europäischen Ländern auf dem 10. Kongress der European Association for Palliative Care im Jahr 2007 vereinbart wurden.

Im Rahmen eines von den Trägern moderierten Konsensusverfahrens wurden in unterschiedlichen Arbeitsgruppen und mit Beteiligung von über 150 Organisationen, Institutionen und Einzelpersonen, die in diesem Bereich gesellschaftliche und gesundheitspolitische Verantwortung tragen, gemeinsame Ziele, Strategien und Forderungen formuliert und mit den am sog. Runden Tisch vertretenen über 50 Organisationen und Institutionen aus Gesellschaft und Gesundheitssystem einvernehmlich verabschiedet. Die Ergebnisse wurden im Herbst 2010 der Öffentlichkeit vorgestellt, gegliedert in fünf Leitsätze:
- gesellschaftspolitische Herausforderungen – Ethik, Recht und öffentliche Kommunikation
- Bedürfnisse der Betroffenen – Anforderungen an die Versorgungsstrukturen
- Anforderungen an die Aus-, Weiter- und Fortbildung
- Entwicklungsperspektiven und Forschung
- europäische und internationale Dimension

Die Charta ist auf große Resonanz gestoßen – mehr als 400 Organisationen und Institutionen und über 380 Einzelpersonen haben die Charta zwischenzeitlich unterzeichnet. In einem Nachfolgeprojekt in den Jahren 2012 – 2013, gefördert von der Robert Bosch Stiftung und dem Bundesministerium für Familie, Senioren, Frauen und Jugend, soll nun die Implementierung der Charta vorangebracht werden, mit dem Ziel, ihre Inhalte und Anliegen weiter zu verbreiten, ihre Ziele in Projekten und Teilprojekten zu realisieren und sie schließlich im Sinne eines Gesamtkonzepts zu einer nationalen Strategie zur Betreuung schwerstkranker und sterbender Menschen weiter zu entwickeln – eine große Chance zur Bewältigung der anstehenden Aufgaben in der Zukunft.

52.6 Literatur

[1] Alt-Epping B, Geyer A, Nauck F. Palliativmedizinische Konzepte bei nicht-onkologischen Grunderkrankungen. Dtsch Med Wochenschr 2008; 133: 1745–1749
[2] Behmann M, Jünger S, Radbruch L, Schneider N. Public Health actions to improve palliative care in Germany: Results of a three-round Delphi study. Health Policy 2012; doi: 10.1016/j.healthpol.2012.03.014
[3] Borasio GD, Heßler HJ, Wiesing U. Patientenverfügungsgesetz. Umsetzung in der klinischen Praxis. Dtsch Arztebl 2009; 106: A 1952–A1957
[4] Davies E, Higginson IJ. Better Palliative Care for Older People. Copenhagen, WHO Regional Office for Europe; 2004
[5] Elias N. Über die Einsamkeit der Sterbenden in unseren Tagen. Suhrkamp; 2002
[6] Gill TM, Gahbauer EA, Han L et al. Trajectories of Disability in the Last Year of Life. N Engl J Med 2010; 362: 1173–1180
[7] Heimerl, K. Orte zum Leben – Orte zum Sterben. Freiburg im Breisgau: Lambertus Verlag; 2008

[8] Heller A, Kittelberger F. Hospizkompetenz und Palliative Care im Alter. Eine Einführung. Freiburg im Breisgau: Lambertus Verlag; 2010

[9] Klindtworth K, Schneider N, Radbruch L, Jünger S. Versorgung am Lebensende – Vorstellungen, Wissen und Haltungen. In: Böcken et al., Hrsg. Gesundheitsmonitor 2011. Gütersloh: Verlag Bertelsmann Stiftung; 2012: 173–192

[10] Kruse A. Das letzte Lebensjahr. Zur körperlichen, psychischen und sozialen Situation des alten Menschen am Ende seines Lebens. Stuttgart: Kohlhammer Verlag; 2007

[11] Lunney JR, Lynn J, Foley DS et al. Patterns of functional decline at the end of life. JAMA 2003; 289: 2387–2397

[12] Martin-Moreno JM, Harris M, Gorgojo L et al. Palliative care in the European Union. Brüssel: European Parliament, Policy Department, Economic and Scientific Policy, 2008 (Ref. PE 404 899). Im Internet: www.europarl.europa.eu/activities/committees/studies/download.do?file=21 421; Stand: 27.01.2012

[13] Radbruch L, Payne S and the Board of Directors of the European Association for Palliative Care. White paper on standards and norms for hospice and palliative care in Europe. Part 1. Eur J Pall Care 2009; 16: 278–289

[14] Schmacke N. Palliativmedizin unter Betrachtung des demografischen Wandels. Was kann sich die Gesellschaft leisten? Med klein 2007; 102: 582–585

[15] Schneider N, Maier BO. Palliativmedizin im gesellschaftlichen System: Gesundheitssystemische und -ökonomische Perspektiven. In: Schnell MW, Schulz C, Hrsg. Basiswissen Palliativmedizin. Heidelberg: Springer; 2012: 271–281

[16] Temel JS, Greer JA, Muzikansky A et al. Early palliative care for patients with metastatic non-small-cell lung cancer. N Engl J Med 2010; 363: 733–742

53 Medikationsadhärenz – kritische Betrachtung und Anregungen für ein neues Verständnis

Sonja Marbaise

Eine der am häufigsten zitierten Aussagen in Bezug auf die Therapietreue von Haynes et al. macht die Bedeutung der Medikationsadhärenz deutlich [12]:
"Increasing the effectiveness of adherence interventions might have a far greater impact on the health of the population than any improvement in specific medical treatments."

53.1 Einführung

Schon die Hippokrates zugeschriebene Schrift *Dekorum* mit dem Rat, den Patienten genau im Auge zu behalten, da diese oftmals nicht die Wahrheit in Bezug auf die Einnahme ihrer Medikation erzählen und in der Folge aufgrund der fehlenden Medikationseinnahme versterben können, ist ein frühes Zeugnis fehlender Therapietreue.

Fehlende Therapietreue von Patienten – im deutschsprachigen Raum häufig nach der alten Begrifflichkeit „Compliance" bezeichnet – verursacht nach Schätzungen der Bundesvereinigung deutscher Apothekerverbände bereits 2007 allein in Deutschland geschätzte 10 Milliarden Euro jährliche Kosten. Gerade die Alterung der Gesellschaft und eine steigende Zahl chronisch Kranker [25] verursacht durch dieses Verhalten nicht nur persönlich schwerwiegende Folgen wie längere Klinikaufenthalte, höhere Morbidität und Mortalität [24], sondern belastet auch Krankenkassen – mithin auch Mitversicherte – sowie öffentliche Haushalte, nicht nur in Deutschland, sondern annähernd weltweit.

Das Ziel dieses Beitrags ist es daher
- einen Überblick zum Thema Medikationsadhärenz zu skizzieren,
- eine Kritik des aktuellen Diskurses vorzunehmen,
- Anstöße für ein neues Verständnis Diskussionen anzuregen.

53.2 Hintergrund

53.2.1 Adhärenz – Definition und Messung

Grundsätzlich wird unter Compliance bzw. Adhärenz das Maß verstanden, in welchem ein Patient den Anweisungen eines Gesundheitsberaters Folge leistet [25, 13]. Dies umfasst auch Bewegungs-, Verhaltens- oder Ernährungsvorgaben [24] oder ganz klassisch die Einnahme der Medikation.

Basierend auf einer veränderten Patienten-Arzt-Beziehung, welche weniger subordinativ und mehr auf Zusammenwirken im Rahmen einer gemeinsamen Verantwortung für einen Behandlungserfolg ausgerichtet sein soll, hat sich der Begriff Adhärenz gegenüber dem Begriff Compliance durchgesetzt, da es nicht nur darum geht, unkritisch Auflagen zu erfüllen [24].

Bei fehlender Medikationsadhärenz wird zwischen primärer und sekundärer Form unterschieden. Durchschnittlich werden 20 % aller Verschreibungen von den Patienten nicht eingelöst – primäre Nichtadhärenz [13]. Hinsichtlich der sekundären Nichtadhärenz – aller Arten von fehlender Therapietreue nach Einlösung der Verschreibung – kann die Adhärenz unterschiedlichste Formen annehmen, z. B. Auslassen von Dosierungen wegen Vergesslichkeit, Über- oder Unterdosierung, falsche Dosierungsfrequenz, Medikationsferien und unkorrekte Applikation [13]. Aber auch Formen von Adhärenz kurz vor dem Arzttermin über Medikationsferien bis hin zum Abbruch der Medikation nach Auftreten unerwünschter Nebenwirkungen fallen hierunter [13].

Die Berechnung der Gesamtadhärenzrate erfolgt hierbei nach folgender Formel:

$$\frac{\text{Anzahl der eingenommenen Medikamente}}{\text{Anzahl der verordneten Medikamente}}$$

Die berechneten Adhärenzraten werden per Konvention in drei Gruppen unterteilt: 0 – 19,9 % nicht adhärent, 20,0 – 79,9 % teilweise adhärent, 80,0 – 100,0 % adhärent [13, 24] (▶ Abb. 53.1).

Diese Gesamtadhärenz berücksichtigt jedoch nicht die Genauigkeit der Therapietreue im Hinblick auf die Qualität der Medikationseinnahme (entspricht die Einnahme immer genau dem Einnahmeschema) oder aber die Persistenz (wird das Einnahmeschema durchgehend befolgt) [18]. Hierdurch ergibt sich z. B. für den Patienten, der jeden Tag eine statt zwei verordneten Tabletten einnimmt, dieselbe Adhärenzrate wie für die Person, die eine Woche lang die Medikation nicht einnimmt und rechtzeitig zur ärztlichen Kontrolle eine Woche dem Medikationsschema folgt [24, 9].

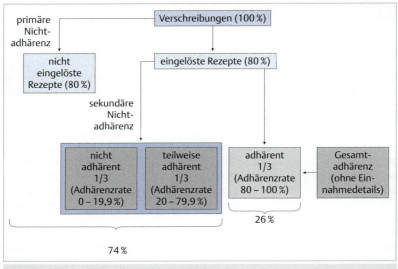

Abb. 53.1 Übersicht Medikationsadhärenz.

Die Messung der Adhärenz erfolgt durch direkte wie indirekte Methoden. Während direkte Methoden, wie Überwachung oder die Analyse biologischer Marker bzw. Konzentrationen in Körperflüssigkeiten, vor allem bei klinischen Studien angewandt werden und eine hohe Sensitivität aufweisen [8], sind die indirekten Methoden durch hohe Spezifität charakterisiert [2]. Die indirekten Methoden unterteilen sich grundsätzlich in solche mit Patientenbeteiligung, wie Patiententagebuch, Interviews, Zählen der Medikamente und elektronische Überwachung mit MEMS™ (Abschnitt ▶ 53.3.1) und diejenigen ohne Mitwirkung des Patienten wie klinische Schätzungen, Kontrolle therapeutischer Parameter oder Analyse von Apothekendaten [13]. (MEMS™: Medication Event Monitoring System; hierbei handelt es sich um eine Arzneidose mit Deckel, in welchem ein Mikro-Chip das Öffnen und Schließen der Dose mit Datum und Uhrzeit aufzeichnet. Diese Daten können kabellos übertragen und ausgewertet werden. MEMS™ wird von der Aardex Group angeboten [www.aardexgroup.com].) Allerdings unterliegen indirekte Methoden mit Patientenbeteiligung dem Hawthorne-Effekt, sodass im Ergebnis die Adhärenzraten von den Patienten selbst höher angegeben werden als sie tatsächlich sind.

> **Hawthorne-Effekt**
>
> Dieser Effekt wurde in den 1920er Jahren in einer Untersuchung in den Hawthorne-Werken, USA, entdeckt und besagt, dass Teilnehmer einer Untersuchung sich anders als natürlicherweise sonst verhalten, da sie wissen, dass sie Teilnehmer einer Studie sind und unter Beobachtung stehen.

53.2.2 Gründe für nicht adhärentes Verhalten

Gesundheitspsychologie und -soziologie

Mögliche Gründe für dieses selbstschädigende Verhalten werden im Rahmen gesundheitssoziologischer sowie gesundheitspsychologischer Modelle genauer untersucht.

In der Gesundheitspsychologie werden üblicherweise Gesundheitsverhaltensmodelle, insbesondere das Modell gesundheitlicher Überzeugungen, die Theorie des geplanten Verhaltens oder das sozial-kognitive Prozessmodell gesundheitlichen Handelns verwendet (▶ Abb. 53.2).

Im Gegensatz zum Ansatz der Gesundheitspsychologie, welche die individuellen Verhaltensweisen ergründen will, versucht die Gesundheitssoziologie auf Basis der gesundheitspsychologischen Erkenntnisse Gruppen mit ähnlichem Gesundheitsverhalten zu identifizieren.

Gesundheitssoziologische Untersuchungen zeigen, dass auch in Industriestaaten wie Deutschland mit niedrigem sozioökonomischem Status eine höhere Morbidität und Mortalität einhergeht [16]. Zwar ist der grundlegende Mechanismus hinter diesem Effekt noch nicht ausreichend evaluiert, jedoch zeigt sich deutlich ein höherer Anteil von Risikofaktoren, wie z. B. Übergewicht bei Gruppen mit niedrigem sozioökonomischem Status [22].

Daneben sind zwar grundlegende Unterschiede bei der Gesundheit der Geschlechter im Hinblick auf Morbidität und Mortalität – Frauen leben länger, sind aber morbider [5, 11, 20] – erforscht, jedoch sind die Gründe noch nicht ausreichend analysiert.

Ein ähnliches Bild zeigt sich bei der Adhärenzforschung: Obwohl ein unterschiedliches Adhärenzverhalten der Geschlechter plausibel erscheint, konnten unsere Studienergebnisse dies nicht belegen [10].

Aber auch das Alter wird als Einflussfaktor auf das Adhärenzverhalten genannt. Denn neben der steigenden Anzahl von Krankheiten – 80 % der deutschen Bevölkerung leiden mindestens an einer Krankheit, im Durchschnitt hat ein Patient 4–7 chronische Erkrankungen [27] – bedeutet Alter auch einge-

D Medizinische Versorgung und Prävention

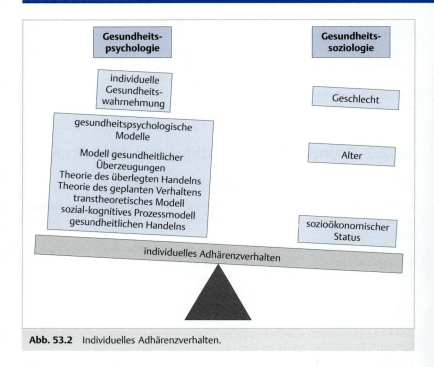

Abb. 53.2 Individuelles Adhärenzverhalten.

schränktes Sehen und Hören, Immobilität und Vergesslichkeit. Zudem ändert sich der sozioökonomische Status bezüglich Einkommen, beruflicher Situation und Stellung in der Gesellschaft.

Diese Vielfalt an Einflussfaktoren zeigt sich daher auch in den Ergebnissen von Adhärenzstudien: Für das individuelle Adhärenzverhalten spielen neben Begleitumständen, wie Alkoholproblemen, Vergesslichkeit und Selbstbild des Patienten [1, 14, 19], gemäß den Autoren auch krankheitsbezogene Faktoren wie Komplexität und Kosten der Therapie bzw. Dosierungshäufigkeit, Leidensdruck und Akzeptanz des Krankheitsbildes in der Gesellschaft eine große Rolle [13].

Studie der Weltgesundheitsorganisation WHO

Sabaté hat bereits im Jahre 2005 in einer Studie für die Weltgesundheitsorganisation [25] das bis dahin vorhandene Wissen zum Thema Adhärenz aggregiert und fünf Dimensionen der Adhärenz definiert:
- Verfassung der Patienten
- Gesundheitssystem- bzw. Gesundheitsfürsorgeteam-bezogene Faktoren
- soziologische und ökonomische Faktoren
- therapiebezogene Faktoren
- patientenbezogene Faktoren

Auch weitere Autoren wie Krueger et al. [18] oder Brown und Bussell [6] geben Überblicke über den Stand der Adhärenzforschung. Gemein ist allen, dass keine allgemeinen Schlüsse gezogen werden können und die angegebenen Adhärenzraten schwanken, wie z. B. bei Sabaté im Bereich von 15 – 75 % [25].

53.3 Ausgewählte Problembereiche

53.3.1 Messmethoden

Bereits oben angesprochen wurden die direkten und indirekten Methoden zur Messung. Problematisch ist hierbei das Zusammenspiel von Kontrollierbarkeit und Hawthorne-Effekt. Zwar ist bei direkten Methoden die Einnahme der Medikamente messbar, jedoch weiß der Patient um die Beobachtung. Somit entspricht das Einnahmeverhalten nicht demjenigen unter alltäglichen Umständen. Werden indirekte Methoden verwendet, kann eben gerade nicht die Einnahme kontrolliert werden. Auch das oftmals in Studien verwendete MEMS-System, bei dem die Öffnungszeitpunkte eines speziellen Medikationsbehältnisses gespeichert werden, kann dies nicht leisten. Neben dem hohen finanziellen und zeitlichen Aufwand leidet diese Methode unter der Schwäche, dass auch hier die Überprüfung der Einnahmegewohnheiten offensichtlich ist und die Ergebnisse wiederum dem Hawthorne-Effekt unterliegen.

53.3.2 Definition der Adhärenzgrenzen 20 % und 80 %

Einer der größten Kritikpunkte ist die Festlegung der Grenzen 20 % und 80 % zur Einteilung der Adhärenzstufen. Diese erscheint willkürlich und ist der Unterschiedlichkeit der Arzneimittel nicht angemessen. Allein aufgrund eines

D Medizinische Versorgung und Prävention

Tab. 53.1 Übersicht Forschungsergebnisse - Einflussfaktoren auf die Adhärenz.

Faktoren, die die A10B-Adhärenz beeinflussen könnten	Apotheke 1 (235 Datensätze mit A10B-Adhärenz-Info)			Apotheke 2 (112 Datensätze mit A10B-Adhärenz-Info)		
	Anzahl Datensätze	Chi-Quadrat Cramers V	signifikanter Faktor $\alpha = 0{,}001$; $\alpha = 0{,}05$	Anzahl Datensätze	Chi-Quadrat Cramers V	signifikanter Faktor $\alpha = 0{,}001$; $\alpha = 0{,}05$
• **Adhärenz zu C-Medikation** (adhärent/teilweise adhärent/nicht adhärent)	212	4,992 0,109	nein nein	81	4,701 0,170	nein nein
• **Geschlecht** (weiblich/männlich)	235	3,817 0,0127	nein nein	112	1,130 0,100	nein nein
• **Alter** (in Gruppen zu 20 Jahren, beginnend mit 30)	216	6,143 0,118	nein nein	94	6,541 0,187	nein nein
• **Anzahl der Apothekenbesuche** (in Gruppen zu je 40 Daten)	235	3,114 0,081	nein nein	112	6,293 0,168	nein nein
• **Summe der Ausgaben** (0 – 500€; 501 – 1000 €; >1000 €)	235	2,393 0,071	nein nein	112	8,027 0,189	nein nein
• **Krankenversicherung** (gesetzlich/privat)	230 (gesetzl.:pr – 216:14)	3,651 0,126	nein nein	112 (gesetzl.: pr. – 103:9)	5,927 0,230	nein nein
• **Betäubungsmittel** (ja/nein)	235 (ja:nein – 13:284)	1619 0,083	nein nein	112 (ja:nein – 5:107)	4,306 0,196	nein nein

Tab. 53.1 Fortsetzung

Faktoren, die die A10B-Adhärenz beeinflussen könnten	Apotheke 1 (235 Datensätze mit A10B-Adhärenz-Info)				Apotheke 2 (112 Datensätze mit A10B-Adhärenz-Info)			
• A02A (ja/nein)	235 (ja:nein – 25:272)	0,345 0,038	nein	nein	112 (ja:nein – 9:103)	7,924 0,266	nein	ja
• A04 (ja/nein)	235 (ja:nein – 2:295)	0,376 0,040	nein	nein	112 (ja:nein – 1:111)	0,653 0,076	nein	nein
• A11,12,13 (ja / nein)	235 (ja:nein – 86:211)	2,506 0,103	nein	nein	112 (ja:nein – 26:86)	2,852 0,160	nein	nein
• G03b-H (ja/nein)	233 (ja:nein – 22:275)	5,364 .151	nein	nein	112 (ja:nein – 10:102)	1,552 0,118	nein	nein
• G03X (ja/nein)	235 (ja:nein – 2:295)	3163 0,116	nein	nein	112 (ja:nein – 0:112)	keine Fälle		
• N02 (ja/nein)	235 (ja:nein – 167:130)	5873 0,158	nein	nein	112 (ja:nein – 57:55)	3,730 0,182	nein	nein
• N05 (ja/nein)	235 (ja:nein – 73:224)	2814 0,109	nein	nein	112 (ja:nein – 29:83)	7,132 0,252	nein	ja

Fortsetzung ▶

Tab. 53.1 Fortsetzung

Faktoren, die die A10B-Adhärenz beeinflussen könnten	Apotheke 1 (235 Datensätze mit A10B-Adhärenz-Info)				Apotheke 2 (112 Datensätze mit A10B-Adhärenz-Info)			
• N06 (ja/nein)	235 (ja:nein –56:241)	1646 0,084	nein	nein	112 (ja:nein –25:87)	0,334 0,055	nein	nein
• S01 (ja/nein)	235 (ja:nein –121:176)	1716 0,085	nein	nein	112 (ja:nein –34:78)	0,023 0,014	nein	nein
• S03 (ja/nein)	235 (ja:nein –1:296)	0,884 0,061	nein	nein	112 (ja:nein –4:108)	0,770 0,083	nein	nein

WHO ATC-Codes: C-Medikation für das kardiovaskuläre System; A02A-Antacida, A04-Antiemetika und Mittel gegen Übelkeit, A11-Vitamine, A12-Mineralstoffe, A13-Tonika, G03b-h-Androgene, Östrogene, Gestagene, Androgene und weibliche Sexualhormone in Kombination, Gestagene und Östrogene in Kombination, Gonadotropine und andere Ovulationsauslöser ,Antiandrogene, G03X-Andere Sexualhormone und Modulatoren des Genitalsystems, N02-Analgetika, N05-Psycholeptika, N06-Psychoanaleptika, S 01-Ophthalmika, S 03-Ophthalmologische und otologische Zubereitungen.

Krankheitsbilds gibt es Medikationsschemata, die zu mehr als 80 % eingehalten werden müssen, um effektiv wirken zu können, wie z. B. bei einer HIV-Infektion. Im Gegensatz hierzu gibt es sogenannten Forgiving Drugs, welche Fehler bei der Einnahme „verzeihen". Es spricht einiges dafür, die Adhärenzgrenzen zumindest wirkstoffgruppespezifisch festzulegen.

Zudem werden diese Grenzen nicht der Problematik von Überdosierungen gerecht, wenn der Patient die Medikation überdosiert. Auch dies ist ein Einnahmefehler. Ergebnisse unser Forschung auf Basis der Auswertung von Apothekendaten haben gezeigt, dass die untersuchten Diabetiker im Analysezeitraum durchschnittlich lediglich eine Versorgung mit Antidiabetika von 48,9 % bzw. 37,9 % der von der WHO festgelegten definierten Tagesdosen erhielten, während ihre Versorgung mit Medikation für das kardiovaskuläre System bei 222,3 % bzw. 176,6 % der definierten Tagesdosen lag [21].

53.3.3 Skalenniveau

Durch diese Festlegung der Adhärenzstufen in drei Teilbereiche wird zudem das Skalenniveau der Ergebnisse von Intervallskalenniveau auf Nominalskalenniveau herabgesenkt und damit die Möglichkeiten der statistischen Auswertungen massiv eingeschränkt. Unter anderem sind multivariate Analysen, welche eine genauere Untersuchung gesundheitspsychologischer Modell ermöglichen würden, somit nicht mehr möglich.

53.3.4 Erkenntnisgewinn durch klinische Studien

Ein weiterer Kritikpunkt liegt in der Gewinnung der Daten im Rahmen von klinischen Studien. Zwar gelten randomisierte kontrollierte Studien als Goldstandard und erreichen durch eine standardisierte Vorgehensweise ein einheitliches Studienniveau sowie eine gewisse Vergleichbarkeit [23], jedoch zielen sie darauf ab, die Wirksamkeit und Sicherheit von Medikamenten, Verfahren oder Annahmen mit möglichst hoher interner Validität zu bestätigen. Hingegen wollen Effektivitätsstudien die Auswirkungen unter realen Bedingungen erfassen. Obwohl die Notwendigkeit klinischer Settings in keinem Fall geschmälert werden soll, scheinen sie jedoch gerade bzgl. der Untersuchung von Adhärenzverhalten in mehreren Punkten suboptimal.

Zum einen werden in klinischen Settings direkte Methoden zur Messung der Adhärenz eingesetzt und die Ergebnisse daher durch den Hawthorne-Effekt beeinflusst. Zum anderen werden Patienten passend zum Studienfokus gezielt ausgewählt, durch das Studienprogramm geführt und während der gesamten

Dauer beobachtet bzw. regelmäßig nach vorab festgelegten Protokollen kontrolliert. Es fallen keine Kosten für den Patienten an, er muss nicht auf einen Arzttermin warten und sich nicht in der Apotheke die Medikationen besorgen, es finden keine Variationen im geplanten Therapieablauf und in der Regel auch keine Nachbetreuung statt. Zudem handelt es sich um einen begrenzten Zeitraum, in dem die Untersuchung stattfindet, während chronisch Kranke ihr Leben lang die Medikationsvorgaben befolgen sollten. D. h. die Bedingungen sind künstlich und entsprechen nicht den realen Bedingungen [23].

Darüber hinaus bestehen relevante Unterschiede in grundlegenden Charakteristika wie Dauer der Studie sowie Geschlossenheit und Homogenität der Patientengruppen [23], Fokussierung auf nur eine krankheitsbezogene Medikation trotz evtl. Multimorbidität, Minimierung von Störvariablen, Vorabfestlegung des Studienprotokolls, die Kostenfreiheit der medizinischen Versorgung oder gar Vergütung der Teilnahme sowie eine Run-in-Phase, in der Personen, die den Erfolg der Studie z. B. durch fehlende Therapietreue gefährden, ausgeschlossen werden [8]. In der Folge bedeutet dies, dass die Ergebnisse klinischer Studien unter realen Bedingungen i. d. R. nicht erreicht werden.

53.3.5 Problembereich bisherige Verhaltensmodelle

Wie oben dargestellt, werden in der Gesundheitspsychologie üblicherweise Gesundheitsverhaltensmodelle, insbesondere das Modell gesundheitlicher Überzeugungen, die Theorie des geplanten Verhaltens oder das sozial-kognitive Prozessmodell gesundheitlichen Handelns verwendet.

So sehr diese Modelle vewendbar sind, um in Gruppen Wahrscheinlichkeiten der Verhaltensänderung zu erklären und prognostizieren, so sehr zeigen vereinzelte Studien, dass dies aufgrund der Komplexität und gewisser nicht berücksichtigter Parameter nicht möglich ist. So haben Ergebnisse unserer Forschung gezeigt, dass etwa Diabetespatienten eine gänzlich andere Adhärenz bzgl. ihrer Diabetesmedikation zeigen als bzgl. der Medikation für ihre kardiovaskulären Erkrankungen [21]. Das bedeutet eine klare Trennung der Wahrnehmung bzgl. der verschiedenen Einnahmevorschriften und letztendlich auch eine reflektierte oder ignorante, allerdings intrapersonal unterschiedliche Verweigerung der Therapietreue. Dies stützt zwar die Ansicht Vermeires [26], dass Patienten ein Recht auf Verweigerung der Therapietreue haben, da sie immer ihren persönlichen Entscheidungen bzgl. der Therapie treu bleiben, bedeutet jedoch, dass das Adhärenzverhalten eines Patienten nicht in einem einzigen Modell erfasst sein kann.

53.3.6 Problembereich bisherige Gründe für fehlende Adhärenz

Aber auch die harten Faktoren, die die Adhärenz beeinflussen sollen, haben sich in unserer bisherigen Forschung als statistisch nicht relevant erwiesen. So haben weder die Kosten, das Geschlecht, das Alter oder die Anzahl der Medikamente einen statistischen Einfluss bei der Analyse von Apothekendaten, d. h. „Real-World Data" gezeigt [21].

▶ Tab. 53.1 gibt einen Überblick über die Forschungsergebnisse zu den Einflussfaktoren auf die Adhärenz.

53.4 Anregungen für ein neues Verständnis

53.4.1 Neue Zielsetzungen für klinische Studien

Wie oben bereits dargestellt sind klinische Studien eine grundlegende Notwendigkeit in der Forschung. Jedoch könnten sie in ihrer Ausgestaltung ergänzt werden, um weiterführende Informationen bzgl. der Adhärenzcharakteristika zu erhalten.

Bestimmung arzneimittelindividueller Adhärenzgrenzen

Eine sehr wichtige Funktion sollte darin liegen, dass im Rahmen von klinischen Studien die Adhärenzgrenzen individuell für das erforschte Arzneimittel festgelegt werden. Es gilt demnach nicht nur zu untersuchen, ob das Arzneimittel generell Wirkung zeigt, sondern auch bis zu welchem Adhärenzgrad das Mittel die gewünschte Wirkung zeigt und welcher Grad nicht unterschritten werden darf, um eine Wirkung noch gewährleisten zu können. Diese Information ist von enormer Bedeutung für den behandelnden Arzt, damit er genau darauf bei seiner Therapie achten und die Medikation bei verfügbaren Substituten mit anderen Adhärenzgrenzen dem Patientenverhalten anpassen kann.

Erforschung von Gründen für fehlende Adhärenz

Zumindest erscheint es sinnvoll, dass im Nachgang zu den klassischen klinischen Studien Effektivitätsstudien, die das tatsächliche Verhalten abbilden, durchgeführt werden [23]. Denn schon länger sind die Diskrepanzen zwischen den Ergebnissen klinischer Studien, den Effektivitätsstudien und dem tatsächlichen Verhalten bekannt. Am bedeutendsten scheint der Unterschied in der Adhärenz der Patienten [15, 23], da die Anzahl der Patienten, die die Therapie nicht fortführen, unter realen Bedingungen höher ist als in klinischen Studien [7, 8].

Zudem ließe sich in klinischen Studien die Run-in-Phase, in der die potenziell nicht therapietreuen Patienten ausgelesen werden, streichen. Denn gerade in Rahmen der Studie könnten Gründe ausgewertet werden, weshalb die Patienten nicht adhärent sind – z. B. wegen Schwierigkeit bei der Anwendung. Es wäre eventuell auch der Ansatz vielversprechend, diejenigen Patienten, die in der Run-in-Phase ausgeschlossen würden aufgrund ihrer niedrigeren Adhärenzschwelle in einer eigenen Gruppe zusammen zu fassen.

53.4.2 Beachtung der Mehrdimensionalität des Adhärenzverhaltens

Wie oben bereits dargelegt, haben unsere Forschungsergebnisse gezeigt, dass ein Patient nicht ein Adhärenzverhalten hat, sondern sein Verhalten je Medikation bewusst variiert. In der Folge bedeutet dies entweder, dass nicht nur ein Modell das Verhalten erklären kann oder dass das Modell Raum für Variationen bieten muss.

Studien zur Adhärenz sollten daher zukünftig z. B. bei Diabetikern nicht nur die Einnahme der Antidiabetika analysieren, sondern die gesamt Medikation des Patienten beleuchten. Eventuell lassen sich hierdurch Rückschlüsse auf die Gründe bzw. das Verhalten im Grundlegenden ziehen. Es stellt sich nämlich die ganz grundlegende Frage, ob der Patient reflektiert die Therapietreue verweigert oder aber hier eher unterbewusste Mechanismen Ablaufen und mithin die Annahme kognitiver Prozesse hinfällig ist. Dies muss zumindest diskutiert werden.

53.4.3 Erfordernis einer disziplinübergreifenden Zusammenarbeit

Klassischerweise liegt die Verantwortung für die Überwachung der Adhärenz beim (Haus-)Arzt. Jedoch hat sich gezeigt, dass das Problem komplexer ist als bisher gedacht. Es ist bisher nicht gelungen, in diesem Bereich Fortschritte zu machen, die einen signifikanten Einfluss auf das Adhärenzverhalten haben und dabei wirtschaftlich sinnvoll realisiert werden können.

Zudem sind die o. g. neuen Anregungen nicht ohne einen disziplinübergreifende Zusammenarbeit zu leisten. Da jeder Gesundheitsdienstleister nur eine Facette des Patienten erfasst, ergibt erst das Zusammenspiel von z. B. Arzt, Apotheker und Pflegedienst ein umfassenderes Bild. Es gilt den gesamten Menschen mit all seinen lebensbestimmenden Einflüssen zu erfassen.

53.4.4 Analyse von irrationalem Patientenverhalten – Anlehnung an die Verhaltensökonomie

Wie oben dargestellt, können die gesetzten gesundheitspsychologischen Modelle nicht in ausreichendem Umfang getestet werden. Zudem basieren sie alle auf kognitiven Annahmen. Jedoch scheint das Patientenverhalten zumindest irrationale Züge aufzuweisen. Denn obwohl offensichtlich ist, dass Patienten mit diesem Verhalten sich selbst schaden und die Folgen größtenteils nicht wieder kuriert werden können, schaffen sie keine Verhaltensänderung. Dabei scheint es doch nur ökonomisch rational, heute den eigenen Nutzen einzuschränken (z. B. durch Sport oder Diät), um in der Zukunft einen größeren Nutzen zu haben (z. B. durch eine bessere Gesundheit im Alter).

Bei genauerer Betrachtung drängen sich daher Parallelen zur Verhaltensökonomie, der Disziplin der Ökonomie, die sich mit irrationalem Verhalten beschäftigt, geradezu auf. Nachfolgend sollen einige Beispiele der Verhaltensökonomie [3] mit dem Adhärenzverhalten verglichen werden.

- **Verzerrung der Gegenwartwahrnehmung**
  Im Rahmen der Prokrastinationsforschung hat sich gezeigt, dass Menschen dem sogenannten Present Bias unterliegen. Dies bedeutet eine verzerrte Wahrnehmung der Gegenwart – die Gegenwart wird gegenüber der Zukunft überbewertet. Es ist wichtiger, welcher Nutzen sich heute bietet, als das, was in der Zukunft hinzugewonnen werden könnte. Das gilt auch, wenn es sich nur um kleine Eingriffe in den Alltag handelt, wie z. B. die Treppe statt des Lifts zu nehmen, heute für die Zukunft zu sparen oder die verordnete Medikation einzunehmen.
- **Mogeln**
  Wie oben bereits dargestellt, mogeln Patienten, wenn sie selbst Angaben über ihre Adhärenz geben sollen und geben sie höher an, als sie tatsächlich ist. Ganz ähnliche Ergebnisse erzielten Experimente, bei denen Studenten ihre eigenen Testergebnisse angeben sollten. Beiden Situationen haben außer der Mogelei auch gemein, dass die Teilnehmer zwar unehrlich sind, aber nur in einem gewissen Maß im Rahmen ihrer eigenen Moral.

- **Risikoaversion**
Übertragen lassen sich auch die Grundzüge der mit dem Nobelpreis bedachten Theorie der Risikoaversion von Kahneman und Tversky [17]. Diese Theorie besagt, dass Menschen eine negative Abweichung von ihrem Status Quo – also einen Verlust – unbedingt vermeiden möchten, selbst wenn sie im Gegenzug einen proportional höheren Nutzen in Zukunft erhalten könnten – „Besser den Spatz in der Hand, als die Taube auf dem Dach". Auch bei Patienten ist es nicht offensichtlich, weshalb auch kleine Abweichungen von der täglichen Routine z. B. durch die Einnahme von Medikation, so schwierig in der Umsetzung sind. Der Gedanke liegt nahe, dass die als ein Verlust des Status Quo an Lebensqualität eingestuft wird.
- **Hedonistische Anpassung**
Das Prinzip der hedonistischen Anpassung besagt, dass Menschen sich immer wieder ihrem Normalniveau an Zufriedenheit und Glücksempfinden annähern, auch wenn sich die Lebensumstände verändern. Das bedeutet, dass auch eine Gewöhnung an negative Ereignisse erfolgen kann [4] und z. B. Patienten sich nicht so schlecht fühlen wie gedacht, wenn sie erkranken. Dies senkt natürlich den Leidensdruck und eventuell damit auch die Motivation, alles für die Gesundheit zu tun. Dies könnte auch erklären, weshalb die Adhärenz bei chronisch Kranken Patienten mit der Zeit immer mehr abnimmt.

Anhand dieser Beispiele wird eine Parallelität deutlich und wirft die Frage auf, ob es neben der Verhaltensökonomie auch einer eigenen Disziplin der Gesundheitsverhaltensökonomie bedarf. Dies scheint angemessen in Hinblick darauf, dass hier nicht nur der größte Ausgabenanteil an allen Staatshaushalten betroffen ist, sondern dass das Gut Gesundheit nicht ohne weiteres dem Gut Geld gleichgestellt werden kann. Im finanziellen Bereich könnte ein Verlust wieder erwirtschaftet werden. Im Gesundheitsbereich ist das oftmals nicht der Fall.

53.5 Schlussfolgerung

Grundsätzlich scheint dem Bereich Adhärenz zu wenig Aufmerksamkeit zuteil zu werden. Obwohl die persönlichen und öffentlichen Belastungen durch fehlende Adhärenz enorm sind, kreist die Forschung im Wesentlichen um die gleichen Annahmen und Modelle. Dabei konnten bisher keine Methoden entwickelt werden, die Patientenadhärenz alltagstauglich, maßgeblich und dauerhaft zu verbessern.

Auch die klassische Verankerung lediglich beim Arzt scheint nicht mehr angemessen. Es gibt eine Vielzahl von Gesundheitsdienstleistern, die sich mit den Patienten beschäftigen und von daher ihre Erkenntnisse zu dem Bereich beisteuern könnten. Dieser Informationsgewinn sollte nicht verschwendet werden.

Ebenso muss die Ausgestaltung von klinischen Studien überdacht werden. Wesentliche Informationen, die zur Analyse des Adhärenzverhaltens beitragen könnten, gehen aufgrund des Studiendesigns verloren. Gerade bei diesen grundlegenden Studien könnten Gründe und Verhaltensweisen von Patienten im Hinblick auch auf die Therapietreue unter Beobachtungsbedingungen ermittelt und ausgewertet werden.

Ferner ist es an der Zeit, Grundlagen wie die Adhärenzgrenzen von 20 % und 80 % als nicht mehr sinnvoll einzustufen. Vielmehr sollte es spezifische Adhärenzgrenzen zumindest pro Wirkstoffgruppe geben, damit bei den Krankheitsbildern, die zur Erzielung eines Therapieerfolgs auch einer hohen Therapietreue bedürfen, der Arzt dem Patient die Notwendigkeit deutlich machen kann.

Insgesamt ist der Punkt erreicht, an dem die Sichtweise geändert und von anderen Disziplinen gelernt werden muss, um einen Fortschritt auf dem Gebiet zu ermöglichen. Denn was nützen sämtliche neuentwickelten Medikamente, wenn sie letztendlich von Patienten nicht eingenommen werden?

53.6 Literatur

[1] Aalto A-M, Uutela A. Glycemic Control, Self-Care Behaviors, and Psychosocial Factors Among Insulin Treated Diabetics: A Test of an Extended Health Belief Model. Int J Behav Med 1997; 3: 191–214
[2] Andrade S E, Kahler K H, Frech F, Chan K A. Methods for evaluation of medication adherence and persistence using automated databases. Pharmacoepidemiol Drug Safety 2006; 8: 565–574
[3] Ariely D. Denken hilft zwar, nützt aber nichts: Warum wir immer wieder unvernünftige Entscheidungen treffen (Aktualisierte und erw. Taschenbuchausg.). München: Knaur-Taschenbuch-Verl; 2010
[4] Ariely D. The upside of irrationality: The unexpected benefits of defying logic at work and at home. New York: Harper; 2010
[5] Babitsch B. Die Kategorie Geschlecht: Implikationen für den Zusammenhang zwischen sozialer Ungleichheit und Gesundheit. In: M. Richter & K. Hurrelmann, Eds. Gesundheitliche Ungleichheit. Grundlagen, Probleme, Perspektiven (1st ed.: pp. 271–287). Wiesbaden: VS Verl. für Sozialwiss; 2006
[6] Brown M T, Bussell J K. Mediation Adherence: WHO Cares? Mayo Clinic Proceedings 2011; 4: 304–314
[7] Davidson M H. Differences between Clinical Trial Efficacy and Real-world Effectiveness. Am J Managed Care 2006; 15: 405–411
[8] Farmer K C. Methods for measuring and monitoring medication regimen adherence in clinical trials and clinical practise. Clin Therapeut 1999; 6: 1074–1090

D Medizinische Versorgung und Prävention

[9] Fincham J E. Patient compliance with medications: Issues and opportunities. Binghamton, NY: Pharmaceutical Products Press; 2007

[10] Geisel-Marbaise S, Stummer H. Diabetes adherence – does gender matter? J Publ Health 2010; 3: 219–226

[11] Gerlinger T. Historische Entwicklung und theoretische Perspektiven der Gesundheitssoziologie. In: C. Wendt & C. Wolf, Hrsg. Soziologie der Gesundheit. Wiesbaden: VS Verl. für Sozialwiss.; 2006: 34–56.

[12] Haynes R B, et al. Interventions for helping patients to follow prescriptions for medications. Cochrane Database of Systematic Reviews. 2001; (Issue 1)

[13] Heuer H, Heuer S H, Lennecke K. Compliance in der Arzneitherapie: Von der Non-Compliance zu pharmazeutischer und medizinischer Kooperation. Stuttgart: Wissenschaftliche Verlagsgesellschaft mbH; 1999

[14] Horne R. Patients' beliefs about treatment: the hidden determinant of treatment outcome? J Psychosom Research 1999; 47: 491–495

[15] Hughes D A, Walley T. Predicting „real world" effectiveness by integrating adherence with pharmacodynamic modeling. Clin Pharmacol Therapeut 2003; 1: 1–8

[16] Jungbauer-Gans M. Soziale und kulturelle Einflüsse auf Krankheit und Gesundheit. In: C. Wendt & C. Wolf, Hrsg. Soziologie der Gesundheit. Wiesbaden: VS Verl. für Sozialwiss.; 2006: 86–108

[17] Kahneman D. Thinking, fast and slow (1st ed.). New York: Farrar, Straus and Giroux; 2011

[18] Krueger K P, Berger B A, Felkey B. Medication Adherence and Persistence: A Comprehensive Review. Advances Therapy 2005; 4: 313–356

[19] Lai J C L, Cheng S-T. Health beliefs, optimism, and health-related decisions: A study with Hong Kong Chinese. Int J Psychol 2004; 3: 179–189

[20] Lange C, Ziese T. Gesundheit in Deutschland. Berlin 2007

[21] Marbaise S, Stummer H. Why do patients follow a medication regimen? A matter of freedom or control? J Management Marketing Healthcare. 2011; 1: 1–8

[22] Max Rubner-Institut. Nationale Verzehrsstudie II, Ergebnisbericht, Teil 1: Die bundesweite Befragung zur Ernährung von Jugendlichen und Erwachsenen Nationale Verzehrsstudie. Karlsruhe 2008

[23] Revicki D A, Frank L. Pharmacoeconomic Evaluation in the Real World: Effectiveness Versus Efficacy Studies. PharmacoEconomics. 1999; 5: 423–434

[24] Reymond J, Lennecke K, Marty S. Compliance. In: U. Jaehde, R. Radziwill, S. Mühlebach, & W. Schunack (Eds.), Lehrbuch der Klinischen Pharmazie (2nd ed.: 241–253). Stuttgart: Wissenschaftliche Verlagsgesellschaft mbH; 2003

[25] Sabaté E. Adherence to Long-Term Therapies: Evidence for action No. W85 ISBN 92 4 154599 2: Genf: World Health Organization (WHO); 2005

[26] Vermeire E, Hearnshaw H, Van Royen P et al. Patient adherence to treatment: three decades of research. A comprehensive overview. J Clin Pharm Therapeut 2001; 5: 331–342

[27] Zelger G L. Geriatrische Patienten. In: U. Jaehde, R. Radziwill, S. Mühlebach, & W. Schunack, Hrsg. Lehrbuch der Klinischen Pharmazie (2nd ed.: 361–373). Stuttgart: Wissenschaftliche Verlagsgesellschaft mbH; 2003

Prävention und Versorgungsforschung in der Zahn-, Mund- und Kieferheilkunde

54 Mundgesundheit in Deutschland – aktuelle Trends und Entwicklungen

Grischa Brauckhoff, Birte Holtfreter, Thomas Kocher

54.1 Begriffserklärung „Mundgesundheit"

Was versteht man unter dem umfassenden Begriff der „Mundgesundheit"?

Die Mundgesundheit ist ein wichtiger und integraler Bestandteil der Allgemeingesundheit. Die Zähne und umliegenden Strukturen können schon lange nicht mehr separiert vom gesamten Körper gesehen werden. Das ganzheitliche Denken unter den Patienten und großen Teilen der ZahnÄrzteschaft macht aus dem früheren „Dentisten" einen ZahnArzt. Das oberste Ziel der Zahnmedizin ist die Erhaltung der Mundgesundheit im Sinne der Allgemeingesundheit. Die zunehmenden interdisziplinären Behandlungen bzw. Betrachtungen oraler Krankheitsbilder zeigen, dass sich die Zahnmedizin immer mehr als essenzielle Fachrichtung der Medizin etabliert.

Ein guter Mundgesundheitszustand bezieht sich auf die uneingeschränkte Funktionalität und Entzündungs- bzw. Beschwerdefreiheit aller Organe im orofazialen System, d.h. der Zähne, des Parodonts, der Gingiva und auskleidenden Mukosa, der Zunge, der Kiefergelenke und der Speicheldrüsen. Mundgesundheit wird als *„Fähigkeit, ein breites Spektrum an Nahrungsmittel zu kauen und zu essen, deutlich zu sprechen, ein sozial akzeptables Lächeln, sowie ein entsprechendes dentofaziales Profil zu besitzen, sich im Mundbereich wohl zu fühlen, frei von Schmerzen zu sein und einen frischen Atem zu haben"* umschrieben [1]. Es konnte gezeigt werden, dass der orale Gesundheitszustand im großen Maße vom individuellen Gesundheitsbewusstsein und sozioökonomischen Parametern, wie z.B. Schulbildung und Einkommen, abhängig ist [2, 3, 4]. Die hohen Prävalenzen der oralen Haupterkrankungen, wie Karies oder Parodontalerkrankungen und der daraus resultierende Zahnverlust sind eng mit der Lebensweise und Allgemeinanamnese der Betroffenen und deren vermehrten Konsum von Zucker, Alkohol und Tabak assoziiert.

Die Mundhöhle mit ihren dentalen, ossären und muskulären Bestandteilen ist der Beginn des Gastrointestinaltrakts und dient der Nahrungsaufnahme, -zerkleinerung und -verdauung. Zugleich ist sie entscheidend für die Phonetik, für die Relation und Ästhetik des Mittelgesichts (z.B. Verlust der vertikalen Gesichtsrelation bei Zahnlosen), aber auch für die soziale Integrität (Selbstbewusstsein, Attraktivität, Lebensqualität) und den körperlichen Allgemeinzustand (z. B. bakteriell bedingte Endokarditis). Unbehandelter Zahnverlust kann daher zu Störungen der Kaufunktion, der Nahrungsaufnahme sowie der Phonetik und der Ästhetik und dadurch zur erheblichen Verminderung der Lebensqualität führen [5]. Die moderne Zahnmedizin hat die vorrangige Zielsetzung, die natürlichen Zähne durch konservierende, also zahnerhaltende Interventionen, aber vor allem durch präventive Maßnahmen so lang wie möglich funktionell und ästhetisch zu erhalten.

Die Funktionsfähigkeit des orofazialen Systems und damit verbunden der Erhalt der Mundgesundheit werden durch Prophylaxe- bzw. Therapiemaßnahmen seitens des Zahnarzts sowie durch häusliche Mundhygiene und regelmäßige kontrollorientierte Zahnarztbesuche seitens des Patienten gewährleistet. Erkrankungen der Mundhöhle können als multikausale und komplexe Prozesse gesehen werden. Diese haben zahlreiche Beziehungen zu anderen Organen und deren Krankheitsbildern. Daher sind ein synoptisches ganzheitliches Behandlungskonzept sowie eine interdisziplinäre Behandlung der Patienten für eine effektive Zahnheilkunde von großer Wichtigkeit.

Die zwei oralen Hauptkrankheitsbilder Karies und Parodontitis und – als deren Folge – auch der Zahnverlust, sind epidemiologisch die aussagekräftigsten Indikatoren für den Grad der Mundgesundheit. Weitere durchaus wichtige orale Erkrankungen wie Mundschleimhautveränderungen, kraniomandibuläre Dysfunktionen und dentale bzw. ossäre Stellungsanomalien der Kiefer erlauben zurzeit aufgrund der unbefriedigenden epidemiologischen Datenlage kaum valide Aussagen auf nationaler Ebene [2, 3, 4].

Generell variieren diese einzelnen oralen Krankheitsbilder in der Bevölkerung sowohl im Längs- als auch im Querschnitt. Vergleicht man Probanden unterschiedlicher Altersgruppen, Männer und Frauen oder Personen in unterschiedlicher sozioökonomischer Lage miteinander, ergeben sich deutliche Unterschiede bezüglich der Prävalenzen oraler Erkrankungen.

54.2 Datenlage

Grundsätzlich gibt es viele regionale und einige nationale Studien zum Thema Mundgesundheit in Deutschland für unterschiedliche Zeitfenster.

Eine Limitation in der Auswertung bzw. im Vergleich der Studien ist durch die unterschiedlichen Erhebungszeiträume, Stichprobenanzahlen, Alterskohorten, Indizes und Befundungen gegeben. Möchte man eine valide und deutschlandweit repräsentative Aussage hinsichtlich der Mundgesundheit treffen, reduziert sich die große Datenlage. In Betracht kommen dann nur noch die deutschen Mundgesundheitsstudien (DMS) von 1989 (DMS I) bis 2005 (DMS

IV) und die regionale Study of Health in Pomerania von 1997 bis 2001 (SHIP-0) und von 2002 bis 2006 (SHIP-1).

Die Dissertation zum Thema „Deskriptive Evaluierung der Mundgesundheit in Deutschland auf der Grundlage von aktuellen epidemiologischen Studien" und das Heft „Mundgesundheit" vom Robert Koch-Institut bilden umfangreiche, detaillierte und aktuelle Übersichtsarbeiten zum Thema Mundgesundheit [2, 3, 4]. Es gelang eine möglichst genaue Einschätzung aktueller Entwicklungen und zukünftiger Trends zum Thema Mundgesundheit in Deutschland. Des Weiteren wurden die dort formulierten Ergebnisse durch internationale Vergleiche in einen globalen Kontext gestellt.

In diesem Kapitel wird im großen Maße auf die oben genannten Publikationen zurückgegriffen. Es können allerdings nur die Kernaussagen beleuchtet werden.

54.3 Aktuelle Entwicklung

Betrachtet man den globalen Mundgesundheitsbericht von 2003 der Weltgesundheitsorganisation (WHO), so zeichnet sich gerade in den Entwicklungsländern eine erhebliche Verschlechterung der Mundgesundheit, insbesondere beim Kariesbefall und dem vermehrten Auftreten von Karzinomen in der Mundhöhle ab [6]. Karies und Parodontalerkrankungen sowie der dadurch bedingte Zahnverlust zählen demnach trotz aller Bemühungen zu den häufigsten Infektionserkrankungen der Menschheit. Weltweit sind ungefähr 60 – 90 % aller Schulkinder und der größte Teil der Erwachsenen von der Zahnkaries betroffen [6]. Global sind zwei unterschiedliche Tendenzen bezüglich der Mundgesundheit zuerkennen. Während, wie schon oben erwähnt, die Kariesprävalenz in den Entwicklungsländern in den letzten zwei Jahrzehnten kontinuierlich anstieg, verzeichneten die hochindustrialisierten Länder Westeuropas und die USA vor allem durch die Etablierung kariesprophylaktischer Maßnahmen, wie z. B. durch die Einführung von fluoridierten Zahnpasten, einen signifikanten Rückgang. Deutschlandweite und regionale Studien zum Thema „Mundgesundheit" in den 90er Jahren konnten zeigen, dass sich dieser Trend auch in der Bundesrepublik Deutschland vollzog [7, 8, 9, 10].

In den Industrieländern konnte durch die Etablierung kariesprophylaktischer Maßnahmen in den letzten zwei Jahrzehnten in allen Altersgruppen ein deutlicher Rückgang der Kronenkaries erzielt werden. Sowohl national (DMS III und IV) als auch regional (SHIP-0 und 1) zeigte sich in Deutschland in allen Altersgruppen eine Rückgang des DMF-T. Die Beleuchtung der Einzelkomponenten DT (kariöse Zähne), MT (fehlende Zähne), FT (gefüllte Zähne) zeigt dann noch ein differenzierteres Bild. So ist die Verbesserung hinsichtlich der Kariesprävalenz hauptsächlich durch die Reduzierung der MT-Komponente, also durch die Abnahme der Zahnverlustraten begründet. Der Sanierungsgrad, also das Verhältnis von DT zu FT ist in allen Altersgruppen zu allen Studiengruppen als hoch einzuschätzen. Die größten Erfolge der präventiven Zahnheilkunde wurden vor allem bei den 12-jährigen Kindern durch den Einsatz einer Gruppenprophylaxe mit einer breiten Verfügbarkeit von Fluoriden sowie der Individualprophylaxe und durch den Einsatz von Fissurenversiegelungen ermöglicht. Dennoch ist trotz dieser guten Erfolge eine Kariespolarisation in der Bundesrepublik Deutschland zu erkennen, d. h. nur wenige Erkrankte vereinigen den Großteil der kariösen Zähne auf sich.

Die Erfolge in der Kariesbekämpfung und verbesserte konservierende zahnmedizinische Therapien führten vor allem bei den Senioren, aber auch bei den Erwachsenen zu geringeren Zahnverlustraten bzw. zu geringeren Prozentsätzen von totaler Zahnlosigkeit. Durch die Zunahme dieser „Teeth at Risk" kam es bezüglich der Wurzelkariesprävalenz und der Parodontitisprävalenz bei den Erwachsenen zu einer Stagnation und bei den Senioren zu einer starken Zunahme. Die geschlechtsspezifische Betrachtung der einzelnen oralen Erkrankungen zeigte, dass Männer im Mittel einen geringeren Kariesbefall der Zahnkronen und geringere Zahnverlustraten, aber höhere Wurzelkariesprävalenzen und Parodontitisprävalenzen auf sich vereinigten. Dagegen haben Frauen im Durchschnitt ein höheres Kariesrisiko (mittlerer DMF-T Wert) und verlieren im Mittel frühzeitiger und mehr Zähne (höhere Zahnverlustraten bzw. höhere Prozentsätze von totaler Zahnlosigkeit). Dadurch sinkt die Anfälligkeit für Wurzelkaries und Parodontalerkrankungen.

Die Entwicklung der Mundgesundheit in den neuen und alten Bundesländern konnte exemplarisch an der Betrachtung der Kariesprävalenzen aufgezeigt werden. So ließen sich vor 1997 geringere DMF-T-Werte, also weniger Karies bei den 12-jährigen und Erwachsenen, in den neuen Bundesländern erkennen. In den späteren Studien (DMS III und IV) zeigten sich dann bessere DMF-T Werte in den alten Bundesländern. Dieser Trend einer zur Wiedervereinigung eintretenden Verschlechterung der Mundgesundheit in den neuen Bundesländern, verläuft bei allen oben besprochen Erkrankungen und ist vermutlich den politischen und wirtschaftlichen Umschwüngen, dem „Nachholbedarf" bezüglich des Zuckerkonsums, aber auch einer „Neuorientierung" der Zahnärzteschaft in den neuen Bundesländern anzulasten. In DMS IV (2005) kommt es dann zu einer langsamen Annäherung der Mundgesundheit in den neuen und alten Bundesländern. Dieser Trend wird sich vermutlich weiter fortsetzen.

Ein internationaler Vergleich mit der amerikanischen Studie National Health and Nutritional Examination Survey NHANES und der schwedischen Jönköping-Studie zeigte geringere Kronen- bzw. Wurzelkariesprävalenzen, einen geringeren Attachment-Verlust, geringere Sondierungstiefen und geringere Zahnverlustraten in den USA und Schweden. Dennoch wiesen NHANES Probanden trotz der besseren allgemeinen Mundgesundheit erhöhte DT-Werte, also einen geringeren Sanierungsgrad, und höhere Prozentsätze von totaler Zahnlosigkeit als die Probanden in DMS oder SHIP auf. Daher kann man davon ausgehen, dass in den USA der soziale Gradient bzw. die Polarisation in Bezug auf die totale Zahnlosigkeit bzw. DT-Komponente noch stärker als in Deutschland ausgeprägt ist.

Als mundgesundheitsbezogene Risikofaktoren konnten neben Geschlecht, Alter und Bundeslandzugehörigkeit auch Mundhygiene- und Inanspruchnahmeverhalten und vor allem die Schulbildung und der Nikotinabusus für beide Alterskohorten und zu beiden Studienzeitpunkten identifiziert werden.

54.4 Trends

Generell verbessert sich die Mundgesundheit stetig in Deutschland. Die verstärkte Priorität der Zahnärzteschaft auf Zahnerhalt und Prophylaxemaßnahmen, die immer besseren Möglichkeiten der modernen Zahnmedizin und die verstärkte Bereitschaft der Patienten diese auch anzunehmen, tragen erheblich zum Erhalt und zur Verbesserung der Mundgesundheit in Deutschland bei. Inwieweit sich dieser erfreuliche Trend fortsetzt, wird die Auswertung der nächsten deutschen Mundgesundheitsstudie zeigen. Vermutlich kommt es durch die Angleichung der Lebensumstände in den neuen und alten Bundesländern immer weiter zu einer Annäherung der Mundgesundheitszustände. Auch werden sich durch zunehmend identische Raucherprävalenzen und Lebensstile unter Frauen und Männern die oben beschriebenen geschlechtsspezifischen Unterschiede in Mundgesundheit voraussichtlich nivellieren.

In Deutschland ist gesellschaftlich aktuell ein Umdenken im Gesundheitsbewusstsein spürbar. Die individuelle Eigenverantwortung für die Gesundheit rückt immer mehr in den Fokus. Durch die derzeit laufenden Antiraucherkampagnen sinken vermutlich die Raucherzahlen. Wahrscheinlich kommt es damit auch zur Abnahme der mit Rauchen assoziierten Erkrankungen wie Parodontitis, Leukoplakien und Mundkrebs.

Die sozioökonomischen Unterschiede in der Gesellschaft werden sich wahrscheinlich aber eher verstärken. Daher ist damit zu rechnen, dass die mundgesundheitsbezogenen Risikofaktoren wie Schulbildung und Einkommen einen noch größeren Einfluss auf den individuellen Mundgesundheitszustand haben werden. Auch gewinnen die zunehmend einseitige Ernährung der sozial schwachen Bevölkerungsschichten und die damit assoziierten Erkrankungen wie Diabetes mellitus oder Adipositas immer mehr an Bedeutung. Die sich abzeichnende Polarisation der oralen Erkrankungen wird voraussichtlich noch zunehmen.

Daher ist trotz aller Erfolge hinsichtlich der deutschlandweiten Verbesserung der Mundgesundheit eine konsequente Fortführung von Kampagnen gerade zur Nivellierung der sozioökonomischen Faktoren auch aus zahnmedizinischer Sicht begrüßenswert. Durch den demografischen Wandel („umkehrte Alterspyramide") aber auch durch die rasanten Veränderungen im Gesundheitssystem ist Deutschland in einem wichtigen Wandel begriffen, der sich auch auf die Zahnheilkunde und die damit verbundene Mundgesundheit auswirken wird. Für die Zukunft müssen die Schwerpunkte in der zahnmedizinischen Versorgung und Prävention neu gesetzt werden, da in Deutschland zunehmend mehr ältere und alte Menschen mit speziellen Bedürfnissen bezüglich ihrer Mund- und Zahngesundheit leben. Bei der zahnmedizinischen Behandlung werden die zunehmende Multimorbidität der Patienten und die Erstellung von individuelleren Risikoprofilen (Stichwort: „Alterszahnmedizin") von zunehmender Bedeutung für einen Therapieerfolg werden. Es ist wichtig, dass die zukünftigen Schwerpunkte in der zahnmedizinischen Versorgung und Prävention diesen Entwicklungen angepasst und immer wieder neu beleuchtet werden. Verstärkte Priorität muss auf die zahnmedizinische – präventive und therapeutische – Betreuung von Menschen in prekären Lebenslagen gesetzt werden, weil sie von Mund- und Zahnerkrankungen häufig besonders stark betroffen sind (Stichwort: „Polarisation").

Die Möglichkeiten der Kariesprophylaxe werden bei Kindern und Jugendlichen gut genutzt, was sich in einer starken Abnahme der Kariesprävalenz in diesen Altersgruppen widerspiegelt. Die Erhaltung von mehr Zähnen innerhalb der letzten acht Jahre sowohl bei Erwachsenen als auch Senioren zeigt das Potenzial auf, das in der Kombination von bevölkerungswirksamen Präventionsmaßnahmen (fluoridiertes Speisesalz und fluoridierte Zahnpasten) mit Individualprophylaxe liegt. Sollte in Zukunft auch durch ältere Patienten eine Individualprophylaxe verstärkt in Anspruch genommen und mehr zahnärztliche Restaurationen unter dem Gesichtspunkt der Zahnsubstanzerhaltung durchgeführt werden, so können zukünftig noch mehr Zähne erhalten werden. Derzeit liegen keine Angaben vor, wie stark die Präventionsangebote in den Praxen genutzt werden.

Die Prävalenz von Parodontalerkrankungen scheint in den letzten acht Jahren auf einem hohen Niveau zu stagnieren [2, 11]. Für Parodontalerkrankungen gilt es, auf Bevölkerungsebene die Benutzung von Hilfsmitteln zur Interdentalraumreinigung stärker zu propagieren, da diese Hilfsmittel bisher nicht genügend als Primärprävention genutzt werden. Um der Primärprophylaxe genügend Raum zu schaffen, müssen sich Industrie, Medien und Verbände dieser Themen annehmen. Zusätzlich kann eine konsequente Individualprophylaxe Abhilfe schaffen. Die gesetzlichen Krankenkassen führten 2004 eine Abrechnungsposition ein, die ein Überwachen des parodontalen Gesundheitszustands erlaubt. Im Augenblick kann nicht abgeschätzt werden, ob sich diese Maßnahmen in einer erhöhten Inanspruchnahme von Individualprophylaxe niederschlagen. Um in Zukunft genauere und aussagekräftigere Aussagen zur Parodontitisprävalenz zu erhalten, wäre es sinnvoll international nur einen Parodontitisindex zu verwenden und mit der gleichen Parodontalsonde, vornehmlich der PCPUNC 15 [12], Full-Mouth oder Half-Mouth zu erheben.

54.5 Schlussfolgerung

Mit Etablierung der Public-Health-Forschung in Deutschland und dem zahnmedizinischen Ableger „Dental Public Health" ist das Interesse nach deutschlandweiten Prävalenzen zum Thema Mundgesundheit gestiegen. Auch wird der multifaktorielle und multikausale Zusammenhang zwischen den einzelnen oralen Krankheitsbildern, wie Kronen- bzw. Wurzelkaries, Parodontopathien und Zahnverlust und der Bezug zu Allgemeinerkrankungen, wie z. B. Diabetes mellitus, in der Literatur immer stärker hervorgehoben. Deutschlandweite Prävalenzen zu Karies, Parodontopathien und Zahnverlust finden sich in den sehr umfangreichen Publikationen zu den epidemiologischen bevölkerungsrepräsentativen Mundgesundheitsstudien des IDZ (DMS I bis IV) [13, 14, 15, 16, 17, 18]. Neben diesen wurden auch die regional repräsentative SHIP-Studie (SHIP-0 und 1) des Community-Medicine-Forschungsverbundes der Universität Greifswald, die epidemiologischen Begleituntersuchungen zur Gruppenprophylaxe bei den Schulkindern, der Deutschen Arbeitsgemeinschaft für Jugendzahnpflege e. V. DAJ, und für den internationalen Vergleich die NHANES Studien und die Jönköping-Studien verwendet. Der durch die Querschnittsstudien DMS III (1997) und DMS IV (2005) und die Longitudinalstudien SHIP-0 (1997–2001) und SHIP-1 (2002–2006) beleuchtete Zeitraum ist vergleichbar und relativ aktuell. Auch die NHANES- (1988–1994 und 1999–2004) und Jönköping-Studien (1983, 1993 und 2003) fügen sich in diesen Zeitraum ein. Die Wahl der Alterskohorten der Erwachsenen bzw. Senioren, vergleichbare Befundungen bzw. Indizes und Stichprobenanzahlen bzw. Responsewerte ermöglichen eine valide Einschätzung der Mundgesundheit in Deutschland.

Um die Entwicklung der einzelnen oralen Krankheitsbilder auch zukünftig beleuchten zu können, ist die Fortführung der Deutschen Mundgesundheitsstudien unter Verwendung identischer Indizes und in vergleichbaren Alterskohorten unerlässlich. Die Entwicklung eines Mundgesundheitsindex, der die einzelnen oralen Erkrankungen und deren Beziehungen untereinander in sich vereint, wäre anzustreben.

54.6 Literatur

[1] Sheiham A. and Spencer J., Health needs assessment Community Oral Health. Oxford 1997: 39–54
[2] Brauckhoff G., „Deskriptive Evaluierung der Mundgesundheit in Deutschland auf Grundlage von aktuellen epidemiologischen Studien", in Abt. für Parodontologie, Ernst-Moritz-Arndt Universität Greifswald 2009: 129
[3] Brauckhoff G et al. „Mundgesundheit". In: Saß AC, Ziese T, eds. Gesundheitsberichterstattung des Bundes-Heft 47. Robert Koch-Institut. Berlin 2009: 1–52
[4] Brauckhoff G. „Deskriptive Evaluierung der Mundgesundheit in Deutschland". Zahnmedizin. Saarbrücken: Südwestdeutscher Verlag für Hochschulschriften; 2010: 128
[5] Chen M, Harmon P, Andersen R. Oral quality of life: Comparing oral health care systems. A second International Collaborative Study. World Health Organization. Geneva 1997: 187–196
[6] Petersen PE. The World Oral Health Report 2003. World Health Organization. Geneva 2003
[7] Pieper K. Dokumentation der Maßnahmen in der Gruppenprophylaxe-Jahresauswertung Schuljahr 2004/2005. Bonn: Deutsche Arbeitsgemeinschaft für Jugendzahnpflege; 2005
[8] Pieper K. Mundgesundheit bei Kindern und Jugendlichen weiter auf Erfolgskurs – erreichte Ziele und zukünftige Schwerpunkte. In: Deutsche Arbeitsgemeinschaft für Jugendzahnpflege. Bonn 2004
[9] Splieth C, Heyduck C, König KG. Gruppenprophylaxe nach dem Caries Decline. In: Oralprophylaxe und Kinderzahnheilkunde. Köln 2006: 60–64
[10] Michealis W, Schiffner U. Vierte Deutsche Mundgesundheitsstudie (DMS IV) 2005. Deutscher Zahnärzte Verlag; 2006: Band 31
[11] Micheelis W et al. Zur epidemiologischen Einschätzung der Parodontitislast in Deutschland-Versuch einer Bilanzierung. Dtsch Zahnärztl Z 2008; 63(7): 464–472
[12] Gätke D et al. Poster 33: Vergleich der Parodontalsonden PCP11, PCP2 und PCPUNC 15 durch eine in-vivo-Studie. Parodontologie 2008; 19(3): 317–359
[13] Micheelis W, Bauch J. Mundgesundheitszustand und -verhalten in der Bundesrepublik Deutschland- Ergebnisse des nationalen Survey 1989. Köln: Deutscher Ärzte-Verlag; Vol. 11. 1. 1991
[14] Micheelis W, Bauc, J. Mundgesundheitszustand und -verhalten in Ostdeutschland – Ergebnisse des IDZ-Ergänzungssurvey 1992. Köln: Deutscher Ärzte-Verlag; 1993
[15] Micheelis W, Müller PJ. Dringliche Mundgesundheitsprobleme der Bevölkerung in der Bundesrepublik Deutschland – Ergebnisse des nationalen IDZ-Survey 1989. Köln: Institut der Deutschen Zahnärzte; 1990
[16] Micheelis W, Reich E. Zusammenfassung der Dritten Deutschen Mundgesundheitsstudie (DMS III), in Dritte Deutsche Mundgesundheitsstudie (DMS III). Institut der Deutschen Zahnärzte; 1997: 21–31
[17] Micheelis W, Reich E. Dritte Deutsche Mundgesundheitsstudie (DMS III), 1997. Köln: Deutscher Ärzte-Verlag; 1999: 21
[18] Micheelis W, Schiffner U. Vierte Deutsche Mundgesundheitsstudie (DMS IV) 2005. Köln: Deutscher Zahnärzte-Verlag; 2006: 31

55 Heute ausbilden für morgen: der demografische Wandel – Anforderungen an die zahnmedizinische Lehre

Ina Nitschke, Julia Kunze, Hans-Jürgen Wenz

55.1 Einleitung

Elementarer Bestandteil der Menschenrechte ist, dass auch in Deutschland alle Bürger das Recht auf eine bedarfsgerechte gesundheitliche Versorgung haben. Mit der im März 2009 durch Deutschland ratifizierten UN-Behindertenrechtskonvention wird das Recht für Menschen mit Behinderung anerkannt, das erreichbare Höchstmaß an Gesundheit ohne Diskriminierung aufgrund von Behinderung zu genießen. Im Artikel 25 – Gesundheit – Absatz b der UN-Behindertenrechtskonvention [35] heißt es:

„Insbesondere bieten die Vertragsstaaten die Gesundheitsleistungen an, die von Menschen mit Behinderungen speziell wegen ihrer Behinderung benötigt werden, soweit angebracht, einschließlich Früherkennung und Frühintervention, sowie Leistungen, durch die, auch bei Kindern und älteren Menschen, weitere Behinderungen möglichst gering gehalten oder vermieden werden sollen."

Neben der Schaffung der Barrierefreiheit in allen Lebensbereichen ist zur Überwindung der Einschränkungen, die aus der Behinderung oder Pflegebedürftigkeit entstehen, auch in der zahnmedizinischen Versorgung Fürsorge gesellschaftlich zu übernehmen, um individuelle Benachteiligungen infolge von Behinderung zu vermeiden [2, 9, 14, 27, 35]. Aus dieser Forderung heraus müssen sich alle an der gesundheitlichen Versorgung beteiligten Berufsgruppen fragen, ob sie dieser Anforderung innerhalb ihrer Berufsausübung nachkommen können. Für die Zahnmediziner bedeutet dies unter anderem, ob die jungen Zahnärzte auf die sehr heterogene Patientengruppe der Senioren ausreichend vorbereitet sind.

Die aktuell gültige zahnärztliche Approbationsordnung sieht zurzeit keine Ausbildung auf dem Gebiet der Seniorenzahnmedizin vor. Unter dem Hinweis auf den demografischen Wandel sollten die Studierenden jedoch grundsätzlich auf die speziellen zahnmedizinischen Aspekte bei der älteren, sehr heterogenen Patientengruppe vorbereitet sein.

55.2 Demografischer Wandel

Die Europäische Union ist die einzige Region weltweit, in der sich die Zahl der Gesamtpopulation aufgrund sinkender Geburtenraten reduziert. Folge ist eine rapide Alterung der Bevölkerung [34]. Ein wachsendes Geburtendefizit in Kombination mit dem Anstieg der Sterbefälle sind Zeichen eines demografischen Wandels in Deutschland [30]. Das mediane Alter in Deutschland ist mit 44,3 Jahren das zweithöchste weltweit (vgl. Japan: 44,7 Jahre; Niger: 15,5 Jahre) [36]. Bis zum Jahr 2040 wird es in Deutschland auf voraussichtlich 50 Jahre ansteigen, danach bis zum Jahr 2070 wieder auf 46 Jahre sinken [36].

Charakteristisch für den demografischen Wandel ist die starke Zunahme der heterogenen Bevölkerungsgruppe der betagten und hochbetagten Menschen (70 Jahre und älter) [30] (▶ Abb. 55.1). Dabei führen sowohl eine gesteigerte Lebenserwartung als auch das Eintreten der Geburtsjahrgänge von 1959–1964 („Baby-Boomer-Generation") in das Rentenalter zu diesem Wandel innerhalb der Industrieländer.

Lag die Lebenserwartung eines deutschen Neugeborenen im Jahr 1950 bei 67,5 Jahren, so wird ein Neugeborenes im Jahr 2050 bereits eine Lebenserwartung von 84,4 Jahren haben [33]. Die Sterbetafel des statistischen Bundesamts zeigt, dass ein 80-jähriger deutscher Mann, der schon einige Lebensrisiken überlebt hat, derzeit eine Lebenserwartung von 7,67 Jahren, eine Frau von 9,04 Jahren hat.

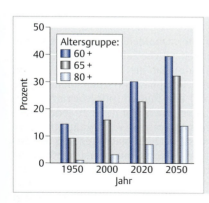

Abb. 55.1 Anteil der Senioren an der deutschen Gesamtbevölkerung zwischen 1950 und 2050. Quelle: [30].

55.3 Von fit zur Pflegebedürftigkeit

55.3.1 Pflegebedürftigkeit

In Deutschland lebten im Dezember 2009 rund 2,34 Millionen Pflegebedürftige (Frauen: 67%, Alter: 83% sind 65 Jahre und älter, 35% sind 85 Jahre und älter), die im Sinne des Pflegeversicherungsgesetzes (SGB XI) durch eine individuell durchgeführte Einschätzung des medizinischen Dienstes als pflegebedürftig innerhalb von drei Pflegestufen eingeteilt wurden [10]. Im Vergleich zur Auswertung im Jahr 2007 hat die Zahl der Pflegebedürftigen im Jahr 2009 aufgrund der Alterung der Bevölkerung um insgesamt +4,1% beziehungsweise 91 000 Personen zugenommen. 31% (717 000) der Pflegebedürftigen wurden in vollstationären Pflegeeinrichtungen und 69% (1,62 Millionen) zu Hause betreut [32]. Von den zu Hause lebenden Pflegebedürftigen bezogen 1 066 000 (65,8%) ausschließlich Pflegegeld und wurden in der Regel von Angehörigen gepflegt. Bei weiteren 555 000 (34,3%) Pflegebedürftigen erfolgte die Pflege jedoch zusammen mit oder vollständig durch ambulante Pflegedienste. Der Bereich der ambulanten Pflege verzeichnet ein Wachstum von 10% [31, 32].

55.3.2 Seniorenzahnmedizin: Zahnmedizin für fitte, gebrechliche und pflegebedürftige ältere Menschen

Die Seniorenzahnmedizin (Synonym für AlterszahnMedizin, AlternszahnMedizin, Gerostomatologie; kein Synonym für geriatrische Zahnmedizin, nicht mehr anzuwenden, veraltet: Alterszahnheilkunde) hat die Aufgabe, den älteren Menschen nach Abschluss der zweiten Lebensphase in seiner dritten (fitte Senioren), vierten (gebrechliche Senioren) und fünften (pflegebedürftige Senioren) Lebensphase zahnmedizinisch zu begleiten und dabei zu jedem Zeitpunkt eine qualitativ hochwertige zahnmedizinische Versorgung mit einer hohen mundgesundheitsbezogenen Lebensqualität zu realisieren [22]. Die Seniorenzahnmedizin betreut somit nicht das Alter zu einem bestimmten Zeitpunkt, sondern begleitet einen kontinuierlich fortschreitenden Prozess, das Altern beziehungsweise das Älterwerden der Menschen. Im großen Aufgabenfeld des Faches mit multi- und interdisziplinärer Zusammenarbeit mit den angrenzenden Fachgebieten (▶ Abb. 55.2) ist ein Teilgebiet zu finden, und zwar die geriatrische Zahnmedizin. Sie umfasst die zahnmedizinische Betreuung von geriatrischen Patienten, die hochbetagt, mindestens zwei behand-

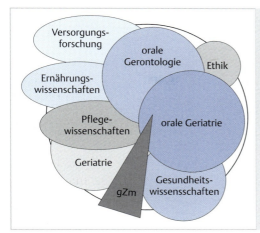

Abb. 55.2 Schema zur Interdisziplinarität der Seniorenzahnmedizin angelehnt an Nitschke et al. (2007). Die geriatrische Zahnmedizin (gZm) ist ein Teilbereich innerhalb des Fachgebiets Seniorenzahnmedizin. Quelle: [22].

lungsnotwendige chronische Erkrankungen und einen hohen Hilfe- oder Pflegebedarf aufweisen. Meistens besitzen die geriatrischen Patienten eine Einstufung in die gesetzlich verankerten Pflegestufen [22].

55.3.3 Zahnärztlicher Versorgungsgrad der Senioren

Die Mundgesundheit ist sowohl bei Senioren, die in ihren eigenen Wohnungen leben, als auch bei Senioren, die ambulant betreut oder in Senioreneinrichtungen leben, schlechter als die der mittleren Erwachsenen. Die dritte und vierte deutsche Mundgesundheitsstudie [7, 8], die SHIP-Studie (Study of Health in Pomerania) [1] und die Berliner Altersstudie [12] haben dazu für die zu Hause lebenden Senioren ausreichend Daten vorgelegt. Ergänzend zeigen viele nationale und internationale zahnmedizinische Studien, dass bei stationär Pflegebedürftigen im Vergleich zu den zu Hause lebenden Senioren die Kariesrate höher und die Zahnzahl niedriger sind. Zahnersatz, der oft vor dem Eintritt der Pflegebedürftigkeit angefertigt wurde, ist zwar vorhanden, aber oft in einem desolaten, passungenauen Zustand, der nur durch eine ausgedehnte Reparaturleistung oder Neuanfertigung dem Pflegebedürftigen wieder beim Kauen und Sprechen dienlich sein kann [6, 14, 16, 27, 28].

Bewohner ländlicher Pflegeeinrichtungen weisen eine schlechtere Mundgesundheit als städtische Pflegeheimbewohner auf [17]. Epidemiologische

Tab. 55.1 Zahnzahl bei stationär Pflegebedürftigen (n=242); nach Bundesland und dem Vorhandensein eines Bonusheftes. Quelle: [25].

Bonusheft	Anzahl verbliebener Zähne											
	unbezahnt		1 – 4 Zähne		5 – 10 Zähne		11 – 19 Zähne		20 – 27 Zähne		28 und mehr Zähne	
	(n)	(%)	(n)	(%)	(n)	(%)	(n)	(%)	(n)	(%)	(n)	(%)
Berlin	44	58,7	14	18,7	8	10,7	7	9,3	2	2,7	0	0
Nordrhein-Westfalen	47	50,0	8	8,5	5	5,3	18	19,1	15	16,0	1	1,1
Sachsen	43	58,9	9	12,3	13	17,8	8	11,0	0	0	0	0
vorhanden	18	40,0	4	8,9	7	15,6	13	28,9	3	6,7	0	0
nicht vorhanden	116	58,9	27	13,7	19	9,6	20	10,2	14	7,1	1	0,5
total	134	55,4	33	12,8	26	10,7	33	13,6	17	7,0	1	0,4

Daten zeigten, dass die Funktion des stomatognathen Systems bei Pflegebedürftigen oft eingeschränkt ist und sich Infektionen der Mundhöhle aufgrund eingeschränkter Mundhygienefähigkeit auf den gesamten Körper auswirken können [37]. 18,6% der stationär Pflegebedürftigen aus Sachsen, Berlin und Nordrhein-Westfalen besaßen ein zahnmedizinisches Bonusheft, wobei eine regional unterschiedliche Verteilung vorlag (Sachsen: 32,9%, Nordrhein-Westfalen: 8,1%, Berlin: 5,3%) [25] (▶ Tab. 55.1). Die Daten zum Vorhandensein eines Bonushefts bei stationär pflegebedürftigen Menschen zeigen, dass keine kontinuierliche Versorgungsstruktur in den Pflegeeinrichtungen vorhanden ist.

55.4 Seniorenzahnmedizin als Fach im Zahnmedizinstudium

Betagte und Hochbetagte werden in der Zukunft wahrscheinlich über eine größere Anzahl natürlicher Zähne in hohem Alter [8, 13, 38] aufgrund zahnmedizinischer Präventionsmaßnahmen und kontrollorientierter Inanspruchnahme zahnmedizinischer Dienstleistungen [8] verfügen.

Adaptationsprobleme beim wesentlich späteren Umsteigen von festsitzendem auf abnehmbaren Zahnersatz sind nicht zu unterschätzen [15]. Die physischen, sozialen und psychologischen Probleme älterer Patienten und die Komplexität der Behandlung können junge Zahnärzte nicht ohne die notwendigen geriatrischen Kenntnisse zur funktionellen Kapazität des Betagten sowie ohne adäquates Training verstehen [29]. Die Behandlung älterer Menschen erfordert neben der gerostomatologischen Ausbildung in Prävention, Diagnostik und Therapie oraler Erkrankungen auch Fähigkeiten in anderen Bereichen. So sollten auch eine seniorengerechte Kommunikation, Patientenmanagement und gute Kenntnisse in den Fächern Geriatrie, Gerontopsychiatrie und Pflege berücksichtigt werden.

Eine Ausbildung in der Seniorenzahnmedizin ist bisher in Deutschland in der Approbationsordnung nicht verpflichtend verankert. Fakultativ gelehrt, variiert sowohl das Format dieser Ausbildung in Deutschland [11, 18] als auch die Gewichtung der Gerostomatologie in der prägradualen Ausbildung stark zwischen einzelnen Ländern [10, 19]. In Deutschland und in den anderen Ländern Europas wird eine kontinuierliche gerostomatologische Ausbildung von den Fachgesellschaften gefordert [10, 11, 19, 26] sowie durch die Aufnahme des Faches Gerostomatologie in den überarbeiteten Beschluss zum Thema des Council of European Dentists [3, 4] und durch die ADEE (Association for Dental Education in Europe) empfohlen [5].

Obwohl in der Approbationsordnung keine Verpflichtung besteht, gibt es in Deutschland an sieben Zentren für Zahn-, Mund- und Kieferheilkunde (ZZMK) (23,3%; n = 30) eine einsemestrige Vorlesungsreihe mit im Mittel sechs Referenten (Range 1 bis 11) zum Thema Seniorenzahnmedizin. Themen der Geriatrie, Physiologie des Alterns und der geriatrischen Zahnmedizin/Seniorenzahnmedizin stehen in den gerostomatologischen Vorlesungsreihen im Vordergrund. Die Vorlesungsreihe findet vorwiegend im 9. Semester statt. Der Besuch von Senioreneinrichtungen mit den Studierenden wird bereits in neun ZZMK (30,0%) realisiert (▶ Tab. 55.2). 40% (n = 12) aller deutscher ZZMK (n = 30) waren auf dem Gebiet der Seniorenzahnmedizin, theoretisch und/oder praktisch in der Ausbildung der Studierenden tätig. Dieses nicht durch die Approbationsordnung geforderte Engagement einiger ZZMK bedeutet jedoch auch, dass viele Studierende anderer Universitäten keinen Zugang zu einer gerostomatologischen Ausbildung haben [11]. Der überwiegende Teil der Leiter der selbstständigen Einrichtungen der Prothetik, Zahnerhaltung/Parodontologie und Oralen Chirurgie befürwortete eine Stärkung der Seniorenzahnmedizin an den deutschen ZZMK. Eine Kombination aus theoretischer und praktischer prägradualer gerostomatologischer Ausbildung sollte favorisiert werden [10], denn sie kann helfen, psychische und fachliche Barrieren im Umgang mit Pflegebedürftigen und sterbenden Menschen beim Zahnarzt abzubauen und zeigen, wie eine mobile Zahnmedizin strukturiert und angeboten werden kann. Auch später sollte die Konfrontation mit dem Älterwerden und dem Tod sowie die Arbeitsbedingungen (zum Beispiel Ausstattung, Anwendung der Hygienerichtlinien im Pflegebereich) und auch die Therapieentscheidungen intensiv thematisiert werden [20, 21].

Eine gerostomatologische Ausbildung als Kombination aus praktischen und theoretischen Ausbildungsinhalten wird u. a. an der Universität Leipzig umgesetzt (▶ Abb. 55.3, ▶ Abb. 55.4). Über mehrere Semester begleitet dort z. B.

Tab. 55.2 Anzahl der deutschen Zentren für Zahn-, Mund- und Kieferheilkunde, die eine einsemestrige Vorlesungsreihe, ein Praktikum in einer Senioreneinrichtung oder eine Kombination aus praktisch-theoretisch-gerostomatologischer Ausbildung anbieten. Quelle: [11].

selbstständige gerostomatologische Ausbildungsanteile	(n)	(%)
nur einsemestrige Vorlesungsreihe	3	10,0
nur Praktikum in Senioreneinrichtungen	5	16,7
Kombination aus einsemestriger Vorlesungsreihe und Praktikum in einer Senioreneinrichtung	4	13,3
gesamt	12	40,0

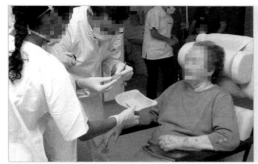

Abb. 55.3 Prägraduale gerostomatologische Ausbildung in der geriatrischen Zahnmedizin von Studierenden der Universität Kiel im Rahmen des praktischen Ausbildungsteils in Senioreneinrichtungen.

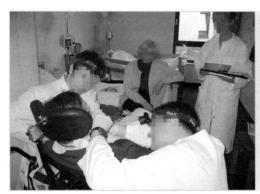

Abb. 55.4 Prägraduale gerostomatologische Ausbildung in der geriatrischen Zahnmedizin von Studierenden der Universität Leipzig im Rahmen des praktischen Ausbildungsteils in Senioreneinrichtungen.

jeder Studierende mehrere pflegebedürftige Senioren während eines Praktikums in einer Senioreneinrichtung. Studierende aus den verschiedenen Semestern nehmen gemeinsam am Praktikum teil. Jeweils ein Studierender aus den unterschiedlichen Semestern bilden zusammen ein Gero – Team und untersuchen den Pflegebedürftigen gemeinsam. Studierende des 6./7. Semesters können in einem ersten Ausbildungsintervall die Anamnese erheben. Im Vordergrund des nächsten Intervalls steht die Möglichkeit eine Zahn- und Prothesenreinigung vorzunehmen (7./8. Semester). Im letzten Teil geht es um die Erhebung des Befundes, das Aufzeigen eines Behandlungsbedarfs und das Erstellen von Therapievorschlägen (8./9. Semester). Zusätzlich sind die Studierenden des höchsten Semesters für das Schreiben einer ausführlichen Krankengeschichte verantwortlich, welche die gerostomatologischen Besonderheiten besonders berücksichtigt [23]. Der Vergleich mit anderen Ländern, z. B. mit der Züricher Gerostomatologieausbildung in der mobilen Zahnklinik (mobi-Dent™), konnte zeigen, dass die praktische Ausbildung von den Studierenden sehr gut angenommen wird. Dabei wird vor allem die Einbindung der Studierenden in das direkte Behandlungsgeschehen und die Möglichkeit des Behandelns der Pflegebedürftigen von den Studierenden hervorgehoben. Bei den Leipziger Besuchen in der Pflegeeinrichtung wird von den Studierenden bemängelt, dass sie zwar die Patienten befunden, aber keine Therapie durchführen können [24]. Es ist somit erkennbar, dass eine gerostomatologische Ausbildung theoretischen und praktischen Unterricht aufweisen sollte, wobei die Studierenden der höheren Semester in die klinische Behandlung eingebunden sein sollten.

55.5 Pflegebedürftige als Patienten im Unterricht

In der zahnmedizinischen Ausbildung werden zurzeit, z. B. in Kursen der Zahnersatzkunde I und II fast ausschließlich fitte oder leicht gebrechliche Senioren in den Ausbildungskursen der Studierenden behandelt. Es ist meistens nicht vertretbar, dass immobile, pflegebedürftige oder Palliativpatienten im Studentenkurs zahnärztlich betreut werden. Lange Behandlungssitzungen und zusätzliche Termine, die sich aus der Betreuungssituation in den klinischen Kursen ergeben, verursachen, neben der persönlichen Aufregung in eine ungewohnte Umgebung zu kommen, zusätzliche Transport- und Begleitungskosten, für die keine Gelder zur Verfügung stehen.

Bei der zahnärztlichen Behandlung in Pflegeeinrichtungen gibt es besondere Erschwernisse, auf welche die Studierenden im Rahmen ihres Studiums vorbereitet werden sollten:
- schwieriger partizipativer Therapieentscheidungsprozess aufgrund der kognitiven und/oder körperlichen Einschränkungen
- unvorhersehbare Behandlungssituationen aufgrund von Multimorbidität und Multimedikation
- höherer Zeitaufwand der Behandlung
- Behandlung von Dementen in Intubationsnarkose
- Einbeziehung von Angehörigen und Pflegepersonal, da Patient oft nicht Entscheidungsträger (höherer administrativer Aufwand)
- Kennenlernen von mobiler Ausstattung (tragbare Behandlungseinheit, tragbares Röntgengerät, Auto zum Transport von Material- und Instrumentenkisten)

- Auseinandersetzung mit dem nicht finanziell abgegoltenen Mehraufwand der Behandlung

Alle Studierenden der Zahnmedizin sollten in Deutschland die Chance haben, einen theoretischen und praktischen Einblick zur zahnmedizinischen Betreuung von Pflegebedürftigen Patienten zu erhalten.

55.6 Seniorenzahnmedizin in der neuen Approbationsordnung und im Lernzielkatalog

Die Erhebung der Daten zur aktuellen gerostomatologischen prägradualen Ausbildung in Deutschland hat gezeigt, dass es große qualitative und quantitative Unterschiede zwischen den verschiedenen Ausbildungsstätten gibt, was nicht zuletzt in der derzeit fehlenden curricularen Verankerung der Seniorenzahnmedizin begründet ist. Im Entwurf der neuen Approbationsordnung wird diese Problematik berücksichtigt und die Bedeutung dieses Bereichs für die zahnärztliche Ausbildung gesehen. Auch um dem heterogenen Patientenbild von fitten, gebrechlichen und pflegebedürftigen Senioren gerecht werden zu können, ist ein eigener Querschnittsbereich zur Medizin und Zahnmedizin des Alterns und des alten Menschen vorgesehen. So kann auch besser berücksichtigt werden, dass es sich auch aus zahnärztlicher Sicht hier nicht um eine punktuelle Behandlung zu einem bestimmten Zeitpunkt oder für ein bestimmtes Krankenbild handelt, sondern um die Betreuung eines kontinuierlich fortschreitenden Prozess des Älterwerdens mit all seinen zahnmedizinischen, medizinischen und psychosozialen Aspekten und Problemen.

Leider hat aber auch die Erfahrung gezeigt, dass die curriculare Verankerung von Lerninhalten zwar eine wichtige Voraussetzung aber keinesfalls eine Garantie dafür ist, dass diese auch in entsprechender Qualität und angemessener Form gelehrt werden. Ein wichtiges neues Instrument hierfür kann der derzeit in Entwicklung befindliche nationale kompetenzbasierte Lernzielkatalog Zahnmedizin werden. Hier wurde der besonderen Bedeutung der Seniorenzahnmedizin derart Rechnung getragen, dass eine eigene Arbeitsgruppe zu diesem Thema eingesetzt wurde, die standortübergreifend einen nationalen Mindeststandard in der gerostomatologischen Ausbildung erarbeiten soll.

Eine besondere Chance bietet sich hier auch, weil parallel zum zahnmedizinischen Lernzielkatalog auch der Nationale kompetenzbasierte medizinische Lernzielkatalog entwickelt wird. In der Entwicklungsphase besteht die einzigartige Möglichkeit bereits in der Ausbildung Synergien aufzubauen. Die auch bei Pflegebedürftigen nachgewiesene Bedeutung der oralen Gesundheit für die allgemeine Gesundheit kann somit an der heterogenen Patientengruppe „Senioren" eindrücklich auch in der medizinischen Ausbildung verankert werden. Wer im Team ausgebildet wird und erfährt, wie sich die gegenseitigen Stärken zum Nutzen des Patienten und des Behandlungserfolgs kombinieren lassen, wird in seiner beruflichen Zukunft auch hoffentlich besser und effektiver als multidisziplinäres Team agieren sowie funktionieren.

55.7 Ausblick

Die Gesellschaft hat – gerade was die Prävention betrifft – eine besondere Verantwortung denjenigen gegenüber, die nicht für sich selbst sorgen können. Besonders in der zahnmedizinischen Versorgung hat sich ein im Gesundheitswesen einzigartiges Präventionskonzept etabliert, welches in den Kindergärten beginnt und die Bevölkerung lebenslang begleiten soll. Mit zunehmender Gebrechlichkeit sinkt die Chancengleichheit zum Zugang einer guten zahnmedizinischen Versorgung und damit wird die Teilnahme am Präventionskonzept nicht lebenslang ermöglicht. Dies zeigt sich leider oft an den Eingangstüren der Pflegeeinrichtungen mit z.T. gravierenden Folgen für die Gesundheit und Lebensqualität der Betroffenen. Um diese Versorgungssituation zu verbessern, muss und wird in vielen gesellschaftlichen Bereichen gearbeitet, um die ökonomischen und strukturellen Bedingungen zu verbessern bzw. erst zu schaffen.

Ein ganz wichtiger Aspekt ist aus unserer Sicht, bereits bei den zukünftigen Zahnärzten hierfür im Studium ein Bewusstsein zu schaffen und die Altersbilder der Studierenden mitzuprägen. Dies kann nicht nur durch die Vermittlung von Wissen erfolgen, sondern sollte auch durch die direkte Begegnung mit konkreten Situationen aus den Lebenswelten der Senioren untermauert werden. Dazu gehören Kontaktsituationen sowohl mit fitten Senioren (z.B. Besuch des deutschen Seniorentags) als auch mit gebrechlichen Senioren bei Besuchen in deren häuslicher Umgebung. Den Pflegealltag in Senioreneinrichtung sollten alle Studierenden kennenlernen. Die eigene Erfahrung hat uns hier gezeigt, wie stark die Studenten auch emotional von diesen Begegnungen berührt werden und dass sich ein großer Anteil dieser Studenten vorstellen kann, in seinem späteren Berufsleben auch Senioreneinrichtungen zu betreuen.

Die zukünftige Approbationsordnung bietet die Möglichkeit, über den neuen Querschnittsbereich engagierte Insellösungen in ein bundesweit strukturiertes

Vorgehen zu überführen, was bei der demografischen Entwicklung und der steigenden Anzahl von fitten, gebrechlichen sowie pflegebedürftigen Senioren gesellschaftspolitisch und gesundheitsökonomisch von großer Bedeutung ist. Eine besondere Möglichkeit hier neue und innovative Wege zu gehen, wird ermöglicht, da derzeit in gemeinsamer Abstimmung die nationalen kompetenzbasierten Lernzielkataloge für Medizin und Zahnmedizin entwickelt werden. Dies bietet die einzigartige Chance, den Zusammenhang von oraler und allgemeiner Gesundheit auch in der medizinischen Ausbildung besser zu verankern und ein Ausbildungsumfeld zu etablieren, in dem Studierende der Medizin und Zahnmedizin gegenseitig ihre Stärken einbringen. Diese Erfahrungen führen hoffentlich dann dazu, dass sie in ihrer beruflichen Zukunft als betreuende (Haus-)Ärzte und Zahnärzte von Senioren noch besser kommunizieren. Gerade bei gebrechlichen und pflegebedürftigen Menschen kann nur ein multidisziplinäres Team erfolgreich sein, sodass alle Berufsgruppen, die sich um das Wohl der Gebrechlichen und Pflegebedürftigen sorgen, zusammen arbeiten sollten. Der Zahnarzt ist Teil des multidisziplinären Teams und sollte für seine Arbeit im Grundstudium dafür ausgebildet und vorbereitet sein.

55.8 Literatur

[1] Born G, Baumeister S, Sauer S et al. Merkmale von Risikogruppen einer unzureichenden Inanspruchnahme zahnmedizinischer Leistungen. Gesundheitswesen 2006; 68: 257–264
[2] Bundeszahnärztekammer und Kassenzahnärztliche Bundesvereinigung, Hrsg. Mundgesund trotz Handicap und hohem Alter. Konzept zur vertragszahnärztlichen Versorgung von Pflegebedürftigen und Menschen mit Behinderungen. (2010). Im Internet: http://www3.kzbv.de/kzbvpres.nsf/7eea725d50aaae8ec1256ffd004e7439/1e0fc6155c025b2ac1 257 744 002f1075/$FILE/Konzept_Mundgesund.pdf; Stand: 08.02.2012
[3] Council of European Dentists. Revised CED Resolution on Annex V.3/5.3.1 of Directive 2005/36/EC (November 2010). Im Internet: http://www.eudental.eu/index.php?ID=2741 Stand: 05.12.2011
[4] Council of European Dentists. Revised CED Resolution on the review of Directive 2005/36/EC. Im Internet: http://www.eudental.eu/index.php?ID=2741 (05.12.2011); Stand: 27.05.2011
[5] Cowpe J, Plasschaert A, Harzer W et al. Profile and competences for the graduating European dentist – update 2009. Eur J Dent Educ 2010; 14(4): 193–202
[6] Holm-Pedersen P, Vigild M, Nitschke I et al. Dental care for aging populations in Denmark, Sweden, Norway, United Kingdom, and Germany. J Dent Educ 2005; 69 (9): 987–997
[7] Institut der Deutschen Zahnärzte, Hrsg. Dritte Deutsche Mundgesundheitsstudie (DMS III). Ergebnisse, Trends und Problemanalysen auf der Grundlage bevölkerungsrepräsentativer Stichproben in Deutschland 1997. Köln: Deutscher Ärzte-Verlag; 1999
[8] Institut der Deutschen Zahnärzte, Hrsg. Vierte Deutsche Mundgesundheitsstudie (DMS IV). Neue Ergebnisse zu oralen Erkrankungsprävalenzen, Risikogruppen und zum zahnärztlichen Versorgungsgrad in Deutschland 2005. Köln: Deutscher Ärzte-Verlag; 2006
[9] Kaschke I, Jahn K R, Liere M. A comporative study of oral health in people with disabilities and non-disabled patients aged 35-44 in Germany. Spec Care Dentist 2004; 24 (3): 144

[10] Kossioni A, Vanobbergen J, Newton J et al. European College of Gerodontology: undergraduate curriculum guidelines in gerodontology. Gerodontology 2009; 26: 165–171
[11] Kunze J, Reiber T, Nitschke. Zur Integration der Seniorenzahnmedizin in die prägraduale zahnärztliche Ausbildung in Deutschland. Dtsch Zahnärztl Z 2012; 67: 21–31
[12] Lindenberger U, Smith J, Mayer K U, Baltes P B Hrsg.. Die Berliner Altersstudie. 3. erw. Aufl. Berlin: Akademie Verlag; 2010
[13] Müller F, Naharro M, Carlsson GE. What are the prevalence and incidence of tooth loss in the adult and elderly population in Europe? Clin Oral Implants Res 2007; 18: 2–14
[14] Nitschke I, Vogl B, Töpfer J, Reiber T. Oraler Status von Altenheimbewohnern in den neuen Bundesländern. Dtsch Zahnärztl Z 2000; 55: 707–713
[15] Nitschke I. Fundamentals of dentistry for geriatric rehabilitation–an introduction to geriatric dentistry. Z Gerontol Geriatr 2000; 33 (1): 45–49
[16] Nitschke I. Geriatric oral health issues in Germany. Int Dent J 2001; 51: 235–246
[17] Nitschke I, Ilgner A, Meissner G, Reiber T. Zahngesundheit von Bewohnern in ländlichen und städtischen Senioreneinrichtungen. Dtsch Zahnärztl Z 2003; 8: 457–462
[18] Nitschke I, Ilgner A, Reiber Th. Zur Etablierung der Seniorenzahnmedizin in der zahnärztlichen Ausbildung. Dtsch Zahnärztl Z 2004; 59: 163–167
[19] Nitschke I, Müller F, Ilgner A, Reiber T. Undergraduate teaching in Gerodontology in Germany, Switzerland and Austria. Gerodontology 2004; 21: 123–129
[20] Nitschke I, Ilgner A, Müller F. Barriers to provision of dental care in long-term care facilities: the confrontation with ageing and death. Gerodontology 2005; 22 (3): 123–129
[21] Nitschke I, Ilgner A, Wilde FJ et al. Zur Versorgung immobiler pflegebedürftiger Patienten – eine Befragung der Zahnärzte in Westfalen-Lippe. Dtsch Zahnärztl Z 2005; 60 (5): 292–297
[22] Nitschke I, Reiber T. Gerodontology-a challenge also for public health services. Gesundheitswesen 2007; 69 (10): 541–547
[23] Nitschke I, Sobotta BA, Reiber T. Undergraduate education in gerodontology in Germany: the Leipzig Programme. Gerodontology 2008; 25: 135–141
[24] Nitschke I, Reiber T, Sobotta B. Undergraduate teaching in gerodontology in Leipzig and Zürich – a comparison of different approaches. Gerodontology 2009; 26: 172–178
[25] Nitschke I, Bär C, Hopfenmüller W et al. Do long-term care residents benefit from the dental bonus system? Z Gerontol Geriatr. 2011; 44(3): 181–186
[26] Preshaw PM, Mohammad AR. Geriatric dentistry education in European dental schools. Eur J Dent Educ 2005; 9: 73–77
[27] Reißmann DR, Heydecke G, van den Bussche H. Die zahnärztliche Versorgung von Pflegeheimbewohnern in Deutschland – eine kritische Würdigung der vorliegenden Studien. Dtsch Zahnärztl Z 2010; 65 (11): 647–653
[28] Roggendorf HC, Stark HK. Zahnmedizinische Befunde in Seniorenheimen – ist eine Verbesserung der Situation erkennbar? Euro J Ger 2006; 8: 7–14
[29] Shah N. Need for gerodontology education in India. Gerodontology 2005; 22: 104–105
[30] Statistische Ämter des Bundes und der Länder: Demografischer Wandel in Deutschland, Heft 1, Wiesbaden (2007). Im Internet: http://www.statistik-portal.de/statistik-portal/demografischer_wandel_heft1.pdf. Stand: 08.02.2012]
[31] Statistisches Bundesamt, Wiesbaden. Pflegestatistik 2007. Pflege im Rahmen der Pflegeversicherung – Deutschlandergebnisse. (2007). Im Internet: www.destatis.de
[32] Statistisches Bundesamt, Wiesbaden (2009) Pflegestatistik 2009. Pflege im Rahmen der Pflegeversicherung – Deutschlandergebnisse. Im Internet: www.destatis.de
[33] United Nations. Population Division of the Department of Economic and Social Affairs of the United Nations Secretariat, World Population Prospects: The 2008 Revision, New York (2008). Im Internet: http://esa.un.org/unpp

[34] United Nations, Department of Economic and Social Affairs, Population Division. World Population Ageing 2009, New York (2009). Im Internet: http://www.un.org/esa/population/publications/WPA2009/WPA2009_WorkingPaper.pdf; Stand: 08.02.2012
[35] United Nations. UN Behindertenrechtskonvention. (2010). Im Internet: http://www.behindertenbeauftragter.de/SharedDocs/Publikationen/DE/Broschuere_UNKonvention_KK.pdf?__blob=publicationFile. Stand: 08.02.2012
[36] United Nations, Department of Economic and Social Affairs, Population Division. World Population Prospects: The 2010 Revision. New York (2011). Im Internet: http://esa.un.org/wpp/Sorting-Tables/tab-sorting_ageing.htm. Stand: 08.02.2012
[37] Yoneyama T, Yoshida M, Matsui T, Sasaki H. Oral care and pneumonia. Oral Care Working Group. Lancet 1999; 354: 515
[38] Zitzmann NU, Staehelin K, Walls AW et al. Changes in oral health over a 10-yr period in Switzerland. Eur J Oral Sci 2008; 116: 52–59

56 Prävention in der Zahnheilkunde – eine Erfolgsgeschichte?

Christof Dörfer, Ursula Schütte, Anke Weber, Thomas Hoffmann

56.1 Einführung

In den vergangenen drei Jahrzehnten hat sich in der Zahnmedizin in Deutschland ein bemerkenswerter Wandel von einer ausschließlich reparativen zu einer durch präventives Denken und Handeln geprägten Zahnheilkunde vollzogen. Angestoßen von den Erfolgen in den skandinavischen Ländern und der Schweiz kam es zu einer Entwicklung, die heute zu einer breiten Akzeptanz der Notwendigkeit präventiver Maßnahmen zur Aufrechterhaltung der Kaufunktion bis ins hohe Alter sowohl bei den Zahnärzten aber auch in der Gesamtbevölkerung geführt hat. Vor allem im Kinder- und Jugendalter zeichnen sich beeindruckende Erfolge ab, die sich in den sinkenden Prävalenzdaten über die vergangenen Jahrzehnte in erster Linie bei der Karies ablesen lassen. Die von der Weltgesundheitsorganisation vorgegebenen Ziele für das Jahr 2020 sind bei Kindern und Jugendlichen in Deutschland bereits heute bei Weitem erreicht. Deutschland befindet sich bezüglich der Karies in der Spitzengruppe der Länder [7]. Auch bei den Erwachsenen und Senioren sind höhere Anteile eigener Zähne zu finden. Allerdings zeigt sich auch vermehrt eine Polarisation des Kariesbefalls. So vereinen 10,2 % der Kinder 61,1 % und 26,8 % der Jugendlichen 79,2 % der Karieserfahrung auf sich [6]. Diese Daten weisen darauf hin, dass die bisherigen Anstrengungen bestimmte Gruppen der Bevölkerung nicht oder zumindest nicht in ausreichendem Maße erreichen beziehungsweise ansprechen. So liegt zum Beispiel das Inanspruchnahmeverhalten von kostenlosen IP-Leistungen im Kinder- und Jugendalter nach den letzten veröffentlichten Daten der Gesundheitsberichterstattung des Bundes nicht über 40 %, wobei in den vergangenen Jahren eine Stagnation eingetreten ist [4], so dass auch für die nachfolgenden Jahre keine weiteren Steigerungen zu erwarten sind.

In Bezug auf Parodontalerkrankungen sind sogar steigende Prävalenzdaten zu verzeichnen, die darauf verweisen, dass die derzeit verfolgten Präventionsstrategien einer kritischen Beurteilung bedürfen, damit weitere Erfolge erzielt werden können. Dies ist umso bedeutsamer, als sich seit fast zwei Jahrzehnten immer klarer abzeichnet, dass Parodontitis mit einem erhöhten Erkrankungsrisiko für eine ganze Reihe anderer, teilweise lebensbedrohlicher Erkrankungen vergesellschaftet ist.

In den folgenden Abschnitten werden die derzeit verfolgten Strategien vorgestellt und diskutiert

56.2 Ätiologieorientierte Präventionsstrategien

Aktuell umgesetzte Präventionsstrategien folgen überwiegend den jeweils gültigen Ätiologiemodellen. Für die Karies waren dies über Jahrzehnte das Zusammenspiel der Präsenz eines hohen Anteils säureproduzierender Bakterien in einem quantitativ vermehrten Biofilm, einer hohen Frequenz der Aufnahme niedermolekularer Kohlenhydrate sowie der damit verbundenen Verschiebung des De- und Remineralisationsgleichgewichts bei den Zahnhartsubstanzen zugunsten eines Mineralverlusts. Die erfolgreichsten Präventionsstrategien zielten auf eine Verschiebung des De- und Remineralisationsgleichgewichts durch Fluoride sowie auf die Beseitigung retentiver Nischen auf den Kauflächen durch die sogenannte Fissurenversiegelung.

Daneben wurde auf Verhaltensänderungen bezüglich einer Verbesserung der mechanischen Entfernung des oralen Biofilms von den Zahnoberflächen und einer Bündelung der Nahrungsaufnahme auf die Hauptmahlzeiten gesetzt.

Spezifischere Strategien, wie z. B. Impfungen erwiesen sich angesichts der Komplexität des oralen Biofilms sowie dessen Interaktion mit dem Wirt bislang als nicht zielführend. Dies galt auch für Bestrebungen, eine Übertragung der als kariopathogen identifizierten Leitkeime von einer Person auf andere sowohl zwischen Eltern und Kindern als auch zwischen Partnern durch individuelle Maßnahmen zur Keimreduktion und Verhaltensänderungen zu reduzieren.

Der Nachteil der ätiologiebasierten Präventionsstrategien (▶ Tab. 56.1) liegt im Wesentlichen darin, dass der Erfolg der meisten Maßnahmen vom Wissen, der Fertigkeit und der Motivation der sie einsetzenden Person abhängt. Daher spielen individuelle Vorlieben z. B. bei der Auswahl der geeigneten Hilfsmittel zur Mundhygiene eine entscheidende Rolle, ungeachtet der Evidenzlage, die einigen Hilfsmitteln eine Überlegenheit gegenüber anderen zuschreibt [2]. Dies zeigt sich auch darin, dass nur wenige Personen von der Anwendung von Zahnseide profitieren, die zwar prinzipiell wirksam ist in der Prävention von Karies und Parodontitis, ihre Anwendung aber eine so hohe manuelle Fertigkeit verlangt, dass die meisten Menschen dazu nicht in der Lage sind. Die generelle Empfehlung für Zahnseiden wurde daher zugunsten des Einsat-

Tab. 56.1 Ätiologiebasierte Präventionsstrategien gegen Karies, Parodontitis und orale Malignome. Quelle: [3].

Strategie	Maßnahmen
Karies	
Infektionsprophylaxe	Behandlung kavitierter kariöser Läsionen Unterbindung der horizontalen und vertikalen Infektion
Verhinderung einer kritischen Plaquemenge	mechanische häusliche und professionelle Zahnreinigung Fissurenversiegelung
systemische Fluoridgabe	fluoridiertes Kochsalz Tablettenfluoridierung
lokale Fluoridgabe	Zahnpasten Spüllösungen
Parodontitis	
Infektionsprophylaxe	Behandlung und ggf. Eliminierung parodontaler Taschen durch antiinfektiöse Therapie
Verhinderung einer kritischen Menge an Biofilm auf Zahnhartgeweben	mechanische häusliche und professionelle Zahnreinigung
Reduktion von Nikotinabusus	Rauchentwöhnungsprogramme
orale Malignome	
Früherkennung	regelmäßige Inspektion der Mundschleimhäute durch den Zahnarzt

zes von Interdentalbürsten sowie der konsequenten Fluoridierung aufgegeben [2].

56.3 Risikoorientierte Präventionsstrategien

Mit zunehmender Erkennbarkeit unterschiedlicher Krankheitsverläufe und der Polarisierung vor allem der Karies wurde immer deutlicher, dass unterschiedliche Personen einem unterschiedlichen Erkrankungsrisiko ausgesetzt sind. Konsequenterweise wurde gefolgert, dass Personen mit einem erhöhten Erkrankungsrisiko einer intensiveren präventiven Betreuung bedürfen als Personen mit einem niedrigen Erkrankungsrisiko. Da Karies und Parodontitis zu irreversiblen Schäden führen, entwickelte sich der Wunsch nach Verfahren, die eine möglichst frühzeitige Identifikation des individuellen Risikos erlauben würden. Sowohl bezüglich des Karies- als auch des Parodontitisrisikos kamen Tests auf den Markt, die wiederum die ätiologischen Faktoren adressierten, die dem aktuellen Kenntnisstand entsprachen. Bei der Karies waren dies Tests, die die Fließrate und die Pufferkapazität des Speichels oder die Präsenz säurebildender Keime untersuchten. Bezüglich der Parodontitis adressierten die Tests mikrobiologische, genetische und inflammatorische Risiken. Sensitivitäts- und Spezifitätsdaten lagen in der Regel bei Markteinführung nicht vor und die hohen Kosten machten eine Anwendung bei allen Personen im Sinne eines Screenings unmöglich. Daher erfolgte die Testung in der Regel erst dann, wenn der Zahnarzt bereits ein hohes Risiko vermutete. Moderne Forschungsergebnisse sowohl im Bereich der oralen Mikroorganismen als auch der Molekulargenetik haben die Hoffnung auf einfache, laborgestützte Risikotests nahezu zerschlagen. Die europäischen Konsensuskonferenz im vergangenen Jahr kam daher zu der Einschätzung, dass derzeit kein einzelner Biomarker vorliegt, der die Erkrankungsanfälligkeit zuverlässig bewertet oder valide Aussagen zur Prognose des Erkrankungsverlaufs liefern würde [1]. Allerdings gibt es sowohl für die Karies als auch für die Parodontitis teilweise internetbasierte Risikotests, die verschiedene akzeptierte Risikofaktoren abfragen und so eine Stratifizierung des individuellen Risikos in niedrig, mittel und hoch vornehmen. Dabei werden Informationen über den Patienten gesammelt, die unspezifische Risikoparameter ebenso umfassen wie die bereits durchlaufene Krankheitserfahrung in Relation zum Lebensalter. Dennoch erscheint es fraglich, ob diese Verfahren einen zusätzlichen prognostischen Wert bieten gegenüber einem guten klinischen Screening, das alleine auf dem derzeit vorliegenden Gesundheitszustand in Abhängigkeit vom Alter beruhen [8]. Der regelmäßigen zahnärztlichen Kontrolle kommt demnach auch heute noch die größte Bedeutung bei der Risikoeinschätzung von Karies und Parodontitis zu. Darüber hinaus bietet sie die Möglichkeit der Inspektion der Mundhöhle in Hinblick auf die Früherkennung potenziell maligner Schleimhautveränderungen (▶ Tab. 56.2).

Derzeit erfolgt die Anpassung der präventiven Maßnahmen an das individuelle Erkrankungsrisiko überwiegend durch eine quantitative Adaptation. Kontrolltermine werden engmaschiger angesetzt, ein erhöhtes Kariesrisiko wird durch höher dosierte lokale Fluoridapplikation mit speziellen Zahnpasten oder Fluoridgelees sowohl im häuslichen Umfeld als auch in der Zahnarztpraxis sowie durch eine konsequentere Versiegelung der Kauflächen adressiert. Diese Anpassungen werden durch Ernährungsberatung flankiert. Bei einem hohen Parodontitisrisiko werden ebenfalls die mechanischen Präventionsmaß-

Tab. 56.2 Risikobasierte Präventionsstrategien gegen Karies, Parodontitis und orale Malignome.

Strategie	Maßnahmen
Karies	
Infektionsprophylaxe	Behandlung kavitierter kariöser Läsionen ggf. Einsatz von Desinfizientien
Verhinderung einer kritischen Plaquemenge	intensivierte mechanische häusliche und professionelle Zahnreinigung Fissurenversiegelung Ernährungslenkung
systemische Fluoridgabe	fluoridiertes Kochsalz Tablettenfluoridierung
risikoadaptierte lokale Fluoridgabe	Zahnpasten mit hoher Fluoridkonzentration Fluoridgelees Fluoridspüllösungen
Parodontitis	
Früherkennung und Verlaufsbeobachtung	risikoadaptierte Abstände der Kontrolluntersuchungen mit sofortiger Intervention bei Bedarf
Verhinderung einer kritischen Menge an Biofilm auf Zahnhartgeweben	intensivierte mechanische häusliche und professionelle Zahnreinigung
Reduktion von Nikotinabusus	Rauchentwöhnungsprogramme
orale Malignome	
Reduktion von Nikotinabusus	Rauchentwöhnungsprogramme
zahnärztliche Therapie	Herstellung und Erhalt entzündungsfreier oraler Verhältnisse ohne mechanische oder chemische Noxen

nahmen intensiviert. Ansätze, beim Fehlen erkennbarer lokaler Ursachen durch eine Dauermedikation mit subantimikrobiell dosiertem Doxyzyklin die Gewebedestruktion zu hemmen, finden in Deutschland derzeit wenig Akzeptanz. Die Bedeutung des Rauchens für das Parodontitisrisiko ist weitgehend akzeptiert. Allerdings fehlen häufig Strategien, eine Rauchentwöhnung im Zuge einer Parodontitistherapie anzubieten und umzusetzen, sodass dieser Ansatz bislang nur von wenigen Praxen als präventive Strategie verfolgt wird.

Der am individuellen Risiko orientierten Parodontitisprävention kommt derzeit in Deutschland die größte Bedeutung zu. Sie erlaubt es, die Ressourcen für die Patienten zu bündeln, die einer intensiven präventiven Betreuung bedürfen, und eine Überbetreuung von Personen mit niedrigem Risiko zu vermeiden. Der Hauptnachteil dieser Strategie besteht allerdings darin, dass das Vorgehen im Grundsatz palliativ ist, das heißt, es ist auf die Vermeidung von Folgeschäden bei Patienten mit hohem Erkrankungsrisiko ausgerichtet, nicht jedoch auf die Verhinderung eines hohen Erkrankungsrisikos [7].

56.4 Populationsbasierte Präventionsstrategien

Populationsbasierte Strategien haben zum Ziel, möglichst die gesamte Bevölkerung zu erreichen und so insgesamt das Auftreten von Karies und Parodontitis zu vermeiden. Das wohl bekannteste Beispiel aus der Zahnmedizin ist die Trinkwasserfluoridierung, die in Europa nahezu vollständig durch die Kochsalzfluoridierung verdrängt wurde. Beide Formen der systemischen Fluoridierung sind gleich wirksam und entfalten ihre Wirkung sozusagen automatisch, wenn das fluoridierte Wasser oder Kochsalz aufgenommen wird. Für die Parodontitis sind populationsbasierte Präventionsstrategien rar, zumindest soweit sie von zahnärztlicher Seite induziert wurden. Kommerzielle Werbung erscheint dabei wirksamer als unabhängige Informationskampagnen. Da Rauchen aber als ein wichtiger Risikofaktor für Parodontitis gilt, erfüllt die aktuelle Gesetzgebung bezüglich des Rauchens in öffentlichen Räumen durchaus die Kriterien einer populationsbasierten Präventionsstrategie. Es bleibt abzuwarten, ob sich der Rückgang der Raucher auch in einer Reduktion der Parodontitis niederschlägt. Da der Erfolg der meisten Präventionsstrategien in erster Linie von ihrer Akzeptanz in der Bevölkerung abhängt, gelten als vielversprechende Varianten sogenannte gerichtete Populationsstrategien. Dabei werden in Bezirken mit hoher Erkrankungsprävalenz gezielt Strategien unter Einbeziehung der örtlichen Bevölkerung erarbeitet, die den besonderen Gegebenheiten zum Beispiel in einem Stadtteil Rechnung tragen. So versuchen zum Beispiel Arbeitsgemeinschaften für Jugendzahnpflege, die als Zusammenschluss von Kommunen oder Bundesland, Kostenträgern und Zahnärztekammern konzertiert agieren, in sozialen Brennpunkten auch die Kinder und Jugendlichen zu erreichen, die erfahrungsgemäß nicht in Kontakt mit kariespräventiven Maßnahmen kommen. Eine erfolgreiche populationsbasierte Präventionsstrategie ist die Gruppenprophylaxe, bei der in Kindergärten oder Schulen homogene Gruppen angesprochen werden. Dabei wird in der Gruppe gesundheitsförderndes Verhalten als Norm gesetzt und über Betreuer und Eltern zusätzlich ein Multiplikationseffekt genutzt (▶ Tab. 56.3).

Tab. 56.3 Populationsorientierte Präventionsstrategien gegen Karies, Parodontitis und orale Malignome.

Strategie	Maßnahmen
Karies	
systemische Fluoridgabe	fluoridiertes Kochsalz
Gruppenprophylaxe	Betreuung von Schulen und Kindergärten Einbeziehung von Erziehern und Lehrern als Multiplikatoren
Paradontitis	
Reduktion von Nikotinabusus	Rauchentwöhnungsprogramme Gesetzgebung
Information	Bedeutung oraler Erkrankungen für die Allgemeingesundheit Medienpräsenz
orale Malignome	
Reduktion von Nikotinabusus und Alkoholkonsum	Rauchentwöhnungsprogramme
Information	Aufklärungskampagnen Rauchentwöhnungsprogramme

56.5 Konsequenzen für zukünftige Strategien

Der Prävention oraler Erkrankungen wird weltweit eine hohe Bedeutung beigemessen, die über die Sorge um die Mundgesundheit hinausgeht. Zum einen ist ein rein reparativer Ansatz teuer und angesichts der wirtschaftlichen Entwicklung bevölkerungsreicher Schwellenländer werden die Risikofaktoren vor allem für Karies und Parodontitis steigen, sodass effektiven präventiven Strategien eine hohe gesundheitsökonomische Bedeutung zukommt. Zum anderen hat Mundgesundheit auch Anteil an der Lebensqualität. Bereits heute werden Ungleichheiten in der Verfügbarkeit präventiver Angebote beklagt [9]. Diese finden sich jedoch nicht nur im Vergleich zwischen industrialisierten und Schwellenländern. Auch innerhalb Deutschlands sind solche Schieflagen vorhanden. So werden in der vierten deutschen Mundgesundheitsstudie große regionale Unterschiede bezüglich des Kariesrisikos festgestellt [5]. Traditionelle Konzepte, die rein risikoorientiert ausgerichtet sind, werden mittlerweile als zu einseitig wahrgenommen. Die zu Grunde liegende Annahme, dass das Wissen um relevante Risiken und der Erwerb der erforderlichen Fertigkeiten ausreichen, um eine Verhaltensänderung zu bewirken, greift zu kurz. Vielmehr ist die Ausrichtung an präventiven Verhaltensweisen eine komplexe Entität, die in weiten Teilen der Bevölkerung zumindest nicht überwiegend rational gesteuert ist. Sowohl ätiologie- als auch risikoorientierte präventive Ansätze führen daher immer nur bei bestimmten Gruppen und meist auch nur zu zeitlich limitierten Effekten. Zur Erzielung einer breiteren Akzeptanz präventiver Maßnahmen wird daher eine Mischung verschiedener Ansätze gefordert, die sowohl auf den Einzelnen zielen, aber auch die Schaffung eines Umfeldes im Auge hat, in dem gesundheitsbewusstes Verhalten selbstverständlich wird [9]. Diese Vorgehensweise wird jedoch nur dann erfolgreich sein, wenn individuelle Wege gefunden werden, die der jeweiligen Situation angepasst und mit den lokalen Gegebenheiten abgestimmt sind und bereits in der Planungsphase Meinungsbildner und Führungspersonen einbeziehen. Es gilt als essenziell, dass Maßnahmen zur Erhaltung gesunder Verhältnisse in der Mundhöhle nicht isoliert verfolgt, sondern mit anderen präventiven Strategien vernetzt werden. Eine konsequentere Erforschung der Faktoren, die einer Akzeptanz präventiver Maßnahmen im Wege stehen, scheint angesichts der niedrigen Inanspruchnahme kostenloser individualprophylaktischer Leistungen bei Kindern und Jugendlichen geboten.

56.6 Schlussfolgerung

Mit Karies und Parodontitis sind die häufigsten biofilmvermittelten Erkrankungen im Bereich der Mundhöhle angesiedelt. Ihre Prävention und Früherkennung ist von großer Bedeutung, da nach krankheitsbedingter Destruktion der Gewebe eine Restitutio ad Integrum nicht möglich ist. In den vergangenen Jahrzehnten wurden erhebliche Fortschritte in der Prävention vor allem der Karies erzielt. Allerdings scheint der Effekt der umgesetzten Maßnahmen gesättigt zu sein und in einer Polarisierung des Krankheitsbefalls zu resultieren. Bezüglich der Parodontitis sind wir nach wie vor mit steigenden Prävalenzdaten konfrontiert. Trotz der großen Erfolge in der Vergangenheit müssen daher weitere Anstrengungen unternommen werden, damit die Erkrankungen der Mundhöhle weiter zurückgehen. Es erscheint erforderlich, dass dazu die zahnärztliche Profession über den engen fachlichen Bereich hinaus in die Gesellschaft wirkt und politische Entscheidungsträger ebenso wie Meinungsbildner mithelfen, ein präventiv ausgerichtetes Umfeld zu schaffen.

56.7 Literatur

[1] Buduneli N, Kinane DF. Host-derived diagnostic markers related to soft tissue destruction and bone degradation in periodontitis. J Clin Periodontol 2011; Suppl 11: 85–105
[2] Dörfer CE, Staehle HJ. Strategien der häuslichen Plaquekontrolle. Zahnmedizin up2date 2010; 4: 1–30
[3] Folwaczny M, Hickel R. Prevention of oral diseases. Dtsch Med Wochenschr 2004; 129(34-35): 1786–1788
[4] Gesundheitsberichterstattung des Bundes. Kapitel 3.2.3 Zahnmedizinische Prävention; 2006. http://www.gbe-bund.de/gbe10/ergebnisse.prc_pruef_verweise?p_fid=10 955&sprache=D&p_ftyp=TXT&p_uid=gasts&p_aid=7 623 4716&p_hlp_nr=3&p_vtrau=4&p__pspkz=D&p_sspkz=&p_wsp=&p_sprachkz=D&p_lfd
[5] Micheelis W, Reiter F. Soziodemografische und verhaltensbezogene Aspekte oraler Risikofaktoren in den vier Alterskohorten. In: Micheelis W, Schiffner U, editors. Vierte Deutsche Mundgesundheitsstudie (DMS IV). Köln: Deutscher Zahnärzteverlag DAV; 2006: 375–398
[6] Micheelis W. Zusammenfassung. In: Micheelis W, Schiffner U, eds. Vierte Deutsche Mundgesundheitsstudie (DMS IV). Köln: Deutscher Zahnärzteverlag DAV; 2006
[7] Oesterreich D, Ziller S. Präventionsorientierte Zahn-, Mund- und Kieferheilkunde – wichtige Krankheitsbilder und deren oralprophylaktischer Zugang. Zahn-, Mund- und Kieferheilk Zentralbl: 532–577
[8] van Loveren C. Kariesrisikobewertung und -vorhersage. In: Meyer-Lückel H, Paris S, Ekstrand K, eds. Kariologie. Stuttgart: Thieme; 2012: 113–132
[9] Watt RG. Strategies and approaches in oral disease prevention and health promotion. Bull World Health Organ 2005; 83(9): 711–718

57 Herausforderungen und neue Strategien in der Kariesprävention

Susann Grychtol, Christian Hannig

57.1 Einleitung

Trotz intensiver Bemühungen in der Prävention ist Karies die häufigste chronische Infektionskrankheit des Menschen. Die deutsche Mundgesundheitsstudie (DMS IV) aus dem Jahr 2006 ergab sowohl bei Kindern und Jugendlichen als auch bei Erwachsenen einen deutlichen Rückgang der Karieserfahrung, die über den DMF-T-Index erfasst wird [19]. 12-Jährige haben heute im Durchschnitt 0,7 Zähne, die kariös (D = decayed), gefüllt (F = filled) oder aufgrund einer Karies bereits verloren gegangen sind (M = missing) [19]. 1997 lag der Wert bei 1,7 [18]. Bei den Erwachsenen (35- bis 44-Jährige) ist der Index von 16,1 im Jahr 1997 auf 14,5 im Jahr 2005 gesunken. Bei den Senioren (65- bis 74-Jährige) konnte ebenfalls eine Verbesserung der Mundgesundheit festgestellt werden: Während der DMF-T 1997 noch bei 23,6 lag, betrug er 22,1 im Jahr 2005 [18, 19]. Allerdings ist in den höheren Altersgruppen die Wurzelkaries als besondere Erkrankungsform stark angestiegen [19]. Ursächlich dafür sind Parodontalerkrankungen oder altersinvolutive Veränderungen, die zu Gingivarezessionen und in der Folge zu freiliegenden Wurzeloberflächen führen. Das exponierte Dentin ist kariesanfälliger als der Zahnschmelz. Die Verbesserung der Mundgesundheit im Vergleich zur DMS III (1997) ist auf die erfolgreiche und konsequente Umsetzung präventiver Maßnahmen im Rahmen der zahnärztlichen Prophylaxe zurückzuführen.

Allerdings zeichnet sich vor allem bei Kindern und Jugendlichen eine Polarisierung der Kariesverteilung ab. Bei früheren Untersuchungen im Jahr 1997 waren 61% aller Karieserkrankungen auf 22,0% der Kinder verteilt [18]. Aktuell konzentriert sich diese Karieslast auf 10,2% der Kinder [19]. Ein erhöhtes Risiko für das Auftreten von Karies- und Parodontalerkrankungen ist vor allem in Personengruppen mit niedrigem Bildungsstatus zu verzeichnen.

Die Ursachen für die Entstehung kariöser Läsionen sind multifaktoriell [4, 5, 10]. Das Kariesgeschehen wird im Wesentlichen durch das Zusammenwirken kariespathogener Mikroorganismen, die Zufuhr niedermolekularer Kohlenhydrate und unzureichende Mundhygiene beeinflusst.

Pro Milliliter Speichel lassen sich bis zu 10^{11} Bakterien in der Mundhöhle nachweisen. Das bakterielle Spektrum ist heterogen und besteht unter anderem aus Streptokokken, Aktinomyzeten und Spirochäten. Neben den Bakterien sind zu einem geringen Anteil Viren und Pilze Bestandteil der oralen Mikroflora.

Unter physiologischen Bedingungen ist die orale Mikroflora stabil, d. h., es besteht ein ökologisches Gleichgewicht zwischen dem Wirt und den oralen apathogenen Mikroorganismen [4, 17]. Eine kariogene Mikroflora entsteht erst durch Änderungen des Milieus. So führt eine erhöhte kontinuierliche Verfügbarkeit fermentierbarer Kohlenhydrate zu einem niedrigen pH-Wert in der Mundhöhle. Dadurch wird die Vermehrung säuretoleranter und säureproduzierender Bakterien, wie Streptococcus mutans und Laktobazillen, stimuliert. Das Ergebnis ist ein gestörtes Gleichgewicht zwischen De- und Remineralisation der Zahnhartsubstanzen zugunsten der Demineralisation, resultierend im Auftreten kariöser Läsionen [4, 17].

Der wirtsspezifische Faktor Speichel hat aufgrund seines Spül- und Puffereffekts kariesprotektive Eigenschaften. Er fördert die Remineralisation und nimmt zugleich eine wesentliche Rolle bei der Aufrechterhaltung des physiologischen Gleichgewichts in der Mundhöhle ein.

57.2 Allgemeinerkrankungen und Karies

Eine eingeschränkte Funktion der Speicheldrüsen führt zu Hyposalivation und zum Symptom der Mundtrockenheit (Xerostomie). Das Auftreten der Xerostomie bzw. Oligosialie ist mit einer Prävalenz von 10–29% in Mittel- und Westeuropa weit verbreitet [23]. Als Hauptursache werden Nebenwirkungen von Medikamenten wie Diuretika, Antidepressiva, Antihypertensiva und Analgetika genannt. Insbesondere alte Menschen mit regelmäßiger Medikamenteneinnahme sind betroffen. Hinzu kommen die altersbedingten Defizite der motorischen und kognitiven Fähigkeiten, die eine adäquate Zahnpflege erschweren.

Eine autoimmunologisch bedingte chronische Speicheldrüsenerkrankung ist das Sjögren-Syndrom. Bei vorwiegend weiblichen Patienten im fortgeschrittenen Lebensalter kommt es zu einer entzündlichen Infiltration der exokrinen Drüsen. Dies führt zu verminderter Sekretion, sodass neben einer Keratoconjunctivitis sicca und Cheilitis angularis eine Xerostomie auftritt. Eine weitere mögliche Ursache für Xerostomie und zugleich die mit den gravierendsten Folgen ist eine Strahlentherapie im Kopf-Hals-Bereich. Das als Strahlenkaries bezeichnete Krankheitsbild resultiert aus der Degeneration des Speicheldrüsengewebes und der damit verbundenen drastisch verminderten Speichelsekretion. Die reduzierte Spülfunktion, die verminderte antibakterielle Wirkung und die reduzierte Remineralisations- und Pufferwirkung des Speichels begünstigen die Kariesentwicklung. Klinisch imponiert die Strahlenkaries durch frühe Kavitation im Bereich der Zahnhälse. Es handelt sich um eine den Zahnschmelz unterminierende, rasch fortschreitende Form der Karies. Chronische Stoffwechselerkrankungen wie Diabetes mellitus und Morbus Crohn können die Kariesentstehung ebenfalls begünstigen. Bei Diabetikern wurde neben einer reduzierten Fließrate eine verminderte Pufferkapazität des Speichels festgestellt [13]. Bei schlecht eingestellter Stoffwechsellage kann auch ein erhöhter Speichelglukosewert für ein hohes Kariesrisiko verantwortlich sein. Patienten mit Morbus Crohn zeigen eine verminderte Empfindung für die Geschmacksqualität „süß". Der erhöhte Zuckerkonsum führt zu Veränderungen der bakteriellen Mundflora zugunsten säuretoleranter kariogener Mikroorganismen [17]. Aufgrund des hohen Kariesrisikos sind bei den beschriebenen Patientengruppen adäquate Mundhygienemaßnahmen und vierteljährliche zahnärztliche Kontrollen mit Prophylaxemaßnahmen indiziert. Trotz der erheblichen medizinischen, zahnmedizinischen und volkswirtschaftlichen Relevanz wird dies von den gesetzlichen Krankenkassen nicht getragen.

57.3 Phasen der initialen Bioadhäsion

Eine essenzielle Funktion des Speichels ist die Ausbildung der Pellikel. Es handelt sich um eine bakterienfreie wenige Nanometer dicke Schutzschicht hoher Festigkeit, bestehend aus Proteinen, Glykoproteinen, Kohlenhydraten und Lipiden. Innerhalb weniger Sekunden kommt es zur spontanen Adsorption der Speichel- und Glykoproteine auf den gereinigten Zahnoberflächen. Die Pellikelschicht fungiert im Sinne eines Lubrikants, das die Zahnoberfläche vor abrasiven Einflüssen, aber auch vor sauren Noxen, schützt [11]. Antibakterielle Komponenten des spezifischen und unspezifischen Immunsystems konnten in der Pellikel nachgewiesen werden. Hierzu gehören das Lysozym und sekretorisches Immunglobulin A. Weitere protektive Bestandteile sind Peroxidase, Laktoferrin, Histatin und Zystatine. Damit verzögert die Pellikel die bakterielle Kolonisation der Zahnoberfläche. Zugleich ist die Pellikel die Basis für die mikrobielle Adhärenz, da sich die Bakterien teilweise an die protektiven Mechanismen angepasst haben [11]. Nach zunächst unspezifischer Adsorption von Pionierkeimen wie Streptococcus sanguis, Streptococcus oralis, und Streptococcus mutis erfolgt in einem zweiten Schritt die spezifische Adhärenz der Mikroorganismen an eine Vielzahl von Rezeptoren auf der Pellikeloberfläche [11]. Die Produktion extrazellulärer Matrix durch die Glykosyltransferasen verschiedener Streptokokkenspezies in Form von wasserlöslichen und wasserunlöslichen Glukanen trägt maßgeblich zur Initiation und Maturation des dreidimensional strukturierten oralen Biofilms bei. Glykosyltransferasen werden als ein maßgeblicher Virulenzfaktor kariespathogener Mikroorganismen angesehen und sind Gegenstand zukünftiger diagnostischer und therapeutischer Strategien in der Kariesprävention [17].

Die final resultierende Plaque besteht aus einer Gemeinschaft verschiedener Bakterienspezies, die in Abhängigkeit vom pH-Wert und der Sauerstoffkonzentration verschiedene Lebensbedingungen vorfinden. Dabei weist Streptococcus mutans durch seine ausgeprägte Säuretoleranz einen Selektionsvorteil auf und kann somit auch in den tieferen Schichten mit vorwiegend anaerobem Milieu weiterhin organische Säuren produzieren [17].

Grundlagen der Kariesprävention sind zum einen ein optimiertes Biofilm-Management an der Zahnoberfläche und zum anderen die Förderung der Remineralisation bzw. die Hemmung der Demineralisation der Zahnhartsubstanzen, die durch organische Säuren induziert wird.

57.4 Anerkannte Strategien in der Kariesprävention und deren Grenzen

Das etablierte und anerkannte prophylaktische Gesamtkonzept umfasst Mundhygienemaßnahmen zur regelmäßigen Entfernung des adhärenten Biofilms, lokale Fluoridierung, zahngesunde Ernährung und regelmäßige zahnärztliche Kontrollen. Die häuslichen Mundhygienemaßnahmen mit dem Ziel der mechanischen Biofilmentfernung an der Zahnoberfläche sind dabei der Eckpfeiler der individuellen Kariesprävention. Würden alle Zahnflächen regelmäßig vollständig gereinigt werden, könnte auf zusätzliche prophylaktische Maßnahmen verzichtet werden. Da die individuellen Mundhygienebemühungen diesen Anforderungen nur selten entsprechen, sind ergänzende Hilfsmittel zur Kariesprävention erforderlich. Die Verwendung fluoridhaltiger Zahnpflegeprodukte ist hierbei als Standard anzusehen. Fluorid wirkt lokal an der Zahnoberfläche, da es die Remineralisation fördert, die Säurelöslichkeit des Apatits senkt und den Plaque-Stoffwechsel bzw. die bakterielle Adhärenz hemmt. Bereits Konzentrationen von 50 ppm Fluorid führen auf der Zahnoberfläche zur Bildung eines lokalen Mineraldepots – der Kalziumfluorid-Deckschicht [25]. Kommt es zum Absinken des Speichel-pH-Wertes unter 5,5 wird das Hydroxylapatit an der Zahnoberfläche gelöst und dissoziiert zu freien Kalzium- und Phosphationen. Gleichzeitig wird die Kalziumfluorid-Deckschicht aufgelöst. Die freigesetzten Fluoridionen stehen für die Remineralisation zur Verfügung. Es kommt so zur Wiederausfällung von Kalziumsalzen in Form von Fluorapatit [25]. Die im Vergleich zum Hydroxylapatit geringere Säurelöslichkeit des

Fluorapatits bewirkt eine Resistenzsteigerung gegen externe Säureangriffe [4]. Fluoridionen können in hohen Konzentrationen in der Plaque gespeichert werden und wirken der pH-Absenkung entgegen. Fluoride haben dabei verschiedene antibakterielle Eigenschaften. So entsteht bei niedrigem pH-Wert lokal aus Fluoridionen Fluorwasserstoff, der ins Innere der Bakterienzellen diffundiert. Die resultierende intrazelluläre Übersäuerung bewirkt die Hemmung von Enzymen der Glykolyse. Insbesondere die Enolase mit ihrem pH-Optimum im neutralen Bereich wird so in ihrer Aktivität beeinflusst und die weitere Säureproduktion und -freisetzung verhindert.

Die Anwendungsempfehlungen der deutschen Gesellschaft für Zahn-, Mund- und Kieferheilkunde (DGZMK) basieren auf den wissenschaftlichen Erkenntnissen zur im Wesentlichen lokalen Fluoridwirkung [14] (▶ Tab. 57.1). Fluoridtabletten sind nur dann lokal wirksam, wenn sie über 1–2 Minuten gekaut oder gelutscht werden, ihre systemische Wirkung auf die Zahnhartsubstanzen und insbesondere präeruptive Effekte sind vernachlässigbar. Die Darreichungsform als Tablette suggeriert zudem vielen Patienten, durch das Schlucken der Tablette gegen Karies geschützt zu sein, das mechanische Biofilm-Management wird potenziell vernachlässigt. Bei gleichzeitiger Anwendung von Fluoridtabletten mit fluoridhaltiger Zahnpasta und fluoridierten Speisesalz besteht zudem die Gefahr der chronischen Fluoridüberdosierung insbesondere bei Kindern unter sieben Jahren. Dies kann neben der Ausbildung von Dentalfluorosen auch potenziell toxikologische Auswirkungen auf den Gesamtorganismus zur Folge haben. Bei der Gabe von Fluoridtabletten an Kinder unter sieben Jahren muss demzufolge eine genaue Fluoridanamnese erhoben werden, um eine überhöhte Aufnahme zu vermeiden. Moderne Fluoriderungskonzepte fokussieren daher auf die lokale Anwendung fluoridhaltiger Präparate in Abhängigkeit vom Kariesrisiko sowie von fluoridiertem Speisesalz (▶ Tab. 57.1).

Goldstandard bei den desinfizierenden Mundspüllösungen und Mittel der Wahl zur Prävention und Therapie entzündlicher Zahnfleischerkrankungen ist das Chlorhexidin.

Das breite Wirkspektrum umfasst grampositive und gramnegative Bakterien sowie Viren und Pilze. Chlorhexidin ist durch eine hohe Substantivität gekennzeichnet, d. h., nach Retention an orale Gewebe und Einlagerung in die Plaque wird es innerhalb von 24 Stunden langsam freigesetzt. Dabei kommt es nach Adsorption an die bakterielle Zellwand zu einer Störung des osmotischen Gleichgewichts und damit zu einer Erhöhung der Permeabilität. Es folgt die Zelllyse. Die in der Zahnmedizin angewandten Konzentrationen reichen von 0,06–2 % [1]. Zahlreiche Studien belegen, dass die zweimal tägliche Spülung mit 10 ml einer 0,2 %igen CHX-Lösung die Plaquebildung um 90–100 % reduziert. Diese Anwendung ist jedoch nur für eine kurze Zeit von zwei bis maxi-

Tab. 57.1 Empfehlung zur Kariesprophylaxe mit Fluoriden (bei einem Fluoridgehalt des Trinkwassers von ≤0,3ppm F) angelehnt an die Empfehlung der DGZMK (Deutsche Gesellschaft für Zahn-, Mund- und Kieferheilkunde).

Alter	Kinder bis 6. Lebensmonat	Kinder zwischen 6 Monaten und 2 Jahren	Kinder zwischen 2 und 6 Jahren	Kinder ab 6 Jahren und Erwachsene
fluoridhaltige Zahnpasta	keine	ab Durchbruch des ersten Zahnes: 1 x täglich Kinderzahncreme 500 ppm F-	2 x täglich Kinderzahncreme 500ppm F-	2 x täglich Zahncreme 1000 – 1500 ppm F-
fluoridhaltiges Speisesalz	kein	regelmäßige Verwendung im Haushalt 250 mg F-/kg		
Fluoridgele bzw. -lacke durch den Zahnarzt				10 000-22 600 ppm F- bei niedrigem/mittlerem Kariesrisiko: 2 x pro Jahr bei hohem Kariesrisiko: 4 x pro Jahr

57 Herausforderungen und neue Strategien in der Kariesprävention

mal drei Wochen in Phasen eingeschränkter Mundhygienefähigkeit z. B. nach oralchirurgischen Maßnahmen oder zur Unterstützung in der Hygienephase bei Parodontalerkrankungen möglich. Auch für Patienten mit hohem Kariesrisiko, wie es bei kieferorthopädischer Bebänderung auftreten kann, ist eine temporäre Applikation von Chlorhexidingel indiziert. Allerdings kommt es zu transienten Geschmacksirritation und Zahnverfärbungen. Eine Langzeittherapie ist nur mit Präparaten bis 0,06 % möglich und unterstützt Patienten mit erhöhtem Kariesrisiko bei der Reduktion der kariogenen Mikroflora [1].

Ausgehend von der Erkenntnis, dass nicht in erster Linie die Menge, sondern die Aufnahmefrequenz niedermolekularer Kohlenhydrate für die Kariesentwicklung bedeutsam ist, konzentriert sich die Ernährungsberatung auf die Reduktion süßer Zwischenmahlzeiten und auf den Austausch der Saccharose gegen Zuckeraustauschstoffe wie Xylit in Kaugummis oder Hustenbonbons. Der in den 1970er Jahren durch die Turku-Studie in Finnland nachgewiesene kariesprotektive Effekt des Xylits beruht auf dessen erschwerter Metabolisierung durch Streptococcus mutans und der daraus folgenden Reduktion der Keimzahl. Zusätzlich wird die Speichelproduktion stimuliert [27].

Als Träger des prophylaktischen Zuckeralkohols haben sich vor allem Kaugummis und Bonbons etabliert. In einer aktuellen Untersuchung an 76 Vorschulkindern konnte der kariespräventive Effekt durch Xylit-Kaugummis bestätigt werden [24]. Der tägliche Konsum sollte jedoch 0,5 g/kg Körpergewicht nicht überschreiten, da bei übermäßigem Verzehr eine abführende Wirkung beschrieben wird.

Trotz der Vielfalt der etablierten Prophylaxemaßnahmen hängt deren Effizienz maßgeblich von der Compliance der Patienten ab. Aufgrund der Anwendungsbeschränkungen der meisten chemotherapeutischen Produkte ist die gewünschte kariespräventive Wirkung nur temporär zu erzielen. Insbesondere bei hohem Kariesrisiko, wie es nach Bestrahlungen, bei alten Patienten oder bei Kindern mit hohem Zuckerkonsum auftritt, sind ergänzende Schutzmechanismen wünschenswert (▶ Tab. 57.2). Angesichts der weltweiten Verbreitung der Karies und der daraus resultierenden ökonomischen Belastungen suchen Wissenschaftler seit vielen Jahren nach adjuvanten Strategien in der Kariesprävention. Die Optimierung des Biofilm-Managements und die Modulation der initialen Bioadhäsion nehmen dabei eine Schlüsselrolle ein.

Tab. 57.2 Übersicht über aktuelle Strategien und Forschungsansätze in der Kariesprävention.

	Wirkprinzip	Vorteile	Nachteile
Immunisierung	*lokal passiv:* Antikörperlack gegen S. mutans auf Zahnoberfläche verhindert bakterielle Kolonisation	einfache Handhabung	Bisher keine Substantivität des Antikörperlacks.
	mukosal: intranasale/intratonsilläre Stimulation des mukosalen Immunsystems führt zur Antikörperproduktion gegen S. mutans, Antikörper werden über den Speichel sezerniert.	Antikörperproduktion erfolgt unabhängig vom Blutkreislauf.	Klinische Wirksamkeit ist bisher nicht erwiesen.
Probiotika	lebende Mikroorganismen zur Unterstützung des mikrobiellen Ökosystems	nicht invasive Kariesprophylaxe kostengünstig	regelmäßiger Konsum probiotischer Produkte notwendig Klinische Wirksamkeit ist bisher nicht ausreichend evaluiert.
	Replacement-Therapie: Austausch von S. mutans gegen eine gentechnisch veränderte Mutante.	dauerhafte Verdrängung der pathogenen Mutans-Streptokokken aus der Mundhöhle	Eingriff in die natürliche Mikrobiologie der Mundhöhle Klinische Wirksamkeit wird derzeit erprobt.

Tab. 57.2 Fortsetzung

	Wirkprinzip	Vorteile	Nachteile
Naturstoffe	Anreicherung bekannter antibakteriell wirksamer Enzyme in der Pellikel	Unterstützung der natürlichen Abwehrmechanismen	Bisher ist keine dauerhafte Immobilisierung aktiver Enzyme in der Pellikel möglich.
	Polyphenole: natürliche Gerbstoffe mit antibakteriellen kariespräventiven Eigenschaften	Vorkommen in Lebensmitteln, einfache Anwendung, keine Nebenwirkungen	Zahnverfärbungen
	Lipide: Ölspülungen bewirken Hydrophobisierung der Zahnoberfläche, Schutz vor Erosionen und Verringerung der bakteriellen Kolonisation.	einfache Anwendung, keine Nebenwirkungen, kostengünstig	Klinische Wirksamkeit ist bisher nicht erwiesen.
Nanomaterialien	*antiadhäsive Beschichtung des Zahnes:* Reduktion der freien Oberflächenenergie führt zu „Easy-to-clean"-Eigenschaften.	Verhinderung der Ausbildung eines pathogenen Biofilms in situ ohne Einfluss auf die orale Mikroflora	Bisher ist kein Produkt erhältlich. Studie untersuchte ein Heißpolymerisat.
	CPP-ACP-Nanokomplexe	Remineralisation initialer Schmelzdefekte – White Spots, reduzierte bakterielle Adhärenz	Klinische Studien zur Effektivität sind bisher nur von einer Arbeitsgruppe.
	Hydroxylapatit-Nanopartikel	Reduktion der bakteriellen Adhärenz auf der Zahnoberfläche, Förderung der Remineralisation	Klinische Wirksamkeit ist bisher nicht ausreichend evaluiert.

57.5 Immunisierung gegen Karies

Diese Karies-Präventionsstrategie geht von der Annahme aus, dass Streptococcus mutans der Leitkeim einer bakteriell induzierten Erkrankung ist. In zahlreichen Studien wurden verschiedene immunologische Therapieansätze erarbeitet. Hierzu zählen die lokale passive Immunisierung mit monoklonalen Antikörpern, die aktive Immunisierung und die mukosale Immunisierung [10]. Die passive topische Immunisierung richtet sich mit Hilfe von monoklonalen Antikörpern gegen die Adhärenz von Streptococcus mutans auf der Zahnoberfläche [10]. Die Applikation eines Antikörperlacks auf den gereinigten Zahnschmelz bewirkt die Anreicherung der Antikörper gegen die Oberflächenantigene von S. mutans in der Pellikel. Die Rezeptorbindungsstellen der Oberflächenantigene von S. mutans werden so blockiert und infolgedessen die bakterielle Kolonisation verhindert. Gewonnen werden die sekretorischen IgA- bzw. IgG-Antikörper aus gentechnisch veränderten Tabakpflanzen. Die klinische Effektivität wurde in verschiedenen Studien untersucht. Ma et al. konnten 1998 die prinzipielle Eignung dieser Methode an menschlichen Probanden aufzeigen [16]. Die dauerhafte Verhinderung der Rekolonisation durch S. mutans konnte jedoch in neueren Untersuchungen nicht belegt werden, da die lokal auf die Zähne applizierten Antikörper nur über einen Zeitraum von drei Tagen in der Mundhöhle nachweisbar waren [28].

Bei der aktiven Immunisierung werden dem Körper geringe, unschädliche Mengen eines Antigens zugeführt. Die Primärreaktion führt zur Bildung von immunkompetenten Lymphozyten, die bei erneutem Kontakt mit dem Antigen ein Auslösen der Krankheit verhindern. Beim Menschen erwies sich die aktive Immunisierung gegen Karies als ungeeignet. Bereits in den 70er Jahren des letzten Jahrhunderts stellte man fest, dass es nach parenteraler Verabreichung von S. mutans zu Kreuzreaktionen der Streptokokken-Antigene mit dem menschlichen Herzmuskel kommen kann [22]. Eine Alternative stellt die mukosale Immunisierung dar. Ausgangspunkt für dieses Verfahren war die Erkenntnis, dass durch Stimulation des mukosalen Immunsystems – Waldeyerscher Rachenring und Peyersche Plaques – sekretorische Antikörper gegen S. mutans gebildet werden können. Nach intranasaler oder intratonsillärer Applikation von Antigenen in Form eines Sprays erfolgt die sekretorische IgA-Produktion gegen die Virulenzfaktoren von S. mutans. Diese werden mit dem Speichel sezerniert. Auf diesem Weg kann unabhängig von den im Blutkreislauf zirkulierenden immunkompetenten Zellen eine Antikörperbildung gegen S. mutans erfolgen und so die bakterielle Kolonisation verhindert werden. Ein Nachweis, dass die Entstehung kariöser Läsionen durch dieses Verfahren verhindert wird, konnte noch nicht erbracht werden [21].

57.6 Probiotika

Probiotika sind definiert als: „[...] *lebende Mikroorganismen, die bei mengenmäßig ausreichender Zufuhr definierte gesundheitliche Wirkungen auf den Organismus ausüben*" [2]. Probiotische Organismen – Milchsäurebakterien und Hefen – sollen als Lebensmittelzusatz oder in Form von Arzneimitteln vorwiegend im Gastrointestinaltrakt unerwünschte bakterielle Flora verdrängen und sowohl präventive als auch therapeutische Effekte herbeiführen. Die Mundhöhle stellt als Eintrittspforte ähnlich dem Darm ein mikrobielles Ökosystem dar, das qualitativen und quantitativen Schwankungen unterliegt. In einer 2001 publizierten, doppelblinden, plazebokontrollierten finnischen Studie wurde an 594 Kindern die kariespräventive Wirkung von Lactobacillus rhamnosus GG (LGG) aufgezeigt. Über einen Zeitraum von sieben Monaten konnten durch den Konsum von LGG-haltiger Milch signifikante Unterschiede zwischen der Kontroll- und der Plazebogruppe im Hinblick auf die S.-mutans-Zahlen im Speichel und in der Plaque festgestellt werden [20].

Demgegenüber basiert die von Hillman et al. entwickelte Replacement-Therapie auf dem Austausch von S. mutans gegen einen gentechnisch veränderten, nicht pathogenen Bakterienstamm [12]. Die Mutante soll im bakteriellen Biofilm die ökologische Nische selektiv und dauerhaft kolonisieren, die normalerweise von S. mutans besetzt wird. Die Manipulation betrifft das Gen, das die Bildung des Enzyms Laktatdehydrogenase kodiert. Die modifizierte Variante von S. mutans enthält stattdessen ein anderes Gen, das die Bildung des Enzyms Alkoholdehydrogenase kodiert. Statt Milchsäure wird nun vermehrt Ethanol als Stoffwechselendprodukt produziert. Die Gesamtmenge der sauren Stoffwechselmetaboliten kann somit reduziert werden. Zur dauerhaften Verdrängung von natürlichen S. mutans aus dem bakteriellen Biofilm wurde der konzipierte Effektorstamm zusätzlich mit der Fähigkeit ausgestattet, das antibakteriell wirksame Peptid Mutazin zu bilden. Mutazin inhibiert das Wachstum aller anderen Mutans-Streptokokken und begünstigt dadurch die selektive Kolonisation der Zahnoberfläche durch den Austauschstamm. Klinische Studien zur Anwendung der Replacement-Therapie in der Kariesprophylaxe finden derzeit statt [26].

57.7 Naturstoffe und biologische Strategien

In Anbetracht der z. T. schwer kalkulierbaren Risiken für den Organismus bei der Immunisierung gegen Karies oder der Anwendung von Probiotika gewinnen Naturstoffe und biomimetische Strategien beim oralen Biofilm-Management zunehmend an Bedeutung. Ziel ist es, protektive Moleküle in der Mundhöhle anzureichern. Insbesondere Enzyme, Polyphenole und Lipide sind in diesem Zusammenhang zu erwähnen [10].

Enzyme nehmen als Biokatalysatoren eine wichtige Rolle in Speichel und Pellikel ein. Physiologisch in der Pellikel und im Speichel vorkommende antibakterielle Enzyme sind das Lysozym und die Peroxidase [11]. Es wurde wiederholt versucht, diese in aktiver Form an der Pellikeloberfläche zu immobilisieren [7, 8]. Oraltherapeutika in Form von Spülungen oder Zahnpasten, angereichert mit Lysozym aus Hühnereiweiß und Laktoperoxidase aus Kuhmilch, wurden dazu verwendet [8]. Andere, nicht physiologisch in der Mundhöhle vorkommende Enzyme, z. B. die Glukoseoxidase, wurden ebenfalls angewandt. Aktuelle in situ Untersuchungen belegen, dass weder durch Mundspüllösungen noch durch Zahnpasten nennenswert erhöhte Enzymaktivitäten in der Pellikel erreicht werden können [8]. Als mögliche Erklärung für die Ergebnisse ist zum einen die Turn-over-Rate der Pellikel zu erwähnen, die die Substantivität der Enzyme, d. h. deren Verweildauer in der Pellikel herabsetzt [8]. Zum anderen ist die Adsorption von Biomolekülen aus dem Speichel bei der Pellikelbildung ein hochselektiver Prozess, der natürlichen Regulationsmechanismen unterliegt [11].

Zur verbesserten Immobilisation enzymatischer Produkte sind potenziell Polyphenole geeignet [7]. Es handelt sich um natürliche Gerbstoffe mit ausgeprägten antibakteriellen und antioxidativen Eigenschaften. Frühere in vitro Untersuchungen konnten zeigen, dass Polyphenole die Festigkeit der Pellikel erhöhen [11]. In einer aktuellen in situ Studie konnte des Weiteren gezeigt werden, dass Spülungen mit polyphenolhaltigen Getränken zu einer Reduktion der initialen bakteriellen Adhärenz an die Pellikel führen [6]. Die antibakteriellen Eigenschaften der Polyphenole verhindern zum einen die Biofilmausbildung auf der Zahnoberfläche und somit die Kariesentstehung, zum anderen beugen sie entzündlichen Parodontalerkrankungen vor.

Ein weiterer Ansatz zum Biofilm-Management ist die Applikation von Lipiden, Phospholipiden und Lipoproteinen. Eine traditionelle Form der Anwendung ist das sogenannte Ölziehen mit Speiseölen wie Distel-, Raps-, Oliven- oder Sonnenblumenöl. Neben antibakteriellen Effekten könnte eine Hydrophobisierung der Zahnoberfläche bewirkt werden [10]. Diese soll potenziell die

Zahnhartsubstanzen besser vor sauren Noxen schützen und die bakterielle Kolonisation der Zahnoberfläche hemmen. Die nachhaltige Akkumulation von Lipiden in der Pellikel durch Ölspülungen konnte bislang noch nicht nachgewiesen werden; auch fraglich ist, ob durch eine Hydrophobisierung der Pellikel nicht hydrophile Wechselwirkungen mit Pionierkeimen potenziell gefördert werden. Klinische Untersuchungen zu den relevanten Oberflächeninteraktionen liegen bislang nicht vor [5].

57.8 Nanomaterialien

Die Nanotechnologie ist eine der maßgeblichen Schlüsseltechnologien dieses Jahrhunderts. Die potenziellen Therapiemöglichkeiten auf molekularer Ebene beflügeln derzeit viele Wissenschaftler im medizinischen und auch im zahnmedizinischen Bereich [9]. Durch Nanomaterialien mit hoher Affinität zur Pellikel bzw. zur Zahnoberfläche sollen Remineralisationsprozesse optimiert und die bakterielle Adhärenz bzw. der bakterielle Metabolismus inhibiert werden [9]. Dabei sind jedoch toxikologische Aspekte zu berücksichtigen, sodass biologische und biomimetische Strategien von besonderer Bedeutung sind, um unkalkulierbare Nebenwirkungen zu vermeiden. Ein Beispiel sind die Kasein-Mizellen der Milch, die nur wenige 100 nm groß sind und eine hohe Affinität zur Pellikel haben. Diese Strukturen können modifiziert und gezielt mit Kalzium und Phosphat beladen werden, um diese Mineralien an der Zahnoberfläche anzureichern. Ausgehend von Milchproteinen wurden Präparate auf der Basis von Kasein-Phosphopeptid-haltigen, amorphen Kalziumphosphat-Nanokomplexen entwickelt (CPP-ACP, Recaldent-Kaugummis, GC Tooth Mousse) [3]. Sie besitzen die bemerkenswerte Eigenschaft, Kalzium- und Phosphationen in einer Lösung zu stabilisieren. In vivo Untersuchungen haben gezeigt, dass CPP-ACP-Komplexe die bakterielle Adhärenz auf der Zahnoberfläche reduzieren [3]. Der Kasein-Phosphopeptid-Komplex bindet an die Pellikeloberfläche und reduziert die Ausbildung von Kalziumbrücken für die bakterielle Adhäsion, zudem werden spezifische Rezeptoren blockiert [3, 9]. Kommt es zur Ausbildung eines sauren pH-Werts in der Plaque, können Kalzium- und Phosphationen aus dem amorphen Kalziumphosphat (ACP) freigesetzt werden, die zur Remineralisation zur Verfügung stehen. In klinischen Studien konnte gezeigt werden, dass CPP-ACP die Remineralisation initaler Schmelzläsionen (White Spots) und erosiver Zahnhartsubstanzdefekte fördert [3].

Ein biomimetischer Ansatz auf rein anorganischer Basis zur Förderung der Remineralisation initialer kariöser Läsionen sind Hydroxylapatit-Nanopartikel bzw. Mikro-Cluster aus Hydroxylapatit-Nanopartikeln [9]. Die supplementierten Partikel entsprechen den kleinsten Struktureinheiten des Zahnschmelzes und sollen durch Demineralisation entstandene initiale Defekte wieder auffüllen. In einer in vitro Untersuchung konnten durch Hydroxylapatit-Nano-Cluster mit einer Größe von 20 nm und 100 nm säureinduzierte Mikrodefekte im Dentin und im Schmelz remineralisiert werden [15]. Durch Applikation von Spülungen mit Mikro Clustern aus Hydroxylapatit-Nanopartikeln kann zudem die initiale bakterielle Kolonisation von Schmelzoberflächen in situ deutlich reduziert werden (▶ Abb. 57.3, ▶ Abb. 57.4). Somit scheinen die Partikel auch zur gezielten Beeinflussung des Biofilms geeignet zu sein. Enthalten sind die Hydroxylapatit-Nano-Cluster in Zahnpasten und Spülungen (Dr. Wolff, BioRepair). Umfassende klinische Studien zur Wirksamkeit der Präparate stehen noch aus.

Andere vielversprechende biomimetische Präparate zur Remineralisation initialer Zahnläsionen sind in der Entwicklung [9].

Die Regeneration von makroskopischen Läsionen und Kavitäten wird jedoch auch in naher Zukunft nicht möglich sein, umfangreiche Grundlagenforschung ist erforderlich, um die hierarchische Struktur von Dentin und Schmelz nachzubilden [9]. Künstliche Materialien werden auch in Zukunft die restaurative Zahnheilkunde bestimmen.

Die Biofilmbildung auf der Zahnoberfläche kann allerdings durch permanente antiadhäsiv wirksame Beschichtungen mit niedriger freier Oberflächenenergie inhibiert werden (sog. Theta-Oberflächen). Für eine ausreichende Beständigkeit und Verschleißfestigkeit unter den Bedingungen des Mundhöhlenmilieus wurde eine heiß polymerisierbare Nanokomposit-Beschichtung entwickelt [9]. Diese besteht aus anorganischen SiO_2-Partikeln eingebettet in einer Fluorpolymer-Matrix. In einer ersten in situ Untersuchung konnte die anti-adhäsive Wirkung des Werkstoffs bestätigt werden [9]. Es stellte sich heraus, dass zwar ein initialer bakterieller Biofilm auf der Oberfläche entsteht, dieser aber aufgrund der reduzierten Adhäsionskräfte durch intraoral wirksame Scherkräfte (z. B. Zungenbewegung) abgeschert wird. Die Nanokomposit-Beschichtung ermöglicht so einen „Easy-to-clean"-Effekt, sodass die Entstehung ausgereifter pathogener Biofilme verhindert werden kann. Die Anwendungsmöglichkeiten erscheinen vielversprechend, direkt in der Mundhöhle applizierbare, lichtpolymerisierbare Materialien sind in der Entwicklung (▶ Tab. 57.2).

57.9 Diskussion

Angesichts der Tatsache, dass Karies keine lebensbedrohliche Erkrankung darstellt, sollten adjuvante Strategien zum optimierten Biofilm-Management in der präventiven Zahnheilkunde unter biologischen Gesichtspunkten konzipiert werden. Die Ökologie der Mundhöhle und deren natürliche Regulationsmechanismen sind zu berücksichtigen, vor allem, da es sich bei der Mundhöhle um kein abgeschlossenes, sondern ein offenes System mit direkter Verbindung zum Gesamtorganismus handelt [10]. Zudem sollen ergänzende Oraltherapeutika vor allem auch bei Patienten mit Allgemeinerkrankungen oder Kindern angewendet werden, was besondere Anforderungen an die Verträglichkeit der Präparate stellt. Andererseits soll eine breite und kostengünstige Anwendung sichergestellt werden. Vor diesem Hintergrund sind Naturstoffe, modifizierte Naturstoffe und biomimetische Ansätze wie Hydroxylapatit-Nanopartikel und CPP-ACP mit direkter und lokaler Wirkung auf die Bioadhäsionsprozesse als sinnvolle Strategien einzustufen [3, 6, 9]. Umfangreiche Grundlagenforschung zur Weiterentwicklung dieser Stoffe und zur Evaluation ihrer Interaktionen mit dem initialen Biofilm ist erforderlich [5, 9]. Zudem muss die klinische Effektivität im Vergleich zu den konventionellen Strategien weitergehend charakterisiert werden. Die konventionellen Prophylaxepräparate können somit gezielt ergänzt oder gegebenenfalls zukünftig sogar ersetzt werden.

Trotz der Entwicklung neuer Strategien bleibt die konsequente Realisierung des konventionellen Biofilm-Managements nach wie vor der elementare Baustein der Oralprophylaxe. Insbesondere für Kariesrisikogruppen wie Kinder mit zuckerreicher Ernährung, alte Menschen oder Pflegebedürftige ist die Umsetzung der etablierten Maßnahmen von großer Bedeutung [18, 19]. Die Oralprophylaxe in Pflegeeinrichtungen wird in vielen Fällen unzureichend umgesetzt. Hier kann durch Schulungen des Pflegepersonals und Sensibilisierung der Angehörigen eine Verbesserung erzielt werden. Insbesondere Patienten mit Demenz oder körperlichen Einschränkungen müssen bei der täglichen Mundhygiene besser unterstützt werden. Die interdisziplinäre Zusammenarbeit von Zahnmedizinern, Medizinern und Pflegekräften kann dies ermöglichen, allerdings ist auch eine adäquate Unterstützung durch die gesetzlichen Krankenkassen angezeigt. Die Interaktion von Medizinern und Zahnmedizinern ist zudem vor dem Hintergrund der engen Zusammenhänge der oralen und der allgemeinen Gesundheit von erheblicher Bedeutung. Ziel ist es, den Patienten von der Kindheit bis ins hohe Lebensalter die eigenen Zähnen zu erhalten (▶ Abb. 57.1, ▶ Abb. 57.2, ▶ Abb. 57.3, ▶ Abb. 57.4).

E Prävention und Versorgungsforschung in der Zahn-, Mund- und Kieferheilkunde

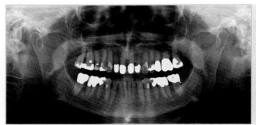

Abb. 57.1 Ziel präventiver Strategien in der Zahnmedizin: gesunde Zähne im hohen Lebensalter. Patient, 80 Jahre alt. Es fehlen lediglich die Weisheitszähne. Zu sehen sind durch Einzelzahnrestaurationen versorgte Zähne (Füllungen, einzelne Kronen).

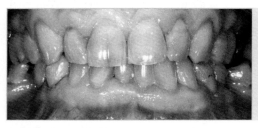

Abb. 57.2 Gesunde Zähne im hohen Lebensalter. Patient, 81 Jahre alt mit füllungsfreier anteriorer Bezahnung, wenigen Füllungen und Kronen. Es fehlen 36 und 46.

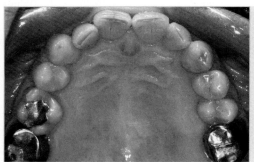

Abb. 57.3 Gleicher Patient wie in Abb. 8, Ansicht Oberkiefer.

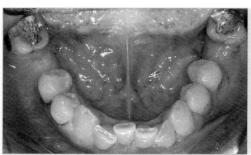

Abb. 57.4 Gleicher Patient wie in Abb. 8, Ansicht Unterkiefer.

57.10 Schlussfolgerungen

- Trotz der Verbesserung der Mundgesundheit durch konventionelle Präventionsmaßnahmen besteht nach wie vor Optimierungsbedarf.
- Insbesondere Kariesrisikogruppen wie Kinder mit hohem Zuckerkonsum, Patienten mit Allgemeinerkrankungen, Pflegebedürftige oder alte Menschen mit motorischen und kognitiven Limitationen stellen eine große Herausforderung in der Kariesprävention dar.
- Neue adjuvante Strategien zum oralen Biofilm-Management sollten grundsätzlich das ökologische Gleichgewicht in der Mundhöhle berücksichtigen.
- Biomimetische Nanomaterialien und modifizierte Naturstoffe sind vielversprechende Ansätze zur Verbesserung der Kariesprävention. Sie müssen jedoch noch weitergehend wissenschaftlich untersucht werden.
- Die klassischen Säulen der Kariesprävention sind nach wie vor aktuell und können auf absehbare Zeit zwar noch nicht ersetzt, jedoch durchaus ergänzt werden.

▶ **Danksagung:** Wir danken Frau Bellmann für die Anfertigung der klinischen Bilder, Frau Basche für die Durchführung der fluoreszenzmikroskopischen Untersuchungen.

57.11 Literatur

[1] Arweiler N, Ilse, A. Niedrig dosierte Chlorhexidinpräparate. Oralprophylaxe und Kinderzahnheilkunde 2007; 29(1)
[2] Caglar E, Kargul B, Tanboga I. Bacteriotherapy and probiotics' role on oral health. Oral diseases 2005; 11(3): 131–137
[3] Cross KJ, Huq NL, Reynolds EC. Kasein phosphopeptides in oral health-chemistry and clinical applications. Current pharmaceutical design 2007; 13(8): 793–800
[4] Featherstone JD. Remineralization, the natural caries repair process the need for new approaches. Advanc dent research 2009; 21(1): 4–7
[5] Hannig C, Hannig M. The oral cavity a key system to understand substratum-dependent bioadhesion on solid surfaces in man. Clin Oral Investig 2009; 13(2): 123–139
[6] Hannig C, Spitzmuller B, Al-Ahmad A et al. Effects of Cistus-tea on bacterial colonization and enzyme activities of the in situ pellicle. J dentist 2008; 36(7): 540–545
[7] Hannig C, Spitzmuller B, Hoth-Hannig W et al. Targeted immobilisation of lysozyme in the enamel pellicle from different solutions. Clin Oral Investig 2011; 15(1): 65–73
[8] Hannig C, Spitzmuller B, Lux HC et al. Efficacy of enzymatic toothpastes for immobilisation of protective enzymes in the in situ pellicle. Arch oral biol 2010; 55(7): 463–469
[9] Hannig M, Hannig C. Nanomaterials in preventive dentistry. Nature nanotechnology 2010; 5(8): 565–569

[10] Hannig M, Hannig, C. Biofilm-Management in der Kariesprävention In: Deutscher Zahnärztekalender 2008: Heidemann D; 2008
[11] Hannig M, Joiner A. The structure, function and properties of the acquired pellicle. Monografs in oral science 2006; 19: 29 – 64
[12] Hillman JD. Replacement therapy for the control of dental caries. The New dentist: the official journal of the American Student Dental Association 1980; 10(6): 24-27
[13] Jawed M, Shahid SM, Qader SA et al. Dental caries in diabetes mellitus: role of salivary flow rate and minerals. J diab compl 2011; 25(3): 183–186
[14] Leitlinie. „Fluoridierungsmaßnahmen" im Internet www.dgzmk.de. 2005
[15] Li L, Mao C, Wang J et al. Bio-inspired enamel repair via Glu-directed assembly of apatite nanoparticles: an approach to biomaterials with optimal characteristics. Adv Mater 2011; 23(40): 4695–4701
[16] Ma JKC, Hikmat BY, Wycoff K et al. Characterization of a recombinant plant monoclonal secretory antibody and preventive immunotherapy in humans. Nat Med 1998; 4(5): 601–606
[17] Marsh PD. Dental plaque as a biofilm: the significance of pH in health and caries. Compend Contin Educ Dent 2009; 30(2): 76 – 8, 80, 3 – 7; quiz 8, 90
[18] Micheelis W, Reich E. Dritte Deutsche Mundgesundheitsstudie (DMS III): Deutscher Ärzteverlag; 1999
[19] Micheelis W, Schiffner U. Vierte deutsche Mundgesundheitsstudie (DMS IV): Kassenzahnärztliche Bundesvereinigung Bundeszahnärztekammer; 2006
[20] Nase L, Hatakka K, Savilahti E et al. Effect of long-term consumption of a probiotic bacterium, Lactobacillus rhamnosus GG, in milk on dental caries and caries risk in children. Caries Res 2001; 35(6): 412–420
[21] Russell MW, Childers NK, Michalek SM et al. A Caries Vaccine? The state of the science of immunization against dental caries. Caries Res 2004; 38(3): 230–235
[22] Russell MW, Wu HY. Streptococcus mutans and the problem of heart cross-reactivity. Critical reviews in oral biology and medicine : an official publication of the American Association of Oral Biologists 1990; 1(3): 191–205
[23] Scully C, Felix DH. Oral medicine update for the dental practitioner: dry mouth and disorders of salivation. Brit dent J 2005; 199(7): 423–427
[24] Soderling E, Hirvonen A, Karjalainen S, Fontana M, Catt D, Seppa L. The effect of xylitol on the composition of the oral flora: a pilot study. Eur J dentist 2011; 5(1): 24–31
[25] Stösser L, Heinrich-Weltzien, R. Kariesprävention mit Fluoriden Teil I: Chemie, Wirkmechanismus und Zahnpastenapplikation. Oralprophylaxe und Kinderzahnheilkunde 2007; 29
[26] Tagg JR, Dierksen KP. Bacterial replacement therapy: adapting 'germ warfare' to infection prevention. Trends in biotechnology 2003; 21(5): 217–223
[27] Twetman S. The role of xylitol in patient caries management Welchen Nutzen hat Xylit in der Individualprophylaxe? Oralprophylaxe und Kinderzahnheilkunde. 2009; 31(3)
[28] Weintraub JA, Hilton JF, White JM et al. Clinical trial of a plant-derived antibody on recolonization of mutans streptococci. Caries Res 2005; 39(3): 241–250

58 Evidenzbasierte Kariesprävention mit Fluoriden

Elmar Hellwig

Zahnkaries entsteht, wenn an der Zahnoberfläche pathogene Faktoren im Vergleich zu den schützenden Faktoren überwiegen. Als pathogene Faktoren sind ein kariogener Biofilm, häufige Zufuhr niedermolekularer Kohlenhydrate und fehlender Schutz durch Speichelbestandteile zu nennen. Eine kariogene Plaque kann aus niedermolekularen Kohlenhydraten organische Säuren bilden, die den pH-Wert an der Zahnoberfläche absenken und zu einer Demineralisation des Zahnschmelzes führen. Ziel der Kariesprävention ist eine Kontrolle dieser ätiologischen Faktoren, zum Beispiel durch Elimination des kariogenen Biofilms (Mundhygienemaßnahmen) und die Motivation zu zahngesunder Ernährung. Ein weiterer wichtiger Eckpfeiler der Kariesprävention ist die Applikation von Fluoriden. Man geht heute davon aus, dass der Hauptwirkungsmechanismus der in der Kariesprophylaxe verwendeten Fluoridverbindungen posteruptiv an der Zahnoberfläche zu suchen ist [8]. So ist Fluorid, nach Ansicht des Scientific Committee on Health and Environmental Risks der Europäischen Kommission, kein essenzielles Spurenelement, welches zusätzlich zur täglich aufgenommenen Fluoridmenge im Rahmen einer Supplementierung zugeführt werden muss [14]. Fluoride sind aber für eine optimale Kariesprävention unerlässlich. Gesunde Schmelzoberflächen werden durch Fluoride vor Demineralisation geschützt, beginnende kariöse Demineralisationen in ihrer Progression behindert oder kommen zum Stillstand [19]. Möglicherweise können Fluoride auch in den Stoffwechsel kariogener Mikroorganismen eingreifen und deren Adhäsion an der Zahnoberfläche behindern [18, 21]. Es ist aber bisher nicht ausreichend geklärt, ob die in der Kariesprävention eingesetzten Fluoridkonzentrationen dafür ausreichend sind. Aufgrund des Einsatzes unterschiedlicher Fluoridierungsmaßnahmen kam es in den letzten Jahrzehnten zu einer signifikanten Kariesreduktion in Deutschland und anderen Industrienationen, wobei dieser Trend insbesondere bei Kindern und Jugendlichen zu beobachten ist [12]. Gleichzeitig kristallisierten sich aber Gruppen heraus, die weiterhin eine hohe Kariesprävalenz und -inzidenz aufweisen. Diese Veränderung der Kariesausbreitung, die Veränderungen in der Kariessymptomatik (mehr versteckte Kariesläsionen), die unterschiedlichen Auffassungen über Art und Umfang der Fluoridapplikationen und die bereits oben erwähnten neuen Erkenntnisse zum Fluoridreaktions- und Wirkungsmechanismus ließen es in zahlreichen Ländern opportun erscheinen, evidenzbasierte Leitlinien zur

Fluoridapplikation zu entwickeln [3, 4, 6]. Diese Leitlinien basieren auf systematischen Reviews und Metaanalysen, randomisierten kontrollierten Studien und fassen letztlich die gefundene Evidenz zusammen, aus der dann entsprechende Fluoridempfehlungen abgeleitet werden.

Das Ziel der Kariesprävention mit Fluoriden ist ein optimaler Kariesschutz bei gleichzeitiger Vermeidung unerwünschter Nebenwirkungen. Auch die Zentralstelle für Qualitätssicherung hat im Auftrag der Bundeszahnärztekammer und der Deutschen Gesellschaft für Zahn-, Mund- und Kieferheilkunde DGZMK eine Leitlinie Fluoridierungsmaßnahmen entwickelt, zu der im Jahr 2012 ein „update" erstellt wird. Die folgenden Ausführungen berücksichtigen diese Leitlinie.

Zur Kariesprävention werden unterschiedliche Fluoridpräparate und Fluoridverbindungen eingesetzt. Die wichtigsten und am häufigsten eingesetzten Fluoridierungsmittel sind fluoridierte Zahnpasta, fluoridiertes Speisesalz, Fluoridtabletten, fluoridhaltige Lacke und Gele sowie fluoridhaltige Spüllösungen. Die gängigen Fluoridverbindungen sind Natriumfluorid, Aminfluorid, Natriummonofluorphosphat und Zinnfluorid. Zur Wirksamkeit von fluoridhaltigen Präparaten gibt es systematische Reviews der Cochrane Library und anderen Institutionen und Autoren, die eine sehr gute Basis für die Beurteilung der Wirksamkeit in klinischen Untersuchungen bieten. Zudem lassen sich zur Applikation von Fluoridtabletten und fluoridhaltiger Zahnpasta bestehende internationale Leitlinien für eine evidenzbasierte Empfehlung heranziehen.

58.1 Fluoridtabletten

Fluoridtabletten galten lange als Mittel der Wahl in der Kariesprävention. Man ging früher davon aus, dass die Einnahme von Fluoridtabletten zur Anreicherung von Fluorid in der Zahnschmelzoberfläche führt, die vor Karies schützt. Eine ähnliche Wirkung hatte man auch für die kariespräventive Wirkung von fluoridhaltigem Trinkwasser, wie es in zahlreichen Ländern verwendet wird, vermutet. Heute geht man allerdings davon aus, dass die Hauptwirkung des Fluorids lokal an der Zahnoberfläche des durchgebrochenen Zahnes zu finden ist und weniger in der präeruptiven Fluoridanreicherung an der Zahnoberfläche [8]. In einem neuen Cochrane Review zur kariespräventiven Wirksamkeit von fluoridhaltigen Supplementen (Fluoridtabletten, Lutschbonbons, Kaugummis) bei Kindern wird deutlich, dass die Verwendung von Fluoridtabletten im bleibenden Gebiss zu einer Kariesreduktion von 24% (Konfidenzintervall 16–33%) führt [20]. Für eine kariespräventive Effektivität im Milchgebiss gibt es nach Ansicht der Autoren nur eine sehr schwache Evidenz, sodass sie keine Empfehlung für die Verwendung von Fluoridtabletten im Vorschulalter aussprechen können. Wurden Fluoridtabletten mit der Verwendung lokaler Fluoridpräparate (Lacke, Gele, Mundspüllösungen) verglichen, konnte keine klare Evidenz für einen unterschiedlichen Effekt, weder im Milch- noch im bleibenden Gebiss gefunden werden. Die Autoren fanden auch nur wenig Evidenz bzw. wenige Hinweise auf Nebenwirkungen, sodass sie keine Abwägung der Vorteile einer Fluoridtablettenapplikation im Vergleich zu anderen Fluoridierungsmaßnahmen bezüglich eines gesundheitlichen Risikos (z. B. dem Entstehen einer Fluorose im bleibenden Gebiss) vornehmen konnten. Die Anwendung von Fluoridtabletten hängt sehr stark von der Compliance der Eltern und den Kindern ab. SIGN (Scottish Intercollegiate Network) fasst in einer Fluoridleitlinie zusammen, dass die Fluoridtabletten nicht als Maßnahme der öffentlichen Gesundheitsfürsorge anzusehen sind, sondern individuell verschrieben werden sollten, wenn ein hohes Kariesrisiko vom Zahnarzt diagnostiziert wurde [15]. Die Fluoridtabletten sollen möglichst lange in der Mundhöhle verbleiben, um eine optimale lokale Wirkung an der Zahnoberfläche zu erhalten.

Die DGZMK empfiehlt, übereinstimmend mit diesen Leitlinien, Fluoridtabletten nur dann ab Durchbruch der ersten Milchzähne anzuwenden, wenn keine fluoridhaltige Kinderzahnpasta verwendet wird. Dabei muss vorher eine Fluoridanamnese durchgeführt werden. So sollten Fluoridtabletten nicht angewendet werden, wenn zur Zubereitung von Babynahrung Trink- oder Tafelwasser mit einem Fluoridgehalt von 0,3 mg verwendet wird bzw. die Kleinkinder eine bilanzierte Diät erhalten. Fluoridtabletten sollten auch nicht verwendet werden, wenn fluoridhaltiges Speisesalz im Haushalt zur Zubereitung der Nahrung Anwendung findet.

58.2 Fluoridhaltige Zahnpasta

Zur Kariesprävention mit fluoridhaltigen Zahnpasten gibt es zahlreiche Reviews und klinische Studien. So kommt eine Cochrane Metaanalyse [22] zu dem Schluss, dass es bei Kindern im Alter zwischen 5 und 16 Jahren, die mindestens einmal täglich ihre Zähne mit fluoridierter Zahnpasta putzten, zu einer Kariesreduktion von 24 % kam. Die Verwendung fluoridhaltiger Zahnpasta zur Kariesprävention bei Kindern ab einer Konzentration von 1000 ppm Fluorid ist demnach positiv zu bewerten, wobei mit zunehmender Fluoridkonzentration der Zahnpasta eine bessere Wirksamkeit resultiert. Für Fluoridkonzentrationen in Zahnpasten unter 1000 ppm ist die Evidenz für eine kariespräventive Wirkung unsicher. Man sollte allerdings bei der Empfehlung zur Kariesprävention mit fluoridhaltigen Zahnpasten berücksichtigen, dass in Ländern wie Deutschland auch andere fluoridhaltige Präparate zur Kariesprävention Anwendung finden und daher beim Zähneputzen mit Erwachsenenzahnpasta mit einer Fluoridkonzentration von ≥ 1000 ppm bei Kindern im Vorschulalter ein erhöhtes Fluoroserisiko auftreten könnte. In diesem Zusammenhang sei auf ein Review von Wong et al. [24] verwiesen. Wenn der Verdacht besteht, dass es aufgrund möglicher anderer Fluoridierungsmaßnahmen zu einer Erhöhung des Fluoroserisikos kommt, kann man nach Ansicht der Autoren für Kinder unter sechs Jahren eine Zahnpasta mit einem niedrigeren Fluoridgehalt als 1000 ppm empfehlen. Neben zahlreichen anderen internationalen Fachgesellschaften sprechen sich unter anderem auch die American Academy of Pediatrics [16] für die überwachte Anwendung einer fluoridhaltigen Zahnpasta für alle Kinder aus, sobald Zähne im Mund vorhanden sind. Zudem wurde in einer einfach verblindeten, randomisierten Studie festgestellt, dass die Anwendung einer 500 ppmF-Kinderzahnpasta bei Kindern im Alter von zwei bis vier Jahren mit einem geringen Kariesrisiko sich nicht von der kariespräventiven Wirksamkeit einer 1000 ppm Fluoridzahnpasta unterschied [10]. Für Kinder mit erhöhtem Kariesrisiko müssten allerdings zusätzliche Maßnahmen zur Kariesprävention durchgeführt werden.

Die Deutsche Gesellschaft für ZMK-Heilkunde empfiehlt daher im Einklang mit anderen Leitlinien die Milchzähne nach Durchbruch in die Mundhöhle zunächst einmal täglich mit einer geringen Menge Kinderzahnpasta (500 ppm Fluorid) zu reinigen. Ab dem Alter von zwei Jahren sollte zweimal täglich eine geringe Menge fluoridhaltiger Kinderzahnpasta verwendet werden. Nach Durchbruch der ersten bleibenden Zähne sollte zweimal täglich eine Erwachsenenzahnpasta zum Einsatz kommen. Im Vorschulalter sollten die Eltern die Zahnpflege durchführen. Wenn das Kind selbst putzen kann, sollten die Eltern den Putzvorgang überwachen und nachputzen (▶ Abb. 58.1).

Bezüglich der Fluoridapplikation im Vorschulalter gibt es einen Dissens zwischen Pädiatern und Zahnärzten. Während die Zahnmedizin die Zahnpflege mit fluoridhaltiger Kinderzahnpasta in den Mittelpunkt ihrer Präventionsbemühungen stellt, sehen die Kinderärzte in der Fluoridtabletten die wichtigste Maßnahme im Vorschulalter. Da für beide Maßnahmen eine eher schwache Evidenz aus klinischen Studien vorhanden ist, schließt sich die DGZMK den Empfehlungen anderer Länder an. Ziel ist es dabei auch die tägliche Mundhygiene mit Zahnbürste und fluoridhaltiger Zahnpasta von Beginn an als wichtige kariespräventive Maßnahme einzusetzen. Zudem wird in mehr als 80% der deutschen Haushalte fluoridiertes Speisesalz verwendet, sodass die Verwendung einer fluoridierten Kinderzahnpasta und fluoridierten Speisesalzes diese optimal ergänzen, ohne dass ein erhöhtes Fluoroserisiko zu befürchten ist.

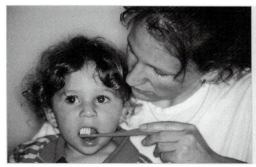

Abb. 58.1 Regelmäßige Mundhygiene mit einer geringen Menge fluoridhaltiger Kinderzahnpasta ist die Basis einer adäquaten Kariesprävention.

58.3 Fluoridiertes Speisesalz

Die Anwendung fluoridhaltigen Speisesalzes ist eine kostengünstige Möglichkeit, um für eine Erhöhung der Fluoridkonzentration in der Mundhöhle Sorge zu tragen. In einer kürzlich erschienenen Metaanalyse von Yengopal et al. [25] wird deutlich, dass die kariespräventive Wirkung von fluoridiertem Kochsalz nur auf niedrigem Evidenzlevel belegt ist. Es gibt zudem nur sehr wenige neuere Studien, die die kariespräventive Wirksamkeit fluoridierten Speisesalzes untersucht haben. Besteht bereits ein hohes Niveau in der Kariesprävention, lässt sich der zusätzliche Effekt der Verwendung von fluoridhaltigem Kochsalz quantitativ nicht nachweisen. Vor diesem Hintergrund empfiehlt die DGZMK zwar die Verwendung fluoridhaltigen Speisesalzes, in Einklang mit anderen Publikationen besteht jedoch eindeutig der Bedarf nach klinischen Studien mit hoher Qualität.

58.4 Fluoridlacke und Fluorgele

Neben Fluoridpräparaten, die breitenwirksam vom Patienten selbst appliziert werden können, gibt es professionell anzuwendende Produkte, wie zum Beispiel Fluoridlacke und Fluoridgele. Fluoridlacke gibt es in sehr unterschiedlichen Konzentrationen, wobei nur wenige Lacke in klinischen Studien auf ihre Wirksamkeit überprüft wurden. Insbesondere die Fluoridlacke Duraphat (2,26% F-), Fluor Protector (0,1% F-) und Bifluorid 12 (5,62% F-) wurden bezüglich ihrer kariespräventiven Wirkung klinisch überprüft. Dabei zeigte sich in einem Cochrane Review, dass für die bleibenden Zähne eine kariesreduzierende Wirkung von 56% erzielt werden kann, wenn ein Fluoridlack ein- oder mehrfach jährlich appliziert wird. Im Milchgebiss beträgt die kariesreduzierende Wirkung 33%. Auch eine spätere klinische Untersuchung [2] kam zu dem Ergebnis, dass eine Fluoridlackapplikation kariespräventiv wirksam ist. In einer randomisierten, kontrollierten, Untersucher-verblindeten Studie untersuchten Weintraub et al. [23], ob man mit einer Fluoridlackapplikation zusätzlich zu gesundheitsfördernden Maßnahmen frühkindliche Karies verhindern kann. An der Untersuchung nahmen kariesfreie Kinder aus sozial schwachen, chinesischen und hispanischen Familien in San Francisco teil. Die Kinder waren zu Beginn der Studie 1,8 Jahre alt. Die Ergebnisse zeigten, dass die Kariesinzidenz mit der Häufigkeit der Fluoridapplikationen (ein kleiner Tropfen Fluoridlack auf die entsprechenden Zähne) einhergeht. Grundsätzlich kann man also festhalten, dass Fluoridlacke bei Schulkindern und Jugendlichen mit erhöhtem Kariesrisiko eingesetzt werden können. Dabei sollte der Fluoridlack mindestens zweimal jährlich appliziert werden. Diese lokale Fluoridapplikation kann unabhängig von bereits durchgeführten, breitenwirksamen Fluoridierungsmaßnahmen vorgenommen werden. Bei Patienten mit stark erhöhtem Kariesrisiko kann die Frequenz der Fluoridapplikation mehr als zweimal (in der Regel viermal) pro Jahr betragen.

58.5 Fluoridgel

Auch für Fluoridgele gibt es eine systematische Übersichtsarbeit des Cochrane-Instituts aus dem Jahre 2002 [11]. Dabei wird festgestellt, dass es eine klare Evidenz für den kariesreduzierenden Effekt von Fluoridgelen gibt. Die kariesreduzierende Wirkung liegt bei ca. 21%, wobei es nur wenige Informationen zur kariesreduzierenden Wirkung im Milchgebiss gibt. Man geht daher heute davon aus, dass Fluoridgele unabhängig von bereits bestehenden Basisfluoridierungsmaßnahmen, insbesondere bei Kindern mit erhöhtem Kariesrisiko, verwendet werden können. Dabei sollen die Kinder allerdings in der Lage sein, nach Einbürsten das Fluoridgel adäquat auszuspucken.

58.6 Fluoridhaltige Mundspüllösungen

Zu Fluoridspüllösungen gibt es insgesamt nur sehr wenige Untersuchungen. Marinho et al. gehen jedoch in einem systematischen Review davon aus, dass auch die Anwendung von Fluoridspüllösungen zur Kariesprophylaxe indiziert sein kann. Insbesondere bei Kindern unter kieferorthopädischer Behandlung mit festsitzenden Geräten trägt die tägliche Anwendung fluoridhaltiger Spüllösungen zur Kariesprävention bei [13]. In einer relativ neuen Studie von Sköld aus dem Jahr 2005 [17] wird zudem verdeutlicht, dass überwachtes Spülen mit einer Spüllösung zu einer erheblichen Kariesreduktion im Approximalbereich bei Jugendlichen führt. Bei Kinder und Jugendlichen mit erhöhtem Kariesrisiko kann also die Anwendung einer fluoridhaltigen Mundspüllösung empfohlen werden. Bei Kindern unter sechs Jahren sollten allerdings keine fluoridhaltigen Mundspüllösungen verwendet werden, damit keine toxikologisch relevanten Fluoridmengen verschluckt werden.

58.7 Zusammenfassung und Schlussfolgerungen

Fasst man die unterschiedlichen Reviews, Leitlinien und Einzelstudien zusammen, so kommt man zu dem Schluss, dass als Basisfluoridierungsmaßnahmen die Anwendung fluoridhaltiger Zahnpasta und die Verwendung fluoridhaltigen Speisesalzes grundsätzlich zu empfehlen sind. Für kariesaktive Kinder und Jugendliche ist zudem entweder viermal jährlich ein Fluoridlack oder aber die Verwendung eines Fluoridgels (wenn die Kinder adäquat ausspucken können) zu empfehlen. Bei Jugendlichen mit hohem Kariesrisiko ist zudem die tägliche Verwendung einer fluoridhaltigen Mundspüllösung anzuraten.

Grundsätzlich gilt es zu vermeiden, Fluoridmengen in hohen Konzentrationen (obere Zufuhrgrenze 0,1 mg/kg Körpergewicht/Tag) aufzunehmen [5].

Während sich die meisten Untersuchungen mit der kariespräventiven Wirksamkeit von Fluoridpräparaten im Kinder- und Jugendalter beschäftigen, gibt es nur sehr wenige Studien, die sich mit der Fluoridwirkung bei Erwachsenen auseinandersetzen. In einer Übersichtsarbeit von Griffin et al. [7] zeigte sich, dass die oben genannten Fluoridierungsmaßnahmen auch bei Erwachsenen effektiv sind und auch zu einer ähnlich kariesreduzierenden Wirkung führen wie bei Kindern und Jugendlichen. Leake et al. [9] stellten fest, dass die Anwendung von fluoridhaltigen Spüllösungen oder die vierteljährliche Applikation eines Fluoridlacks bzw. die häusliche Anwendung von Fluoridgel in der Praxis wichtige Eckpfeiler einer Prävention der Wurzelkaries bei älteren Menschen darstellen (▶ Abb. 58.2 und ▶ Abb. 58.3). Für Erwachsene gibt es zudem die Option eine hoch konzentrierte Fluoridzahnpasta, die allerdings verschreibungspflichtig ist, im Rahmen einer Fluoridkur bei hoher Kariesaktivität zu verwenden. Dabei zeigen klinische Studien, dass die Anwendung dieses Prä-

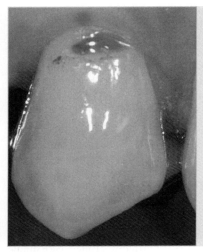

Abb. 58.2 Im Alter kommt es aufgrund freiliegender Zahnhälse häufig zur Entstehung von Wurzelkaries.

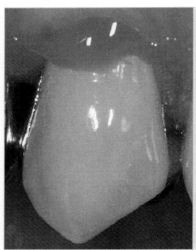

Abb. 58.3 Wurzelkaries aufgrund freiliegender Zahnhälse kann durch das Auftragen hoch konzentrierter Fluoridpräparate (z. B. Fluoridlack) in ihrer Progression aufgehalten werden.

parates (5000 ppm F) einen ausgezeichneten, kariespräventiven Effekt aufweist [1].

Zusammenfassend lässt sich feststellen, dass Fluoridierungsmaßnahmen einen wichtigen Eckpfeiler der Kariesprävention darstellen. Dabei ist es wichtig, dass über die gesamte Lebenszeit eine erhöhte Fluoridkonzentration an der Zahnoberfläche durch die Applikation hochkonzentrierter Fluoridpräparate und/oder die tägliche Anwendung von fluoridierter Zahnpasta bzw. die Verwendung fluoridhaltigen Speisesalzes zu garantieren. Klar ist allerdings auch, dass Karies keine Fluoridmangelerkrankung ist und dass bei sehr hochkariogenen Bedingungen eine Verringerung der Häufigkeit des Zuckerkonsums, die tägliche Entfernung des mikrobiellen Biofilms (Mundhygiene) und Anregung der Speichelfließrate erfolgen müssen. Eine Kariesprävention ist nur durch die Kombination dieser Maßnahmen inklusive der Fluoridapplikation erfolgreich durchzuführen.

58.8 Literatur

[1] Baysan A, Lynch E, Ellwood R et al. Reversal of primary root caries using dentifrices containing 5000 and, 1100 ppm fluoride. Caries Res 2001; 35: 41–46
[2] Borutta A, Reuscher G, Hufnagl S et al. Caries prevention with fluoride varnishes among preschool children. Gesundheitswesen 2006; 68: 731–734
[3] British Society of Paediatric Dentistry. UK National Clinical Guidelines in Paediatric Dentistry. Int J Paediatric Dent 1997; 7: 267–272
[4] European Academy of Paediatric Dentistry. Guidelines on the use of fluoride in children: an EAPD policy document. Eur Arch Paediatr Dent 2009; 10: 129–135. Im Internet: http://www.eapd.gr/dat/25 507B58/file.pdf
[5] European Food Safety Authority (EFSA). Opinion of the scientific panel on dietetic products, nutrition and allergies on a request from the commission related to the tolerable upper intake level of fluoride. EFSA Journal 2005; 192: 1–65
[6] Food and Drug Administration, Department of Health and Human Services (USA). Anticaries products for over-the-counter human use. 21 C.F.R. Part 353
[7] Griffin SO, Regnier E, Griffin PM et al. Effectiveness of fluoride in preventing caries in adults. J Dent Res 2007; 86: 410–415
[8] Hellwig E, Lennon AM. Systemic versus topical fluoride. Caries Res 2004; 38: 258–262
[9] Leake JL. Clinical decision-making for caries management in root surfaces. J Dent Educ 2001; 65: 1147–1153
[10] Lima TJ, Ribeiro CC, Tenuta LM et al. Low-fluoride dentifrice and caries lesion control in children with different caries experience: a randomized clinical trial. Caries Res 2008; 42: 46–50
[11] Marinho VC, Higgins JP, Logan S et al. Fluoride gels for preventing dental caries in children and adolescents. Cochrane Database Syst Rev 2002; 2: CD 002 280
[12] Micheelis W, Schiffner U. Vierte Deutsche Mundgesundheitsstudie (DMS IV) - Neue Ergebnisse zu oralen Erkrankungsprävalenzen, Risikogruppen und zum zahnärztlichen Versorgungsgrad in Deutschland 2005: Deutscher Zahnärzte Verlag; 2006
[13] Øgaard B, Alm AA, Larsson E et al. A prospective, randomized clinical study on the effects of an amine fluoride/stannous fluoride toothpaste/mouthrinse on plaque, gingivitis and initial caries lesion development in orthodontic patients. Eur J Orthod 2006; 28: 8–12

[14] Scientific Committee on Health and Environmental Risks [SCHER]. Critical review of any new evidence on the hazard profile, health effects, and human exposure to fluoride and the fluoridating agents of drinking water. Im Internet: http://ec.europa.eu/health/scientific_committees/environmental_risks/docs/scher_o_139.pdf; Stand: 16.05.2011
[15] Scottish Intercollegiate Guidelines Networks. Prevention and management of dental decay in the pre-school child. A national clinical guideline. Im Internet: http://www.sign.ac.uk/pdf/sign83.pdf; Stand: November 2005
[16] Section on Pediatric Dentistry and Oral Health. Preventive oral health intervention for pediatricians. Pediatrics 2008; 122: 1387–1394
[17] Sköld MU, Birkhed D, Borg E et al. Approximal caries development in adolescents with low to moderate caries risk after different 3-year school-based supervised fluoride mouth rinsing programmes. Caries Res 2005; 39: 529–535
[18] Streckfuss JL, Perkins D, Horton IM et al. Fluoride resistance and adherence of selected strains of Streptococcus mutans to smooth surfaces after exposure to fluoride. J Dent Res 1980; 59: 151–158
[19] ten Cate JM, Featherstone JD. Mechanistic aspects of the interactions between fluoride and dental enamel. Crit Rev Oral Biol Med 1991; 2: 283–296
[20] Tubert-Jeannin S, Auclair C, Amsallem E et al. Fluoride supplements (tablets, drops, lozenges or chewing gums) for preventing dental caries in children. Cochrane Database Syst Rev 2011; 12: CD 007 592
[21] van Loveren C . The antimicrobial action of fluoride and its role in caries inhibition. J Dent Res 1990; 69: 676–81 (discussion 682–3)
[22] Walsh T, Worthington HV, Glenny AM et al. Fluoride toothpastes of different concentrations for preventing dental caries in children and adolescents. Cochrane Database Syst Rev 2010; 20: CD 007 868
[23] Weintraub JA, Ramos-Gomez F, Jue B et al. Fluoride varnish efficacy in preventing early childhood caries. J Dent Res 2006; 85: 172–176
[24] Wong MC, Glenny AM, Tsang BW et al. Topical fluoride as a cause of dental fluorosis in children. Cochrane Database Syst Rev 2010; 1: CD 007 693
[25] Yengopal V, Chikte UM, Mickenautsch S et al. Salt fluoridation: a meta-analysis of its efficacy for caries prevention. SADJ 2010; 65: 60–64, 66–67

59 Zahnmedizinische Prävention in der Pflege

Christoph Benz, Cornelius Haffner

59.1 Einleitung

Die Bedeutung einer kontinuierlichen und effektiven zahnmedizinischen Betreuung von pflegebedürftigen alten Menschen ist im Bewusstsein nicht nur der beteiligten Gruppen, sondern auch der Öffentlichkeit in den letzten Jahren stetig gewachsen. Die regelmäßige Versorgung dieser Patientengruppen gilt als dringend notwendige Aufgabe [1, 2].

In vergangenen Jahrzehnten wurde die zahnmedizinische Versorgung Pflegebedürftiger kaum diskutiert. Zwei Gründe dürften dafür verantwortlich gewesen sein. Einmal gab es wesentlich weniger alte und damit auch pflegebedürftige Menschen, zum anderen waren diese sehr oft mit totalem Zahnersatz versorgt und über längere Zeit darin geübt, mit dessen Unzulänglichkeiten umzugehen. Neben der ganz erheblich gestiegenen Zahl alter Menschen besteht heute die Situation, dass im Alter immer mehr eigene Zähne erhalten bleiben. Die deutsche Mundgesundheitsstudie IV (DMS IV) konnte zeigen, dass in der Altersgruppe der 64–74-Jährigen nur 22,6 % zahnlos sind. 77,4 % verfügen im Durchschnitt noch über 17,8 natürliche Zähne [6]. Wenn diese Menschen nun hilfs- und pflegebedürftig werden, besteht immer seltener der einfache Fall, einen totalen Zahnersatz in ein Glas Wasser stellen zu können, sondern es gilt, hochwertige und komplexe Versorgungen (Implantate, Brücken, Teilprothesen) pflegen zu müssen. Unterbleibt die Pflege, wird sehr schnell zerstört, was für teures Geld aufgebaut worden war. Schmerzen entstehen und Kaufunktion geht verloren. Zahnersatz ist aufgrund der geringen Adaptationsfähigkeit pflegebedürftiger Menschen meist nicht mehr möglich.

In dieser Situation sind alle beteiligten Gruppen aufgerufen, neue Wege zu beschreiten: Die Gesellschaft muss akzeptieren, dass auch Pflegebedürftige zahnmedizinische Leistungen – präventiv und therapeutisch – benötigen und die Zahnmedizin wird diese Leistungen immer öfter mobil zu erbringen haben.

59.2 Umfeld: Situation der Pflege in Deutschland

Nach der aktuellen statistischen Erhebung – Pflegestatistik für das Jahr 2009 [8] – leben in Deutschland 2,34 Millionen pflegebedürftige Menschen, die einer der drei Pflegestufen zugeordnet sind: 1,25 Millionen mit Stufe I (53,6%), 787 018 mit Stufe II (33,8%) und 293 096 mit Stufe III (12,6%). Insbesondere bei Stufe II und III muss von sehr eingeschränkter eigener Mundhygienefähigkeit ausgegangen werden. Diese Menschen sind zudem oft immobil und leiden nicht selten unter demenziellen Erkrankungen, sodass ein Zahnarztbesuch nur mit speziellen Transporten und in Begleitung möglich ist.

Gegenüber der Pflegestatistik für das Jahr 2007 hat die Zahl der Pflegebedürftigen um 4,1% (91 000 Personen) zugenommen. Der Anstieg gegenüber der ersten Pflegestatistik von 1999 beträgt sogar 16% (322 000 Personen).

Neben den Personen, die in Pflegeeinrichtungen leben, gibt es zwei weitere Gruppen Pflegebedürftiger, die aus zahnmedizinischer Sicht besonders problematisch erscheinen:
- Die 1,62 Millionen Pflegebedürftigen in häuslicher Betreuung lassen sich unter wirtschaftlichen Gesichtspunkten weder zentral noch dezentral sinnvoll versorgen.
- Menschen mit demenziellen Erkrankungen erfüllen häufig nicht die Voraussetzungen für eine Eingruppierung in Pflegestufen. Damit erscheinen sie nicht in der Pflegestatistik, sind jedoch aus zahnmedizinischer Sicht ähnlich problematisch zu betreuen wie Menschen mit körperlichen Einschränkungen. Überdies lässt sich ihre Zahl mit etwa 1,1 Millionen nur schätzen.

59.3 Umfeld: Zahnmedizin in der Pflege

Wenn man über die zahnmedizinische Betreuung Pflegebedürftiger diskutiert, besteht überwiegender Konsens darüber, die reparativ-therapeutische Seite zu intensivieren. Einzelne Kammerbereiche haben hierzu bereits Paten- oder Betreuungszahnärzte definiert, die sich den Einrichtungen zur Verfügung stellen. Wo immer diese Modelle existieren, ist die Bereitschaft der Kollegen groß, daran mitzuwirken. In dieser Konzeption fehlt jedoch die präventive Seite der Zahnmedizin, deren Sinn und Umsetzbarkeit in der Pflege regelmäßig in Frage gestellt wird.

59.3.1 Ist Prävention in der Pflege sinnvoll?

Bei Angehörigen, professionellen Pflegekräften, aber auch in der Zahnmedizin trifft man z. T. immer noch auf die Vorstellung, dass Mundgesundheit in der Pflege keine besondere Bedeutung habe. Diese Geringschätzung traf vor nicht allzu langer Zeit die Zahnmedizin insgesamt, doch ist ihre Bedeutung nicht zuletzt auch für die Allgemeingesundheit heute einer immer größeren Bevölkerungsgruppe bewusst [1]. Mit modernen Präventions- und Therapiemethoden gelingt es deshalb zunehmend besser, natürliche Zähne bis ins hohe Alter zu erhalten. Diese Zähne werden dann jedoch mit mangelhafter Mundpflege in der Pflege zu einem „Magneten" für Probleme.

Insgesamt sprechen fünf wesentliche Gründe für die Bedeutung der Mundpflege in der Pflege:
- Es ist häufig geübte Praxis, Mundprobleme in der Pflege solange zu ignorieren, bis in Notfallbehandlungen Zähne entfernt werden müssen. Mit der geringen Adaptationsfähigkeit pflegebedürftiger Menschen wird dann jedoch ein Zahnersatz oftmals nicht mehr möglich sein. Ein Verlust an Kaufunktion ist die Folge.
- Die Ansammlung von Mikroorganismen in Zahnbelägen und in den Belägen auf Zahnersatz hat Einfluss auf die allgemeine Gesundheit [5, 7, 10]. So besteht ein Zusammenhang zwischen der Mundhygiene und Lungenerkrankungen, die unter dem Sammelbegriff COPD (Chronic obstructive pulmonary Disease) zusammengefasst werden.
- Der Ernährung kommt in der Pflege nicht nur eine physische sondern auch eine besonders wichtige psychische Bedeutung zu. Ein Verlust der Kaufunktion oder auch Schmerzen im Mundbereich behindern die Nahrungsaufnahme. Eine Magensonde (PEG: perkutane endoskopische Gastrostomie) kann die psychische Komponente des Essens nicht ersetzen.
- Die Behandlung akuter Schmerzen bei pflegebedürftigen Menschen ist schwierig zu organisieren. Demenzielle Erkrankungen, die Furcht vor allgemeinmedizinischen Komplikationen und die Suche nach kompetenten Ansprechpartnern behindern oftmals eine zeitnahe Hilfe. Von der regelmäßigen präventiven Betreuung darf man erwarten, dass sie die Frequenz solcher Notfallsituationen deutlich verringert [11].
- Die Gruppe demenziell Erkrankter stellt einen größer werdenden Anteil an der Gesamtzahl der pflegebedürftigen, alten Menschen dar. Schon heute beträgt ihre durchschnittliche Lebenserwartung mehrere Jahre. Damit wird deutlich, dass nicht provisorische Lösungen für einen kurzen Zeitraum notwendig sind, sondern strukturierte Prävention, die eine längere Spanne abdeckt.

59.3.2 Ist Prävention in der Pflege umsetzbar?

Die vorgenannten Punkte beschreiben die grundsätzliche Notwendigkeit der Mundpflege in der Pflege. Es bleibt jedoch die Frage, wer sie umsetzen soll und welche Ergebnisse erzielbar sind. Nicht selten besteht die Meinung, das Pflegepersonal solle geschult werden und dann alleine verantwortlich sein. Diese Auffassung widerspricht jedoch völlig den bislang etablierten präventiven Konzepten mit ihrem Dualismus aus individueller Pflege und professioneller risikoabhängiger Betreuung. Wenn schon die individuelle Pflege selbstbestimmt lebender Menschen die Mundgesundheit überwiegend nicht optimal garantieren kann, wie soll dies mit den Maßnahmen gelingen, die im Pflegealltag möglich sind? Erst die regelmäßige Schulung des Pflegepersonals in Verbindung mit risikoabhängiger professioneller Betreuung gibt zahnmedizinischer Prävention in der Pflege eine ausreichende Erfolgswahrscheinlichkeit.

Wissenschaftliche Studien, die Präventionskonzepte bei pflegebedürftigen Menschen erproben, sind selten und können wichtige Fragen z. B. nach der Wirtschaftlichkeit im deutschen System nicht beantworten [9, 11]. Im zahnmedizinischen Sinn waren jedoch immer deutliche Verbesserungen zu verzeichnen.

59.4 Teamwerk-Projekt in München

Pflegebedürftige, ältere Menschen sind in der zahnmedizinischen Versorgung bislang nicht optimal berücksichtigt. Die Lösung muss lauten, Pflegebedürftigen zu bieten, was für selbstbestimmt lebende Menschen selbstverständlich ist. Für diese Mischung aus Prävention und Therapie wurde in München der Begriff „duales Konzept" geprägt:
- Das Modul „Prävention" verbindet die Schulung der Pflegekräfte zur besseren Durchführung der täglichen Mundhygiene mit einer regelmäßigen Prophylaxebetreuung am Wohnort der Patienten durch mobile Prophylaxeteams.
- Das Modul „Therapie" baut auf dezentral tätige „Patenzahnärzte" und für komplexere Aufgaben auf Kompetenzzentren mit besonderer zahnmedizinischer und allgemeinmedizinischer Spezialisierung.

Das duale Konzept ist in der Zusammenarbeit zwischen dem Projekt „Teamwerk – Zahnmedizin für Menschen mit Behinderungen", der AOK Bayern und der Bayerischen Landeszahnärztekammer entstanden. Teamwerk und die AOK wurden für diese Arbeit 2005 mit dem Deutschen Präventionspreis und dem Wrigleys Prophylaxepreis ausgezeichnet.

59.4.1 Die zwei Projektphasen

Drei Mitarbeiter der Poliklinik für Zahnerhaltung und Parodontologie der Universität München, die sich unter dem Namen „Teamwerk – Zahnmedizin für Menschen mit Behinderungen" zusammengeschlossen hatten, konnten 2002 bis 2005 in einer ersten Projektphase 600 Senioren aus neun Pflegeeinrichtungen in München betreuen. Seit September 2005 wird das Projekt als Modellprojekt der AOK-Bayern für alle AOK-Versicherten Pflegebedürftigen in Münchner Einrichtungen fortgesetzt (Phase 2).

59.4.2 Teams und Ausstattung

Ein Teamwerk-Team besteht aus einem Zahnarzt und einer Prophylaxeassistentin, die ihre Einsatzorte mit einem Klein-PKW erreichen. Die Terminkoordination und andere Verwaltungsaufgaben übernimmt ein zentrales Sekretariat.

Jedes Team führt neben Handinstrumenten folgende Geräte mit:
- Akku-Stirnlampe
- Akku-Poliermotor (Taskal Wizard, NSK) mit PR-F-Kopf für Einweg-Polieransätze (Disposable Prophy Angles, AllPro)
- Ultraschall Zahnreinigungsgerät mit Behälter für Spülflüssigkeit und Pumpe (Cavitron Select, Dentsply), supragingivale Ansätze und subgingivale Slimline FSI Ansätze
- Ultraschall-Reinigungsbad (Emmi-Eco, Emag)
- Behandlungskoffer (Satelec)

Ein Absaugsystem wird nicht eingesetzt, da nur das Zahnreinigungsgerät Spraywasser abgibt und die Patienten in kürzeren Zeitabständen spülen oder ausspucken können.

Mehrweg-Instrumente sind in der Menge für einen Arbeitstag bemessen. Die hygienische Wartung erfolgt abends in der Teamwerk-Zentrale.

59.4.3 Behandlungskonzept

In jeder neu zu betreuenden Pflegeeinrichtung wird eine Einführungsveranstaltung für Angehörige, Pflegepersonal und Patienten durchgeführt. Zielgruppe für das Projekt sind nur Patienten, die einen Zahnarzt nicht mehr

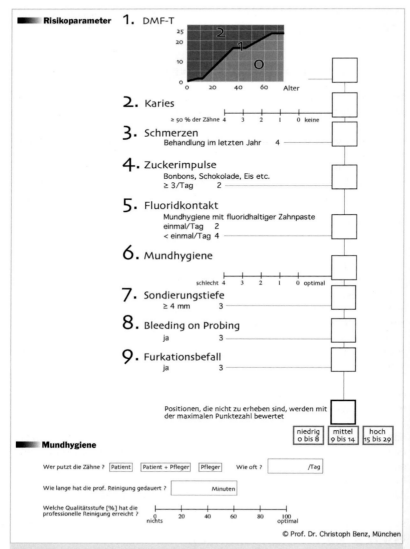

Abb. 59.1 Der „Teamwerk-Index" stellt eine Modifikation einer in der Münchner Zahnklinik seit 1995 etablierten Risikoanalyse dar [1]. Abhängig von dem individuellen Erkrankungsrisiko wird ein Intensiv-Prophylaxe-Modul in unterschiedlicher Häufigkeit angewandt. Bei hohem Risiko im 3-Monats-Abstand, bei mittlerem Risiko im 4-Monats-Abstand und bei niedrigem Risiko halbjährlich

alleine mit einem Taxi oder anderen öffentlichen Verkehrsmitteln erreichen können. In der Einführungsveranstaltung wird das Konzept vorgestellt und um die individuelle Einwilligung der Patienten bzw. ihrer gesetzlichen Vertreter geworben.

Eine Einstufung zum individuellen Risiko für Munderkrankungen zu Beginn der Betreuung („Teamwerk-Index", ▶ Abb. 59.1) definiert die Besuchsfrequenz der Patienten – zweimal, dreimal oder viermal pro Jahr. Die präventive Behandlung orientiert sich an etablierten Standards und besteht aus sechs Punkten:

- Ein Mundbefund wird durch einen Zahnarzt erhoben. Bei behandlungsbedürftigen Situationen werden Termine mit externen Kollegen koordiniert, die das Heim betreuen.
- Eine supra- und subgingivale Zahnreinigung erfolgt mit dem Ultraschallsystem unterstützt durch Handinstrumente.
- Die Zahnpolitur erfolgt mit Einweg-Winkelstückansätzen und fluoridierter Polierpaste.
- CHx-Lack (Cervitec, Vivadent) wird auf alle Problembereiche (Approximal- und Wurzelflächen, Restaurationsränder) aufgetragen.
- Zahnersatz wird im Ultraschallbad gereinigt. Bei Patienten ohne natürliche Zähne erfolgt die Reinigung des Ersatzes halbjährlich.
- Unterweisung des Pflegepersonals (ggf. auch der Patienten) im Hinblick auf spezielle Aspekte der individuellen Mundhygiene und Ernährung (1- bis 2-mal jährlich).

59.4.4 Ergebnisse der ersten Phase

Der Einführung des Teamwerk-Projekts gingen lange und intensive Gespräche mit Heimträgern, dem Sozialreferat der Stadt München, der Heimaufsicht, dem Medizinischen Dienst der Krankenkassen (MDK) und den Krankenkassen voraus. Klare Maßgabe war, dass nicht ein „wissenschaftliches Experiment" sondern ein Konzept mit klarem Nutzwert umgesetzt werden sollte. Damit war es dann auch nicht möglich, eine unbehandelte Kontrollgruppe mitzuführen. Nachdem es sich jedoch bei den Pflegeeinrichtungen, die in die ersten Phase des Teamwerk-Projekts eingebunden waren, um solche handelte, die bereits zahnärztlich betreut wurden, konnten Vergleichsdaten aus Eingangsuntersuchungen sowie Heim- und Behandlungsdaten der beiden Jahre vor Projektbeginn (Referenzzeitraum) gewonnen werden. Für 478 der 600 in der Phase 1 betreuten Pflegebedürftigen ließ sich der Referenzzeitraum aufklären. In der Datenauswertung zeigten sich drei wichtige Aspekte:

- Zu Beginn der Studie war bei 81% der Pflegebedürftigen die Mundpflege dramatisch schlecht (= nahezu nicht vorhanden).
- Bei 76% dieser Menschen konnten relevante Mundpflegeparameter signifikant verbessert werden.
- Bei den betreuten Patienten traten 65% weniger akute Schmerzen auf als im Referenzzeitraum, und es wurden 70% weniger Zähne entfernt.

Auf der Basis der Erfahrungen in der ersten Phase des Teamwerk-Projekts entstand ein Schulungsprogramm, das als CD mittlerweile über 3000-fache Verbreitung in Deutschland, Österreich und der Schweiz gefunden hat (www.dgaz.org).

Fünf Aspekte sind für die Schulung Pflegender wichtig (▶ Abb. 59.2) [2]:
- Die Mundpflege bei anderen praktiziert nur der gut, der sie bei sich selbst beherrscht. Ein wichtiges Ziel der Schulung ist deshalb, die Eigenkompetenz zu stärken.
- Richtig durchgeführte Mundpflege kostet nicht Zeit, sondern spart Zeit (erleichterte Nahrungsaufnahme, weniger Zeit, um Notfallbehandlungen zu organisieren).
- Die Putzzeit richtet sich nach der Zahl tatsächlich vorhandener Zähne oder Implantate. Die üblicherweise genannten 2,5 bis 3 Minuten gelten für eine volle Bezahnung.
- Standard-Handbürsten sind nicht optimal. Bewährt haben sich elektrische Bürsten und besonders auch Drei-Seiten-Bürsten (z. B. Superbrush), weil sie von der Zahnreihe geführt wird und eine einfache Schrubb-Bewegung erlaubt.
- Herausnehmbarer Zahnersatz muss täglich z. B. mit Flüssigseife gereinigt werden.

59.4.5 Ziele der zweiten Phase des Teamwerk-Projekts

Bei selbstständig lebenden Menschen wird zumindest in der kurzfristigen Betrachtung angenommen, dass ein reparativer Behandlungsansatz weniger Kosten verursachen würde als ein Prophylaxeregime. Bei Pflegebedürftigen bestehen jedoch besondere Bedingungen, die hier eine andere Relation möglich erscheinen lassen:
- Im klassischen, „praxiszentrierten" Ansatz erfordern zahnmedizinische Behandlungen häufige Transporte, die sehr kostenintensiv sind.
- Bei unzureichender Mundpflege und einer späten Versorgung von Munderkrankungen entsteht ein überproportional größerer Behandlungsbedarf.

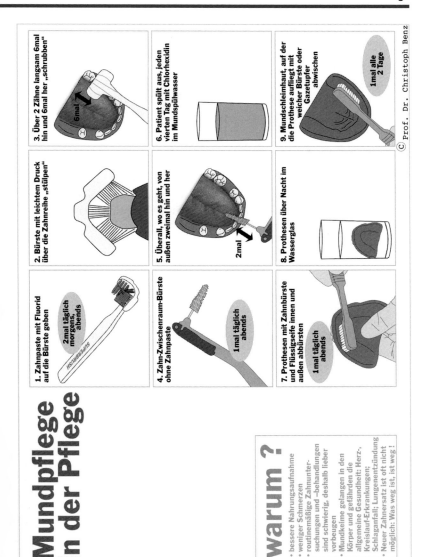

Abb. 59.2 Teil des Schulungsprogramms für das Pflegepersonal ist eine Pflegeanleitung, die nicht überfordern soll, sondern sich auf 9 wichtige Punkte beschränkt

- Chirurgische und restaurative Behandlungen bedürfen nicht selten einer allgemeinen Anästhesie (ITN).

Eine wichtige Fragestellung in der zweiten Phase des Teamwerk-Projekts als AOK-Modellprojekt war nun, welche Auswirkungen das duale Konzept auf die Kosten der zahnmedizinischen Versorgung Pflegebedürftiger hat.

59.4.6 Finanzielle Auswirkungen

Gewählter Ansatz

Eine Kostenanalyse setzt eine Vergleichsgruppe Pflegebedürftiger voraus, die nicht im dualen Konzept betreut werden. Nachdem im Münchner Modellprojekt aus den bereits dargestellten Gründen eine Kontrollgruppe nicht mitgeführt wird, sollten die Kostendaten der Untersuchungsgruppe unmittelbar vor Beginn der Intervention herangezogen werden. Als Bewertungszeitraum der Untersuchungsgruppe wurde das Jahr zwischen dem Beginn des zweiten Quartals 2006 und dem Ende des ersten Quartals 2007 gewählt.

Als Referenzzeitraum wurde das Jahr unmittelbar vor dem Beginn des Teamwerk-Projekts im Oktober 2005 gewählt.

Bei der geplanten Kostenanalyse bestand zunächst das Problem, dass man die notwendigen Abrechnungsinformationen nur durch eine Verknüpfung der Patientenstammdaten der Krankenversicherung (AOK) mit den Abrechnungsdaten der Kassenzahnärztlichen Vereinigung in Bayern (KZVB) erhält. Dieses Problem war nicht trivial – Datenschutz, Verknüpfungssoftware –, konnte aber durch die Unterstützung der KZVB teilweise gelöst werden. Verfügbar waren schließlich die personenbezogenen quartalsweisen Abrechnungssummen in den verschiedenen Abrechnungsbereichen.

Aus den Daten der KZVB gehen zwar die zahnärztlichen Abrechnungssummen hervor, nicht jedoch, ob für die Behandlungen Transporte in Zahnarztpraxen oder gar Behandlungen in allgemeiner Anästhesie notwendig wurden. Um diese Daten zu erheben, konnte im Rahmen einer Dissertationsvorbereitung in den Datenbeständen der Einrichtungen recherchiert bzw. Patienten direkt befragt werden [4].

Kosten im Referenzzeitraum

Im Referenzzeitraum wurden 494 Behandlungen im Bereich „Zahnerhaltung und Chirurgie" (KCH) durchgeführt, im Bereich „Zahnersatz" 163. Die durchschnittlichen Kosten betrugen im Bereich KCH 93,50 Euro, im Bereich „ZE"

245,20 Euro. Insgesamt wurden 340 Transporte und 99 Behandlungen unter allgemeiner Anästhesie oder einer anderen Form anästhesiologischer Überwachung erfasst.

Die gesamten Kosten im unmittelbaren zahnmedizinischen Umfeld (zahnärztliche Behandlung, Transporte zum Zahnarzt, Narkosekosten) betrugen für das Patientenkollektiv im Referenzzeitraum somit 309 626,60 Euro.

Kosten im Untersuchungszeitraum

Im Untersuchungszeitraum wurden 280 Behandlungen im Bereich „Zahnerhaltung und Chirurgie" (KCH) durchgeführt, im Bereich „Zahnersatz" 75. Die durchschnittlichen Kosten der Behandelten betrugen im Bereich KCH 66,80 Euro, im Bereich „ZE" 188,30 Euro. Insgesamt waren 146 Transporte und 8 Behandlungen unter allgemeiner Anästhesie zu verzeichnen.

Für die präventive Behandlung in dem Patientenkollektiv im Rahmen des AOK-Teamwerk-Modellprojekts sind insgesamt 170 964 Euro angefallen.

Die gesamten Kosten im unmittelbaren zahnmedizinischen Umfeld (zahnärztliche Behandlung, Transporte zum Zahnarzt, Narkosekosten und präventive Betreuung) betrugen für das Patientenkollektiv im Untersuchungszeitraum somit 242 630,40 Euro.

Wertung der Ergebnisse

Im Untersuchungszeitraum ließen sich die Kosten im unmittelbaren Umfeld zahnmedizinischer Leistungen um 22 % verringern.

Im Vergleich der Behandlungsdaten von Referenz- und Untersuchungszeitraum fallen folgende Punkte auf:
- Die Zahl der Behandlungen im Bereich „KCH" reduzierte sich im Untersuchungszeitraum deutlich. Hierin drückt sich insbesondere eine erheblich geringere Zahl von Zahnentfernungen aus. Absolut stellt die Kostenreduktion im Bereich „KCH" keine besondere Größenordnung dar, die verringerte Zahl von Zahnentfernungen dürfte jedoch einen erheblichen Gewinn an Lebensqualität für die Patienten bedeuten.
- Die Veränderungen der Kosten im Bereich „ZE" ließen sich vielleicht durch die begleitenden Schulungskonzepte erklären, die den beteiligten Patenzahnärzten zeigen konnten, dass größere prothetische Maßnahmen in der dargestellten Patientengruppe selten sinnvoll sind.
- Für die deutliche Abnahme des Transportaufkommens scheinen zwei Faktoren relevant. Einmal drückt sich hierin der Erfolg der regelmäßigen Betreuung im Teamwerk-Projekt aus, gleichzeitig messen die Patenzahnärzte aber einer mobilen Behandlung ebenfalls größere Bedeutung bei. Dies darf

somit auch als Erfolg der begleitenden Schulungsmaßnahmen gesehen werden.
- Die deutliche Reduktion der anästhesiologischen Leistungen dürfte verschiedene Gründe haben. Einmal drückt sich hier wiederum der Erfolg der präventiven Betreuung im Modellprojekt aus, gleichzeitig verbessert diese auch die Zugänglichkeit der Patienten für eine Therapie ohne Narkose. Zudem führen die Schulungsmaßnahmen und die wachsende Routine der Patenzahnärzte dazu, dass weniger oft eine Indikation für Behandlungen in Narkose gesehen wird. Ein weiterer Aspekt scheint darin zu liegen, dass mit der regelmäßigen Betreuung im Modellprojekt seltener eine Abklärung von allgemeinen Entzündungsrisiken (Fokussuche) in Narkose gestellt werden musste. Gerade in diesem Aspekt liegt ein weiteres Einsparpotenzial, da frühzeitige Behandlungen von Mundherden erhebliche intensivmedizinische Kosten sparen können. Zu diesem Punkt lassen sich aus der aktuellen Datenlage jedoch keine konkreten Informationen ableiten.

59.4.7 Auswirkungen auf die Mundgesundheitssituation

Im Vergleich zwischen der Erstuntersuchung und den Daten nach 2,5 Jahren zeigen sich deutliche Verbesserungen (▶ Abb. 59.3). Bei 52 % der Pflegebedürftigen konnte die Mundpflege verbessert werden, und bei 39 % verbesserte sich die Risiko-Stufe im Teamwerk-Index (▶ Abb. 59.4). Wie wichtig dieser Erfolg ist, zeigt sich an der Tatsache, dass immerhin 63 % der Betreuten über eigene Zähne verfügen. Dies stellt eine Zahl dar, die man noch vor 15 Jahren bei

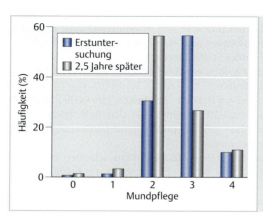

Abb. 59.3 Veränderungen im Wertungsparameter „Mundhygiene" (0: optimal; 4: nicht vorhanden) 2,5 Jahre nach Projektbeginn.

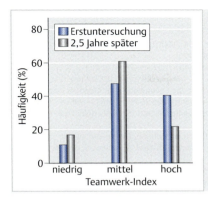

Abb. 59.4 Veränderungen im Teamwerk-Risiko-Index 2,5 Jahre nach Projektbeginn.

"jüngeren" und nicht-pflegebedürftigen Alten erwartet hätte. Gerade das Vorhandensein echter Zähne, das zunehmend steigen wird, macht eine zahnmedizinische Prophylaxebetreuung für die Zukunft immer wichtiger.

59.5 Schlussbetrachtung

Die Teamwerk-Gruppe hat in München seit nunmehr zehn Jahren praktische Erfahrungen mit der zahnmedizinischen und insbesondere präventiven Betreuung Pflegebedürftiger sammeln können. Daraus sind Konzepte entstanden, die weitere Projekte in Deutschland, Österreich und der Schweiz angeregt haben, und Eingang fanden in die Fortbildung und Weiterbildung von Zahnärzten sowie des Pflegepersonals. Der Nutzen einer zahnmedizinischen Betreuung Pflegebedürftiger erscheint mittlerweile evident und sollte Anlass geben, über bundesweite Konzepte nachzudenken.

Besonderen Dank schuldet die Teamwerk-Gruppe der AOK Bayern – Frau Gabriele Schweiger, Herrn Matthias Wenig und dem Vorstandsvorsitzenden der AOK Bayern, Herrn Dr. Helmut Platzer –, die das Projekt zu einer Zeit unterstützt haben, als dies kein anderer tun wollte.

59.6 Literatur

[1] Benz C, Wöhrl P. Bedarfsorientierte Prophylaxe. ZMK 2000; 16: 534–544
[2] Benz C. Zahn um Zahn. Altenpflege 2005; 30: 44–46
[3] Benz C, Haffner C. Zahnerhaltung im Alter. Zahnmedizin up2date 2008; 2: 263–279
[4] Benz C, Haffner C. Zahnmedizin in der Pflege – das Teamwerk-Projekt. IDZ-Information Nr. 4/09
[5] Kreissl, M., Eckardt, R., Nitschke, I.: Mundgesundheit und Pneumonie – Der Mund als Keimreservoir für Pneumonien bei pflegebedürftigen Senioren. Quintessenz 2008; 59: 1079–1086
[6] Micheelis W, Schiffner U. Vierte Deutsche Mundgesundheitsstudie (DMS IV). Köln: Deutscher Zahnärzte Verlag; 2006
[7] Scannapieco F, Bush R, Paju S. Associations between periodontal disease and risk for nosocomial bacterial pneumonia and chronic obstructive pulmonary disease. A systematic review. Ann Periodontol 2003; 8: 54–69
[8] Statistisches Bundesamt: Pflegestatistik 2007. Wiesbaden 2008
[9] Sumi Y, Nakamura Y, Michiwaki Y. Development of a systematic oral care program for frail elderly persons. Spec Care Dentist 2002; 22: 151–155
[10] Sumi Y, Kagami H, Ohtsuka Y, Kakinoki Y, Haruguchi Y, Miyamoto H. High correlation between the bacterial species in denture plaque and pharyngeal microflora. Gerodontology 2003; 20: 84–87
[11] Vigild M. Evaluation of an oral health service for nursing home residents. Acta Odontol Scand 1990; 48: 99–105

60 Risikoerkennung in der Alterszahnheilkunde

Christian E. Besimo

60.1 Einleitung

Die demografische Entwicklung wird dazu führen, dass immer mehr ältere und vor allem betagte Menschen nicht nur allgemeinmedizinischer, sondern auch zahnmedizinischer Behandlung und Langzeitbetreuung bedürfen und diese auch in Anspruch nehmen werden [3]. Heute konsultieren bereits rund 70 % der Schweizer Bevölkerung ihren Zahnarzt mindestens einmal pro Jahr zur Kontrolle der Mundgesundheit [23]. Es ist aufgrund des wachsenden Anspruchs der Senioren auf ein gesundes und aktives Altern zu erwarten, dass diese in jüngeren Lebensjahren zur Selbstverständlichkeit gewordene Gewohnheit der regelmäßigen Nachsorge auch in höherem Alter so lange als möglich weiter gepflegt wird [23].

Im Zusammenhang mit dieser Erkenntnis ist von Bedeutung, dass der Zahnarzt und sein Team, im Gegensatz zum Haus- oder Spezialarzt, in der Regel das Privileg haben, ihre Patienten, unabhängig von Konsultationen infolge neu eingetretener Krankheits- oder Unfallsituationen, in regelmäßigen, individuell festgelegten Zeitabständen zu sehen. Zudem können sie ihre Patienten pro Kontroll- oder Behandlungstermin über einen meist deutlich längeren Zeitraum beobachten. Infolgedessen wäre der Zahnarzt mit seinem Team bei entsprechender Schulung und Motivation in besonderem Maße in der Lage, unterstützend zur ärztlichen Betreuung einen nicht zu unterschätzenden Beitrag zur Früherkennung von über die Zeit auftretenden Anzeichen altersspezifischer, auch für die Mundgesundheit relevanter medizinischer und psychosozialer Defizite zu leisten [2].

In der Geriatrie konnte bereits gezeigt werden, dass ein mehrdimensionales medizinisches Assessment Gesundheit und Lebensqualität ohne Kostensteigerung zu verbessern vermag [22]. Deshalb darf durchaus erwartet werden, dass dieses präventive, auf den alternden Menschen ausgerichtete Konzept der zahnärztlichen Beteiligung am interdisziplinären medizinischen und psychosozialen Assessment ebenfalls ökonomisch wirksam sein wird. Diese Annahme wird durch den Sachverhalt gestützt, dass die für die Umsetzung dieses Konzeptes vorgesehenen Arbeitsinstrumente in Form von neu entwickelten Checklisten sowie Screening-Instrumenten des geriatrischen Assessments durch das zahnärztliche Team einfach und ohne oder mit nur geringem zeitlichen Mehraufwand im Rahmen der Anamnese, der Patientenbeobachtung und der zahnärztlichen Therapie systematisch eingesetzt werden können.

Konzepte dieser Art fehlen heute noch weitestgehend in der hoch spezialisierten zahnärztlichen Aus- und Weiterbildung [17]. Entsprechend bestehen aktuell in der Praxis auch keine breit angelegten und wirksamen Ansätze zur interdisziplinären Zusammenarbeit und zur mehrdimensionalen Prävention oraler sowie systemischer Erkrankungen des alternden Menschen. Die bestehenden zahnärztlichen Betreuungskonzepte beschränken sich nach wie vor weitestgehend auf reparative Interventionen [2].

Die im Kindesalter der Babyboomer wirksam initialisierte zahnärztliche Prävention hat zwar dazu geführt, dass immer mehr Menschen mit immer mehr eigenen Zähnen ein höheres Alter erreichen [9]. Es ist bisher aber nicht gelungen, diese Zähne im Laufe des Lebens auch gesund zu erhalten. Der orale Gesundheitszustand älterer Menschen bleibt unverändert ungenügend und droht gegenwärtig eher schlechter zu werden [11, 13] Dieser Sachverhalt unterstreicht die dringende Notwendigkeit einer Verbesserung der mehrdimensionalen, interdisziplinär vernetzten Diagnostik, Therapie und präventiv ausgerichteten Langzeitbetreuung des alternden Menschen.

60.2 Mehrdimensionale interdisziplinäre Diagnostik

Die heute bereits bekannten möglichen Wechselwirkungen zwischen oralen und systemischen Erkrankungen sowie die mit zunehmendem Alter steigende Wahrscheinlichkeit des Auftretens chronischer Leiden und Mehrfacherkrankungen machen deutlich, dass monodisziplinäre Diagnose- und Therapiekonzepte die Anforderungen an eine langfristig erfolgreiche zahnärztliche und auch medizinische Betreuung älterer Menschen nicht zu erfüllen vermögen. Die Behandlung und Langzeitbetreuung des alternden Menschen erfordern vielmehr eine frühzeitige multidisziplinäre Erfassung der Alternsprozesse. Leider wird die Alterszahnmedizin vielfach und fälschlicherweise immer noch als ein Spezialgebiet verstanden, das hauptsächlich den institutionalisierten Betagten betrifft. Dabei wird übersehen, dass Institutionalisierung die Folge von früher aufgetretenen Defiziten und pathologischen Veränderungen ist, die Entstehung bzw. Verlauf oraler Erkrankungen begünstigen oder umgekehrt durch letztere gefördert werden können. Die frühzeitige Diagnose und die konsequente, interdisziplinär vernetzte Therapie dieser Krankheiten sind somit sowohl für die allgemeine als auch orale Langzeitprognose der betroffenen

Patienten von entscheidender Bedeutung. Der Zahnarzt ist infolgedessen eine der am laufenden medizinischen Assessment des alternden Menschen integral zu beteiligende Fachperson [4, 10].

60.3 Methodik

Als Grundlage und Voraussetzung für ein mehrdimensionales und interdisziplinär vernetzendes Screening des alternden Menschen in der zahnärztlichen Praxis wird ein Instrumentarium benötigt, das eine systematische und immer gleiche Erfassung der Patienten sicherstellt. Das Instrumentarium muss zudem einfach und ohne oder mit nur sehr geringem zeitlichen Mehraufwand einsetzbar sein. Es darf den bisherigen organisatorischen und klinischen Arbeitsablauf nicht stören.

Das Instrumentarium beschränkt sich deshalb auf die folgenden Arbeitsmittel [2]:
- **Anamneseblatt** und **Medikamentenliste** zur systematischen Gesundheitsbefragung der Patienten, um die allgemeine medizinische Situation erfassen und mögliche Zusammenhänge zwischen oralen und systemischen Erkrankungen besser erkennen zu können.
- **Checklisten**, die die in den verschiedenen Tätigkeitsbereichen der zahnärztlichen Praxis möglicherweise auftretenden Auffälligkeiten und Veränderungen im Erscheinungsbild sowie im Verhalten der Patienten aufzählen und so eine systematische Beobachtung der Patienten praktisch ohne zusätzlichen Zeit- und Kostenaufwand ermöglichen.
- **Geriatrische Screening-Verfahren** zur Erfassung von Depression, Demenz und Malnutrition, die gute Testgütekriterien (Objektivität, Validität und Reliabilität) aufweisen, eine einfache und ökonomische sowie auch zahnärztlich relevante Datenerhebung ermöglichen und die Wiederholbarkeit des jeweiligen Tests sicherstellen. Die Anwendung dieser Methoden soll nicht zur Diagnosestellung durch den Zahnarzt dienen, sondern bei Bedarf diesem ermöglichen, etwaige gesundheitliche Defizite besser zu erkennen und die fachspezifische Zuweisung der Patienten früher zu gewährleisten.

60.3.1 Anamneseblatt

Das zweiseitige Anamneseblatt (▶ Abb. 60.1) soll dem Zahnarzt und seinem Team eine rasche und gezielte Übersicht über die folgenden, den Patienten oder ihren betreuenden Personen bekannten Gesundheitsdaten liefern:

Anamneseblatt

Name: _____ Vorname: _____
Strasse, Nr.: _____ PLZ, Wohnort: _____
Geburtsdatum: _____ Beruf: _____
Tel. Privat: _____ Tel. Geschäft: _____
Mobiltelefon: _____ E-Mail: _____
Zahnarzt: _____
Hausarzt: _____
Überweisung durch Arzt ☐, Zahnarzt ☐, Sonstige ☐
Name und Adresse: _____

Welches besondere Anliegen führt Sie zu diesem Zahnarztbesuch?
Bitte in jedem Fall ausfüllen!
Schmerzen ☐, Beratung ☐, Zweitmeinung ☐ Unfall ☐, Sonstiges ☐: _____
Wie wurden Sie auf unsere Abteilung aufmerksam: _____
Bekannte ☐, Presse ☐, Vortrag ☐, Internet ☐, Sonstige ☐:
Sind Sie Fürsorge-, Sozialhilfeempfänger ☐ oder haben Sie Anspruch auf Ergänzungsleistungen zur AHV/IV ☐
Name und Sektion der Krankenkasse/Versicherung: _____
Allgemein ☐   Halbprivat ☐   Privat ☐   Zusatzversicherung Komplementärmedizin ☐
                                         Zusatzversicherung Zahnmedizin ☐

Gesetzlicher Vertreter:
Name, Vorname und Adresse:

Zahnmedizinische Fragen	J	?	N
Haben Sie Schmerzen			
– an Zähnen ☐, am Zahnfleisch ☐, im Ober- ☐ oder Unterkiefer ☐?	☐	☐	☐
Haben Sie oft			
– Aphthen ☐, Fieberbläschen ☐, Entzündungen der Mundschleimhaut ☐?	☐	☐	☐
– Mundtrockenheit ☐, Mundbrennen ☐, Schleimhautveränderungen ☐?	☐	☐	☐
– Prothesendruckstellen ☐, Sonstiges ☐: _____	☐	☐	☐
Hatten Sie einen Zahnunfall?	☐	☐	☐
Wenn ja, erfolgte eine Meldung bei der Unfallversicherung?	☐	☐	☐
Knirschen oder pressen Sie mit den Zähnen?	☐	☐	☐
Haben Sie häufig Kopf-, Nacken-, Schulter- oder Kaumuskelschmerzen?	☐	☐	☐
Haben Sie manchmal das Gefühl, Mundgeruch zu haben?	☐	☐	☐

Abb. 60.1 Anamneseblatt.

Anamneseblatt (Fortsetzung)

Benutzen Sie Mundhygienehilfsmittel wie Zahnseide ☐, Zahnzwischenraumbürstchen ☐, Mundspüllösung ☐, Sonstiges ☐: _____ ☐ ☐ ☐
Wie oft? täglich ☐, mehrmals wöchentlich ☐, gelegentlich ☐
Gehen Sie regelmäßig zum Zahnarzt? halbjährlich ☐, jährlich ☐, gelegentlich ☐ ☐ ☐ ☐

Wann war die letzte Konsultation?
Konsultationsgrund: Kontrolle ☐, Schmerzen ☐, Sonstiges ☐: _____
Wurden Sie schon von einer Dentalhygienikerin behandelt? ☐ ☐ ☐
Hatten Sie je ungewöhnliche Reaktionen auf zahnärztliche Spritzen? ☐ ☐ ☐
Hatten Sie sonstige Probleme bei früheren zahnärztlichen Behandlungen? ☐ ☐ ☐
Schmerzen/Schwellung ☐, Nachblutung ☐, Materialunverträglichkeit ☐,
Probleme mit Zahnersatz ☐, Angst ☐, Sonstiges ☐: _____ ☐ ☐ ☐

Fragen zum Gesundheitszustand: J ? N
Fühlen Sie sich zurzeit krank? ☐ ☐ ☐
Waren Sie im letzten Jahr in ärztlicher Behandlung? ☐ ☐ ☐
Waren Sie in den letzten 5 Jahren im Krankenhaus? ☐ ☐ ☐
Weshalb? _____
Nehmen Sie zurzeit irgendwelche Medikamente? ☐ ☐ ☐
Bitte alle aktuell eingenommenen Präparate auf beiliegender Medikamentenliste eintragen!
Treiben Sie Sport? Welchen? _____ ☐ ☐ ☐

Bitte auch die Rückseite dieses Formulars vollständig ausfüllen!

Haben oder hatten Sie (zutreffendes bitte ankreuzen)

J ? N
Herz-Kreislauferkrankungen:
zu hohen oder zu tiefen Blutdruck? ☐ ☐ ☐
Herzbeschwerden/Schmerzen in der Brust bei Anstrengung (Angina pectoris)? ☐ ☐ ☐
Schwindel? ☐ ☐ ☐
Ohnmachtsanfälle? ☐ ☐ ☐
Herzrhythmusstörungen (z. B. Herzjagen)? ☐ ☐ ☐
einen Herzinfarkt? ☐ ☐ ☐
einen Schlaganfall? ☐ ☐ ☐
Atemnot nach kleineren Anstrengungen? ☐ ☐ ☐

Anamneseblatt (Fortsetzung)

geschwollene Beine? ☐ ☐ ☐
periphere Durchblutungsstörungen? ☐ ☐ ☐
einen angeborenen Herzfehler? ☐ ☐ ☐
Herzinnenhautentzündung (Endokarditis)? ☐ ☐ ☐
einen Herzschrittmacher? ☐ ☐ ☐
eine Herzklappenoperation? ☐ ☐ ☐

Atemwegserkrankungen:

Nasennebenhöhlenentzündung (Sinusitis)? ☐ ☐ ☐
Angina? ☐ ☐ ☐
chronische Bronchitis/Lungenentzündung? ☐ ☐ ☐
beim Husten Blut im Auswurf? ☐ ☐ ☐
Tuberkulose? ☐ ☐ ☐
Atembeschwerden beim Treppensteigen? ☐ ☐ ☐
Atembeschwerden beim Schlafen? ☐ ☐ ☐
Schnarchen Sie? ☐ ☐ ☐

Bluterkrankungen:

eine Blutkrankheit – wenn ja, welche?_____ ☐ ☐ ☐
eine Blutarmut (Anämie)? ☐ ☐ ☐
eine verlängerte Blutungszeit? ☐ ☐ ☐
leicht entstehende blaue Flecken? ☐ ☐ ☐
Bluttransfusionen? ☐ ☐ ☐
eine Dialyse? ☐ ☐ ☐
je blutverdünnende Medikamente eingenommen
(z. B. Marcoumar, Sintrom)? ☐ ☐ ☐
ein Blutspendeverbot? ☐ ☐ ☐

Allergische Reaktionen:

Asthma? ☐ ☐ ☐
Heuschnupfen? ☐ ☐ ☐
Hautausschläge? ☐ ☐ ☐
Überempfindlichkeitreaktionen auf Medikamente (z.B. Lokalanästhetika ☐, Penicillin ☐, andere Antibiotika ☐, Jod ☐, Sulfonamide ☐, Schmerzmittel ☐), Lebensmittel ☐, Pollen ☐, Staub ☐, Metalle ☐, Kunststoffe ☐?
Sonstiges ☐ _____ ☐ ☐ ☐

Anamneseblatt (Fortsetzung)

Rheumatische und/oder Gelenkserkrankungen:

Arthritis? ☐ ☐ ☐
Rheumatisches Fieber, Rheuma mit Gelenkschwellungen? ☐ ☐ ☐
künstlicher Gelenkersatz? ☐ ☐ ☐

Chronische Schmerzen? ☐ ☐ ☐

Stoffwechselerkrankungen:

Zuckerkrankheit (Diabetes mellitus)? ☐ ☐ ☐
eine Schilddrüsenerkrankung? ☐ ☐ ☐
häufig Durst? ☐ ☐ ☐
häufiger Harndrang? ☐ ☐ ☐
eine schlechte Wundheilung? ☐ ☐ ☐
hormonelle Störungen, Hormontherapie? ☐ ☐ ☐

Neurologische/psychische Erkrankungen:

eine Demenz? ☐ ☐ ☐
eine oder mehrere Depressionen? ☐ ☐ ☐
Morbus Parkinson? ☐ ☐ ☐

Andere Erkrankungen:

ein chronisches Augenleiden? ☐ ☐ ☐
Nierenerkrankungen? ☐ ☐ ☐
eine Niereninsuffizienz? ☐ ☐ ☐
Magen-Darmerkrankungen (z. B. Geschwüre)? ☐ ☐ ☐
Appetitmangel, -losigkeit? ☐ ☐ ☐
Lebererkrankungen? ☐ ☐ ☐
Leberentzündung, Gelbsucht (Hepatitis)? ☐ ☐ ☐
Multiple Sklerose (MS)? ☐ ☐ ☐
Osteoporose? ☐ ☐ ☐
Tumorleiden? ☐ ☐ ☐
eine Tumorbehandlung mit Medikamenten oder Bestrahlung? ☐ ☐ ☐
eine Tumor- oder Osteoporosebehandlung mit Bisphosphonaten? ☐ ☐ ☐
Erbkrankheiten? ☐ ☐ ☐
Epilepsie (Krampfanfälle)? ☐ ☐ ☐

E Prävention und Versorgungsforschung in der Zahn-, Mund- und Kieferheilkunde

Anamneseblatt (Fortsetzung)

Leiden oder litten Sie an einer Geschlechtskrankheit?	☐	☐	☐
Haben Sie einen HIV-Test gemacht?	☐	☐	☐
Wenn ja, wann? _____			
Bestehen Risikofaktoren für eine HIV-Infektion	☐	☐	☐
Nehmen Sie Drogen?	☐	☐	☐
Rauchen Sie?	☐	☐	☐
was? _____ wie viel? _____			
Trinken Sie regelmässig Alkohol?	☐	☐	☐
einen Gesundheitsausweis?	☐	☐	☐
(Blutverdünnung, Allergie, Endokarditis u. a. vom Arzt)			

Körperschmuck:

Piercings/Tätowierungen?	☐	☐	☐

Nur Patientinnen:

Sind Sie schwanger?	☐	☐	☐
Nehmen Sie orale Kontrazeptiva (Pille)?	☐	☐	☐
Tragen Sie eine Spirale?	☐	☐	☐

Ich erkläre mich einverstanden, dass Daten oder Befunde meiner Krankengeschichte inkl. Röntgenbilder oder Fotos, deren Kopien oder Ausdrucke für medizinische Zwecke anderen Medizinalpersonen mitgeteilt oder auf Anfrage zugestellt werden können. Diese Personen unterstehen ebenfalls der ärztlichen Schweigepflicht. ☐ ☐ ☐

_____   _____
Datum und Unterschrift des Patienten   Datum und Überprüfung von

- persönliche Daten
- zahnmedizinische Vorgeschichte
- Gesundheitszustand allgemein
- Herz-Kreislauf-Erkrankungen
- Atemwegserkrankungen
- Bluterkrankungen
- allergische Reaktionen
- rheumatische und/oder degenerative Gelenkserkrankungen

- chronische Schmerzen
- Stoffwechselerkrankungen
- neurologische/psychische Erkrankungen
- andere Erkrankungen
- Gesundheitsausweis
- Körperschmuck
- Schwangerschaft
- Kontrazeption

Der Fragebogen wird den Patienten vor dem Erst- sowie in regelmäßigen zeitlichen Abständen vor einem Nachsorgetermin zum Ausfüllen nach Hause zugesandt und anlässlich der Konsultation mit geringem Zeitaufwand überprüft. Dabei werden positive Antworten vertieft und Unklarheiten ausgeräumt. Der Patient bestätigt mit seiner Unterschrift die Richtigkeit und Vollständigkeit seiner Angaben. Der Zahnarzt visiert den Bogen nach dessen Überprüfung.

60.3.2 Medikamentenliste

Die Medikamentenliste (▶ Abb. 60.2) wird den Patienten mit dem Anamnesebogen zugesandt. Die Präparatenamen aller Medikamente, Nahrungsergänzungsstoffe und auch aller sogenannten Naturheilmittel, die durch Fachpersonen oder selbst verordnet eingenommen werden, müssen von den Patienten in diese Liste eingetragen werden. Zu jedem Präparat werden die aktuelle Dosierung und Häufigkeit der Anwendung im Tagesverlauf angegeben. Die Patienten bestätigen auch auf diesem Bogen die Richtigkeit und Vollständigkeit der Angaben mit ihrer Unterschrift. Dieser einfache Fragebogen bietet die Grundlage einer ausführlichen Medikamentenanamnese, da die Patienten bzw. die betreuenden Personen zu Hause in Ruhe und systematisch alle Präparate erfassen können. Der Zahnarzt erhält dadurch die Möglichkeit, die Verordnungen zu überprüfen bzw. die Verschreibung zahnärztlich indizierter Medikamente auf bereits eingenommene Präparate abzustimmen. Diese gewissenhafte Medikamentenanamnese hilft unerwünschte Nebenwirkungen und Interaktionen von Arzneistoffen besser zu verhindern und rechtzeitig den interdisziplinären Kontakt mit den behandelnden Ärzten zu suchen. Die Medikamentenliste wird nach der Überprüfung durch den Zahnarzt visiert.

Medikamentenliste

Bitte schreiben Sie in der nachfolgenden Liste die Präparatenamen aller Medikamente, Nahrungsergänzungsstoffe und auch aller sogenannten Naturheilmittel auf, die Sie gegenwärtig durch Fachpersonen oder selbst verordnet einnehmen. Fügen Sie zu jedem Präparat die aktuelle Dosierung und Häufigkeit der Anwendung auf.

Präparatenamen	Dosierung Wirkstoffmenge pro Einheit (z.B. Tablette) und Anzahl der Einheiten	Anwendungshäufigkeit inklusive Verteilung über den Tag

Datum und Unterschrift des Patienten   Datum und Überprüfung von

Abb. 60.2 Medikamentenliste.

60.3.3 Checklisten zur systematischen Patientenbeobachtung

Die Checklisten (▶ Abb. 60.3) sollen das zahnärztliche Team dabei unterstützen, für die Mundgesundheit relevante Auffälligkeiten oder Veränderungen im Verhalten bzw. Erscheinungsbild alternder Patienten frühzeitig zu erkennen, die in erster Linie Hinweise auf eine mögliche depressive Verstimmung, ein dementielles Syndrom oder eine Malnutrition, in zweiter Linie aber auch auf andere Erkrankungen und ihre (Poly-)Pharmakotherapie zu geben vermögen. Die checklistengestützte Patientenbeobachtung kann im Rahmen der etablierten organisatorischen und therapeutischen Praxisprozesse ohne zusätzlichen Zeitaufwand durchgeführt werden.

Die Inhalte der vier Checklisten wurden auf die organisatorischen und therapeutischen Arbeitsabläufe in den folgenden vier Tätigkeitsbereichen einer zahnärztlichen Praxis abgestimmt:
- Empfang (Dentalsekretärin, Dentalassistentin)
- klinische Assistenz (Dentalassistentin)
- Prävention (Dentalhygienikerin, Prophylaxeassistentin)
- zahnärztliche Diagnostik und Therapie (Zahnarzt)

In einem ersten Schritt wurden die organisatorischen und therapeutischen Arbeitsabläufe in Interviews mit den verantwortlichen Personen der vier Praxisbereiche systematisch erfasst. In einem zweiten Schritt wurden die während der unterschiedlichen Arbeitsabläufe möglicherweise auftretenden Auffälligkeiten bzw. Veränderungen im Verhalten der Patienten durch fünf in der interdisziplinär vernetzten Diagnostik alternder Menschen speziell geschulte Zahnärzte aufgelistet.

Als Hinweis auf eine depressive Verstimmung wurden die fünf Hauptsymptome für Depression der Internationalen Klassifikation der Krankheiten (ICD-10) verwendet [5]. Zur Erarbeitung der Symptomliste für kognitive Einschränkungen wurde der Mini Mental Status MMS nach Folstein et al. als Vorlage benutzt [6]. Dieser gilt als gut validiertes Screening-Verfahren für Demenz und testet die folgenden kognitiven Leistungen [15]:
- zeitliche und örtliche Orientierung
- Gedächtnis
- exekutive Kognition
- Sprache
- Praxien

Tätigkeitsbereich **Checkliste zahnärztliche Diagnostik/Therapie**	verantwortliche Person **Zahnarzt**
verantwortliche Person:	Beobachtungsdatum:

Patientendaten
Name: **Vorname:** **Geb.-datum:**

Auffälligkeit/Veränderung im Verhalten bzw. Erscheinungsbild des Patienten	Beispiele	Bemerkungen
Erscheinungsbild	☐ Bekleidung ☐ Körperpflege ☐ Mundgeruch (z. B. Alkohol, Aceton) ☐ körperliche Beeinträchtigung ☐ Gewicht/Gewichtsverlust	
Stimmungslage	☐ gedrückte Stimmung, negative Einstellung ☐ Interessensverlust, Motivierbarkeit ☐ Freudlosigkeit, Hilf- und Hoffnungslosigkeit ☐ erhöhte Ermüdbarkeit ☐ Verminderung des Antriebs, Denkhemmung	
Verhalten	☐ umständlich, weitschweifig ☐ motorische Unruhe ☐ reduzierte Aufmerksamkeit ☐ affektlabil, eher affektarm, ratlos ☐ Verwirrtheit, Angst, Halluzinationen, Wahn ☐ plötzliche Veränderungen während Behandlung	
zeitliche Orientierung	☐ Datum, Wochentag, Monat, Jahr ☐ Zeitverschiebung	
räumliche Orientierung	☐ An- und Rückreiseweg, Stockwerk, Praxis ☐ Durchführung von Hygienemaßnahmen	
Gedächtnis	☐ Merkfähigkeit (Name der Dentalassistentin/Dentalhygienikerin/Prohylaxe-Assistentin/des Zahnarzts, Behandlungsgrund/-ablauf, Hygieneinstruktion, Auskunft, Aufklärung)	
Erkennen, Verständnis	☐ Erkennen und Anwenden von Gebrauchsgegenständen (Spülglas, Speibecken, Hygieneinstrumente/-verordnung, Zahnersatz)	
exekutive Kognition	☐ Planung/Durchführung komplexer Prozesse ☐ Abstimmung der Aufmerksamkeitsressourcen	
Multi-Tasking	☐ gleichzeitige Ausführung mehrerer Aufgaben ☐ stops walking when talking, Prothesen-Handling	
Gangsicherheit	☐ Gangvariabilität ☐ Gleichgewichtsstörung ☐ Beweglichkeit, Schwäche ☐ Hilfsmittel (Stock, Rollator)	
Sprachfähigkeit	☐	
Lesefähigkeit	☐ Vorlesen von Aufklärungs-/Merkblatt oder Hygiene-/ Medikamentenverordnung	
Schreibfähigkeit	☐ Notieren von Informationen	
Begleitung	☐ Betreuungs-/Hilfsbedürftigkeit	
soziales Umfeld	☐ Verlust von Angehörigen ☐ Wohnsituation	

Abb. 60.3 Checkliste zur systematischen Patientenbeobachtung durch den Zahnarzt.

Zur Beurteilung der Ernährungslage wurde die Beobachtung des ungefähren Körpergewichtes bzw. einer Gewichtsabnahme über die Zeit hinzugezogen [2].

In der Praxis sollen allen in den verschiedenen Bereichen tätigen Fachpersonen die entsprechenden Checklisten zur Verfügung stehen. Auf diesen können Name, Vorname und Geburtsdatum des Patienten sowie die beobachteten Auffälligkeiten und Veränderungen im Verhalten mit Bemerkungen eingetragen werden. Alle ausgefüllten Checklisten werden dem behandelnden Zahnarzt zur Evaluation vorgelegt. In manchen Fällen ist es sinnvoll, die Auswertung der verschiedenen Beobachtungen durch ein Gespräch im Team zu vertiefen.

60.3.4 Geriatrische Screening-Verfahren

Bei Bedarf können die Ergebnisse aus der Patientenbeobachtung durch den Zahnarzt mit Hilfe von einfach durchführbaren und gut validierten Screening-Verfahren des geriatrischen Assessments überprüft werden. Die folgenden vier Screening-Verfahren gelangen zur Anwendung:
- Geriatric Depression Scale (GDS)
- Uhrtest
- Determine-Checkliste (Ernährungsanamnese)
- Body Mass Index (BMI)

Geriatric Depression Scale

Die Geriatric Depression Scale (GDS) ist speziell für die Anwendung bei älteren Menschen entwickelt worden [20]. Sie kann sowohl mündlich wie schriftlich vorgegeben werden. Sie ist besonders einfach durchzuführen, da die Fragen lediglich eine Ja- oder Nein-Antwort erfordern. Die Fragen können somit in das ärztliche Gespräch integriert werden, sodass die Patienten nicht einer speziellen Testsituation ausgesetzt werden müssen. Dies waren wichtige Kriterien, die für die Wahl dieses Instrumentes sprachen und andere, ebenfalls in der Zahnmedizin verwendete Verfahren in den Hintergrund treten ließen, wie z. B. die Langversion der allgemeinen Depressionsskala (ADS-L) [8], die Center of epidemiological Studies Depression Scale (CES-D) [18] oder die Hospital Anxiety and Depression Scale HADS [16].

Ziel der Anwendung dieses Screening-Verfahrens in der zahnärztlichen Praxis ist die rechtzeitige Erkennung einer möglichen depressiven Verstimmung alternder Patienten vor Durchführung irreversibler invasiver Therapiemaßnahmen. Die GDS unterstützt die Beobachtungen im Rahmen der Anamnese, Diagnostik und Therapie. Zur eigentlichen Diagnosestellung erfolgt die Überweisung des Patienten zur fachärztlichen Abklärung [2].

Uhr-Test

Der Uhr-Test wird in der Neurologie und Neuropsychologie seit vielen Jahren verwendet. Er erlaubt es, im Gegensatz zum Mini Mental Status, in sehr kurzer Zeit wichtige kognitive Aspekte der Demenz zu untersuchen [21]. Ziel ist auch hier die rechtzeitige Erkennung einer Demenz und somit einer möglicherweise beeinträchtigten oralen Lern- bzw. Adaptationsfähigkeit, vor Durchführung irreversibel invasiver Therapiemaßnahmen [2].

Beurteilung des Ernährungszustands mit Determine-Checkliste und BMI

Malnutrition tritt unter alternden Menschen sehr häufig auf und wird vielfach nicht erkannt. Eine Mangelernährung kann nicht nur fatale Folgen für den allgemeinen Gesundheitszustand haben, sondern auch für den Ausgang von therapeutischen Maßnahmen, z. B. für die Wundheilung nach zahnärztlichen Eingriffen. Die Symptome einer Malnutrition treten nie abrupt auf. Der Beginn ist schleichend. Deshalb ist die Diagnostik auch erschwert [1]. Im Rahmen der erweiterten zahnärztlichen Anamnese sollten die folgenden für eine Malnutrition relevanten Faktoren beurteilt werden:
- soziales Umfeld
- Appetit- und Essverhalten (zeitlicher Verlauf)
- Gewicht, Gewichtsabnahme (zeitlicher Verlauf)
- Diäten (z. B. bei Diabetes mellitus)
- akute/chronische Erkrankungen
- Demenz
- Depression
- Alkoholabusus
- Medikamente mit Appetit vermindernder Wirkung (z. B. Anticholinergika)

Die in den USA durch die Nutrition Screening Initiative entwickelte und gut validierte **Determine-Checkliste** berücksichtigt die oben aufgeführten Faktoren. Sie dient der Einschätzung des Malnutritionsrisikos beim älteren Menschen und ist sowohl für die Anwendung in der Praxis als auch durch den Patienten selbst geeignet [19]. Ihre Anwendung hat sich in der zahnärztlichen Praxis als einfacher erwiesen als das **Mini Nutritional Assessment (MNA)** [7], da die in der Checkliste enthaltenen Fragen problemlos auch im Rahmen des

Gesprächs mit dem Patienten gestellt werden können, ohne dass dem Patienten der Fragebogen vorgelegt werden muss [1].

Der *BMI* kann einfach aus dem Körpergewicht (kg) geteilt durch das Quadrat der Körpergröße (m²) berechnet werden. Er ist ein Spätindikator für Malnutrition [1].

60.3.5 Screening-Prozess

Der Screening-Prozess mit den vorausgehend beschriebenen Instrumenten erfolgt in ein oder zwei Phasen (▶ Abb. 60.4). Die erste Phase umfasst die Anamnese mit Fragebogen und Medikamentenliste sowie die Patientenbeobachtung in den vier Tätigkeitsbereichen der zahnärztlichen Praxis. Aufgrund der ersten Fallanalyse können bei Bedarf, d. h. zur Bestätigung oder Verwerfung unklarer Verdachtsmomente, in einer zweiten Phase die GDS, der Uhr-Test, die Determine-Checkliste oder der BMI zur Anwendung gelangen. Anschließend wird das Gespräch mit dem Patienten gesucht. Dabei sollen keine medizinischen Verdachtsdiagnosen geäußert, sondern die Beobachtungen in rein zahnärztlichem Kontext diskutiert werden. Bei positiven Beobachtungsbefunden sollte vom Patienten die Erlaubnis erwirkt werden, mit dem behandelnden Arzt oder Hausarzt Kontakt aufnehmen zu dürfen. Dieses Anliegen kann damit begründet werden, dass eine vorausgehende medizinische Abklärung für eine fundierte Planung und Durchführung der zahnärztlichen Therapie von großer Bedeutung ist. Es hat sich in der Praxis bewährt, mit dem Arzt die Befunde vorerst telefonisch zu besprechen und diese anschließend in Form eines Überweisungsschreibens mit Beilage einer Kopie der verwendeten Screening-Instrumente nachzureichen. Auf diese Weise erhält der Arzt eine gute Übersicht der Patientensituation, die ihm eine gezielte Weiterführung der Diagnostik ermöglicht. Im Gespräch wie im Bericht sollte zum Ausdruck kommen, dass gegenüber dem Patienten keine medizinischen Verdachtsdiagnosen geäußert wurden [2].

60.4 Strukturiertes Weiterbildungsprogramm

Die wirksame klinische Umsetzung des in dieser Arbeit vorgestellten mehrdimensionalen Screening-Konzepts bedarf allerdings einer strukturierten Schulung des zahnärztlichen Teams, da das notwendige Grundlagenwissen, wie bereits festgestellt, heute in der hoch spezialisierten zahnärztlichen Aus-

E Prävention und Versorgungsforschung in der Zahn-, Mund- und Kieferheilkunde

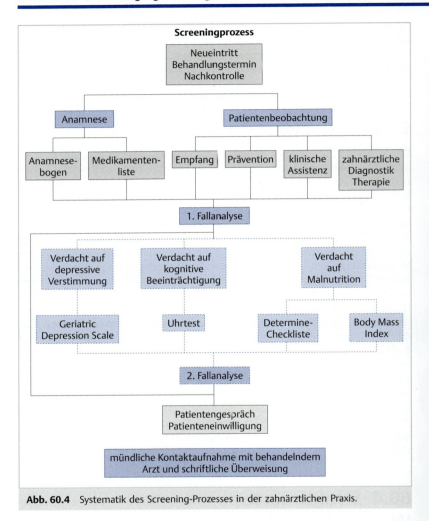

Abb. 60.4 Systematik des Screening-Prozesses in der zahnärztlichen Praxis.

und Weiterbildung noch weitestgehend fehlt [12, 17]. Eine solche Weiterbildung sollte auf das gesamte zahnärztliche Team ausgerichtet werden, da zu erwarten ist, dass vernetztes Sehen, Denken und Handeln die Wirksamkeit des Screening-Prozesses zu erhöhen vermag. Die Fähigkeit des Praxisteams, die

Screening-Instrumentarien im Lebenskontext alternder Menschen wirkungsvoll einsetzen und zur multidimensionalen sowie multidirektionalen Betreuung alternder Menschen nutzen zu können, lässt sich in Form einer strukturierten eintägigen Kurzintervention erreichen [2].

60.4.1 Lernziele und Kerninhalte der Lektionen

▶ **Lektion 1**: Warum eine Beteiligung des zahnärztlichen Teams am medizinisch-psychosozialen Assessment des alternden Menschen?
Lernziele:
- Kenntnis der Rahmenbedingungen der zahnärztlichen Betreuung alternder Menschen
- Kenntnis der wichtigsten interdisziplinären Problemstellungen der zahnärztlichen Betreuung alternder Menschen
- Kenntnis der Zielsetzungen des interdisziplinären Assessments

Kerninhalte:
- Soziodemografie, Interaktionen oraler und systemischer Erkrankungen im Alter, mehrdimensionale Erfassung des Alterns, frühzeitige Defiziterkennung und Intervention

▶ **Lektion 2**: Physiologie und Pathologie der Alternsprozesse
Lernziele:
- Kenntnis der Unterschiede zwischen physiologischen und pathologischen Alternsprozessen
- Kenntnis der aktuellen medizinischen Alternstheorien

Kerninhalte:
- Alternstheorien, alternsassoziierte Dysfunktionen, Reparations- und Degradationsmechanismen, endogene und exogene Einflussfaktoren

▶ **Lektion 3**: Lebensspannenpsychologie und Bewältigungsstrategien im Alter
Lernziele:
- Erkennen der Bedeutung der Multidirektionalität und Multidimensionalität von Interventionen im Alter
- Kenntnis wichtiger Bewältigungsstrategien im Alter

Kerninhalte:
- Lebenslauf, Lebensspannenpsychologie, Bewältigungsstrategien, Resilienz, Plastizität, selektive Optimierung und Kompensation SOK

E Prävention und Versorgungsforschung in der Zahn-, Mund- und Kieferheilkunde

▶ **Lektion 4:** Depression
Lernziele:
- Kenntnis der Epidemiologie und Ätiopathogenese der Depression im Alter
- Kenntnis des diagnostischen Vorgehens bei Depression
- Kenntnis der GDS

Kerninhalte:
- Prävalenz, Inzidenz, Ätiologie, Pathogenese, Symptomatik, Diagnostik, Screening

▶ **Lektion 5:** Demenz und Delir
Lernziele:
- Kenntnis der Epidemiologie und Ätiopathogenese von Demenz und Delir
- Kenntnis des diagnostischen Vorgehens bei Demenz und Delir
- Kenntnis des Mini Mental Status und des Uhrtests

Kerninhalte:
- Prävalenz, Inzidenz, Ätiologie, Pathogenese, Symptomatik, Diagnostik, Screening

▶ **Lektion 6:** Protein-Energie-Malnutrition
Lernziele:
- Kenntnis der Epidemiologie und Ätiopathogenese der Malnutrition im Alter
- Kenntnis des diagnostischen Vorgehens bei Malnutrition
- Kenntnis der Determine-Checkliste, des MNA und des BMI

Kerninhalte:
- Prävalenz, Inzidenz, Ätiologie, Pathogenese, Symptomatik, Diagnostik, Screening

▶ **Lektion 7:** Polypharmakotherapie
Lernziele:
- Kenntnis der altersnbedingten Veränderungen der Pharmakokinetik und Pharmakodynamik
- Kenntnis typischer, zahnärztlich relevanter Nebenwirkungen und Interaktionen von häufig im Alter verabreichten Arzneimitteln
- Kenntnis altersspezifischer Nebenwirkungen zahnärztlich verordneter Medikamente sowie der häufigsten Interaktionen mit anderen Arzneimitteln

Kerninhalte:
- Physiologische Alternsveränderungen, Wirkstoffe mit unerwünschten Wirkungen, Interaktionen bei Polypharmazie, Schmerztherapie im Alter

▶ **Lektion 8:** Mehrdimensionales Patientenscreening in der zahnärztlichen Praxis
Lernziele:
- Kenntnis der Instrumente und des Ablaufs des mehrdimensionalen Screening-Prozesses
- Kenntnis der Möglichkeiten des Einbezugs des Praxisteams in das Patienten-Screening

Kerninhalte:
- Screening-Prozess, ärztliches Gespräch, Anamnese mit Fragebogen und Medikamentenliste, Anwendung der Checklisten und geriatrischen Screeningverfahren

60.4.2 Kursprogramm

09.00 – 09.15 Begrüßung, Abgabe des Kursskriptums
09.15 – 10.00 Warum eine Beteiligung des zahnärztlichen Teams am medizinisch-psychosozialen Assessment des alternden Menschen?
10.00 – 10.45 Physiologie und Pathologie der Alternsprozesse
10.45 – 11.00 Pause
11.00 – 11.45 Lebensspannenpsychologie und Bewältigungsstrategien im Alter
11.45 – 12.30 Depression
12.30 – 14.00 Mittagspause
14.00 – 14.45 Demenz und Delir
14.45 – 15.30 Protein-Energie-Malnutrition
15.30 – 15.45 Pause
15.45 – 16.30 Polypharmakotherapie
16.30 – 17.15 Mehrdimensionales Patientenscreening in der zahnärztlichen Praxis
17.15 – 17.30 Schlussdiskussion

60.5 Schlussfolgerungen

Dieses mehrdimensionale Assessment dürfte zu einer ganzheitlicheren zahnärztlichen Diagnosestellung und Therapie sowie zu einer besseren Einschätzung der Leistungsfähigkeit und infolgedessen zu einem der individuellen Lebenssituation eher entsprechenden Umgang mit dem alternden Menschen beitragen, frei von stereotypen Altersbildern. Entsprechend können aus der strukturierten Patientenbeobachtung Hinweise zu Resilienz, Plastizität und möglichen Bewältigungsstrategien gewonnen werden, die sich zur Förderung der Compliance und Mitarbeit während zahnärztlicher und interdisziplinärer Therapiemaßnahmen sowie bei der Langzeitbetreuung nutzen lassen. Die wirksame klinische Umsetzung dieses Screening-Konzepts setzt allerdings eine eintägige strukturierte Ausbildung voraus, da das hierzu notwendige Grundlagenwissen heute in der hoch spezialisierten zahnärztlichen Aus- und Weiterbildung noch weitestgehend fehlt. Die Inhalte und das Programm des eintägigen Weiterbildungsseminars werden vorgestellt.

60.6 Literatur

[1] Besimo Ch, Luzi C, Seiler WO. Malnutrition im Alter. Eine interdisziplinäre Problemstellung auch für den Zahnarzt. Schweiz Monatsschr Zahnmed 2007; 117: 749–755
[2] Besimo Ch. Mehrdimensionale Diagnostik. Medizinisch-psychosoziales Screening des alternden Menschen in der zahnärztlichen Praxis. In: Besimo Ch, Hrsg. Zahnärztliche Betreuung älterer Menschen, Schriftenreihe. Heft 1. Zürich: Medien & Medizin Verlag; 2009
[3] Bundesamt für Statistik. Das Panorama zu ‚Bevölkerung'. Bundesamt für Statisitk, Neuchâtel 2008, 5.
[4] Chiappelli F, Bauer J, Spackman S. Dental needs of the elderly in the 21st century. Gen Dent 2002; 50: 358–363
[5] Deutsches Institut für Medizinische Dokumentation und Information: Internationale Klassifikation der Krankheiten, 10. Revision; 2008
[6] Folstein MF, Folstein SE, Mc Hugh PR. ‚Mini-mental state': a practical method for grading the cognitive state of patients fort he clinician. J Psychiatr Res 1975; 12: 189–198
[7] Guigoz Y, Vellas B, Garry PJ. Mini Nutritional Assessment: A practical assessment tool for grading the nutritional state of elderly patients. Facts and Research in Gerontology 1994; Suppl 2: 15–59
[8] Hautzinger M, Bailer M. Allgemeine Depressions Skala – ADS. Weinheim: Beltz; 1993
[9] Hefti A. Einfluss der Prophylaxe auf die Entwicklung der Behandlungsbedürfnisse. Schweiz Mschr Zahnmed 1986; 96: 1314–1321
[10] Heyden G. Critical issues of ageing: the dentist as a supervisor of the general health of the elderly. Int Dent J 1990; 40: 63–65
[11] Holsten D. Mundgesundheit bei Senioren: die aktuellen Zahlen. Dtsch Zahnärztl Z 2007; 62: 5–16
[12] Kossioni AE, Karkazis HC. Development of a gerodontology course in Athens: a pilot study. Eur J Dent Educ 2006; 10: 131–136

[13] Menghini G, Steiner M, Helfenstein U et al. Zahngesundheit von Erwachsenen im Kanton Zürich. Schweiz Monatsschr Zahnmed 2002; 112: 708–717
[14] Menning S. Gesundheitszustand und gesundheitsrelevantes Verhalten Älterer. GeroStat Report Altersdaten 02/2006. Berlin: Deutsches Zentrum für Altersfragen; 2006
[15] Mitchell AJ. A meta-analysis of the accuracy of the mini-mental state examination in the detection of dementia and mild cognitive impairment. J Psychiatr Res 2008; doi:10 1016/j.jpsychires.2008.04 014
[16] Mykletun A, Stordal E, Dahl AA. The hospital anxiety and depression scale (HADS): Factor structure, item analyses, and internal consistency in a large population. Br J Psychiatry 2001; 179: 540–544
[17] Nitschke I, Ilgner A, Reiber Th. Zur Etablierung der Seniorenzahnmedizin in der zahnärztlichen Ausbildung. Dtsch Zahnärztl Z 2004; 59: 163–167
[18] Radloff L, Teri L. Use of CES-D scale with older adults. Clin Gerontol 1986; 5: 119–135
[19] Sheikh JI, Yesavage JA. Geriatric Depression Scale (GDS): Recent evidence and development of a shorter version. Clinical gerontology: A guide to assessment and intervention. New York: Haworth Press; 1986: 165–173
[20] Shulman KI. Clock-drawing: is it the ideal cognitive screening test? Int J Geriatr Psychiatry 2000; 15: 548–561
[21] Stuck AE, Siu AL, Wieland GD, Adams J, Rubenstein LZ. Comprehensive geriatric assessment: a meta-analysis of controlled trials. Lancet 1993; 342: 1032–1036
[22] Suter PM. Checkliste Ernährung. 2. Aufl. Stuttgart: Thieme; 2005: 27–30
[23] Zitzmann NU, Marinello CP, Zemp E, Kessler P, Ackermann-Liebrich U. Zahnverlust, prothetische Versorgung und zahnärztliche Inanspruchnahme in der Schweiz. Schweiz Monatsschr Zahnmed 2001; 111: 1288–1294

E Prävention und Versorgungsforschung in der Zahn-, Mund- und Kieferheilkunde

61 Die zahnärztliche Intensivbetreuung von pflegebedürftigen Menschen und Patienten mit Behinderungen

Peter Cichon

61.1 Einleitung

Aufgrund von körperlichen, geistigen und/oder seelischen Funktionseinschränkungen sind viele Menschen auf eine besondere zahnärztliche Betreuung angewiesen. Dazu zählen hauptsächlich pflegebedürftige alte Menschen und Personen mit schweren Behinderungen, die im Sinne des Pflegeversicherungsgesetzes im Bereich der Körperpflege, der Ernährung, der Mobilität und der hauswirtschaftlichen Versorgung auf Dauer der Hilfe bedürfen [17]. Sie sind nicht in der Lage, ihre Zahnpflege selbstständig durchzuführen und benötigen zu ihrer zahnärztlichen Behandlung häufig eines besonderen räumlichen/apparativen, personellen und zeitlichen Aufwands.

Kariesbefall und Sanierungszustand haben gezeigt, dass Menschen mit Behinderungen und pflegebedürftige Menschen im Vergleich zur übrigen Bevölkerung immer noch eine schlechtere Mundgesundheit haben und nur unzureichend zahnmedizinisch versorgt sind [3].

Obwohl entsprechend §2 SGB IX und §14 SGB XI (SGB: Sozialgesetzbuch) klar unterschieden wird zwischen Menschen mit Behinderungen und pflegebedürftigen Personen [16, 17], werden in diesem Beitrag wegen der häufig gleichartigen Problematik ihrer zahnärztlichen Versorgung beide Patientengruppen zusammengefasst.

Nur in den Fällen, in denen Unterschiede des allgemeinen Gesundheitszustandes einen Einfluss auf die Entstehung, dem klinischen Erscheinungsbild oraler Erkrankungen und den daraus resultierenden Behandlungskonzepten haben, wird unterschieden zwischen Patienten mit Behinderungen und pflegebedürftigen Personen.

61.2 Patienten

61.2.1 Pflegebedürftige alte Menschen

Mit zunehmendem Alter nimmt die Pflegebedürftigkeit stark zu. 83 % der 2,34 Millionen pflegebedürftigen Menschen in Deutschland 2009 waren 65 Jahre und älter [19].

Viele dieser Menschen hatten im Laufe ihres Lebens eine bessere Gesundheit, verfügen über eine bessere Bildung und hatten häufig einen gesünderen Lebensstil. Neben dem allgemeinen Gesundheitszustand hatte sich auch die Mundgesundheit bei diesen Menschen verbessert. Mit zunehmendem Alter ist jedoch ein deutlicher Anstieg der allgemeinen Gesundheitsprobleme zu beobachten, die sich negativ auf den Erhalt des oralen Gesundheitszustandes auswirken können. Viele vorwiegend im Alter auftretende Allgemeinerkrankungen führen zu funktionellen Einbußen der körperlichen Beweglichkeit und der mentalen Leistungsfähigkeit und erschweren bei vielen alten Patienten die Durchführung der persönlichen Zahnpflege sowie die Inanspruchnahme zahnärztlicher Dienste. So kann die Mobilität im Alter durch schwere kardio-vaskuläre Erkrankungen (Herzinsuffizienz, Zustand nach Herzinfarkt oder Apoplexie), Muskel- und Skeletterkrankungen (Arthrose) sowie durch mentale Beeinträchtigungen (Morbus Parkinson, Demenzen) und psychische Beschwerden (Depressionen) eingeschränkt sein.

Weiterhin kann der orale Gesundheitszustand durch vermehrt im Alter auftretende allgemein-medizinische Erkrankungen und durch medikamentöse Behandlungen ungünstig beeinflusst werden. Hier sind besonders der Diabetes mellitus, kardiovaskuläre Erkrankungen und psychische Störungen zu nennen [23].

61.2.2 Patienten mit Behinderungen

Nach dem Ergebnis des Mikrozensus lebten im Jahr 2009 in Deutschland etwa 7,1 Millionen Menschen mit Behinderungen [20]. Sie bilden keine genau abgrenzbare Gruppe. Die Definition unterliegt dem jeweiligen Betrachtungswinkel und deren Interessen (Pädagogik, Medizin, Sozialpolitik oder Versicherungen). Menschen gelten entsprechend als behindert, wenn ihre körperliche Funktion, geistige Fähigkeit oder seelische Gesundheit mit hoher Wahrscheinlichkeit von dem für das Lebensalter typischen Zustand abweicht und daher ihre Teilnahme am gesellschaftlichen Leben beeinträchtigt ist [16]. Behinderungen treten vor allem bei älteren Menschen auf: So waren 72 % der Men-

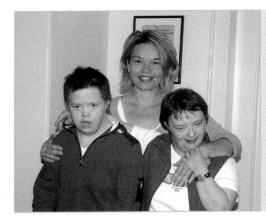

Abb. 61.1 Zahnmedizinische Fachassistentin und zwei Patientinnen mit Morbus Down.

schen mit Behinderungen 55 Jahre oder älter. Nur 2% von ihnen waren Kinder und Jugendliche unter 18 Jahre [20].

64% der schwerbehinderten Menschen litten unter körperlichen Behinderungen. Bei 25% der Personen waren die inneren Organe bzw. Organsysteme betroffen. Bei 14% waren Arme und Beine in ihrer Funktion eingeschränkt, bei weiteren 12% Wirbelsäule und Rumpf. Auf geistige oder seelische Behinderungen entfielen zusammen 10% der Fälle, auf zerebrale Störungen 9%. Diese sind entweder angeboren oder treten im ersten Lebensjahr auf [18].

Die am häufigsten auftretende und am besten untersuchte Form der geistigen Behinderung ist der Morbus Down auch Down-Syndrom genannt. Dies ist die chromosomale Form einer geistigen Behinderung, bei der das gesamte Chromosom 21 oder Teile davon dreifach vorliegen (Trisomie 21). Wegen ihrer gestörten Immunabwehr sind Patienten mit Morbus Down stark gefährdet für rasch fortschreitende marginale Parodontitiden [8] (▶ Abb. 61.1).

Die größte und wichtigste Gruppe der perinatal, kurz nach der Geburt oder im Säuglingsalter auftretenden Mehrfachbehinderungen ist die infantile Zerebralparese. Dabei handelt es sich um eine Gruppe chronisch nicht-progressiver neuromuskulärer Störungen, die durch die Schädigung von einem oder mehrerer motorischer Zentren des Gehirns verursacht werden.

Patienten mit geistigen und/oder mehrfachen Behinderungen sind aufgrund zerebraler Schädigungen und Hirnfunktionsstörungen häufig mit zerebralen Anfällen belastet [1, 9]. Die Prävalenz der Krampfanfälle bei Patienten mit einer geistigen Retardierung schwankt etwa zwischen 20 – 30% [1]. Bei zusätzlicher Zerebrallähmung beträgt sie nahezu 50% [9].

Es bestehen Korrelationen zwischen dem Schweregrad der Behinderung (insbesondere bei der Mehrfachbehinderung) und der Häufigkeit der dabei auftretenden, unterschiedlichen Anfallsformen [13].

61.3 Besonderheit oraler Erkrankungen bei pflegebedürftigen Menschen und Patienten mit schweren Behinderungen

Die Entstehung und Progression der Karies und entzündlicher Parodontalerkrankungen bei pflegebedürftigen Menschen und Patienten mit schweren Behinderungen entspricht dem Erkrankungsmuster der übrigen Bevölkerungsgruppen. Die Besonderheiten oraler Erkrankungen bei diesen Menschen (schnelle Kariesprogression, Wurzelkaries, erhöhtes Risiko für parodontale Destruktionen und gingivale Wucherungen) sind nicht alters- oder behindertenspezifisch, sondern das Ergebnis einer permanenten Plaque-Akkumulation, der oralen Manifestation von Allgemeinerkrankungen und/oder ihrer medikamentösen Therapie mit einem Einfluss auf die Mundgesundheit.

61.3.1 Karies

Viele pflegebedürftige Menschen und Personen mit Behinderungen sind nicht in der Lage, eine sorgfältige Zahnpflege selbstständig durchzuführen, und häufig nicht willig, sich die Zähne von Angehörigen oder Betreuern reinigen zu lassen. In Verbindung mit ungünstigen Ernährungsgewohnheiten (häufiger Konsum von Zucker bzw. Kohlenhydraten) und einer mangelhaften zahnärztliche Versorgung können dadurch schon nach kurzer Zeit ausgedehnte kariöse Destruktionen entstehen.

Studien über den oralen Gesundheitszustand von pflegebedürftigen Menschen und Personen mit Behinderungen haben gezeigt, dass der Kariesbefall, der Zahnverlust und der zahnärztliche Versorgungsbedarf bei ihnen immer noch deutlich über dem der übrigen Bevölkerung liegen [3, 11, 12].

Darüber hinaus sind infolge einer medikamentös verursachten Hyposalivation pflegebedürftige ältere Menschen stark gefährdet für die Entstehung kariöser Läsionen an Glattflächen, Füllungs- und Kronenrändern sowie im Bereich von Wurzeloberflächen.

Die Wurzelkaries ist stark assoziiert mit fortschreitendem Alter und gingivalen Rezessionen und befindet sich meistens supragingival. Ihr Auftreten wird begünstigt durch ungenügende Belagsentfernung, diätischer Gewohnheit und einen verminderten Speichelfluss.

Kariöse Zahnhalsdefekte im Approximalbereich des Zahnhalses bzw. der Wurzeln sind sehr schwierig zu restaurieren und bereiten dem Zahnarzt häufig große Probleme.

61.3.2 Parodontale Erkrankungen

Entzündliche Parodontalerkrankungen

Pflegebedürftige Menschen und Personen mit Behinderungen weisen aufgrund eines höheren Plaque-Befalls stärkere gingivale Entzündungszustände auf als die übrigen Bevölkerungsgruppen. Obwohl die Menge der Plaque-Akkumulation nur schwach mit dem Ausmaß parodontologischer Destruktionen korreliert ist, haben neuere Studien gezeigt, dass dauerhafte Entzündungen der Gingiva ein Risikofaktor für die Entstehung parodontaler Destruktionen und damit Ursache für einen Zahnverlust sind [6]. Als weiterer Risikofaktor für entzündliche Parodontalerkrankungen zählt der Diabetes mellitus. Die Parodontitis tritt bei Diabetikern in einer fortgeschritteneren Form und häufiger mit ausgeprägten Gingivitiden auf, wobei die gesteigerte Empfänglichkeit nicht immer mit einem erhöhten Befall harter und weicher Ablagerungen korreliert ist. Mehrere Faktoren sind wohl für das erhöhte Risiko für Parodontitiden bei Diabetikern verantwortlich. Eine Funktionsstörung polymorphkerniger neutrophiler Granulozyten mit einer Störung der Adhärenz, Chemotaxis und der Phagozytose können bei Patienten mit einem Diabetes mellitus zu immunologischen Fehlfunktionen führen. Zusätzlich scheint die Synthese, Reifung und Homöostase von Kollagen durch die Hyperglykämie bei Diabetikern beeinträchtigt zu sein.

Besonders gefährdet für rasch fortschreitende marginale Parodontitiden sind wegen ihrer gestörten Immunabwehr Patienten mit Morbus Down [8]. Im Vergleich zu anderen Patienten gleichen Alters mit oder ohne geistige Behinderung kann bei Down-Patienten eine deutlich gesteigerte Prävalenz von parodontalen Erkrankungen nachgewiesen werden.

Die schweren gingivalen Entzündungszustände bei mittlerem Plaque-Befall und der frühe Beginn sowie der rasche Verlauf des Abbaus zahntragender Strukturen sind nicht allein in der inadäquaten Mundhygiene bei Patienten mit Morbus Down begründet.

Vielmehr sind immunologische Fehlfunktionen wegen des genetischen Hintergrunds für ein vermehrtes Auftreten gingivaler und parodontaler Entzündungszustände mitverantwortlich. Die daraus resultierenden nicht adäquaten

Reaktionen auf bakterielle Angriffe in den bindegewebigen Strukturen könnten die Erklärung für den frühzeitigen und schweren Verlauf von Parodontopathien bei Down-Patienten sein.

Medikamentös induzierte Gingivawucherungen

Gingivale Wucherungen bei pflegebedürftigen Menschen und Personen mit Behinderungen gehören zu den unerwünschten Nebenwirkungen einer blutdrucksenkenden Medikation mit Kalziumkanalblockern (Nifedipin) und einer antikonvulsive Behandlung von zerebralen Krampfanfällen mit antiepileptischen Medikamenten (Diphenylhydantoin).

Bei beiden Medikamentengruppen können im Rahmen einer Langzeitbehandlung mehr oder weniger stark ausgeprägte gingivale Wucherungen (Phenytoin-Wucherungen) entstehen. Weit ausgedehnte medikamentös induzierte gingivale Wucherungen können die Kaufunktion beeinträchtigen und eine Zahnpflege erheblich erschweren.

61.3.3 Traumata

Infolge mangelnder Fähigkeit zu einer situationsadäquaten Raum- und Zeitorientierung, fehlender Koordination motorischer Bewegungsabläufe oder Retardierung der Reaktionszeit sind Menschen mit geistigen und/oder körperlichen Behinderungen in besonderem Maße für Traumata der Zähne und des Zahnhalteapparates gefährdet. Die häufigste Ursache für Zahnverletzungen bei Behinderten sind Stürze, die meist zu Frakturen der Zähne und/oder Wurzeln mit oder ohne Beteiligung des Endodonts führen.

61.4 Behandlungsgrundsätze und Behandlungskonzepte

Grundsätzlich darf sich die zahnärztliche Therapie bei pflegebedürftigen Menschen und Personen mit Behinderungen nicht von der der übrigen Bevölkerungsgruppen unterscheiden. Das übergeordnete Behandlungsziel ist der langfristige Erhalt der natürlichen Dentition in einem gesunden, funktionellen, ästhetisch akzeptablen und schmerzfreien Zustand.

Aus medizinischen und ethischen Gründen steht jedem pflegebedürftigen Menschen und Patienten mit einer Behinderung ein Recht auf eine Grundbehandlung zu. Dazu zählen sowohl die Beseitigung oder Vermeidung von

Schmerzen als auch regelmäßig durchgeführte Kontrolltermine mit einer gründlichen Karies- und Parodontitisdiagnostik und professionellen Zahnreinigungen mit Mundhygienedemonstrationen, um saubere hygienische Verhältnisse im Mundraum zu schaffen.

Auch bei ihnen sollen durch zahnerhaltende und präventive Maßnahmen die natürlichen Zähne in einem gesunden, funktionellen, ästhetisch ansprechenden Kausystem möglichst langfristig erhalten bleiben. Allerdings sollten sie unter Berücksichtigung ihres besonderen allgemeinen Gesundheitszustandes und der Kooperationsfähigkeit behandelt werden.

61.5 Diagnostik, Behandlungsplanung und Behandlungsablauf

Einige Patienten sind aufgrund reduzierter mentaler und/oder motorischer Funktionen behandlungsunwillig oder nur eingeschränkt behandlungsfähig. Insbesondere bei den nicht kooperativen Patienten ist häufig nur ein von der üblichen Vorgehensweise abweichender Behandlungsablauf möglich. Die modifizierte Vorgehensweise bezieht sich auf den Behandlungsablauf, die Behandlungsplanung und ihre Durchführung.

61.5.1 Diagnostik

Durch eine gezielte, aber taktvolle Inspektion kann man sich bereits beim ersten Kontakt einen allgemeinen Eindruck über den Gesundheitszustand pflegebedürftiger Menschen und Patienten mit einer Behinderung verschaffen [10]. Die Bewertung des äußeren Erscheinungsbilds beginnt bereits, bevor der Patient in den Behandlungsstuhl gesetzt wird. Holt der Zahnarzt den zu behandelnden Patienten persönlich aus dem Wartezimmer ab und begleitet ihn zum Behandlungsraum, kann er schon erste Eindrücke über seine physische Konstitution und eventuell bestehende pathologische oder ungewöhnliche Merkmale sowie Auffälligkeiten gewinnen. Eine sorgfältige Beobachtung kann wertvolle Hinweise auf den allgemeinen Gesundheitszustand und das Wohlbefinden eines Patienten geben.

Zur Diagnostik gehören die vollständige zahnärztliche Befundaufnahme mit einer Inspektion der Zähne, des Zahnhalteapparats und der benachbarten Weichgewebe und – soweit möglich – das Anfertigen und die Auswertung von Röntgenbildern. Bei der zahnärztlichen Befunderhebung von Patienten mit Behinderungen und stark eingeschränkter Kooperationsfähigkeit muss berücksichtigt werden, dass eine umfassende intraorale Befunderhebung bei diesen Patienten zusammen mit der zahnärztlichen Therapie häufig nur in Allgemeinanästhesie möglich ist.

61.5.2 Allgemeinzustand und Anamnese

Die zahnärztliche Versorgung pflegebedürftiger Menschen und Patienten mit Behinderungen ist nur in Zusammenhang mit der Beurteilung des allgemeinen Gesundheitszustands des Patienten unter Würdigung seiner begleitenden Erkrankungen bzw. Behinderung sowie der medizinischen Therapien und Medikamente möglich. Wegen der bei diesen Patienten häufig vorhandenen Polymorbidität ist es entscheidend, dass der behandelnde Zahnarzt durch eine fachübergreifende Konsultation über die Erkrankungen eines jeden pflegebedürftigen Menschen und Patienten mit einer Behinderung orientiert ist. Viele Gesundheitsstörungen erzwingen Anpassungen der zahnärztlichen Behandlung, damit daraus keine ernsten Konsequenzen für die Gesundheit des Patienten resultieren [10].

Zum Erkennen von Allgemeinerkrankungen mit einem Einfluss auf die Entstehung, den Verlauf und die Therapie oraler Erkrankungen wird bei jedem Patienten zunächst eine allgemeinmedizinische Anamnese erhoben. Bei älteren Patienten, die sich seit mehreren Jahren in Behandlung befinden, sollte in einem Zeitraum von mindestens zwei Jahren anhand einer erneut durchgeführten Anamnese überprüft werden, ob Veränderungen des allgemeinen Gesundheitszustandes eingetreten sind, die bei einer möglichen Behandlung oder während der Erhaltungstherapie nach erfolgter Behandlung berücksichtigt werden müssen.

Einen besonderen Stellenwert bei der Anamnese nimmt die Überprüfung der vom Patienten eingenommen Medikamente ein. Bei einer notwendigen systemischen Antibiotikatherapie sollte wegen der bei ihnen häufig vorkommenden Polymedikation überprüft werden, ob die verordneten Medikamente einen schädlichen Einfluss auf bestehende Erkrankungen (chronische Niereninsuffizienz) haben oder in einer wirkungsbeeinträchtigen Wechselwirkung zu den vom Patienten regelmäßig eingenommen Medikamenten stehen.

Bei multimorbiden Patienten oder Patienten mit einem reduzierten Allgemeinbefund ist es unerlässlich, das Konsil des behandelnden Haus- oder Facharztes einzuholen.

61.5.3 Behandlungsplanung

Auf der Grundlage der sorgfältig durchgeführten diagnostischen Maßnahmen (ggf. in Intubationsnarkose) erfolgt die Behandlungsplanung. Diese umfasst neben einer – falls notwendig – sofortigen Beseitigung und Vermeidung von Schmerzen, eine Infektionskontrolle, eine professionelle Zahnreinigung sowie konservierende, chirurgische und ggf. prothetische Therapiemaßnahmen.

Die endgültige Therapieplanung erfolgt in Absprache und Übereinkunft mit dem Patienten, den Angehörigen oder Betreuern.

Sie ist von verschiedenen Faktoren abhängig und richtet sich nach
- dem Behandlungsbedarf,
- dem oralen Gesundheitszustand und Sanierungsgrad,
- dem allgemeinen Gesundheitszustand,
- der momentanen Einstellung zur allgemeinen und oralen Gesundheit,
- den Lebensgewohnheiten (Zahnpflege, Ernährung, Rauchen),
- der sozioökonomischen Situation,
- der Kooperations- und Behandlungsfähigkeit und
- den Wünschen des einzelnen Patienten bzw. seiner Angehörigen oder Betreuer.

Ein Behandlungsplan sowie der Behandlungsablauf werden schriftlich fixiert und von dem Patienten und/oder den Angehörigen oder gesetzlichen Vertretern unterschrieben.

Falls eine umfassende Befunderhebung und Behandlungsplanung nur unter den Bedingungen einer Intubationsnarkose möglich ist, muss der Behandlungsplan während dieser Sitzung unterschrieben werden, bevor weitere (invasive) Behandlungen durchgeführt werden.

Für die Behandlungsplanung bei älteren pflegebedürftigen Patienten ist eine zuverlässige Prognosebeurteilung und die Ermittlung der individuellen Risikobewertung unerlässlich. Es müssen sowohl die Zahnerhaltungsfähigkeit als auch die Zahnwertigkeit bewertet werden. Zähne mit einer fragwürdigen Prognose werden nur in Ausnahmefällen versucht zu erhalten und Zähne mit einer hoffnungslosen Prognose sollten extrahiert werden.

Auch hier wird der Patient, seine Angehörigen und/oder Betreuer ausführlich aufgeklärt über die erhobenen Befunde sowie über die Diagnose, die angemessene Therapie, Therapiealternativen, den Behandlungsablauf, Therapieerfolg, Behandlungsrisiken und die Folgen der Unterlassung der Behandlung [2].

61.5.4 Behandlungsablauf

Falls kein zwingender Behandlungsbedarf (Trauma, akute Schmerzzustände, akute Entzündungserscheinungen) besteht, werden nach Erhebung der allgemeinmedizinischen und zahnärztlichen Anamnese sowie der initialen Befundung keine weiteren zahnärztlichen Behandlungen in der ersten Sitzung vorgenommen. Nach Bewertung der Behandlungsfähigkeit des behinderten Patienten wird entschieden, ob eine Behandlung im Wachzustand möglich ist oder ob sie besser in Intubationsnarkose durchgeführt werden sollte. Die Entscheidung darüber, unter welchen Behandlungsbedingungen
- im Wachzustand (mit oder ohne intensiv-medizinischer Überwachung),
- unter Sedierung oder
- in Intubationsnarkose

eine zahnärztliche Behandlung durchgeführt wird, ist abhängig von der Kooperation des Patienten und dem Zerstörungsgrad des Gebisses bei vorliegenden körperlichen, geistigen und/oder seelischen Funktionseinschränkungen.

Nach einer vorläufigen Behandlungsplanung wird ein Zeitplan aufgestellt und eine Terminabsprache mit den Angehörigen oder Betreuern getroffen [4].

61.6 Zahnerhaltung, prothetische Versorgung und Palliativmaßnahmen

Wegen einer nur beschwerdeorientierten Inanspruchnahme zahnärztlicher Dienste ist bei vielen Patienten mit Behinderungen das Gebiss häufig in einem desolaten Zustand. Hier stehen akute Behandlungen (Schmerzbeseitigung, Therapie akuter Entzündungszustände, Entfernung nicht erhaltungswürdiger Zähne, professionelle Zahnreinigungen) zunächst im Vordergrund.

Vielfach können auch bei einem erheblichen Zerstörungsgrad kariöse Destruktionen durch geeignete restaurative (Füllungen/Kronen) Maßnahmen behoben werden, sodass ein Verlust der Zähne weitgehend vermieden wird und nur in Ausnahmesituationen tief zerstörte, nicht erhaltungswürdige Zähne entfernt werden müssen.

Einzelne oder mehrere fehlende Zähne sollten wegen der besseren Langzeitprognose soweit wie möglich durch festsitzenden Zahnersatz (Brücken) ersetzt werden. Bei einem stark reduzierten oder parodontal geschädigten Restgebiss können die Kaufunktion sowie eine verlorengegangene statische und dynamische Okklusion durch (teilweise) herausnehmbaren Zahnersatz sowie dem Ersatz aller Zähne durch den totalen Zahnersatz wiederhergestellt werden.

Nicht jeder Zahnverlust erfordert die Anfertigung eines Zahnersatzes. Bei einem kompensierten Zahnverlust ist kein Ersatz notwendig. Nur bei einer fehlenden Adaptation des Gebisses an dem veränderten Zustand sollte ein Ausgleich durch Zahnersatz durchgeführt werden.

Die endgültige Entscheidung über eine angemessene Therapie bei Patienten mit Behinderungen muss unter besonderer Berücksichtigung der vorliegenden Behinderung, des individuellen Erkrankungszustands, der Kooperationsfähigkeit des Patienten sowie der Erhaltungsfähigkeit und Wertigkeit der einzelnen Zähne getroffen werden.

Anders verhält es sich bei den pflegebedürftigen älteren Patienten, bei denen durch Veränderungen des allgemeinen Gesundheitszustands der orale Gesundheitszustand gefährdet ist. Viele von ihnen hatten einen großen Teil ihrer Zähne bis zur sechsten Lebensdekade in einem gesunden Zustand erhalten. Bei diesen Patienten war das bisherige orale Gesundheitsverhalten stark geprägt von ihren gesundheitsbezogenen Einstellungen mit regelmäßiger Inanspruchnahme präventivmedizinischer Leistungen. Das Auftreten von Allgemeinerkrankungen mit einem ungünstigen Einfluss auf körperliche Beweglichkeit und/oder der mentalen Leistungsfähigkeit erschwert bei vielen alten Patienten die Durchführung der persönlichen Zahnpflege sowie die Inanspruchnahme zahnärztlicher Dienste.

Bei einer durch Krankheit oder Medikamente bedingten Mundtrockenheit sowie ihren Folgeerkrankungen (kariösen Läsionen an Glattflächen und/oder im Bereich von Zahnwurzeln) oder nachlassenden Fähigkeit zur Durchführung einer adäquaten Mundpflege ist eine Umstellung bestehender Behandlungskonzepte und die Entwicklung besonderer Behandlungsstrategien erforderlich, die auf die individuellen Erfordernisse dieser Patienten ausgerichtet sind.

Das gleiche gilt für das Auftreten gingivaler/parodontaler Veränderungen oder Erkrankungen im Rahmen einer antihypertonen Therapie oder in Verbindung mit dem Auftreten eines Typ-2-Diabetes.

Sofern ihr Allgemeinzustand nicht merklich reduziert ist, können diese Patienten nach den bewährten therapeutischen Grundsätzen behandelt werden, wie in den davor liegenden Lebensabschnitten. Modifizierend sollte bei ihnen jedoch die Frequenz der Nachsorgesitzungen bzw. Erhaltungstherapie erhöht werden (bis zu sechsmal im Jahr) (▶ Abb. 61.2, ▶ Abb. 61.3, ▶ Abb. 61.4, ▶ Abb. 61.5).

In der Regel beinhalten die Kontroll- oder Behandlungssitzungen neben der klinischen und röntgenologischen Diagnostik, Mundhygienedemonstrationen bzw. Remotivation zu einer sorgfältigen Zahnpflege, professionelle Zahnreinigungen und – falls notwendig – die Restauration von neu aufgetretenen Defekten. Zusätzlich kann die Durchführung der häuslichen Zahnpflege durch

Spülung mit 0,06% ChlorhexidinLösung mit 250ppm Fluorid wirkungsvoll unterstützt werden.

Schwierig gestaltet sich die zahnärztliche Betreuung von älteren und alten Patienten, bei denen der allgemeine Gesundheitszustand durch schwere Krankheitsprozesse nachhaltig beeinflusst und eine selbstständige Lebensführung nicht möglich ist. Dazu gehören Patienten mit einem stark reduzierten Allgemeinbefund aufgrund schwerer Tumorerkrankungen, fortgeschrittener Demenz, kardialer oder renaler Insuffizienz sowie anderer Krankheiten im finalen Stadium.

Bei ihnen orientiert sich die Behandlungsplanung zum einen an die Schwere der Grunderkrankung zum anderen am zahnärztlichen Behandlungsbedarf.

Umfangreiche und invasive Behandlungsmethoden sind zu vermeiden. Entsprechend den Wünschen des Patienten bzw. seiner Angehörigen sollten sich in Absprache mit den behandelnden Allgemein- oder Fachärzten die Behandlungsmaßnahmen auf die Beseitigung und Vermeidung von Schmerzen, eine

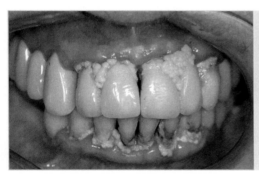

Abb. 61.2 Klinische Situation vor Parodontalbehandlung und prothetischer Versorgung bei einer 72-jährigen pflegebedürftigen Patientin mit einer Lähmung des rechten Armes nach Apoplexie.

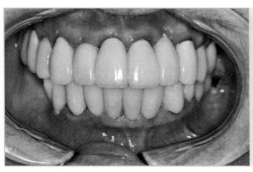

Abb. 61.3 Klinische Situation der 72-jährigen pflegebedürftigen Patientin aus Abb. 61.2 nach Parodontalbehandlung und prothetischer Versorgung.

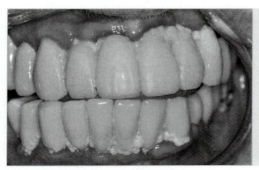

Abb. 61.4 Zustand 3 Monate nach Eingliederung des Zahnersatzes.

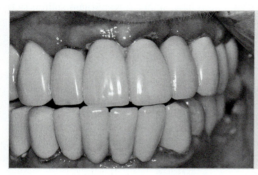

Abb. 61.5 Zustand 1 Woche später nach professioneller Zahnreinigung.

Infektionskontrolle und -prophylaxe, Mundhygienemaßnahmen und – soweit wie möglich – den Erhalt von Funktionen beschränken [14].

61.7 Parodontale Behandlungsmaßnahmen

61.7.1 Therapie der entzündlichen Formen

Obwohl es keine aussagefähigen Studien über den parodontalen Erkrankungszustand bei pflegebedürftigen Menschen und Patienten mit Behinderungen gibt, kann davon ausgegangen werden, dass diese Patienten aufgrund eines hohen und dauerhaften Plaque-Befalls starke gingivale und parodontale Entzündungszustände aufweisen.

Bei der Therapie ist zu beachten, dass verschiedene lokale und systemische Faktoren einen ungünstigen Einfluss auf den Behandlungserfolg entzündlicher Parodontalerkrankungen haben können.

Dazu zählen eine schlechte Mundhygiene und unregelmäßige Inanspruchnahme von Kontrollsitzungen sowie das vermehrte Auftreten von Allgemeinerkrankungen, die direkt (Diabetes mellitus) oder indirekt durch unerwünschte Nebenwirkungen ihrer Medikation (z. B. Xerostomie bei antidepressiven Medikamenten oder Psychopharmaka) den Behandlungserfolg gefährden.

61.7.2 Therapie der durch Plaque induzierten Gingivitis

Die Gingivitis ist eine reversible Erkrankung. Die Therapie zielt auf eine Reduktion der ätiologischen Faktoren zur Eliminierung der Entzündung und Ausheilung der gingivalen Strukturen. In den meisten Fällen führt die mechanische Entfernung bzw. Reduktion der supragingivalen Mischflora zu einer Homöostase der bakteriellen Aggression und der Wirtsabwehr sowie zu einem Ausheilen der bindegewebigen Entzündungszustände.

Mundhygienedemonstration

Der persönlichen Zahnpflege kommt bei der Behandlung gingivaler Entzündungszustände eine große Bedeutung zu.

Pflegebedürftigen Menschen und Patienten mit Behinderungen wird eine Methode zur persönlichen Belagskontrolle empfohlen, die ihre motorischen oder mentalen Einschränkungen berücksichtigt und die von ihnen und/oder ihren Angehörigen oder Betreuern auch durchgeführt werden kann. Als vorteilhaft hat sich bei Patienten mit Behinderungen die häusliche Reinigung der Zähne mit einer elektrischen Zahnbürste erwiesen.

Bei Menschen, die Schwierigkeiten bei der Durchführung der persönlichen Zahnpflege haben, besteht die Notwendigkeit regelmäßig unterstützende Prophylaxesitzungen zur Infektionskontrolle durchzuführen.

Professionelle Zahnreinigung

Die professionelle Zahnreinigung umfasst die supra- und subgingivale Entfernung von Hart- und Weichablagerungen auf den Zähnen. Subgingival erstreckt sich die Depuration auf Bezirke, die ohne eine zusätzliche Anästhesie gereinigt werden können.

Bei einigen Patienten mit Behinderungen kann wegen starker Entzündungszustände oder eingeschränkter Zahnpflege eine temporäre adjuvante, lokal durchgeführte antibakterielle Behandlung nützlich sein. Das Therapeutikum der Wahl ist Chlorhexidin-Digluconat, dessen Effizienz in der Prävention von Plaque-Entstehung und der Entwicklung von Gingivitis in zahlreichen Studien gezeigt wurde.

Bei den Patienten mit Behinderungen, bei denen eine ausreichend lange Spülung mit Chlorhexidin-Digluconat nicht durchführbar ist, empfiehlt sich die Anwendung von 0,2%igen Chlorhexidin-Digluconat als Spray.

61.7.3 Therapie der marginalen Parodontitis

Die Parodontitistherapie (Taschentherapie) besteht in einer schonenden, aber gründlichen subgingivalen Entfernung der Hart- und Weichablagerungen mit dem Ziel der Ausheilung der parodontalen Infektionen und dem Aufhalten einer weiteren Progression der Erkrankung.

Bei bestimmten Patientengruppen (Patienten mit einer aggressiven Parodontitis oder reduziertem Abwehrsystem und/oder bei stark fortschreitenden Destruktionen) kann die mechanische Therapie durch eine systemische und/oder lokale antimikrobielle Therapie unterstützt werden (▶ Abb. 61.6, ▶ Abb. 61.7, ▶ Abb. 61.8, ▶ Abb. 61.9, ▶ Abb. 61.10).

Eine gute persönliche Belagskontrolle und eine regelmäßig durchgeführte Nachsorgetherapie sind essenziell für den dauerhaften Erfolg parodontaler Behandlung. Die Erhaltungstherapie ist ein wesentlicher Bestandteil der systematischen Parodontalbehandlung. Sie beginnt nach Abschluss der Taschentherapie und erstreckt sich in unterschiedlichen Intervallen über die gesamte Lebensdauer der Dentition.

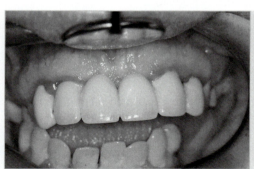

Abb. 61.6 Therapie der fortgeschrittenen chronischen Parodontitis bei einem 47-jährigen Patienten mit einer geistigen Behinderung in ITN. Zustand der oberen Frontzähne vor der Behandlung.

61 Die zahnärztliche Intensivbetreuung von pflegebedürftigen Menschen ...

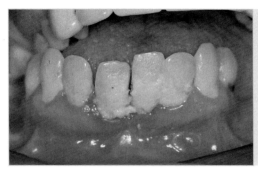

Abb. 61.7 Therapie der fortgeschrittenen chronischen Parodontitis bei einem 47-jährigen Patienten mit einer geistigen Behinderung in ITN. Zustand der unteren Frontzähne vor der Behandlung.

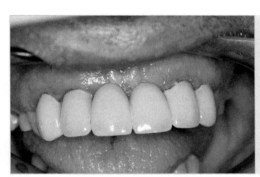

Abb. 61.8 Ansicht des Oberkiefers des gleichen Patient wie in Abb. 61.6 und 61.7 eine Woche nach supra- und subgingivalem Debridement im Ober- und Unterkiefer.

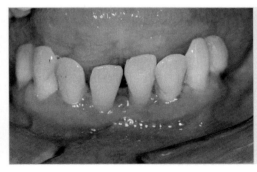

Abb. 61.9 Ansicht des Unterkiefers des gleichen Patient wie in Abb. 61.6 und 61.7 eine Woche nach supra- und subgingivalem Debridement im Ober- und Unterkiefer.

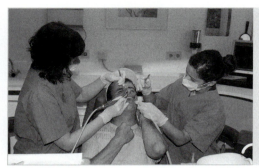

Abb. 61.10 Unterstützende Parodontitistherapie mit professioneller Zahnreinigung.

Weiterführende Operationsverfahren sollten nur nach strenger Indikation durchgeführt werden. Bei (aus prothetischen Gründen) strategisch bedeutenden Zähnen können resektive oder regenerative Maßnahmen erwogen werden, sofern eine adäquate Mundpflege gewährleistet ist und man davon ausgehen kann, dass künftige Nachsorgebehandlungen konsequent in Anspruch genommen werden.

Die Behandlung entzündlicher Parodontalerkrankungen bei Patienten mit Behinderungen bleibt problematisch. Bei Patienten, die bei der Wahrnehmung der vereinbarten Termine nicht zuverlässig sind oder bei denen die Durchführung der Mundhygienemaßnahmen nicht gesichert ist, sollten keine invasive Behandlungsmethoden, die eine sorgfältige Mitarbeit des Patienten erfordern, durchgeführt werden. Die Therapie sollte sich in diesen Fällen zunächst auf eine gründliche supra- und vorsichtige subgingivale Belagsentfernung sowie eine Mundhygienedemonstration beschränken.

61.7.4 Therapie der chronischen Parodontitis bei Patienten mit Morbus Down

Die Wirkung parodontaltherapeutischer Maßnahmen bei Patienten mit Morbus Down wird bestimmt durch die ungünstige Ausgangssituation, die geprägt wird durch die Funktionsschwäche des Immunsystems, fehlender Kooperationsfähigkeit und einer ungenügenden Mundhygiene. Aus diesem Grund sollte man sich insbesondere bei dieser Patientengruppe an die strengen Indikationen für eine Parodontitistherapie halten. Risikoreiche Therapiemaßnahmen müssen unbedingt vermieden werden.

Bei diesen Patienten besteht die Behandlung der entzündlichen Parodontopathien hauptsächlich in einer gründlichen supragingivalen und einer schonenden subgingivalen Entfernung der Hart- und Weichablagerungen, die bei aggressiv verlaufenden Formen durch eine systemische Antibiotikatherapie wirkungsvoll und/oder durch eine adjuvante topische Gabe von Antibiotika in Form von Salben in Taschen mit 6 mm Sondierungstiefe unterstützt werden kann.

61.7.5 Modifizierte Vorgehensweise

Bei einigen pflegebedürftigen Patienten müssen bei der Behandlung ihrer Parodontalerkrankungen bestimmte Allgemeinerkrankungen besonders beachtet und die damit verbundene Therapie modifiziert werden. Dazu gehören Patienten mit künstlichen Herzklappen, einem stark reduzierten Allgemeinbefund (bei schweren Tumorerkrankungen, Zustand unmittelbar nach Schlaganfall oder Herzinfarkt) und Patienten unter Antikoagulantientherapie.

Bei Menschen mit einem stark reduzierten Allgemeinbefund sollten invasive Behandlungsmethoden solange aufgeschoben werden, bis sich ihr Gesundheitszustand stabilisiert hat. Die Therapie sollte sich in diesen Fällen zunächst auf eine vorsichtige supragingivale Belagsentfernung und Mundhygienedemonstration beschränken.

Entsprechend der Leitlinien der „American Heart Association" ist grundsätzlich eine einmalige Antibiose 30 bis 60 Minuten präoperativ indiziert bei Patienten
- mit künstlichen Herzklappen,
- mit einer Endokarditis oder rheumatischem Fieber in der Vorgeschichte,
- mit angeborenem Herzfehlern,
- nach Herztransplantationen [22].

Bei Patienten mit einer Antikoagulantientherapie ist bei INR-Werten im therapeutischen Bereich von 2,0 – 3,5 eine schonende instrumentelle Taschentherapie unter Berücksichtigung lokaler Blutstillungsmaßnahmen ohne stärkere Blutungsgefahr möglich.

Allerdings muss eine mögliche postoperative Blutung immer in Betracht gezogen werden.

Es wird empfohlen umfangreiche resektive oder regenerative parodontalchirurgische Maßnahmen bei INR-Werten 1,0 – 1,9 durchzuführen. Auf keinen Fall ist das Absetzen der Antikoagulation durch den behandelnden Zahnarzt erlaubt; es hat immer eine Rücksprache mit dem behandelnden Arzt zu erfolgen [15].

61.7.6 Therapie medikamentös induzierter Gingivawucherungen

Die Entstehung und Ausdehnung medikamentös-gingivaler Wucherungen korreliert signifikant mit dem gingivalen Entzündungszustand und der Anwesenheit harter und weicher Zahnablagerungen.

Da entzündungsfreie gingivale Zustände Wucherungen zu einem großen Teil verhindern können, sollten diese zunächst konservativ behandelt werden.

Erst wenn nach wiederholten professionellen Zahnreinigungen mit Mundhygieneanweisungen weit ausgedehnte gingivale Gewebsvermehrungen die Kaufunktion beeinträchtigen und eine Zahnpflege erheblich erschweren, werden sie per externer Gingivektomie, verbunden mit einer Gingivaplastik, chirurgisch entfernt.

Da die Aufrechterhaltung einer guten Mundpflege die Neubildung gingivaler Wucherungen zum großen Teil verhindern kann, ist nach Abschluss der Therapie eine sorgfältige Plaque-Kontrolle zur Vermeidung von Rezidiven zwingend notwendig.

61.7.7 Prognose

Es bleibt zu bedenken, dass trotz gleicher Zielsetzung die Prognose parodontal-therapeutischer Maßnahmen bei pflegebedürftigen Menschen und Patienten mit Behinderungen durch die eingeschränkten therapeutischen Möglichkeiten wesentlich ungünstiger ist als bei anderen Patienten.

Erschwerend kommt hinzu, dass bei Patienten mit Behinderungen häufig eine Polymorbidität vorliegt. Möglicherweise wiegen die allgemeinen Erkrankungen so schwer, dass der orale Gesundheitszustand in den Hintergrund gedrängt wird.

61.8 Prophylaxe und Erhaltungstherapie

Da die Behandlung von Patienten mit Behinderungen auch heute noch mit zum Teil erheblichem Aufwand verbunden ist, kann langfristig eine nachhaltige Verbesserung des oralen Gesundheitszustands dieser Patientengruppe nur durch früheinsetzende Prävention der Karies und entzündlicher Parodontalerkrankungen verbessert werden.

Während durch Maßnahmen der primären und sekundären Prävention die Entstehung und Progression dieser Erkrankungen verhindert bzw. frühzeitig gestoppt werden soll, zielt die Erhaltungstherapie darauf ab, durch regelmäßig durchgeführte Nachsorgesitzungen einen einmal erlangten Sanierungsgrad möglichst langfristig zu erhalten und ein Wiederauftreten oder Fortschreiten der Erkrankung und einen möglichen Zahnverlust zu verhindern. Die Durchführung beider Programme ist nahezu identisch. Sie umfassen neben den diagnostischen Maßnahmen (klinische Untersuchung und – wenn möglich – die Anfertigung und Auswertung von Röntgenaufnahmen) eine ausführliche Instruktion und Beratung bzw. Remotivation des Patienten und der Angehörigen bzw. der Betreuer durch das zahnärztliche Team und die professionelle Zahnreinigung.

Die Problematik der Prävention kariöser Erkrankungen und marginaler Parodontopathien ist bei behinderten Patienten wesentlich komplexer als bei nicht behinderten Bevölkerungsgruppen. Zur Überwindung der Schwierigkeiten bei Durchführung der persönlichen Mundhygiene müssen bei pflegebedürftigen Menschen und Patienten mit Behinderungen die Maßnahmen zur Prävention auf Besonderheiten ihrer Lebenssituation angepasst werden.

Da der Mundgesundheitszustand entscheidend beeinflusst wird durch Änderung des Zahn- bzw. Mundgesundheitsbewusstseins, ist die Wirkung der präventiven Programme in erster Linie abhängig von der Mitarbeit ihrer Angehörigen und/oder Betreuer. Als Hauptursache für die Nichtakzeptanz präventiver Leistungen kommen bei ihnen ein fehlendes Problem- und Risikobewusstsein für dentale Probleme in Frage.

Die notwendige Information darüber sollte zunächst im Rahmen der Gruppenprophylaxe in Kindergärten und Schulen, Behinderteneinrichtungen und Seniorenheimen geschehen.

61.8.1 Gruppenprophylaxe

Hauptaufgabe der Gruppenprophylaxe:
- Instruieren zur Mundhygiene
- Ernährungsberatung
- Fluoridanwendung
- Motivation zur regelmäßigen zahnärztlichen Untersuchung
- Inspektion der Mundhöhle mit Erhebung des Zahnstatus zur Feststellung bestehender Erkrankungen und des Erkrankungsrisikos der Zähne und des Parodontiums in Reihenuntersuchungen

Behandlungsbedürftige Patienten und solche mit erhöhtem Erkrankungsrisiko müssen zur therapeutischen Betreuung an die niedergelassenen Zahnärzte bzw. spezielle Behandlungszentren überwiesen werden, da Reihenuntersuchungen nur eine manifeste Behandlungsbedürftigkeit, aber nicht alle Schäden, ermitteln kann. Diese ist nur unter den Bedingen des zahnärztlichen Arbeitsplatzes möglich.

Da pflegebedürftige Menschen und Patienten mit schweren Behinderungen zur Hochrisikogruppe für Karies und Parodontalerkrankungen gehören [3, 7] sind Maßnahmen der Individual- bzw. Intensivprophylaxe bei ihnen unerlässlich.

61.8.2 Individual- bzw. Intensivprophylaxe

Zur Individual- bzw. Intensivprophylaxe gehören:
- Frühdiagnose
- professionelle Zahnreinigung
- Fluoridierung (Lacke, Gele)
- Information der Eltern und Betreuer über die Entstehung und Prävention der Karies und marginalen Parodontitiden
- individuell abgestimmte Instruktion und Motivation zur Durchführung der Mundpflege
- Fissurenversiegelung und Frühtherapie (falls notwendig) (▶ Abb. 61.11, ▶ Abb. 61.12, ▶ Abb. 61.13)

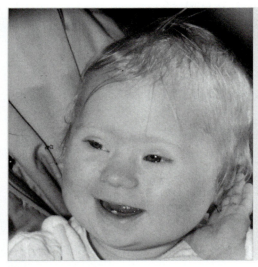

Abb. 61.11 Prävention vom ersten Milchzahn an bei einer Patientin mit Morbus Down.

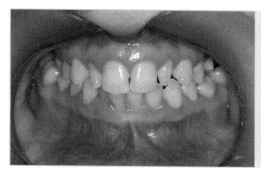

Abb. 61.12 Befund der gleichen Patientin im Alter von 23 Jahren.

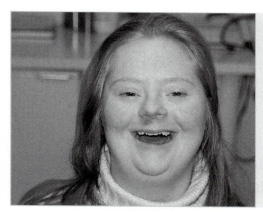

Abb. 61.13 Patientin nach jahrelanger regelmäßiger zahnärztlicher Behandlung.

61.8.3 Nachsorge- und Erhaltungstherapie

Eine regelmäßig durchgeführte Nachsorgetherapie beginnt nach Abschluss der Behandlungsmaßnahmen und erstreckt sich in unterschiedlichen Intervallen über die gesamte Lebensdauer der Dentition. Die Erhaltungstherapie umfasst neben der klinischen und – soweit wie möglich – röntgenologischen Diagnostik, der Remotivation der Patienten bzw. ihrer Angehöriger, die supragingivale Belagskontrolle und – falls notwendig – Frühtherapie bei kariösen Neuerkrankungen bzw. parodontalen Entzündungserscheinungen. Ziel dieser Maßnahmen ist es, ein Wiederauftreten oder Fortschreiten der Erkrankung und einen möglichen Zahnverlust zu verhindern.

Wegen der Schwierigkeiten bei der Erhebung von Befunden und den möglichen Behandlungen sollten die Prophylaxe- bzw. Nachsorgesitzungen möglichst in der Zahnarztpraxis durchgeführt werden.

Für pflegebedürftige Menschen und Patienten mit Behinderungen, die wegen eines stark reduzierten allgemeinen Gesundheitszustandes nicht in der Lage sind, eine Zahnarztpraxis aufzusuchen und nur unter großem Aufwand dahin transportiert werden können, wurde mit großem Erfolg in München das „Teamwerk-Projekt – Zahnmedizin für Pflegebedürftige" zur dezentralen zahnmedizinischen Betreuung entwickelt.

Nach Schulung des Pflegepersonals zur Durchführung einer richtigen Zahnpflege werden in Pflegeeinrichtungen und am jeweiligen Wohnort des Patienten durch gerostomatologisch ausgebildete Zahnärzte und Prophylaxeassistentinnen Maßnahmen der Gruppen- und Einzelprophylaxe vorgenommen. Notwendige invasive Behandlungen, die im Rahmen der Kontrolluntersuchungen festgestellt wurden, erfolgen dann in den Zahnarztpraxen bzw. darauf spezialisierten Behandlungszentren.

Weiterhin können in Zürich durch eine mobile Zahnklinik mit transportablen Behandlungseinheiten, Röntgengerät und Sterilisation, die in kurzer Zeit in Senioreneinrichtung aufgebaut werden können, die pflegebedürftigen Patienten vor Ort zahnärztlich versorgt werden.

61.9 Anmerkungen und Schlussfolgerungen

61.9.1 Kritische Anmerkungen

Die zahnmedizinische Versorgung von Personen mit Behinderungen und pflegebedürftigen Menschen umfasst ein komplexes Gebiet der Zahnheilkunde, das mit vielen Schwierigkeiten verbunden ist. Der schlechte Mundgesundheits- und Sanierungszustand dieses Patientenkreises ist die Folge ihrer eingeschränkten Zahn- und Mundhygiene sowie einer unregelmäßig durchgeführten oder fehlenden zahnärztlichen Versorgung. Hinzu kommt, dass viele behinderte Patienten wegen übersteigerter Angstzustände nur in Intubationsnarkose behandelt werden können.

Durch Fortschritte der modernen Anästhesie und der gestiegenen Zahl niedergelassener Anästhesisten sind heute mehr ambulante zahnärztliche Behandlungen in Intubationsnarkose bei Patienten mit Behinderungen möglich.

So können bei nicht kooperativen Patienten Behandlungen durchgeführt werden, die vor einigen Jahren nicht möglich waren.

Entsprechend dem Zerstörungsgrad kann die Funktionstüchtigkeit eines kariös erkrankten Gebisses durch eine konservierende und/oder prothetische Versorgung wiederhergestellt werden.

Die Problematik der zahnärztlichen Versorgung behinderter Patienten in Intubationsnarkose besteht hauptsächlich in dem Umfang der in einer Sitzung durchzuführenden diagnostischen und therapeutischen Maßnahmen (zur Minimierung der Narkosesitzungen), einer ungünstigen Ausgangssituation sowie Schwierigkeiten bei der Durchführung therapeutischer Maßnahmen.

Bei vielen Patienten, die jahrelang zahnärztlich nicht versorgt wurden, ist eine gründliche Befunderhebung mit Anfertigung von Röntgenaufnahmen und Diagnosestellung erst während der Behandlung in Allgemeinnarkose möglich. Ferner erfordern die meist umfangreichen Hart- und Weichablagerungen zunächst die Durchführung einer gründlichen Zahnreinigung. Weiterhin führt die Belagsanhäufung zu starken gingivalen Entzündungserscheinungen, die eine Füllungstherapie und Kronenpräparation wegen der starken Blutungsneigung erheblich erschweren und umfangreiche Maßnahmen der Blutstillung erfordern.

Nicht nur die Präparation von Zähnen, die Abdruck- und Bissnahme, sondern auch die Anproben und das Einsetzen des Zahnersatzes kann bei ihnen häufig nur in Narkose oder mit Hilfe einer pharmakologischen Sedation durchgeführt werden. Unter diesen Bedingungen sind Gebisssanierung und/oder die Anfertigung von Zahnersatz nur mit einem enormen zeitlichen und personellen Aufwand möglich.

Nicht immer ist die notwendige Reinigung des (Rest-)gebisses und des Zahnersatzes ausreichend gewährleistet. Viele geistig behinderte Patienten mit einer eingeschränkten Fähigkeit für eine selbstständige Zahnpflege sind häufig nicht willig, sich die Zähne von Angehörigen oder Betreuern reinigen zu lassen. Dies kann durch die Entstehung von Sekundärkaries im Bereich von Füllungen und Kronen oder durch dauerhafte gingivale Entzündungen die Gesundheit des wiederhergestellten Gebisses und die Haltbarkeit der angefertigten Restaurationen bzw. des Zahnersatzes gefährden.

Es stellt sich die Frage, ob die Prognose der unter den ungünstigen Bedingungen hergestellten Restaurationen und prothetischen Versorgungen den enormen zeitlichen und personellem Aufwand sowie hohe Kosten rechtfertigen.

Durch eine eigene Studie konnte nachgewiesen werden, dass Füllungen und festsitzender Zahnersatz bei behinderten Patienten die gleiche Lebenserwartung hat, wie der bei nicht behinderten Bevölkerungsgruppen.

Voraussetzung ist ein konsequent durchgeführtes Nachsorgeprogramm, das durch professionelle Zahnreinigungen eine unzureichende persönliche Belagskontrolle bis zu einem bestimmten Ausmaß kompensieren kann.

Werden Patienten mit geistigen und/oder körperlich Behinderungen regelmäßig zahnärztlich betreut, zeigt sich bei diesen Patienten eine geringere Kariesprävalenz, eine höhere Anzahl von gefüllten Zähnen und eine geringere Anzahl extrahierter Zähne im Vergleich zu einer Gruppe von Menschen mit Behinderungen, die nicht unter kontinuierlicher Betreuung standen.

Ein bisher völlig vernachlässigter Bereich der zahnärztlichen Versorgung von pflegebedürftigen Menschen und Personen mit Behinderungen sind die marginalen Parodontitiden. Die Behandlung entzündlicher Parodontalerkrankungen bei diesem Patientenkreis ist problematisch. Wir finden häufig eine unzureichende Mundhygiene vor, die den Erfolg einer durchgeführten Parodontitistherapie gefährdet.

Auch bei Patienten mit einer eingeschränkten Fähigkeit und Kooperationsbereitschaft zu einer ausreichenden persönlichen Zahnpflege sollte aber nicht auf alle Möglichkeiten der Parodontalbehandlungen von vornherein verzichtet werden.

Durch die regelmäßig durchgeführte professionelle Entfernung supragingivaler Hart- und Weichablagerungen kann die Gefahr einer Reinfektion vermindert und eine unzureichende persönliche Belagskontrolle nach einer Parodontalbehandlung bis zu einem bestimmten Ausmaß kompensiert werden.

In einer eigenen Studie [5] wurde der Effekt eines supra- und subgingivalen Debridements bei 26 Patienten mit Mehrfachbehinderungen beurteilt. Trotz einer nur durch das Pflegepersonal durchgeführten insuffizienten Mundhygiene konnte durch regelmäßig durchgeführte professionelle Zahnreinigungen noch nach einem Jahr eine eindeutige Verbesserung der klinischen Parameter erzielt werden. Bei einem verminderten Belagsbefall und gingivalen Entzündungszuständen konnte eine Zunahme der flachen Taschen und eine Abnahme der mittleren und tiefen Taschen festgestellt werden. Ob dadurch aber Langzeiterfolge gewährleistet werden können, bleibt abzuwarten.

Ziel dieser Maßnahmen ist es nicht, die Plaque vollständig zu eliminieren und alle gingivalen Entzündungszustände zu beseitigen, sondern durch die Kontrolle der Gingivitis die Entstehung schwerer parodontaler Destruktionen zu vermeiden.

Die Frequenz der Nachsorgebehandlungen ist abhängig vom persönlichen Erkrankungsrisiko des Patienten und seiner Fähigkeit zur Durchführung der persönlichen Belagskontrolle. Patienten mit einer reduzierten Immunabwehr (Patienten mit Morbus Down), fortgeschrittener Parodontitis und Patienten mit einer stark eingeschränkten Fähigkeit zur Durchführung der persönlichen Mundhygiene benötigen kürzere Intervalle.

Der verbesserte Mundgesundheitszustand bei Senioren erfordert eine Modifikation der bisherigen Prophylaxeprogramme bei pflegebedürftigen Menschen. Waren bei ihnen bislang Mundhygienemaßnahmen auf die Sauberhaltung eines Restzahnbestands und eines mehr oder weniger einfach gestalteten (teil)herausnehmbaren Zahnersatzes bezogen, müssen heute mehr natürliche Zähne und aufwendigere – zum Teil implantatgestützte – prothetische Versorgungen durch aufwendigere Zahnreinigungen gesund bzw. sauber gehalten werden.

61.9.2 Schlussfolgerungen für die Praxis

Entsprechend der Deklaration von Lissabon zu den Rechten des Patienten [21] hat jeder Patient, ohne Unterschied, ein Recht auf angemessene ärztliche Versorgung.

Das bedeutet für die zahnärztliche Versorgung von Personen mit Behinderungen und pflegebedürftigen Menschen:
- Jeder Patient hat, unabhängig von der Art seiner Erkrankung(en) oder Behinderung, ein Recht auf eine Grundbehandlung. Diese Grundbehandlung bezieht sich auf regelmäßig durchgeführte Kontrolltermine mit einer gründlichen Inspektion der Zähne, des Zahnhalteapparats und der benachbarten Weichgewebe, auf die Beseitigung von Schmerzen sowie professionellen Zahnreinigungen und Mundhygienedemonstrationen, um saubere hygienische Verhältnisse im Mundraum zu schaffen.
- Art und Umfang der Behandlung werden bestimmt von dem individuellen Gesundheitszustand des Patienten und seiner Fähigkeit zur Kooperation und zur Durchführung der persönlichen Zahnpflege.
- Zur Erhaltung eines Therapieerfolgs sollten die sich daran anschließenden Nachsorgesitzungen mindestens vierteljährlich durchgeführt werden.
- Bei Patienten mit einem stark reduzierten Allgemeinbefund sollten keine umfangreichen und invasiven Behandlungsmethoden durchgeführt werden. Bei ihnen sollten sich die therapeutischen Maßnahmen auf eine Grundbehandlung mit Kontrolluntersuchungen, Schmerzbeseitigungen und Zahnreinigungen beschränken.
- Die Verweigerung jeglicher Plaque-reduzierender Maßnahmen mit der Begründung, professionell durchgeführte Zahnreinigungen seien bei einer unzureichenden oder nicht durchführbaren häuslichen Mundhygiene völlig wirkungslos, ist nach dem heutigen Verständnis zur Entstehung entzündlicher Parodontalbehandlungen nicht haltbar und aus ethischen Gründen nicht gerechtfertigt.

- Karies- und parodontitispräventive Maßnahmen mit Mundhygienedemonstrationen und professionellen Zahnreinigungen sollten bei Patienten mit Behinderungen so früh wie möglich beginnen („vom 1. Milchzahn an") und regelmäßig durchgeführt werden.

61.10 Literatur

[1] Alvarez N. Epilepsy in Children with Mental Retardation. In eMedicine Specialties > Neurology > Seizures and Epilepsy. 2007
[2] Bundesärztekammer. Berufsordnung für die deutschen Ärztinnen und Ärzte. § 8 Ärztliche Aufklärungspflicht: (Stand 2011)
[3] Cichon P, Donay S. Die Entwicklung des oralen Gesundheitszustandes von Patienten mit Behinderungen. IDZ Information Nr. 4/04.
[4] Cichon P, Grimm WD. Die zahnärztliche Betreuung von Kindern mit Behinderungen. In: Einwag J, Pieper K, Hrsg. Kinderzahnheilkunde. Praxis der Zahnheilkunde Lehrbuch. 3. Aufl. München, Wien, Baltimore: Urban & Schwarzenberg; 2008
[5] Haarmann J. Auswirkungen eines supra- und subgingivalen Debridements auf die klinischen Parameter parodontaler Erkrankungen bei Patienten mit Mehrfachbehinderungen [Dissertation]. Witten/Herdecke: Universität Witten/Herdecke; 2007
[6] Heitz-Mayfield LJA, Schätzle M, Löe H et al. Clinical course of chronic periodontitis : II. Incidence, characteristics and time of occurrence of the initial periodontal lesion. J Clin Periodontol 2003; 30: 902–908
[7] Kaschke I, Schüz B, Jahn KR. Ergebnisse des zahnmedizinischen Pilotprojekts zur Gruppenprophylaxe für erwachsene Menschen mit Behinderungen in Berliner Wohneinrichtungen. Prophylaxe Impuls 2007; 11: 62–67
[8] Klar S, Cichon P. Periodontal diseases in patients with disabilities. J Disability and Oral Health 2006; 7(2): 02A: 5
[9] Kotagal P, Lüders HO. The Epilepsies: Etiologies and Prevention. California: Academic Press; 1999: P.5
[10] Little JW Falace DA. Dental Management of the Medically Compromised Patient. St. Louis (Miss.): C. V. Mosby Company; 1988
[11] Nitschke I, Vogl B, Töpfer J et al. Oraler Status von Altenheimbewohnern in den Neuen Bundesländern. Dtsch Zahnärztl Z 2000; 55: 707–713
[12] Reißmann DR, Heydecke G, van den Bussche H. Die zahnärztliche Versorgung von Pflegeheimbewohnern in Deutschland – eine kritische Würdigung der vorliegenden Studien. Dtsch Zahnärztl Z 2010; 65(11): 647–653
[13] Schädler H. Epilepsie und Mehrfachbehinderung. Nervenheilkunde 2002; 21: 463–466
[14] Schimmel M, Schoeni P, Müller F. Zahnmedizinische Aspekte in der Palliativmedizin Möglichkeiten und Grenzen zahnmedizinischer Betreuung und die speziellen Anforderungen an den Zahnarzt. Schweiz Monatsschr. Zahnmed 2008; 9: 851–856
[15] Schmelzeisen R. Zahnärztliche Chirurgie bei Patienten mit Antikoagulanzientherapie. Wissenschaftliche Stellungnahmen DGZMK 2001
[16] Sozialgesetzbuch (SGB) Neuntes Buch (IX) – Rehabilitation und Teilhabe behinderter Menschen – (Artikel 1 des Gesetzes v. 19.6.2001, BGBl. I S. 1046)
[17] Sozialgesetzbuch (SGB) - Elftes Buch (XI) – Soziale Pflegeversicherung (Artikel 1 des Gesetzes vom 26. Mai 1994, BGBl. I S. 1014)
[18] Statistisches Bundesamt. Statistik der schwerbehinderten Menschen. 2009

[19] Statistisches Bundesamt. Pressemitteilung Nr. 070 vom 21.02.2011 a
[20] Statistisches Bundesamt, Pressemitteilung Nr. 187 vom 12.05.2011 b
[21] Weltärztebund, Oktober 1981 / September 1995. Deklaration von Lissabon zu den Rechten des Patienten. 34. Generalversammlung des Weltärztebundes in Lissabon, Portugal, September/Oktober 1981und revidiert von der 47. Generalversammlung des Weltärztebundes in Bali, Indonesien, September 1995
[22] Wilson W, Taubert KA, Gewitz M et al. Prevention of infective endocarditis - guidelines from the American Heart Association - a guideline from the American Heart Association Rheumatic Fever, Endocarditis and Kawasaki Disease Committee, Council on Cardiovascular Disease in the Young, and the Council on Clinical Cardiology, Council on Cardiovascular Surgery and Anesthesia, and the Quality of Care and Outcomes Research Interdisciplinary Working Group. Circulation 2007; 116: 1736
[23] Wurm S, Tesch-Römer C. Gesundheit in der zweiten Lebenshälfte. Public Health Forum 2006; 14: 50

62 Parodontale Nachsorge: Ein „Chronikerprogramm" für parodontal geschädigte Zähne

Peter Eickholz

62.1 Was ist eigentlich Parodontitis?

Die Mundhöhle ist die Eintrittspforte in den Organismus und wie andere Körperoberflächen bakteriell besiedelt. Unsere Zähne sind einzigartige Festkörper, die singulär im menschlichen Organismus die Integrität der Körperhülle physiologisch durchdringen und deshalb besonderer Reaktionsmechanismen bedürfen, um ein Eindringen von Mikroorganismen zwischen Zahnoberfläche und Zahnfleischsaum in Bindegewebe und Knochen zu verhindern. Dieser Reaktionsmechanismus manifestiert sich klinisch als Entzündung dieses Zahnfleischsaums (Gingivitis). Werden die bakteriellen Zahnbeläge (Biofilm) entfernt, klingt die Gingivitis nach wenigen Tagen ab. In einem Spannungsfeld von mikrobiologischer Exposition und der Reaktionslage des Wirts kommt es bei vielen Menschen früher oder zumeist später zu Entgleisungen dieser Infektabwehr. Die wirtseigene Verteidigungslinie weicht dann vor den Mikroorganismen zurück und der Organismus zerstört auf der „Flucht" vor den Bakterien Bindegewebe und Knochen des Zahnhalteapparates. Die Zähne verlieren ihren Halt, was im ungünstigsten Fall Zahnverluste zur Folge haben kann. Die chronische Entzündung, Parodontitis, hängt einerseits von der Reaktionslage des Gesamtorganismus ab, kann aber andererseits über eine große Wundfläche durch Ausstreuung von Mikroorganismen (Bakteriämie) und Entzündungsmediatoren den Gesamtorganismus beeinflussen. Es ist nur plausibel, dass der gesamte Organismus einen entzündlichen Prozess vom Ausmaß einer schweren Parodontitis systemisch wahrnimmt.

62.2 Was ist das Ziel parodontaler Therapie?

Die langfristige Erhaltung natürlicher Zähne in einem gesunden, funktionellen, ästhetisch akzeptablen und schmerzfreien Zustand ist das Ziel zahnärztlichen Handelns allgemein und parodontologischer Maßnahmen speziell [13, 24]. Zur

Verwirklichung dieses Zieles würde es einer lebenslangen mit dem Durchbruch der ersten Zähne beginnenden lückenlosen präventiven Betreuung der Bevölkerung bedürfen. In den Industrieländern verzeichnen präventive Konzepte auf dem Gebiet der Kariesvorbeugung große Erfolge. Was allerdings die parodontalen Verhältnisse angeht, stellt sich die Mehrzahl der Patienten erst mit manifesten Parodontitiden vor und die Diagnose Parodontitis wird häufig erst spät gestellt. Die Prävalenz der Parodontitis ist bei den Erwachsenen in Deutschland hoch [14], sodass sich in vielen Fällen die Frage stellt, ob und wie lange parodontal erkrankte bzw. geschädigte Zähne erhalten werden können.

62.3 Wie kann der Erfolg parodontaler Therapie gemessen werden?

Das ultimative Ziel zahnärztlicher Bemühungen ist also die Vermeidung von Zahnverlust [13, 24] und insofern stellt Zahnverlust den unmittelbarsten Parameter zur Evaluation zahnärztlicher Therapie dar. Zähne gehen allerdings selten rein erkrankungsbedingt bzw. spontan verloren. Zumeist führt eine zahnärztliche Entscheidung/Indikation zum Zahnverlust, zur Zahnentfernung. Über die Bewertung des parodontalen/oralen Gesundheitszustands hinaus spielen hier häufig prothetisch rekonstruktive Gesichtspunkte, die Behandlungsphilosophie des individuellen Zahnarzts und die Einstellung des individuellen Patienten zu seinen eigenen Zähnen eine Rolle. Diese schwer kontrollierbaren Rahmenbedingungen erschweren die Interpretation der Zielgröße Zahnverlust. Somit kann auch nicht erwartet werden, dass in Studien, die Zahnverlust als Endpunkt betrachten, ausschließlich parodontologische oder überhaupt zahnmedizinische Befundparameter und Parameter der Wirtsabwehr den eingetretenen Zahnverlust erklären.

Die Bewertung von Surrogatparametern wie Sondierungstiefen und Attachment-Verlust vermeidet die geschilderten Probleme des wahren klinischen Endpunkts (True clinical Endpoint) Zahnverlust [2], [17], [19]. Surrogatparameter sind „Ersatzmessgrößen", die mit dem Risiko für das Auftreten des wahren klinischen Endpunkts (z. B. Zahnverlust) verbunden sind. Es wird davon ausgegangen, dass hohe Sondierungstiefen sowie starker Attachment-Verlust und Knochenabbau dem Zahnverlust aus parodontalen Gründen vorausgehen und deshalb gute Prädiktoren bzw. Surrogatparameter für die Beurteilung parodontaler Therapie sind. Surrogatparameter erlauben aber keine sichere Aussage bezüglich der klinischen Endpunkte und können zu Trugschlüssen führen. Surrogatparameter werden in Studien benutzt, um die Laufzeit und die Größe der Studie zu begrenzen.

Zahnverlust lässt sich leicht erfassen, wird aber außer durch objektive Befunde durch subjektive Einschätzungen und daraus resultierende Indikationsstellungen beeinflusst. Die Surrogatparameter Sondierungstiefen bzw. Attachment-Verlust lassen nicht uneingeschränkt Rückschlüsse auf drohenden Zahnverlust zu. Noch komplexer wird das Bild, wenn man berücksichtigt, dass ein zwar noch vorhandener Zahn möglicherweise seine Funktion nicht mehr erfüllt, eine ästhetische Beeinträchtigung darstellt oder vielleicht Beschwerden bereitet. Der alleinige Verbleib eines Zahnes wie auch eines Implantats in der Mundhöhle ist also nicht unbedingt ein Erfolg. Eine Möglichkeit verschiedene Aspekte der parodontalen Situation auf Patientenebene gleichzeitig zu berücksichtigen ist die Anwendung der Qualitätsstandards für das Behandlungsziel in der Parodontologie der Schweizerischen Zahnärzte-Gesellschaft (▶ Tab. 62.1) [7, 24].

Tab. 62.1 Qualitätsstandards zur Beurteilung des Behandlungsziels. Quelle: [24].

Qualitätsstandard	Beschreibung
A+	• keine Sondierungswerte > 4 mm • minimales Bluten auf Sondieren (< 10 %) • keine sichtbaren harten oder weichen Beläge • ästhetisch befriedigende Parodontalverhältnisse • individuell optimale Okklusion • Patient ist Nichtraucher oder erfolgreich vom Rauchen entwöhnt.
A	• keine Sondierungswerte > 5 mm • kein Pusaustritt • gelegentliches Bluten beim Sondieren (≤ 25 %) • niedriger Plaque-Befall (≤ 30 %) • Schmerzfreiheit • befriedigende Okklusion • Patient hat das Rauchen reduziert.
B	• Attachment-Verlust mit Resttaschen > 5 mm • Pusaustritt aus wenigen Resttaschen • Bluten auf Sondieren (> 25 %) • Mundhygiene (Plaquebefall > 30 %) • gelegentlich Schmerzen • geringfügig beeinträchtigte, korrigierbare Okklusion
C	• multiple Stellen mit Pusaustritt • wiederkehrende Abszedierungen • grobe Vernachlässigung der Mundhygiene • generalisiertes Bluten auf Sondieren • massiver Attachment-Verlust ohne adäquate Behandlung • deutlicher Attachment-Verlust mit Taschenbildung bei Jugendlichen • massive okklusale Störungen

62.4 Parodontal erkrankte bzw. geschädigte Zähne

Wenn man den Parodontalen Screening Index (PSI) als klinisches Instrument zugrunde legt, so stellen bei einem unbehandelten bzw. seit geraumer Zeit nicht mehr behandelten Patienten pathologisch vertiefte Zahnfleischtaschen mit Sondierungstiefen (ST) ab 3,5 mm (PSI-Code 3) eine Indikation für weiterführende Diagnostik und Therapie dar. Bei Vorliegen der PSI-Codes 1 (ST< 3,5 mm, aber Bluten auf Sondieren) und 2 (ST< 3,5 mm und supra-/subgingivaler Zahnstein bzw. überhängende Restaurationsränder) liegt eine Plaque-induzierte Gingivitis vor, die durch Mundhygieneunterweisung und professionelle Zahnreinigungen allein therapiert werden kann. Ab PSI-Code 3 muss intensiv subgingival instrumentiert und ggf. zusätzlich parodontalchirurgisch behandelt werden. Bei unbehandelten Patienten kann ein PSI-Code 3 also als Schwellenwert für parodontale Erkrankung betrachtet werden. Bei Patienten nach aktiver Parodontaltherapie (APT) werden ST bis 4 mm, wenn sie auf Sondieren nicht bluten, als akzeptabel angesehen [24]. Stellen mit ST von 4 mm mit Bluten auf Sondieren (BOP) und Stellen mit ST ≥ 5 mm bedürfen der Reinstrumentierung während der UPT. Stellen mit ST> 5,5 mm entsprechen einem PSI-Code 4. Hier besteht ein erhöhtes Risiko für weitere Attachment-Verluste [19], sodass Stellen mit ST > 5,5 mm nicht als akzeptabler therapeutischer Endpunkt angesehen werden [19]. Parodontal erkrankte Zähne weisen sowohl Attachment-Verlust und Knochenabbau, als auch Zeichen bestehender Erkrankungsaktivität (BOP, ST=4 mm mit BOP und ST≥ 5 mm) auf. Durch therapeutische Intervention (APT, UPT) wird versucht, die Zeichen bestehender Erkrankung zu beseitigen.

Parodontitis ist dadurch charakterisiert, dass bindegewebiges Attachment und der knöcherne Halt der Zähne zerstört werden. Auch nach Beseitigung der Infektion und Remission der Entzündung durch antiinfektiöse und ggf. korrektive Therapie gelingt in den meisten Fällen keine Wiederherstellung (Regeneration) des zerstörten Zahnhalteapparats. Selbst wenn es gelingt, die ST unter 5 mm zu begrenzen und das BOP auf einem niedrigen Niveau zu halten, bleibt ein reduzierter wenn auch weitgehend entzündungsfreier Zahnhalteapparat zurück. Die betroffenen Zähne sind zwar nicht mehr parodontal erkrankt, aber noch parodontal geschädigt.

62.5 Wie lassen sich parodontal geschädigte Zähne lange erhalten?

Es ist zwar davon auszugehen, dass ein Patient, bei dem es bereits zu schweren parodontalen Zerstörungen gekommen ist, ein hohes Risiko für Parodontitis aufweist und deshalb auch zukünftig anfällig für Parodontitis ist. Aber Parodontitis lässt sich zum Stillstand bringen bzw. zumindest deutlich verlangsamen, wenn der ätiologische Hauptfaktor der Erkrankung, die bakterielle Plaque, langfristig kontrolliert und begrenzt wird. Zahnverluste nach Parodontitistherapie sind insbesondere unter der Bedingung einer regelmäßigen UPT eher seltene Ereignisse (▶ Tab. 62.2) [2, 3, 4, 7, 10, 11, 13, 19].

Nach Korrektur für weitere Risikofaktoren ist das Risiko für Zahnverlust bei Parodontitispatienten ohne regelmäßige UPT um den Faktor 3 [7] bis 5 [21] erhöht. Regelmäßige UPT durch einen auf Parodontologie spezialisierten Zahnarzt (Fachzahnarzt, Spezialist) ist demnach ein wirksames Instrument, um bei Patienten nach Parodontitistherapie Zahnverlust zu verhindern (▶ Tab. 62.3). Strukturierte UPT ist ein Faktor, auf den der behandelnde Zahnarzt Einfluss nehmen kann. Hintergrundfaktoren wie Alter [3, 7, 18] oder Bildungsgrad [1, 18] lassen sich nicht beeinflussen. Allerdings muss die unterstützende Parodontitistherapie sachgerecht durchgeführt werden. Das Angebot einer professionellen Zahnreinigung bei der Prophylaxehelferin alle drei oder sechs Monate ohne regelmäßige Überprüfung der Sondierungstiefen und Nachinstrumentierung pathologisch vertiefter Taschen reicht nicht aus. So konnte gezeigt werden, dass die parodontale Stabilität von Patienten, die bei auf Parodontologie spezialisierten Zahnärzten (Fachzahnarzt, Spezialist) nachgesorgt wurden, besser war als bei Patienten, die die parodontale Nachsorge bei ihrem Hauszahnarzt („Generalist") durchführen ließen [9].

62.6 Patientenbezogene Risikofaktoren

Von welchen weiteren Faktoren außer UPT hängt Zahnverlust nach Parodontitistherapie noch ab (▶ Tab. 62.4)? Nikotinkonsum ist ein gut dokumentierter Risikofaktor in der Ätiologie der Parodontitis. Zahlreiche Arbeiten zur Stabilität parodontaler Verhältnisse nach APT dokumentieren den schädlichen Einfluss des Rauchens auf die parodontale Stabilität [5, 7, 19]. Ein weiterer gut dokumentierter ätiologischer Faktor für Parodontitis ist Diabetes mellitus: Das Ausmaß der Parodontitis ist bei Patienten mit Typ-2-Diabetes höher als bei Nicht-

Tab. 62.2 Stabilität parodontaler Verhältnisse gemessen als Zahnverlust während der unterstützenden Parodontitistherapie (UPT).

Autoren	regelmäßige UPT	Zahl der Patienten Zahl der Zähne	mittleres Alter	Beobachtungszeitraum (Intervall) in Jahren	gesamter Zahnverlust (APT & UPT)	Zahnverlust während der UPT/n (%)	Zahnverlust während der UPT pro Patient und Jahr	Verlauf: stabil (s) progredient (p) extrem progredient (ep)
Hirschfeld u. Wasserman 1978 [13]	ja	600 15666	42	22 (15–53)	keine Angabe	1312 (8,3%) 1110* (7,1%)	0,8	s: 499 (83,2%) p: 76 (12,6%) ep: 25 (4,2%)
Goldman et al. 1986 [11]	ja	211 5761	41,8	22 (15–34)	keine Angabe	771 (13,4%)	0,17	s: 131 (62%) p: 59 (28%) ep: 21 (10%)
McGuire & Nunn 1996 [20]	ja	100 2509		9,97 (0,33–15,17)	keine Angabe	131 (5,2%)	0,13	keine Angabe
Checchi et al. 2001 [4]	ja	92 2134	45	6,7 (3–12)	176	50 (2,16%) 44* (2,06%)	0,07	s: 89 (96,7%) p: 3 (3,3%)
König et al. 2001 [17]	ja	142 3353	46	10,5 (8–13)	266	99 (3%)	0,07	keine Angabe
	nein	42 923	48	4,9 (1–9)	73	13 (1,4%)	0,06	keine Angabe
Fardal et al. 2004 [10]	ja	100 2436	46	9,8 (9–11)	keine Angabe	36* (1,5%)	0,036	s: 98 (98%) p: 2 (2%)
Leung et al. 2006 [18]	ja	97 2522	40,6	8,9 ± 2,3 (5–12)	keine Angabe	256 (10,2%) 195* (7,7%)	0,25	keine Angabe

Fortsetzung ▶

Tab. 62.2 Fortsetzung

Autoren	regel-mäßige UPT	Zahl der Patienten Zahl der Zähne	mittleres Alter	Beobach-tungszeitraum (Intervall) in Jahren	gesamter Zahnverlust (APT & UPT)	Zahnverlust während der UPT/n (%)	Zahnverlust während der UPT pro Patient und Jahr	Verlauf: stabil (s) progredient (p) extrem progredient (ep)
Chambrone & Chambrone 2006 [3]	ja	120 / 2927	40,6	17,4 (10-36)	keine Angabe	111 (3,8%) 53* (1,8%)	0,05	s: 110 (91,6%) p: 10 (8,4%)
Faggion et al. 2007 [8]	ja	198 / 4393	47,58	11,8 (8–15)	415	249 (5,46%)	0,11	keine Angabe
Carnevale et al. 2007 [2]	ja	304 / 7696	52	7,8 (3–17)	643	67 (0,9%)	0,02	keine Angabe
Eickholz et al. 2008 [7]	ja	53 / 1245	47,6	10	51	29 (2%)	0,055	s: 52 (98%) p: 1 (2%)
	nein	47 / 1056	45,5	10	159	126 (12%)	0,268	s: 37 (79%) p: 8 (17%) ep: 2 (4%)
Matuliene et al. 2008 [19]	ja	172 / 3930	45	11,3 ± 4,9 (3 – 27)	keine Angabe	255 (6,5%)	0,13	keine Angabe
Bäumer et al. 2011 [1]**	ja	84 / 2154	30,8	10,5 ± 4,9 (3-27)	166	113 (5,2%)	0,13	s: 75 (89%) p: 8 (10%) ep: 1 (1%)

Tab. 62.2 Fortsetzung

Autoren	regel-mäßige UPT	Zahl der Patienten Zahl der Zähne	mittleres Alter	Beobach-tungszeit-raum (Intervall) in Jahren	gesamter Zahnverlust (APT & UPT)	Zahnverlust während der UPT/n (%)	Zahnver-lust wäh-rend der UPT pro Patient und Jahr	Verlauf: stabil (s) progredient (p) extrem progre-dient (ep)
Graetz et al. 2011 [12] aggressive Paro-dontitis	ja	34 853	33,3	15,3 ± 4,1	142	72 (8,4%) 63* (7,4%)	0,12	keine Angabe
Graetz et al. 2011 [12] chronische Paro-dontitis	ja	34 834	51,6	15,7 ± 3,6	133	93 (11,2%) 48* (5,8%)	0,09	keine Angabe

* Extraktion allein aufgrund parodontologischer Gründe; APT: aktive Parodontitistherapie, UPT: unterstützende Parodontitistherapie
** nur aggressive Parodontitis

Tab. 62.3 Prognostische Faktoren für Zahnerhalt während der unterstützenden Parodontitistherapie (UPT) auf Patientenebene. Quelle: [6].

prognostische Faktoren für Zahnerhalt	Autoren
• regelmäßige UPT	Checchi et al. 2001 [4], Eickholz et al. 2008 [7]
• Bildungsniveau (sozioökonomischer Status)	Leung et al. 2006 [18], Bäumer et al. 2011 [1]
• Benutzung von Zahnzwischenraumbürstchen	Leung et al. 2006 [18]

Tab. 62.4 Risikofaktoren für Zahnverlust während der unterstützenden Parodontitistherapie auf Patientenebene. Quelle: [6].

Risikofaktoren für Zahnverlust	Autoren
• Nikotinkonsum	McGuire & Nunn 1996 [20], Dannewitz et al. 2006 [5], Chambrone & Chambrone 2006 [3], Leung et al. 2006 [18], Eickholz et al. 2008 [7], Pretzl et al. 2008 [21], Matuliene et al. 2008 [19]
• Alter	Chambrone & Chambrone 2006 [3], Leung et al. [18], Eickholz et al. 2008 [7]
• Zeitraum seit Beendigung der aktiven Parodontitistherapie	Leung et al. 2006 [18], Matuliene et al. 2008 [19]
• Ausgangsdiagnose	Eickholz et al. 2008 [7], Matuliene et al. 2008 [19]
• Interleukin-1-Polymorphismus	Eickholz et al. 2008 [7]
• Tragen einer herausnehmbaren Prothese	Leung et al. 2006 [18]
• Diabetes mellitus	Faggion et al. 2007 [8]
• mittlerer Plaque-Index während der UPT	Eickholz et al. 2008 [7], Pretzl et al. 2008 [21]
• mittlerer BOP-Index während der UPT ≥ 30 %	Matuliene et al. 2008 [19]
BOP: Bluten auf Sondieren, UPT unterstützende Parodontitistherapie	

diabetikern. Auch in einem UPT-Kollektiv war Diabetes mellitus ein Risikofaktor für Zahnverlust [8].

Da Attachment-Verlust, Knochenabbau und Zahnverlust kumulative Prozesse sind, korrelieren diese Parameter mit dem Alter [3, 7, 14, 18]. Lebensalter ist ein Hintergrundfaktor für Parodontitis. Zwei Arbeitsgruppen beobachteten, dass je länger die APT zurück lag, desto höher der Zahnverlust war. Je länger ein Patient beobachtet wird, desto höher ist die Wahrscheinlichkeit, Zahnverlust zu registrieren [18, 19]. Das Risiko für Zahnverlust ist bei schweren Parodontitisformen (aggressive und generalisierte schwere chronische Parodontitis) höher war als bei leichter und milder chronischer Parodontitis [7]. Bei zahnbezogener Analyse, die das Ausmaß des Knochenabbaus berücksichtigte, fiel die Ausgangsdiagnose aus dem Regressionsmodel heraus. Die Diagnose generalisierte schwere chronische Parodontitis korreliert mit Attachment-Verlusten ≥ 5 mm an mehr als 30 % der Zähne und somit ausgeprägtem Knochenabbau, sodass der Knochenabbau in der zahnbezogenen Analyse die Ausgangsdiagnose als Einflussfaktor verdrängt [21]. Bei gleichem Schweregrad lassen sich zwischen aggressiver und chronischer Parodontitis über 15 Jahre allerdings keine Unterschiede hinsichtlich Zahnverlusts feststellen [12].

Der Einfluss des Interleukin-1-Polymorphismus auf Ätiologie und Verlauf der Parodontitis sowie den Zahnverlust wird kontrovers diskutiert. In einem Kollektiv von 100 Patienten mit und ohne regelmäßige UPT konnte über einen Beobachtungszeitraum von zehn Jahren der Interleukin-1-Polymorphismus als signifikanter Risikofaktor für Zahnverlust identifiziert werden [7].

Das Tragen einer herausnehmbaren Prothese ist mit einem erhöhten Zahnverlustrisiko korreliert [18], was durch die Beobachtung, dass Pfeilerzähne für herausnehmbaren Zahnersatz ein erhöhtes Risiko für Zahnverlust haben, bestätigt wird [21]. Die Effektivität der individuellen Plaque-Kontrolle während der UPT spielt eine große Rolle. So korrelierten die Mittelwerte aller während der UPT erhobenen Plaque-Indices mit der Zahnverlustrate, d. h. je mehr Plaque desto höher die Zahnverlustrate [7, 21]. Ebenso war ein mittlerer BOP-Index ≥ 30 % mit erhöhtem Zahnverlustrisiko verbunden [19]. BOP als Ausdruck subgingivaler Entzündung infolge langfristig ineffektiver Plaque-Kontrolle bestätigt den Plaque-Index als Risikofaktor.

62.7 Zahnbezogene Risikofaktoren

Der Entzündungsgrad des Zahnhalteapparates hat auch auf Zahnebene eine Bedeutung für Zahnverlust (▶ Tab. 62.5): So geht ausgeprägte Entzündung der Gingiva über lange Zeiträume mit einem erhöhten Risiko für Zahnverlust einher [23].

Tab. 62.5 Risikofaktoren für Zahnverlust während der unterstützenden Parodontitistherapie (UPT) auf Zahnebene. Quelle: [6].

Risikofaktoren für Zahnverlust	Autoren
• Gingivitis	Schätzle et al. 2004 [23]
• Knochenabbau	McGuire & Nunn 1996 [20], Dannewitz et al. 2006 [5], Pretzl et al. 2008 [21], Bäumer et al. 2011 [1]
• Zahnbeweglichkeit	McGuire & Nunn 1996 [20], Faggion et al. 2007 [8], Matuliene et al. 2008 [19]
• Furkationsbeteiligung/Zahntyp (ein-/mehrwurzelig)	McGuire & Nunn 1996 [20], Schätzle et al. 2004 [23], Dannewitz et al. 2006 [5], Faggion et al. 2007 [8], Pretzl et al. 2008 [21], Matuliene et al. 2008 [19], Bäumer et al. 2011 [1]
• Sondierungstiefen	McGuire & Nunn 1996 [20]
• Sondierungstiefen ≥ 6 mm	Matuliene et al. 2008 [19]
• Pfeilerzahn für festsitzenden oder herausnehmbaren Zahnersatz	Pretzl et al. 2008 [21], Bäumer et al. 2011 [1]
• negativer Sensibilitätstest	Faggion et al. 2007 [8]

Es ist nur plausibel, dass bereits existierender fortgeschrittener Knochenabbau mit einem hohen Risiko für Zahnverlust durch weiteren Knochenabbau assoziiert ist [5, 8, 20]. Dennoch spielt selbst bei Patienten mit bereits existierendem weit fortgeschritten Knochenabbau UPT eine wesentliche Rolle: Bei Patienten mit regelmäßiger UPT lag die Überlebensrate von Zähnen mit einem Ausgangsknochenabbau von 60 bis 80% der Wurzellänge über den Beobachtungszeitraum von 10 Jahren bei 93% [21]. Dies entspricht der Erfolgsrate von intraossären Implantaten bei parodontal kompromittierten Patienten [16].

Zahnbeweglichkeit korreliert ebenfalls mit erhöhtem Risiko für Zahnverlust: Je höher die Mobilität bei der Ausgangsuntersuchung, desto höher die Zahnverlustrate [8, 19, 20].

Ein weiterer zahnbezogener Einflussfaktor sind Furkationsbeteiligung bzw. Zahntyp: Je ausgeprägter die Furkationsbeteiligung, desto höher die Verlustquote [5, 8, 20]. Einwurzelige Zähne haben eine höhere Überlebensrate als mehrwurzelige [8, 21, 23] und mehrwurzelige Zähne ohne Furkationsbeteiligung werden seltener extrahiert als solche mit Furkationsbeteiligung [21]. Dabei haben Molaren mit durchgängiger Furkation und fortgeschrittenem Knochenabbau die ungünstigste Prognose [5].

Bei pathologisch vertieften Taschen nach APT ist vom Persistieren der Infektion und somit der Entzündung auszugehen. Ein erhöhtes Risiko für weitere Attachment-Verluste und Zahnverlust [19, 20] ist also wahrscheinlich. Matuline et al. formulierten daher die Beseitigung von ST ≥ 6 mm als Therapieziel [19].

Interessanterweise fand eine Arbeitsgruppe, dass Zähne, die bereits vor APT als Pfeilerzähne für Zahnersatz fungierten, eine höhere Verlustquote über zehn Jahre aufwiesen als Zähne, die keine Pfeilerzähne waren. Herausnehmbarer Zahnersatz führte zu höheren Verlustquoten als festsitzende Rekonstruktionen (Zahnverlust: kein Pfeilerzahn: 6%; festsitzender Ersatz: 12%; herausnehmbarer Ersatz: 18%) [21]. Zähne, die als Pfeiler verwendet werden, sind häufig für die Patienten schwieriger zu reinigen und tragen deshalb ein höheres Risiko für Reinfektion und Progression der parodontalen Zerstörung. Schließlich erhöht die Präparation eines Zahns als Pfeiler für Zahnersatz sein Risiko für endodontische Komplikationen, die letztlich zu Zahnverlust führen können.

Es ist bekannt, dass insbesondere herausnehmbarer Zahnersatz die parodontale Situation der Pfeilerzähne ungünstig beeinflusst. Diese Beobachtungen sollten insbesondere vor der Entscheidung zur Extraktion von vermeintlich hoffnungslosen Zähnen [4, 12] bedacht werden, wenn solche Extraktionen die Notwendigkeit für Zahnersatz bedingen. Bei Anfertigung von konventionellem Zahnersatz werden die Nachbarzähne des entfernten Zahns zu Pfeilerzähnen. Manche dieser „hoffnungslosen" Zähne könnten eine bessere Prognose gehabt haben als ihre Nachbarzähne nach Verwendung als Pfeiler für Zahnersatz [12, 21]. Diese Überlegung bestätigt und unterstreicht die Bedeutung des

- Konzepts der verkürzten Zahnreihe, um Zahnersatz zu vermeiden,
- Einsatzes enossaler Implantate als Zahnersatz, die die Verankerung auf Pfeilerzähnen überflüssig machen.

Eine Arbeitsgruppe identifizierte einen negativen Sensibilitätstest als Risikoindikator für Zahnverlust [8]. Diese Zuordnung ist problematisch, wenn nicht differenziert wird, welche Zustände sich hinter der negativen Sensibilität verbergen. Ein korrekt wurzelkanalgefüllter Zahn hat vermutlich eine günstigere Prognose als Zähne mit Pulpanekrose oder apikaler Parodontitis.

62.8 Zahnerhalt oder Extraktion/enossales Implantat

Nach aktiver Parodontitistherapie (APT: nicht chirurgische und ggf. chirurgische Therapie) und unter der Voraussetzung regelmäßiger UPT lassen sich für parodontal geschädigte Zähne über durchschnittlich zehn Jahre Überlebensraten zwischen 87% und 96% realisieren (▶ Tab. 62.2). Selbst für Zähne mit einem approximalen Knochenabbau zwischen 60 und 80% der Wurzellänge zu Beginn der Therapie wurde unter der Voraussetzung regelmäßiger UPT eine Überlebensrate von 93% berichtet [21]. Demnach weisen parodontal geschädigte Zähne nach sachgemäßer Therapie vergleichbare 10-Jahres-Überlebensraten wie Endpfeilerbrücken (89,2%) [25] und implantatgetragene Einzelkronen auf (89,4%) [15]. D. h. dass selbst parodontal geschädigte Zähne zumindest so lange halten wie Endpfeilerbrücken und enossale Implantate. Die Entscheidung zur Entfernung eines Zahnes aus parodontalen Gründen sollte vor diesem Hintergrund vorsichtig getroffen werden. Verglichen selbst mit einfachem Zahnersatz ist UPT eine relativ kostengünstige Therapie [22].

Die Abbildungen ▶ Abb. 62.1, ▶ Abb. 62.2, ▶ Abb. 62.3 und ▶ Abb. 62.4 zeigen beispielhaft den Langzeitverlauf einer Patientin mit generalisierter aggressiver Parodontitis.

62.9 Schlussfolgerungen

- Regelmäßige unterstützende Parodontitistherapie (UPT) ist ein wirksames Instrument, um bei Patienten nach Parodontitistherapie parodontale Stabilität herzustellen und Zahnverlust zu verhindern.
- Nach Abschluss der aktiven Parodontitistherapie (APT) beeinflussen unterschiedliche Faktoren das Risiko für weiteren Zahnverlust: Auf Patientenebene: regelmäßige UPT, Verwendung von Zahnzwischenraumbürsten und hohes Bildungsniveau reduzieren das Risiko für Zahnverlust. Nikotinkonsum, Diabetes mellitus, Anwesenheit des Interleukin-1-Polymorphismus, das Tragen herausnehmbaren Zahnersatzes, ineffektive Mundhygiene und subgingivale Entzündung (BOP) erhöhen das Risiko für Zahnverlust. Auf Zahnebene: Das Ausmaß des approximalen Knochenabbaus zu Therapiebeginn, Furkationsbeteiligung und die Tatsache, dass ein Zahn zu Therapiebeginn als Pfeilerzahn in eine prothetische Konstruktion einbezogen ist, erhöhen das Risiko für Zahnverlust.

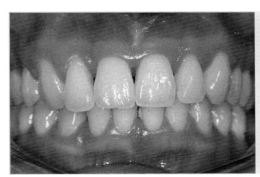

Abb. 62.1 Patientin mit generalisierter aggressiver Parodontitis 1997 im Alter von 23 Jahren. Klinische Ansicht vor der Therapie.

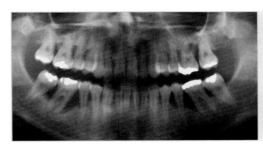

Abb. 62.2 Panoramaschichtaufnahme zur klinischen Situation in Abb. 62.1.

- Bevor ein Zahn wegen seiner parodontalen Zerstörung entfernt und damit die Notwendigkeit für Zahnersatz geschaffen wird, sollte die Prognose der zukünftigen Pfeilerzähne gegen die des zu extrahierenden parodontal geschädigten Zahnes kritisch abgewogen werden.

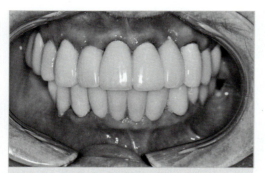

Abb. 62.3 Gleiche Patientin mit generalisierter aggressiver Parodontitis wie in Abb. 62.1 im Jahr 2010 im Alter von 36 Jahren nach 12 Jahren aktiver Parodontitistherapie (nicht chirurgische und chirurgische Parodontitistherapie, gesteuerte Geweberegeneration 36 und 46, Trisektion 26) und regelmäßiger unterstützender Parodontitistherapie.

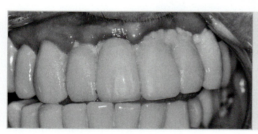

Abb. 62.4 Zahnfilmstatus zur klinischen Situation in Abb. 62.3.

62.10 Literatur

[1] Bäumer A, Pretzl B, Cosgarea R et al. Tooth loss in aggressive periodontitis after active periodontal therapy: patient-related and tooth-related prognostic factors. J Clin Periodontol 2011; 38: 644–651
[2] Carnevale G, Cairo F, Tonetti MS. Long-term effects of supportive therapy in periodontal patients treated with fibre retention osseous resective surgery. I: recurrence of pockets, bleeding on probing and tooth loss. J Clin Periodontol 2007a; 34: 334–341
[3] Chambrone LA, Chambrone L. Tooth loss in well-maintained patients with chronic periodontitis during long-term supportive therapy in Brazil. J Clin Periodontol 2006; 33: 759–764
[4] Checchi L, Montevecchi M, Gatto MRA, Trombelli L. Retrospective study of tooth loss in 92 treated periodontal patients. J Clin Periodontol 2002; 29: 651–656

Erratum

Kirch/Hoffmann/Pfaff
Prävention und Versorgung, 1. Auflage

Georg Thieme Verlag Stuttgart · New York
ISBN 978-3-13-169451-5

Liebe Leserinnen und Leser,
in Kapitel 62 sind auf S. 920 zwei falsche Abbildungen (**Abb. 62.3** und **62.4**) platziert. Die korrekten Abbildungen sind:

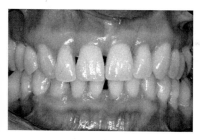

Abb. 62.3 Gleiche Patientin mit generalisierter aggressiver Parodontitis wie in **Abb. 62.1** im Jahr 2010 im Alter von 36 Jahren nach 12 Jahren aktiver Parodontitistherapie (nicht chirurgische und chirurgische Parodontitistherapie, gesteuerte Geweberegeneration 36 und 46, Trisektion 26) und regelmäßiger unterstützender Parodontitistherapie.

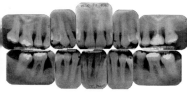

Abb. 62.4 Zahnfilmstatus zur klinischen Situation in **Abb. 62.3**.

Das komplette korrigierte Kapitel 62 steht auf der Thieme-Internetseite zum Buch als Download zur Verfügung: Bitte geben Sie im Webshop in der Suchmaske „Kirch" ein, wählen das Werk aus und kommen so auf die Detailseite zum Buch. Dort finden Sie den Link „Erratum Kap. 62", unter dem die pdf-Datei des Kapitels zum Download hinterlegt ist.

Wir bitten diesen Fehler zu entschuldigen.

Ihr Georg Thieme Verlag

[5] Dannewitz B, Krieger JK, Hüsing J et al. Loss of molars in periodontally treated patients: a retrospective analysis five years or more after active periodontal treatment. J Clin Periodontol 2006; 33: 53–61
[6] Eickholz P. Parodontal geschädigte Zähne. Wie lange geht das gut? Parodontologie 2009; 20: 225–236
[7] Eickholz P, Kaltschmitt J, Berbig J et al. Tooth loss after active periodontal therapy. 1. Patient-related factors for risk, prognosis, and quality of outcome. J Clin Periodontol 2008; 35: 165–174
[8] Faggion CMJr, Petersilka G, Lange DE et al. Prognostic model for tooth survival in patients treated for periodontitis. J Clin Periodontol 2007; 34: 226–231
[9] Fardal, Ø. Interviews and assessments of returning non-compliant periodontal maintenance patients. J Clin Periodontol 2006; 33: 216–220
[10] Fardal Ø, Johannessen AC, Linden GJ. Tooth loss during maintenance following periodontal treatment in a periodontal practice in Norway. J Clin Periodontol 2004; 31: 550–555
[11] Goldmann MJ, Ross IF, Goteiner D. Effect of periodontal therapy on patients maintained for 15 years or longer. A retrospective study. J Periodontol 1986; 57: 347–353
[12] Graetz C, Dörfer CE, Kahl M et al. Retention of questionable and hopeless teeth in compliant patients treated for aggressive periodontitis. J Clin Periodontol 2011; 38: 707–714
[13] Hirschfeld L, Wasserman B. A long-term survey of tooth loss in 600 treated periodontal patients. J Periodontol 1978; 49: 225–237
[14] Holtfreter B, Kocher T, Hoffmann T et al. Prevalence of periodontal disease and treatment demands based on a German dental survey (DMS IV). J Clin Periodontol 2010; 37: 211–219
[15] Jung RE, Pjetursson BE, Glauser R et al. A systematic review of the survival and complication rates of implant supported single crowns (SCs) after an observation period of at least 5 years. Clin Oral Implants Res 2008; 19: 119–130
[16] Karoussis IK, Kotsovilis S, Fourmousis I. A comprehensive and critical review of dental implant prognosis in periodontally compromised partially edentulous patients. Clin Oral Implants Res 2007;18: 669–679
[17] König J, Plagmann H-C, Langenfeld N et al. Retrospective comparison of clinical variables between compliant and non-compliant patients. J Clin Periodontol 2001; 28: 227–232
[18] Leung WK, Ng DKC, Jin L et al. Tooth loss in treated periodontitis patients responsible for their supportive care arrangements. J Clin Periodontol 2006; 33: 265–275
[19] Matuliene G, Pjetursson BE, Salvi GE et al. Influence of residual pockets on progression of periodontitis and tooth loss: results after 11 years of maintenance. J Clin Periodontol 2008; 35: 685–695
[20] McGuire MK, Nunn ME. Prognosis versus actual outcome. IV. The effectiveness of clinical parameters and IL-1 genotype in accurately predicting prognoses and tooth survival. J Periodontol 1999; 70: 49–56
[21] Pretzl B, Kaltschmitt J, Kim T-S et al. Tooth loss after active periodontal therapy. 2. Tooth-related factors. J Clin Periodontol 2008; 35: 175–182
[22] Pretzl B, Wiedemann D, Cosgarea R et al. Effort and costs of tooth preservation in Supportive Periodontal Treatment in a German population. J Clin Periodontol 2009; 36: 669–676
[23] Schätzle M, Löe H, Lang NP et al. The clinical course of chronic periodontitis: IV. Gingival inflammation as a risk factor for tooth mortality. J Clin Periodontol 2004; 31: 1122–1127
[24] Schweizerische Zahnärzte-Gesellschaft. Qualitätsleitlinien in der Zahnmedizin. SSO 2005
[25] Tan K, Pjetursson BE, Lang NP et al. A systematic review of the survival and complication rates of fixed partial dentures (FDPs) after an observation period of at least 5 years – III. Conventional FDPs. Clin Oral Implants Res 2004; 15: 654–666

63 Dentale Erosionen – Bedeutung für die Mundgesundheit und Perspektiven für Prävention und Versorgungsforschung

Nadine Schlüter, Carolina Ganß

Erosionen zählen zu der Klasse der nicht kariesbedingten Zahnhartsubstanzverluste. Als Definition wird allgemein akzeptiert, dass es sich bei Erosionen um Demineralisationsprozesse durch den direkten Einfluss von Säuren oder Chelatoren handelt, die einen irreversiblen Verlust an Zahnhartsubstanz hervorrufen, wenn im Speichel Untersättigung in Bezug auf Zahnmineral entsteht. Während einer erosiven Demineralisation wirken die Säuren auf saubere, das heißt Plaque-freie, Zahnoberflächen ein. Bakterien spielen bei diesem Prozess im Gegensatz zur Karies keine Rolle [8].

In der Literatur werden übereinstimmend charakteristische Defektformen beschrieben, die bereits bei der klinischen Untersuchung eine recht sichere Diagnose ermöglichen, die jedoch durch Anamnese und ggf. Ernährungsprotokolle bestätigt werden sollten. Die Diagnose kann zumindest bei ausgeprägteren Erkrankungsformen auch im Rahmen der allgemeinen ärztlichen Untersuchung gestellt werden und ist beispielsweise bei Essstörungen ein wichtiger diagnostischer Hinweis.

Initiale Erosionen sind durch eine oberflächliche Veränderung der Zahnhartsubstanz gekennzeichnet, die sich zunächst durch den Verlust der Perikymatien und des natürlichen Glanzes der Oberfläche bemerkbar macht. Bei fortdauernder Säureexposition und progredientem Substanzverlust ändert sich die Morphologie des Zahnes mit Abflachung der Höcker und Ausbildung charakteristischer muldenförmiger Defekte, Restaurationen können über das Niveau der umgebenen Zahnhartsubstanz herausragen. Mitunter kann der Verlust des gesamten Höcker-Fissuren-Reliefs oder sogar eine Eröffnung der Pulpa beobachtet werden. Auf den Glattflächen treten oft muldenförmige Vertiefungen koronal der Schmelz-Zement-Grenze auf, die in ihrer flächenhaften Ausdehnung größer sind als in ihrer Ausdehnung in die Tiefe [8]. Meist persistiert zervikal des Defekts ein intaktes Schmelzband. Da Erosionen in der Regel nicht schmerzhaft sind, werden sie von den Patienten oftmals lange nicht wahrgenommen. Meist werden zuerst Farbveränderungen bemerkt, wobei der dünner werdende Schmelzmantel das gelbliche Dentin stärker durchscheinen lässt. Bisweilen werden Erosionen erst dann als Problem wahrgenommen, wenn sich die gesamte Morphologie der Zähne verändert hat und bereits erhebliche Defekte vorliegen.

Schmelz besteht im Wesentlichen aus Kalzium und Phosphat in Form regelmäßig angeordneter Hydroxylapatitkristalle. Diese lagern sich zu Schmelzprismen zusammen, welche von der Schmelz-Dentin-Grenze bis zur Oberfläche verlaufen. Bei erosiven Säureexpositionen werden Mineralien aus diesem Verbund herausgelöst [14], was einen räumlichen Substanzverlust zur Folge haben kann. Der Mineralverlust schreitet im Schmelz bei persistierender Säureeinwirkung kontinuierlich zentripetal voran. Erosive Demineralisationen führen nicht nur zu einem irreversiblen Zahnhartsubstanzverlust, sondern auch zu einem Verlust an Mikrohärte. Dieser Prozess bewirkt eine Prädisposition des erosiv veränderten Schmelzes für mechanisch induzierte Substanzverluste [14], etwa durch Mundhygienemaßnahmen. Erosionen können nicht nur den Schmelz, sondern auch das darunter liegende Dentin betreffen. Die Histologie des Dentins unterscheidet sich deutlich vom Schmelz, insbesondere durch das Vorhandensein vitaler Strukturen. Durch Säureeinwirkungen können die Dentintubuli eröffnet werden, was eine Hypersensibilität gegenüber alltäglichen Reizen mit erheblichen Einschränkungen der Lebensqualität zur Folge haben kann [3].

63.1 Ätiologie und Risikofaktoren

Der pH-Wert einer Säure nimmt zweifelsohne einen zentralen Stellenwert in der Bewertung des erosiven Potenzials einer Säure ein. Als kritischer pH-Wert für Erosionen wird im Allgemeinen ein Wert zwischen 4 und 4,5 angesehen, was als einzelner Faktor die Entstehung von Erosionen jedoch nur unzureichend erklärt [14]. Auch nach dem Einwirken von Säuren mit einem pH-Wert oberhalb des kritischen pH-Werts lassen sich Veränderungen von charakteristischen physikalischen Eigenschaften des Schmelzes, wie etwa der Oberflächenhärte, nachweisen. Zahlreiche weitere Faktoren tragen zusätzlich zur Entstehung von Erosionen bei. Dazu zählen in Bezug auf das saure Agens unter anderem die Säureart, die Konzentration, die Pufferkapazität, die Fähigkeit als Chelator zu wirken und die Kalzium- und Phosphatkonzentration [14]. So haben kalziumreiche saure Lebensmittel, wie etwa Joghurt oder Buttermilch, aber auch kalzium-/phosphatmodifizierte Säfte zwar einen hohen Anteil titrierbarer Säuren, sie stellen aber in Bezug auf die Mineralstruktur des Zahns, etwa Hydroxyl- und Fluorapatit, übersättigte Lösungen dar [12] und haben daher unabhängig von ihrem pH-Wert kein erosives Potenzial. Neben diesen chemischen Faktoren spielen auch biologische Faktoren eine Rolle. Es wird vermutet, dass individuelle Unterschiede in der Zusammensetzung und den Eigenschaften des Speichels und des Pellikels [9], aber auch in der kristallinen Struktur der Zahnhartsubstanz in unterschiedlichem Maße für Erosionen prädisponieren.

Neben diesen chemischen und biologischen Faktoren stellen aber auch bestimmte Gewohnheitsmuster beim Verzehr, etwa spezielle Trinkgewohnheiten oder Schluckmuster, sowie der allgemeine Lebensstil, wie beispielsweise der abusive Konsum von Softdrinks oder spezielle Ernährungsformen, Risikoindikatoren für Erosionen dar. Unabhängig von diesen Faktoren führt aber erst die regelmäßige Säureexposition über einen längeren Zeitraum zu klinisch manifesten Defekten.

Hinsichtlich der Säureexposition kann zwischen exogenen und endogenen Ursachen unterschieden werden.

Die am häufigsten einwirkenden exogenen Säuren stammen aus Lebensmitteln. Zu den potenziell erosiven Lebensmitteln zählen Obst, Fruchtsäfte, Früchtetees, Wein, Sport- und Erfrischungsgetränke, Essigprodukte sowie Nahrungsergänzungsmittel in Form von Brause- oder Kautabletten [14]. Angesichts der deutlichen Zunahme der Verbrauchszahlen stellt besonders der Konsum an Erfrischungsgetränken einen Risikofaktor für Erosionen dar, wobei besonders Jugendliche betroffen sind (▶ Abb. 63.1). Neben Lebensmitteln können auch Medikamente potenziell erosiv sein. So wird beispielsweise die regelmäßige Anwendung von Asthmasprays mit der Entstehung von Erosionen in Verbindung gebracht. Zum einen haben einige Präparate einen niedrigen pH-Wert (4,3 bis 4,8) [10]. Zum anderen können wirkstoffabhängige (β_2-Adrenorezep-

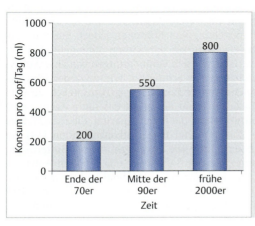

Abb. 63.1 Veränderung des Konsums an Erfrischungsgetränken unter amerikanischen Jugendlichen und jungen Erwachsenen pro Kopf und Tag (ml). Quellen: USDA surveys; Nationwide Food Consumption Surveys, 1977-78; Continuing Survey of Food Intakes of Individuals (CSFII),1987-88, 1994-96; National Health and Nutrition Examination Survey 1999-2002.

tor-Agonisten) Veränderungen in der Speichelmenge und Speichelzusammensetzung sowie eine Begünstigung von Refluxphänomenen beobachtet werden [10].

Chronisches Erbrechen oder chronische Erkrankungen des Verdauungssystems, die mit Reflux einhergehen, stellen endogene Säureexpositionen dar, bei denen Mageninhalt regelmäßig in die Mundhöhle gelangen kann. Die im Mageninhalt enthaltene Salzsäure hat einen durchschnittlichen pH-Wert von 1 bis 3 und zeigt im Vergleich zu Cola-Getränken mit ähnlichem pH-Wert ein deutlich höheres erosives Potenzial [4]. Insbesondere bei schweren Erosionen mit exponiertem Dentin könnten außerdem Verdauungsenzyme, die besonders bei Personen mit Bulimie durch das Erbrechen nachweislich in die Mundhöhle gelangen können [15], an der oftmals schnellen Progression der Substanzverluste beteiligt sein.

63.2 Prävalenz und Bedeutung für die Mundgesundheit

Bislang sind weltweit vergleichsweise wenige Studien zur Prävalenz von Erosionen publiziert (für eine Übersicht siehe [11]). Die meisten und umfangreichsten Studien stammen derzeit aus Großbritannien, während aus anderen westeuropäischen Ländern meist nur vereinzelt Daten erhoben worden sind. Darüber hinaus sind die verschiedenen Studien aufgrund erheblicher methodischer Unterschiede nur begrenzt vergleichbar, sodass das Wissen über die Bedeutung von Erosionen für die Mundgesundheit bislang eher fragmentar ist.

Für Deutschland werden gelegentlich alarmierende Äußerungen dargetan, nicht selten war von dem neuen „Zahnkiller Nummer eins" und einer drastische Zunahme dieser Zahnerkrankung die Rede. Diese Aussage kann für die Allgemeinbevölkerung gegenwärtig nicht gestützt werden, vor allem, weil die Datenlage außerordentlich dünn ist. Erosionen sind jedoch ein nicht zu vernachlässigendes klinisches Problem mit erheblichem Forschungsbedarf. Im Folgenden sind die Wesentlichen epidemiologischen Daten zusammengefasst.

63.3 Kinder und Jugendliche

Im Milchgebiss ist die Prävalenz von Erosionen bei Kindern und Jugendlichen relativ hoch. Von 463 untersuchten deutschen Kindergartenkindern im Alter zwischen zwei und sieben Jahren zeigten 32 % an mindestens einem Zahn Erosionen, bei 13 % waren ausgeprägte Defekte zu finden, die bis in das Dentin oder sogar bis zur Pulpa reichten. Dabei nahm die Prävalenz mit dem Alter der Kinder (2 bis 7 Jahre) von 24 % auf 40 % und bei Kindern über acht Jahre sogar auf 71 % zu. Ähnliche Zahlen wurden auch in Großbritannien („Childrens' Dental Health Survey", n = 17 061) ermittelt. Zu beachten bleibt jedoch, dass Erosionen im Milchgebiss nur bedingt klinische Relevanz haben, da die Milchzähne schon physiologischerweise einem Verschleiß unterliegen und nur eine relativ kurze klinische Funktion haben. Allerdings stellen sie einen Vorhersagewert für die Wahrscheinlichkeit dar, auch im bleibenden Gebiss Erosionen zu entwickeln.

Im bleibenden Gebiss ist die Prävalenz von Erosionen zunächst deutlich geringer. Eine Untersuchung bei 12-Jährigen aus Deutschland hat gezeigt, dass die Häufigkeit von initialen Defekten etwa bei 12 % und von ausgeprägteren Läsionen deutlich unter 1 % liegt. Über einen Zeitraum von fünf Jahren wurde allerdings ein Anstieg um 18 % für initiale Defekte und von 1 % für ausgeprägte Defekte festgestellt. In Großbritannien hatten sogar bis zu 56 % der Untersuchten Erosionen, bei 2,4 % reichten die Defekte bis in das Dentin. Eine Nachuntersuchung derselben Personen zwei Jahre später zeigte einen deutlichen Anstieg auf 64 % für alle Defekte beziehungsweise auf 8,7 % für Defekte bis in das Dentin. Vergleichbare Ergebnisse wurden in den Niederlanden ermittelt. Dreißig Prozent der 11-Jährigen und 44 % der 15-Jährigen hatten Erosionen; bei 11 % der 15-Jährigen wurden Dentinerosionen diagnostiziert. Auch in dieser Studie zeigte eine zweite Untersuchung der 11-Jährigen Kinder nach 1,5 Jahren einen Anstieg der Prävalenz, hier von 32 % auf 43 % [7].

Diese Prävalenzzahlen sind ein wichtiger Indikator zur Einschätzung der Bedeutung dieser Zahnerkrankung für die Mundgesundheit. Erosionen sind irreversible Zahnhartsubstanzverluste und stellen im Gegensatz zu Milchzahnerosionen im jugendlichen Alter besonders bei Dentinexposition eine inadäquate und pathologische Form des Substanzverlustes und eine besondere klinische Herausforderung dar.

63.4 Erwachsene

Zur Prävalenz von Erosionen bei Erwachsenen liegen nur sehr wenige Daten vor. Im Vergleich zu Jugendlichen scheint die Häufigkeit von Erosionen etwas höher zu sein. [11]. Von 362 Rekruten aus Deutschland im Alter von 20 Jahren hatten 23 % Schmelzdefekte und 4 % Defekte im Dentin [1]. Bemerkenswerterweise wurden in einer methodisch vergleichbaren Studie an 417 Rekruten der Schweizer Armee im Alter von 19 bis 25 Jahren deutlich höhere Prävalenzzahlen ermittelt. Zweiundachtzig Prozent wiesen Schmelzläsionen und 31 % Dentinläsionen auf [11]. Die Gründe für diese sehr deutlichen Unterschiede zwischen beiden Studien sind unklar. In einer Schweizer Personengruppe höheren Alters war die Prävalenz niedriger. Unter 26- bis 30-jährigen Personen wiesen 36 % Schmelzerosionen und 30 % Dentinerosionen an mindestens einem Zahn auf. Bei 46- bis 50-jährigen Personen stiegen die Werte auf 40 % für Schmelz- und 43 % für Dentinerosionen an. In Deutschland war sowohl für die jüngeren als auch für die älteren Bevölkerungsgruppen die Prävalenz deutlich niedriger als in der Schweiz. Lediglich 6 % der 35- bis 44-Jährigen und 4 % der 65- bis 74-Jährigen hatten Schmelzerosionen, bei 4 % wurden Dentinerosionen festgestellt.

Im Gegensatz zu Defekten bei Jugendlichen gehören Substanzverluste im höheren Lebensalter zu physiologischen Verschleißerscheinungen, die Abgrenzung zu pathologischen Formen wird bislang jedoch unterschiedlich diskutiert. Hier stehen sich unterschiedliche Grundkonzeptionen von Krankheit und Gesundheit sowie unterschiedliche Modelle von physiologischer Gebissfunktion gegenüber. Nicht zuletzt spielen der kulturelle Kontext und die individuelle mundgesundheitsbezogene Lebensqualität eine entscheidende Rolle. Dieses klinische Problem ist bislang in der internationalen Literatur nur gestreift worden, sodass hier noch erheblicher Forschungsbedarf besteht.

63.5 Risikogruppen

Im Gegensatz zu der Allgemeinbevölkerung kann die Prävalenz von Erosionen in bestimmten Risikogruppen erheblich sein. Zu diesen Gruppen gehören in Bezug auf exogene Säurequellen Personen, die beruflich regelmäßig Säuren ausgesetzt sind [20], Personen mit speziellen Kostformen, z. B. Vegetarier oder Personen, die sich vorwiegend von Rohkost ernähren und Personen, die häufig saure Getränke konsumieren [14]. Der Konsum an Sport- und Erfrischungsgetränken hat über die letzten 20 Jahre ausgesprochen zugenommen (▶ Abb. 63.1), wobei vor allem Jugendliche und junge erwachsenen Männer erhebliche Mengen verzehren (▶ Abb. 63.2). Für endogen bedingte Erosionen sind besonders Personen gefährdet, bei denen saurer Mageninhalt regelmäßig in die Mundhöhle gelangt [4].

Eine vegetarische oder Rohkosternährung ist in der Regel säurehaltiger als die durchschnittliche Normalkost. So werden beispielsweise im Rahmen einer Rohkostdiät 62 % (25 % bis 96 %) der Gesamtnahrung in Form von Obst zu sich genommen (durchschnittlich 4,8 [0,5 bis 16,1] saure Mahlzeiten pro Tag). Diese besondere Ernährungsform führt zum einen deutlich häufiger zu Erosionen (7,4 % aller Zahnflächen bei einer Normalkosternährung im Vergleich zu 24 %

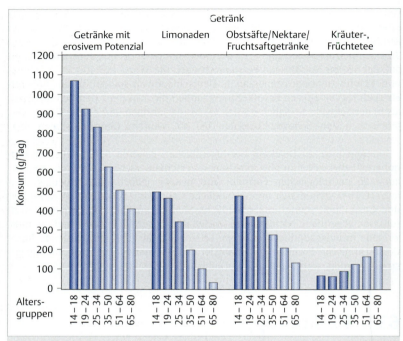

Abb. 63.2 Konsum von Getränken mit erosivem Potenzial allgemein und aufgeschlüsselt nach Limonaden, Obstsaftgetränken und Tees. Daten für männliche Konsumenten verschiedener Altersgruppen. Quelle: Deutsche Verzehrs-Studie (DVS) II (2008) Bundesministerium für Ernährung, Landwirtschaft und Verbraucherschutz.

aller Zahnflächen bei einer Rohkosternährung [11]), zum anderen aber auch zu stärker ausgeprägten Defekten.

Beruflich bedingte Erosionen können vor allem aus gutachterlicher Perspektive eine Rolle spielen. So sind beispielsweise Weinverkoster aufgrund der häufigen Säureexposition besonders für Erosionen gefährdet. Neben der hohen Erosionsprävalenz von 74% konnte auch ein Zusammenhang zwischen dem Schweregrad der Erosionen und der Dauer der Tätigkeit als Weinverkoster nachgewiesen werden. Ebenfalls zur Risikogruppe für beruflich bedingte Erosionen zählen Beschäftigte in Säure verarbeitenden Betrieben. Hier gelangen Säuren meist über eine erhöhte Konzentration an dampfförmigen Säuren in der Atemluft (1 – 5 mg/m³) in die Mundhöhle und können so vor allem im

63 Dentale Erosionen – Bedeutung für die Mundgesundheit ...

Bereich der Frontzähne Erosionen verursachen. Die Prävalenz von Erosionen ist mit 60 % bei exponierten Personen im Vergleich zu 32 % bei nicht exponierten Personen verhältnismäßig hoch [20].

Zu den Risikogruppen für endogen verursachte Erosionen zählen Personen, die unter einem regelmäßigen und hochfrequenten Rückfluss von Mageninhalt in die Mundhöhle leiden (Gastro-Esophageal Reflux Disease: GERD). Diese Erkrankung kann bei rund 8 % im Kindesalter und bei 4 bis 7 % der Bevölkerung im Erwachsenenalter gefunden werden. Epidemiologische Untersuchungen sowohl an Kindern und Jugendlichen als auch an Erwachsenen mit einem chronischen Reflux zeigen eine stark schwankende Prävalenz für Erosionen. Zwischen 14 und 87 % der an GERD erkrankten Kinder und zwischen 5 und 48 % der Erwachsenen mit GERD zeigen Erosionen [4]. Kontrollierte Studien sind hier nur selten zu finden. Diese zeigen insgesamt ein eher uneinheitliches Bild von keiner Erhöhung der Prävalenz bis zu einem etwa 3,5-fach höheren Vorkommen von Erosionen bei Patienten mit GERD im Vergleich zu gesunden Personen.

Personen mit Essstörungen, die mit chronischem Erbrechen assoziiert sind, weisen ebenfalls ein erhöhtes Risiko für Erosionen auf. Die bekanntesten Essstörungen sind Anorexia nervosa und Bulimia nervosa (WHO 1993). Die Häufigkeit wird bei Männern mit 0,1 % für alle Formen und bei Frauen mit 0,3 % für Anorexie sowie mit 1 % für Bulimie angegeben [6]. Diese Risikogruppe ist jedoch besonders relevant, da sowohl die Inzidenz [6] als auch die Prävalenz psychosomatischer Erkrankungen, die mit Essstörungen und Erbrechen assoziiert sind, deutlich zugenommen hat. Vermutlich werden aber sowohl Prävalenz als auch Inzidenz deutlich unterschätzt. So hat eine aktuelle Studie zur Gesundheit von Kindern und Jugendlichen in Deutschland ergeben, dass bei 22 % der 11- bis 17-Jährigen der Verdacht einer Essstörung besteht („KiGGS-Studie", Robert Koch Institut, 2006).

Ein typisches Zeichen für anorektische Essstörungen ist eine restriktive, oft säurehaltige Ernährung. Bulimische Formen sind dagegen durch Wechsel zwischen restriktivem Essverhalten, Essanfällen, in denen große Mengen an Nahrung in kurzer Zeit konsumiert werden, und Maßnahmen zur Kompensation einer Gewichtszunahme, z. B. selbstinduziertes Erbrechen gekennzeichnet. Gerade durch das selbstinduzierte Erbrechen liegen sehr regelmäßige und häufige Expositionen gegenüber einer ausgesprochen erosiven Säure vor, die ein hohes Risiko für Erosionen mit sich bringt. Die Prävalenz von Erosionen bei Patienten mit Bulimie schwankt, ähnlich wie bei GERD zwischen verschiedenen Studien deutlich und liegt zwischen 63 und 95 %. Erosionen treten bei Personen mit Bulimie allerdings nicht nur häufiger auf, sondern auch in stärkerer Ausprägung als in Kontrollgruppen. Interessanterweise konnte jedoch keine Assoziation zwischen der Erbrechensfrequenz, der Dauer der Erkrankung und dem Ausmaß von Erosionen festgestellt werden [4].

Allgemein bilden die publizierten Prävalenzdaten den tatsächlichen Schweregrad der Erkrankung nur eingeschränkt ab, da es sich bei den bislang verwendeten Erhebungsinstrumentarien meist um simple Ja-Nein-Aussagen handelt. Die Einschätzung der Bedeutung von Erosionen für die Mundgesundheit in der Allgemeinbevölkerung ist auf der Basis dieser Daten nicht leicht, daher soll im Folgenden Bezug auf eine weitere Erkrankung der Zahnhartsubstanz genommen werden.

Karies stellt derzeit die am weitesten verbreitete Zahnerkrankung dar, daher erscheint ein Vergleich mit den Prävalenzdaten von Karies (deutsche Mundgesundheitsstudie [DMS] IV, 2006) in entsprechenden Altersgruppen in Deutschland sinnvoll. Dreißig Prozent der 12-Jährigen, 54% der 15-Jährigen und sogar 99% der Erwachsenen zeigen kariöse, wegen Karies gefüllte oder fehlende Zähne. Nahezu jeder Erwachsene hatte also im Laufe seines Lebens irgendeine Karieserfahrung. Auch wenn in der Gruppe der 12-Jährigen ein Rückgang der Kariesprävalenz innerhalb von wenigen Jahren von 58% (DMS III, 1999) auf 30% (DMS IV, 2006) festgestellt werden konnte, so ist die Prävalenz von Karies insgesamt doch noch sehr hoch. Für Erosionen kann zwar ein gegenläufiger Trend verzeichnet werden (Anstieg der initialen Erosionen im bleibenden Gebiss von 6% in den 80er Jahren auf 15% in den 90er Jahren [11]), dennoch muss festgehalten werden, dass die Zahnerkrankung Karies im Vergleich zu Erosionen in der allgemeinen Bevölkerung derzeit ein größeres Risiko für die Mundgesundheit darstellt. Für Personen aus den genannten Risikogruppen, die besonders häufig und intensiv Säuren ausgesetzt sind, kann die Situation allerdings eine andere sein. In diesen Gruppen stellen Erosionen aufgrund der hohen Prävalenz (bis zu 95%) und der oft sehr ausgeprägten Destruktion der Zahnhartsubstanz eine deutliche Gefährdung für die Zahngesundheit dar. Vor allem in diesen Gruppen können dann sehr umfangreiche, zeit- und kostenintensive Maßnahmen notwendig werden. Neben geeigneten diagnostischen Maßnahmen ist daher in diesen Gruppen auch die Implementierung von geeigneten präventiven und therapeutischen Maßnahmen zu fordern.

63.6 Konzepte für Sekundärprävention und Therapie

Das primäre Ziel von Maßnahmen zur Sekundärprävention und Therapie bei Erosionen ist, die Progression von säureinduzierten Zahnhartgewebsverlusten zu verhindern oder zumindest soweit zu reduzieren, dass der Erhalt und die Funktionstüchtigkeit der Zähne langfristig nicht gefährdet werden. Gegebenenfalls schließen sich restaurative Maßnahmen zur funktionellen oder ästhetischen Rehabilitation an.

Die rechtzeitige, korrekte Diagnosestellung mit einer sorgfältigen differenzialdiagnostischen Abgrenzung von anderen nicht kariesbedingten Zahnhartsubstanzdestruktionen (Abfraktion, Abrasion, Attrition), die Abgrenzung von physiologischem Zahnverschleiß und pathologischer Zahnhartsubstanzerkrankung sowie von progredienten und inaktiven Defekten nimmt einen zentralen Stellenwert ein. Lediglich pathologische Substanzverluste mit Tendenz zur Progression bedürfen einer Therapie. Von pathologischen Defekten wird zumindest dann gesprochen, wenn Schmerzen bestehen, die Funktionsfähigkeit der Zähne eingeschränkt ist oder starke ästhetische Beeinträchtigungen vorliegen; wie erwähnt, ist diese Abgrenzung jedoch oftmals problematisch.

Die Sekundärprävention und die Therapie von Erosionen setzen sich aus kausalen und symptomatischen Ansätzen zusammen. Da Erosionen keine Progression zeigen, wenn die ursächliche Säureexposition eliminiert werden konnte, sollten Therapiestrategien primär kausal orientiert sein. Die Expositionsvermeidung nimmt hier einen hohen Stellenwert ein. Um diese zu erreichen, müssen zunächst die Säurequellen identifiziert werden. Endogene Säurequellen können am besten durch eine anamnestische Erhebung von Grunderkrankungen, Magen-Darm-Erkrankungen, Medikamenteneinnahmen, aber auch durch die direkte Frage nach Essstörungen ermittelt werden. Exogene Säurequellen lassen sich durch ein Ernährungsprotokoll eruieren, das in der Regel über eine Woche geführt wird, und Art und Menge der verzehrten Lebensmittel und Getränke sowie die Verzehrsfrequenz umfasst.

Bei exogenen Säuren handelt es sich im Regelfall um ernährungsassoziierte Quellen, die durch eine Ernährungsumstellung leicht gemieden werden können. Im Rahmen einer Ernährungsberatung sollte aber nicht nur aufgezeigt werden, wie Säuren gemieden, sondern auch so modifiziert werden können, dass ihr erosives Potenzial vermindert oder sogar gänzlich eliminiert werden kann. In diesem Zusammenhang haben sich kalziumreiche oder kalziummodifizierte Lebensmittel, wie Joghurt oder in Bezug auf Erosionen entwickelte „zahnfreundliche", kalziumangereicherte Säfte als besonders geeignet erwiesen [14].

Bei endogen bedingten Erosionen steht die interdisziplinäre Zusammenarbeit mit Internisten, Gastroenterologen oder Psychiatern bzw. Psychologen im Vordergrund, wie sie die Leitlinie zur Diagnose und Therapie von Essstörungen vorsieht [6]. Zu beachten ist aber, dass gerade bei Essstörungen neben der endogene Säureexposition auch multiple exogene Risikofaktoren vorliegen können.

Kausale Strategien können nur dann wirksam implementiert werden, wenn die ursächliche Noxe eindeutig identifiziert und auch hinreichend eliminiert werden kann. Vor allem bei endogen bedingten Erosionen oder bei besonderen Ernährungsformen ist das jedoch nur bedingt möglich. In diesen Fällen sind symptomatische Therapiestrategien angezeigt.

Im Gegensatz zu Karies, die ab einem gewissen Stadium grundsätzlich einer invasiv-restaurativen Therapie bedarf, können Erosionen oft lange mit nicht invasiven Maßnahmen therapiert werden. Zwar sind Erosionen in der Internationalen Klassifikation der Krankheiten (ICD-10) erfasst, die nicht invasive symptomatische Therapie dieser Zahnhartsubstanzerkrankung ist jedoch nicht im Leistungskatalog der Krankenkassen enthalten. Das führt nicht nur dazu, dass die meisten der symptomatischen Therapiemaßnahmen von den Patienten selbst zu finanzieren sind, sondern dürfte auch zu einer mehr restaurativen Ausrichtung der Betreuung in der Praxis beitragen und die Umsetzung nicht invasiver Maßnahmen erschweren.

Grundsätzlich stehen Maßnahmen im Vordergrund, die die Säureresistenz der Zahnhartsubstanzen erhöhen und den Verlust an Mikrohärte verringern. [17]. Dazu eigenen sich Therapieansätze, die zu säurestabilen Beschichtungen auf der Zahnoberfläche führen. Dazu zählen das Auftragen von Adhäsiven oder dünn fließenden Komposit-Materialien, die Modifikation des auf der Zahnoberfläche anhaftenden Pellikels mit Biopolymeren sowie die Applikation von Präparaten, die zur Bildung möglichst schwerlöslicher mineralischer Präzipitate führen.

Die Beschichtung mit Adhäsiven ist vor allem bei deutlicher Progredienz, die beispielsweise bei Personen mit einer Essstörung in Kombination mit Erbrechen gehäuft auftritt, oder bei Hypersensibilitäten eine geeignete Strategie. Durch die Applikation dieser Materialien werden die behandelten Areale direkt vor weiteren Säureexpositionen und damit Demineralisationen geschützt. Vor allem bei Hypersensibilitäten oder sehr pulpennahen Läsionen kann mit dieser Maßnahme schnell Abhilfe geschaffen werden. Es gibt jedoch Hinweise darauf, dass solche Beschichtungen nach etwa drei bis sechs Monaten wieder erneuert werden müssen [18], Diese Maßnahme ist daher sehr zeit- und kostenintensiv, und kann allenfalls als Akuttherapie, aber nicht als Langzeittherapeutikum, verstanden werden.

Eine andere Strategie, die durch den Patienten eigenständig zu Hause erfolgt und damit unabhängig von einem Zahnarzt, ist die Anwendung von speziell formulierten Mundhygienemitteln, die zu möglichst säurestabilen Präzipitaten auf der Zahnoberfläche führen sollen. In diesem Zusammenhang haben sich fluoridhaltige Präparate als effektiv erwiesen. Je nach Art der Fluoridverbindung bilden sie auf der Zahnoberfläche unterschiedliche mineralische Niederschläge. Studien konnten zeigen, dass vor allem die Kombination aus Zinn und Fluorid (▶ Abb. 63.3) Erosionen sowohl unter Labor- als auch unter Mundbedingungen ausgesprochen effektiv verhindern kann [17]. Im Gegensatz zu

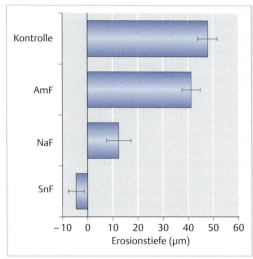

Abb. 63.3 Erosionstiefe (µm, Mittelwert ± Standardfehler) nach einem Erosionsversuch mit Anwendung verschiedener Fluoridverbindungen (AmF: Aminfluorid, NaF: Natriumfluorid, SnF: Zinnfluorid). Quelle: [8].

den herkömmlichen Fluoriden, die leicht säurelösliche CaF_2-ähnliche Präzipitate auf der Zahnoberfläche bilden, führt die Applikation der Kombination aus Zinn und Fluorid zu säurestabilen, zinnhaltigen Deckschichten auf der Zahnoberfläche und zu einer Inkorporation des Zinns in die oberen Schichten der Zahnhartsubstanz [16]. Beide Reaktionsmechanismen bewirken eine wirksame Reduktion von erosiven Demineralisationsprozessen, sodass Produkte mit derartigen Inhaltsstoffen eine effektive Strategie zur symptomatischen Therapie von Erosionen darstellen.

In der letzten Zeit sind zahlreiche Produkte auf den Markt gekommen, die speziell gegen Erosionen wirken sollen, in den meisten Fällen ebenfalls über die Bildung von mineralischen Präzipitaten auf der Zahnoberfläche. Sie enthalten Inhaltsstoffe wie nanokristallines Hydroxylapatit, zinnhaltige Verbindungen oder Natriumfluorid in Kombination mit anderen Verbindungen, welche die Verfügbarkeit des Fluorids erhöhen sollen. Die Wirksamkeit dieser Verbindungen ist bisher nur für zinnhaltige Produkte wissenschaftlich eindeutig belegt, nicht aber für die anderen Verbindungen. So ist zum Beispiel Hydroxylapatit bekanntermaßen unter erosiven Bedingungen gut löslich und es gibt keinen Hinweis darauf, dass die nanokristalline Form diese Löslichkeit herabsetzt. In vivo Studien, die eine erosionsinhibierende Wirkung oder eine Reparatur von Erosionsdefekten belegen, sind derzeit nicht publiziert. Ein Teil dieser Produkte ist zudem fluoridfrei, was hinsichtlich der Kariesprävention ein erhebliches Problem darstellt.

Die Modifikation des auf der Zahnoberfläche anhaftenden Pellikels stellt eine weitere Option dar. Das Pellikel, ein weitgehend bakterienfreier Biofilm aus Proteinen, Glykoproteinen, Lipiden und anderen organischen Komponenten, stellt eine Diffusionsbarriere für Säuren dar und bietet für einen umschriebenen Zeitraum Schutz gegen erosive Demineralisationen. Da dieser Schutz aber bei Personen mit Erosionen nicht auszureichen scheint, liegt eine Verstärkung der pellikeleigenen Schutzfunktion nahe, wie etwa durch die Applikation von Biopolymeren. Chitosan ist ein derartiges Biopolymer, das sich vom Chitin ableitet. Chitosan selbst ist in der Lage an Pellikelmolekülen zu adsorbieren und eine hydrophobere Oberfläche [19] mit einer vermutlich geringeren Säurelöslichkeit zu bilden. Wissenschaftliche Belege zur klinischen Wirksamkeit von Chitosan sind derzeit allerdings nicht publiziert.

Neben der Frage, welche Präparate für eine symptomatische Therapie von Erosionen besonders geeignet sind, wird auch die Frage nach dem geeigneten Zahnputzzeitpunkts, zum Teil kontrovers diskutiert. Durch Bürsten auf erosiv veränderten Zahnoberflächen lässt sich experimentell eine Erhöhung des Zahnhartsubstanzverlusts provozieren [13]. Mit der Intention eine Wiedererhärtung der Erweichung durch Remineralisationsvorgänge durch den Speichel zu ermöglichen, wird bisweilen empfohlen, den Zahnputzzeitpunkt nach einer sauren Mahlzeit zu verschieben. Unter Laborbedingungen lassen sich durch die Lagerung von Zahnproben in künstlichem Speichel leicht mineralische Präzipitate auf der Zahnoberfläche etablieren, wodurch eine messbaren Erhöhungen der Mikrohärte erreicht werden kann [2]. In der Mundhöhle wird das Ausfallen von Mineralien auf der Zahnoberfläche durch bestimmte Speichelproteine, wie Statherin, verhindert. Mineralische Präzipitate und der damit verbundene Wiederanstieg der Mikrohärte konnten unter Mundbedingungen entsprechend nur bedingt nachgewiesen werden.

Das Verschieben des Zahnputzzeitpunkts ist daher nicht angebracht und erscheint darüber hinaus auch nur schwer in den Tagesablauf zu integrieren. Personen mit inadäquater oder traumatisierender Putztechnik sollten jedoch individuell beraten werden. Patienten mit chronischem Erbrechen und erosiven Läsionen sollten nach dem Erbrechen anstelle des Putzens mit einer wirksamen Mundspüllösung spülen. Für alle anderen Personen sollten die herkömmlichen, dem allgemeinen Standard entsprechenden Mundhygieneempfehlungen ausgesprochen werden.

Die generelle Empfehlung, nach dem Verzehr saurer Lebensmittel nicht direkt zu putzen, hat besonders im öffentlichen Gesundheitswesen zu erheblichen Verunsicherungen geführt, weil sie im Gegensatz zu den etablierten Empfehlungen zur Kariesprävention steht. Gerade vor dem Hintergrund, dass Karies noch immer die häufigste Zahnhartsubstanzerkrankung ist, sollten neue

Mundhygieneempfehlungen nur nach sorgfältiger Abwägung und aufgrund gesicherter wissenschaftlicher Nachweise verändert werden.

In vielen Fällen reichen die genannten Maßnahmen aus, um die Progression von Erosionen zu stoppen oder zumindest soweit zu reduzieren, dass keine weiterführenden Maßnahmen notwendig sind. Sollten die Zahnhartsubstanzverluste jedoch so schwerwiegend sein, dass Schmerzen auftreten, ernsthafte ästhetische Beeinträchtigungen bestehen oder funktionelle Beeinträchtigungen vorliegen, müssen auch restaurative Maßnahmen in Erwägung gezogen werden. Da die verbliebene Zahnhartsubstanz in der Regel kariesfrei ist, sollten minimalinvasive also zahnhartsubstanzschonende Therapiestrategien vorgezogen werden. Erst bei sehr ausgeprägten Defekten in Kombination mit einem Verlust der Kieferrelationen sollte über weiterführende Maßnahmen, wie prothetische Rehabilitationen nachgedacht werden.

63.7 Perspektiven für Prävention und Versorgungsforschung

Primärprophylaktische Maßnahmen zur Kariesprävention sind etabliert, gesetzlich geregelt und werden zweifelsohne bundesweit strukturiert durchgeführt. Angesichts der hohen Kariesprävalenz von rund 99 % unter den Erwachsenen und Senioren (DMS IV) sind diese Maßnahmen nicht in Zweifel zu ziehen.

Aufgrund der deutlich niedrigeren Prävalenz von Erosionen und der allgemein unklaren Datenlage ist derzeit nicht klar, in welcher Form primärpräventive Maßnahmen angezeigt sind. Zumindest sollten bevölkerungsbezogene Aufklärungsmaßnahmen für mögliche Gefahren durch den regelmäßigen Konsum säurehaltiger Lebensmittel sensibilisieren und über deren schädigendes Potenzial sinnvoll informieren. Vor allem Jugendliche und junge Erwachsene stellen aufgrund des oftmals hohen Konsums an Sport- und Erfrischungsgetränken (▶ Abb. 63.2) eine Risikogruppe für Erosionen dar. Es ist durchaus denkbar, dass in naher Zukunft vor allem Erosionen, bedingt durch Erfrischungsgetränke, einen zentralen Stellenwert in der Praxis und damit auch in der Therapieplanung und -finanzierung einnehmen werden.

Eine Forschungsperspektive im Rahmen der Versorgungsforschung stellen in diesem Zusammenhang Erhebungen in öffentlichen Institutionen wie etwa in Schulen über Ernährungsgewohnheiten und Gebisszustand bei Jugendlichen und jungen Erwachsenen dar, die den Bedarf für Prävention und Therapie von Erosionen widerspiegeln (Bedarfsforschung).

In diesem Zusammenhang ist ein kürzlich vorgeschlagenes, neues Erhebungsinstrument von besonderer Bedeutung, das die klinische Ausprägung von Erosionen ermittelt und mit Therapievorschlägen verbindet (Basic Erosive Wear Examination; BEWE) [5]. Es wurde ein Bewertungsschema generiert, bei dem sextantenweise der Schweregrad der Erosionen bestimmt wird. In der Durchführung wird zunächst die Ausprägung der Erosionen auf den Glattflächen, beziehungsweise Okklusalflächen, mit einem vierstufigen Bewertungsschema (Grad 0 bis 3, ▶ Tab. 63.1) ermittelt und anschließend der höchste Wert eines jeden Sextanten erfasst. Folgend wird aus den Einzelwerten der Sextanten ein Summenwert (Maximalwert 18) gebildet. Der Summenwert gibt, anhand von definierten Kategorien, Auskunft über den Schweregrad und das Gesamtausmaß der Erkrankung. Jeder Kategorie, also jedem Schweregrad der Erosion, sind Empfehlungen für Therapiemaßnahmen zugeordnet, die einen Leitfaden für die Therapieplanung darstellen (▶ Tab. 63.2). Der BEWE stellt eine Grundlage für die methodische Entwicklung im Bereich der Versorgungsforschung dar und könnte zu einem Erhebungsinstrument für „Effectiveness-Studien" zur Wirksamkeit von individualisierten Präventionsprogrammen für Erosionen im Rahmen der schulzahnärztlichen Betreuung weiterent-

Tab. 63.1 Scoring-System und klinische Diagnosekriterien Basic Erosive Wear Index Index (BEWE-Index).

	Score 0	Score 1	Score 2*	Score 3*
Bewertungskriterien	keine Erosionen	initialer Verlust der Oberflächenstrukturen (z. B. Glanz, Perikymatien)	klinisch manifester Defekt Zahnhartsubstanzverlust auf weniger als 50% der Zahnoberfläche	klinisch manifester Defekt Zahnhartsubstanzverlust auf 50% oder mehr der Zahnoberfläche
Diagnosekriterien	Okklusal- bzw. Inzisalflächen • Dellen und muldenförmige Defekte, Verlust des Höcker-Fissuren-Reliefs („abgeschmolzenes Erscheinungsbild") • Restaurationen können das Niveau der umgebenden Zahnhartsubstanz überragen. Glattflächen • Verlust der oberflächlichen Strukturen und des Glanzes • Konkavitäten koronal der Schmelz-Zement-Grenze, meist intakter Schmelzbereich zervikal • Ausdehnung in die Tiefe geringer als in die Breite			

* Bei Score 2 und 3 liegt oft eine Dentinbeteiligung vor.

wickelt werden. Anhand dieser Erhebungen sollten dann neue Konzepte zur Primärprävention evaluiert werden. Derzeit kommt vor allem interventionsorientierten Aufklärungskampagnen in diesen Institutionen eine große Bedeutung als primärpräventive Strategie zu.

Neben allgemeinen Präventionsmaßnahmen stellt die Versorgung von Risikogruppen eine besondere Herausforderung dar. Im Vordergrund stehen Personen mit verschiedensten Formen von Essstörungen. Ein großer Erfolg ist in diesem Zusammenhang die Aufnahme der zahnärztlichen Versorgung in die Ende 2010 erschienenen S 3-Leitlinien zur „Diagnostik und Therapie von Essstörungen". Diese sieht eine *„Versorgung von Patientinnen mit erhöhtem medizinischem Risiko sowie im Falle einer Gefährdung der Zähne (selbstinduziertes Erbrechen)"* durch *„eine interdisziplinäre Behandlung unter Einbeziehung von*

Tab. 63.2 Empfehlungen für kausale und symptomatische Therapiemaßnahmen sowie Vorschläge für Kontrollintervalle entsprechend dem BEWE-Index.

Schweregrad	Kumulativer Wert aller Sextanten	Management (Verhaltens- und Therapieempfehlungen)
0	kleiner oder gleich 2*	• Routinekontrollen und Beobachtung • Index alle 3 Jahre aufzeichnen
niedrig	zwischen 3 und 8*	• Ernährungsprotokoll und -beratung, Routinekontrollen und Beobachtung, allgemeine Mundhygieneempfehlungen (Umstellung der Mundhygiene nur bei insuffizienter und traumatischer Technik) • Index alle 2 Jahre aufzeichnen
mittel	zwischen 9 und 13*	• Ernährungsprotokoll und -beratung, Routinekontrollen und Beobachtung, allgemeine Mundhygieneempfehlungen (Umstellung der Mundhygiene nur bei insuffizienter und traumatischer Technik) • Identifizierung der Hauptursache(n) für die Zahnhartsubstanzverluste • Entwicklung kausaler Strategien • Strategien zur Erhöhung der Säureresistenz der Zahnhartsubstanz (symptomatische Maßnahmen) • Monitoring (Situationsmodelle oder Fotos) • Index alle 6 – 12 Monate aufzeichnen • Restaurationsmaßnahmen möglichst vermeiden

Fortsetzung ▶

Tab. 63.2 Fortsetzung

Schweregrad	Kumulativer Wert aller Sextanten	Management (Verhaltens- und Therapieempfehlungen)
hoch	14 und größer*	• Ernährungsprotokoll und -beratung, Routinekontrollen und Beobachtung, allgemeine Mundhygieneempfehlungen (Umstellung der Mundhygiene nur bei insuffizienter und traumatischer Technik) • Identifizierung der Hauptursache(n) für die Zahnhartsubstanzverluste • kausale Maßnahmen • Strategien zur Erhöhung der Säureresistenz der Zahnhartsubstanz (symptomatische Maßnahmen) • Monitoring (Situationsmodelle oder Fotos) • Index alle 6 – 12 Monate aufzeichnen • Restaurationen in die Gesamtplanung mit einbeziehen (Stillstand der Progression vorher anstreben)

*Die Grenzwerte werden derzeit noch diskutiert!

somatisch erfahrenen Kollegen (Facharzt für Allgemeinmedizin, Innere Medizin bzw. Pädiatrie, Zahnmedizin)" vor [6]. Die Veröffentlichung und die Verbreitung von Leitlinien und Rahmenempfehlungen reichen jedoch zur Implementierung von Behandlungsmaßnahmen in die Alltagspraxis und für nachhaltige Veränderung des Handelns nicht aus. Im Rahmen von Implementierungsforschungsansätzen könnte beantwortet werden, wie wissenschaftliche Fakten und handlungsrelevantes Wissen zu Erosionen nachhaltig an die entsprechenden Zielgruppen vermittelt werden können, wie Evidenz in einer nachhaltigen Weise implementiert werden kann, wie dies zu einer besseren Gesundheitsversorgung von Patienten mit Essstörungen führt und wie Probleme in der Versorgungspraxis evaluiert, in Forschungsfragen transformiert und wissenschaftlich bearbeitet werden können.

Da das Phänomen Erosionen ein relativ neues wissenschaftliches Gebiet darstellt und in der universitären Ausbildung noch wenig etabliert ist, besteht auch Forschungsbedarf (Grundlagen- und Anwendungsforschung) zur Umsetzung von Betreuungsangeboten für Personen mit Erosionen in der Zahnarztpraxis als versorgungsrelevantem Bereich (z. B. Bereitschaft zur Anwendung neuer nicht invasiver Therapiestrategien für Erosionen).

63.8 Literatur

[1] Aßmann T. Häufigkeit und Schweregrad von Zahnerosionen bei Rekruten [Dissertation]. Gießen: Justus-Liebig-Universität; 2010
[2] Attin T, Buchalla W, Gollner M, et al. Use of variable remineralization periods to improve the abrasion resistance of previously eroded enamel. Caries Res 2000; 34: 48–52
[3] Bamise CT, Esan TA. Mechanisms and treatment approaches of dentine hypersensitivity: a literature review. Oral Health Prev Dent 2011; 9: 353–367
[4] Bartlett D. Intrinsic causes of erosion. In: Lussi A, Hrsg. Dental Erosion – From diagnosis to therapy. Basel: Karger; 2006: 119–139
[5] Bartlett D, Ganss C, Lussi A. Basic Erosive Wear Examination (BEWE): a new scoring system for scientific and clinical needs. Clin Oral Invest 2008; 12: S 65–68
[6] Deutsche Gesellschaft für Psychosomatische Medizin und Psychotherapie und das Deutsche Kollegium für Psychosomatische Medizin. S 3-Leitlinie: Diagnostik und Therapie der Essstörungen. AWMF-Register 2010; Nr. 051/026
[7] El Aidi H, Bronkhorst EM, Huysmans MC, et al. Dynamics of tooth erosion in adolescents: A 3-year longitudinal study. J Dent 2010; 38: 131–137
[8] Ganss C, Lussi A. Diagnosis of erosive tooth wear. In: Lussi A, Hrsg. Dental Erosio – From diagnosis to therapy. Basel: Karger; 2006: 32–43
[9] Hara AT, Lussi A, Zero DT. Biological factors. In: Lussi A, Hrsg. Dental erosion – From diagnosis to therapy. Basel: Karger; 2006: 88–99
[10] Hellwig E, Lussi A. Oral hygiene products and acidic medicines. In: Lussi A, Hrsg. Dental erosion – From diagnosis to therapy. Basel: Karger; 2006: 112–118
[11] Jaeggi T, Lussi A. Prevalence, incidence and distribution of erosion. In: Lussi A, Hrsg. Dental Erosion – From diagnosis to therapy. Basel: Karger; 2006: 44–65
[12] Larsen MJ, Nyvad B. Enamel erosion by some soft drinks and orange juices relative to their pH, buffering effect and contents of calcium phosphate. Caries Res 1999; 33: 81–87
[13] Lussi A, Hellwig E. Risk assessment and preventive measures. In: Lussi A, Hrsg. Dental erosion – From diagnosis to therapy. Basel: Karger; 2006: 190–199
[14] Lussi A, Jaeggi T. Chemical factors. In: Lussi A, Hrsg. Dental erosion – From diagnosis to therapy. Basel: Karger; 2006: 77–87
[15] Schlueter N, Ganss C, Pötschke S, et al. Enzyme activities in the oral fluids of patients suffering from bulimia – a controlled clinical trial. Caries Res 2012; 46: 130–139
[16] Schlueter N, Hardt M, Lussi A, et al. Tin-containing fluoride solutions as anti-erosive agents in enamel: an in vitro tin-uptake, tissue-loss, and scanning electron micrograph study. Eur J Oral Sci 2009; 117: 427–434
[17] Schlüter N, Klimek J, Ganß C. BEWE - ein Hilfsmittel zur Beurteilung der Behandlungsbedürftigkeit von Erosionen. Oralprophylaxe & Kinderzahnheilkunde 2011; 33: 120–129
[18] Sundaram G, Wilson R, Watson TF, et al. Clinical measurement of palatal tooth wear following coating by a resin sealing system. Oper Dent 2007; 32: 539–543
[19] van der Mei HC, Engels E, De Vries J, et al. Chitosan adsorption to salivary pellicles. Eur J Oral Sci 2007; 115: 303 – 307
[20] Wiegand A, Attin T. Occupational dental erosion from exposure to acids: a review. Occup Med (Lond) 2007; 57: 169–176

64 Die Mundgesundheitswirtschaft als „Beschäftigungstreiber" der deutschen Wirtschaft – Ergebnisse einer gesundheitsökonomischen Trendanalyse

David Klingenberger, Dennis A. Ostwald

„Das Gesundheitswesen stellt einen erheblichen Wirtschafts- und Wachstumsfaktor in einer entwickelten Volkswirtschaft dar. Es dient nicht nur der Erhaltung, Wiederherstellung und Förderung der Gesundheit, sondern trägt mit seinen Dienstleistungen zur volkswirtschaftlichen Wertschöpfung mit den entsprechenden Wirkungen auf den Arbeitsmarkt bei. In anderen Bereichen werden steigende Umsätze, Gewinne und Beschäftigungszahlen als Erfolgsmeldung angesehen und kommen in die Schlagzeilen der Medien. Es überrascht daher, daß derartige Entwicklungen im Gesundheitswesen als personalintensiver Dienstleistungsbranche mit einem ausgeprägten Anteil an Hochtechnologieprodukten und mittelständischen Industriebetrieben in der Regel als Kostenexplosion und Überangebot wahrgenommen werden." [12]

64.1 Einleitung

In der Vergangenheit wurde das Gesundheitswesen zumeist als konsumtiver, güterverzehrender Wohlfahrtssektor wahrgenommen und nur höchst selten als produktiver Bereich der Volkswirtschaft dargestellt [15]. Es scheint jedoch, dass die frühe Kritik des Sachverständigenrates an der einseitigen Kostenfixierung der Gesundheitspolitik späte Früchte trägt. Auf dem Weg hin zu einer offenen Gesundheitsgesellschaft hat sich nämlich mittlerweile der Blick auf die ökonomischen Grundlagen des Gesundheitswesens verändert (▶ Abb. 64.1). Das aufkeimende neue **Gesundheitsverständnis** stellt primär auf die produktiven Ressourcen der Gesundheitsbranche ab – das Spektrum reicht hier von der Orientierung am Patienten als sog. Ko-Produzenten seiner Gesundheit bis hin zum ergebnisorientierten „Outcomes Research", das den Fokus seiner Analyse auf individuelle und kollektive Gesundheitsgewinne richtet.

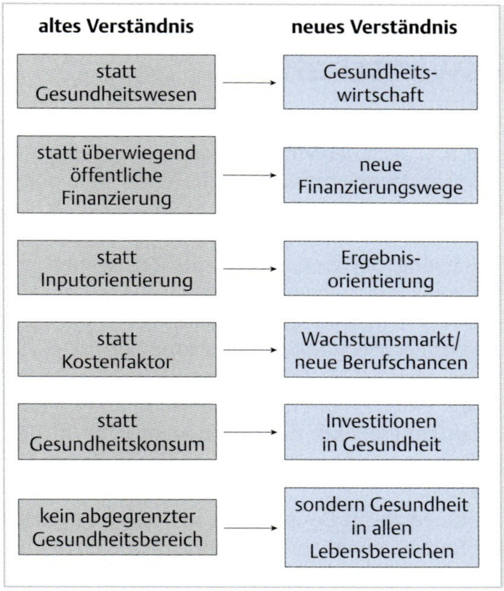

64 Die Mundgesundheitswirtschaft als „Beschäftigungstreiber" ...

altes Verständnis	neues Verständnis
statt Gesundheitswesen	Gesundheitswirtschaft
statt überwiegend öffentliche Finanzierung	neue Finanzierungswege
statt Inputorientierung	Ergebnisorientierung
statt Kostenfaktor	Wachstumsmarkt/ neue Berufschancen
statt Gesundheitskonsum	Investitionen in Gesundheit
kein abgegrenzter Gesundheitsbereich	sondern Gesundheit in allen Lebensbereichen

Abb. 64.1 Neues Verständnis von Gesundheit – auf dem Weg zur offenen Gesundheitsgesellschaft. Quelle: Henke, Neumann, Schneider, 2010, S. 21.

Dieses neue Verständnis basiert auf den Säulen individueller Wertschätzung und gesellschaftlicher Wertschöpfung. Im ökonomischen Sinne ist Gesundheit ein „superiores Gut", das mit steigendem Wohlstand sowohl absolut als auch relativ häufiger nachgefragt wird. Das bedeutet, dass die Menschen bereit sind, einen überproportionalen Anteil des Wohlstandszuwachses für das Gut Gesundheit auszugeben. Auch in der Zahnmedizin zeigt sich der gesellschaftliche **Wertewandel** deutlich an dem gestiegenen Bewusstsein für die Bedeutung gesunder Zähne und den Nutzen präventiver Konzepte [9]. Was aber bedeutet dieser soziologische Befund gestiegener „Dental Awareness" in gesamtwirtschaftlicher Hinsicht und was sind seine ökonomischen Folgen? Am Beispiel der Beschäftigung im Bereich der Zahnmedizin – in ökonomischer Hinsicht sprechen wir von der sog. „Mundgesundheitswirtschaft" – soll im Folgenden sowohl ein Blick zurück als auch ein Blick nach vorne bis in das Jahr 2030 geworfen werden.

64.2 Beschäftigungspotenzial in der Mundgesundheitswirtschaft

Aus volkswirtschaftlicher Sicht ist die Beschäftigung und deren Entwicklung eine zentrale Größe, an der sich u. a. auch der wirtschaftspolitische Erfolg der jeweiligen Bundesregierung messen lassen muss. Das Ziel eines hohen Beschäftigungsstandes ist in Deutschland seit 1967 im sog. Stabilitätsgesetz gesetzlich verankert.

Eine makroökonomische Schätzung der durch Gesundheitsausgaben geschaffenen Arbeitsplätze hatte bereits der Sachverständigenrat für die konzertierte Aktion im Gesundheitswesen erstmals in seinem Sondergutachten 1996 vorgelegt [12]. Dazu ermittelte der Sachverständigenrat sektorspezifische Arbeitsproduktivitäten (definiert als Nettowertschöpfung pro Arbeitskraft). Im Ergebnis zeigte sich, dass die aus einer Erhöhung der Gesundheitsausgaben resultierenden positiven Beschäftigungseffekte die Nachfrageausfälle in den anderen volkswirtschaftlichen Sektoren aufgrund der zusätzlichen Kostenbelastung deutlich überkompensierten.

Der spezielle Bereich der Zahnmedizin in Deutschland ist – obwohl relativ eindeutig gegenüber anderen Teilbereichen der Gesundheitswirtschaft abgrenzbar – bislang noch nicht umfassend auf sein wirtschaftliches Beschäftigungspotenzial hin analysiert worden. Dass der Beitrag der Zahnmedizin zur gesamtwirtschaftlichen Beschäftigungssicherung so lange negiert werden konnte, hing u. a. mit den methodischen und praktischen Schwierigkeiten einer empirischen Zusammenschau der hierzu erforderlichen statistischen Daten zusammen. Die großen methodischen Fortschritte im Rahmen der Einführung des Gesundheitssatellitenkontos – hierbei handelt es sich um ein neu geschaffenes Konto innerhalb der Volkswirtschaftlichen Gesamtrechnung (VGR), mit dem die gesamtwirtschaftliche Verflechtung des Gesundheitssektors anhand wirtschaftspolitischer Kategorien wie Wertschöpfung, Produktivität, Kapitalbildung oder Beschäftigtenzahlen ermittelt wird [3] – sowie die nunmehr verfügbaren umfangreichen epidemiologischen Datenbestände der vom Institut der Deutschen Zahnärzte (IDZ) durchgeführten bevölkerungsrepräsentativen Mundgesundheitsstudien [8] erlauben heute jedoch detailliertere Berechnungen und Prognosen zu den Wachstums- und Beschäftigungsperspektiven des zahnmedizinischen Versorgungssystems.

Zunächst soll – ausgehend von den Daten der Gesundheitspersonalrechnung – retrospektiv die Beschäftigungsentwicklung im ambulanten zahnmedizinischen Versorgungsbereich beleuchtet werden.

64.2.1 Beschäftigungsentwicklung im Zeitraum von 2000 bis 2009

Die betriebswirtschaftliche Basis für die Beschäftigung von Personal in den Zahnarztpraxen stellen die **Umsätze** (aus Sicht der Praxisinhaber) bzw. die Gesundheitsausgaben (aus der Perspektive der Zahlungsverpflichteten) dar. Auf jeden Arbeitsplatz in Zahnarztpraxen entfällt rechnerisch ein Umsatzanteil, der auf diesem Arbeitsplatz erwirtschaftet wird. Dieser Umsatzanteil ist sowohl ein Maß für die Arbeitsproduktivität als auch für die Arbeitsintensität. Bei der zahnmedizinischen Versorgung handelt es sich um einen Dienstleistungsbereich, der relativ arbeitsintensiv ist. Die Behandlung wird als personalisierte Dienstleistung am Patienten erbracht; sie ist zudem nur zu einem geringen Anteil automatisierbar. Anders liegt der Sachverhalt bei der Zahnprothetik, die in praxiseigenen Laboren bzw. in Fremdlaboren angefertigt wird und deren Herstellungsprozess mittlerweile einen hohen Automatisierungsgrad aufweist (CAD/CAM-gesteuerte Fertigungstechnik).

In der nachfolgenden ▶ Tab. 64.1 sind die **Gesundheitsausgaben** insgesamt sowie in Arzt- und Zahnarztpraxen dargestellt. Es zeigt sich, dass der Ausgabenanteil der Zahnarztpraxen an den gesamten Gesundheitsausgaben in den letzten Jahren kontinuierlich gefallen ist, von 7,6 % auf 6,4 % der gesamten Gesundheitsausgaben.

Der Rückgang des Anteils der Zahnarztpraxen ist nicht auf rückläufige absolute Gesundheitsausgaben in den Zahnarztpraxen zurückzuführen, sondern vielmehr auf die vergleichsweise stärker angestiegenen Gesundheitsausgaben in den Arztpraxen. Der Vergleich der Gesundheitsausgaben nach Einrichtungen verdeutlicht, dass der Anteil der Zahnarztpraxen, gemessen an den Arztpraxen, von 53,6 % im Jahr 1996 auf 41,7 % im Jahr 2008 zurückgegangen ist. Im gleichen Zeitraum sind die Gesundheitsausgaben in Zahnarztpraxen in absoluten Zahlen von 14,9 Milliarden Euro auf 16,8 Milliarden Euro (+13 %) angestiegen.

Trotz des rückläufigen Anteils an den gesamten Gesundheitsausgaben ist die bisherige Beschäftigungsbilanz der Mundgesundheitswirtschaft positiv, insbesondere im Vergleich zur volkswirtschaftlichen Gesamtsituation. Betrachtet man den Zeitraum ab dem Jahr 2000, so zeigt sich gemäß **Erwerbstätigenrechnung** ein Anstieg der Erwerbstätigenzahl in Deutschland bis 2009 um etwa 1,13 Millionen bzw. um 2,9 %. Als Erwerbstätige gelten Arbeitnehmer oder Selbstständige bzw. mithelfende Familienangehörige, die eine auf wirtschaftlichen Erwerb gerichtete Tätigkeit ausüben.

Demgegenüber verdeutlichen die Daten der **Gesundheitspersonalrechnung**, dass die Beschäftigung im Bereich der Mundgesundheitswirtschaft im gleichen

E Prävention und Versorgungsforschung in der Zahn-, Mund- und Kieferheilkunde

Tab. 64.1 Gesundheitsausgaben nach Einrichtungen in Milliarden Euro. Quelle: Destatis, Gesundheitsausgabenrechnung.

Gesundheits-ausgaben	1996	1997	1998	1999	2000	2001	2002	2003	2004	2005	2006	2007	2008
gesamt	195,5	196,4	201,8	207,4	213,0	220,9	228,8	234,6	234,4	240,5	246,1	254,3	264,5
in AP	27,8	28,3	29,0	29,8	30,6	31,6	32,6	33,8	34,4	35,0	36,3	38,4	40,3
in ZAP	14,9	15,0	14,3	14,2	14,7	15,4	15,4	15,9	16,2	15,1	15,7	16,3	16,8
ZAP/AP	53,6%	53,2%	49,4%	47,6%	47,9%	48,7%	47,4%	47,1%	47,1%	43,2%	43,2%	42,4%	41,7%
ZAP/gesamt	7,6%	7,6%	7,1%	6,8%	6,9%	7,0%	6,7%	6,8%	6,9%	6,3%	6,4%	6,4%	6,4%

AP: Arztpraxen, ZAP: Zahnarztpraxen.

Tab. 64.2 Beschäftigungsentwicklung in der Mundgesundheitswirtschaft im Zeitraum 2000 bis 2009. Quelle: Destatis, Gesundheitspersonalrechnung.

Erwerbstätige	im Jahr 2000 (in Tsd.)	im Jahr 2009 (in Tsd.)	Veränderung in %
in Zahnarztpraxen (inkl. Praxislabor)			
Zahnärzte	61	64	+5%
Zahnmedizinische Fachangestellte und Auszubildende	173	204	+18%
Zahntechniker und Auszubildende	11	11	0
sonstige Erwerbstätige	60	68	+14%
in gewerblichen Dentallaboren			
Zahntechniker	37	38	+3%
in Vorleistungsindustrien			
Zahntechniker	21	15	-29%
gesamt	363	400	+10%
davon in Zahnarztpraxen	305	347	+14%

Zeitraum vergleichsweise deutlich stärker angestiegen ist (▶ Tab. 64.2). Das Beschäftigungswachstum in der Mundgesundheitswirtschaft belief sich demnach im Zeitraum 2000 bis 2009 auf rd. 10%. Das entspricht einem jährlichen Beschäftigungswachstum von 1,1%. Der Beschäftigungszuwachs allein im Bereich der Zahnarztpraxen lag im gleichen Zeitraum bei 14% bzw. 1,44% pro Jahr.

Ein etwas anderes Bild ergibt sich bei Berücksichtigung der **Teilzeitbeschäftigung**, die im Bereich der Mundgesundheitswirtschaft relativ hoch ausfällt. Dies liegt primär an dem hohen Frauenanteil der Beschäftigten in Zahnarztpraxen. Über 84% der Erwerbstätigen in Zahnarztpraxen sind weiblich. Etwa 97% der Teilzeitarbeitsplätze in Zahnarztpraxen entfallen auf Frauen. Der Anteil der Teilzeitarbeitsplätze in Zahnarztpraxen ist im Zusammenhang mit dem sog. „Gender-Mainstreaming" und der gewünschten Vereinbarkeit von Beruf und Familie in den vergangenen Jahren weiter gestiegen und liegt aktuell bei 26,8% (▶ Abb. 64.2). Der Anteil der Teilzeitbeschäftigten bei den zahnmedizinischen Fachangestellten beträgt derzeit 32,1%; bei den Zahntechnikern liegt der Anteil bei 13,8%.

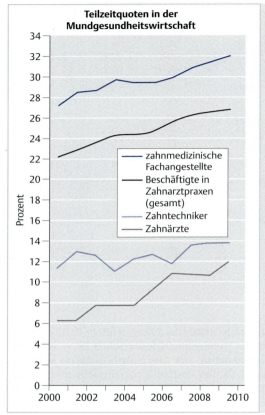

Abb. 64.2 Teilzeitquoten in der Mundgesundheitswirtschaft. Quelle: Destatis Gesundheitspersonalrechnung.

Berücksichtigt man nun den Anstieg der Teilzeitbeschäftigung unter Verwendung sog. Vollzeitäquivalente, so beträgt der Beschäftigungszuwachs in der Mundgesundheitswirtschaft im Zeitraum zwischen 2000 und 2009 immer noch etwa 4%, während die Beschäftigung speziell in den Zahnarztpraxen im gleichen Zeitraum um ca. 7% anstieg (▶ Tab. 64.3). Die auf die Zahnarztpraxen entfallende **Lohnsumme** wuchs im gleichen Zeitraum um 22% von 3,03 Milliarden Euro auf 3,71 Milliarden Euro [6].

Die Entwicklung im Zeitraum von 2000 bis 2009 zeigt zugleich **strukturelle Verschiebungen** an. So ist die Anzahl der Zahntechniker in diesem Zeitraum um etwa 5000 bzw. rd. 7% gesunken (▶ Tab. 64.2). Diese Entwicklung wird

Tab. 64.3 Beschäftigungsentwicklung in der Mundgesundheitswirtschaft im Zeitraum 2000 bis 2009 – gemessen in Vollzeitäquivalenten. Quelle: Destatis, Gesundheitspersonalrechnung.

Erwerbstätige	im Jahr 2000 (in Tds.)	im Jahr 2009 (in Tsd.)	Veränderung in %
in Zahnarztpraxen (inkl. Praxislabor)			
Zahnärzte	58	60	+3%
Zahnmedizinische Fachangestellte und Auszubildende	137	150	+9%
Zahntechniker und Auszubildende	10	10	0
sonstige Erwerbstätige	48	51	+6%
in gewerblichen Dentallaboren			
Zahntechniker	34	34	0
in Vorleistungsindustrien			
Zahntechniker	19	13	-32%
gesamt	306	318	+4%
davon in Zahnarztpraxen	253	271	+7%

maßgeblich von dem Beschäftigungsstand in den Vorleistungsindustrien geprägt. Im internationalen Vergleich fällt auf, dass Deutschland dennoch weiterhin „mit Abstand" mehr Zahntechniker je behandelnd tätigen Zahnarzt beschäftigt als jedes andere Land [1]. Der Sachverständigenrat für die Konzertierte Aktion im Gesundheitswesen stellte noch in seinem Gutachten von 2000/2001 fest, dass *„Deutschland europaweit nach wie vor das einzige Land (ist), in dem mehr Zahntechniker als Zahnärzte berufstätig sind"* [13]. Die Anzahl der Zahnärzte liegt erst seit 2007 knapp über der Anzahl der Zahntechniker. Die hierin erkennbare strukturelle Anpassung ist immer auch im Lichte einer zahnerhaltenden präventiven Gesamtstrategie zu interpretieren.

▶ **Zwischenfazit:** Im zurückliegenden Zeitraum von 2000 bis 2009 lag das Beschäftigungswachstum in der Mundgesundheitswirtschaft deutlich über dem gesamtwirtschaftlichen Durchschnitt; ein Beschäftigungsabbau war lediglich im Bereich der (stärker der Automatisierung unterliegenden) Vorleistungsindustrien zu erkennen.

64.2.2 Beschäftigungsentwicklung bis zum Jahr 2030

Ob sich die positive Beschäftigungsentwicklung der zurückliegenden Dekade auch in den nächsten zwanzig Jahren fortsetzten wird, soll im Weiteren mit Hilfe eines Prognosemodells untersucht werden.

Datengrundlagen und Methodik der Prognose

Die bereits vorgestellten Rahmendaten der Mundgesundheitswirtschaft verdeutlichen, dass es sich um einen wachsenden und prosperierenden Wirtschaftszweig handelt. Um differenzierte Prognosen für die Mundgesundheitswirtschaft durchführen zu können, wird diese in den nachfolgenden Ausführungen in **drei Schichten** untergliedert:
- Schicht 1: zahnärztlicher Bereich, d. h. Zahnarztpraxen ohne Praxislabore
- Schicht 2: zahntechnischer Bereich, d. h. Eigenlabore der Zahnarztpraxen sowie gewerbliche Labore
- Schicht 3: Mundgesundheitsprodukte im Einzelhandel

Die Prognose der Wachstums- und Beschäftigungseffekte der deutschen Mundgesundheitswirtschaft für den Zeitraum bis 2030 erfolgt auf der Basis eines mathematisch-statistischen Prognosemodells. Aufgrund der Verfügbarkeit langer Datenreihen setzt die Prognose an den Gesundheitsausgaben im Bereich der ambulanten zahnmedizinischen Versorgung an. Die Bruttowertschöpfung als Maßzahl für die Wachstumseffekte lässt sich über die Vorleistungsquoten der einzelnen Schichten anhand der Praxisumsätze ermitteln. Die Entwicklung der zukünftigen Erwerbstätigenzahlen wird über wirtschaftszweig- bzw. produktionsbereichsspezifische Arbeitsproduktivitäten ermittelt. Die Vorleistungsquoten und die Arbeitsproduktivitäten sind teils dem von Ostwald und Ranscht entwickelten Wertschöpfungsansatz, teils dem Gesundheitssatellitenkonto entnommen [10, 11].

Im Folgenden wird der konzeptionelle Rahmen des Prognosemodells im Hinblick auf die zentralen Einflussparameter des Wachstums der Mundgesundheitswirtschaft entlang einer **kausalen Kette** beschrieben (▶ Abb. 64.3). Dazu werden nachfolgend die wesentlichen Wirkungsweisen der Einflussparameter skizziert.

Ein zentraler Einflussparameter auf die Wachstumseffekte der Mundgesundheitswirtschaft ist die **orale Morbidität**. Die Erkrankungshäufigkeit determiniert den objektiven Behandlungsbedarf in einer Periode und ist somit Ursache jeglicher zahnärztlicher bzw. zahntechnischer Leistung. Um den objektiven

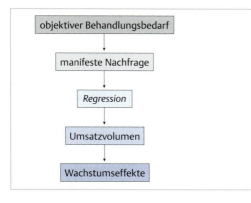

Abb. 64.3 Kausale Kette des Wachstums der Mundgesundheitswirtschaft.

Behandlungsbedarf über mehrere Perioden hinweg zu erfassen, sind zusätzlich Informationen zur demografischen Entwicklung erforderlich. Grund dafür ist die in der Oralepidemiologie signifikant unterschiedliche Morbidität verschiedener Altersgruppen [8]. Eine Veränderung der demografischen Struktur beeinflusst somit unmittelbar die Morbiditätsentwicklung und damit auch den latenten Behandlungsbedarf sowie die manifeste Nachfrage. Die **Demografie** ist somit der zweite zentrale Einflussparameter.

Um den tatsächlichen Umfang der manifesten Nachfrage (das ist der Teil des objektiven Behandlungsbedarfs, der letztlich zu einer Inanspruchnahme des Versorgungssystems führt) zu bestimmen, ist es notwendig, weitere Einflussparameter zu betrachten. Das **Inanspruchnahmeverhalten** beschreibt die durchschnittliche Neigung eines Individuums, im Erkrankungsfall Gesundheitsleistungen nachzufragen. Dieser Parameter spiegelt in gewisser Weise das Gesundheitsbewusstsein einer Gesellschaft wider. Beispielsweise schlägt sich der Trend von beschwerdeorientierten zu kontrollorientierten Zahnarztbesuchen [8] unmittelbar im Inanspruchnahmeverhalten der Bevölkerung nieder.

Eng mit dem Inanspruchnahmeverhalten verknüpft ist der Einflussparameter **Einkommen pro Kopf** und dessen Verteilung. Der **medizinisch-technische Fortschritt** ist ein weiterer Einflussparameter der manifesten Nachfrage nach Gesundheitsleistungen. Im Rahmen des vorliegenden Prognosemodells wird dem medizinisch-technischen Fortschritt durch eine kontinuierliche Steigerung der Arbeitsproduktivität von jährlich einem Prozent bis zum Jahr 2030 Rechnung getragen. Es wird angenommen, dass die manifeste Nachfrage nach Gesundheitsleistungen der Mundgesundheitswirtschaft für den gesamten Prognosezeitraum einem mindestens gleich großen **Angebot** zahnärztlicher bzw. zahntechnischer Leistungen gegenüber steht, die Nachfrage somit nicht durch das Angebot limitiert wird. Für den zahnärztlichen Bereich wird diese Annahme durch eine Prognose der angebotenen zahnärztlichen Arbeitszeit bis 2030 gestützt [2].

Den Sprung von der zweiten zur dritten Stufe der kausalen Kette des Wachstums erfolgt mit Hilfe des Prognosemodells. Der Zugriff auf eine historische Datenbasis ermöglicht es, die manifeste Nachfrage der Mundgesundheitswirtschaft für den Zeitraum bis 2030 zu prognostizieren. Im Rahmen des Modells wird insbesondere auf Abrechnungsdaten der Kassenzahnärztlichen Bundesvereinigung [6], die Datenbestände der GOZ-Analysen der Bundeszahnärztekammer (GOZ: Gebührenordnung für Zahnärzte) [6], die Mundgesundheitsstudien des IDZ [8], Daten des statistischen Bundesamts und weitere Statistiken zur Entwicklung der Mundgesundheitsprodukte zurückgegriffen.

Mit Hilfe der vorgenannten Datenquellen wird das Umsatzvolumen der Mundgesundheitswirtschaft getrennt nach den drei beschriebenen Schichten retrospektiv für den Zeitraum von 1996 bis 2008 berechnet. Die Beziehung zwischen manifester Nachfrage und Umsatzvolumen in diesem Zeitraum errechnet sich anhand einer multivariaten Regression. Der geschätzte mathematische Zusammenhang wird schließlich genutzt, um basierend auf der Datenreihe zur Entwicklung der manifesten Nachfrage von 2009 bis 2030 das Umsatzvolumen der Mundgesundheitswirtschaft zu prognostizieren. Aus dem prognostizierten Umsatzvolumen wird schließlich unter Verwendung von bereichsspezifischen Vorleistungsquoten das Wachstum der Wertschöpfung der Mundgesundheitswirtschaft errechnet. Über spezifische Arbeitsproduktivitäten werden sodann die mit der Wertschöpfung einhergehenden Beschäftigungseffekte geschätzt.

Analyse der Beschäftigungseffekte

Im Rahmen der vorliegenden Analyse wird – analog zur Methodik des Sachverständigenrats [12] – von sektorspezifischen Arbeitsproduktivitäten ausgegangen. Um die Erwerbstätigenzahlen anhand der sektorspezifischen Wertschöpfung abschätzen zu können, werden Arbeitsproduktivitäten der einzelnen Teilbereiche verwendet. Für die ersten beiden Schichten lassen sich Arbeitsproduktivitäten aus dem Wertschöpfungsansatz von Ostwald und Ranscht ableiten [10, 11]. Die Arbeitsproduktivitäten für die dritte Schicht werden aus dem Gesundheitssatellitenkonto hergeleitet [3]. Zur Validierung der Daten wurden ebenso die eingängigen Statistiken der Gesundheitsberichterstattung des Bundes herangezogen.

Aufgrund dieser Datenbasis konnten die Erwerbstätigenzahlen in der Mundgesundheitswirtschaft bis 2030 fortgeschrieben werden. Dabei wurden die

Erwerbstätigenzahlen der vergangenen Jahre sowie die Veränderung der bereichsspezifischen Arbeitsproduktivität einberechnet. Bei der Arbeitsproduktivität wurde auf Basis retrospektiver Beobachtungen eine Steigerung der Arbeitsproduktivität von 1 % pro Jahr angenommen. Damit sollen die Prognosen dem fortschreitenden medizinisch-technischen Fortschritt Rechnung tragen, der für die Entwicklung der gesamten Gesundheitswirtschaft und insbesondere der Mundgesundheitswirtschaft von hoher Bedeutung ist. In ▶ Tab. 64.4 sind die Ergebnisse der Berechnungen dargestellt.

Für den zahnärztlichen sowie zahntechnischen Bereich, d. h. die ersten beiden Schichten der Mundgesundheitswirtschaft, ergeben sich für das Jahr 2010 in der Summe etwa 382 200 Erwerbstätige. Bis zum Jahr 2030 wird sich die Zahl der Erwerbstätigen in diesem Bereich voraussichtlich auf 447 300 erhöhen. Dies entspricht einer Steigerung um 17 % gegenüber dem Jahr 2010. Die Beschäftigtenzahl der dritten Schicht wird sich hingegen bis zum Jahr 2030

Tab. 64.4 Umsatz, Wertschöpfung und Beschäftigung in der Mundgesundheitswirtschaft im Zeitraum 2010 bis 2030.

	im Jahr 2010 (in Millionen €)	im Jahr 2030 (in Millionen €)	Veränderung in %
Umsatzvolumina			
1. Schicht	14 943,77	18 031,53	20,7 %
2. Schicht	6 255,59	6 822,04	9,1 %
3. Schicht	1 510,00	2 159,55	43,0 %
gesamte Mundgesundheitswirtschaft	22 709,36	27 013,12	19,0 %
Bruttowertschöpfung			
1. Schicht (Vorleistungsquote: 0,3926)	9 076,84	10 952,35	20,7 %
2. Schicht (Vorleistungsquote: 0,4552)	3 408,04	3 716,65	9,1 %
3. Schicht (Vorleistungsquote: 0,4101)	890,75	1 273,92	43,0 %
gesamte Mundgesundheitswirtschaft	13 375,63	15 942,92	19,2 %
Erwerbstätige			
1. Schicht/2. Schicht	382,20	447,30	17,0 %
3. Schicht	27,36	38,34	40,1 %
gesamte Mundgesundheitswirtschaft	409,56	485,64	18,6 %

sogar um rd. 40 % erhöhen. In diesem Bereich der Mundgesundheitswirtschaft werden im Jahr 2030 voraussichtlich mehr als 38 000 Erwerbstätige beschäftigt sein. Dies entspricht einer Erhöhung um knapp 11 000 Erwerbstätige.

Insgesamt wird die Zahl der Erwerbstätigen in der Mundgesundheitswirtschaft im Zeitraum von 2010 bis 2030 um 18,6 % bzw. **jährlich** um etwa **0,86 %** steigen. Während die Branche im Jahr 2010 noch knapp 410 000 Personen beschäftigt, werden im Jahr 2030 bereits rund 486 000 Erwerbstätige prognostiziert. Somit besteht in der Mundgesundheitswirtschaft in den nächsten 20 Jahren ein Beschäftigungspotenzial von über 76 000 Personen.

Der jährliche Beschäftigungszuwachs in der Mundgesundheitswirtschaft in Höhe von schätzungsweise 0,86 % korrespondiert im Übrigen gut mit den Ergebnissen aus einer Studie des Hamburgischen Weltwirtschaftsinstituts (HWWI) aus dem Jahre 2006. Hier wurde in einem „Status-Quo-Szenario" für den Prognosezeitraum 2010–2020 ein jährlicher Beschäftigungszuwachs in der Gesundheitswirtschaft von etwa 0,84 % prognostiziert [14].

Stellt man die Entwicklung der Beschäftigung in einen **ökonomischen Vergleichsrahmen**, so wird die große Bedeutung der Gesundheitswirtschaft für den deutschen Arbeitsmarkt deutlich. Die Beschäftigung in der Gesamtwirtschaft wird laut Berechnungen der Prognos AG im Jahr 2010 noch um 0,5 % steigen, im Jahr 2015 bereits stagnieren und bis zum Jahr 2030 in einen negativen Wachstumstrend münden. Im Jahr 2030 werden schließlich 0,6 % der Stellen in der Gesamtwirtschaft abgebaut [10]. Vor diesem Hintergrund wirkt die Mundgesundheitswirtschaft mit einem jährlichen Beschäftigungszuwachs in Höhe von 0,86 % ganz klar als „Beschäftigungstreiber" für die Gesamtwirtschaft.

Auf eine separate Ausweisung von Vollzeitäquivalenten im Rahmen der Ergebnisdarstellung wurde hier bewusst verzichtet. Der Anteil der Teilzeitarbeit in der Mundgesundheitswirtschaft ist bereits außerordentlich hoch und liegt in den ambulanten Zahnarztpraxen mittlerweile bei knapp 27 %. Inwieweit sich der säkulare Trend künftig noch weiter in Richtung familienkompatibler Teilzeitmodelle entwickelt, ist nicht absehbar. Während die Untersuchung von Kuhlmann aus dem Jahr 1999 noch eine signifikant niedrigere „Wunscharbeitszeit" von Zahnärztinnen im Vergleich zu ihren männlichen Kollegen zeigte [5], lassen neuere Untersuchungen erkennen, dass Zahnärztinnen nicht signifikant häufiger zu einer Nebenerwerbsgründung neigen [4] und auch nicht häufiger als ihre männlichen Kollegen einen tendenziellen Abbau ihrer zahnärztlichen Tätigkeit planen [7]. Bei den sog. helfenden Berufen wirkt vermutlich die zunehmende berufliche Qualifizierung (bzw. der damit verbundene Aufbau wertvollen „Humankapitals") generell als Hemmschuh einer Ausweitung von Teilzeitbeschäftigung. In der deutschen Mundgesundheitswirtschaft wird insofern auch in den kommenden zwei Jahrzehnten das **Vollzeit-Arbeitsmodell** prägend bleiben.

64.3 Zusammenfassung und Fazit

Die Berechnungen zeigen, dass in der Mundgesundheitswirtschaft bis zum Jahr 2030 ein zusätzliches **Beschäftigungspotenzial** für schätzungsweise 76 000 Erwerbstätige besteht. Somit könnten im Jahr 2030 fast eine halbe Million Erwerbstätige in der deutschen Mundgesundheitswirtschaft arbeiten. Dies entspricht einem Beschäftigungszuwachs von 18,6 % im Zeitraum von 2010 bis 2030. Unter stabilen Rahmenbedingungen vermag die deutsche Mundgesundheitswirtschaft folglich zur Erhaltung und Sicherung bestehender sowie zur Schaffung neuer Beschäftigungsverhältnisse beizutragen. Die Analyse verdeutlicht die große Bedeutung der Mundgesundheitswirtschaft für den deutschen Arbeitsmarkt. Während die Gesamtwirtschaft im Zeitraum bis 2030 tendenziell Stellen abbaut, fungiert die Mundgesundheitswirtschaft mit einem jährlichen Beschäftigungszuwachs in Höhe von 0,86 % als „Beschäftigungstreiber" für die Gesamtwirtschaft.

Die Analyse der Beschäftigungseffekte in der Mundgesundheitswirtschaft verdeutlicht, dass die freiberuflich praktizierte Zahnmedizin neben ihren unbestreitbaren präventions- und versorgungspolitischen Erfolgen [8] und dem damit verbundenen lebensqualitätsbezogenen Nutzen für die Bevölkerung außerdem **gesamtwirtschaftlich positive Effekte** mit sich bringt. Gesundheitliche und gesamtwirtschaftliche Ziele stehen – wie das Beispiel der freiberuflich praktizierten ambulanten Zahnmedizin verdeutlicht – nicht in Konkurrenz zueinander, sondern vermögen einander gegenseitig zu fördern [15].

64.4 Literaturverzeichnis

[1] Bauer J, Neumann Th, Saekel, R. Zahnmedizinische Versorgung in Deutschland – Mundgesundheit und Versorgungsqualität: eine kritische Bestandsaufnahme. Bern: Hans Huber; 2009
[2] Brecht JG, Meyer VP, Micheelis W. 2009: Prognose der Zahnärztezahl und des Bedarfs an zahnärztlichen Leistungen bis zum Jahr 2030. IDZ-Information Nr. 1-09. Köln 2009
[3] Henke KD, Neumann K, Schneider M. Erstellung eines Satellitenkontos für die Gesundheitswirtschaft in Deutschland. Baden-Baden: Nomos; 2010
[4] Klingenberger D, Becker W. Ökonomische Analyse der Ausgangsbedingungen, Verlaufsmuster und Erfolgsfaktoren von zahnärztlichen Existenzgründungen – Ergebnisse der dritten Befragungswelle (AVE-Z-3). IDZ Information Nr. 3-08. Köln 2008
[5] Kuhlmann E. Profession und Geschlechtdifferenz – Eine Studie über die Zahnmedizin. Opladen: Westdeutscher Verlag; 1999

[6] KZBV-Jahrbuch. Statistische Basisdaten zur vertragszahnärztlichen Versorgung. Köln 2010
[7] Micheelis W, Bergmann-Krauss B, Reich E. Rollenverständnisse von Zahnärztinnen und Zahnärzten in Deutschland zur eigenen Berufsausübung – Ergebnisse einer bundesweiten Befragungsstudie, IDZ-Information Nr. 1-10. Köln 2010
[8] Micheelis W, Schiffner U. Vierte Deutsche Mundgesundheitsstudie (DMS IV), IDZ-Materialienreihe Band 31. Köln: Deutscher Zahnärzte Verlag; 2006
[9] Oesterreich D, Ziller S. Präventionsorientierte Zahn-, Mund- und Kieferheilkunde – wichtige Krankheitsbilder und deren oralprophylaktischer Zugang. In: Kirch W, Badura B, Hrsg. Prävention. Heidelberg: Springer; 2006: 553–574
[10] Ostwald DA. 2009: Wachstums- und Beschäftigungseffekte der Gesundheitswirtschaft in Deutschland. Berlin: Medizinisch Wissenschaftliche Verlagsgesellschaft; 2009
[11] Ranscht A. 2009: Quantifizierung regionaler Wachstums- und Beschäftigungseffekte der Gesundheitswirtschaft – am Beispiel ausgewählter Metropolregionen, Berlin: Medizinisch Wissenschaftliche Verlagsgesellschaft; 2009
[12] Sachverständigenrat für die Konzertierte Aktion im Gesundheitswesen (SVR Gesundheit). Gesundheitswesen in Deutschland: Kostenfaktor und Zukunftsbranche, Bd. 1: Demografie, Morbidität, Wirtschaftlichkeitsreserven und Beschäftigung. Baden-Baden: Nomos; 1996
[13] Sachverständigenrat für die Konzertierte Aktion im Gesundheitswesen (SVR Gesundheit). Bedarfsgerechtigkeit und Wirtschaftlichkeit: Bd. III: Über-, Unter- und Fehlversorgung, III.4: Zahn-, Mund- und Kieferkrankheiten. Baden-Baden: Nomos; 2002
[14] Straubhaar Th, Geyer G, Locher H et al. Wachstum und Beschäftigung im Gesundheitswesen, Beschäftigungswirkungen eines modernen Krankenversicherungssystems. Baden-Baden: Nomos; 2006
[15] Weitkamp J, Klingenberger D. Die gesamtwirtschaftliche Wertschöpfung der Zahnmedizin. In: Ulrich V, Ried W, Hrsg. Effizienz, Qualität und Nachhaltigkeit im Gesundheitswesen. Baden-Baden: Nomos; 2007

65 Bedeutung der Matrix-Metalloproteinase-8 in der Parodontologie und bei Allgemeinerkrankungen

Lutz Netuschil, Gerlinde Bruhn, Katrin Lorenz, Thomas Hoffmann

65.1 Generelle Bedeutung der Matrix-Metalloproteinasen

Die Erforschung von Matrix-Metalloproteinasen (MMPs) begann vor exakt 50 Jahren [12], als Gross und Lapière 1962 der Frage nachgingen, wie es denn zum Verschwinden respektive Einschmelzen des Kaulquappenschwanzes kommt. Aus dem Froschschwanz wurde, von der wissenschaftlichen Bedeutung her, inzwischen ein Prinz: *„A tail of a frog that became a prince"* [1]. Laut PubMed liegt die Zahl bezüglich MMPs gelisteter Publikationen Januar 2012 bei über 27 000.

Matrix-Metalloproteinasen (MMPs) sind zinkabhängige Enzyme, welche in den Ab- und Umbau von „Matrix-Molekülen", wie z. B. Kollagenen und Elastinen, involviert sind. Entsprechend hoch ist ihre Bedeutung für die Aufrechterhaltung des Gesamtorganismus. Gerät das delikate Gleichgewicht zwischen MMPs und den sogenannten „Tissue Inhibitors of Metallo-Proteinases" (TIMPs) [12] aus den Fugen, kommt es also zur Überexpression der MMPs, führt dies zu einer ganzen Reihe von Pathologien.

Die weitreichende pathogenetische Bedeutung überschießender proteolytischer Aktivität [5] kann im gegebenen Rahmen nur kurz und tabellarisch angerissen werden, siehe ▶ Tab. 65.1 und ▶ Tab. 65.2. In ▶ Tab. 65.2 wurde der Schwerpunkt auf die Darstellung von MMP-8 gelegt.

Tab. 65.1 Pathologische Konsequenzen überhöhter Aktivität von Matrix-Metalloproteinasen (MMPs).

Krankheit	Gründe für unregulierte proteolytische Aktivität
A Daten nach Potempa et al. gekürzt [5].	
rheumatoide Arthritis	Überexpression von Matrix-Metalloproteinase
Glomerulonephritis	entweder gesteigerte Expression von Matrix-Metalloproteinase oder Freisetzung von neutrophilen Serin Proteinasen
septischer Schock	unkontrollierte Aktivierung der Proenzyme der Koagulation und Fibrinolysekaskade und/oder neutrophile Degranulation
Tumorinvasion und Metastasierung	exzessive Expression von Matrix-Metalloproteinase
Parodontitis	Freisetzung großer Mengen Elastase und Matrix-Metalloproteinase durch Neutrophile im Rahmen einer Entzündungsreaktion

Tab. 65.2 Pathologische Konsequenzen überhöhter Aktivität von Matrix-Metalloproteinasen (MMPs).

Krankheitsbild	Kurzbeschreibung oder „Titel" der Publikation
B weitere Beispiele aus anderen Studien	
Frühgeburtsrisiko	"An elevated amniotic fluid MMP-8 level....is a risk factor for spontaneous preterm delivery" (Yoon et al. 2001) "Midtrimester amniotic fluid MMP-8 levels [...] marker for subsequent preterm premature rupture of membranes". (Biggio et al. 2005)
rheumatoide Arthritis (RA)	Bei RA-Patienten sind MMP-8 und MMP-9 im Serum und in der Sulkusfluid erhöht. (Tchetverikov et al. 2004)
Sepsis	"Serum MMP-8, -9 and TIMP-1 in sepsis: high serum levels of MMP-8 and TIMP-1 are associated with fatal outcome [...]" (Lauhio et al. 2011)
Schlaganfall	MMPs nach Schlaganfall erhöht. (Morancho et al. 2010)

Fortsetzung ▶

Tab. 65.2 Fortsetzung

Krankheitsbild	Kurzbeschreibung oder „Titel" der Publikation
Herzinfarkt (CVD)	"Acute myocardial infarction is reflected in salivary MMP-8 activation level". (Buduneli et al. 2011) Erhöhte MMP-8-Konzentration im Serum steigert das Risiko, an Herzinfarkt zu sterben, um das Dreifache. (Tuomainen et al. 2007) MMP-8 erhöht bei CVD; MMP-8 destabilisiert athero-sklerotische Plaques. (Sorsa et al. 2011)
Zungenkrebs	„Prognostic significance of MMP-2, -3, -8, -9, and -13 in oral tonque cancer". (Mäkinen et al. 2011)
Diabetes mellitus	Die Aktivität von MMP-8 ist in der Sulkusflüssigkeit von Diabetikern erhöht. (Safkan-Seppälä et al. 2006)
metabolisches Syndrom (MS)	MMP-8 am stärksten mit MS assoziiert; MMPs beteiligt an Entwicklung und Ruptur atherosklerotischer Plaque. (Berg et al. 2011)

65.2 Ablauf des parodontalen Entzündungsgeschehens

Die Parodontitis wird analog zu rheumatoider Arthritis als chronische Entzündung beschrieben, an deren Ende Gewebe- und/oder Knochenabbau steht. Schematisch und außerordentlich vereinfacht dargestellt, verläuft der Entzündungsprozess wie in ▶ Abb. 65.1 dargestellt.

Die sehr komplexen Gesamtzusammenhänge sind in verschiedenen Übersichtsartikeln beschrieben [4]. Es ist in diesem Zusammenhang unbestritten, dass MMP-8 die für parodontopathische Prozesse wichtigste in Sulkusfluid erfassbare, gewebezerstörende Matrix-Metalloproteinase darstellt [10].

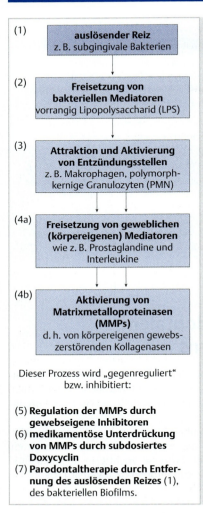

Abb. 65.1 Ablauf des parodontalen Entzündungsgeschehens.

65.3 MMP-8 als diagnostischer Biomarker in der Parodontologie

In einer grundlegenden Arbeit der Arbeitsgruppe Prof. Sorsa [3] wurde eine signifikante Differenzierung der Patientenkollektive „gesund"/„Gingivitis"/„Parodontitis" nachgewiesen und in weiteren Studien verifiziert [6]. Nach letzteren Autoren sind Werte von < 8 ng aktiver Matrix-Metalloproteinase-8 (aMMP-8) pro µl Eluat beim gesunden Zustand des Parodonts zu finden, Werte zwischen 8 und 20 ng sind mit Gingivitis, Zahnstein etc. (ohne Parodontitis) assoziiert und bei Parodontitis werden Werte von bis weit über 20 ng/µl Eluat gefunden. Demgegenüber diskriminieren Mäntylä et al. [3] aMMP-8 mit 14 ng/µl Eluat zwischen gesund/Gingivitis und Parodontitis (siehe [2, 11]).

Reaktion der aMMP-8-Konzentration (in GCF: **Gingival Crevicular Fluid**) auf therapeutisches Vorgehen: SRP (Scaling/Root Planing) ist die meistgeübte Methode und allgemeiner erster Schritt zur Einleitung einer parodontalen Therapie. Neben Mäntylä et al. [3] belegen mehrere klinische Studien einen signifikanten Abfall der aMMP-8-Konzentration in GCF nach Parodontaltherapie.

Prospektive Aussagen auf der Basis von MMP-8-Bestimmungen: Zur prospektiven Aussagekraft von aMMP-8 MMP-8 liegen zurzeit nur wenige Aussagen vor. Sorsa et al. [11] konnten Patienten mit sogenannten „Stable Sites" von solchen mit „Unstable Sites" differenzieren.

- „Stable Sites": Verbesserung der Taschentiefe (PD: Pocket Depth) und des Attachments (AL: Attachment Loss) bleiben nach Behandlung kontinuierlich erhalten, desgleichen sind und bleiben aMMP-8-Werte durchgehend niedrig.
- „Unstable Sites": keine oder nur kurzfristige Verbesserung von PD und AL, parallel hierzu aMMP-8 nur einmalig nach Behandlung erniedrigt, sofortiger Wiederanstieg der aMMP-8-Werte.

Reinhardt et al. [8] belegen, dass ein Ansteigen von aMMP-8 in GCF während des ersten Jahres der „Maintenance" nach Parodontaltherapie mit einem erhöhten Risiko für einen späteren parodontalen Gewebeverlust assoziiert ist. Die Autoren bewerten deshalb aMMP-8 als Biomarker, der Patienten mit progressiver Parodontitis identifizieren könnte.

MMP-8-Diagnostik in **Speichel- bzw. Mundspülungsproben**: MMP-8-Messungen wurden ebenfalls im Speichel oder in Mundspülproben durchgeführt. Von unterschiedlichen Arbeitsgruppen wurde dabei übereinstimmend publiziert, dass in Parodontitispatienten im Vergleich zu gesunden Kontrollen MMP-8 signifikant erhöht ist. Ramseier et al. [7] weisen für Parodontitis die MMP-8 im Speichel als wichtigsten nichtbakteriellen Biomarker aus.

65.4 Dresdner „Full-Mouth"-Studien

Ziel unserer „Full-Mouth"-Studien war es, an voll bezahnten Probanden pro Zahn aus vier Entnahmestellen Sulkusfluid (GCF) zu entnehmen und auf deren Gehalt an aMMP-8 zu untersuchen, um somit ein „Full-Mouth"-Profil des Oralraums zu erhalten, bei Parodontitis-Patienten [2], bei solchen mit Gingivitis und im Vergleich bei gesunden Kontrollen (▶ Tab. 65.3). Zufällig ergab sich die Akquirierung von weiblichen Versuchspersonen, sodass unsere Ergebnisse auch als geschlechtsspezifische Aussage zu sehen sind. Parallel wurden etablierte klinische Bezugsparameter erhoben: Plaque-Index, Gingiva-Index, Bleeding on Probing (BOP) und die jeweilige Taschentiefe (Sondierungstiefe). Bei im allgemeinen mehr als 100 GCF-Analysen pro Teilnehmerin und ca. 10 Patientinnen pro Fallgruppe stehen den mehr als 3000 aMMP-8-Werten 12 000 korrespondierende klinische Parametererhebungen für weitere Auswertungen gegenüber.

Die im gegebenen Rahmen nicht aufgeführten klinischen Bezugsparameter ermöglichen eine klare Einordnung der Gruppen. Bei Gesunden fand sich ein geringer Plaque- und Gingiva-Index, kaum BOP, keine Taschentiefe > 3 mm. In der Gingivitisgruppe waren Gingiva-Index und BOP erhöht, nur in Einzelfällen fanden sich Taschentiefen > 4 mm. Bei den Parodontitispatientinnen war der Gingiva-Index erhöht, BOP stark erhöht und in mindestens 30 % der Untersuchungsstellen waren die Taschentiefen > 4 mm in Übereinstimmung mit den Kriterien der Amerikanischen Association of Periodontology (AAP) [2].

In ▶ Tab. 65.3 und ▶ Abb. 65.2 sind die relevanten Befunde unserer aMMP-8-Messungen zusammengefasst, welche, bezüglich des kollagenolytischen Gewe-

Tab. 65.3 „Full-Mouth"-Ermittlungen von aMMP-8 aus Sulkusfluid (GCF) in verschiedenen Patientengruppen.

Patientengruppe	Anzahl (n)	< 8 ng/ml aMMP-8	8 – 20 ng/ml aMMP-8	> 20 ng/ml aMMP-8	Mean
Gesunde	112	103	8	1	4,27
	112	97	11	4	5,35
	108	93	13	2	4,20
	108	106	2	0	1,78
	110	109	1	0	1,62
	112	110	2	0	1,88

Fortsetzung ▶

Tab. 65.3 Fortsetzung

Patientengruppe	Anzahl (n)	< 8 ng/ml aMMP-8	8 – 20 ng/ml aMMP-8	> 20 ng/ml aMMP-8	Mean
	104	98	4	2	3,61
	112	110	2	0	2,45
	110	108	2	0	1,41
	112	112	0	0	1,63
	1100	**1046**	**45**	**9**	–
Gingivitis	104	98	5	1	3,50
	108	104	2	2	4,14
	111	95	11	5	6,08
	112	78	30	4	7,82
	112	71	32	9	9,05
	112	108	4	0	3,24
	112	111	1	0	1,47
	112	105	5	2	3,31
	108	95	12	1	4,58
	112	99	11	2	4,05
	1103	**964**	**113**	**26**	–
Parodontitis	92	78	10	4	4,6
	108	25	36	47	23,7
	92	53	31	8	10,7
	112	80	24	8	7,2
	108	90	16	2	5,0
	100	41	27	30	16,7
	104	95	5	1	3,2
	108	90	9	7	8,1
	104	90	9	3	4,9
	928	**651**	**167**	**110**	–

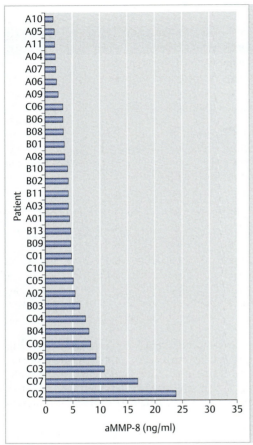

Abb. 65.2 aMMP-8-Full-mouth-Mittelwerte (ng/ml) für Gesunde (A), Patienten mit Gingivitis (B) und Patienten mit Parodontitis (C).

beabbaus durch aMMP-8, klare Unterschiede zwischen den Patientengruppen ergeben.

In der gesunden Kontrollgruppe konnten durchschnittliche (Mean) aMMP-8-Konzentrationen pro Person zwischen 1,4 und 5,4 ng/ml Eluat ermittelt werden. Laut Prescher et al. [6] liegen diese Werte im unteren gesunden Bereich. Nur 54 Messungen, somit fast genau 5 % der untersuchten Stellen, liegen in den als gefährdet zu beschreibenden Bereichen 8-20 respektive > 20 ng/ml GCF-Eluat.

Auch die Gingivitisgruppe zeigt noch ein geschlossenes Bild. Die aMMP-8-Konzentrationen in GCF steigen generell an. Deren Durchschnittswerte schwanken zwischen 1,4 und 9,1 ng/ml Eluat, nur die letztere Patientin liegt im „Mean" über dem als Cut-Off zu bezeichnenden 8 ng/ml GCF-Eluat [6]. Die Anzahl gefährdeter Stellen erreicht mit n = 139 knapp 13 %.

Dieser Prozentsatz von durch kollagenolytischen Gewebeabbau gefährdeten Stellen steigt in der Gruppe der Patientinnen mit Parodontitis mit n = 277 auf nahezu genau 30 %. Neben dieser wesentlichen Erhöhung des Anteils gefährdeter Stellen ist die weite interindividuelle Streuung der durchschnittlichen (!) aMMP-8-Werte auffällig, welche zwischen geringen 3,2 ng/ml Eluat und sehr hohen 23,7 ng differieren. Noch ist offen, inwieweit diese Schwankungen ein individuelles Risiko reflektieren, einen weiteren progressiven Gewebeverlust zu erleiden, wie in der Literatur angedeutet [8].

65.5 Differenzierung gesund zu Gingivitis

In Übereinstimmung mit der bereits angesprochenen Literatur [3, 6, 11] zeigen die Dresdner „Full-Mouth"-Studien einen Unterschied in der Höhe des in der Sulkusfluid nachzuweisenden aMMP-8 zwischen Gesunden und Gingivitispatienten auf. In ▶ Tab. 65.4 sind diese Daten im Vergleich zu weiteren Studien dargestellt. Aus dieser Zusammenstellung können folgende Aussagen abgeleitet werden:

- Trotz starker Unterschiede in wesentlichen Details (Fragestellung und somit Studiendesign, Messwerte pro Patient zwischen 1 und > 100 differierend, verwendeter Antikörper (AK), Testspezimen GCF oder Speichel) zeigen alle Studien eine als statistisch signifikant zu sichernde Erhöhung von aMMP-8 bei kurzzeitiger experimenteller oder bereits langfristig etablierter Gingivitis auf.
- Der Biomarker MMP-8 reagiert bereits bei kurzfristiger und insbesondere noch reversibler Entzündungsauslösung [9] im Rahmen einer experimentellen Gingivitis (EG).
- Eine MMP-8-Diagnostik kann sowohl im Spezimen Sulkusfluid (GCF) als auch im Spezimen Speichel durchgeführt werden.
- In Bestätigung von Prescher et al. [6] liegen die Mittelwerte der Gesunden vor Beginn einer EG im gesunden Bereich, und steigen während einer EG nur *innerhalb* dieses Bereiches an.

Leider fehlen Studien, in denen MMP-8-auffällige Personen oder Entnahmestellen („Sites") bei Gesunden und/oder bei Gingivitispatienten gezielt weiter-

Tab. 65.4 MMP-8-Werte in Studien mit gesunden Kontrollpersonen (bzw. beim Start einer experimentellen Gingivitis) und experimenteller oder etablierter Gingivitis.

Studie	Studiendesign	Messwerte (gesamt n)	aMMP-8 gesunde Kontrollen	aMMP-8 Gingivitis
„Full-Mouth"-Studien (Universität Dresden)	ca. 100 Einzelmessungen von aMMP-8 in GCF pro Patient, AK: Dentognostics	1100 bei gesunden Kontrollen 930 bei etablierter Gingivitis	2,82 ng/µl Eluat (mean)	4,72 ng/µl Eluat (mean)
experimentelle Gingivitis (Universität Freiburg)	Pool-Messungen: je 4 GCF-Proben pro Teilnehmer AK: Dentognostics	40 Teilnehmer, 160 Messungen vor EG 160 Messungen nach 21-täg. EG	2,38 ng/µl Eluat (mean)	3,90 ng/µl Eluat (mean)
experimentelle Gingivitis (Universität Bern) Salvi et al. [9]	Doppelmessungen pro „site" in GCF AK: R & D	15 Teilnehmer, 180 Messungen vor, während und nach 21-tägiger EG	MMP-8/"site": 0,07 ng	MMP-8/"site": 0,88ng
Speicheldiagnostik (Universität Bern) Ramseier et al. [7]	Einzelmessungen von Speichel AK: R & D	33 gesunde Kontrollen 33 etablierte Gingivitis	MMP-8: 24ng/ml Speichel	MMP-8: 54ng/ml Speichel
Patienten-Screening (Universität Helsinki) Mäntylä et al. [3]	Einzelmessungen MMP-8 in GCF AK: Analog zu Dentognostics	57 gesunde Kontrollen 58 etablierte Gingivitis	1,43 ng*/µl Eluat (median)	6,71 ng*/µl Eluat (median)

AK: Antikörper-Quelle; EG: experimentelle Gingivitis; GCF: Gingival Crevicular Fluid;
* Originalangaben geteilt durch Faktor 70. Quelle: [11].

verfolgt werden, noch vollständig. Dies ist von wesentlicher Bedeutung, um die Aussagekraft (negativer/positiver Voraussagewert) des Biomarkers aMMP-8 in der Frühdiagnostik „aufkeimenden" parodontalen Gewebeabbaus einschätzen zu können.

65.6 MMP-8 in der oralen Implantologie: Periimplantitis und periimplantäre Mukositis

Xu et al. [13] waren die ersten, welche 2008 vergleichende MMP-8-Messungen an Zähnen mit Parodontitis und an Implantaten mit Periimplantitis durchgeführt haben, dies zudem im Vergleich zu korrespondierenden gesunden Stellen (▶ Tab. 65.5). Ihre Befunde sind in „Units" angegeben, weil von den Autoren die gesunden Vergleichsentnahmen bei Zähnen und Implantaten gleichgesetzt wurden – dies möglicherweise deshalb, weil sie sich in ihren Größenordnungen per se unterscheiden. Sie können deshalb nicht direkt mit anderen Literaturstellen verglichen werden.

▶ Tab. 65.5 zeigt, dass sich im Falle von **Parodontitis** die aMMP-8-Werte in GCF gegenüber den Kontrollentnahmen um den Faktor 80 erhöhen. Wie offensichtlich, zeigten im Falle von **Periimplantitis** aMMP-8-Messungen in der periimplantären Sulkusfluid (PISF) sogar eine Steigerung um fast den Faktor 1000, d. h. die bei Parodontitis gefundene pathologische Erhöhung wird nochmals um den Faktor 10 gesteigert.

Diese biochemischen Befunde einer hochgradig erhöhten kollagenolytischen Aktivität korrelieren dabei mit neuesten klinischen Befunden, dass die Periimplantitis schneller und „unaufhaltsamer" voranschreitet als die Parodontitis (Konsensuskonferenz, Ittingen, Schweiz, 2011).

Analog zur Parodontitis, der die **Gingivitis** (mit leicht erhöhten aMMP-8-Konzentrationen) vorausgeht, entwickelt sich **periimplantäre Mukositis,** ehe

Tab. 65.5 Kollagenaseaktivität (Units aMMP-8) an gesunden Entnahmestellen im Vergleich zu solchen mit Parodontitis und Periimplantitis. Quelle: [13].

Patientengruppe	Gingiva-index	Taschentiefe	„Bone Loss"*	Kollagenase-Aktivität (rel. Units)
gesund	0,6	3,3	keiner	1
moderate Parodontitis	1,6	5,6	alle	80
schwere Parodontitis	2,0	5,9	alle	78
gesundes Implantat	1,0	2,4	keiner	1
Periimplantitis	2,0	5,0	alle	971

*„Bone Loss": Röntgenologisch nachweisbarer Knochenverlust bei keinen (gesund) bzw. allen (Parodontitis/Periimplantitis) zur Bestimmung der Kollagenase-Aktivität ausgewählten „Sites".

Tab. 65.6 Verlauf der MMP-8-Werte (a) bei Zähnen in GCF im Rahmen einer 21-tägigen experimentellen Gingivitis, (b) an Implantaten in PISF, experimentelle Mukositis, und der nachfolgenden Abklingphase. Quelle: [9].

Tag	0	7	14	21	28	35	42
(a) EG: medianer MMP-8 (pg/site)	72	303	507	884	282	308	158
(b) MG: medianer MMP-8 (pg/site)	438	988	1762	1678	476	948	828

EG: experimentelle Gingivitis: Einstellung der mechanischen („normalen") Mundhygiene am Tag 0, am Tag 21 Wiederaufnahme der Mundhygiene; MG: experimentelle Mukositis analog zu EG, jedoch Betrachtung der periimplantären Mukosa; GCF: Gingival Crevicular Fluid (Sulkusfluid); PISF: periimplantäres Sulkusfluid.

es zu Periimplantitis kommen kann. Im Rahmen ihrer bereits angesprochenen Studie (▶ Tab. 65.4) haben Salvi et al. [9] neben der Entwicklung einer 21-tägigen experimentellen Gingivitis (EG) bei denselben Patienten auch den Beginn einer experimentellen Mukositis (EM) untersucht sowie das Abklingen der Entzündungszeichen nach Wiedereinsetzen der mechanischen Mundhygiene bei den Probanden (▶ Tab. 65.6).

Wie bereits dargestellt, reflektiert die Messung von MMP-8 auch in dieser Studie das zeitliche Ansteigen der parodontalen Entzündung im Rahmen der (reversiblen und nicht pathologischen!) Experimentellen Gingivitis bereits sehr früh. Ebenso wird das Abklingen der Entzündungszeichen ab Tag 21 dokumentiert, im Falle der experimentellen Gingivitis bis nahe zum Ausgangswert. In Analogie zu den Angaben von Xu et al. [13] ist bereits bei gesunden Implantaten MMP-8 gegenüber gesunden Zähnen erhöht (Faktor 6). Auch bei den Implantaten steigen die Werte bis zum Tag 21 an. Der nach Mundhygiene eintretende Abfall des MMP-8 hält allerdings nicht an.

65.7 Zusammenfassung

Matrix-Metalloproteinasen sind die Schlüsselenzyme für den Gewebestoffwechsel im tierischen und menschlichen Körper. Ihre immense Bedeutung wird erst seit wenigen Jahrzehnten intensiv erforscht.

In der Parodontologie stellt MMP-8 ein wesentliches Enzym dar, welches für den kollagenolytischen Abbau der Parodontalgewebe bei Parodontitis verantwortlich ist. Diagnostisch wird es mithilfe neu entwickelter kommerzieller Tests in Sulkusfluid respektive in periimplantärer Sulkusfluid quantitativ nachgewiesen. Die Ermittlung der aktiven Form der Matrix-Metalloproteinase-8 (aMMP-8) hat prognostische Aussagekraft. Deren Konzentration steigt bereits nach wenigen Tagen vernachlässigter Mundhygiene im Rahmen von Studien zur experimentellen Gingivitis an und kann bei unbehandelter Parodontitis pathologische Größenordnungen erreichen. Analoges gilt bezüglich der periimplantären Mukositis und der Periimplantitis.

Bei Therapie der Parodontitis geht die Konzentration von MMP-8 in der Sulkusfluid signifikant zurück. Die Quantifizierung des Biomarkers MMP-8 in GCF kann deshalb zum Nachweis des Therapieerfolgs herangezogen werden.

65.8 Literatur

[1] Brinckerhoff CE, Matrisian LN. Matrix metalloproteinases: a tail of a frog that became a prince. Nature Reviews / Molecular Cell Biology 2002; 3: 207–222
[2] Kraft-Neumärker M, Lorenz K, Koch R et al. Full-mouth profile of active MMP-8 in periodontitis patients. J Periodontal Res 2012; 47: 121–128
[3] Mäntylä P, Stenman M, Kinane DF et al. Gingival crevicular fluid collagenase-2 (MMP-8) test stick for chair-side monitoring of periodontitis. J Periodontol Res 2003; 38: 436–459
[4] Page RC, Komman KS. The pathogenesis of human periodontitis: an introduction. Periodontology 1997; 14: 9–11
[5] Potempa J, Banbula A, Travis J. Role of bacterial proteinases in matrix destruction and modulation of host responses. Periodontology 2000; 24: 153–192
[6] Prescher N, Maier K, Munjal S et al. Rapid quantitative chairside test for active MMP-8 in gingival crevicular fluid. Ann N Y Acad Sci 2007; 1098: 493–495
[7] Ramseier C, Kinney JS, Herr AE et al. Identification of pathogen and host-response markers correlated with periodontal disease. J Periodontol 2009; 80: 436–446
[8] Reinhardt RA, Stoner JA, Golub LM et al. Association of GCF biomarkers during periodontal maintenance with subsequent progressive periodontitis. J Periodontol 2010; 81: 251–259
[9] Salvi GE, Aglietta M, Eick S et al. Reversibility of experimental peri-implant mucositis compared with experimental gingivitis in humans. Clin Oral Implants Res 2011 doi: 10 1111/j.1600-0501 2011 02 220.x
[10] Sorsa T, Tjäderhane L, Konttinen YT et al. Matrix metalloproteinases: Contribution to pathogenesis, diagnosis and treatment of periodontal inflammation. Ann Med 2006; 38: 306–321
[11] Sorsa T, Hernandez M, Leppilahti J, et al. Detection of GCF MMP-8 levels with different laboratory and chair-side methods. Oral Diseases 2010; 16: 39–45
[12] Woessner JF Jr. MMPs and TIMPs – An historical perspective. Molecular Biotechnology 2002; 22: 33–49
[13] Xu L, Yu Z, Lee HM et al. Characteristics of collagenase-2 from gingical crevicular fluid and peri-implant sulcular fluid in periodontitis and peri-implantitis patients. Acta Odont Scand 2008; 66: 219–224

# 66 Die wechselseitige Beeinflussung von Parodontitis und systemischen Erkrankungen und Konditionen

Barbara Noack, Thomas Hoffmann

Parodontalerkrankungen sind neben der Karies die häufigste Ursache einer eingeschränkten Kaufunktion und des Zahnverlusts. Sie sind chronische durch den dentalen bakteriellen Biofilm bedingte entzündliche Erkrankungen des Zahnhalteapparats, die sich in Form einer Parodontitis in der irreversiblen Zerstörung des parodontalen Gewebes manifestieren und letztendlich unbehandelt zu Zahnverlust führen können. Das Risiko des Auftretens bzw. Voranschreitens der parodontalen Entzündung und Destruktion steigt mit dem Lebensalter und eine Gingivitis tritt bei über 90 % sowohl der Jugendlichen als auch der Erwachsenen auf. Die Parodontitishäufigkeit ist bei Jugendlichen deutlich niedriger als bei Erwachsenen. Allerdings leiden unter den 15-jährigen Jugendlichen bereits reichlich 12 % an einer mittelschweren und 0,8 % an einer schweren Parodontitis an mindestens einem Zahn. Diese Prävalenzen steigen mit steigendem Lebensalter drastisch an. Bei knapp 53 % der 35- bis 44-Jährigen tritt eine mittelschwere Parodontitis auf und 20,5 % der Altersgruppe leiden unter einer schweren Form der Erkrankung. Unter den Senioren ist die Parodontitis am weitesten verbreitet. 48,0 % dieser Altersgruppe sind von einer mittelschweren und fast 40 % von einer schweren Ausprägung der Krankheit betroffen [12].

Wie die Zahnkaries werden Gingivitis und Parodontitis primär in der Regel durch Pathogene im dentalen Biofilm verursacht. Es handelt sich um opportunistische Infektionen, wobei bisher mehr als 700 verschiedene Spezies im Biofilm identifiziert werden konnten. Das sind in der überwiegenden Anzahl Bakterien, aber auch Viren, Mykoplasmen, Archaea, Pilze und Protozoen. Neuere Daten, die mittels moderner gentechnischer Methoden gewonnen wurden, weisen darauf hin, dass von einer weit größeren Vielfalt auszugehen ist, die bis zu 10 000 verschiedene Phylotypen umfasst [13]. Funktion und Rolle der meisten Angehörigen des oralen Mikrobioms in parodontaler Gesundheit und Erkrankung sind jedoch noch unklar und man konnte nur für einen geringen Anteil sicher parodontale Pathogenität nachweisen.

Neben den potenziell pathogenen Mikroorganismen beeinflussen den Parodontitisverlauf und die Erkrankungsschwere verschiedene individuelle Faktoren entscheidend [24], was zu einer ausgeprägten individuellen Erkrankungsvariabilität führt. Zu diesen Faktoren zählen das Rauchen, aber auch Allgemeinerkrankungen und Konditionen, die entzündliche und immunologische Prozesse beeinflussen. Eine umfangreiche sichere Datenlage liegt zum Einfluss des Diabetes mellitus auf die Parodontitis vor. Aber auch Störungen im Lipidstoffwechsel und Adipositas sowie schwere Erkrankungen des Immunsystems (z. B. HIV, Leukämie, Zustand nach Organtransplantation) oder andere chronisch entzündliche Erkrankungen, wie die rheumatoide Arthritis, beeinflussen das Parodontitisrisiko. Des Weiteren können verschiedene Medikamente, Stress, Hormone oder genetische Faktoren die Anfälligkeit für Gingivitis und Parodontitis erhöhen. Diese Erkrankungen und Faktoren bestimmen entscheidend immunoinflammatorische Wirtsreaktionen, die ursächlich für Entstehung und Verlauf der Parodontitis verantwortlich sind.

Andererseits können orale Mikroorganismen einschließlich Parodontopathogene und deren Metabolite und Virulenzfaktoren sowie lokal im Parodont freigesetzte Entzündungsmediatoren in den Kreislauf gelangen und systemisch wirksam werden. Hierdurch wird die Parodontitis zum Risikoindikator/Risikofaktor für Allgemeinerkrankungen, wie besonders für Diabetes mellitus oder Herz-Kreislauf-Erkrankungen (HKE). Auch für die Einzelkomponenten des Metabolischen Syndroms (MetS), chronisch inflammatorische Erkrankungen (chronisch obstruktive pulmonale Erkrankungen, rheumatoide Arthritis, Nephropathien), Karzinome oder das Frühgeburtenrisiko besteht begründeter Verdacht, durch Parodontitis beeinflusst zu werden.

Zwischen Parodontitis, systemischen Konditionen und Allgemeinerkrankungen bestehen somit Assoziationen und teilweise Wechselwirkungen, wobei diskutiert wird, dass diese hauptsächlich auf inflammatorische Prozesse zurückzuführen sind. Neben diesen kausalen Mechanismen kommen aber auch gemeinsame Prädispositionsfaktoren (z. B. Rauchen oder ein gemeinsamer genetischer Hintergrund) in Betracht. Bislang konnte somit noch nicht eindeutig gezeigt werden, inwieweit die Zusammenhänge kausal bedingt sind oder ein koinzidentielles Auftreten von Parodontitis mit anderen Erkrankungen vorliegt (▶ Abb. 66.1).

Im Folgenden soll detaillierter auf die Wechselwirkungen zwischen Parodontitis und Stoffwechselerkrankungen bzw. auf den Einfluss der Parodontitis auf das Herz-Kreislauf-Erkrankungs- und Frühgeburtenrisiko eingegangen werden, da diese Problematik im besonderen Fokus des wissenschaftlichen Interesses steht. Dieses Interesse ist unter anderem auch auf die globale rasante Zunahme von Diabetes mellitus und anderen Stoffwechselerkrankungen oder HKE zurückzuführen, die anhaltend auch für die nächsten Jahre prog-

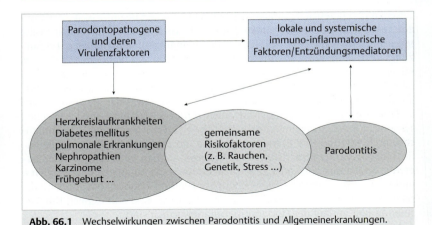

Abb. 66.1 Wechselwirkungen zwischen Parodontitis und Allgemeinerkrankungen.

nostiziert wurde. Außerdem ist das Geburtsgewicht weltweit und in allen Populationsschichten die Determinante, die hauptsächlich die Überlebenschance und gesunde Entwicklung eines Neugeborenen bestimmt.

66.1 Parodontitis, Diabetes mellitus und Metabolisches Syndrom

Schon in den 1950er Jahren gab es erste Studien, die eine Assoziation zwischen Diabetes mellitus und Parodontitis nachgewiesen haben und aktuelle Metaanalysen belegen, dass das Parodontitisrisiko bei Diabetikern erhöht ist. Dabei spielen vor allem Diabetesdauer und Stoffwechsellage eine entscheidende Rolle und signifikant schwerere Parodontitiden im Vergleich zu Nichtdiabetikern treten auf [4]. Als eine mögliche Ursache für dieses erhöhte Parodontitisrisiko werden die mit Insulinresistenz und Hyperglykämie verbundene verstärkte irreversible Bildung von Glykierungsendprodukten (Advanced Glycation End Products, AGE) und die daraus resultierenden inflammatorischen Reaktionen angenommen. Die AGEs werden von den entsprechenden Rezeptoren immunkompetenter und inflammatorischer Zellen gebunden. Daraus resultiert eine intrazelluläre Signaltransduktion und damit eine gesteigerte Freisetzung von Entzündungsmediatoren, wodurch die ohnehin bei Parodontitis vorliegende systemische Entzündungsreaktion verstärkt wird. Diese Prozesse erfahren durch den bei Diabetikern häufig gestörten Fettstoffwechsel eine weitere Potenzierung, denn das Fettgewebe ist ein hochaktives metabolisches und endokrines Organ. Verstärkt aus dem Fettgewebe freigesetzte Entzündungsmediatoren und Adipokine beeinflussen somit nicht nur die Insulinresistenz beim Diabetiker, sondern auch Entzündungsprozesse. Insbesondere bei adipösen Diabetikern resultiert daher durch die forcierte chronische Entzündung ein verstärktes Parodontitisrisiko. Daneben werden auch direkt gewebeschädigende Effekte durch AGEs hervorgerufen wie z. B. eine verstärkte Vernetzung von Kollagen, sodass Abbau, Umbau und Erneuerung des parodontalen Bindegewebes bei Diabetes beeinträchtigt sind [10].

Es ist davon auszugehen, dass ein schlecht eingestellter Diabetes das Auftreten einer Infektion im Allgemeinen und einer Parodontitis im Besonderen begünstigt. Andererseits ist unbestritten, dass Infektionen die diabetische Stoffwechsellage negativ beeinflussen. D. h., beim Auftreten eines grippalen Infekts oder einer Infektion der oberen Atemwege besteht regelmäßig die Gefahr von ausgeprägten Stoffwechselentgleisungen. Deshalb scheint es plausibel, dass eine Parodontitis auch die metabolische Situation des betroffenen Patienten verschlechtern kann, wobei die parodontitisbedingten systemisch erhöhten Entzündungsmediatoren maßgeblich Insulinresistenz und Glukosetransport in die Zelle beim Diabetiker und damit die glykämische Kontrolle beeinflussen [10]. Dies wird durch die Beobachtungen gestützt, dass der Baseline-Parodontalstatus das Auftreten eines Typ-2-Diabetes im 20 Jahres Follow-up beeinflusst bzw. signifikant den HbA1c Verlauf bestimmt. Außerdem wurde gezeigt, dass Parodontitispatienten eine erhöhte Mortalitätsrate aufgrund von Diabeteskomplikationen aufweisen. Nach Adjustierung für andere bekannte Risikofaktoren wurde für Patienten mit schwerer Parodontitis eine 2,3-fach erhöhte Mortalität nach Herz-Keislauf-Erkrankungen festgestellt. Die Mortalität von diabetischen Nephropathien war sogar 8,5mal höher bei diesen Patienten im Vergleich zu parodontal Gesunden [8, 9, 20].

Folgerichtig wurde in klinisch kontrollierten Untersuchungen der Einfluss der Parodontitistherapie auf die Diabetesparameter geprüft und es konnte gezeigt werden, dass eine antiinfektiöse Parodontitistherapie (zumindest kurzfristig) die Stoffwechsellage von Diabetikern verbesserte, was den kausalen Zusammenhang untermauert. Zu vergleichbaren Schlussfolgerungen kamen Taylor und Borgnakke 2008 in einer Übersichtsarbeit in der sie die Ergebnisse von sieben klinischen randomisierten Kontrollstudien (CRT) und 13 nicht randomisierten Untersuchungen bezüglich des Einflusses einer Parodontitistherapie auf die glykämische Kontrolle analysierten [23].

Neben deutlichen Hinweisen für einen kausalen Zusammenhang zwischen Parodontitis und Diabetes aufgrund plausibler pathogenetischer Mechanismen und entsprechender Ergebnisse von Interventionsstudien sind aber auch gemeinsame Risikofaktoren oder -indikatoren wie Rauchen oder ein genetisch bedingtes erhöhtes Entzündungsrisiko bei Diabetikern nicht auszuschließen, was zu einer kumulativen Risikoerhöhung beider Erkrankungen führen würde.

Auch scheinen Assoziationen zwischen Parodontitis und dem Metabolischen Syndrom (MetS) vorzuliegen. Die Prävalenz des MetS ist bei Parodontitispatienten im Vergleich zu parodontal Gesunden erhöht: 37% vs. 18%, und Parodontitis und Entzündung erhöhen das Risiko für das Auftreten eines MetS (n = 13 710; [6]). Andererseits konnte wiederum ein erhöhtes Risiko für das Auftreten einer Parodontitis bei MetS nachgewiesen werden [1] und Einzelkomponenten des MetS, wie Lipidstoffwechsel, Adipositas und Hypertonie, korrelierten mit dem Parodontitisrisiko. So wurden Assoziationen zwischen Body Mass Index (BMI) bzw. Hüftumfang und Parodontitis in verschiedenen Querschnittsuntersuchungen gezeigt [19] und die Parodontitisschwere stand in Zusammenhang mit erhöhtem Triglyzerid-, LDL-Cholesterin- und totalem Cholesterinspiegel [15, 17]. Mit erhöhtem Blutdruck war ein verstärkter Attachment-Verlust im tierexperimentellen Parodontitismodell assoziiert [14], und Patienten mit Hypertension zeigten ebenfalls einen schlechteren Parodontalstatus [11]. Daneben konnten in Interventionsstudien ähnlich der Glukosestoffwechsellage auch die Blutfettwerte positiv durch eine Parodontitistherapie beeinflusst werden [5], was die Kausalität des Einflusses der Parodontitis auf den Fettstoffwechsel belegt.

66.2 Parodontitis und Herz-Kreislauf-Erkrankungen

Es kann davon ausgegangen werden, dass die Parodontitis einen unabhängigen Risikofaktor für Atherosklerose und Herz-Kreislauf-Erkrankungen darstellt. Eine der klassischen Studien ist die von Beck und Mitarbeitern aus dem Jahre 1996, die eindeutig eine kumulative Inzidenz verschiedener chronischer ischämischer Erkrankungen in Abhängigkeit vom Ausmaß des parodontalen Knochenabbaus feststellten [2]. Eine Vielzahl von Untersuchungen versuchte dieser Problematik weiter auf den Grund zu gehen und Scannapieco und Mitarbeiter kamen in einem ersten Review von 31 Publikationen 2003 zu dem Schluss, dass eine moderate Evidenz für einen Zusammenhang zwischen Parodontitis und Atherosklerose, Herzinfarkt und chronisch ischämischen HKE besteht [21]. Nachfolgende Metaanalysen bestätigten ein ca. um 15 – 35% erhöhtes Erkrankungsrisiko für Parodontitispatienten.

Plausible pathogenetische Mechanismen könnten dafür verantwortlich sein, wobei ähnlich wie beim Diabetes Entzündungsprozesse die Schlüsselrolle einnehmen. Als kausale Mechanismen der Assoziation von Mikroorganismen einschließlich der Parodontalpathogene und Atherosklerose sind direkte und indirekte inflammatorisch-immunologische bakterielle Effekte auf die Gefäßwände in Betracht zu ziehen [7]. Bestimmte mikrobielle Erreger sowie deren Endotoxine stimulieren eine ausgeprägte Entzündungsantwort, die in der Freisetzung hoher Mengen an Entzündungsmediatoren aus den Makrophagen resultiert. Wie neuere Untersuchungen ausweisen, kommt dieser systemischen Erhöhung von Zytokinen eine wichtige Rolle bei der Gefäßwandschädigung zu, indem eine Akutphase-Antwort (APA) in der Leber ausgelöst wird. Dazu zählt die Bildung verschiedener Akutphase-Proteine (APP), wie Fibrinogen, Haptoglobin oder C-reaktives Protein (CRP). So konnte zum Beispiel ein moderat erhöhter Serumspiegel des CRP, wie er auch bei Parodontitispatienten nachgewiesen wurde [16], als Prädiktor eines erhöhten Risikos für HKE identifiziert werden. Einer Aktivierung des Komplementsystems und Beeinflussung der Schaumzellbildung durch CRP scheint dabei von Bedeutung zu sein. Grundlage der Überlegungen, dass neben diesen indirekten entzündlichen auch direkte bakterielle Effekte an der Gefäßwand eine Rolle in der Genese chronisch ischämischer HKE spielen, sind Untersuchungen, die verschiedene orale Pathogene in den arteriellen Plaques sowie deren Invasion in die Endothelzelle nachweisen konnten [7].

Für einen kausalen Zusammenhang zwischen Parodontitis und HKE gibt es jedoch noch keine absolute wissenschaftliche Evidenz. Indirekte Hinweise kommen zusätzlich auch von Interventionsstudien, in denen gezeigt werden konnte, dass ähnlich wie beim Diabetes durch Parodontitistherapie systemische Parameter, die mit einem erhöhten HKE-Risiko verbunden sind, beeinflusst, d. h. gesenkt, werden können. Dazu zählen v. a. das CRP aber auch Adhäsionsmoleküle für Leukozyten an der Gefäßwand [24]. Inwieweit die Reduktion dieser Parameter das zukünftige HKE-Risiko wirklich beeinflusst, muss allerdings noch gezeigt werden.

Neben den möglichen kausalen Mechanismen existieren erste Hinweise zu einem gemeinsamen genetischen Hintergrund von Parodontitis und HKE. Sowohl für die Parodontitis als auch für das Auftreten von HKE muss von einer genetisch determinierten Prädisposition ausgegangen werden. Es gilt als gesichert, dass die Qualität und Quantität der lokalen Entzündungsantwort auf die bakteriellen Virulenzfaktoren, zumindest teilweise genetisch vorgegeben sind. Ähnliches gilt für das Erkrankungsrisiko chronisch ischämischer HKE. So bestätigten mehrere unabhängige genomweite Assoziationsstudien einen engen Zusammenhang zwischen einem Genlokus auf Chromosom 9 mit dem Auftreten von HKE, womit diese Genregion zu der am stärksten verifizierten und am häufigsten replizierten HKE-Risikoregion zählt. Kürzlich konnte nun auch gezeigt werden, dass diese HKE-assoziierten Genveränderungen gleichermaßen das Risiko für aggressive Parodontitis (AgP) erhöhen. Bei Zugrundelegung eines autosomal rezessiven Erbgangs erhöhte das Auftreten von Genpolymorphismen in dieser Region das Risiko an einer generalisierten AgP zu erkranken bis auf fast das Doppelte (OR 1,99; 95% Konfidenzintervall: 1,33 – 2,94) im Vergleich zu Wildtypträger [22]. Diese aktuellen Untersuchungen bestätigen somit erstmals, dass ein gemeinsamer genetischer Hintergrund das Risiko für Parodontitis und eine andere Allgemeinerkrankung gleichermaßen beeinflusst und damit zumindest teilweise für die aus epidemiologischen Studien bekannte Assoziation zwischen Parodontitis und HKE verantwortlich zeichnen könnte. Außerdem machen diese Untersuchungen die Forderung nach einer frühzeitigen Diagnostik und Therapie der Parodontitis auch im Interesse der allgemeinen Gesundheit deutlich.

66.3 Parodontitis und Frühgeburtlichkeit

Ähnlich wie bei der Parodontitis sind eine Reihe verschiedener Indikatoren und Faktoren bekannt, die das Risiko für eine vorzeitige Entbindung oder eines zu geringen Geburtsgewichts erhöhen. Dabei scheinen systemische und lokale Infektionen eine besonders bedeutende Rolle zu spielen, da Entzündungsmediatoren einen wesentlichen Einfluss auf die Auslösung des Geburtsvorgangs haben. Es wird die Möglichkeit der Beteiligung oraler Bakterien nicht ausgeschlossen. Erste Hinweise für ein mögliches erhöhtes Frühgeburtenrisiko bei Schwangeren mit Parodontitis (Odds Ratio [OR] > 7) gehen auf Offenbacher und Mitarbeiter 1996 zurück [18]. Als Ursache hierfür wird neben der entzündungsbedingten Stimulation von vorzeitiger Wehentätigkeit und Membranruptur auch eine Hemmung fetalen Wachstums und fetaler Entwicklung durch die mütterliche Infektion diskutiert.

Eine Vielzahl nachfolgender Fallkontroll- und Kohortenstudien lieferte jedoch recht widersprüchliche Ergebnisse. Gleiches trifft zu auf verschiedene systematische Reviews über den Zusammenhang zwischen Parodontitis und Frühgeburt bzw. zu niedrigem Geburtsgewicht. In vielen Untersuchungen blieben potenzielle Confounder unberücksichtigt, sodass starke Zweifel an den getroffenen Schlussfolgerungen der einzelnen Studien resultierten. Auch in Metaanalysen wurde ein erhöhtes Risiko für eine Frühgeburt bei mütterlicher Parodontitis nur mit Einschränkung ermittelt, da die qualitativ hochwertigen Studien kaum eine Assoziation nachweisen konnten. Xiong und Mitarbeiter bezogen in ihre Metaanalyse erstmalig auch Daten von frühen Interventionsstudien ein und stellten eine gewisse Reduktion des Risikos für eine untergewichtige Frühgeburt nach Parodontitistherapie fest (relatives Risiko [RR] 0,53;

95 %CI: 0,3 – 0,95) [25]. Diese positiven Ergebnisse fanden in einer aktuellen Metaanalyse unter Einbeziehung von 13 klinisch kontrollierten Interventionsstudien nur bedingt Bestätigung [3].

Die widersprüchliche Datenlage resultiert u. a. aus gravierenden Unterschieden in Studiendesign und Falldefinitionen bezüglich Parodontitis und Schwangerschaftsverlauf, aber auch aus möglichen bekannten und unbekannten Effekten anderer modifizierender Faktoren (z. B. Rauchen, Genetik, sozio-ökonomischer Status, andere Erkrankungen).

Das wesentliche Ergebnis der Interventionsstudien besteht im Nachweis, dass die Parodontitistherapie als nicht chirurgische mechanische Infektionsbekämpfung während der Schwangerschaft für Mutter und Kind kein erhöhtes Gesundheitsrisiko darstellt und auch für Schwangere eine zuverlässige Methode der Parodontitistherapie ist. Da andererseits während der Schwangerschaft aufgrund hormoneller Veränderungen generell eine erhöhte Empfindlichkeit für parodontale Entzündung besteht, sind parodontal-prophylaktische und -therapeutische Maßnahmen ohnehin wichtig und indiziert. Sie sollten einen festen Platz in der zahnärztlichen Betreuung auch und gerade während der Schwangerschaft einnehmen.

66.4 Zusammenfassung und Schlussfolgerungen

Gingivitis und Parodontitis werden durch Bakterien im Biofilm ausgelöst. Schwere und Verlauf der Erkrankung sind hauptsächlich von der Körperabwehr abhängig, die genetisch, durch soziale und Verhaltensfaktoren sowie erworbene Erkrankungen und Umwelteinflüsse determiniert ist. Diesbezüglich kommt dem Diabetes mellitus als Risikofaktor für die Parodontitis eine herausragende Bedeutung zu. Andererseits kann die Parodontitis den Verlauf und das Risiko systemischer Erkrankungen beeinflussen, wobei Diabetes oder chronische Herz-Kreislauf-Erkrankungen in besonderem Maße betroffen sind. Die bestehenden Assoziationen und Wechselwirkungen zwischen Parodontitis, systemischen Konditionen und Allgemeinerkrankungen werden sowohl auf gemeinsame Prädispositionsfaktoren als auch auf inflammatorische Prozesse zurückgeführt. Das heißt, parodontale Gesundheit wirkt sich positiv und Parodontitis negativ auf die Allgemeingesundheit aus. Demzufolge kommen frühzeitiger Parodontitisdiagnostik, -prävention und -therapie als Basis für orale Gesundheit mit langfristigem Zahnerhalt eine Schlüsselfunktion für den Erhalt der Gesundheit bzw. für die Vermeidung und Bekämpfung weitverbreiteter chronischer Allgemeinerkrankungen zu. Dies reflektiert einmal mehr die Notwendigkeit einer engen Verflechtung von Zahnmedizin und Medizin.

66.5 Literatur

[1] Andriankaja OM, Sreenivasa S, Dunford R et al. Association between metabolic syndrome and periodontal disease. Aust Dent J 2010; 55: 252–259
[2] Beck J, Garcia R, Heiss G, Vokonas PS, Offenbacher S. Periodontal disease and cardiovascular disease. J Periodontol 1996; 67: 1123–1137
[3] Chambrone L, Pannuti CM, Guglielmetti MR et al. Evidence grade associating periodontitis with preterm birth and/or low birth weight: II: a systematic review of randomized trials evaluating the effects of periodontal treatment. J Clin Periodontol 2011; 38: 902–914
[4] Chavarry NG, Vettore MV, Sansone C et al. The relationship between diabetes mellitus and destructive periodontal disease: a meta-analysis. Oral Health Prev Dent 2009; 7: 107–127
[5] D'Aiuto F, Nibali L, Parkar M et al. Short-term effects of intensive periodontal therapy on serum inflammatory markers and cholesterol. J Dent Res 2005; 84: 269–273
[6] D'Aiuto F, Sabbah W, Netuveli G et al. Association of the metabolic syndrome with severe periodontitis in a large U.S. population-based survey. J Clin Endocrinol Metab 2008; 93: 3989–3994
[7] Demmer RT, Desvarieux M. Periodontal infections and cardiovascular disease: the heart of the matter. J Am Dent Assoc 2006; 137 Suppl: 14S–20S; quiz 38S
[8] Demmer RT, Desvarieux M, Holtfreter B et al. Periodontal status and A1C change: longitudinal results from the study of health in Pomerania (SHIP). Diabetes Care 2010; 33: 1037–1043
[9] Demmer RT, Jacobs DR, Jr., Desvarieux M. Periodontal disease and incident type 2 diabetes: results from the First National Health and Nutrition Examination Survey and its epidemiologic follow-up study. Diabetes Care 2008; 31: 1373–1379
[10] Deschner J, Jepsen S. Diabetes mellitus und Parodontitis. Zahnmedizin up2date 2011; 5: 20
[11] Holmlund A, Holm G, Lind L. Severity of periodontal disease and number of remaining teeth are related to the prevalence of myocardial infarction and hypertension in a study based on 4,254 subjects. J Periodontol 2006; 77: 1173–1178
[12] IDZ IdDZ. Vierte Deutsche Mundgesundheitsstudie (DMS IV): Deutscher Ärzteverlag, Köln 2006.
[13] Keijser BJ, Zaura E, Huse SM, et al. Pyrosequencing analysis of the oral microflora of healthy adults. J Dent Res 2008; 87: 1016–1020
[14] Leite CL, Redins CA, Vasquez EC et al. Experimental-induced periodontitis is exacerbated in spontaneously hypertensive rats. Clin Exp Hypertens 2005; 27: 523–531
[15] Losche W, Karapetow F, Pohl A et al. Plasma lipid and blood glucose levels in patients with destructive periodontal disease. J Clin Periodontol 2000; 27: 537–541
[16] Noack B, Genco RJ, Trevisan M et al. Periodontal infections contribute to elevated systemic C-reactive protein level. J Periodontol 2001; 72: 1221–1227
[17] Noack B, Jachmann I, Roscher S, et al. Metabolic diseases and their possible link to risk indicators of periodontitis. J Periodontol 2000; 71: 898–903
[18] Offenbacher S, Katz V, Ferik G et al. Periodontal infection as a possible risk factor for preterm low weight. J Periodontol 1996; 67: 1103–1113
[19] Pischon N, Heng N, Bernimoulin JP et al. Obesity, inflammation, and periodontal disease. J Dent Res 2007; 86: 400–409
[20] Saremi A, Nelson RG, Tulloch-Reid M, et al. Periodontal disease and mortality in type 2 diabetes. Diabetes Care 2005; 28: 27–32

[21] Scannapieco FA, Bush RB, Paju S. Associations between periodontal disease and risk for atherosclerosis, cardiovascular disease, and stroke. A systematic review. Ann Periodontol 2003; 8: 38–53
[22] Schaefer AS, Richter GM, Groessner-Schreiber B et al. Identification of a shared genetic susceptibility locus for coronary heart disease and periodontitis. PLoS Genet 2009; 5: e1 000 378
[23] Taylor GW, Borgnakke WS. Periodontal disease: associations with diabetes, glycemic control and complications. Oral Dis 2008; 14: 191–203
[24] Tonetti MS. Periodontitis and risk for atherosclerosis: an update on intervention trials. J Clin Periodontol 2009; 36 Suppl 10: 15–19
[25] Xiong X, Buekens P, Vastardis S, Yu SM. Periodontal disease and pregnancy outcomes: state-of-the-science. Obstet Gynecol Surv 2007; 62: 605–615

67 Aktuelle zahnmedizinische Aspekte in der Versorgungsforschung

Michael Rädel, Ursula Schütte, Susanne R. Rehm, Michael H. Walter

67.1 Bedeutung der Versorgungsforschung in der Zahnmedizin

Zum vierten Mal infolge wurden im Jahr 2005 repräsentative Daten zur oralen Gesundheit der deutschen Bevölkerung erhoben [4]. Diese mit hohem personellem und finanziellem Aufwand durchgeführten Untersuchungen erlauben eine detaillierte Verlaufsbetrachtung der Mundgesundheit in Deutschland. So ist die steigende Zahl vorhandener Zähne im Alter und die gleichzeitige Abnahme totaler Zahnlosigkeit als Erfolg zu werten. Kritisch zu betrachten ist hingegen die deutlich gestiegene Prävalenz von Parodontalerkrankungen im Vergleich zur vorhergehenden Erhebung im Jahr 1997 [3, 4]. Schwere Parodontalerkrankungen, repräsentiert durch einen maximalen Community Periodontal Index (CPI) von vier, traten 2005 in 20,5 % der Erwachsenengruppe (35 – 44 Jahre) gegenüber 14,1 % im Jahr 1997 auf.

Etablierte Strategien zur Parodontitistherapie liegen vor und sind in zahlreichen klinischen Studien erprobt. Zudem finanzieren gesetzliche Krankenkassen in Deutschland die wesentlichen Anteile der Parodontitistherapie ohne Zuzahlung für den Patienten. Vor diesem Hintergrund und der flächendeckend verfügbaren zahnmedizinischen Versorgung in Deutschland, lassen diese Ergebnisse berechtigte Zweifel an der Effektivität (Effectiveness) dieser Therapiestrategien auf Bevölkerungsebene zu. Ursachen dafür können derzeit nur vermutet werden; eine wissenschaftliche Analyse steht aus. Dieses Beispiel zeigt eindrucksvoll die mögliche Diskrepanz (Effectiveness-Gap) zwischen den Therapieergebnissen klinischer Studien (Efficacy) und den resultierenden Ergebnissen unter realen Bedingungen im zahnmedizinischen Versorgungsalltag (Effectiveness), welche sich in diesem Beispiel in repräsentativen Untersuchungsdaten im Rahmen der Versorgungsforschung niederschlagen.

67.2 Zahnmedizinische Versorgungsforschung 2012

Die derzeitigen Aktivitäten und Ambitionen im Bereich zahnmedizinischer Versorgungsforschung sind zwar vielversprechend, entsprechen aber bei Weitem noch nicht dem eigentlichen Forschungsbedarf [6, 7]. Eine mögliche Begründung hierfür liegt unter anderem in der vergleichsweise schwierigen Datenakquise zur Wirksamkeit von Therapiestrategien in einem ambulant-privatärztlich dominierten Fachgebiet. Rein universitäre Forschungsvorhaben und Studien-Settings sind hier wenig passfähig. Sie können allerdings durchaus supplementäres Wissen liefern. So lassen sich sowohl wesentliche Erkenntnisse zum Versorgungszustand der Bevölkerung oder bestimmter Gruppen als auch zum Einfluss geänderter Rahmenbedingungen im Gesundheitssystem auf die zahnmedizinische Versorgung gewinnen. Zwei jeweilige Beispiele sollen nachfolgend beschrieben werden:

67.3 Einfluss der objektiven oralen Gesundheit auf die subjektiv empfundene, mundgesundheitsbezogene Lebensqualität

Von September 2005 bis Juni 2008 konnten in fünf großen Dresdner Unternehmen Mitarbeiter zahnärztlich untersucht werden. Um einen Selektionsbias auszuschließen, wurden gezielt Betriebe aus verschiedenen industriellen Sektoren, wie beispielsweise Abfallbeseitigung, öffentlicher Nahverkehr oder High-Tech-Industrie, ausgewählt (▶ Tab. 67.1).

Die Untersuchungen fanden im Rahmen eines zahnmedizinisch-internistisch-betriebsärztlichen Projektes statt [8]. Die zahnärztliche Befunderhebung, welche ca. 15 Minuten in Anspruch nahm, kann vom Umfang her mit einer zahnärztlichen Routineuntersuchung verglichen werden. Dabei wurden der Zahnstatus sowie Kariesbefunde, Parodontale Befunde, prothetischer Status, okkludierende Zahnpaare, Mundschleimhaut- und CMD-Befunde (CMD: kraniomandibuläre Dysfunktion) erhoben. Unter der Anzahl okkludierender Zahnpaare wurde die Zahl miteinander in Kaukontakt stehender Seitenzahnpaare (Prämolaren und Molaren) verstanden. Hatte ein Zahn mit mehreren Zähnen Okklusionskontakte, wurde nur ein Paar gezählt, wobei der Oberkiefer als Bezugsebene fungierte. Das orale Erscheinungsbild wurde fotografisch festgehalten und im Anschluss einer objektiven Ästhetikbewertung unterzogen.

Tab. 67.1 Übersicht über die teilnehmenden Betriebe, die Anzahl der eingeladenen Arbeitnehmer und die Teilnehmer an der Studie.

Betrieb	Industrieller Sektor	Anzahl eingeladener Arbeitnehmer	Anzahl der Teilnehmer	Teilnehmer in %
1	medizinischer Support	250	59	23,6
2	Abfallbeseitigung	350	103	29,4
3	Wasserversorgung	428	85	19,9
4	High-Tech-Industrie	6600[1]	593[1]	9,0[1]
5	öffentlicher Nahverkehr	1680	175	10,4
	gesamt	9308	1015	10,9

[1]Teilnehmerzahl war durch Betriebsleitung auf 600 begrenzt.

Zusätzlich zur Erhebung der zahnmedizinischen Befunde wurden soziodemografische Daten wie Schulabschluss, berufliche Bildung und Familienverhältnis, der Probanden erhoben. Außerdem waren die Probanden gebeten, einen etablierten validierten Fragebogen zur mundgesundheitsbezogenen Lebensqualität (OHIP-G: Oral Health Impact Profile – German) zu beantworten [1]. Die Teilnahme an der Studie war für die Mitarbeiter freiwillig und konnte innerhalb der Arbeitszeit absolviert werden.

1015 Probanden im Alter von 18 bis 65 Jahren wurde untersucht, wovon letztlich 861 vollständige Datensätze (65,6% männlichen Geschlechts) für die statistische Analyse verblieben. Das mittlere Alter der Stichprobe lag bei 41,8 Jahren. In der deskriptiven Analyse wurde eine sehr gute mundgesundheitsbezogene Lebensqualität für eine große Zahl der Probanden ermittelt. Der mediane OHIP-G-Score auf einer Skala von 0–212 lag bei 10,0. Nur 10% der Studienpopulation wies einen OHIP-G-Score von über 36 auf. Einen Überblick über die Verteilung der OHIP-G-Gesamtscores gibt ▶ Abb. 67.1

Behandlungsbedürftige kariöse Läsionen wiesen 122 Probanden auf, wohingegen nur acht Probanden weder behandlungsbedürftige Karies noch Füllungen hatten. Den Probanden fehlten im Durchschnitt 2,5 Zähne (außer Weisheitszähne). Herausnehmbare prothetische Versorgungen konnten nur bei 47 Probanden (5,5%) festgestellt werden. Nahezu drei Viertel der Probanden erklärten alle sechs Monate oder öfter einen Zahnarzt zur regelmäßigen Kontrolle aufzusuchen.

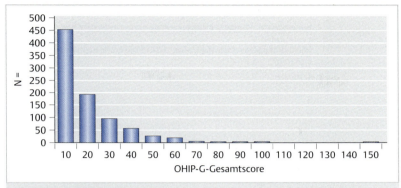

Abb. 67.1 Gruppierte OHIP-Gesamtscores und Anzahl der korrespondierenden Probanden. Mit steigendem OHIP-G-Gesamtscore nimmt die mundgesundheitsbezogene Lebensqualität ab.

Anschließend wurden sowohl soziodemografische als auch klinische Variablen einer multivariaten Analyse in Bezug auf eine beeinträchtigte mundgesundheitsbezogene Lebensqualität (OHIP-G > 36) hin unterzogen. In dem optimalen Logitmodell konnte weibliches Geschlecht ($p = 0{,}02$), beeinträchtigte Ästhetik ($p = 0{,}03$), eine stark reduzierte Zahl okkludierender Seitenzahnpaare ($p < 0{,}01$) und schmerzhafte Muskelpalpation ($p = 0{,}04$) als assoziiert mit beeinträchtigter mundgesundheitsbezogener Lebensqualität ermittelt werden. Die entsprechenden Odds Ratios für diese Variablen sind in ▶ Abb. 67.2 dargestellt.

Die Ergebnisse dieser Studie sind heterogen. Eine Interpretation ist aufgrund des fehlenden Nachweises von Kausalitäten in einer Querschnittsstudie nur mit großer Vorsicht möglich. Der Einfluss des Geschlechts auf die mundgesundheitsbezogene Lebensqualität wurde in dieser Form erwartet. Vergleichbare Untersuchungen kommen allerdings nicht immer zu diesem Ergebnis. Trotz einer geringen Prävalenz ist der negative Einfluss kraniomandibulärer Dysfunktionen auf die mundgesundheitsbezogene Lebensqualität sehr hoch, was die Frage nach wirksamen Therapiestrategien im Versorgungsalltag aufwirft. Die Ergebnisse zur Beeinträchtigung der mundgesundheitsbezogenen Lebensqualität erst ab einer stark verringerten Zahl okkludierender Zahnpaare weisen auf weiteren Forschungsbedarf zur Bedeutung etablierter prothetischer Versorgungsstrategien hin. Der Einfluss der oralen Ästhetik bekräftigt die Annahme, dass vor allem sicht- und fühlbare Befunde einen Einfluss auf die

E Prävention und Versorgungsforschung in der Zahn-, Mund- und Kieferheilkunde

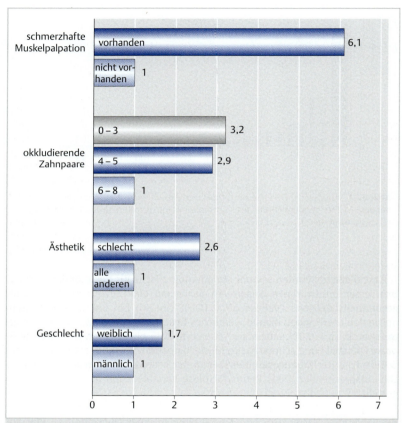

Abb. 67.2 Grafische Darstellung der Odds Ratios für die Variablen, welche im multivariaten Logitmodell als Prädiktoren für eine eingeschränkte mundgesundheitsbezogene Lebensqualität bestimmt wurden.

subjektiv vom Patienten empfundene mundgesundheitsbezogene Lebensqualität haben, welche sich letztlich auch im subjektiven zahnärztlichen Behandlungsbedarf des Patienten niederschlägt.

67.4 Einfluss des Festzuschusssystems auf das Versorgungsspektrum einer Universitätszahnklinik

Am 01.01.2005 erfolgte in Deutschland die Umstellung des Zuzahlungssystems der gesetzlichen Krankenkassen für Zahnersatz. Das bisher gültige prozentuale Bezuschussungssystem (PBS) wurde durch ein befundabhängiges Festzuschusssystem ersetzt. Die Vermutung lag nahe, dass diese Systemumstellung einen Einfluss auf zahnmedizinisch-prothetische Therapieentscheidungen haben könnte. Deshalb wurden die prothetischen Versorgungen bei gesetzlich versicherten Patienten an der Poliklinik für zahnärztliche Prothetik des Universitätsklinikums Carl Gustav Carus Dresden in einem Zeitraum von einem Jahr vor und einem Jahr nach Systemumstellung evaluiert [5]. Ein Zeitraum von jeweils einem halben Jahr direkt vor bzw. nach dem Systemwechsel wurde in der Analyse ausgespart, um Überlagerungseffekte zu vermeiden. Die genauen zeitlichen Perioden, welche in die Untersuchung einbezogen wurden, sind in ▶ Abb. 67.3 dargestellt.

Grundlage der Analyse waren abgerechnete Heil- und Kostenpläne gesetzlich versicherter Patienten. Dabei wurden nur prothetische Neuversorgungen einbezogen; Reparaturen oder Wiederherstellungen wurden nicht betrachtet.

Die Zahl der abgerechneten Heil- und Kostenpläne für prothetische Versorgungen in einem vergleichbaren Zeitraum sank nach der Systemumstellung vom PBS auf das befundorientierte Festzuschusssystem (FZS) von 475 auf 379 (▶ Abb. 67.3). Dies entspricht einem Rückgang um 20,2 %. Bei Betrachtung

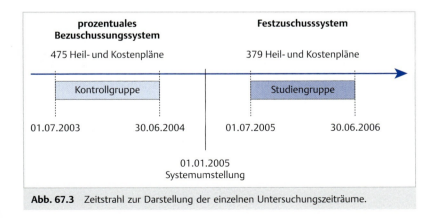

Abb. 67.3 Zeitstrahl zur Darstellung der einzelnen Untersuchungszeiträume.

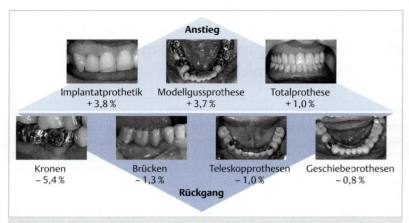

Abb. 67.4 Prozentuale Veränderungen der prothetischen Versorgungen nach dem Systemwechsel vom Prozentualen Zuschusssystem zum Festzuschusssystem.

der darin enthaltenen prothetischen Einzelversorgungen konnte ein Rückgang von 1050 Restaurationen im PBS zu 784 Restaurationen im FZS ermittelt werden.

Eine nähere Analyse der Versorgungen zeigte eine Zunahme von Modellgussprothesen, Totalprothesen und Implantatversorgungen. Kombinierter Zahnersatz wie Teleskop- und Geschiebeprothesen verzeichneten einen prozentualen Rückgang, ebenso wie klassischer festsitzender Zahnersatz. Die einzelnen prozentualen Veränderungen sind in ▶ Abb. 67.4 dargestellt. Bei isolierter Betrachtung der Einzelzahnimplantate konnte ein starker Anstieg von 4,8 % ermittelt werden.

Trotz Abnahme der Gesamtzahl abgerechneter prothetischer Restaurationen blieb die Zahl der unterschiedlichen Restaurationsarten relativ konstant. Dabei entspricht die prinzipielle Reduktion der Gesamtzahl nach einem Systemwechsel durchaus den Erwartungen. Wahrscheinlich aus Sorge um eine Verschlechterung des Versorgungsniveaus war vor Systemumstellung eine erhöhte Nachfrage nach Zahnersatzversorgungen festzustellen [2]. Die auffällige Zunahme der Implantatversorgungen, besonders der Einzelzahnimplantate, kann vermutlich der veränderten Bezuschussungspolitik zugeschrieben werden. Entgegen dem PBS, in welchem Implantatversorgungen von einer Bezuschussung durch die gesetzliche Krankenkasse ausgeschlossen waren, kann der Patient im

FZS auch bei der Wahl einer implantologischen Versorgung einen entsprechenden, befundabhängigen Festzuschuss in Anspruch nehmen.

Die zahntechnisch höchst aufwändigen und damit sehr teuren Geschiebe- und Teleskopversorgungen nehmen dagegen erwartungsgemäß ab. Hier profitiert offensichtlich die wesentlich herstellungskostengünstigere Modellgussprothese von dem befundabhängigen Festzuschuss.

In dieser Untersuchung konnte gezeigt werden, dass einerseits allein die Änderung versorgungspolitischer Rahmenbedingungen einen potenziellen Einfluss auf zahnärztliche Therapieentscheidungen haben kann. Andererseits kann die prinzipielle Verteilung der einzelnen Versorgungen als relativ stabil angesehen werden. Die zahnärztliche Entscheidungsfindung gemeinsam mit dem Patienten ist neben der primären Fokussierung auf einen möglichst hohen Gewinn an Lebensqualität für den individuellen Patienten selbstverständlich auch an finanzielle Rahmenbedingungen gekoppelt. In diesem Zusammenhang kommt der Zuzahlungspolitik der gesetzlichen Krankenkassen im gesamtdeutschen Maßstab vermutlich eine nicht unerhebliche Bedeutung in der Bevorzugung oder Ablehnung zahnärztlich-prothetischer Therapiemittel zu, welche nicht primär den Kriterien einer evidenzbasierten Zahnmedizin entspricht.

67.5 Schlussfolgerungen

Die beiden angeführten wissenschaftlichen Untersuchungen verdeutlichen die Relevanz der Ergebnisse aus Projekten der Versorgungsforschung für die gezielte Optimierung der zahnmedizinischen Versorgung in Deutschland. Unter Zuhilfenahme dieser und weiterer Erkenntnisse über die Bedeutung klinischer Befunde für das orale Wohlbefinden des einzelnen Patienten, aber auch über die potenziellen externen Einflussfaktoren auf das Versorgungssystem sollte langfristig eine Reduktion von Über-, Unter- oder Fehlversorgung möglich sein. Eine rückwärtige Evaluation versorgungspolitischer Entscheidungen wird bei fachgerechter Interpretation eine langfristige Optimierung der zahnmedizinischen Versorgung auf Bevölkerungsebene ermöglichen. Untersuchungen im Kontext der Versorgungsforschung und klassische klinische Forschung ergänzen sich dabei im Erkenntnisgewinn und können nur bei gemeinsamer Betrachtung und Analyse den medizinischen Fortschritt für das Versorgungssystem bestmöglich erschließen.

Die Versorgungsforschung in der Zahnmedizin hat erheblichen Handlungsbedarf. Die Bildung von Praxisnetzwerken, wie zum Beispiel durch die DGPro (Deutsche Gesellschaft für prothetische Zahnmedizin und Biomaterialien) initiiert, verspricht eine weitaus größere Menge an konkreten Daten aus dem Versorgungsalltag. Die wissenschaftliche Bewährungsprobe zahlreicher anerkannter Therapieformen im Versorgungsalltag, nicht nur auf dem Gebiet der Prothetik, verspricht interessante Erkenntnisse in den nächsten Jahren.

67.6 Literatur

[1] John MT, Patrick DL, Slade GD. The German version of the Oral Health Impact Profile – translation and psychometric properties. Eur J Oral Sci 2002; 110: 425–433
[2] Kassenzahnärztliche Bundesvereinigung. Aktualisierter Bericht über die Auswirkungen der Einführung des Festzuschuss-Systems bei Zahnersatz in der GKV. Köln: KZBV; 2006
[3] Micheelis W, Heinrich R. Dritte Deutsche Mundgesundheitsstudie (DMS III). Köln: Deutscher Ärzte Verlag; 1999
[4] Micheelis W, Schiffner U. Vierte Deutsche Mundgesundheitsstudie (DMS IV). Köln: Deutscher Zahnärzte Verlag; 2006
[5] Rehm SR, Rädel M, Schütte U, et al. Einfluss der Einführung des Festzuschusssystems auf das Versorgungsspektrum einer Universitätsklinik. Dtsch Zahnärztl Z 2011; 66: 647–653
[6] Schütte U, Kirch W, Walter M. Versorgungsforschung in Deutschland – eine Standortbestimmung aus Sicht der Zahn-, Mund- und Kieferheilkunde. Medizinische Klinik 2005; 100: 562–567
[7] Schütte U, Weber A, Hoffmann T, Micheelis W, Dörfer C. Zahn-, Mund- und Kieferheilkunde. In: Pfaff H, Neugebauer E, Glaeske G, Schrappe M, Hrsg. Lehrbuch Versorgungsforschung. Stuttgart: Schattauer Verlag; 2011: 406–409
[8] Walter MH, Schütte U, Rädel M et al. Oral health-related quality of life and oral status in a German working population. Eur J Oral Sci 2011; 119: 481–488

68 Entscheidungsfindung in der Zahnmedizin: Muss es immer gemeinsam sein?

Daniel R. Reißmann

68.1 Hintergrund

Zahnmedizin hat das Ziel der Erhaltung bzw. Wiederherstellung der Mundgesundheit und aller damit verbundenen psychosozialen Funktionen. Die Bedeutung der spezifischen Funktionen des Mundes und der angrenzenden Strukturen ist dabei stark von den individuellen Wertungen der Patienten abhängig. So kann für einen Patienten die Ästhetik im Vordergrund stehen, während andere Patienten besonderen Wert auf die Mastikation (Kaufunktion) oder die Phonation (Lautbildung) legen. Diese persönlichen und individuellen Präferenzen der Patienten können einen großen Einfluss auf zahnmedizinische Entscheidungen haben.

Ein Patient kann in eine Entscheidung eingebunden werden, wenn mehrere Optionen zur Verfügung stehen. Dies trifft zwar auf fast alle Entscheidungen in der Zahnmedizin zu, ist aber besonders bei der Rehabilitation nach Zahnverlust von Bedeutung (▶ Abb. 68.1). Daher wird hier diese zahnmedizinische Intervention exemplarisch betrachtet.

68.1.1 Behandlungsbedarf

Bei allen Therapieentscheidungen, die getroffen werden, steht an erster Stelle die Frage nach einem Behandlungsbedarf. Grundsätzlich existiert weder ein eindeutig **objektiver** noch **subjektiver** Behandlungsbedarf. Vielmehr entsteht der Bedarf durch ein Zusammenspiel verschiedener Faktoren, die sowohl den Zahnarzt als auch den Patienten betreffen.

Behandlungsbedarf kann durch den Zahnarzt aufgrund der **realen** klinischen Situation und entsprechender Vorstellungen von einer **idealen** klinischen Situation generiert werden. Die wichtigsten Faktoren sind die Position und die Anzahl der fehlenden Zähne. Dieser **normative** Behandlungsbedarf deckt sich nicht automatisch mit den Vorstellungen der Patienten.

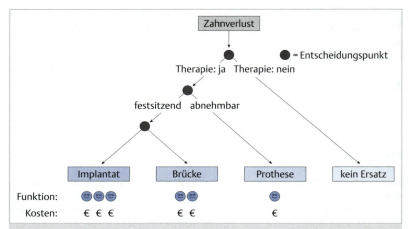

Abb. 68.1 Entscheidungspunkte bei der Wahl des Therapiemittels zur Rehabilitation nach Zahnverlust; resultierende Konsequenzen der Entscheidung in Form von durchschnittlich zu erwartendem Funktionsgewinn (☺) und initialen Therapiekosten (€).

Wesentliche Faktoren auf Seiten der Patienten, die zu einem **gefühlten** Behandlungsbedarf führen, sind zunehmend ästhetische Aspekte. Dies wird dadurch deutlich, dass bei einem Verlust des Frontzahns der starke Wunsch nach einem sofortigen Ersatz besteht, während dies im Seitenzahngebiet oft nicht der Fall ist. Die starke Bedeutung der ästhetischen Aspekte kann auch dazu führen, dass Patienten im Vergleich zum **normativen** Behandlungsbedarf einen höheren **gefühlten** Behandlungsbedarf angeben. Erst durch die Möglichkeit einer Behandlung wird ein Bedarf erzeugt.

Nicht jeder Behandlungsbedarf führt auch automatisch zu dem tatsächlichen Verlangen des Patienten nach einer Behandlung. Vielmehr existieren Barrieren, die dazu führen, dass sich Patienten einer Therapie nicht unterziehen, die sie sich eigentlich wünschen. Dazu zählen Ängste vor einer Zahnbehandlung, die konkrete Wahrnehmung des Bedarfs, finanzielle Aspekte und fehlender Zugang zu einem Behandler.

Somit stellen die individuellen Wünsche und Vorstellungen der Patienten, aber auch das soziale Umfeld, der sozioökonomische Status sowie physische und psychische Barrieren wesentliche Faktoren bei der Bestimmung des Behandlungsbedarfs dar und dürfen in der Entscheidungsfindung nicht ignoriert werden.

Unabhängig von einem geäußerten Behandlungswunsch des Patienten gibt es meistens auch die Option, nichts zu tun oder abzuwarten. Patienten sollten auf diese Möglichkeit und deren potenziellen Folgen hingewiesen werden.

68.1.2 Therapieoptionen

Gerade bei der Frage, welche Art der Versorgung bei der Rehabilitation nach Zahnverlust eingesetzt werden soll, können die Antworten vielschichtig sein (▶ Abb. 68.1). Man kann zwischen mehreren Ebenen der Entscheidung differenzieren. Nach der Feststellung des Wunsches und Bedarfs einer Therapie muss geklärt werden, ob der Ersatz festsitzend oder abnehmbar erfolgen soll. Bei festsitzendem Ersatz schließt sich die Entscheidung zwischen konventionellen Brücken oder Implantaten an.

An dieser Stelle ist der Entscheidungsfindungsprozess nicht zu Ende. Vielmehr stehen weitere Fragen an. Bei abnehmbarem Zahnersatz muss eine Entscheidung über die Verankerung der Prothesen getroffen werden und bei festsitzendem Zahnersatz muss das Material und der Umfang eventueller zahnfarbener Verblendungen festgelegt werden. Während Patienten ihre Vorstel-

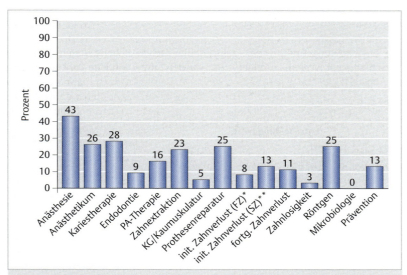

Abb. 68.2 Relative Häufigkeit von Ursachen für eine Entscheidung innerhalb regulärer Behandlungssitzungen in einer tertiären prothetischen Versorgungseinrichtung.
*Frontzahn, ** Seitenzahn

lungen und Wünsche in diesen Prozess einfließen lassen müssen, kann nur der Zahnarzt die Informationen liefern, welche Optionen in der konkreten Situation prognostisch Erfolg versprechen.

Während der Vorbehandlung und der prothetischen Therapie stehen eine große Anzahl weiterer Entscheidungen an, die getroffen werden müssen. Im Rahmen einer Analyse von 272 Behandlungssitzungen in einer tertiären prothetischen Versorgungseinrichtung stellte sich eine Vielzahl von weiteren Entscheidungen dar (▶ Abb. 68.2) [11].

Am häufigsten stellte sich dabei die Frage nach einer Anästhesie (43%) gefolgt von der Frage nach der Versorgung einer Karies (28%). Eine Entscheidung zum Anästhetikum (26%) wurde deutlich seltener angegeben als zur Anästhesie. Dies mag zwei Ursachen haben. Wenn bezüglich einer Anästhesie negativ entschieden wurde, bedarf es keiner Wahl eines Anästhetikums. Gleichzeitig muss vermutet werden, dass sich die Behandler in vielen Fällen nicht bewusst waren, dass sie eine Entscheidung getroffen hatten. Die Patienten wurden somit nicht in die Entscheidung einbezogen.

68.2 Modelle (zahn)medizinischer Entscheidungsfindung

Die Entscheidungsfindung bei (zahn)medizinischen Behandlungen kann auf verschiedenen Wegen erfolgen. Es werden drei Modelle unterschieden (▶ Abb. 68.3).

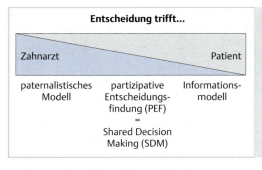

Abb. 68.3 Modelle der Entscheidungsfindung.

68.2.1 Paternalistisches Modell

Im paternalistischen Modell kommt dem Patienten im Rahmen der Entscheidungsfindung fast ausschließlich eine passive Rolle zu [3]. Der Patient kann seine Wünsche und Vorstellungen äußern. Die Abwägung der persönlichen Aspekte des Patienten bleibt dem Behandler vorbehalten. Dieser stellt nach Abwägung aller ihm zur Verfügung stehenden Informationen eine Entscheidung und informiert den Patienten darüber und die damit verbundenen Nutzen und Risiken.

Wahrscheinlich werden in der Medizin Entscheidungen am häufigsten nach dem paternalistischen Modell gefällt. Genaue Daten gibt es bisher nicht, da eine exakte Bestimmung mit großen methodischen Herausforderungen verbunden ist und zwischen einer Selbsteinschätzung durch Behandler und einer Fremdeinschätzung große Unterschiede bestehen können.

Der grundlegende Kritikpunkt am paternalistischen Modell ist die fehlende Möglichkeit für die Patienten, zwischen verschiedenen Beteiligungsgraden im Entscheidungsfindungsprozess wählen zu können. Auch wenn die Informationen der Patienten in die Entscheidung einfließen, sind die Patienten in diesem Modell nicht direkt am Prozess beteiligt. Dies mag in Notfallsituationen, bei spezifischen Erkrankungen, wenn keine unterschiedlichen Optionen zur Verfügung stehen oder bei Patienten mit unzureichender Entscheidungsfähigkeit (z. B. bei Demenz oder Wachkoma) nicht anders zu praktizieren sein. Dem behandelnden Zahnarzt kommt dabei eine hohe Verantwortung zu, was sich in einer zurückhaltenden Indikationsstellung darstellen sollte. Auch wenn sich Patienten selbst nicht ausreichend zu ihren Werten und Vorstellungen äußern können, sollten diese Informationen dennoch über Partner, Eltern oder Betreuer der Patienten ermittelt und in die Entscheidung einbezogen werden.

Beim paternalistischen Modell entscheidet der Behandler, was das Beste ist. Sofern der Behandler es ernst meint mit seiner Rolle als Arzt, dann bedeutet die getroffene Entscheidung aus Sicht des Behandlers auch das Beste für den Patienten. Ob der Patient die gleiche Entscheidung getroffen hätte, bleibt offen.

68.2.2 Informationsmodell

Das Bild des Arztes wandelte sich in den letzten Jahren zunehmend von den „Göttern in Weiß" zu einem Gesundheitsdienstleister, während Patienten möglichen Therapien zunehmend aufgeklärter gegenüber stehen und ein verstärktes Mitspracherecht fordern. Würde diese Entwicklung kontinuierlich und konsequent fortgesetzt, so entstünde ein Informationsmodell (auch „Konsumentenmodell").

Beim Informationsmodell fließt die Information unidirektional vom Zahnarzt zum Patienten [2]. Die Grundidee hinter dem Informationsmodell ist die Annahme, dass der Patient am besten weiß, was gut für ihn ist. Der Patient wägt daher selbst alle möglichen Therapieoptionen gegeneinander ab und trifft allein die Entscheidung für eine der Optionen.

In diesem Modell hat der Zahnarzt nur noch eine informierende und ausführende Funktion. Da die Informationen vom Zahnarzt auf neutrale Weise ohne Wertung übermittelt werden sollten, entfällt auch die beratende Funktion. Der Zahnarzt wird zu einem gewissen Teil aus seiner Verantwortung gegenüber dem Patienten und der durchzuführenden Therapie entlassen. Dies birgt die Gefahr, dass der Patient nur noch als Konsument wahrgenommen wird und in diesem Prozess Fragen der medizinischen Indikation außer Acht gelassen werden.

68.2.3 Partizipative Entscheidungsfindung

Zwischen dem paternalistischen Modell und dem Informationsmodell liegt das Modell der partizipativen Entscheidungsfindung (PEF: engl. Shared-Decision-Making, SDM) [6]. Die PEF stellt einen optimalen Kompromiss zwischen der Therapiefreiheit des Behandlers und dem Mitbestimmungsrecht des Patienten dar. Eine sehr enge und normative Definition beschreibt PEF als eine von Patienten und Behandler gemeinsam verantwortete Übereinkunft über eine angemessene medizinische Behandlung. Eine weiter gefasste Definition fasst PEF als die freie Wahlmöglichkeit des Patienten hinsichtlich der Beteiligung an der Entscheidungsfindung auf.

Kernelemente einer gemeinsam verantworteten Entscheidungsfindung sind:
- Beteiligung von mindestens zwei Teilnehmern (Zahnarzt und Patient)
- Informationsaustausch in beide Richtungen (bidirektional)
- Wissen beider Gesprächspartner über Wahlmöglichkeiten bezüglich der zahnmedizinischen Therapie
- aktives und gleichberechtigtes Einbringen von Entscheidungskriterien durch beide Partner
- Verantwortung beider Partner für die getroffene Entscheidung

Im Vorfeld der Entscheidung über die Therapie kommt es zu einem bidirektionalen Informationsaustausch zwischen Zahnarzt und Patient. Der Zahnarzt stellt dabei nicht nur die wissenschaftliche Evidenz dar, sondern berichtet auch über die Quellen der Informationen und eigene Erfahrungen. Dies ermöglicht es dem Patienten zu beurteilen, wann er es mit welcher Art von Information zu tun hat. Der Patient stellt seine persönlichen Lebensumstände und seine

Präferenzen dar und äußert sein medizinisches Wissen über den eigenen Organismus sowie Überzeugungen und Erwartungen. Dieses Wissen kann in den Prozess eingehen und gegebenenfalls korrigiert werden. In einer Diskussion, in der Zahnarzt und Patient gleichberechtigt teilnehmen, wird eine Entscheidung über die durchzuführende Therapie getroffen. Die Verantwortung für Entscheidungsprozess und Therapie liegt gleichberechtigt bei Zahnarzt und Patient.

Das Modell der gemeinsamen oder partizipativen Entscheidungsfindung ist vor allem für präferenzsensitive Entscheidungen geeignet. Eine Entscheidung ist per definitionem präferenzsensitiv, wenn ein Gleichgewicht zwischen verschiedenen Optionen besteht, welche in der Entscheidung bedacht werden müssen. Dies ist in der rekonstruktiven Zahnmedizin der Fall. In den meisten Fällen existiert (bisher) keine eindeutige Evidenz für die Überlegenheit einer Therapieoption. Damit kommt der individuellen Bewertung des spezifischen Nutzens sowie von Risiken und Kosten durch den Patienten eine entscheidende Bedeutung zu.

68.3 Grundlagen der Kommunikation

Die Kommunikation mit dem Patienten kann einen erheblichen Einfluss auf die Wahl und die Prognose der Therapie haben. Auch während der Therapie stellt die Arzt-Patienten-Kommunikation einen wesentlichen Einflussfaktor für den Therapieerfolg dar.

Geschlechtsbezogene Verhaltensweisen der Zahnärzte können langfristig Therapieergebnisse beeinflussen. Patienten von weiblichen Behandlern weisen eine größere Zufriedenheit mit dem Therapieergebnis auf als Patienten von männlichen Behandlern [13]. Darüber hinaus bestehen Faktoren, die unabhängig vom Geschlecht des Behandlern sind. Beispielsweise steigert die vermehrte Möglichkeit, Fragen zu stellen und über die eigene Mundgesundheit zu reden, die Zufriedenheit der Patienten. Eine hohe Anzahl von Fragen und ein zurechtweisendes Verhalten auf Seiten des Behandlers führen hingegen zu einer geringeren Zufriedenheit der Patienten.

68.3.1 Inhalt einer Kommunikation

Kommunikation ist nicht nur das gesprochene Wort. Vielmehr wird eine Botschaft vermittelt, die weit über den wörtlichen Inhalt des Gesagten hinausgeht. Dazu entwickelte der Hamburger Psychologe Friedmann Schultz von Thun das Vier-Ohren-Modell [12].
Jede Botschaft ist unter vier Gesichtspunkten (Ohren) zu interpretieren:
- dem wörtlichen **Gesagten**
- dem darin verpackten „**Appell**"
- der darin verborgenen **Selbstbeschreibung** des Sprechenden
- der darin enthaltenen **Beschreibung der Beziehung** zwischen dem Sprecher und dem Zuhörer

Die Aussage eines Zahnarztes: „Da machen wir eine Brücke." beschreibt zum einen, dass bei dem Patienten im Mund eine Zahnlücke besteht, die mittels eines festsitzenden Zahnersatzes in Form einer Brücke rekonstruiert werden kann (**wörtlich Gesagtes**). Gleichzeitig kann der Patient aber aus der Aussage auch weitere Botschaften heraushören. Er kann feststellen, dass der Zahnarzt die Indikation zur Anfertigung einer Brücke sieht und diese auch angefertigt werden sollte (**Appell**). Da keine Alternative dargelegt wird, kann er schlussfolgern, dass sich der Zahnarzt seiner Sache sehr sicher ist (**Selbstbeschreibung**). Letztlich kann er sich durch diese Aussage bevormundet fühlen (**Beschreibung der Beziehung**). In diesem konkreten Fall hat der Zahnarzt eine Entscheidung getroffen, ohne den Patienten in den Prozess einzubinden. Dies entspricht nicht den Vorstellungen von vielen Patienten, wie eine optimale Kommunikation aussehen sollte.

68.3.2 Gestaltung der Kommunikation

Entsprechend des Modells der PEF sollten beide Gesprächspartner in der Kommunikation während des Entscheidungsfindungsprozesses gleichberechtigt sein. Dies ist gerade in der Zahnmedizin oftmals nicht der Fall (▶ Abb. 68.4).
Solange der Patient während des Gesprächs in dem Behandlungsstuhl **liegt**, besteht die Gefahr, dass eine Gleichberechtigung nicht hergestellt werden kann. Zum einen sind die Behandlungsstühle selten wirklich bequem, sodass sich Patienten nicht richtig entspannen können. Auf der anderen Seite befindet sich der Behandler in der Position des Überlegenen, während sich der Patient in der Position des Unterlegenen befindet. Diese Bewertung der Beziehung zweier Personen zueinander stammt aus dem Tierreich: In Rangkämpfen legt sich der Unterlegene auf den Rücken und präsentiert ungedeckt seine Kehle,

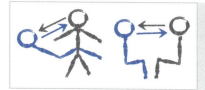

Abb. 68.4 Gestaltung der Kommunikation; links: Patient in der Position des „Unterlegenen"; rechts: Kommunikation auf „Augenhöhe".

womit in der Regel die Rangordnung geklärt ist. Es bietet sich daher an, die Kommunikation an einen Ort zu verlegen, der ein **gleichberechtigtes** Gegenüber zulässt. Dies kann ein separater Raum oder auch nur ein kleiner Tisch mit zwei Stühlen im Behandlungszimmer sein. Wesentlich dabei ist nur, dass der Patient dem Zahnarzt auf gleicher Höhe gegenübersitzt (▶ Abb. 68.4).

68.4 Informationsbedarf und -bewertung

Informationen stellen die Grundlage für die Entscheidungsfindung und Abwägung verschiedener Optionen dar. Patienten können nur mit umfassenden Informationen eine wirksame Einwilligung in medizinische Interventionen geben. Der Zahnarzt ist gesetzlich verpflichtet, die Patienten umfassend über Behandlungsmöglichkeiten und deren potenziellen Risiken und Nutzen aufzuklären [1]. In Studien geben Patienten fast konstant einen hohen Bedarf an Informationen an.

In den letzten Jahrzehnten hat geradezu eine Explosion an Informationen und technologischem Fortschritt eingesetzt. Es ist dabei weder für Behandler noch für die Patienten möglich, einen kompletten Überblick über diesen Überfluss an Wissen zu erlangen. Schon bei der rekonstruktiven Therapie des Einzelzahnverlustes innerhalb einer Zahnreihe stehen mehrere Therapieoptionen zur Verfügung, welche in der Regel eine festsitzende Versorgung der Lückensituation zum Ziel haben. In einigen Fällen sind aber auch abnehmbare Therapiemittel indiziert und im Seitenzahngebiet kann auch die Nichtversorgung der Lückensituation eine Option darstellen. Kommt es zum multiplen Zahnverlust, verschiebt sich das Therapiespektrum in Richtung der abnehmbaren Versorgungen. Aber selbst bei kompletter Zahnlosigkeit kann mittels Implantaten noch ein festsitzender Zahnersatz angefertigt werden. Schon für den behandelnden Zahnarzt stellen die verschiedenen Therapieoptionen mit all ihren Kosten (monetär und biologisch), Risiken (z. B. Verlust Therapiemittel,

Folgeschäden) und Nutzen (z. B. Kaufähigkeit, Lebensqualität) eine große Herausforderung dar. Für die Patienten sind sie kaum zu überblicken.

Gerade vor dem Hintergrund der evidenzbasierten Zahnmedizin spielt die kritische Wertung der zur Verfügung stehenden Informationen hinsichtlich des aktuellen Zustands des Patienten und der Therapieoptionen eine wesentliche Rolle. Dieser Prozess ist stark von individuellen Sichtweisen geprägt. Daher ist es nicht verwunderlich, dass Therapieentscheidungen in der Zahnmedizin durch eine große Variabilität zwischen verschiedenen Behandlern geprägt sind [5]. Eine erfreuliche Entwicklung stellt die Erstellung von Leitlinien (z. B. „Festsitzender Zahnersatz für zahnbegrenzte Lücken" [7]) dar. Dadurch werden die relevanten Informationen kritisch bewertet, dem Zahnarzt zu Verfügung gestellt und konkrete Handlungsempfehlungen gegeben.

Die Informationsvermittlung für Patienten sollte den Kriterien für evidenzbasierte Patienteninformation genügen [14]. Nur wenn Informationen auf hohem Evidenzniveau und gleichzeitig für Patienten verständlich sind, können diese Informationen auch für den Entscheidungsfindungsprozess genutzt und die Patienten aktiv in den Prozess eingebunden werden.

68.5 Evaluation von Entscheidungsfindungsprozessen

Einige Studien konnten nachweisen, dass Patienten bei zahnmedizinischen Entscheidungen einen Einfluss auf die Entscheidung empfanden. Als Beispiel sei die Frage nach der Entfernung eines Zahnes aufgeführt, was einen wesentlichen Eingriff in die körperliche Unversehrtheit der Patienten darstellt. Untersuchungen in Norwegen zu Entscheidungsfindungsprozessen bei der Extraktion von permanenten Zähnen zeigten, dass ein überwiegender Teil der betroffenen Patienten das Gefühl hatte, Einfluss auf die Entscheidung genommen zu haben [9]. Die Mehrheit der Patienten (64%) gab an, einen großen oder sehr großen Einfluss auf die Entscheidung gefühlt zu haben. Lediglich 9% der Patienten verspürten keinen eigenen Einfluss.

Auch wenn sich Patienten eine stärkere Mitsprache bei zahnärztlichen Therapien wünschen, so lehnen die meisten eine alleinige Therapieentscheidung ohne Einbeziehung des Zahnarzts ab. Dies deckt sich mit der Einschätzung der Mehrheit der Zahnärzte, welche das Informationsmodell ebenfalls ablehnen. Nur eine Minderheit von Zahnärzten vertritt die Meinung, dass klinische Entscheidungen komplett nur auf den Präferenzen des Patienten basieren sollten.

Auf Seiten der Zahnärzte wird die aktive Teilnahme der Patienten an Entscheidungsfindungsprozessen als optimales Vorgehen dargestellt. Eine Untersuchung zum Vorgehen bei klinischen Entscheidungen unter prothetisch tätigen Zahnärzten Nordamerikas zeigte, dass etwa die Hälfte (50,8%) der Befragten der Ansicht war, dass die Entscheidung in einer gleichberechtigten Diskussion zwischen Patient und Behandler erfolgen sollte, nachdem alle relevanten Informationen dargelegt wurden [10]. Fast alle anderen Befragten (43,3%) stellten die eigene Meinung und die eigene Einschätzung sogar noch hinter die des Patienten. Nur etwa 6% treffen Entscheidungen primär aus technischen Aspekten und eigenen Einschätzungen heraus.

Für Zahnärzte stehen laut Befragungen bei der Wahl der Therapie vor allem Aspekte wie „Wunsch des Patienten" und „Prognose der Behandlung" im Vordergrund. Dies bedeutet jedoch nicht, dass der Patient in den Prozess der Abwägung der verschiedenen Aspekte von Therapiealternativen und damit der Entscheidungsfindung einbezogen wird. Auch im paternalistischen Modell kann der Behandler annehmen, den Wünschen der Patienten gerecht zu werden.

Ein konkreter Vergleich zwischen den Wünschen und Präferenzen von Zahnärzten und Patienten zur Rollenverteilung bei zahnmedizinischen Therapieentscheidungen zeigt, dass Patienten unabhängig von der Indikation eine gemeinsame Entscheidung wünschen, während Zahnärzte die eigene Rolle in

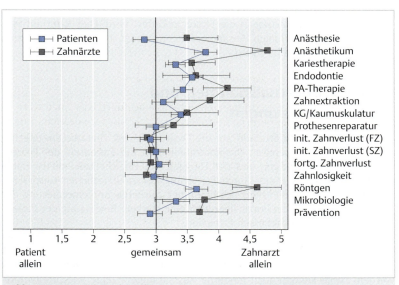

Abb. 68.5 Beurteilung der Rollenverteilung bei Entscheidungen zu spezifischen zahnmedizinischen Fragestellungen von Seiten der Patienten und der Zahnärzte. (Mittelwerte mit 95%-Konfidenzintervall; PA: Parodontitis, KG: Kiefergelenk, FZ: Frontzähne, SZ: Seitenzähne) Quelle: [11].

spezifischen Indikationen wesentlich stärker sehen als die der Patienten (▶ Abb. 68.5). Die Frage nach Art des Anästhetikums oder der Indikation zum Röntgen möchten Zahnärzte fast ausschließlich allein beantworten. Auffällige Diskrepanzen in der Rollenempfindung bestehen auch hinsichtlich Parodontitistherapie, Zahnextraktion und präventiven Maßnahmen. Hier erscheinen Entscheidungskonflikte wahrscheinlich. Werden solche Entscheidungen nur auf Basis der klinischen Befunde und der wissenschaftlichen Evidenz (oder der persönlichen Vorstellungen oder Vorlieben) von Zahnärzten getroffen, besteht die Gefahr, dass man die Patienten in dem Entscheidungsprozess nicht mitnimmt. Dies kann letztlich zu einer geringen Zufriedenheit der Patienten mit der Behandlung, einer geringeren Compliance und einem schlechteren Therapieergebnis führen.

68.6 Perspektiven

Partizipative Entscheidungsfindung wird voraussichtlich auch weiterhin als ein theoretisches Konzept wahrgenommen, wenn nicht die konkrete Umsetzung von Forschungsergebnissen in die Praxis gefördert wird. Dies kann auf verschiedenen Wegen erfolgen. Ansatzpunkte sind dabei sowohl bei Zahnärzten als auch bei Patienten zu sehen.

68.6.1 Fördermaßnahmen und Patientenschulungen

Zahnärzte werden im Studium auf die Diagnostik und Therapie spezifischer oraler Probleme vorbereitet. Die Kommunikation mit Patienten, der Prozess der Entscheidungsfindung und der Umgang mit Unsicherheit spielen dabei eine untergeordnete Rolle. Durch Förderung der zahnärztlichen Gesprächs- und Handlungskompetenz hinsichtlich einer stärkeren Implementierung der PEF in die zahnärztliche Praxis ließe sich eine stärkere Beteiligung der Patienten an Entscheidungsprozessen erreichen.

Jeder Zahnarzt sollte in der Lage sein, sich über aktuelle wissenschaftliche Erkenntnisse zu informieren und die Ergebnisse wissenschaftlicher Arbeiten kritisch zu werten. Die Ausbildung dazu sollte bereits im Studium begonnen werden. Dabei können auch moderne Ausbildungskonzepte wie problemorientiertes Lernen (POL) eingebunden werden. Eine weitere Möglichkeit stellen Journal Clubs dar, welche auch im Rahmen einer postgradualen Ausbildung durchgeführt werden können. Dabei stellen sich die Teilnehmer gegenseitig

Artikel, Konferenzbeiträge und Diskussionen zu einer spezifischen Fragestellung vor. Die anderen Teilnehmer erhalten so einen Einblick in die jeweilige Thematik und können die Ergebnisse kritisch bewerten.

Um Patienten nicht durch den Informationsfluss und die eigene Verantwortung im Entscheidungsfindungsprozess zu überfordern, kann es notwendig und hilfreich sein, die Patienten darauf vorzubereiten oder darin zu begleiten. Ziel von Patientenschulungen ist dabei nicht nur die Vermittlung von medizinischem Wissen, sondern auch die Verbesserung des psychischen und praktischen Umgangs mit der Erkrankung (z. B. Zahnverlust) und die Stärkung der eigenen Kompetenzen und Entscheidungsfähigkeit („Empowerment").

68.6.2 Patienteninformationen und Entscheidungshilfen

Sowohl Patienten als auch Zahnärzten müssen die notwendigen Informationen vorliegen, auf Basis derer eine Entscheidung getroffen werden kann. Dies kann beispielsweise durch Patienteninformationen oder Entscheidungshilfen unterstützt werden.

Der Einsatz von Patienteninformationen muss immer dann kritisch gesehen werden, wenn sich die Information auf ein konkretes Therapiemittel und nicht auf die klinische Situation bezieht. Durch die gezielte Zuführung der Informationen zu Therapiemitteln an den Patienten besteht die Möglichkeit der Manipulation. Dies ist dann der Fall, wenn eine Vorauswahl getroffen wird. Als Lösungsansatz bietet sich die Einbeziehung eines externen Teilnehmers an, welcher keine ökonomischen Interessen an der Behandlung aufweist (z. B. unabhängige Patientenvertretungen). Dieser kann die Informationen wertungsfrei dem Patienten zukommen lassen, ohne konkret Einfluss zu nehmen.

Eine Möglichkeit, Therapieentscheidungen in der Zahnmedizin stärker auf Basis der aktuellen wissenschaftlichen Erkenntnisse und unter verstärkter Einbeziehung der Entscheidungsfähigkeit des Patienten treffen zu können, stellt die Implementierung von Modellen zur evidenzbasierten zahnärztlichen Entscheidungsfindung dar. Entscheidungsbäume bzw. Algorithmen visualisieren dabei den Weg bei einer komplexen Entscheidungsfindung. Ergebnis dieses Prozesses ist dann die Angabe von möglichen Gesundheitszuständen als Folge unterschiedlicher Therapieoptionen. Dabei eingeschlossen sind Wahrscheinlichkeiten für positive und negative Folgen, Aufwand und Kosten der Therapie. Da diese Informationen auch dem Patienten zugänglich gemacht werden, wird eine geteilte Entscheidungsfindung ermöglicht. Gleichzeitig erfolgt eine Dokumentation der Informationen, die zu der Therapieentscheidung geführt haben. Entscheidungshilfen können bei medizinischen Therapieentscheidungen das Wissen über Behandlungsmöglichkeiten verbessern, Konflikte bezüglich der Entscheidung verringern und zu einer stärkeren Beteiligung bei Therapieentscheidungen führen. Sie zeigen einen möglichen Weg zu mehr Informationen und Entscheidungsgewalt auf Seiten der Patienten.

Durch die Anwendung computergestützter Entscheidungsfindung können alle für die Behandlung relevanten Informationen und ihre individuellen Bedeutung für den Patienten in den Prozess einfließen. Dies ermöglicht eine individualisierte Therapieempfehlung, welche nicht mehr nur auf einem „Durchschnittspatienten" basiert. Inwieweit Zahnarzt und Patient der Empfehlung folgen, kann von beiden Entscheidungsträgern im Einvernehmen beschlossen werden.

68.7 Zusammenfassung

Die Beteiligung von Patienten an medizinischen und zahnmedizinischen Therapieentscheidungen gewinnt zunehmend an Bedeutung. Diese Entwicklung ist zu begrüßen. Kann doch durch eine intensivere Kommunikation von Patient und Behandler erreicht werden, dass sich Patienten der eigenen Verantwortung hinsichtlich der Therapieergebnisse bewusst werden, was sich positiv auf den langfristigen Therapieerfolg auswirken kann. Des Weiteren sind durch die verstärkte Einbindung der Patienten eine verbesserte Therapietreue (Compliance), eine höhere Zufriedenheit mit der Therapie und dem Therapieergebnis sowie eine Verbesserung des Wissensstands der Patienten zu erreichen [8].

Nicht nur die positiven Effekte sprechen für die stärkere Einbindung der Patienten in die Entscheidungen, sondern auch das Bedürfnis der Patienten nach Mitbestimmung [4]. Die Mehrzahl der Patienten möchte die Entscheidungsfindung gleichberechtigt mit dem Zahnarzt treffen. Dennoch überwiegt aktuell (noch) der passive Part des Patienten. Dies ist zu einem großen Teil auf unzureichende Informationen hinsichtlich der Behandlungsalternativen und deren Folgen zurückzuführen.

Ein ausreichendes Maß an Informationen ist nicht nur eine Grundlage für eine gemeinsame Entscheidungsfindung, sondern essenzieller Bestandteil jeder wirksamen Patientenaufklärung. Dabei sollen die Patienten in die Lage versetzt werden, beurteilen zu können, was die konkreten Behandlungen für sie persönlich bedeuten. Dies ist Grundlage für eine informierte Einwilligung in die Behandlung, aber nicht gleichzusetzen mit einer gemeinsamen oder partizipativen Entscheidung. Diese setzt eine Motivation der Patienten durch die Ärzte zur Beteiligung an der Entscheidungsfindung voraus.

Zusammenfassen lassen sich die Gründe für eine gemeinsam getroffene Entscheidung als wissenschaftliche Evidenz, Ethik und Recht sowie Präferenzen der Patienten.

68.8 Literatur

[1] Bundesministerium für Gesundheit und Bundesministerium für Justiz. Patientenrechte in Deutschland. Berlin und Bonn; 2007
[2] Charles C, Gafni A, Whelan T. Shared decision-making in the medical encounter: what does it mean? (or it takes at least two to tango). Soc Sci Med 1997; 44(5): 681–692
[3] Coulter A. Paternalism or partnership? Patients have grown up-and there's no going back. BMJ 1999; 319: 719–720
[4] Coulter A, Magee H. The European patient of the future. Berkshire: Open University Press; 2003
[5] Domejean-Orliaguet S, Tubert-Jeannin S, Riordan PJ et al. French dentists' restorative treatment decisions. Oral Health Prev Dent 2004; 2(2): 125–131
[6] Härter M, Loh A, Spies C. Gemeinsam entscheiden –erfolgreich behandeln –Neue Wege für Ärzte und Patienten im Gesundheitswesen. Köln: Deutscher Ärzteverlag; 2005
[7] Heydecke G, Seedorf H. Festsitzender Zahnersatz für zahnbegrenzte Lücken. AWMF-Leitlinien-Register. 2008;Nr. 083/003
[8] Joosten EA, DeFuentes-Merillas L, de Weert GH et al. Systematic review of the effects of shared decision-making on patient satisfaction, treatment adherence and health status. Psychother Psychosom 2008; 77(4): 219–226
[9] Klock KS. Patients' perceptions of the decision-making process leading to extraction of permanent teeth in Norway. Community Dent Oral Epidemiol 1995; 23(3): 165–169
[10] Koka S, Eckert SE, Choi YG, Montori VM. Clinical decision-making practices among a subset of North American prosthodontists. Int J Prosthodont 2007; 20(6): 606–608
[11] Reissmann DR, Kasper J, Pahl W, Heydecke G. Patients' and dentists' preferred roles in decision making in dentistry [Abstract]. J Dent Res 2011; 90 (A): 1009
[12] Schulz von Thun F. Miteinander reden 1: Störungen und Klärungen. Allgemeine Psychologie der Kommunikation. Reinbeck: Rowohlt Taschenbuch Verlag; 2008
[13] Sondell K, Soderfeldt B, Palmqvist S. Dentist-patient communication and patient satisfaction in prosthetic dentistry. Int J Prosthodont 2002; 15(1): 28–37
[14] Steckelberg A, Berger B, Köpke S, Heesen C, Mühlhauser I. Kriterien für evidenzbasierte Patienteninformationen. Z ärztl Fortbild Qual Gesundhwes 2005; 99: 343–351

69 Mundgesundheitsziele für Deutschland 2020 – Zwischenbilanz und Ausblick

Sebastian Ziller, Dietmar Oesterreich, Wolfgang Micheelis

69.1 Einleitung

Die Bundeszahnärztekammer (BZÄK) nutzt die Formulierung von Zielsetzungen zur Entwicklung der Mundgesundheit sowie deren regelmäßige Überprüfung seit Langem als eine wichtige Möglichkeit der gesundheitspolitischen Positionierung, denn:
- Mundgesundheitsziele können als Argumentationsbasis in der versorgungspolitischen Diskussion zur Umsetzung bestimmter politischer Rahmensetzungen einen wichtigen Beitrag leisten. Sie bieten damit eine Plattform für den Berufsstand, um perspektivisch sowohl an der Verbesserung der Mundgesundheit als auch an der politischen Mitgestaltung des Gesundheitssystems aktiv teilzunehmen und entsprechende Rahmenbedingungen einzufordern.
- Mundgesundheitsziele definieren Aufgaben für die Zahnärzteschaft und bieten die Möglichkeit der Evaluation und Bewertung der zahnärztlichen Tätigkeit sowie der gesundheits- und versorgungspolitischen Rahmenbedingungen.
- Mundgesundheitsziele verfolgen präventive Aspekte. Internationale Entwicklungen geben eindeutig die gesundheitspolitische Richtung der Formulierung von (Mund)Gesundheitszielen vor.
- Eine erfolgreiche Umsetzung der Zielsetzungen im Bereich Mundgesundheit erfordert die Bereitstellung volkswirtschaftlicher Ressourcen, also ausreichender Finanzmittel zur Verwirklichung von präventiven Maßnahmen inner- und außerhalb des Systems der gesetzlichen Krankenversicherung.

Aus diesen Gründen formulierte die BZÄK im Jahr 2004 auf der Grundlage der damaligen Empfehlungen der Weltgesundheitsorganisation (WHO) und des Weltzahnärzteverbands (FDI) für Deutschland eine aktualisierte Fassung der nationalen Mundgesundheitsziele, die damals bereits acht Jahre alt waren [1, 2]. Deutschland war damit das erste Land weltweit, welches die neuen internationalen Zielempfehlungen von WHO/FDI auf die Besonderheiten der nationalen Ebene angepasst hat [15, 34].

Mit einer Zielprojektion für das Jahr 2020 wurde festgelegt, dass die Mundgesundheit weiter gefördert und eine Reduktion der Auswirkungen von Zahn-, Mund- und Kiefererkrankungen auf die Allgemeingesundheit und die psychosoziale Entwicklung erreicht werden soll. Dabei sollten Risikogruppen und die Früherkennung, Prävention und effiziente Behandlung oraler Erkrankungen besonders berücksichtigt werden. Des Weiteren wurde eine Reihe von konkreten quantitativen Zielen formuliert [2]. Letzteres geschah noch auf Grundlage der im Jahr 1997 im Rahmen der Dritten Deutschen Mundgesundheitsstudie (DMS III) erhobenen Daten zur Mundgesundheit in Deutschland [16].

Mittlerweile liegen aktuellere Studien vor [7, 17], die es ermöglichen, die vor acht Jahren formulierten Zielsetzungen einer kritischen Reflektion zu unterziehen. So können Ergebnisse der vierten deutschen Mundgesundheitsstudie (DMS IV) aus dem Jahr 2005 und der DAJ-Studie aus 2010 in Relation zu den für 2020 formulierten Mundgesundheitszielen gesetzt werden, um einerseits auf Grundlage neuer Baseline-Daten eine Zwischenbilanz zu ziehen und andererseits Handlungsbedarf aufzuzeigen und ggf. neue Zielformulierungen vorzunehmen.

69.2 Ziele, Zielsetzungen und Zielvorgaben

69.2.1 Ziele

- Förderung der Mundgesundheit und Reduzierung der Auswirkungen von Zahn-, Mund- und Kiefererkrankungen auf die Allgemeingesundheit und die psychosoziale Entwicklung unter besonderer Berücksichtigung von Risikogruppen. Oralpräventive Aktivitäten werden aus biopsychosozialer Perspektive gestaltet.
- Reduzierung der Auswirkungen von Zahn-, Mund- und Kiefererkrankungen auf die Allgemeingesundheit sowohl auf Individual- als auch auf Bevölkerungsebene durch Früherkennung, Prävention und effiziente Behandlung oraler Erkrankungen.

69.2.2 Zielsetzungen

- Reduzierung der durch Zahn-, Mund- und Kiefererkrankungen bedingten Mortalitäts- und Morbiditätsrate und dadurch Steigerung der Lebensqualität.

- Unterstützung von notwendigen Strukturen und Programmen für die Mundgesundheitsversorgung, die anhand systematischer Überprüfung der bestmöglichen Praxiserkenntnisse erarbeitet wurden (evidenzbasiert).
- Unterstützung verfügbarer und kosteneffizienter (Mund)Gesundheitskonzepte zur Prävention und zur Kontrolle von Zahn-, Mund- und Kiefererkrankungen sowie zur Verbesserung der Allgemeingesundheit unter Berücksichtigung allgemeiner Risikofaktoren. Entwicklung von Mundgesundheitsprogrammen zur Verbesserung der Mundgesundheit bei sozialen und medizinischen Risikogruppen.
- Integration der Mundgesundheitsförderung und -versorgung in andere, die Gesundheit beeinflussende, Bereiche.
- Unterstützung von Systemen und Maßnahmen zur prozess- und ergebnisorientierten Evaluation der Mundgesundheit.
- Förderung der sozialen und berufsethischen Verantwortung des zahnärztlichen Berufsstandes.

69.2.3 Zielvorgaben bis zum Jahre 2020 und deren Bewertung

Zahnhartsubstanzdefekte (1): Zielvorgaben und Anteil naturgesunder Gebisse bei 6- und 7-jährigen Kindern in verschiedenen Jahren.

Zielvorgaben/ Ausgangslage	Details
Zielvorgabe (unverändert)	Der Anteil kariesfreier Milchgebisse bei den 6-jährigen Kindern soll mindestens 80% betragen.
Baseline (neu) [6]	Anteil naturgesunder Gebisse bei 6- bis 7-Jährigen: • im Jahr 2009: 53,9% (42,7 – 62,3%)
Baseline (alt) [4]	Anteil naturgesunder Gebisse bei 6- bis 7-Jährigen: • im Jahr 2000: 33,3 – 60,2%

Bewertung

Das Ziel ist ambitioniert formuliert. Sollte der Kariesrückgang im Milchgebiss so abgeschwächt verlaufen wie bisher, wird sich das Ziel „Kariesfreiheit bei 80% der 6-Jährigen" nur mit großen Anstrengungen erreichen lassen.

Die Defizite in der Versorgung der Kinder beginnen schon im Kleinkindalter zwischen 0 und 3 Jahren durch das Auftreten der Early Childhood Caries (ECC).

Der Sanierungsgrad der Milchzähne ist nicht zufriedenstellend. Als Ursache für die Defizite sind u. a. folgende Punkte zu benennen [7, 10, 27]:
- Die Anzahl von Gebissen mit frühkindlicher Karies bei Kleinkindern ist in den letzten Jahren angestiegen (ECC, Nuckelflaschenkaries).
- Die hohe Karieslast verteilt sich auf eine relativ kleine Anzahl von Kindern aus niedrigen sozialen Schichten (Polarisierung des Erkrankungsrisikos).
- Für die Prävention der Nuckelflaschenkaries existieren bislang keine zufriedenstellenden Präventionsprogramme.
- Die frühzeitige Vorstellung der kleinen Kinder zur zahnärztlichen Vorsorgeuntersuchung (gemäß Empfehlungen der DGZMK im ersten Lebensjahr mit Durchbruch des ersten Zahnes) erfolgt unzureichend.
- Vorsorgeprogramme/Früherkennungsuntersuchungen bzw. verpflichtende Kinderuntersuchungen in der Altersphase von 0 – 3 Jahren sind in der Zahnmedizin gesundheitspolitisch nicht entsprechend entwickelt.
- Es zeigen sich Probleme und Hindernisse bei der Gebisssanierung von kleinen Kindern durch Zahnärzte, die in einer diesbezüglich defizitären Ausbildung im Studium bedingt sein können.

Das Mundgesundheitsziel bleibt deshalb unverändert. Die Baseline-Daten wurden auf Grundlage der Ergebnisse des DAJ-Gutachtens aus dem Jahr 2010 aktualisiert.

Handlungsempfehlungen

- Die Aus- und Fortbildung im Bereich Kinderzahnheilkunde ist an den Universitäten und den Zahnärztekammern auf- bzw. auszubauen.
- Um Hochrisikogruppen zu erreichen, ist die zugehende Betreuung im Rahmen von Putzaktionen erfolgreich. Programme für besonders kariesgefährdete Kinder im Rahmen der Gruppenprophylaxe nach § 21 Abs. 1 SGB V müssen in angemessener Frequenz angeboten werden.
- Der zahnärztliche Kinderpass sollte bereits in den ärztlichen Pass für werdende Mütter (Mutterpass) integriert sowie im gelben Kinder-Untersuchungsheft weiter geführt werden, um frühzeitig den Kontakt zu den Eltern von Kleinkindern herzustellen und diese zur Zahnpflege und zu gesunder Ernährung bei ihren Kindern zu motivieren.
- Für Kinder ab dem Durchbruch des ersten Milchzahnes sind systematische Vorsorge- bzw. Früherkennungsprogramme umzusetzen.
- Die Konzentration des Fluoridanteils sollte in Kinderzahnpasten für Kinder ab dem dritten Lebensjahr 1000 ppm betragen [14].
- Schließlich sollten die Vernetzung von Kinderärzten und Zahnärzten weiter gefördert und eine Harmonisierung der differenten zahnärztlichen und kin-

derärztlichen Empfehlungen im Rahmen einer Leitlinie zur Fluoridierung vorgenommen werden, um Eltern einheitliche Hinweise an die Hand geben zu können. Dabei sind die wissenschaftlichen Aussagen der zahnärztlichen Fachgesellschaft offensiv und selbstbewusst in der Öffentlichkeit zu vertreten.

Zahnhartsubstanzdefekte (2): Zielvorgaben und Werte bei 12-jährigen in verschiedenen Jahren.

Zielvorgaben/ Ausgangslage	Details
Zielvorgabe (neu)	DMFT-Index bei den 12-Jährigen soll auf dem Wert von unter 1,0 gehalten und ein Wiederanstieg verhindert werden. Der Anteil der 12-Jährigen mit hohem Kariesbefall (DMFT-Index > 2) soll weiter reduziert werden (Bezugswert 2005).
Zielvorgabe (alt)	Reduzierung des DMFT-Index bei den 12-Jährigen auf einen Wert von unter 1,0. Halbierung des Anteils der 12-Jährigen mit hohem Kariesbefall (DMFT-Index > 2, Bezugswert 1997).
Baseline (neu) [7], [17]	mittlerer DMF-T Wert bei 12-Jährigen • 2005: 0,7 • 2009: 0,7 Anteil der 12-Jährigen mit einem hohen Kariesbefall (DMFT-Index > 2) • 2005: 10,2 %
Baseline (alt) [4], [17]	mittlerer DMF-T Wert bei 12-Jährigen • 2000: 1,21 Anteil der 12-Jährigen mit einem hohen Kariesbefall (DMFT-Index > 2) • 1997: 29,6 %

Bewertung

Die für die 12-Jährigen vorgegebenen Zielwerte für das Jahr 2020 waren bereits 2005 erreicht und wurden 2009 bestätigt. Als mögliche Erklärung für den deutlichen Kariesrückgang bei den Kindern werden gleichermaßen die Verwendung von Fluoriden, die regelmäßigen zahnärztlichen Kontrolluntersuchungen und die Zunahme der Fissurenversiegelung diskutiert. Die präventiven Erfolge sind jedoch keine Garantie dafür, dass sich die Situation bis zum Jahr 2020 nicht wieder verschlechtert. Das Mundgesundheitsziel wurde deshalb umformuliert, mit der Intention den Status Quo zu stabilisieren. Die Baseline-Daten wurden auf Grundlage der Ergebnisse neuer Studien aktualisiert [7, 17].

Handlungsempfehlungen

Auf Grund der Präventionserfolge bei einem Großteil der 12-Jährigen und der Konzentration der Karieslast auf wenige Kinder, müssen die bevölkerungs-, gruppen- und individualprophylaktischen Maßnahmen auch zukünftig kontinuierlich umgesetzt werden:
- Zunahme der Verwendung fluoridierten Speisesalzes
- Die Basisprophylaxe im Rahmen der Gruppenprophylaxe nach §21 SGB V muss fortgeführt und durch Programme für besonders kariesgefährdete Kinder ergänzt werden (Intensivprophylaxeprogramme inkl. lokaler Fluoridierungsmaßnahmen).
- Die Inanspruchnahme von Leistungen der Individualprophylaxe nach §22 SGB V (lokale Fluoridierung, Fissurenversiegelung, Kontrolle des Kariesrisikos) muss verbessert werden.

Zahnhartsubstanzdefekte (3): Zielvorgaben und Werte bei 35- bis 44-Jährigen in verschiedenen Jahren.

Zielvorgaben/ Ausgangslage	Details
Zielvorgabe (neu)	Reduzierung des mittleren M-T-Wertes in der Altersgruppe der • 35- bis 44-Jährigen auf 2,0
Zielvorgabe (alt)	Reduzierung des mittleren M-T-Wertes in der Altersgruppe der • 35- bis 44-Jährigen auf 3,0
Baseline (neu) [17]	mittlerer M-T Wert bei 35- bis 44-Jährigen • im Jahr 2005: 2,4
Baseline (alt) [16]	mittlerer M-T Wert bei 35- bis 44-Jährigen • im Jahr 1997: 3,9

Bewertung

Auch bei den Erwachsenen ist der durchschnittliche DMFT-Wert zurückgegangen. Die mittleren MT-Werte, also die Anzahl der aufgrund von Karies extrahierten Zähne, hat die für das Jahr 2020 angestrebte Zielsetzung von 3,0 bereits im Jahr 2005 deutlich unterschritten: Im Durchschnitt fehlten nur noch 2,4 Zähne. Gegenüber 1997 hat sich die Anzahl der betroffenen Zähne damit nahezu halbiert. Verantwortlich für diese Entwicklung sind die verbesserte individuelle Mundhygiene einschließlich der Verwendung von Fluoriden, die ausgeprägte kontrollorientierte Inanspruchnahme zahnärztlicher Dienstleistungen sowie die Zahn erhaltende und präventive Therapieausrichtung im Versorgungsalltag. Das Mundgesundheitsziel wurde deshalb aktualisiert mit der Intention, den mittleren M-T-Wert weiter zu reduzieren. Die Baseline-Daten wurden auf Grundlage der Ergebnisse der DMS-IV-Studie aktualisiert [17].

Handlungsempfehlungen

Um auch die präventiven Erfolge bei den Erwachsenen zu stabilisieren und zu verbessern, müssen v. a. die individualprophylaktischen Maßnahmen konsequent weiter verfolgt werden. Dazu gehören u. a. die risikoabhängige Inanspruchnahme der professionellen Zahnreinigung (PZR), die lokale Fluoridierung, die Kontrolle des Kariesrisikos und die Zahnzwischenraumreinigung im Rahme der häuslichen Mundhygiene. Über die Verwendung fluoridierten Speisesalzes sollte der erwachsene Patient ebenfalls regelmäßig informiert werden.

Parodontopathien: Zielvorgaben und Erkrankungen in unterschiedlichen Altersgruppen zu verschiedenen Zeitpunkten.

Zielvorgaben/ Ausgangslage	Details
Zielvorgabe (unverändert)	Reduzierung der Prävalenz schwerer parodontaler Erkrankungen, unter Berücksichtigung der Risikofaktoren Rauchen, schlechte Mundhygiene, Stress und systemische Erkrankungen in der Altersgruppe der • 35- bis 44-Jährigen auf 10%, • 65- bis 74-Jährigen auf 20%.
Baseline (neu) [20]	schwere parodontale Erkrankungen (CDC/AAP) im Jahr 2005: • 35- bis 44-Jährige: 4 – 8% • 65- bis 74-Jährigen: 14 – 22%
Baseline (alt) [16]	schwere parodontale Erkrankungen (CPI=4) im Jahr 1997: • 35- bis 44-Jährige: 14,1% • 65- bis 74-Jährigen: 24,4%

Bewertung

Die Daten der bevölkerungsrepräsentativen DMS-IV-Studie sowie der Study of Health in Pomerania (SHIP) zeigen, dass Parodontalerkrankungen in Deutschland nach wie vor weit verbreitet sind und als echte Volkskrankheit zu gelten haben. Im Jahr 2005 lagen bei 4–8% der Erwachsenen und bei 14–22% der Senioren eine schwere Form der Parodontitis und bei rund 40% der Durchschnittsbevölkerung eine moderate Ausprägung der parodontalen Destruktion vor [20]. Grund für diesen Trend ist der Umstand, dass bei diesen Altersgruppen mittlerweile weniger Zähne durch Karies verloren gehen. Damit sind die vorhandenen Zähne mit zunehmendem Lebensalter aber einem steigenden Risiko für parodontale Erkrankungen und darüber hinaus auch für Wurzelkaries ausgesetzt. Es ist zu erwarten, dass sich die Parodontitisprävalenz aufgrund des zunehmenden Zahnerhalts auf einem relativ hohen Niveau stabilisieren wird. Das Mundgesundheitsziel bleibt deshalb unverändert. Die Baseline-Daten wurden auf Grundlage der Ergebnisse der DMS-IV-Studie aus dem Jahr 2005 aktualisiert. Dabei wurde das kombinierte Indexsystem gemäß des Vorschlags der Arbeitsgruppe des CDC (Center of Disease Control) und der AAP (American Academy of Periodontology) verwendet, welches Attachment-Verluste und Sondierungstiefen in der Auswertung gleichzeitig verrechnet, sodass die klinische Informationsdichte in der Falldefinition – im Vergleich zum CPI – erhöht wird [20].

Handlungsempfehlungen

Da das parodontitisrelevante Wissen in der Bevölkerung gering ist, muss eine verstärkte Aufklärung über Ursachen und Symptome von Parodontalerkrankungen erfolgen [8]. Damit sollte einerseits die große Bedeutung der häuslichen Mundhygiene, einschließlich Zahnzwischenraumpflege und die Verwendung von Mundspüllösungen, propagiert werden und andererseits die relative Symptomlosigkeit von Parodontalerkrankungen (Silent Disease) bekannt gemacht werden, um die Betroffenen bei Bedarf einer adäquaten Versorgung zuzuführen. Parodontale Risikofaktoren wie das Rauchen und Aspekte des individuellen Stressmanagements, sind verstärkt in Aufklärungsprogramme zu integrieren.

Parodontale Präventionsstrategien unter Einbeziehung einer risikoabhängigen professionellen Zahnreinigung (PZR) sind beginnend vom Jugend- über das Erwachsenenalter bis in den Seniorenbereich fortzuführen. Wesentliche Therapiebausteine einer systemischen Parodontalbehandlung sind zu Beginn die aktive antiinfektiöse Therapie sowie im Rahmen des Recalls eine regelmäßige unterstützende Parodontitistherapie, welche die Ergebnisse die Therapieergebnisse sichert und stabilisiert [24]. Ein regelmäßiges Recall sowie ein kontinuierliches parodontales Screening unter Beachtung der allgemeinmedizinischen Anamnese sind also dringend zu empfehlen. Eine entsprechende Mitarbeiterqualifikation kann hier unterstützend sinnvoll sein. Die Zahnärztekammern haben dabei Angebote im Bereich der postgradualen Qualifizierung sowie zur Verbesserung der medizinischen Kompetenz des Behandlungsteams zu entwickeln.

Die wechselseitigen Beziehungen zwischen Parodontalerkrankungen und allgemeiner Gesundheit ist am Beispiel des Diabetes mellitus ausführlich dokumentiert [9]. Die Zusammenarbeit zwischen Zahnmedizin und Medizin ist deshalb perspektivisch deutlich auszubauen. Wissen um Ursachen und Prävention von Parodontalerkrankungen ist bei den medizinischen Fachkollegen zu verbreiten, um ihrerseits präventionspolitische Zielsetzungen bei bedeutsamen Störungen der Allgemeingesundheit zu erreichen [22].

Schließlich sollte die zahnmedizinische Fachwissenschaft eine klare klinische Falldefinition der Parodontitis erarbeiten, aus der einheitliche Therapieempfehlungen evidenzbasiert abgeleitet werden können.

Zahnverlust und Zahnlosigkeit: Zielvorgaben und Prävalenz zu verschiedenen Zeitpunkten.

Zielvorgaben/ Ausgangslage	Details
Zielvorgabe (unverändert)	Reduzierung der Häufigkeit der vollständigen Zahnlosigkeit in der Altersgruppe der • 65- bis 74-Jährigen auf unter 15%.
Baseline (neu) [17]	Prävalenz der vollständigen Zahnlosigkeit bei 65- bis 74-Jährigen • im Jahr 2005: 22,6%
Baseline (alt) [16]	Prävalenz der vollständigen Zahnlosigkeit bei 65- bis 74-Jährigen • im Jahr 1997: 24,8%

Bewertung

Im Jahr 2004 formulierte die BZÄK, dass Zahnlosigkeit bei den Senioren im Jahr 2020 bei weniger als 15% der Altersgruppe vorliegen soll. In der DMS IV waren 22,6% der 65- bis 74-Jährigen von Zahnlosigkeit betroffen. Im Vergleich zu 1997 hat sich die Zahl der vorhandenen Zähne bei den Senioren erhöht. Eine Tendenz, die sich auch bei den Erwachsenen der jüngeren Alterskohorten zeigt. Das Mundgesundheitsziel bleibt deshalb unverändert. Die Baseline-

Daten wurden auf Grundlage der Ergebnisse der DMS-IV-Studie aus dem Jahr 2005 aktualisiert.

Mundschleimhautveränderungen: Zielvorgaben und gemessene Daten in unterschiedlichen Gruppen und zu verschiedenen Zeitpunkten.

Zielvorgaben/ Ausgangslage	Details
Zielvorgabe (unverändert)	Das Erkennen und die frühzeitige, gezielte Diagnostik von Mundschleimhautveränderungen, insbesondere von Präkanzerosen, Prothesenstomatitis und von manifesten Tumoren in der Mundhöhle, sollen verbessert werden.
Baseline (neu) [12]	Krebs der Lippen, Mundhöhle und des Rachens: • Erkrankungsfälle 2007: 10 400 • Mortalität 2008: 4946 Personen
Baseline (alt) [16]	Prävalenzrate von Mundschleimhautveränderungen bei 65- bis 74-Jährigen im Jahr 1997: • Präkanzerosen: 1,8 % • Prothesenstomatitis: 18,3 %

Tabak- und Alkoholkonsum: Zielvorgaben und gemessene Daten in unterschiedlichen Gruppen und zu verschiedenen Zeitpunkten.

Zielvorgaben/ Ausgangslage	Details
Zielvorgabe (unverändert)	Maßnahmen zur Reduzierung des Tabakgebrauchs sowie des chronischen Alkoholabusus in der Bevölkerung im Interesse einer ursachenorientierten Vermeidung oraler und systemischer Erkrankungen sind durch Zahnärzte zu unterstützen. Die Informationen über die Folgen des Tabakkonsums (auch in Verbindung mit chronischem Alkoholmissbrauch) für die Mundgesundheit sowie eine Anti-Raucherberatung sollen in die Routine der täglichen zahnärztlichen Praxis integriert werden.
Baseline (neu) [30]	Raucheranteil an der Bevölkerung in der Altersgruppe der über 15-Jährigen im Jahr 2009: • gesamt: 27,6 % • Männer: 33,2 % • Frauen: 22,3 %
Baseline (alt) [29]	Raucheranteil an der Bevölkerung im Jahr 1999 in der Altersgruppe der • 15- bis 39-Jährigen: 37,0 % • 40- bis 64-Jährigen: 28,9 %

Bewertung

Der Krebsatlas der Bundesrepublik Deutschland weist für das Jahr 2008 den Krebs der Lippen, der Mundhöhle und des Rachens bei Männern als die siebthäufigste und bei Frauen als die sechzehnthäufigste Krebstodesursache aus [12]. Diese Krebserkrankungen des Mund- und Rachenraumes weisen eine unverändert schlechte Prognose auf, denn nach fünf Jahren leben nur noch etwa die Hälfte der betroffenen Frauen und Männer. Obwohl die Raucherquote in Deutschland seit 1995 rückläufig ist und sich in den letzten Jahrzehnten die Möglichkeiten der Therapie dieser Krebserkrankungen verbessert haben, kam es zu keiner spürbaren Reduktion der Sterblichkeit. Die Mehrzahl der Betroffenen stellt sich erst im fortgeschrittenen Erkrankungsstadium einem Zahnarzt oder Arzt vor. Diesem Verhalten liegt u. a. ein erhebliches Informationsdefizit der Bevölkerung hinsichtlich der Existenz und Präventionsmöglichkeiten dieser Krebsarten zugrunde. Die Mundgesundheitsziele bleiben unverändert. Die Baseline-Daten wurden aktualisiert.

Handlungsempfehlungen

Die Früherkennung von Krebserkrankungen der Lippen, der Mundhöhle und des Rachens verbessern deutlich deren Therapiemöglichkeiten und damit die Überlebenschancen der Betroffenen. Aufklärungskampagnen zur Verbesserung der Früherkennung von Tumoren in der Mundhöhle sowohl in der Zahnärzteschaft als auch in der Bevölkerung, die typische und Hauptrisikofaktoren wie Tabak- und Alkoholkonsum berücksichtigen, sind deshalb ein wichtiges präventionspolitisches Anliegen.

Tabakrauch enthält zahllose giftige und krebserzeugende Substanzen, die große gesundheitliche Schäden anrichten können – auch in der Mundhöhle: Rauchen ist ein bedeutender Risikofaktor für Parodontalerkrankungen, führt darüber auch zu Zahnausfall und verursacht Krebs im Mund- und Rachenraum. Die BZÄK hat hierzu über Kooperationen mit der Deutschen Krebshilfe und dem Deutschen Krebsforschungszentrum bereits umfangreiche Informationsmaterialien erstellt, die aufklärende Maßnahmen auch zukünftig erfolgreich flankieren können [11, 13, 35].

Kraniomandibuläre Dysfunktion (CMD): Zielvorgaben und gemessene Daten in unterschiedlichen Gruppen und zu verschiedenen Zeitpunkten.

Zielvorgaben/ Ausgangslage	Details
Zielvorgabe (unverändert)	Schnellere und bessere Früherkennung sowie rechtzeitige adäquate Beratung und Therapie der CMD-Patienten mit dem Leitsymptom Schmerz in der Altersgruppe der 35- bis 44-Jährigen.
Baseline (unverändert) [16]	Anteil des Symptoms Schmerz in Zusammenhang mit CMD in der Altersgruppe der • 35- bis 44-Jährigen 1997: 4,6 %

Bewertung

Chronische Schmerzen im Gesichtsbereich stellen für die meisten erwachsenen CMD-Patienten das wichtigste Symptom und den bestimmenden Faktor für die Behandlungssuche dar. Viele der Betroffenen suchen Hilfe beim Zahnarzt, wobei ein interdisziplinärer Therapieansatz sinnvoll sein kann. Eine Behandlungsnotwendigkeit in dieser Altersgruppe wird auf 2 bis 5 % geschätzt. In Ermangelung aktueller repräsentativer Daten bleiben das Mundgesundheitsziel sowie die Baseline-Daten unverändert.

Ernährungsverhalten: Zielvorgaben und gemessene Daten in unterschiedlichen Gruppen und zu verschiedenen Zeitpunkten.

Zielvorgaben/ Ausgangslage	Details
Zielvorgabe (unverändert)	Ernährungsberatung durch den Zahnarzt verstärken, einschließlich auf in Nahrungsmitteln enthaltene Säuren hinweisen, zur deutlichen Reduzierung des (versteckten) Zuckerverzehrs bei Säuglingen und Kindern, um die Prävalenz früh auftretender Karies sowie erosiver Zahnhartsubstanzdefekte zu reduzieren. Interdisziplinäre Zusammenarbeit mit Pädiatern, Gynäkologen und Hebammen (Schwangerenberatung) verstärken.
Baseline (neu) [28]	Prävalenzrate der Nuckelflaschenkaries (NFK) bei 2- bis 6-Jährigen • im Jahr 2008: 10 – 15 %
Baseline (alt) [33]	Prävalenzrate der Nuckelflaschenkaries (NFK) bei 1- bis 6-Jährigen • im Jahr 2001: 5 – 10 %

Bewertung

Die Häufigkeit der Nuckelflaschenkaries stellt noch immer eine zahnmedizinische Herausforderung dar. Epidemiologische Studien zur Prävalenz der Nuckelflaschenkaries, die repräsentativ für Deutschland sind, liegen bislang nicht vor. Die regional erhobenen Daten weisen jedoch auf erhebliche Defizite im Ernährungsverhalten und auf einen häufigen „Missbrauch" von Nuckelflaschen bei Kleinkindern hin [25, 31, 32]. Das Mundgesundheitsziel bleibt deshalb unverändert. Die Baseline-Daten wurden auf Grundlage aktueller regionaler Untersuchungen angepasst.

Eine (mund-)gesunde Ernährung hat naturgemäß einen positiven Einfluss auf die allgemeine Gesundheit des Menschen. Im Bereich der Ernährung existieren jedoch komplexe Zusammenhänge, die sich häufig nicht vereinfachend darstellen lassen. Maßgeblich für die Über- bzw. Fehlernährung der deutschen Bevölkerung sind weniger die angebotenen Lebensmittel an sich, sondern die Art und Häufigkeit, wie diese verzehrt werden. Zudem gibt es keine einheitlichen, wissenschaftlich konsistenten Aussagen zu einer zahngesunden Ernährung. Vielmehr existieren verschiedene Empfehlungen unterschiedlicher Gruppierungen (Ärzte, DGE, Ökotrophologen, Verbraucherschutz, Zahnärzte u. a.), die aus dem Blickwinkel des jeweiligen Bereichs auf bestimmte Aspekte fokussieren und dabei häufig divergieren – auch innerzahnärztlich.

Handlungsempfehlungen

Es ist dringend erforderlich sowohl die allgemein anerkannten Empfehlungen zur gesunden Ernährung, als auch die oralprophylaktischen Forderungen zu bündeln und aufeinander abzustimmen. Unter Federführung der Deutschen Gesellschaft für Zahn-, Mund- und Kieferheilkunde (DGZMK) wurde deshalb im Jahr 2010 eine interdisziplinäre Arbeitsgruppe „Ernährung und Zahnmedizin" gegründet, welche ein „Positionspapier Ernährung und Mundgesundheit" erarbeitet, um die oben ausgeführten Defizite zu beseitigen.

Zur Prävention der Nuckelflaschenkaries haben verschiedene Autoren und Institutionen Empfehlungen abgegeben, die hier kurz zusammengefasst sind [5, 19, 32]:

- Der Gebrauch von Saugflaschen mit gesüßten und/oder säurehaltigen Getränken zur selbstbestimmten Nutzung durch das Kleinkind muss insbesondere nachts vermieden werden.
- Auf die Nuckelflasche soll verzichtet werden, sobald das kleine Kind sitzen und aus einem Becher trinken kann.
- In der Gruppenprophylaxe sollten der Nuckelflaschenkaries größere Aufmerksamkeit entgegen gebracht werden.

- Die kleinen Kinder sollten ab dem ersten Zahndurchbruch dem Zahnarzt vorgestellt werden und den Eltern sollten Präventionshinweise im Rahmen der eingehenden Beratung gegeben werden (derzeit ab dem 30. Lebensmonat Früherkennungsuntersuchungen).
- Ab dem zweiten Geburtstag kann bei Kindern mit hohem Kariesrisiko (dmft > 0) viermal jährlich eine Fluoridlackapplikation erfolgen.

Die Bundeszahnärztekammer empfiehlt zudem gemeinsam mit dem gelben Kinder-Untersuchungsheft des Gemeinsamen Bundesausschusses der Ärzte und Krankenkassen auch das „zahnärztliche Kinderuntersuchungsheft" auszugeben, um so früh wie möglich den Kontakt zu den jungen Eltern herzustellen und diese zur Mundhygiene und zu einer (mund-)gesunden Ernährung bei ihren kleinen Kindern zu motivieren. Bereits die Schwangerenberatung bei den Gynäkologen sollte Präventionsaspekte für die Nuckelflaschenkaries beinhalten. Die pädiatrischen Untersuchungen sollten ein konsequentes Verweisungssystem an den Zahnarzt aufweisen.

Kollektivprophylaktische Maßnahmen (1): Zielvorgaben und gemessene Daten in unterschiedlichen Gruppen und zu verschiedenen Zeitpunkten.

Zielvorgaben/Ausgangslage	Details
Zielvorgabe (unverändert)	Erhöhung der Verbreitung von fluoridiertem Speisesalz als eine semikollektive kariesprophylaktische Maßnahme, die breitenwirksam soziale und medizinische Risikogruppen erreicht, auf 70 %. Es sollte immer nur eine Form von systemischer Fluoridsupplementierung erfolgen (Fluoridanamnese).
Baseline (neu) [25]	Marktanteil fluoridierten Speisesalzes, das als Jodsalz mit Fluorid im Handel erhältlich ist, am gesamten Speisesalzabsatz • im Jahr 2007: 69,2 %
Baseline (alt) [18]	Marktanteil fluoridierten Speisesalzes, das als Jodsalz mit Fluorid im Handel erhältlich ist, am gesamten Speisesalzabsatz • im Jahr 2003: 60,0 %

Bewertung

Aus Public Health Perspektive handelt es sich bei der Speisesalzfluoridierung um ein wirksames und etabliertes Instrument der Kariesprophylaxe, das auch zukünftig seinen hohen Stellenwert verdient. Fluoridiertes Speisesalz kommt allen Bevölkerungsschichten gleichermaßen zugute und hat somit eine hohe präventive Breitenwirksamkeit. Die Akzeptanz dieses Salzes ist bereits hoch und in Kombination mit der Jodmangelprophylaxe gut eingeführt. Die Speisesalzfluoridierung ist zudem eine sehr kostengünstige Präventionsmaßnahme. Vor diesem Hintergrund ist es von Bedeutung, das Niveau der erzielten Verbreitung der Speisesalzfluoridierung zu halten bzw. noch auszuweiten. Das Mundgesundheitsziel bleibt deshalb unverändert. Die Baseline-Daten wurden aktualisiert.

Handlungsempfehlungen

Das Erfolgsmodell „Speisesalzfluoridierung" darf durch gesetzliche Neuregelungen auf nationaler aber v. a. durch europäische Initiativen nicht gefährdet werden. Auch in Zukunft sollten sich deshalb die maßgeblichen Institutionen der Berufspolitik sowie die relevanten wissenschaftlichen Fachgesellschaften, Universitäten und Gesundheitsbehörden für die Speisesalzfluoridierung weiterhin einsetzen und eine entsprechende Aufklärungsarbeit leisten. In diesem Zusammenhang wäre auch das Thema einer salzsensitiven Blutdruckerhöhung kommunikativ zu bearbeiten.

Kollektivprophylaktische Maßnahmen (2): Zielvorgaben und gemessene Daten in unterschiedlichen Gruppen und zu verschiedenen Zeitpunkten.

Zielvorgaben/Ausgangslage	Details
Zielvorgabe (neu)	Der gruppenprophylaktische Betreuungsgrad in Kindergärten und in Grundschulen soll auf 80% erhöht werden.
Zielvorgabe (alt)	Die gruppenprophylaktischen Betreuungsgrade für Kinder und Jugendliche sollen zwischen dem 3. und 16. Lebensjahr auf 80% erhöht werden.
Baseline (neu) [6]	gruppenprophylaktischer Betreuungsgrad im Berichtsjahr 2007/2008 • Kindergarten: 70,1% • Grundschule: 72,8% • 5./6. Klasse: 32,1% • Förderschulen: 49,3%
Baseline (alt)	gruppenprophylaktischer Betreuungsgrad im Berichtsjahr 2002/2003 • Kindergarten: 68,0% • Grundschule: 67,1% • 5./6. Klasse: 33,3% • Sonderschulen: 41,9%

Bewertung

Im Berichtsjahr 2007/2008 wurden in Deutschland insgesamt 4,9 Millionen Kinder und Jugendliche durch Gruppenprophylaxeimpulse erreicht. In Kindergärten und in Grundschulen lag der Betreuungsgrad bei über 70%. In den weiterführenden Klassen 5 und 6 und in den Einrichtungen der Förderschulen lag der Betreuungsgrad unter 50%.

Die Jugendlichen bis zum 16. Lebensjahr sollen nach §21 SGB V nur in Einrichtungen mit überproportional hohem Kariesaufkommen betreut werden. Der Betreuungsgrad lässt sich jedoch nicht eindeutig feststellen, da die Zahl der zu betreuenden Einrichtungen nicht flächendeckend dokumentiert werden kann. Zwar gibt es bundeseinheitliche Empfehlungen, die jedoch in ihrer Umsetzung gewissen Unschärfen unterliegen.

Ferner ist festzustellen, dass die Personalausstattung im zahnärztlichen Bereich des öffentlichen Gesundheitsdienstes (ÖGD) aufgrund fehlender finanzieller Ressourcen der kommunalen Einrichtungen tendenziell abnimmt. Da dem ÖGD, abhängig von den spezifischen Situationen in den Ländern, eine koordinierende als auch durchführende Funktion im Rahmen der Gruppenprophylaxe zukommt, ist eine zunehmende Schwerpunktsetzung auf die Hochrisikogruppen sinnvoll. Die Zusammenarbeit mit dem niedergelassenen Bereich ist fortzusetzen und ggf. auszubauen. Das Mundgesundheitsziel wurde deshalb umformuliert. Die Baseline-Daten wurden aktualisiert.

Gesundheitserziehung und -aufklärung: Zielvorgaben und Ausgangssituation.

Ziel	Details
Zielvorgabe (unverändert)	Die deutsche Zahnärzteschaft unterstützt, in Zusammenarbeit mit den wissenschaftlichen Fachgesellschaften, eine kontinuierliche Mundgesundheitsaufklärung der Bevölkerung für eine umfassende Verbesserung der Mundgesundheit.

Bewertung

Der Patient steht naturgemäß im Mittelpunkt der zahnärztlichen Tätigkeit. Die Bundeszahnärztekammer hat es sich deshalb zum Ziel gesetzt, interessierten Patienten aktuelle, qualitätsgesicherte Informationen zu einzelnen Themen der Zahnmedizin, der oralen Prävention und der zahnärztlichen Behandlung zur Verfügung zu stellen. Eine Vielzahl von Informationen entsteht in Kooperation mit der Deutschen Gesellschaft für Zahn-, Mund- und Kieferheilkunde (DGZMK). Dabei sollten Leitlinienentwicklungen immer mit einer Patienteninformation begleitet werden. Das Mundgesundheitsziel bleibt unverändert.

E Prävention und Versorgungsforschung in der Zahn-, Mund- und Kieferheilkunde

Mundgesundheitsverhalten: Zielvorgaben und Ausgangssituation.	
Ziel/Ausgangslage	Details
Zielvorgabe (wurde erstmals als Ziel formuliert)	Die Mundgesundheit der Bevölkerung soll durch ein optimales Mundhygiene- und Inanspruchnahmeverhalten verbessert werden. • Verbesserung des **Mundhygieneverhaltens**: Der Anteil derjenigen, die sich zweimal täglich die Zähne putzen, soll sich über alle Altersgruppen um 5% erhöhen (Basiswerte 2005). • Verbesserung des **Inanspruchnahmeverhaltens**: Der Anteil derjenigen, die mindestens einmal jährlich kontrollorientiert zum Zahnarzt gehen, soll sich über alle Altersgruppen um 5% erhöhen (Basiswerte 2005).
Baseline [17]	Anteil der Befragten, die zweimal täglich **Mundpflege** betreiben: • Kinder: 74,2% • Jugendliche: 73,4% • Erwachsene: 72,8% • Senioren: 60,6% Anteil der Befragten, die mindestens einmal jährlich zur **Kontrolle** zum Zahnarzt gehen: • Kinder: 76,0% • Jugendliche: 66,2% • Erwachsene: 76,1% • Senioren: 72,2%

Begründung

Da trotz erfolgreicher Prävention viele Menschen noch immer von den beiden großen Volkskrankheiten der Karies oder der Parodontitis betroffen sind, wird dieses Mundgesundheitsziel neu aufgenommen. Denn allgemein gilt für die Prävention oraler Erkrankungen, dass vor allem dem Mundgesundheitsverhalten eine große Bedeutung zukommt. Zur Verbesserung der Mundgesundheit sind sowohl das Inanspruchnahmeverhalten (kontrollorientierte Zahnarztbesuche) als auch das Mundhygieneverhalten wichtig.

Darüber hinaus besitzt die Zahnmedizin im Rahmen regelmäßig stattfindender Kontrolluntersuchungen Potenziale für ein Screening und damit möglicher frühzeitiger Überweisungsmaßnahmen hinsichtlich allgemeinmedizinisch bedeutsamer Erkrankungen wie z. B. beim Diabetes mellitus, die es in Anbetracht der steigenden Prävalenzen dieser Erkrankungen auch zur Verbesserung der Allgemeingesundheit zu nutzen gilt.

Mundpflegemittelverbrauch: Zielvorgaben und Ausgangssituation in verschiedenen Altersgruppen und Jahren.

Zielvorgabe/	Beschreibung
Zielvorgabe (wurde erstmals als Ziel formuliert)	Der Aufwand für häusliche Mundhygienemaßnahmen muss sachgerecht sein, weshalb insbesondere der fallweise Gebrauch von **Zahnseide** und der Verbrauch von **Zahnbürsten** bevölkerungsweit zunehmen sollen.
Baseline [21]	Gebrauch von Zahnseide im Jahr 2010 • 35- bis 44-Jährige: 65,4 % • Gesamtbevölkerung ab 14 Jahre: 54,8 %
Baseline [23]	Frequenz des Zahnseidengebrauchs in der Gesamtbevölkerung ab 14 Jahre im Jahr 2010 • täglich: 14,6 % • alle zwei Tage bis einmal die Woche: 14,3 %
Baseline [3]	Verbrauch pro Person im Jahr 2009 • Zahnbürsten: 2,6 Stück • Zahnpastatuben à 75 ml: 5,4 Tuben (405 ml/Person/Jahr)

Handlungsempfehlungen

Insbesondere das Bildungsniveau ist hier hervorzuheben, da mit der Bildung Wissen, Normen, Einstellungen und Gewohnheiten verbunden sind, die Einfluss auf das (Mund)Gesundheitsverhalten haben. Zudem ist die Inanspruchnahme von Präventivmaßnahmen zur Vorbeugung von oralen Erkrankungen von schicht- und kulturspezifischen Variablen abhängig. In beiden Fällen sind Programme für besonders kariesgefährdete Kinder in Grundschulen und im Rahmen der Gruppenprophylaxe nach § 21 Abs 1 SGB V sowie eine informierte Inanspruchnahme von Leistungen der Individualprophylaxe nach § 22 SGB V (lokale Fluoridierung, IP 4 und Fissurenversiegelung IP 5) von Bedeutung. Bildungsinhalte in Grundschulen sollten mit gesundheits- und oralprophylaktischen Ansätzen versehen werden.

Begründung

Eine wesentliche Säule der Vorbeugung von Karies und Parodontitis ist die häusliche Mundhygiene. Häusliche Mundhygienemaßnahmen erfordern einen sachgerechten Aufwand. Zahnbürste, Zahnpasta, Zahnseide und Zahnzwischenraumbürsten haben zwar einen festen Platz im mundgesundheitsbezogenen Verhaltensrepertoire der Bevölkerung, die Frequenz und der Verbrauch liegen allerdings unter dem zahnmedizinisch empfohlenen Nutzungsverhalten. Um den Verbrauch an Mundpflegeprodukten in Deutschland an die fachlichen Empfehlungen anzunähern, wird dieses Mundgesundheitsziel neu aufgenommen.

Handlungsempfehlungen

Für einen sachgerechten Ge- und Verbrauch von Mundpflegeprodukten zur Verbesserung der Mundgesundheit ist die kontinuierliche Mundgesundheitsaufklärung der Bevölkerung notwendig. Wissens- und Aufklärungskampagnen zur Karies- und Parodontitisprävention sollen deshalb auch weiterhin wichtiger Bestandteil der Öffentlichkeitsarbeit des zahnärztlichen Berufsstandes sein.

69.3 Fazit

Prävalenzen von Erkrankungen des Mund-, Kiefer-, Gesichtsbereichs als auch Versorgungsgrad und Behandlungsbedarfe in den verschiedenen Altersklassen und sozialen Schichten stellen nach wie vor die Grundlage für die Formulierung der aktualisierten Ausgangswerte sowie zum Teil auch der Mundgesundheitsziele und Aufgaben dar. Die Erweiterung der zahnbezogenen Fokussierung auf die Definition von Mundgesundheitszielen, um sowohl krankheitsbezogene als auch gesundheitsförderliche und präventive Zielbereiche, im Sinne der Einheit von Primär-, Sekundär- und Tertiärprävention aus dem Jahr 2004 wurde beibehalten. Mit der Konsequenz, dass auch die Therapie immer stärker mit präventionsorientierten Aspekten verknüpft wird, sodass die fließenden Übergänge zwischen Vorsorge und eigentlicher Schadensbehebung oder Schadensbegrenzung und Nachsorge immer stärker das zahnärztliche Handeln prägen.

Die präventionsorientierte Zahn-, Mund- und Kieferheilkunde reicht also weit über die Förderung reiner primärpräventiver Maßnahmen einer Karies- oder Parodontitisprophylaxe hinaus. Im Vordergrund steht die lebensbegleitende Prävention in allen Bereichen der Zahn-, Mund- und Kieferheilkunde. Dieser Präventionsansatz hat zum Ziel, langfristig den Umfang restaurativer Maßnahmen v. a. im jüngeren und mittleren Lebensalter zu reduzieren und die subjektive Lebensqualität durch Erhalt einer oralen Gesundheit in ihrer Wechselwirkung zum Gesamtorganismus positiv zu beeinflussen. Dieses Ziel kann nur dann verwirklicht werden, wenn es gelingt, die Patienten von der Notwendigkeit ihrer Mitverantwortung als Co-Produzenten ihrer Gesundheit zu überzeugen und eine kontinuierliche Mitarbeit bei der Erhaltung der Mundgesundheit sicherzustellen.

Mundgesundheit ist von der Allgemeingesundheit nicht zu trennen und Gesundheitszielsetzungen sind immer an die Spezifika des Gesundheitssystems gebunden. Durch die wissenschaftliche und standespolitische Bilanzierung und Überarbeitung der Mundgesundheitsziele aus dem Jahr 2004 sind in einem Konsensprozess die Voraussetzungen für eine weitere Verbesserung der Mundgesundheit in Deutschland geschaffen worden, allerdings unter der Annahme, dass sich die gesundheitspolitischen Rahmenbedingungen der Präventionspolitik verbessern. Bildungs-, sozial- und arbeitsmarktpolitische Entscheidungen haben einen wesentlichen Einfluss darauf, wie sich das Gesundheitssystem weiterentwickelt.

Ob und wie die evaluierbar formulierten Mundgesundheitsziele und -teilziele erreicht werden können, hängen vom Engagement und der Bereitschaft aller Akteure und Institutionen des Gesundheitssystems, sich bei der Realisierung entsprechender Maßnahmen einzubringen, sowie entscheidend von der Umsetzung der gesundheitspolitischen Forderungen der Zahnärzteschaft ab. Hierbei steht ein angemessener Ressourceneinsatz finanzieller, organisatorischer und personeller Art ganz im Vordergrund, um die präventiven Outcomes auf dem Gebiet der zahnmedizinischen Versorgungsangebote zu verbessern.

▶ **Danksagung:** Die Autoren danken dem Ausschuss Präventive Zahnheilkunde der BZÄK für die inhaltliche Unterstützung bei der Festlegung der beschriebenen Zielsetzungen.

69.4 Literatur

[1] BZÄK (Bundeszahnärztekammer). Mundgesundheitsziele der deutschen Zahnärzteschaft, Zahnärztl Mitt 1996; 86 (19): 2188
[2] BZÄK (Bundeszahnärztekammer). BZÄK verabschiedet neue Mundgesundheitsziele: Global denken, lokal handeln. Zahnärztl Mitt 2004; 94 (14): 22–24
[3] Colgate. Anstieg des Verbrauchs an Mundpflegeprodukten in Deutschland. Infografik. Pressegespräch zum Monat der Mundgesundheit, 25. August 2010, Berlin
[4] DAJ (Deutsche Arbeitsgemeinschaft für Jugendzahnpflege, Hrsg.). Epidemiologische Begleituntersuchungen zur Gruppenprophylaxe 2000. Bonn: DAJ; 2001
[5] DAJ (Deutsche Arbeitsgemeinschaft für Jugendzahnpflege, Hrsg.). Babys Zähne sollen strahlen – richtiges Trinken hilft dabei. Faltblatt. In Zusammenarbeit mit: Bundesarbeitsgemeinschaft für Interkulturelle Zahnmedizin und Oralprophylaxe (BAIZO) und Deutsche Gesellschaft für Kinderzahnheilkunde (DGK). Bonn: DAJ; 2004
[6] DAJ (Deutsche Arbeitsgemeinschaft für Jugendzahnpflege, Hrsg.). Dokumentation der Maßnahmen der Gruppenprophylaxe Jahresauswertung Schuljahr 2007/2008. DAJ Aktuell Spezial 2009; 2: 4–12
[7] DAJ (Deutsche Arbeitsgemeinschaft für Jugendzahnpflege, Hrsg.). Epidemiologische Begleituntersuchungen zur Gruppenprophylaxe 2009. Bonn: DAJ; 2010

E Prävention und Versorgungsforschung in der Zahn-, Mund- und Kieferheilkunde

[8] Deinzer R, Micheelis W, Granrath N, Hoffmann T. Parodontitisrelevantes Wissen in der Bevölkerung der Bundesrepublik Deutschland – Ergebnisse einer Repräsentativerhebung. IDZ-Information Nr. 1/08, Köln: IDZ; 2008

[9] Deschner J, Haak T, Jepsen S, Kocher T, Mehnert H, Meyle J, Schumm-Draeger PM, Tschöpe D. Diabetes mellitus und Parodontitis. Wechselbeziehung und klinische Implikationen. Ein Konsensuspapier. Der Internist 2011; 52: 466–477

[10] DGZMK (Deutsche Gesellschaft für Zahn-, Mund- und Kieferheilkunde). Deutsche Mundgesundheitsstudie - DMS IV - ein kurzer Überblick. Script vom 26.02.2010: 1–10. Im Internet: www.dgzmk.de/uploads/media/DMS_IV_Zusammenfassung_201 002.pdf; Stand: 08. Dezember 2011

[11] Deutsche Krebshilfe, Hrsg. in Zusammenarbeit mit Arbeitsgemeinschaft für Kieferchirurgie (AGKi), Interdisziplinärer Arbeitskreis Oralpathologie und Oralmedizin (AKOPOM), Bundeszahnärztekammer (BZÄK), Deutsche Gesellschaft für Zahn-, Mund- und Kieferheilkunde (DGZMK), Deutsch-Österreichisch-Schweizerischer Arbeitskreis für Tumoren im Kiefer- und Gesichtsbereich (DÖSAK), Deutsche Gesellschaft für Mund-, Kiefer- und Gesichtschirurgie (DGMKG): Erkennung oraler Risikoläsionen in der zahnärztlichen Praxis Ein Ratgeber für Zahnärzte. Bonn: Deutsche Krebshilfe; 2008

[12] dkfz (Deutsches Krebsforschungszentrum) unter Verwendung von: Becker N, Wahrendorf JH. Krebsatlas der Bundesrepublik Deutschland 1981–1990, Fortschreibung im Internet, www.dkfz.de/de/krebsatlas/index.html; Stand: 11. Dezember 2011. Berlin Heidelberg New York: Springer; 1998 (2008)

[13] dkfz, BZÄK (Deutsches Krebsforschungszentrum und Bundeszahnärztekammer, Hrsg.). Rauchen und Mundgesundheit. Erkrankungen des Zahn-, Mund- und Kieferbereiches und Interventionsstrategien für Zahnärzte. Rote Reihe Bd. 13, Heidelberg: dkfz; 2010

[14] EADPH (European Academy of Paediatric Dentistry, Hrsg.). Guidelines on the use of fluoride in children: an EAPD policy document. European Archives of Paediatric Dentistry 2009; 10: 129–135

[15] Hobdell M, Petersen PE, Clarkson J. Global Goals for Oral Health 2020. Int Dent J 2003; 53: 285–288

[16] IDZ (Institut der Deutschen Zahnärzte, Hrsg.). Dritte Deutsche Mundgesundheitsstudie (DMS III): Ergebnisse, Trends und Problemanalysen auf der Grundlage bevölkerungsrepräsentativer Stichproben in Deutschland 1997. Köln: Deutscher Ärzte-Verlag; 1999

[17] IDZ (Institut der Deutschen Zahnärzte, Hrsg.). Vierte Deutsche Mundgesundheitsstudie (DMS IV): Neue Ergebnisse zu oralen Morbiditätsstrukturen, Risikogruppen und zum zahnärztlichen Versorgungsgrad in Deutschland 2005. Köln: Deutscher Ärzte-Verlag; 2006

[18] Informationsstelle für Kariesprophylaxe. Kariesvorbeugung mit fluoridiertem Speisesalz: Verbraucher honorieren Doppelnutzen von Jodsalz mit Fluorid. Presseinformation, Groß-Gerau: August 2004.

[19] MDS (Medizinischer Dienst der Spitzenverbände der Krankenkassen, Hrsg.). Babys Zähne gut gepflegt – richtiges Trinken hilft dabei. Tipps für Eltern. Essen: MDS; 2005

[20] Micheelis W, Hoffmann Th, Holtfreter B et al. Zur epidemiologischen Einschätzung der Parodontislast in Deutschland – Versuch einer Bilanzierung. DZZ 2008; 63: 464–472

[21] Micheelis W. Zahnseidengebrauch in Deutschland. Zahnärztl Mitt 2010; 100: 123–132

[22] Oesterreich D, Ziller S. Diabetiker in der zahnärztlichen Praxis. Der Diabetologe 2011; 6: 381–386

[23] ots. Bürste, Paste, Zahnseide? Umfrage der Apotheken Umschau durchgeführt von der GfK Marktforschung Nürnberg im April 2010. Im Internet: http://www.presseportal.de/pm/52678/1660317/buerste-paste-zahnseide-umfrage-nur-14-6-prozent-benutzen-das-extra-utensil-zur-reinigung-der?search=Zahnseide; Stand: 22. Oktober 2011. Nürnberg: GfK; 2010

[24] Pretzl B, Kaltschmitt J, Kim TS, Reitmeir P, Eickholz P. Tooth loss after active periodontal therapy. 2: tooth-related factors. J Clin Periodontol 2008; 35: 175–182

[25] Robke FJ, Buitkamp M. Häufigkeit der Nuckelflaschenkaries bei Vorschulkindern in einer westdeutschen Großstadt. Oralprophylaxe 2002; 24: 59–65

[26] Schulte AG. Fluoridiertes Speisesalz und Kariesprävention. prophylaxe impuls 2008; 12: 118–125

[27] Splieth Ch, Bünger B, Berndt Ch, Pine ChC. Barrieren bei der Sanierung von Milchzähnen aus Sicht der Zahnärzte. DZZ 2009; 64: 34–41
[28] Splieth Ch, Treuner A, Berndt C. Orale Gesundheit im Kleinkindalter. Präv Gesundheitsf 2009; 4: 119–123
[29] StaBu (Statistisches Bundsamt, Hrsg.). Statistisches Jahrbuch 1999. Gesundheitsrelevantes Verhalten, Rauchgewohnheiten 1999. Wiesbaden 2000
[30] StaBu (Statistisches Bundsamt, Hrsg.). Statistisches Jahrbuch 2010. Kapitel 9 Gesundheitswesen, Gesundheitsrelevantes Verhalten, Rauchgewohnheiten 2009. Wiesbaden 2010
[31] Strippel H. Gesundheitsaufklärung bei Kinderarzt und Zahnarzt. Interventionsstudie zur Effektivität der Primärprävention von Nuckelflaschenkaries. Weinheim: Juventa 2004
[32] Strippel H. Nimmt die Karies im Milchgebiss zu? Empfehlungen zur Kariesepidemiologie. Zahnärztlicher Gesundheitsdienst 2009; 3: 12–14
[33] Wetzel WE. Zuckerteekaries bei Kleinkindern. Rhein Zahnärztebl 2002; 7–8: 399–400
[34] Ziller S, Micheelis W, Oesterreich D, Reich E (2006): Goals for oral health in Germany 2020. Int Dent J 2006; 56: 29–32
[35] zzq (Zahnärztliche Zentralstelle für Qualitätssicherung, Hrsg.). Leitlinie Vorläuferläsionen des oralen Plattenepithelkarzinoms in der Zahn-, Mund- und Kieferheilkunde. Köln: zzq; 2010

Sachverzeichnis

A

Absentismus 380
Adhärenz
- arzneimittelindividuelle Grenzen 777
- Definition 767
- Dimensionen 771
- Einflussfaktoren 777
- fehlende
  - Formen 767
  - Gründe 769
- Hawthorne-Effekt 769
- Medikamente 767
- Mehrdimensionalität 778
- Messung 768, 771
- Stufen 771

Adipositas
- Abgrenzung Essstörung 59
- Diabetes mellitus 719
- Fernsehkonsum 281
- Jugendliche 58
- kolorektales Karzinom 81
- koronare Herzkrankheit 716
- Prävention 61
  - Berlin-Brandenburg 138
  - Herz-Kreislauf-Erkrankungen 188
  - Kinder und Jugendliche 66
  - Thüringen 65
  - TOPP (Teenager ohne pfundige Probleme) 66
  - Wirksamkeit 64
- Versorgungsstruktur 69

Advanced Oxidation Processes 584

Aflatoxine, Krebsrisiko 73
AGE (Advanced Glycation End Products) 970
AGnES (Arzt-entlastende, Gemeinde-nahe, E-Health-gestützte Systemische Intervention)
- Delegation ärztlicher Leistungen 539
- hausärztliche Versorgung 520

Aktivität
- körperliche
  - Evaluation 288
  - fit für pisa 290
  - Jugendliche 281
  - positive Auswirkungen 85
  - Prävention bei Kindern und Jugendlichen 66
  - Schule 282
  - Tumorpatienten 81
- sportliche
  - Behinderte 93
  - fit für pisa 290
  - Krebsrisiko 79
  - Persönlichkeitsentwicklung 282
  - positive Auswirkungen 85
  - Präventionsatlas Berlin-Brandenburg 138
  - Primärprävention von Krebserkrankung 79
  - Schule 281

Alkoholkonsum
- alleinerziehende Mutter 255
- Ernährungsempfehlungen 84

- Krebsrisiko 73, 75
- Mundgesundheitsziele 1011

Alleinerziehende 251
- Armutsrisiko 251
- Fehlurteile 252
- gesundheitlicher Status 254
- Zufriedenheit 253

Altenpflege
- Angehörige 341
- Arbeitsorganisation 343
- Belastungsfaktoren 339
  - betriebliche Rahmenbedingung 342
  - ethische Konflikte 341
  - Palliative Care 340
  - pflegerische Tätigkeit 340
  - Umgang mit Angehörigen 341
- Burnout-Syndrom 344
- Care Organisation 347
- Ethik 348
- Führungsstil 342
- Palliative Care 348
- Personalsituation 338
- Präventionsmaßnahmen 345
- psychische Belastung 338
- Teamkultur 343
- Verhaltensprävention 345
- Verhältnisprävention 346

Alter
- Adhärenz 769
- Behinderte 90
- Bevölkerung 376

- Compliance 769
- medianes 793
- Therapietreue 769

Alzheimer-Demenz
- Häufigkeit 683
- Krankheitskosten 668
- Medikamentenkosten 670
- Prävalenz 91
- Therapiekosten 676

Analyse
- Anreizstrukturen im betrieblichen Gesundheitsmanagement 357
- didaktische Rekonstruktion 52
- empirische
  - Arzt-Patient-Beziehung 493
  - GKV-Routinedaten 714
  - soziale Ungleichheit 232
  - Vertrauen in der Arzt-Patient-Beziehung 500
- Herzratenvariabilität 413

Anamnese
- Magdeburger Präventionsstudie 411
- Prävention Herz-Kreislauf-Erkrankungen 180
- Seniorenzahnmedizin 859
- zahnmedizinische, Pflegebedürftige 885

Anästhesist, Einwohner-Arzt-Relation 481
Anchored-Instruction-Ansatz 40

Sachverzeichnis

Angehörige
- Altenpflege 341
- Care Management 533

Anorexia nervosa 56
- dentale Erosionen 929
- Letalität 57

Anpassung, hedonistische 780

Antibiotika
- Abbau 583
- Chemie 577
- Nachweis in der Umwelt 580
- Pflanzenanbau 579
- Resistenzentwicklung 581
- Trinkwasser 580
- Umweltbelastung 576
- Viehhaltung 578
- weltweite Verwendung 577

Antidementiva 681
- Demenzbehandlung 684
- Verordnungshäufigkeit 684

AOP (Advanced Oxidation Processes) 584

Approbationsordnung
- Palliativmedizin 760
- zahnärztliche, Seniorenzahnmedizin 797, 801

Arbeit, betriebliche
- Anforderungen 363
- indirekte Steuerung 364

Arbeitsagentur
- Betweenness 118
- frühe Hilfen 118

Arbeitsbedingungen
- betriebliche Gesundheitsförderung 452
- Hausärzte 526

Arbeitsbelastung
- betriebliche 373
- Hausärzte 527

Arbeitsorganisation
- Altenpflege 343
- betriebliche Gesundheitsförderung 377, 452
- Erfolgsorientierung 364
- indirekte Steuerung 364

Arbeitsplatz
- betriebliche Gesundheitsförderung 445
- Stress 609

Arbeitsqualität, organisationales Lernen 367

Arbeitsschutzmaßnahmen, betriebliche Gesundheitsförderung 445

Arbeitssicherheit, betriebliches Gesundheitsmanagement 353

Arbeitsunfähigkeit
- AOK-Mitglieder 375
- Herz-Kreislauf-Erkrankungen 175
- Kosten 381
- krankheitsbedingte, Rentenalter 381
- Präventionsmaßnahmen 374
- psychische Gesundheit 609

Arbeitsunzufriedenheit, Verwaltungsangestellte 425

Arbeitszufriedenheit, betriebliche Gesundheitsförderung 436

Aricept 685

Armutsrisiko, alleinerziehende Mutter 251

Artemether 745, 748

Arthritis, rheumatoide
- Matrix-Metalloproteinasen 956
- Parodontitis 969

Arzneimittel
- Alzheimer-Demenz 670
- Antibiotika 576
- Antidementiva 681
- Entwicklung 600
- gefälschte 601
- Malariaprophylaxe 744
- Neuroleptika 681
- Therapietreue 766
- Verteilungsethik 603
- Xerostomie 816
- Zugang zu 601

Arzneimittelsicherheit 601

Arzneimittelversorgung
- Demenz 683
- Menschenrechte 604

Arzt-Patient-Beziehung
- Compliance 767
- empirische Befunde 500
- Instrumente 498
- Vertrauen 496

Arzt-Patient-Kommunikation
- Patientenorientierung 469
- Zahnmedizin 993

Ärzte
- Migrationshintergrund 631
- Überalterung 511

Arztpraxis
- Gesundheitsausgaben 944
- nicht ärztliche Gesundheitsberufe 536

Association of albanian Girls and Women 210

Asthma bronchiale
- chronische Erkrankungen 712
- Disease-Management-Programme 531
- Lebenszeitprävalenz 549

- Prognoseszenarien 550
- Versorgungsbedarf 547

Atemwegserkrankung, Arbeitsunfähigkeit 374

Atherosklerose, Parodontitis 972

Atmen, kindgemäßes 271

Atovaquon 745
- Prophylaxe 746
- Stand-by-Therapie 748

Aufmerksamkeitsdefizit-/Hyperaktivitätsstörung, Kinder alleinerziehender Mütter 256

Augenarzt, Einwohner-Arzt-Relation 481

Ausbildung
- gerostomatologische 798
- Seniorenzahnmedizin 797

Ausdauertraining
- Diabetiker 86
- positive Auswirkungen 85

AVEM (Arbeitsbezogenes Verhaltens- und Erlebensmuster) 412
- Muster 412
- Stressbewältigung 310
- Verwaltungsangestellte 414

Axura 685

ÄZQ (Ärztliches Zentrum für Qualitätssicherung in der Medizin), Patientenorientierung 468

1025

Sachverzeichnis

B

Bauchschmerzen, Kinder 566
Bedarfsdeckung, hausärztliche 507
Bedarfsplanung
- Entwicklung 478
- Erfahrungen 483
- Erfolg 484
- Notwendigkeit 486
- Planungsgruppeneinteilung 490
- Problemfelder 485
- Reformvorschlag 489
- Versorgungsrealität 513
- Versorgungsstrukturgesetz 487
Bedarfsplanungsrichtlinie, Erfahrungen 482
Behandlungsbedarf, Zahnmedizin 987
Behandlungsfehler, Gesundheitswesen 625
Behinderte
- Behandlungsgrundsätze 883
- Behandlungsmaßnahmen 890
- Diagnostik 884
- Down-Syndrom 880
  ◦ Demenz 90
  ◦ Lebenserwartung 90
  ◦ Parodontitis 882
  ◦ Parodontitistherapie 894
- gesundheitliche Lage 91
- Gesundheitsförderung 92
- Gesundheitsversorgung 91
- Karies 881
- Lebenserwartung 90
- Pflegekräfte 94
- Prävention 92
- Therapieverlauf 892
- Zahnerhaltung 887

- zahnprothetische Versorgung 887
Behinderung
- Datenlage 89
- Down-Syndrom
  ◦ Parodontitis 882
  ◦ Parodontitistherapie 894
- geistige, Down-Syndrom 880
- Lebenserwartung 90
- soziales Modell 97
- Statistik 879
Beitragsrückzahlung 702
Belastung
- psychische
  ◦ Altenpflege 338
  ◦ Arbeitsorganisationen 364
  ◦ Arbeitsplatz 176
  ◦ Messmethoden 427
  ◦ Studierende 326
- psychosoziale
  ◦ Krankheitsrisiko 250
  ◦ Verwaltungsangestellte 409
Belastungsstörung, posttraumatische, Menschenhandel 205
Beratungsstelle
- Betweenness 118
- frühe Hilfen 118
Berliner Bündnis gegen Menschenhandel zum Zweck der Arbeitsausbeutung 209
Beschäftigungsfähigkeit 327
Beschwerden
- gesundheitliche
  ◦ arbeitsbedingte 379
  ◦ Erwerbstätige 380
  ◦ Jugendliche 565
- psychosomatische
  ◦ Altenpflege 344
  ◦ Arbeitsunfähigkeit 374

  ◦ Studium 327
Betriebe
- Arbeitsbelastung 373
- Gesundheitsförderung 353
  ◦ DAX-Unternehmen 354
- Gesundheitsmanagement 352
- Prävention 374
Betriebssport, betriebliche Gesundheitsförderung 445
Betweenness 117
Bevölkerung
- Altersaufbau 376
- Behinderungen 89
- demografische Herausforderungen 509
- Entwicklung 561
- Hochrechnung Ärztezahlen 554
- Prognose 550
- psychische Gesundheit 608
- Vorausberechnung 375
BEWE-Index (Basic Erosive Wear Index) 936
Bewegung
- Kontraindikationen 84
- Krebsprävention 79
- physiologische Wirkmechanismen 79
- Primärprävention Krebserkrankung 79
- Tumorpatienten 81
Bewertungskategorie, Rahmenmodell Gesundheitskompetenz 48
Bildung, Begriffsklärung 31
Bildungseinrichtung, Gesundheitsförderung 267
Bildungsgrad, Gesundheitsvorsorge 234

Bildungsprozess, konstruktivistischer 36
Bildungstheorie
- Bedeutung 30
- Gesundheitsbildung 33
Bildungswissenschaft, Begriffsklärungen 31
Binge-Eating-Disorder 56
Biobank 193
- Datenschutz 197
- gesetzliche Regelung 194
- Internationalisierung 196
- Rechtsfragen 197
- Vernetzung 195
Biobankgesetz 195
Biofilm
- initiale Bioadhäsion 817
- Kariesprävention 818
- kariogener 833
- Nanomaterialien 828
- Parodontitis 968
Blutdruck, Verwaltungsangestellte 410, 426
Blutdruckmessung
- Inanspruchnahme 244
- soziale Ungleichheit 229, 244
Bluthochdruck
- Arzneimittelentwicklung 600
- chronische Erkrankungen 712
- Diabetes mellitus 719
- koronare Herzkrankheit 716
Body-Mass-Index
- Prävention Herz-Kreislauf-Erkrankungen 178, 188
- Seniorenzahnmedizin 870
- Verwaltungsangestellte 428

Sachverzeichnis

Bologna-Prozess, Gesundheitsförderung 326
BPSD (Behavioural and Psychological Symptoms of Dementia) 682
Brandenburg, Präventionsatlas 138
Bronchialkarzinom
- Bewegung 81
- Obst 74

Brustkrebs
- Alkohol 75
- Behinderte 94
- Bewegung 79
- chronische Erkrankungen 712
- Disease-Management-Programme 531
- Obst 74
- Übergewicht 75

Bulimia nervosa 56
- dentale Erosionen 929

Bundesärztekammer
- Delegation ärztlicher Leistungen 540
- hausärztliche Bedarfsdeckung 507
- nicht ärztliche Praxisassistenten 539

Burnout
- Altenpflege 344
- Bedeutung 392
- Single-Loop-Learning 368

C

Care Management 532
Care Organisation 347
Case Finding 533
Case Management 532
Casino, Spielerschutzmaßnahmen 166
Change-Management 135

Charta zur Betreuung schwerstkranker und sterbender Menschen 763
Chemoprophylaxe, Malaria 744
Chirurg, Einwohner-Arzt-Relation 481
Chlorhexidin 819
Cholesterin, Prävention Herz-Kreislauf-Erkrankungen 178, 187
Cholinesterasehemmer 685
- Verordnungshäufigkeit 685

Cognitive-Apprenticeship-Ansatz 39
Compliance
- Definition 767
- Dimensionen 771
- Einflussfaktoren 777
- fehlende
  ○ Formen 767
  ○ Gründe 769
- Grenzen 771
  ○ arzneimittelindividuelle 777
- Hawthorne-Effekt 769
- Medikamente 766
- Mehrdimensionalität 778
- Messung 768, 771

Computer, Jugendliche 282
Convention on Action against Trafficking in human Beings 209
Coping-Strategie 178
- Jugendliche 567
- Kinder 567
- Stressverarbeitungsfragebogen 413

C-reaktives Protein 973

D

DALYs (Disability-adjusted Life-Years) 608
Darmkrebs
- Bewegung 81
- Ernährung 72
- Fleischkonsum 72

Datenschutz, Humanbiomaterialbanken 197
DAX-Unternehmen, Gesundheitsförderung 354
Deckungsbeitrag-Contracting-Modell 152
Deckungsbeitragsanalyse, integrierte Versorgung 163
Degree 116
Delegation ärztlicher Tätigkeit
- AGnES (Arzt-entlastende, Gemeindenahe, E-Health-gestützte Systemische Intervention) 539
- Versorgungsstrukturgesetz 519

Demenz
- Antidementiva 681
- Formen 681
- Häufigkeit 683
- Krankheitskosten 668
- Neuroleptika 681
- Prävalenz 681
- Symptome 681

Depression
- Bedeutung 297
- Folgekosten 297
- Jugendliche 297
- koronare Herzkrankheit 716
- Kosten 609
- Prävention 614
- Prävention bei Jugendlichen 297
  ○ Lebenslust mit LARS & LISA 299

- Risiko alleinerziehender Mütter 255
Determine-Checkliste 870
DIAB-CORE (Diabetes – Collaborative Research of epidemiologic Studies) 634
Diabetes mellitus
- Arzneimittelentwicklung 600
- Disease-Management-Programm 531
  ○ Beteiligungsraten 640
  ○ fachärztliche Betreuung 640
  ○ Patienten 638
  ○ regionale Unterschiede 647
  ○ Ziele 637
- Insulinbehandlung 661
- Karies 817
- Matrix-Metalloproteinasen 957
- Parodontitis 882, 910, 970
- regionale Analysen 636
- Schulungen 650
- Therapiestrategien 636
- Typ 1 658
- Typ 2 658
  ○ Behandlungskonzepte 658
  ○ Disease-Management-Programm 634
  ○ Risikofaktoren 714
  ○ Risikofaktorenanalyse 718
  ○ Versorgungsqualität 634
  ○ Vorhersagequalität 720

Diabetes-Schwerpunktpraxis 635

1027

Sachverzeichnis

Diabetiker
- Ausdauertraining 86
- Matrix-Metallo-Proteinasen 957
- Parodontitis 882
- Speichel 817
- Versorgungsqualität 634

Diagnostic Related Groups 700
Diätkarriere 59
Didaktik
- Gesundheitsbildung 36
- Gesundheitsförderung 43
- Hausarztmedizin 52

Dinslaken, MRSA-Netzwerk 128
Disease-Management-Programm
- chronische Erkrankungen 531
- Diabetes mellitus 634
  - Beteiligungsraten 640
  - fachärztliche Betreuung 640
  - Patienten 638
  - regionale Unterschiede 647
  - Ziele 637

Dissonanz, kognitive, Präventionsprogramm 63
Donepezil 685
Double-Loop-Learning 367
Down-Syndrom
- Behinderung 880
- Demenz 90
- Lebenserwartung 90
- Parodontitis 882
- Parodontitistherapie 894

Doxyzyklin 745, 747
Dysfunktion, kraniomandibuläre, Mundgesundheitsziele 1013
DYSIS (Dyslipidemia International Study) 635

E

Ebixa 685
Effizienzsteigerung
- betriebliche Gesundheitsförderung 435
- Gesundheitswesen 153

Einschlafschwierigkeit, Kinder 566
Einverständniserklärung, Nutzerorientierung 471
Einwilligung
- Humanbiomaterialbanken 199
- Patientenverfügung 762

Einwohner-Arzt-Relation 481
Elterntraining, alleinerziehende Mütter 260
Emotionsregulation, ärgerbezogene 569, 574
- Längsschnitt 571

Empathieförderung, YoBEKA (Yoga, Bewegung, Entspannung, Konzentration, Achtsamkeit) 278
Employability 327
- Gesundheitsbildung 332

Empowerment 32
- betriebliche Gesundheitsförderung 390
- körperliche Aktivität 282
- Zahnmedizin 999

EMYK (Entspannungstraining mit Yogaelementen für Kinder) 274
Entscheidungsfindung Zahnmedizin 987
- Informationsmodell 991
- Modelle 990
- partizipative 992
- paternalistische 991

Entspannung
- Betriebe 356
- kindgemäße 271
- Stressbewältigung 315

Entwicklung, motorische, täglicher Schulsport 288
Erfahrungswissen 49
- Impfen 49

Ergebnisqualität
- Präventionsatlas Berlin-Brandenburg 146
- Schulsport 288

Erholungs-Belastungs-Fragebogen 179, 184, 413
- Verwaltungsangestellte 418

Erkrankung, chronische 712
- Bedeutung 712
- Disease-Management-Programm 531
- nicht infektiöse, Arzneimittelentwicklung 600
- Wahrscheinlichkeiten 712

Ermöglichungsdidaktik 37
Ernährung
- dentale Erosionen 924
- gesunde
  - betriebliche Gesundheitsförderung 445
  - Tumortherapie 76
- Kariesprävention 821
- Krebserkrankung 71
- Krebsprävention 72, 84
- mediterrane, Magenkarzinom 75
- Mundgesundheitsziele 1013
- Tumorpatienten 76

Ernährungsberatung
- Betriebe 356
- betriebliche Gesundheitsförderung 445
- Präventionsatlas Berlin-Brandenburg 144

Ernährungszustand, Seniorenzahnmedizin 870
Erosion, dentale 922
- BEWE-Index 936
- Jugendliche 925
- Kinder 925
- Prävalenz 925
- Primärprävention 935
- Sekundärprävention 930
- Therapie 930
- Versorgungsforschung 935

Erwerbstätige
- Gesundheitsbeschwerden 380
- Krankenhausaufenthalt 710
- Mundgesundheitswirtschaft 951
- Zahnarztpraxen 945

Erwerbstätigenquote 352
Ess-Brech-Sucht 56
Essstörung 56
- Abgrenzung Adipositas 59
- dentale Erosionen 929, 937
- Prävalenz 56
- Prävention 61
  - Kinder und Jugendliche 66
  - Thüringen 65
- Scoff-Test 58
- Versorgungsstruktur 69

Sachverzeichnis

Ethik
- Altenpflege 348
- Forschung 602
- medizinische 602
- Patientenorientierung 472

Euregio-Projekt, MRSA (methizillinresistenter Staphylococcus aureus) 129

EurSafety Health-Net 128

EVA (Entlastende Versorgungs-Assistentin) 521

Evaluation
- Gesundheitsbildung 38
- Gesundheitsförderung psychische Gesundheit 618
- Lebenslust mit LARS & LISA 301
- PriMa 63
- Schulsport 288
- TOPP (Teenager ohne pfundige Probleme) 66
- ÜUF-Studie 156
- zahnmedizinische Entscheidungsfindung 996

Exelon 685
Expertenwissen, Prävention 218

Expositionsprophylaxe
- dentale Erosionen 931
- Malaria 743
  - Kinder 749

F

Facharzt
- Inanspruchnahme 236
  - soziale Ungleichheit 229
- Kinder- und Jugendmedizin 549

Facharztleistungen
- Inanspruchnahme 245
- Informationskosten 245
- soziale Ungleichheit 244
- Suchkosten 246

Fachkräftemangel 352
- Hochschulen 393
- Migration von Health Professionals 623

Fallpauschale 700
Fatigue, Bewegung 82
Fehlerstatistik Gesundheitswesen 624
Fehlversorgung, ÜUF-Studie 156
Feldkanzerisierung 106
Fentonreaktion 585
Fernsehkonsum
- fit für pisa 292
- Jugendliche 281
- täglicher Schulsport 292

Festzuschusssystem, Universitätszahnklinik 983
fit für pisa 283
Fleischkonsum, Ernährungsempfehlungen 84
Flexibilitätstheorie 39
Fluorgel 837
Fluoridierung
- dentale Erosionen 932
- Kariesprävention 818, 833
- Lacke 837
- Speisesalz 837
- Tabletten 834
- Wurzelkaries 840
- Zahnpasta 835

Fluoridlack 837
Fluoridtabletten 834
Forschung
- Adhärenz-Einflussfaktoren 772

- betriebliche Gesundheitsförderung 385
- empirische
  - Altenpflege 349
  - standardisierte Medizin 528
- epidemiologische, Bewegung in der Krebsprävention 80
- Migration von Health Professionals 631
- psychische Gesundheit 619

Forschungsethik, biomedizinische 602
Fragebogen
- Erholungs-Belastungs- 184
- frühe Hilfen 114, 116
- körperliche, psychische und soziale Symptome bei Stressbewältigung 313
- Scoff-Test 58
- Stressverarbeitung 178, 183, 315

Frail Elderly 754
Frakturhäufigkeit, Osteoporose 160
Frauenarzt
- Betweenness 116
- Einwohner-Arzt-Relation 480
- frühe Hilfen 113

Früherkennung
- Glücksspielsucht 170
- Spielsucht 172

Frühgeburtlichkeit, Parodontitis 974
Frühwarnsystem, Menschenhandel 207
Führungsstil
- Altenpflege 342
- betriebliche Gesundheitsförderung 453

Full-Mouth-Studien 960

G

Galantamin 685
Geburtenzahlen, hausärztliche Versorgung 509
GEMCAS (German metabolic and cardiovascular Risk Project) 635

Gemüse
- Ernährungsempfehlungen 84
- Krebsprävention 73
- protektive Wirkung 74

General Trust in Physician 499
Geriatric Depression Scale 869
Geschlecht
- Asthma-Versorgungsbedarf 556
- Demenzdiagnosen 684
- Fernsehkonsum 292
- koronare Herzkrankheit 716
- Neuroleptikaverordnung 689
- täglicher Schulsport 291
- Vorsorgeuntersuchung Österreich 727

Gesetzgebung
- Glücksspiel 165
- Insulinbehandlung Diabetes mellitus 662

Gespräch, ärztliches 53
Gesundheit
- betriebliche Gesundheitsförderung 451
- betriebliches Gesundheitshandeln 370
- Erwerbstätigenquote 352
- Leistungsfähigkeit 354

Sachverzeichnis

Gesundheit
- Menschenhandel 205
- neues Verständnis 940
- orale
  - Datenlage 785
  - Lebensqualität 979
  - Trends 788
- psychische 608
  - Aktionsfelder 616
  - Arbeitsunfähigkeitstage 609
  - Forschung 619
  - Indikatoren 619
  - Kosten 609
  - Perspektiven 616
  - Salutogenese 611
  - Stress am Arbeitsplatz 609
  - WHO-Definition 610
- Recht auf 590
- Schulen 267
- Selbstbestimmung 329
- universitäres Ziel 329
- Weltgesundheitsorganisation 591
- WHO-Definition 205, 610
- Zähne 784

Gesundheitsamt
- Betweenness 118
- frühe Hilfen 118

Gesundheitsaufklärung, kulturanthropologische Überlegung 219

Gesundheitsausgaben 943
- Arztpraxis 944
- Beschäftigungsentwicklung Zahnmedizin 943
- Zahnarztpraxis 944

Gesundheitsberuf, nicht ärztlicher 536
- Entlastung 543
- Leistungsdelegation 539

Gesundheitsbeschwerden
- arbeitsbedingte 379
- Erwerbstätige 380

Gesundheitsbewusstsein
- betriebliche Gesundheitsförderung 436
- Hochschule 329
- Mundgesundheit 788

Gesundheitsbildung
- Begriffsklärung 30
- Bildungstheorie 30
- Ermöglichungsdidaktik 37
- ganzheitliche 33
- Hochschule 332
- kompetenzorientierte, Hochschule 329
- Lernen 36
- Lernumgebungen 37
- Ziele 32, 37
- zukunftsorientierte
  - Didaktik 36
  - Grundlagen 33
  - Methodik 36

Gesundheitsdienst, öffentlicher 125

Gesundheitserziehung
- Begriffsklärung 31
- kulturanthropologische Überlegung 219
- Mundgesundheitsziele 1017

Gesundheitsförderung
- Behinderte 92
  - Anforderungen 98
  - Pflegesituation 94
- betriebliche 353, 377
  - Anforderungen 365
  - Begriffsklärung 394
  - DAX-Unternehmen 354
  - Definition 385
  - Erwartung der Unternehmen 433
  - Krankenkassen 378
  - Legitimationsbasis 377
  - Luxemburger Deklaration 377, 394
  - Mitarbeiterbefragung 441
  - Mitarbeitermeinung 389
  - Nutzung durch Mitarbeiter 389
  - Nutzungshäufigkeit 388
  - organisationales Lernen 367
  - Organisationsentwicklung 369
  - Organisationstheorie 447
  - partizipative 362
  - Sicht der Beschäftigten 385
  - Stagnation 440
  - Steuervorteile 382
  - Studien zur Verbreitung 442
  - Verbreitung 440
  - Ziele 433
- Bologna-Prozess 326
- Hochschule 324, 400
- integrierte 612
- Präventionsatlas Berlin-Brandenburg 142
- psychische Gesundheit 608, 612
  - Aktionsbereiche 614
  - Aktionsfelder 616
  - Evaluation 618
  - Handlungsstrategien 613
  - Koordinierung 620
  - Qualitätssicherung 618
- YoBEKA (Yoga, Bewegung, Entspannung, Konzentration, Achtsamkeit) 267

Gesundheitsforschung Diabetes mellitus 656

Gesundheitshandeln, betriebliches 369

Gesundheitskompetenz 43
- Begriffsklärung 35, 395
- biomedizinisches Wissen 44
- Definition 44, 330
- Eigenverantwortung für Gesundheit 334
- funktionale 330
- handlungsorientierte 331
- Hochschulangehörige 397, 403
- interaktive 331
- Konzept 44, 330
- kritische 331
- Lernebenen 396
- organisationale 395
  - Maßnahmen 404
- personale 395
  - Maßnahmen 404
- Rahmenmodell 45
  - Beispiel 47
  - Bewertungskategorien 48
  - Hausarztmedizin 52
  - Lehrerbildung 50
  - Überprüfung 50
  - Wissenskategorien 48
- Studierende 392
- Wissenskultur 47

Gesundheitskonferenz
- Kreis Wesel 126
- MRSA-Konferenz 126

Gesundheitsmanagement, betriebliches 352
- Anreizstrukturen 357
- Aufgabenfelder 400
- Begriffsbestimmung 353
- Begriffsklärung 393
- Hochschulen 392
- kontinuierlicher Verbesserungsprozess 394
- Nutzen 358

1030

Sachverzeichnis

- Organisation 402
- Organisationsentwicklung 369
- Ostfalia 399
- steuerliche Begünstigung 359
- Ziele 400

Gesundheitspädagogik, Begriffsklärung 31

Gesundheitspflege 592

Gesundheitspolitik
- Herausforderungen 324
- Inanspruchnahme medizinischer Leistungen 247
- Ottawa-Charta 377

Gesundheitsrisiko
- Kinder alleinerziehender Mütter 256
- Körperkonzepte 216

Gesundheitsschulung, UV-Schutz 104

Gesundheitsschutz, betriebliches Gesundheitsmanagement 353

Gesundheitsstrukturgesetz, Bedarfsplanung 478

Gesundheitsverhalten
- Jugendliche 565
- Mundhygiene 1018
- soziale Ungleichheit 228
- Studierende 327

Gesundheitsversorgung
- fragmentierte 148
- Kinzigtal 151
- Menschen mit Behinderung 91, 96
  - Pflegekräfte 94
- patientenorientierte 464
- private Krankenversicherung 699
- Zugang 226

Gesundheitsverständnis 34

Gesundheitsvorsorge
- Bildungsgrad 234
- Ottawa-Charta 138
- persönliche
  - Berlin 139
  - Brandenburg 139
- Präventionsatlas Berlin-Brandenburg 139
- soziale Ungleichheit 229
- YoBEKA (Yoga, Bewegung, Entspannung, Konzentration, Achtsamkeit) 267

Gesundheitswesen
- Bürgerorientierung 466
- Fehlerstatistik 624
- Herausforderungen 506
- vermeidbare Todesfälle 625

Gesundheitswissen, Vermittlung 405

Gesundheitszustand
- Altenpflegende 344
- Hochschulangehörige 397
- Jugendliche 565
- Kinder 565
- Kinder alleinerziehender Mütter 257
- Krankenhausaufenthalt 708
- oraler 784
  - Menschen mit Behinderung 881
  - Pflegebedürftige 881
- stationäre Versorgung 697
- Studierende 397
- ÜUF-Studie 156

Gingiva, Mundgesundheit 784

Gingivawucherung
- Pflegebedürftige 883
- Therapie 896

Gingivitis
- Häufigkeit 968

- Matrix-Metalloproteinasen 960, 962, 964
- Menschen mit Behinderung 891
- Pflegebedürftige 891
- plaqueinduzierte 909

Glomerulonephritis, Matrix-Metalloproteinasen 956

Glücksspiel
- Gesetzgebung Schweiz 165
- Industrie 169
- Konsumenten 168
- Staat 169
- Werbeverbote 171

Glücksspielpolitik Schweiz 165

Glücksspielsucht
- Früherkennung 172
- Prävention 170
- Prävention durch Spielbanken 166
- Verhaltensprävention 171
- Verhältnisprävention 171

Gratifikationskrise 176

Grippeimpfung
- Betriebe 356
- Inanspruchnahme 244
- soziale Ungleichheit 229, 244

Gruppenprophylaxe
- Karies 897
- Parodontitis 897

Gynäkologe
- Betweenness 118
- Einwohner-Arzt-Relation 480
- frühe Hilfen 118

H

Haloperidol 687
Handy, Jugendliche 282
Harnblasenkarzinom, Obst 74

Hausarzt
- Alter 507
- Arztsitze 512
- Betweenness 118
- Einwohner-Arzt-Relation 481
- frühe Hilfen 118
- Inanspruchnahme 229, 236, 247
- integrierte Vollversorgung 150
- Menschen am Lebensende 755
- Selbstverständnis 537
- Überalterung 511
- Unterversorgung 506
- Vorsorgeuntersuchung 735

Hausarztleistungen, soziale Ungleichheit 244

Hausarztmedizin
- didaktische Miniatur 52
- Rahmenmodell Gesundheitskompetenz 52

Hausarztpraxis
- nicht ärztlicher Gesundheitsberuf 536
- Versorgungsmanagement 526

Hausbesuch, nicht ärztliches Praxispersonal 520

Haut
- aktinische Keratose 105
- gebräunte 104

Hautarzt, Einwohner-Arzt-Relation 481

Hautkrankheit, Arbeitsunfähigkeit 374

Hautkrebs
- aktinische Keratose 106
- Prävention 101
  - aktinische Keratose 107

1031

Sachverzeichnis

L

Lariam 747
LDL/HDL-Quotient, Prävention Herz-Kreislauf-Erkrankungen 187
Lebensende
- Entscheidungsfindung 761
- Erkrankungsspektrum 753
- Versorgung 752
Lebenserwartung
- demografische Herausforderungen 509
- Deutschland 793
- Kindheitserfahrungen 250
Lebenslust mit LARS & LISA 299
Lebensmittel
- Krebsprävention 72
- Krebsrisiko 73
Lebensqualität
- Indikatoren 619
- körperliche Aktivität 83
- mundgesundheitsbezogene 980
Lebensstiländerung, Herz-Kreislauf-Erkrankungen 181
Lebenszeitprävalenz, Asthma bronchiale 549
Lebenszufriedenheit
- Jugendliche 565
- Kinder 565
Leberkrebsrisiko, Alkoholkonsum 75
LEILA75+ (Leipzig Longitudinal Study of the Aged) 681
Leitlinienempfehlung, Disease-Management-Programme 531

Lernen
- Double-Loop-Learning 367
- emotionales, psychosozial belastete Kinder 259
- Gesundheitsbildung 36
- Konstruktivismus 46
- organisationales 367
- selbstbestimmtes 36
- Single-Loop-Learning 367
Lerntheorie
- Anchored-Instruction-Ansatz 40
- Cognitive-Apprenticeship-Ansatz 39
- Flexibilitätstheorie 39
Lernumgebung
- Gestaltung 37
- Gesundheitsbildung 37
Letalität, Magersucht 57
Lumefantrin 745, 748
Lungenerkrankung, chronisch obstruktive, Disease-Management-Programme 531
Lungenkrebs
- Bewegung 81
- Obst 74
Luxemburger Deklaration 377
- betriebliche Gesundheitsförderung 394

M

Magdeburger Präventionsstudie 411
Magenkarzinom
- Ernährung 74
- mediterrane Ernährung 75
- Obst 74

Magersucht 56
- Letalität 57
- Primärprävention 62
Malaria
- Chemoprophylaxe 744
- Expositionsprophylaxe 743
- Risiko 742
- Schutzmaßnahmen 743
- Stand-by-Therapie 748
- Verbreitungsgebiete 741
Malariamittel 744
Malariaprophylaxe 740
- Chemoprophylaxe 746
- Kinder 749
- Schwangerschaft 749
Malarone 746
Mammakarzinom
- Alkohol 75
- Behinderte 94
- Bewegung 79
- chronische Erkrankungen 712
- Disease-Management-Programme 531
- Obst 74
- Übergewicht 75
Mammografie
- Behinderte 94
- Inanspruchnahme 236, 244
- soziale Ungleichheit 229
Markov-Modell, Alzheimer-Demenz 672
Maßzahl, netzwerkanalytische 116
Matched-Pairs-Analyse, Alzheimer-Demenz 671
Matrix-Metalloproteinasen 955
- Full-Mouth-Studien 960

- Gingivitis 963
- Mundspülungsproben 959
- Parodontologie 959
- Periimplantitis 965
- prospektive Aussagekraft 959
Medienkonsum
- fit für pisa 292
- Jugendliche 282
- täglicher Schulsport 292
Medikamente
- Alzheimer-Demenz 670
- Antibiotika 576
- Antidementiva 681
- Entwicklung 600
- Malariaprophylaxe 744
- Neuroleptika 681
- Sicherheit 601
- Therapietreue 766
- Verteilungsethik 603
- Xerostomie 816
- Zugang zu 601
Medikamentenfälschung, Malariamittel 746
Medikamentenverordnung, Behandlungsfehler 625
Medikationsadhärenz 766, 768
Medizin
- individualisierte 529
- standardisierte 528
Medizinstudenten 512
Mefloquin 745, 747
Meldesystem MRSA (methizillinresistenter Staphylococcus aureus) 128
Melperon 687
Memantin 670, 685
- Therapiekosten 676
- Verordnungshäufigkeit 685

1034

Sachverzeichnis

Menschen mit Behinderung
- Anforderungen 98
- Behandlungsgrundsätze 883
- Behandlungsmaßnahmen 890
- Diagnostik 884
- Down-Syndrom 880
  - Demenz 90
  - Lebenserwartung 90
  - Parodontitis 882
  - Parodontitistherapie 894
- gesundheitliche Lage 91
- Gesundheitsförderung 92
- Gesundheitsversorgung 91
- Karies 881
- Lebenserwartung 90
- Pflegeaufgaben 96
- Pflegekräfte 94
- Pflegesituation 94
- Prävention 92
- Therapieverlauf 892
- Zahnerhaltung 887
- zahnprothetische Versorgung 887

Menschenbild, betriebliche Gesundheitsförderung 450

Menschenhandel 204
- Datenlage 206
- Gesundheitsrisiko 205

Menschenrechte
- Arzneimittelversorgung 604
- Forschungsethik 602
- Menschen mit Behinderung 792
- Menschenhandel 204
- Recht auf Gesundheit 590
- Verteilungsethik 604

Metastasierung, Matrix-Metalloproteinasen 956

Migrationshintergrund
- Health Professionals 623, 626
- KiGGS (Kinder- und Jugendgesundheitssurvey) 548
- Malaria 743

Millennium Development Goals 595

Millennium-Ziele 595

Miniatur, didaktische 52

Mitarbeiter
- betriebliche Gesundheitsförderung 377, 385, 436
- betriebliche Gesundheitsförderung in den DAX-Betrieben 354
- betriebliches Gesundheitsmanagement 355
- krankheitsbedingte Fehlzeiten 382
- Universität, Herz-Kreislauf-Erkrankungen 187

Mitarbeiterbefragung, betriebliche Gesundheitsförderung 441, 445

Mobbing-Prävention, betriebliche Gesundheitsförderung 445

Moers, MRSA-Netzwerk 128

Mogeln, Adhärenz 779

Monte-Carlo-Simulation, Alzheimer-Demenz 677

MoPrA (Mobile Praxis-Assistentin) 521
- Delegation ärztlicher Leistungen 539

Morbidität
- demografische Entwicklung 510
- Hochrechnung Ärztezahlen 554
- neue 548
- orale, Mundgesundheitswirtschaft 948

Morbus
- Crohn, Karies 817
- Down 880
  - Behinderung 880
  - Demenz 90
  - Lebenserwartung 90
  - Parodontitis 882
  - Parodontitistherapie 894

MRSA (methizillinresistenter Staphylococcus aureus) 582
- Arbeitsgruppe Kreis Wesel 127
- Epidemiologie 126
- Meldesystem 128
- MRSA-Netzwerk 125
- Prävalenz 131

MRSA-Gütesiegel, Krankenhäuser 132

MRSA-Netzwerk 125
- Change-Management 136

Mukositis, periimplantäre 965

Matrix-Metalloproteinasen 965

Mundgesundheit
- Begriffserklärung 784
- Datenlage 785
- dentale Erosionen 922
- Entwicklungsländer 786
- Trends 788
- Verlaufsbetrachtung 978
- zahnmedizinische Versorgung Pflegebedürftiger 854
- Ziele 1002

Mundgesundheitsverhalten 1018

Mundgesundheitswirtschaft 940
- Beschäftigungspotenzial 942
- Erwerbstätige 952
- Teilzeitarbeit 946
- Umsatz 951
- Wachstum 949
- Wertschöpfung 951

Mundgesundheitsziele
- Alkoholkonsum 1011
- Ernährungsverhalten 1013
- Gesundheitserziehung 1017
- kraniomandibuläre Dysfunktion 1013
- Mundgesundheitsverhalten 1018
- Mundhygiene 1018
- Mundschleimhautveränderung 1011
- Parodontopathien 1008
- Rauchen 1011
- Zahnhartsubstanzdefekte
  - Erwachsene 1007
  - Jugendliche 1006
  - Kinder 1004
- Zahnverlust 1010

Mundhygiene
- dentale Erosionen 935
- fluoridhaltige Zahnpasta 837
- Häufigkeit 1018
- Kariesprävention 818
- Mundgesundheitsziele 1018
- Pflegebedürftigkeit 844, 879
- Statistik 1018

Mundhygienedemonstration
- Menschen mit Behinderung 891
- Pflegebedürftige 891

Mundpflege
- Gründe 845
- Pflegemittelverbrauch 1019

1035

Sachverzeichnis

Mundschleimhautveränderung, Mundgesundheitsziele 1011
Mundspüllösung, fluoridhaltige 838
Muskel-Skelett-Erkrankung, Arbeitsunfähigkeit 374
Mutter, alleinerziehende
- Armutsrisiko 251
- Depressionsrisiko 255
- Elterntraining 260
- Fehlurteile 252
- gesundheitlicher Status 254
- Gesundheitsrisiko der Kinder 256
- Mythos 252
- Zufriedenheit 253

N

Nachsorge, Parodontitistherapie 906
- Pflegebedürftige 899
Nahrungsergänzungsmittel, Tumorpatienten 77
Nanomaterialien, Kariesprävention 827
Neglected infectious Diseases 598
Neuroleptika 681
- Verordnungshäufigkeit 687, 690
NHANES (National Health and Nutritional Examination Survey) 787
Nielsen-Gebiete 634
Nierenzellenkarzinom, Übergewicht 75
NMDA-Rezeptorantagonisten 685
Nootrop 685

Nordic Walking, Präventionsatlas Berlin-Brandenburg 144
Nuckelflaschenkaries 1014

O

Obst
- Ernährungsempfehlungen 84
- Krebsprävention 73
- protektive Wirkung 74
Olanzapin 687
Oligosialie 816
Organisationsentwicklung, gesundheitsfördernde 369
Organisationsethik 472
Organisationstheorie, betriebliche Gesundheitsförderung 447
Orphan Diseases 598
Orthopäde, Einwohner-Arzt-Relation 481
Ösophaguskarzinom
- Alkohol 75
- Ernährung 74
- Krebsrisiko 73
- Obst 74
Osteoporose
- Prävalenz 159
- Prävention 158
Ostfalia
- betriebliches Gesundheitsmanagement 399
- gesunde 400
- Leitbild 403
Ottawa-Charta 138
- betriebliche Gesundheitsförderung 377
- psychische Gesundheit 612
Outdegree 117
Ozonierung 584

P

Palermo-Protokoll 208
Palliative Care 756
- Altenpflege 348
- Definition 340
Palliativmedizin, Medizinstudium 760
Palliativversorgung 752
- Krankenhaus 757
- Merkmale 755
- Qualifizierung 760
- spezialisierte 757
PALME-Elterntraining 261
Pankreaskarzinom
- Bewegung 81
- Obst 74
Parodont, Mundgesundheit 784
Parodontalerkrankung
- Mundgesundheitsbericht 786
- Prävalenz 789
Parodontitis
- Ablauf 957
- Atherosklerose 972
- Diabetes mellitus 882, 910, 970
- Down-Syndrom 880
- Frühgeburtlichkeit 974
- Häufigkeit 968
- Herz-Kreislauf-Erkrankung 972
- Krankheitsbild 906
- Matrix-Metalloproteinasen 960, 962, 965
- Menschen mit Behinderung 882
  - Behandlungsmaßnahmen 890
  - Therapieverlauf 892
- metabolisches Syndrom 970
- Nachsorge 906
- Pflegebedürftige 882

  - Behandlungsmaßnahmen 890
- Prävention
  - ätiologieorientierte 808
  - populationsbasierte 811
  - risikoorientierte 809
- systemische Erkrankungen 968
Parodontitis, Matrix-Metalloproteinasen 956
Parodontitistherapie
- Diabetes mellitus 971
- Effektivität 978
Parodontologie, Matrix-Metalloproteinasen 955
- Biomarker 959
Parodontopathie, Mundgesundheitsziele 1008
Patient
- Informationsbedarf 995
- Therapietreue 766
Patient-Arzt-Beziehung
- Compliance 767
- empirische Befunde 500
- Instrumente 798
- Vertrauen 496
Patienteninformation, Zahnmedizin 999
Patientenorientierung 465
- Arzt-Patient-Kommunikation 469
- Care Management 532
- demokratisch orientierte 467
- Entwicklungslinien 467
- medizinische Perspektive 468
- Selbstbestimmung 468

Sachverzeichnis

- wettbewerbsorientierte 467
- Patientenschulung
- Care Management 533
- Disease-Management-Programme 531
- Zahnmedizin 999
- Patientensicherheit
- Behandlungsfehler 625
- Migration von Health Professionals 622, 631
- Patientenverfügung 761
- Patients Trust in their physician 501
- Pellikel 817
- dentale Erosionen 934
- Kariesprävention 826
- Nanomaterialien 827
- Periimplantitis, Matrix-Metalloproteinasen 965
- Perry Preschool Project 259
- Persönlichkeitsentwicklung, körperliche Aktivität 282
- Pflege
- Behinderte 94
- palliative 760
- zahnmedizinische Prävention 843
- Pflegebedürftige
- Karies 881
- prothetische Versorgung 887
- zahnärztliche Intensivbetreuung 878
- Zahnerhaltung 887
- zahnmedizinische Versorgung 846
- Zahnmedizinstudium 800
- Zahnstatus 796

Pflegebedürftigkeit
- Alter 879
- Bedarfssituation 338
- Deutschland 844
- Entwicklung 794
- Mundhygiene 879
Pflegefachkräfte
- Aufgaben 95
- Migrationshintergrund 623
- zahnmedizinische Versorgung Pflegebedürftiger 850
Pflegekosten, Alzheimer-Demenz 674
Pflegestufe
- Alzheimer-Demenz 674
- Häufigkeit 844
- Neuroleptikaverordnung 689, 691
Pflegeweiterentwicklungsgesetz 519
Pflicht zur Gesundheit 385
Pharmaindustrie, Verteilungsethik 603
Phenytoin-Wucherung 883
Photo-Fentonreaktion 585
Photokatalyse 585
Photolyse 585
Pipamperon 687
Piracetam 685
Planungsgruppeneinteilung, Bedarfsplanung 490
Plaque
- Chlorhexidin 819
- kariogene 833
Polaris-Projekt 209
Polarisierung, Karies 815, 1005
Positivstrategie, Stressbewältigung 317
Präkanzerose, aktinische Keratose 106
Präsentismus 380
Prävention
- Adipositas 61

○ TOPP (Teenager ohne pfundige Probleme) 66
○ Wirksamkeit 64
- alleinerziehende Mutter 258
- Behinderte 92
○ Anforderungen 98
○ Pflegesituation 94
- Betriebe 374
- Definition 374
- dentale Erosionen 922
- Depression bei Jugendlichen 297
○ Lebenslust mit LARS & LISA 299
- 24-Stunden-EKG, Prävention Herz-Kreislauf-Erkrankungen 178, 182
- Elterntraining 260
- Essstörung 61
- Hautkrebs 101
- Hochschule 324
- integrierte Vollversorgung 151
- Karies 815
○ Pflegebedürftige 896
- Kinzigtal 148
- Körperkonzept 215
- Krebserkrankung
○ Bewegung 79
○ Ernährung 72
○ praktische Hinweise 84
- kulturanthropologische Überlegung 213
- Menschenhandel
○ Maßnahmen 208
○ Theorie 207
- Osteoporose 158
- Parodontitis bei Pflegebedürftigen 896
- psychische Gesundheit 608, 612
○ Aktionsbereiche 614
○ Aktionsfelder 616

○ Koordinierung 620
- Spielsucht 170
- Stress, YoBEKA (Yoga, Bewegung, Entspannung, Konzentration, Achtsamkeit) 276
- UV-Schäden 103
- Zahnmedizin 806
○ ätiologieorientierte 807
○ Pflege 843
○ populationsbasierte 811
○ risikoorientierte 808
Präventionsatlas Berlin-Brandenburg 138
- Angebote 140
- Auswahlkriterien 141
- Informationsquellen 143
- Website 145
Präventionsleistungen, medizinischer Bedarf 244
Präventionslogik 220
Präventionsmaßnahmen
- Altenpflege 345
- gesundheitswissenschaftliche 206
- Gruppenleiter 298
- schulbasierte 304
- soziale Ungleichheit 226
Präventionsprogramm
- Erfolgsfaktor 65
- PriMa (Primärprävention Magersucht) 62
Präventionsstudie, Herz-Kreislauf-Erkrankungen 175
PriMa (Primärprävention Magersucht) 62
- Wirksamkeit 63
Primärprävention
- Adipositas 69
- alleinerziehende Mutter 259

1037

Sachverzeichnis

Primärprävention
- dentale Erosionen 935
- Essstörung 69
- Krebserkrankung
  - Bewegung 79
  - praktische Hinweise 84
- Menschenhandel 207
- Präventionsatlas Berlin-Brandenburg 139
- Stress 307
- Vorsorgeuntersuchung in Österreich 725

Primärversorgung, Menschen am Lebensende 754
Primärversorgungspraxis 538
Primary Care Assessment Survey 499
Primary Health Care 592
- Prinzipien 593

Pro-Kind-Fragebogen 115
Probiotika, Kariesprävention 825
Proguanil 745
- Prophylaxe 746
- Stand-by-Therapie 748

Prophylaxe, Malaria 740
Prostatakarzinom
- Alkohol 75
- Bewegung 79, 81
- Ernährung 74
- Obst 74

Psychotherapeut, Einwohner-Arzt-Relation 481
Psychotherapeutengesetz, Bedarfsplanung 480
Public Health
- psychische Gesundheit 608
- Recht auf Gesundheit 590

Public-Health-Strategie, Hautkrebsprävention 101

Q

Qualifikation
- Gruppenleiter 298
- palliative Pflege 760
- VERAH (Versorgungs-Assistentin in der Hausarztpraxis) 521

Qualifizierung
- Delegation ärztlicher Leistungen 539
- Palliativversorgung 760

Qualitätsmanagement
- betriebliches Gesundheitshandeln 370
- fit für pisa 287
- patientenorientiertes 466
- Schulsport 287
- standardisierte Medizin 529

Qualitätssicherung
- Gesundheitsförderung psychische Gesundheit 618
- Migration von Health Professionals 622, 631
- Schulsport 283

Quetiapin 687

R

Radiologe, Einwohner-Arzt-Relation 481
Rauchen
- alleinerziehende Mutter 255
- Krebserkrankung 71
- Mundgesundheit 788

- Mundgesundheitsziele 1011
- Parodontitis 910
- Parodontitisrisiko 810

Rauchentwöhnung
- Betriebe 356
- Präventionsatlas Berlin-Brandenburg 144
- rauchfreies Kinzigtal 158

Real-World-Studie, Versorgungsforschung 469
Rechtsfragen Humanbiomaterialbanken 197
Rekonstruktion, didaktische 52
- Analyse 52
- didaktische Strukturierung 53
- Empirie 53

Reminyl 685
Resistenzentwicklung, Antibiotika 581
Rezidivrisiko, Bewegung 81
Riamet 748
Risikoaversion, Adhärenz 780
Risikofaktoren
- chronische Erkrankungen 713
- dentale Erosionen 923
- Diabetes mellitus 714
- emotionale Beeinträchtigungen, Prävention 300
- Herz-Kreislauf-Erkrankungen 175, 178
  - körperliche Aktivität 281
- koronare Herzkrankheit 714
- Krebs 71
- Mundgesundheit 788
- Zahnverlust 910

Risikokörperlichkeit 217

Risikostrukturausgleich
- chronische Erkrankungen 713
- stationäre Versorgung 698

Risikoverkettung, transgenerational wirksame 250
Risperidon 687
Rivastigmin 685
Rückenschmerzen, Kinder 566
Rückenschulung
- Betriebe 356
- Präventionsatlas Berlin-Brandenburg 144

S

Sachverständigenrat zur Begutachtung der Entwicklung im Gesundheitswesen
- Gesundheitsversorgung 538
- hausärztliches Selbstverständnis 538

Salutogenese, psychische Gesundheit 611
Schlaganfall
- chronische Erkrankungen 712
- Matrix-Metalloproteinasen 956

Schmerzkatastrophisieren 567
Schmerzwahrnehmung, Kinder 567
Schnittstellenoptimierung, integrierte Vollversorgung 151
Schock, Matrix-Metalloproteinase 956
Schule
- Betweenness 118
- frühe Hilfen 118

Sachverzeichnis

- Gesundheitsförderung 267
- körperliche Aktivität 282
- Prävention von Essstörungen 61
- Sport 281
  - Evaluation 288
  - fit für pisa 283
  - Göttingen 283
  - Qualitätsmanagement 287
  - täglicher 285
  - Umsetzung 285
- Yoga 268
- Schwangere
- Malariaprophylaxe 749
- Parodontitis 974
- Schwerbehinderte
- Art der Behinderung 880
- Statistik 90
- Ursachen 89
- Scoff-Test 58
- Screening
- Brustkrebs 226, 231
- geriatrisches 869
- Hautkrebs 108
- Menschen mit Behinderung 93
- Seniorenzahnmedizin 871
- Sekundärprävention
- Adipositas 69
- dentale Erosionen 930
- Essstörung 69
- Menschenhandel 207
- Vorsorgeuntersuchung 735
- Selbstbestimmung, Patientenorientierung 468
- Selbstdisziplin, Gesundheitsbildung 333
- Selbstkompetenz, Gesundheitsbildung 33

- Selbstreflexion, Gesundheitskompetenz 46
- Selbstregulation, Gesundheitsbildung 333
- Selbstregulationskompetenz 333
- Selbstständigkeit, Krankenhausaufenthalt 709
- Selbstverantwortung, Arbeitsorganisationen 364
- Selbstwahrnehmung, Gesundheitsbildung 333
- Seniorenzahnmedizin 794
- Anamnese 859
- Approbationsordnung 797
- demografischer Wandel 857
- Diagnostik 858
- Geriatric Depression Scale 869
- Interdisziplinarität 795
- Methodik 859
- Risikoerkennung 857
- Screening-Prozess 871
- Uhr-Test 870
- Zahnmedizinstudium 797
- Sepsis, Matrix-Metalloproteinasen 956
- Sicherstellungsstatuten 517
- Single-Loop-Learning 367
- Sjögren-Syndrom 816
- Sklaverei 204
- Solariengesetz 105
- Sonderbedarf
- Neuregelung 494
- qualitätsbezogene Feststellung 482

- Sonnenbrand, Prävention 103
- Sonnenschutz 103
- Speicheldrüsen
- Karies 816
- Mundgesundheit 784
- Speisesalz, fluoridiertes
- Kariesprävention 837
- Mundgesundheitsziele 1015
- Spezialist, primärärztlicher 537
- Spielbanken, Spielerschutzmaßnahmen 166
- Spielerschutzmaßnahmen 165
- Schweiz 166
- Verhaltensprävention 171
- Verhältnisprävention 171
- Spielkonsole
- fit für pisa 293
- Jugendliche 282
- täglicher Schulsport 293
- Spielsucht
- Früherkennung 172
- Prävention 170
  - Spielbanken 166
- Verhaltensprävention 171
- Verhältnisprävention 171
- Sport
- Betriebe 356
- Kontraindikationen 84
- Krebsrisiko 79
- positive Auswirkungen 85
- SPRINT-Studie 283
- Spurenelemente, Krebsprävention 74
- Stand-by-Therapie, Malaria 748
- Standardisierung

- Medizin 528
- Versorgung in der Hausarztpraxis 526
- Status
- gesundheitlicher
  - Alleinerziehende 254
  - alleinerziehende Mutter 254
  - Altenpflegende 344
  - Studierende 326, 397
- sozioökonomischer
  - alleinerziehende Mutter 251
  - Herz-Kreislauf-Erkrankungen 176
  - Maß 232
  - Zugang zur Prävention 226
- Strahlenkaries 816
- Streptococcus mutans, Karies 824
- Stress
- Bedeutung 392
- Parodontitis 969
- Prävention Herz-Kreislauf-Erkrankungen 188
- psychische Gesundheit 609
- psychosozialer, Herz-Kreislauf-Erkrankungen 176
- Stressbewältigung
- Betriebe 356
- Entspannung 315
- Jugendliche 567
- Kinder 567
- Prävention Herz-Kreislauf-Erkrankungen 188, 190
- Stressverarbeitungsfragebogen 182
- Studierende 307, 327
- Stressdiagnostik, arbeitsbezogene 430

1039

Sachverzeichnis

Stressempfindung
- Deutschland 138
- Verwaltungsangestellte 410

Stressprävention, YoBEKA (Yoga, Bewegung, Entspannung, Konzentration, Achtsamkeit) 276

Stressverarbeitung
- Fragebogen 183
- Prävention Herz-Kreislauf-Erkrankungen 188

Stressverarbeitungsfragebogen
- Kategorien 183
- Methode 178
- Studierende 315
- Verwaltungsangestellte 413, 423

Stressverhalten 177
- Herz-Kreislauf-Erkrankungen 175

Studie
- betriebliche Gesundheitsförderung in den DAX-Betrieben 354
- fit für pisa 288
- Gesundheitskompetenz 47
- Prävention Herz-Kreislauf-Erkrankungen 177
- soziale Ungleichheit bei Präventionsmaßnahmen 226
- ÜUF-Studie 157

Studierende
- Forschungsdefizite 326
- gesundheitlicher Status 326
- Gesundheitskompetenz 392
- Gesundheitszustand 397
- Stressbewältigung 307, 327

Suizidalität, Jugendliche 297
Suizidprävention 614
Syndrom, metabolisches
- kolorektales Karzinom 81
- Matrix-Metalloproteinasen 957
- Parodontitis 970
- Prävalenz 635, 972

T

Teamkultur, Altenpflege 343
Teamwerk-Projekt 846
Tebonin 685
Tertiärprävention
- Adipositas 69
- Essstörung 69
- Menschenhandel 208

TIMPs (Tissue Inhibitors of Metallo-Proteinases) 955
TOPP (Teenager ohne pfundige Probleme) 66
Toxizität, Antibiotika 581
Trinkwasser, Antibiotikarückstände 580
Tropenkrankheit, vernachlässigte 598
Tumorpatient
- Ernährung 76
- körperliche Aktivität 81
- Sport 84

U

Übergewicht
- Behinderte 91
  - Pflegeaufgaben 96
- Fernsehkonsum 281
- Jugendliche 58
- Krebserkrankung 71
- Krebsrisiko 73, 75
- Präventionsatlas Berlin-Brandenburg 138

Überversorgung
- Gesundheitsstrukturgesetz 478
- Studie 484
- ÜUF-Studie 156

Uhr-Test 870
Umweltbelastung durch Antibiotika 576
Ungleichheit, soziale 226
Universität
- betriebliches Gesundheitsmanagement 392
- gesundheitsbezogenes Bewusstsein 329
- Gesundheitsbildung 332
- kompetenzorientierte Gesundheitsbildung 329
- Prävention 324

Unterrichtsrhythmisierung, YoBEKA (Yoga, Bewegung, Entspannung, Konzentration, Achtsamkeit) 277

Unterversorgung
- Antidementiva 686
- Bedarfsplanung 485
- Depression bei Jugendlichen 297
- hausärztliche Versorgung 506
- medizinische
  - Ärztemangel 507
  - Sicherstellungsstatuten 517
- Pflegeweiterentwicklungsgesetz 520
- ÜUF-Studie 156

Unzufriedenheit, Alleinerziehende 252
Urologe, Einwohner-Arzt-Relation 481
ÜUF-Studie Kinzigtal 156
UV-Allianz 101
- aktinische Keratose 107
- Rahmenbedingungen 110

UV-Schäden, Verhinderung 101
UV-Schutz 103

V

VERAH (Versorgungs-Assistentin in der Hausarztpraxis) 521
- Care Management 533
- Delegation ärztlicher Leistungen 540

Vereinte Nationen, Millennium-Ziele 595
Verhaltensprävention
- Altenpflege 345
- Betriebe 354
- betriebliches Gesundheitshandeln 370
- Menschenhandel 207
- Spielsucht 171

Verhältnisprävention
- Altenpflege 346
- Betriebe 354
- Erfolgsfaktoren Präventionsprogramme 66
- Menschenhandel 207
- Spielsucht 171
- TOPP (Teenager ohne pfundige Probleme) 67

Vernetzung
- frühe Hilfen 113
  - Fragebogen 114
- Humanbiomaterialbanken 195

Versichertenstatus
- koronare Herzkrankheit 717

1040

Sachverzeichnis

- Krankenhausaufenthalt 709
- Versorgung
- bedarfsgerechte, Versorgungsstrukturgesetz 487, 489
- fachärztliche 480, 508
  - Bedarfsplanung 494
- hausärztliche 480
  - AGnES (Arzt-entlastende, Gemeinde-nahe, E-Health-gestützte Systemische Intervention) 520
  - Anforderungen 526
  - Bedarfsplanung 492
  - Geburtenzahlen 509
  - Herausforderungen 506
  - Infrastruktur 513
  - Management 526
  - neue Bundesländer 512
  - nicht ärztlicher Gesundheitsberuf 536
  - Sicherstellung 536
  - Standardisierung und Individualisierung 530
  - Versorgungsstrukturgesetz 515
- integrierte
  - Essstörungen 68
  - Kinzigtal 148
  - standardisierte Medizin 530
- Lebensende 752
- medizinische
  - demografische Entwicklung 509
  - Jugendliche 548
  - Kinder 548
  - Versorgungsstrukturgesetz 487
- stationäre
  - demografischer Wandel 696
  - institutioneller Kontext 698
  - sozioökonomische Determinanten 696
- vertragsärztliche
  - ambulante 557
  - Asthma bronchiale 552
- wohnortnahe 493
- zahnmedizinische
  - Pflegebedürftige 846
  - Senioren 795
- Versorgungsbedarf
- Asthma bronchiale 547
- Jugendliche 547
- Kinder 547
- palliativer 753
- Versorgungseffizienz, integrierte Vollversorgung 151
- Versorgungsforschung 469
- dentale Erosionen 922, 935
- deutsche Definition 473
- Diabetes mellitus 656
  - Studien 663
- Fragestellung 470
- Hautschäden 110
- Insulintherapie 660
- Krankheitshäufigkeit 682
- patientenorientierte 464
- Patientenperspektive 473
- Systemperspektive 473
- Vertrauen in der Arzt-Patient-Beziehung 496
- Zahnmedizin 978

Versorgungsmanagement, Kernelemente 534
Versorgungsqualität
- Diabetes mellitus 634
- ÜUF-Studie 162
Versorgungsstrukturgesetz
- Bedarfsplanung 487
- hausärztliche Versorgung 515
- Kassenärztliche Vereinigung 516
- Zielsetzung 487
Verteilungsethik 603
Vertrauen in der Arzt-Patient-Beziehung 497
- empirische Befunde 500
- Instrumente 498
Vier-Ohren-Modell 994
Vitamine, Krebsprävention 74
Vollversorgung, integrierte 148
- finanzielle Ergebnisse 155
- Hauptziele 151
- Kinzigtal 148
- Konzept 152
Vorsorgeuntersuchung
- Behinderte 92
- betriebliche Gesundheitsförderung 445
- Krankenhausaufenthalt 737
- Österreich 725
  - Abrechnung 738
  - Inanspruchnahme 727, 735
  - Sekundärprävention 735
- zahnärztliche 93
Vorsorgevollmacht 761
Vorwissen, Flexibilitätstheorie 39

VRE (vankomycinresistente Enterokokken) 582

W

Wahrnehmungsverzerrung, Adhärenz 779
Waist to Hip Ratio, kolorektales Karzinom 81
Wandel, demografischer 374, 793
- chronische Erkrankungen 712
- Demenzerkrankter 681
- hausärztliche Versorgung 509
- Hausarztpraxis 536
- Infrastruktur 513
- Migration von Health Professionals 623
- Mundgesundheit 789
- Mundgesundheitswirtschaft 949
- Seniorenzahnmedizin 857
- stationäre Versorgung 696
- Versorgungsbedarf von Kindern und Jugendlichen 547
- zahnmedizinische Lehre 792
Wasserstoffperoxid, Antibiotikaabbau 584
Weiterbildung, Seniorenzahnmedizin 871
Weltgesundheitsorganisation
- Adhärenz 771
- Compliance 771
- Gesundheit 610
- Gründung 591
- Mundgesundheitsbericht 786
Wesel, MRSA-Netzwerk 128

1041

Sachverzeichnis

Wirksamkeit
- Adipositasprävention 64
- PriMa 63
- TOPP (Teenager ohne pfundige Probleme) 66

Wissen
- algorithmisches 49
- wissenschaftliches 49

Wissenserwerb, Flexibilitätstheorie 39

Wissenskultur, Gesundheitskompetenz 47

Wissensvermittlung, Gesundheitsbildung 34

Wunschkost, Tumorpatienten 76

Wurzelkaries, Fluoridierung 840

X

Xanten, MRSA-Netzwerk 128
Xerostomie 816
- Sjögren-Syndrom 816

Y

YoBEKA (Yoga, Bewegung, Entspannung, Konzentration, Achtsamkeit) 267
- Bildungsalltag 275
- Einsatz im Unterricht 274
- Gesundheitsförderung 270
- Umsetzungsbeispiele 279
- Umsetzungselemente im Unterricht 278

Yoga, Schulen 268

Z

Zahnarztpraxis
- Gesundheitsausgaben 944
- nicht ärztliche Gesundheitsberufe 536

Zahnbürsten, Gebrauch 1019

Zähne
- Gesundheit 784
- Mundgesundheit 784

Zahnerhalt
- Parodontitis 910
- Pflegebedürftige 887
- prognostische Faktoren 914

Zahnersatz, Therapieoptionen 989

Zahnhartsubstanzdefekt, Mundgesundheitsziele 1004

Zahnmedizin
- Behandlungsbedarf 987
- Beschäftigungsentwicklung 943
- Entscheidungsfindung 987
- Informationsbedarf 995
- Kommunikation 993
- Menschen mit Behinderung 878
  ○ Behandlungsgrundsätze 883
  ○ Diagnostik 884
- Mundgesundheitswirtschaft 940
- Patienteninformation 999
- Pflegebedürftige 878
  ○ Behandlungsgrundsätze 883
  ○ Diagnostik 884
- Prävention 806
- Senioren 794
- Versorgungsforschung 978
- Zuzahlung 983

Zahnmedizinstudium
- demografischer Wandel 792
- Pflegebedürftige 800
- Seniorenzahnmedizin 797

Zahnpasta, fluoridhaltige 835

Zahnreinigung, professionelle
- Gingivitis 909
- Menschen mit Behinderung 891
- Parodontitistherapie 894
- Parodontopathien 1009
- Pflegebedürftige 891

Zahnseide, Gebrauch 1019

Zahnstatus, Pflegebedürftige 796

Zahnverlust
- Mundgesundheitsziele 1010
- Parodontitistherapie 907
- Rehabilitation 988
- Therapieoptionen 995

Zertifizierung, Präventionsatlas Berlin-Brandenburg 142, 146

Zufriedenheit, Alleinerziehende 252

Zunge, Mundgesundheit 784

Zuzahlung
- Krankenhausaufenthalt 699
- Zahnmedizin 983

Zytokine, Parodontitis 973